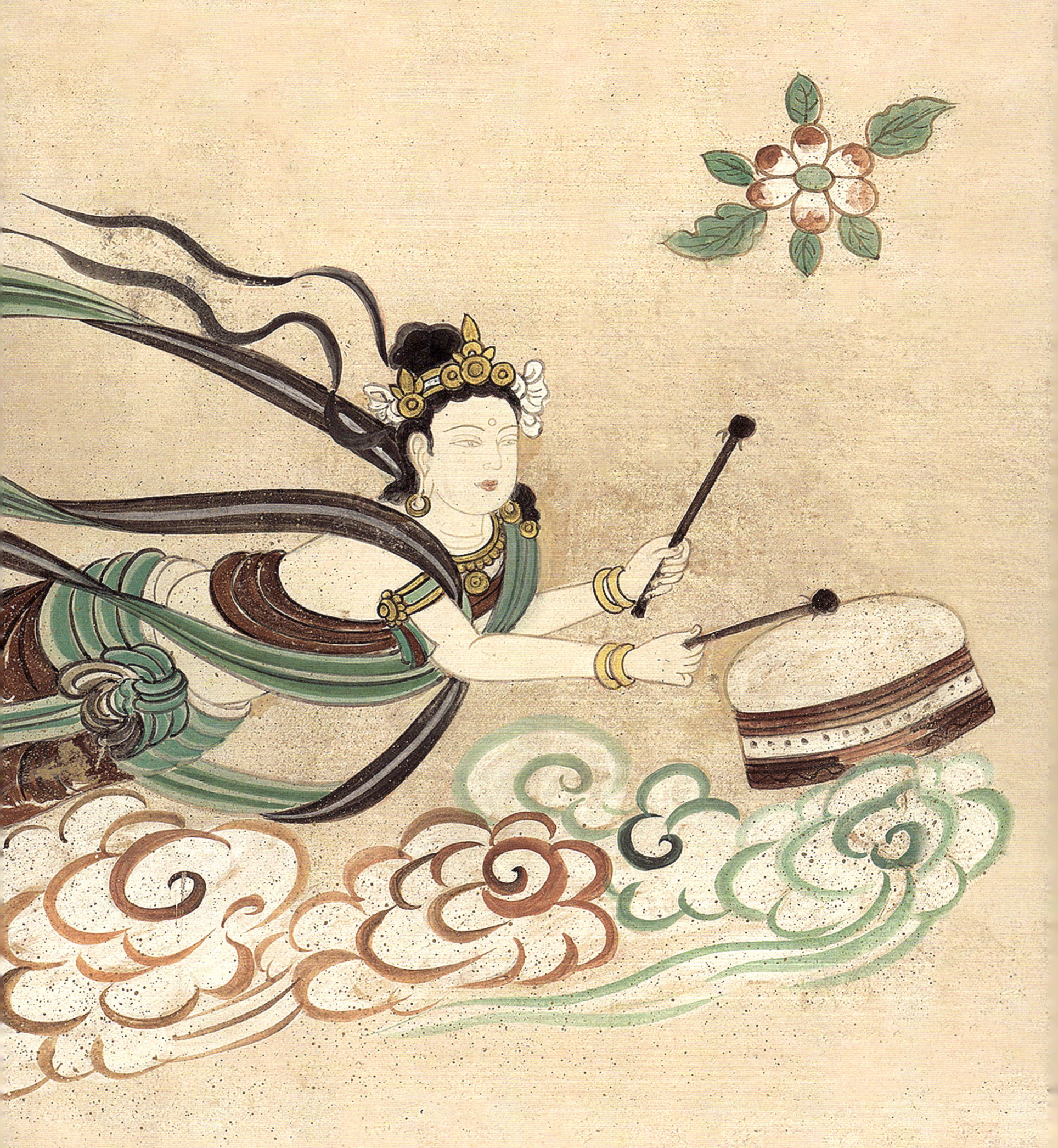

伟大的敦煌

敦煌美术研究所 编绘

辽宁美术出版社

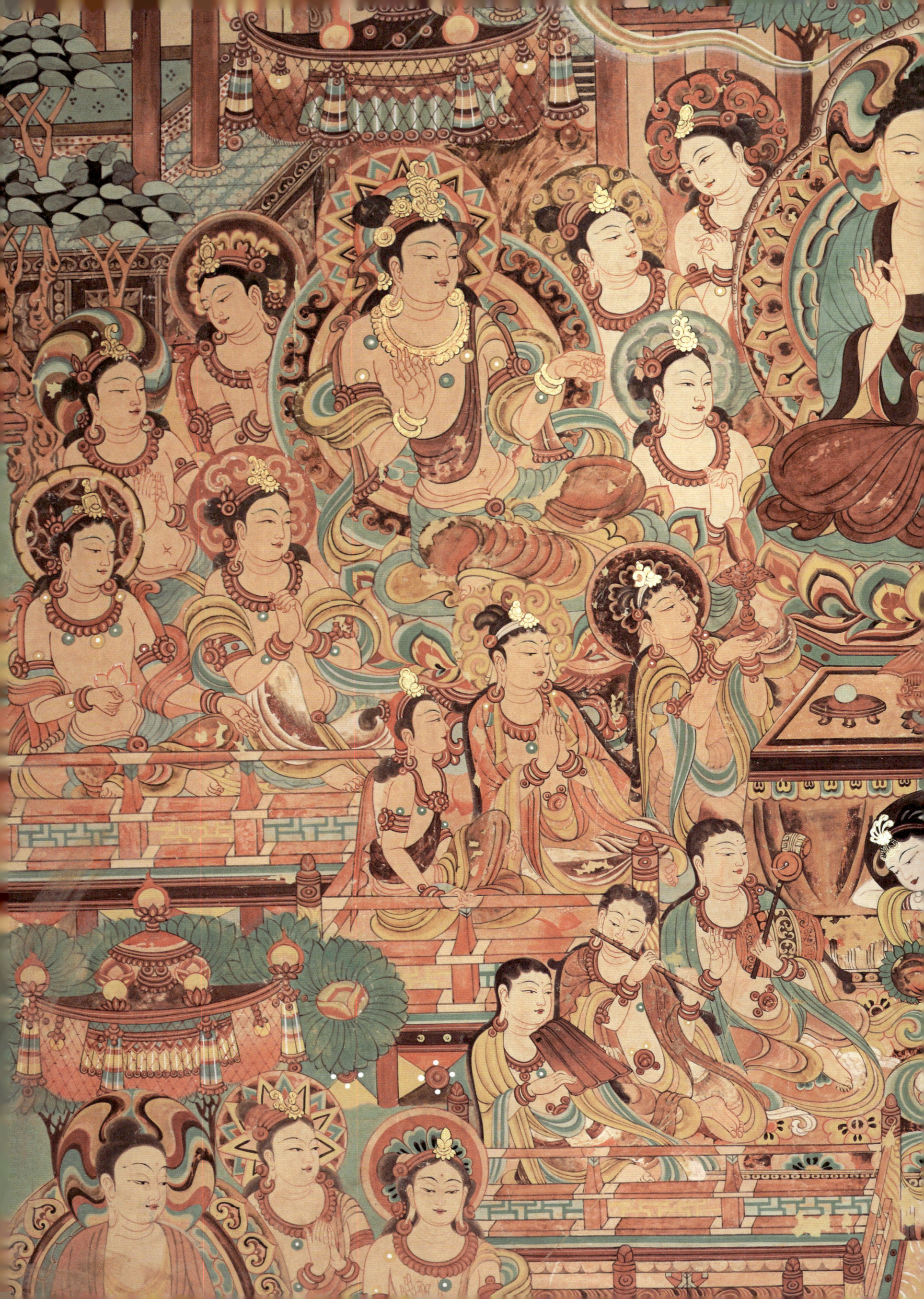

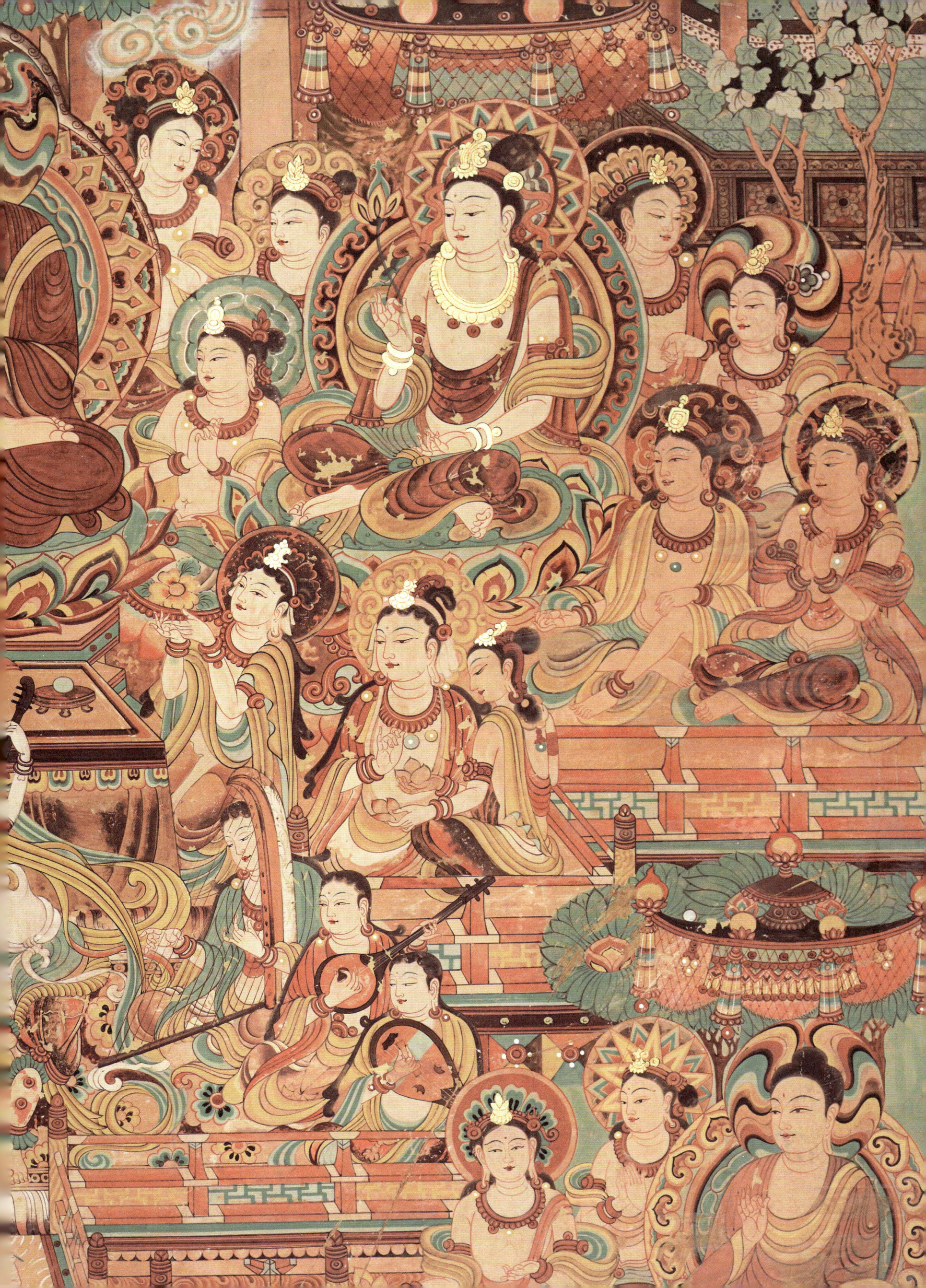

法国学者盛赞敦煌壁画是"墙壁上的图书馆",这是再恰当不过的。因为敦煌壁画内容极其丰富,不仅描绘了不同宗派的佛像、菩萨像之类,而且用大画面展示了佛传故事、佛本生故事、因缘故事、佛教史迹故事和巨幅经变故事的生动情节,还有以中国传统神话为题材的故事画、装饰图案、供养人画像,以及音乐、舞蹈、服饰、家具、农业、交通、体育、杂技等百科史料画,简直令人目不暇接,叹为观止。

敦煌壁画有多个类别，根据前人的研究，略作介绍如下。

佛像画

佛像画是一面壁画的主体，大而居中，如第172窟北壁《观无量寿经变》中的坐佛，神情端庄慈祥。早期壁画中常见单幅的佛像画，中期以后，佛像多画在经变画内。

菩萨画

壁画中的菩萨画颇为生动，具有一定的动态。例如第172窟北壁的思惟菩萨像，画的是在一个花木掩映、枝叶扶疏的楼阁中坐着一位菩萨，一手托腮，静坐冥想。动作幅度虽然很小，却非常生动逼真。又如第148窟的多位菩萨，姿态各异，其中北壁龛顶西披的一位菩萨，交脚坐在莲花上，右手托左肘，左手背支撑下颏，亦做思考状，题名为"定自在王菩萨"，作品构图巧妙，姿态优美。

飞天画

敦煌飞天是美的化身，非男非女、亦男亦女，无不飘逸潇洒。飞天本是佛教文献中天歌神与天乐神的合称，早在印度的壁画中已经出现。随着佛教艺术的东传，飞天很快就飞到中国，并且飞入了敦煌石窟。莫高窟壁画从建窟之时就有了飞天画，随着时代变迁而表现出不同的风格。早期十六国的飞天古朴拙壮，椭圆脸，白鼻梁，仍为西域龟兹飞天；北魏、西魏和北周的飞天体形和脸形变长，基本有了中国特色；南朝的飞天清秀婀娜，与道教的羽人开始合流；隋代飞天的西域风格与中原风格融为一体，形成自由活泼的中国飞天；到了唐代，飞天艺术进入全盛期，人物既不长西域、印度式的翅膀，也不生道家飞仙的羽毛，只是凭借飘拂柔长衣带的勾勒便充分表现了飞天在天空飞舞歌乐、播撒香花的情景。例如第172窟西壁龛顶画有飞天二身，一来一往，围绕华盖快速飞旋；一身犹如直立升空，一身犹如急速下降，飞翔的动势在飘浮的彩云衬托下特别明显。又如第468窟西壁上部画有两身飞天，双手捧花横飞，动态悠然，轻松自如。再如第158窟西壁《涅槃变》中的飞天，乘云飘然俯冲而下，手持七宝璎珞，头戴花饰，体态柔美。五代、宋、西夏和元的飞天，沿袭唐代飞天的特点而又有所发展变化，画面变得比较大，凸显出飞天在壁画中日益提高的地位。

佛传故事画

佛传故事又称佛本行故事，所述为释迦牟尼佛的生平事迹，包括佛母摩耶夫人梦有菩萨乘白象入胎、摩耶夫人后园赏花手攀无忧树从右胁诞生太子、太子诞生便一手指天一手指地言"天上天下，唯我独尊"、长大学习文武百艺无所不能、手戴金指环选妃得前世婢女耶输陀罗、四门观看而见生老病死四相、金鞭指腹而妃子有孕、四天门王托马足逾城入山、山中六年苦行修道形容枯槁、成佛为五比丘说法等神奇情节，这在《佛本行集经》《佛说修行本起经》《佛说瑞应本起经》《普曜经》和变文《太子成道经》《八相变》《悉达太子修道因缘》等作品中都有详尽的叙述，壁画即采用连环画的形式给人以直观的展示，如第290窟共画了86个场面。佛传故事画主要出现在早期壁画中，后来则把这些内容分别画在巨型经变画的某几品中。

佛本生故事画　　指释迦牟尼佛前生轮回中作为国王、太子、婆罗门、女人、鹿、马、象、兔等身时积累善行的故事，如作月光王时施头千遍以求智慧、作尸毗王时割股救其鸠鸽、作萨埵王子时舍身数度救其饿虎等皆是佛本生故事。这些故事采自《六度集经》《杂宝藏经》和《贤愚经》等，壁画大多以单幅主题画和横卷连环画形式来表现，大多数画面都有榜题标明所画内容。单幅主题画如第254窟《萨埵王子舍身饲虎》，一个大画面中有八个大小不同的情节画，构图巧妙，场面动人；连环画如第428窟东壁南侧的同上内容故事画，画幅分为三层，呈S形，共有十八个画面。故事描绘某天萨埵王子与两个哥哥出游，见林中有一只母虎由于饥饿而想要吃掉自己的幼虎。萨埵王子待两个哥哥走后，就自己躺在母虎前让虎吃。可是虎已无力吃东西，于是王子登上山岗，刺破喉咙，跳下山去。母虎舔完血后有了些力气，于是吃了王子而得救。两个哥哥见王子未归便回头寻找，发现其已被母虎吃尽，只剩骨头，便回宫报告。父母见了哀痛万分，就收骨建塔供养他。这个萨埵王子就是释迦牟尼的前生。佛本生故事画也主要见于早期壁画，到了隋代即被经变画取代，如萨埵王子舍身饲虎的故事便成为《金光明经变》中的《舍身品》。

因缘故事画　　因缘故事是释迦牟尼佛及其弟子度化众生的故事，在佛经中数量很多。敦煌壁画就是这类故事的直观表现，如《小沙弥守戒自杀因缘》《微妙比丘尼受难因缘》《须摩提女请佛因缘》《难陀为佛所逼出家因缘》《金刚丑女变美因缘》《五百强盗皈佛因缘》等皆是。《小沙弥守戒自杀因缘》画在第257窟南壁后部中层，描绘一个小沙弥由于被一位少女一见钟情而想要与他婚配，小沙弥守戒志坚，闭门自杀。少女破门而入，见小沙弥身亡而悲呼号泣。待到少女之父回家问明原因呈报国王，国王赞扬小沙弥守戒高行，火化其尸，起塔供养。因缘故事都有佛经依据，如上述故事来自《贤愚经》卷五《沙弥守戒自杀品》，《微妙比丘尼受难因缘》来自《贤愚经》卷三《微妙比丘尼品》，《须摩提女请佛因缘》来自《增一阿含经》卷二十二《须陀品》等。

佛教史迹故事画

敦煌壁画中的佛教史迹故事画产生于唐代而终于宋代，包括佛教史迹画、感应故事画、戒律画、瑞象图、高僧事迹画五类。

佛教史迹画如初唐的第323窟主室南、北两壁绘制的《张骞出使西域图》。《张骞出使西域图》共有三个画面和五个情节：汉武帝甘泉宫拜祭金人、汉武帝派遣张骞往西方问金人名号、张骞向汉武帝及群臣辞行、张骞与随从在西行途中、张骞到达西方夏国。画张骞去问金人名号故事，它的根据是《魏书·释老志》。张骞确实出使过西域，是中国历史上早期最著名的连通西域的真实人物，因而这幅壁画具有极高的史料价值。其他的史迹画也大抵虚实结合。

感应故事画如《康僧会建康献舍利》，根据《法苑珠林》所载事迹作，讲述一个西域康居国来的僧人康僧会在吴国设像行道，孙权不相信有佛，老百姓认为康僧会是妖人。于是康僧会把舍利子献给孙权，舍利子光辉夺目，照彻宫殿，光中还有清丽的荷花。孙权亲眼看见，改变看法，下诏为康僧会建立了一座寺庙。可是后来孙皓不相信佛法，就在铜佛像上撒尿。这个无理行为立刻遭到报应，孙皓全身红肿，阴部疼痛，而宫女劝他信佛后病痛立刻消失了。

戒律画是表现僧侣严守清规戒律的图画，如莫高窟第323窟有一幅画，画的是一片火海边站着一位僧人，另一边站着两个女人。据《大般涅槃经·圣行品》"宁以此身投于炽然猛火深坑，终不毁犯过去未来现在诸佛所制禁戒，与刹利女、婆罗门女、居士等女而行不净"的戒律，此画所表现的是僧人不得违犯淫戒的内容。

瑞像图是佛、菩萨、高僧等的独立图像，都包含故事内容，许多后来就发展为佛教史迹画。它们最早在吐蕃王朝统治期出现，一直流行到北宋。如莫高窟第231窟的龛顶四周即画有37身瑞像，佛龛北披的《于阗海眼寺瑞像》画一佛像，高肉髻，两耳垂肩，眉宇间有白毫，身着袈裟，光脚站在莲花上，像的左右写"释迦牟尼真容从王舍城腾空住海眼寺"。

高僧事迹画是泗州和尚、志公和尚、刘萨诃和尚等高僧形象、事迹的画，都是五代晚期出现的。如莫高窟第61窟、第98窟的《凉州开山出像图》中都有刘萨诃的图像。第72窟西壁亦画有一个和尚，身穿袈裟，于深山的石窟中打坐，旁边题"圣者刘萨诃和尚"。同窟南壁则是《刘萨诃故事变相》，详细地描绘了刘萨诃的神异故事，有三十多个画面。

肖像画	敦煌壁画中的肖像画主要就是供养人画像。早期开凿洞窟或绘制壁画，一般只题上出钱造窟或绘画的供养人的身份和姓名，中期则开始画上供养人的肖像，到了后期则供养人肖像越画越大。这种从无到有、由小到大的供养人画像，反映了供养人的攀比之风一代比一代严重，供养人想要超越前人、留名后世的私念越来越强。由于供养人的身份复杂，上自王公，下至奴仆，因而为我们认识古代各阶层、各行业的人的面貌提供了珍贵资料。这些供养人像大多以主仆形式出现，等级森严。主人像大，在前；奴仆像小，在后。大多组排成行，有的画中有成百上千人。画像大的有3米多，小的只有3厘米左右。唐代是肖像画的鼎盛期，神态生动，个性鲜明。五代时期出现了每个家族的家谱式供养人像，对考证史实极有帮助。宋以后肖像画逐渐衰落。敦煌供养人肖像画主要有五类：统治者画像有王公大臣、节度使、镇将、刺史、县令、衙府官吏等；宗教人物画像有大法师、都僧统、国师、高僧、比丘、比丘尼、优婆塞、优婆夷等；庶民百姓画像有社人、农夫、铁匠、织师、猎夫、篙工、百戏艺人等；少数民族人物画像有匈奴人、鲜卑人、吐蕃人、回鹘人、党项人、蒙古人等；奴仆画像有车夫、马夫、侍从、守卫、掌扇、持杖、牵衣、捧物等。在十六国、北魏时期，供养人画像尚在发展早期，画像大多只有20厘米左右，排列画在佛龛的下沿或佛像画下部。
动物画	多出现在故事画和经变画中，不独立成单幅。动物画有神兽类主题，如青龙、白虎、朱雀、玄武、风马头鸟、人面鸟、六牙白象、金毛狮子等，它是根据佛经传说和画师的想象而绘成的，富于夸张浪漫色彩。莫高窟第148窟南北两壁东侧遥遥相对画着文殊菩萨和普贤菩萨。文殊骑的是青狮，大眼圆睁，张嘴呼吼；普贤骑的是六牙白象，足踏莲花，悠闲自得。动物画中又有野兽类主题，如野猪、野牛、猕猴、黄羊、猛虎、豹狼、孔雀、驼鸟、鸽兔等鸟兽，都画得造型简单又神采生动。
经变画	经变画又称"变相"，是根据一部完整的佛经而画成的巨幅连环画，一幅经变画有多个故事情节。莫高窟现存经变画28种，如《净土变》《维摩变》《报恩变》《涅槃变》等。《净土变》见于初唐的第220窟南壁，原被宋代壁画覆盖，后来有人把外面宋代佛像画剥掉，露出了这幅写有"贞观十六年"题记、图像完整、色彩鲜明的经变画。这幅画是根据《佛说阿弥陀经》绘制的，画的中间是七宝池，池中莲花盛开，莲花上坐着佛和菩萨。阿弥陀佛居中，庄严慈祥；观音菩萨、大势至菩萨分列两侧，其他小菩萨或坐或立，或合掌或捧花，或作举手姿势。据经文说，佛和菩萨想要洗浴便跳入池中，想让水没足水便没足，要没膝就没膝，要至腰就至腰，要水自动浇灌身体即浇灌身体。洗毕，即各自回到莲花座上。莲花中还有许多童子，有的反身倒立，有的水中嬉戏。所有的众生都从莲花中自然化生。池上方碧空祥云，飞天起舞；池下方平台上是两队舞乐者，琵琶、排箫齐奏，舞伎挥巾起舞，罗裙飘曳，仙鹤、鹦鹉也闻乐起舞，观者如云，呈现一派极乐世界的景象。在这个世界中，饭在碗中自然而生，衣在架上随你取用，人们只享乐，不必劳动。这就是佛教用来吸引世俗的净土世界。整幅画人物众多，场面宏阔，色彩绚烂，反映了唐朝上升期的蓬勃生机。

山水画

山水画在壁画中只作为人物的背景，大多不独立成画。早期壁画中的山水画大致只是象征性地画些山峦树木之类，野兽之类往往跟山画得一样大，一只奔鹿可以前脚在那山而后脚仍在此山，以表示从此至彼之意。如第249窟的山水画背景即是树大于山，山羊飞跨于山峰间，而山本身只用几笔粗线条表示。这一方面是因为魏晋时期山水画才刚刚成为一种独立的绘画；另一方面则是因为壁画以表现人物故事为主，背景没有必要画得那么细；还因为敦煌地区缺乏江南山水的实景依据，画师无从下手。到了隋代，山水画不断增多，而唐代则是鼎盛期。

敦煌壁画千百年来一直就在敦煌莫高窟、榆林窟、东千佛洞、西千佛洞的窟壁上，从来没有被完全封闭堵塞过。然而，千百年来竟然没有几个人真正意识到它的巨大文化艺术价值，没有人把它与西方教堂的壁画等量齐观，直到斯坦因、伯希和等西方考古探险家从王道士手中非法获得大批敦煌莫高窟藏经洞密闭千年的经卷、绢画、法物等，接着一个又一个的文物大盗闯进洞窟肆意破坏，经卷、壁画遗落到世界各地，对中国文化造成了难以估量的损失，但在客观上却推动了东西方学者从不同角度对它们进行整理和研究，使得艺术家看到了东方艺术之美。常书鸿在塞纳河畔漫步之时，偶然瞥见地摊上有伯希和编印的敦煌石窟画集，幡然醒悟，原来苦苦追求的艺术之大美，不在欧洲，而在祖国的西陲敦煌！于是常书鸿放弃在法国的优越生活，带着家眷毅然回国，在莫高窟临摹壁画，潜研艺术，保护石窟，被誉为"敦煌保护神"。常书鸿成立的"敦煌艺术研究所"，后来改组为"敦煌文物研究所"，再扩建、确立为现在的敦煌研究院，涌现出一批著名敦煌学专家和艺术家，使得中国敦煌艺术成为世界文化遗产的耀眼明珠，屹立于世界艺术之林。

敦煌壁画的自然风化、毁损是个令人焦虑和心痛的事实，就算一万年后也未必有科学办法；如何不让壁画衰变脱落成为现实问题。为了保护壁画，早期采用的办法就是原大实物临摹，以备将来壁画自然风化脱落后可以依据临摹品来复原。然而，两万多平方米的壁画，就算敦煌美术研究所的每个人临摹一辈子，也未必能够全部临摹完成，本书部分作品也只是属于洞窟局部的展示。所幸科学飞速发展，数字化时代迅速到来，敦煌壁画全部经过高清扫描，进入了电脑档案记录，就算有朝一日壁画真的脱落殆尽，也可以运用数字技术复原所有拍摄壁画的原貌。

那么，敦煌美术研究所画家的临摹工作还有意义吗？其实很有意义。这意义就在于"复原式修正临摹"的创造性临摹。这种临摹是建立在研究基础上的临摹，是在看明白每一根图画线条的来龙去脉后加以复原，直接使画面回到古人初绘时的面貌。这样的临摹，让我们看到的画面不再支离破碎，而是形象完整、色彩鲜明，让我们真正看到敦煌壁画的庐山真面目。这样的临摹，意义重大，任重道远，永远不会落伍。本书的精美画幅，正是敦煌美术研究所的画家精心修正、临摹的敦煌壁画，名之为"伟大的敦煌"，再恰当不过了。有鉴于此，我对诸位画家表示由衷的敬佩，愿他们精益求精、硕果累累，为祖国、为人类作出更大的贡献！

黄征　又名黄徵，九三学社社员，西泠印社社员。祖籍江苏淮阴，生于浙江江山，故号江浙散人。

1993年获杭州大学训诂学方向博士学位。曾任杭州大学、浙江大学中文系教授，南京师范大学文学院、美术学院教授，南京师范大学敦煌学研究中心主任，江苏省政协委员，九三学社江苏省委常委。现任浙江大学文学院兼职教授、浙江飞来峰艺术研究中心主任、杭州佛学院院长助理、江苏省书法家协会会员、江苏省雕塑家协会会员。著有《敦煌俗字典》等。自幼习书，好诗词，深受吴昌硕、沙孟海、启功、饶宗颐等大师影响。潜研敦煌写本，深谙俗字字形；学艺双修，相得益彰。

魏晋南北朝 [1]
隋代 [79]
唐代 [129]
五代 [439]
宋代 [481]
西夏 [495]
元代 [551]

魏晉南北朝

[北凉]

莫高窟第 275 窟

胁侍菩萨 （王志萍临摹）

画面中的胁侍菩萨赤足而立，上身袒露，下身着长裙，头戴宝冠，肩披彩帛，头微倾一侧，身姿轻扭，体态十分优雅。

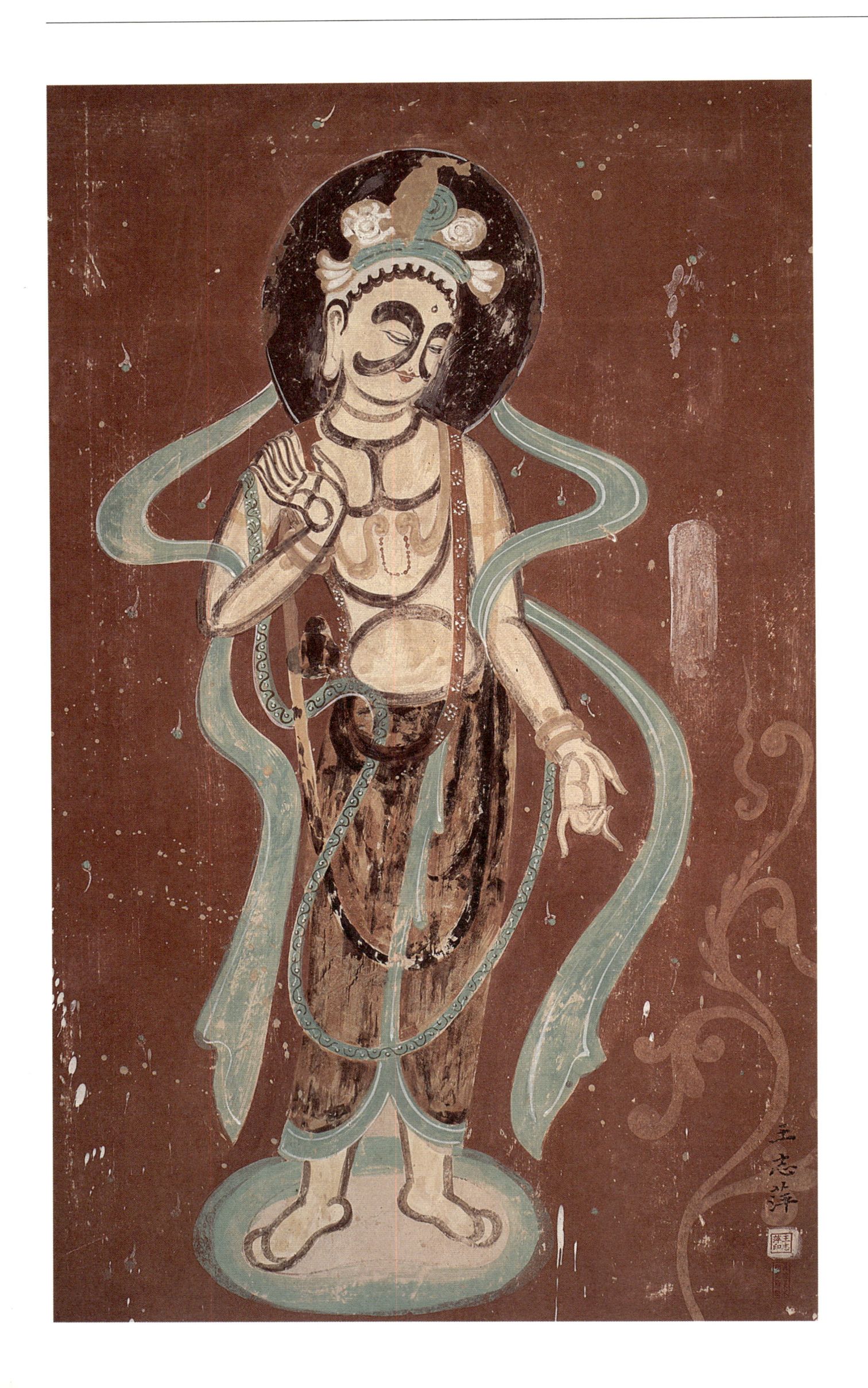

[北魏] **莫高窟第 206 窟**
双飞天 （石凌歌临摹）

如画所示，西域式双飞天一上一下，头顶圆光，裸露上身，上方飞天低首扶冠，下方飞天侧身飞翔于空。整体画面冷暖用色协调，粗犷中彰显飘逸飒爽。

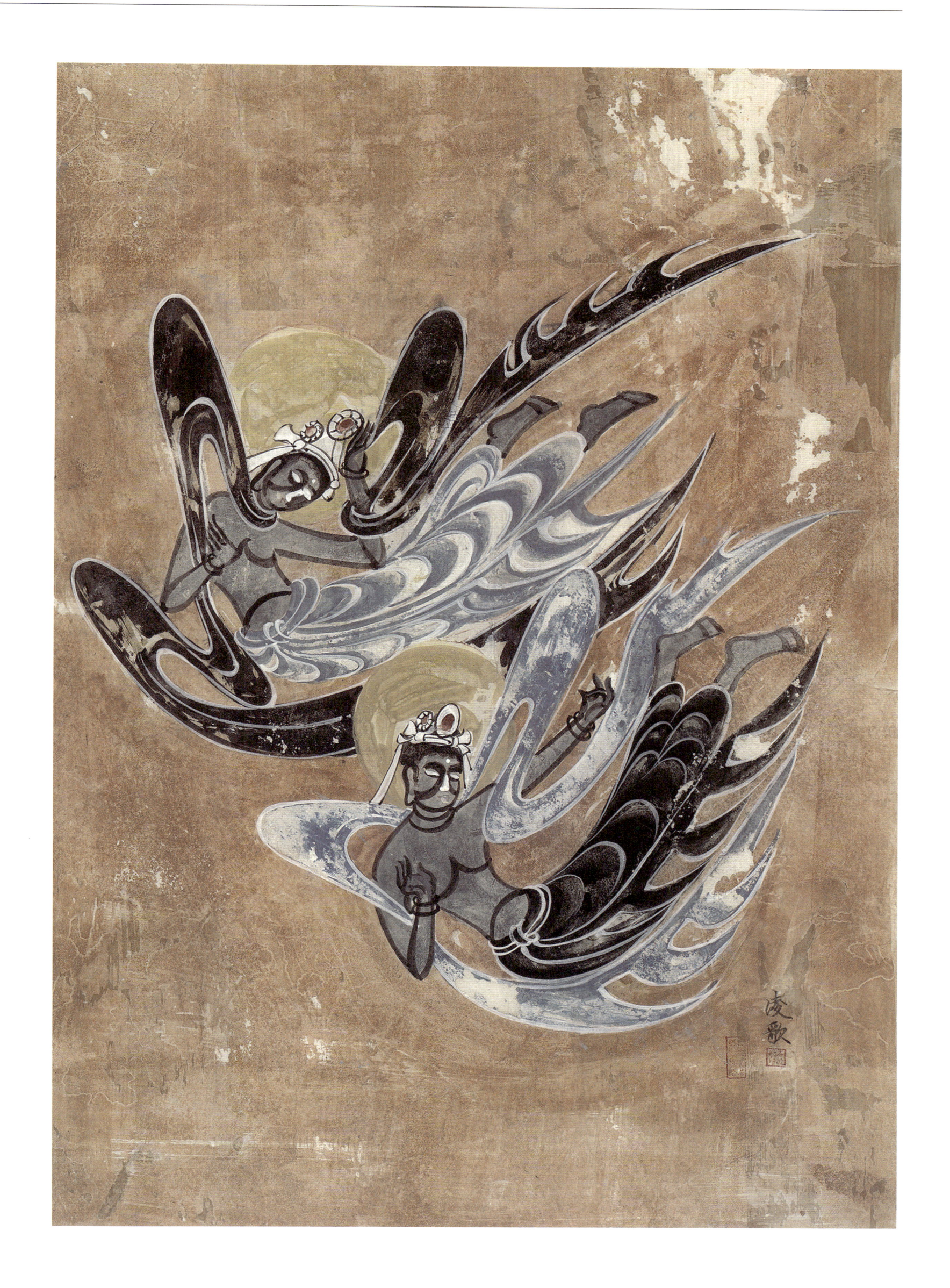

[北魏] **莫高窟第 251 窟**
飞天 （高山复原式修正临摹）

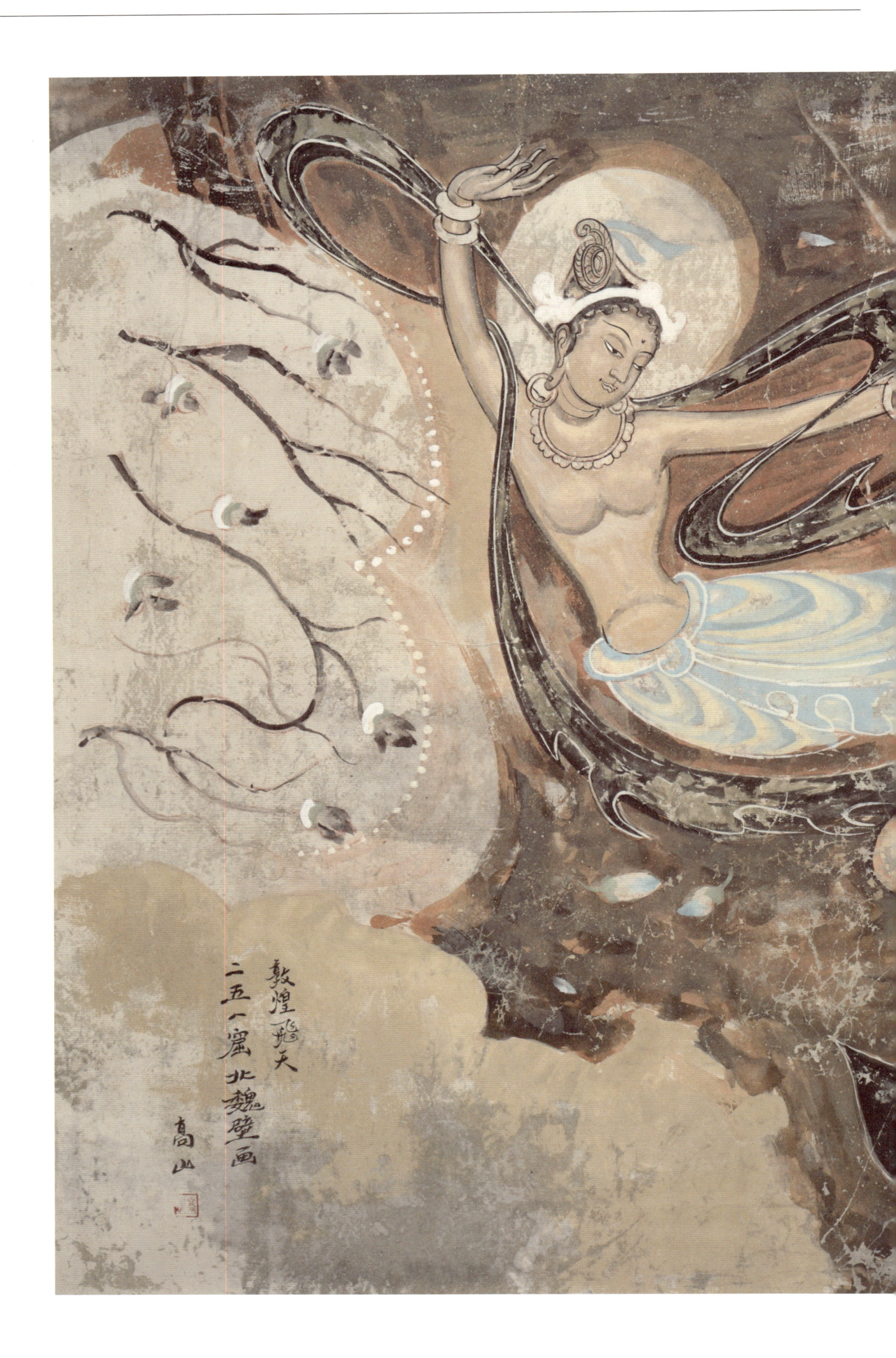

图中两飞天赤裸上身，双手在半空舞动，体态健硕，神情端庄宁静，风格朴实厚重。整个画面色彩偏暗，以土红色为底色，再以青绿、赭白等颜色敷彩，色调沉稳浓重，线条纯朴浑厚，有西域佛教的特色。

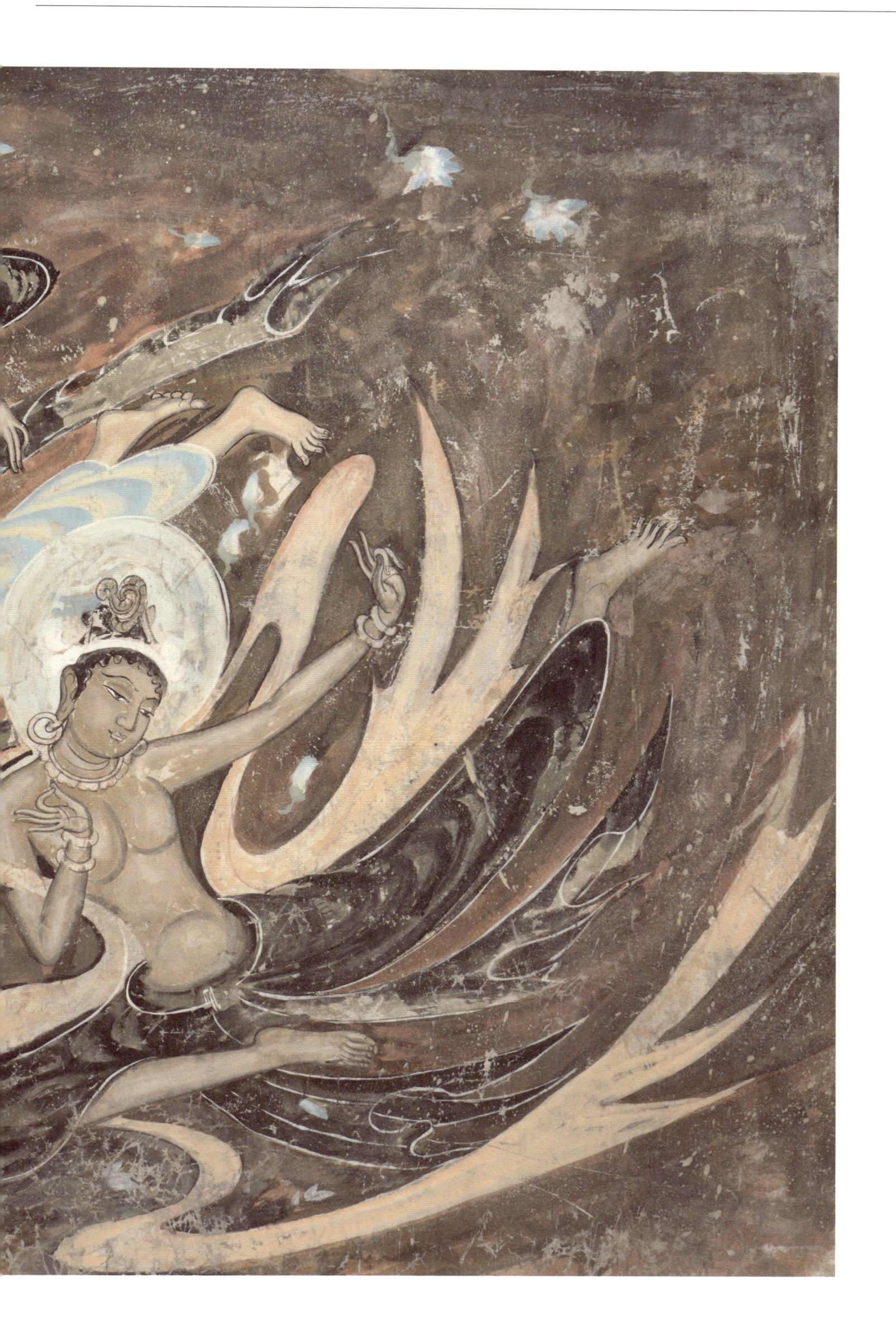

[北魏] **莫高窟第 251 窟**
金刚力士像 （张平临摹）

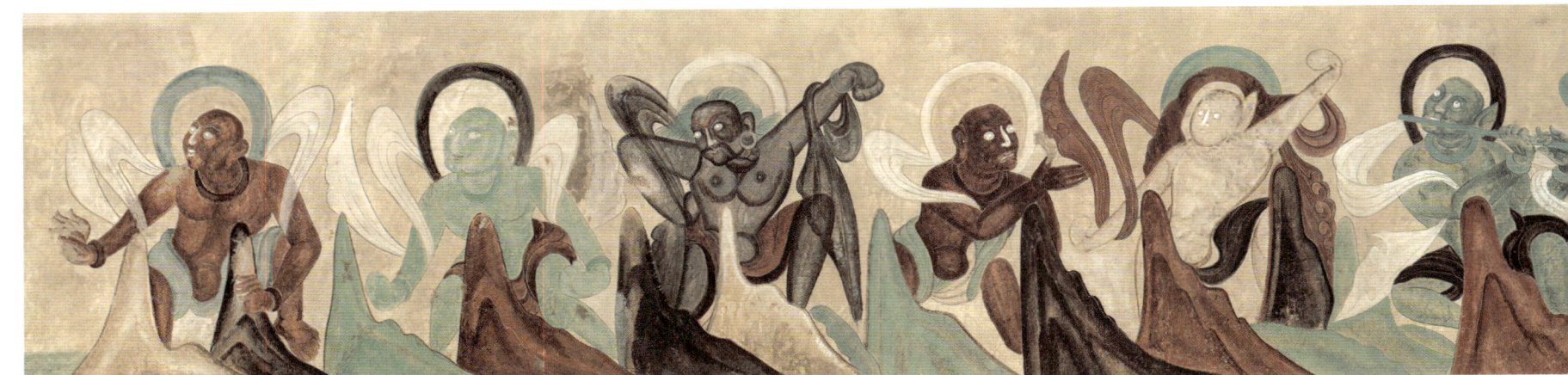

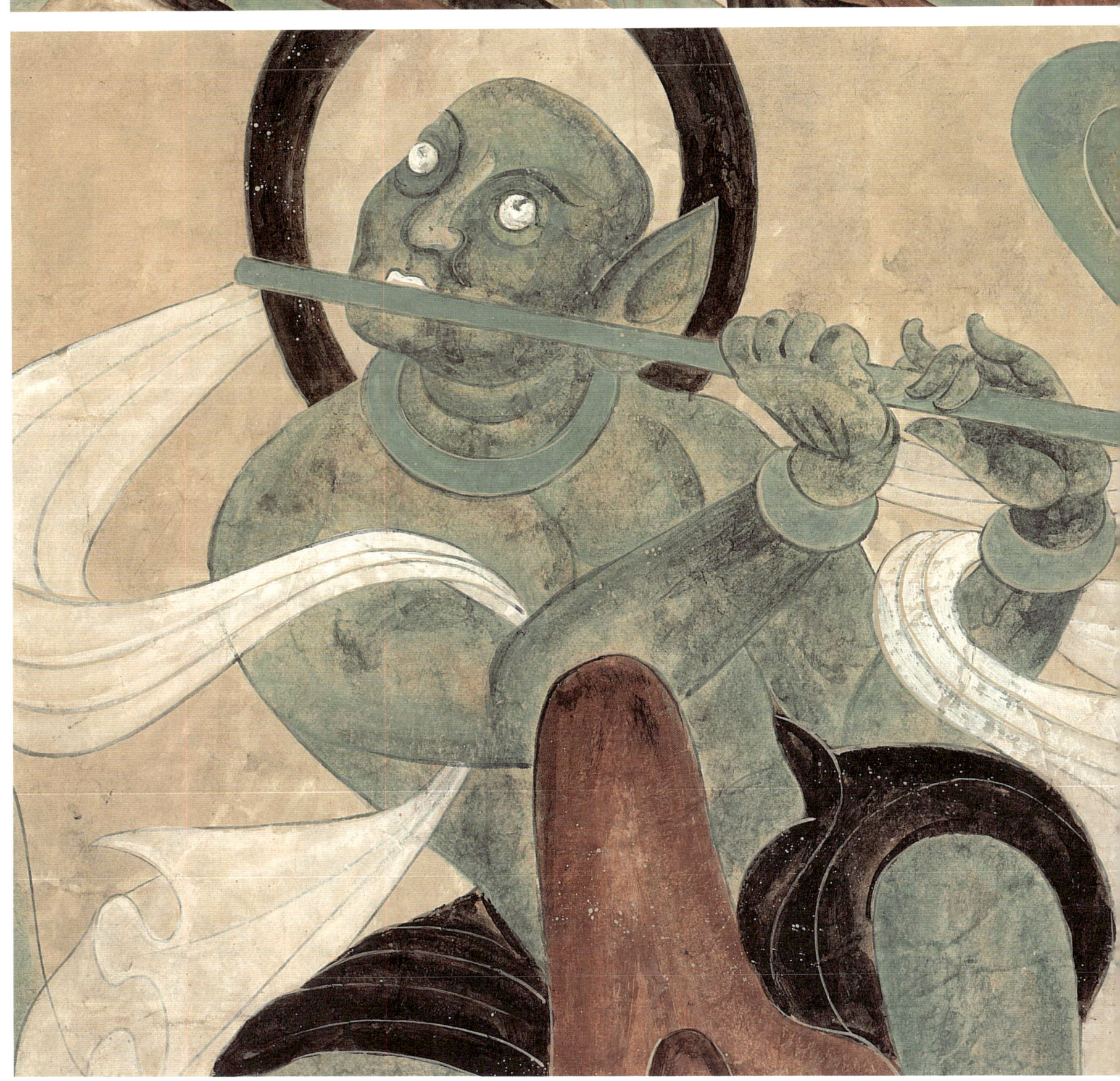

力士为护法神之一，亦称"金刚力士"。画面中的力士半身裸露，腰缠短裙，身形健硕，肩披长巾。力士均呈蹲姿，做舞蹈、奏乐、托举等动作，体态各异，形象生动。

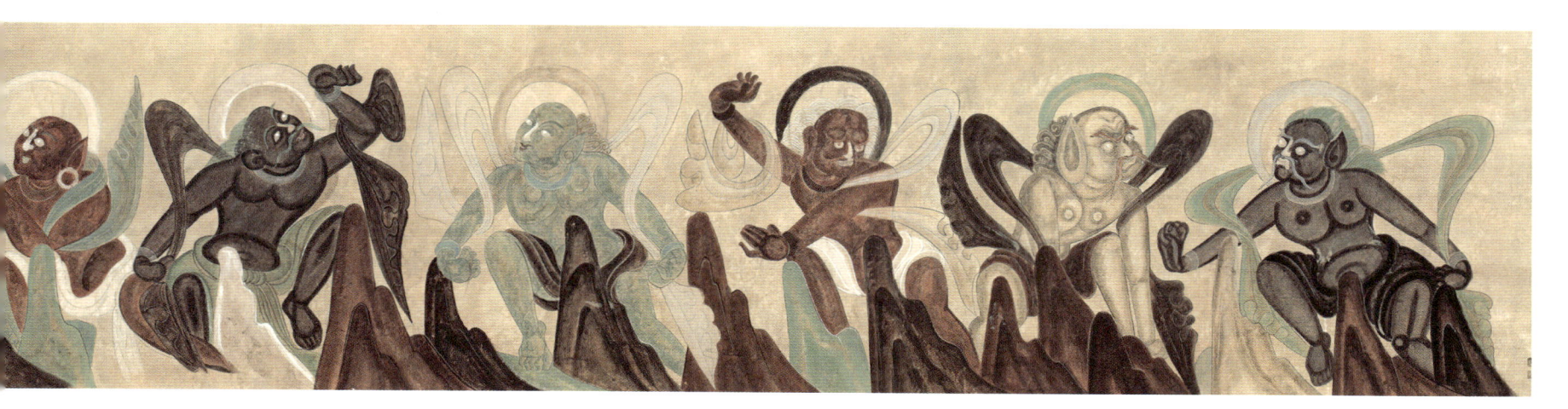

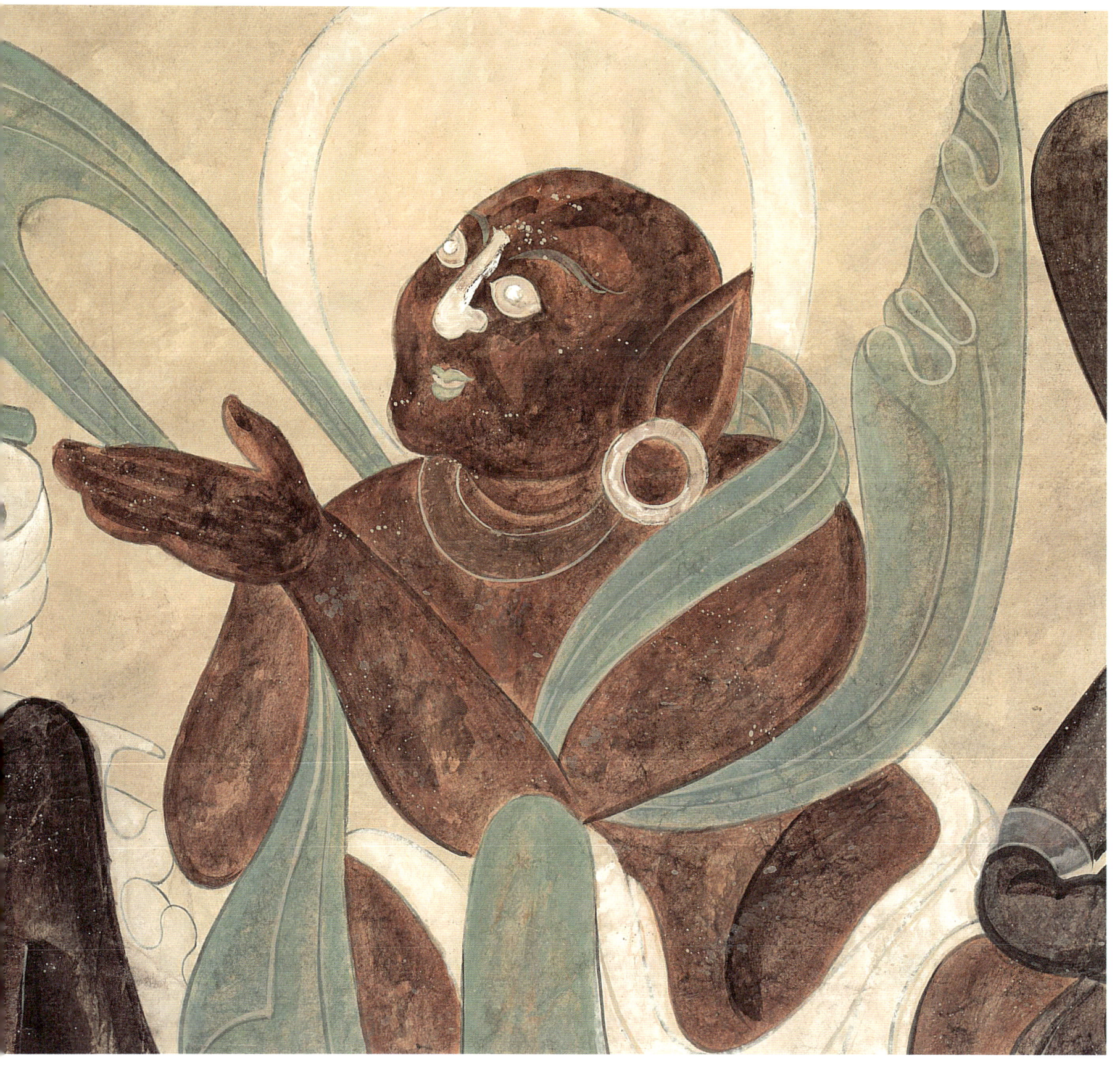

[北魏] **莫高窟第 254 窟**
飞天 （王志萍临摹）

画面中的飞天一手伸向前方，一手置于腹前，一条腿向前屈膝，另一条腿向后舒展，线条粗犷且轮廓分明，意境深邃。

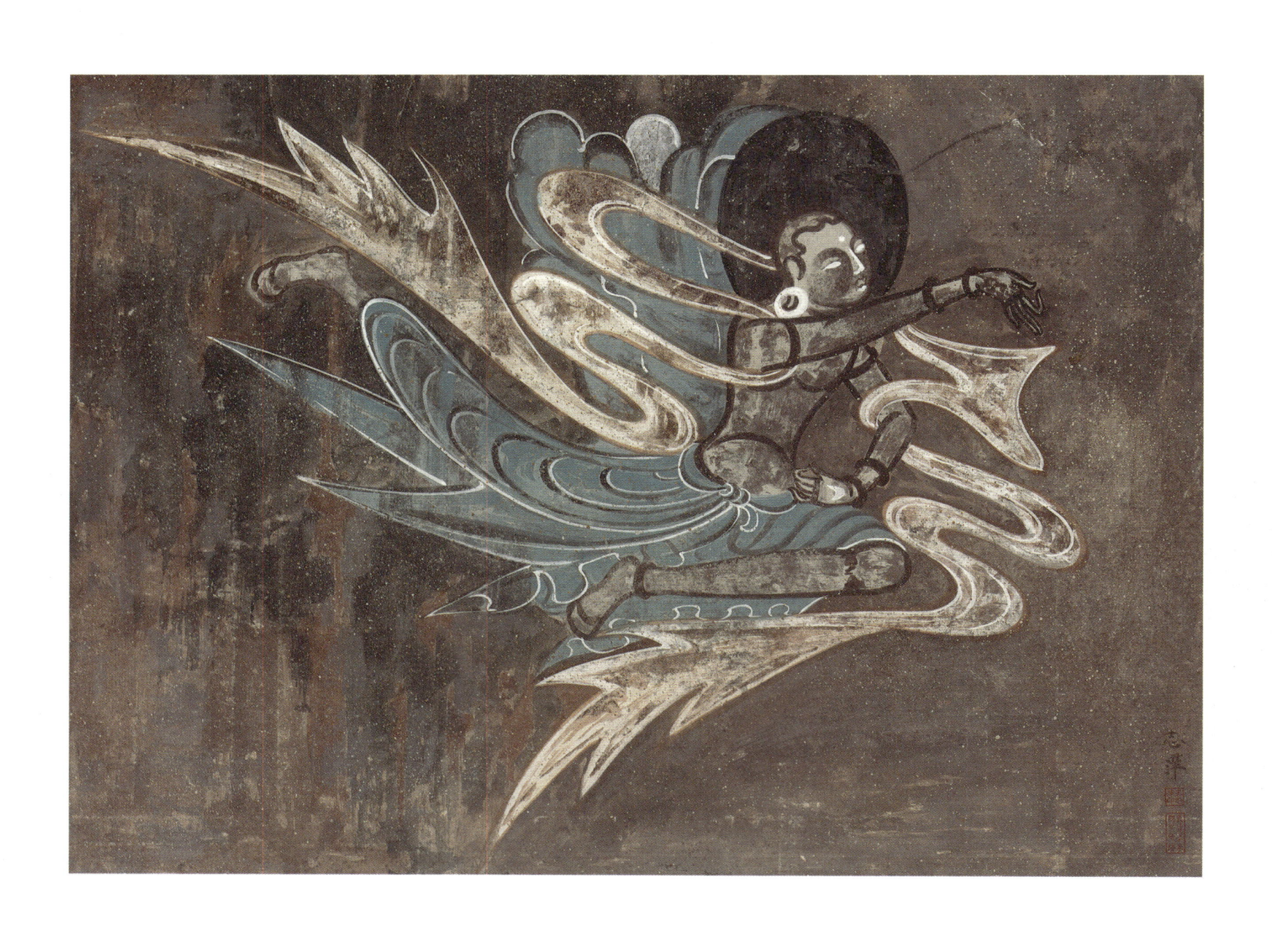

[西魏]

莫高窟第 249 窟
青鸟 （张平临摹）

青鸟是中国古代神话中的瑞禽，画中的青鸟昂首挺胸，高举双翅，神气十足。

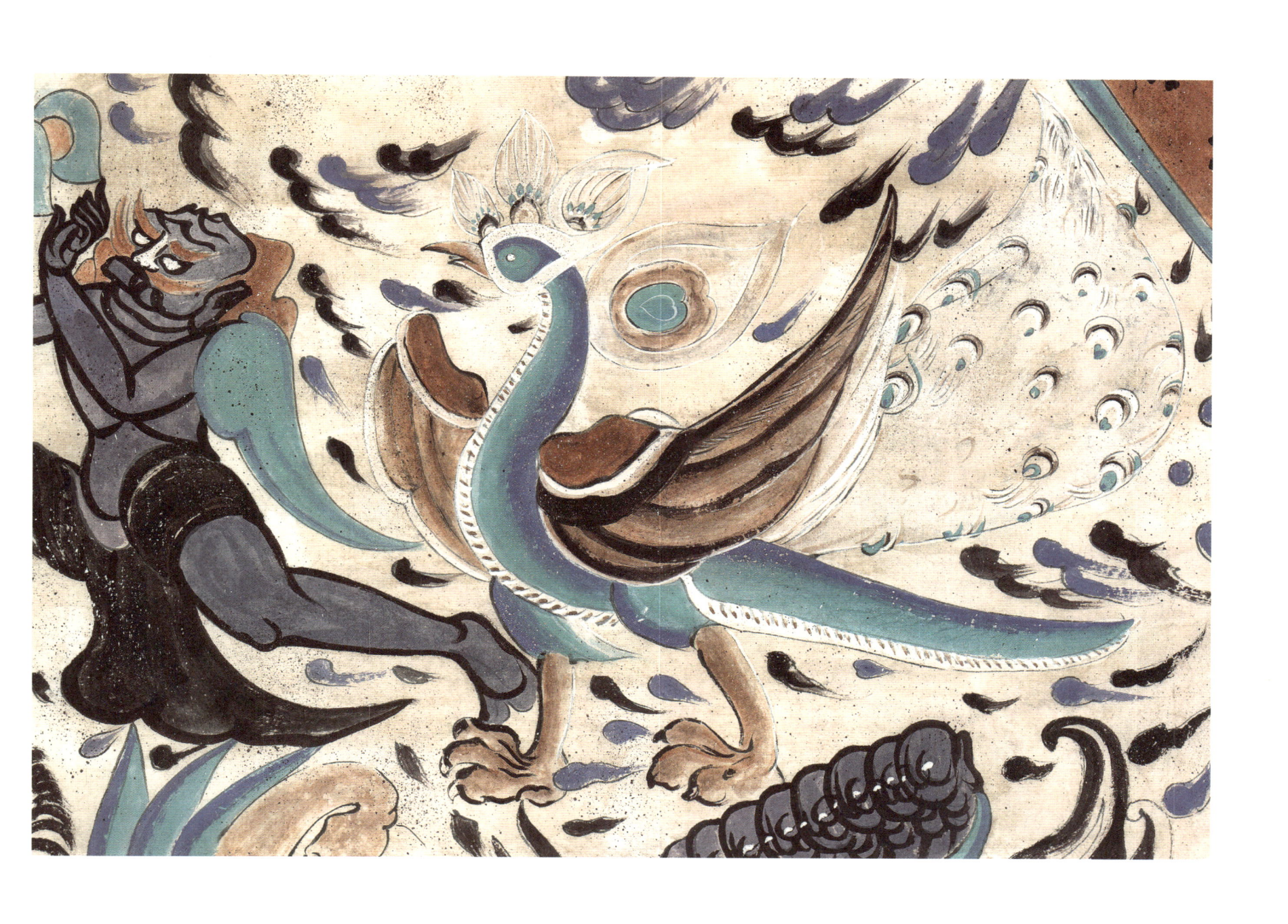

[北魏] **莫高窟第 257 窟**
九色鹿本生图 （庄生源临摹）

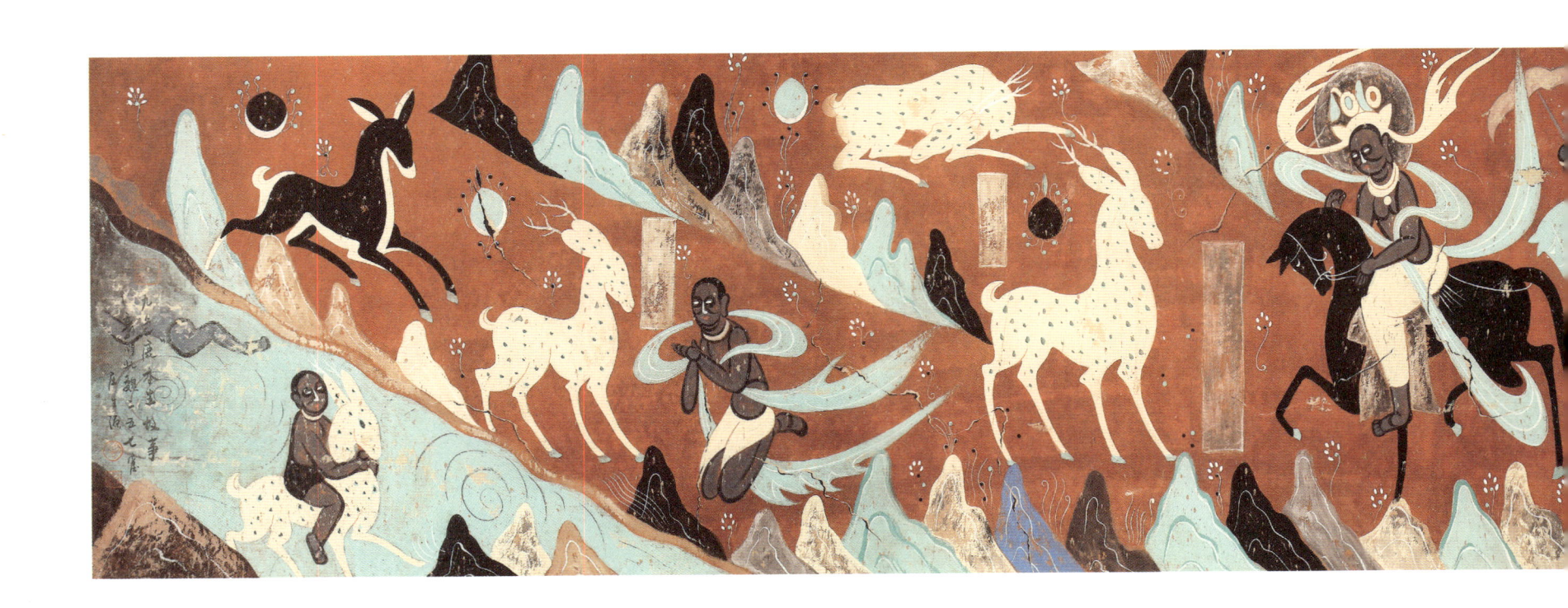

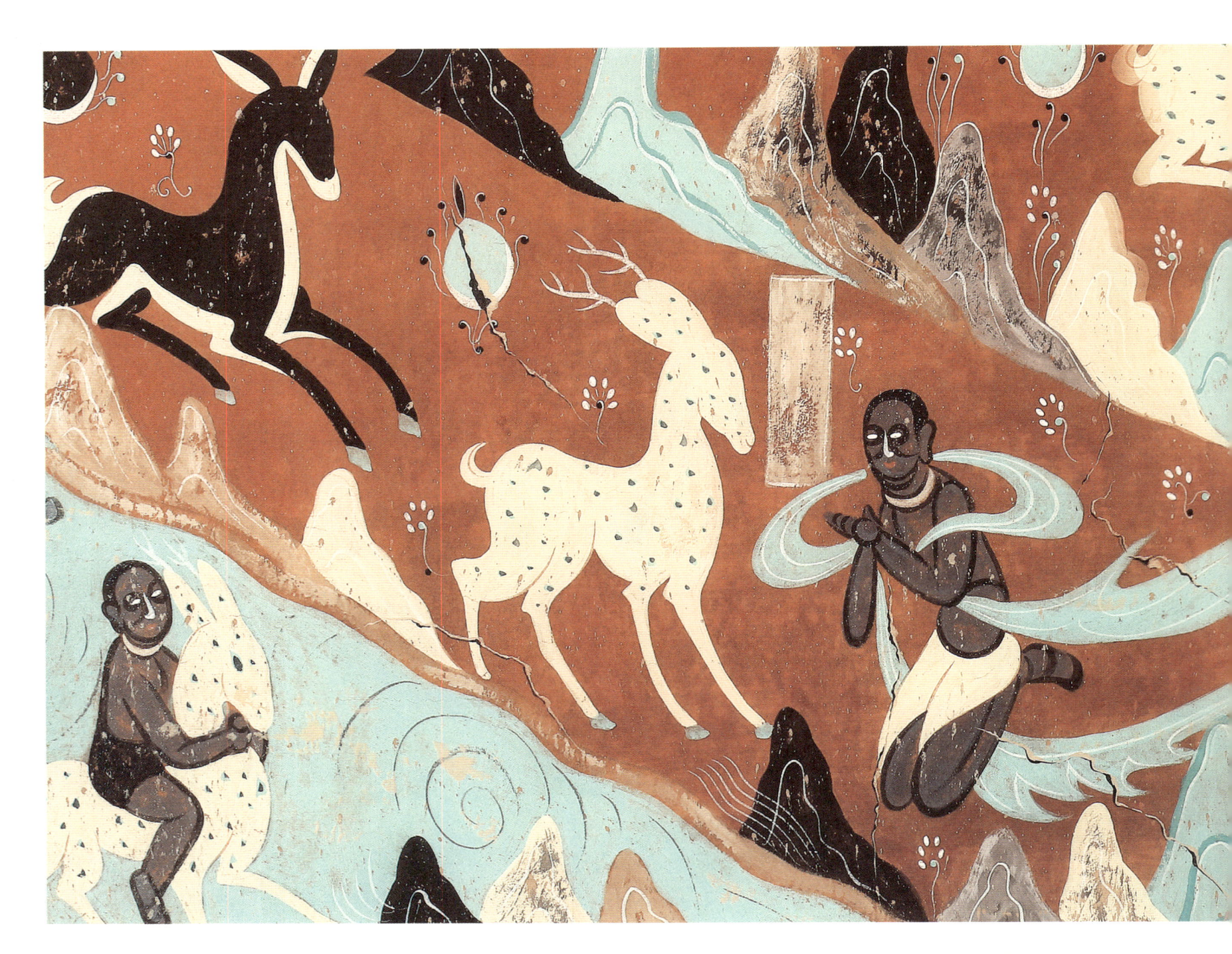

画作最左边是九色鹿，它在河边跳跃游玩，遇见溺人，让他骑在背上脱险。在画的另一端，王后要求国王猎鹿，溺人向国王泄露九色鹿行踪，于是国王乘马出猎。故事的结局绘于画的中心，九色鹿向国王陈述溺人见利忘义的行径，溺人则遭报应生疮。

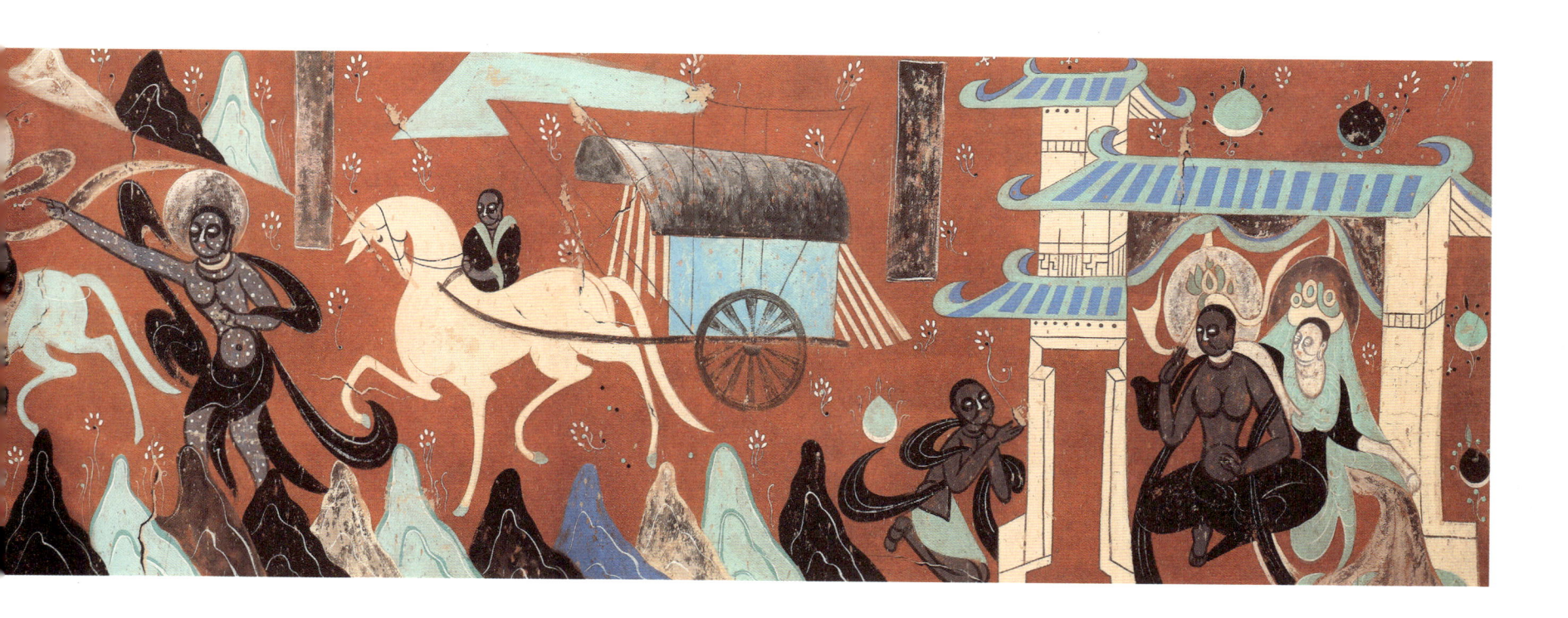

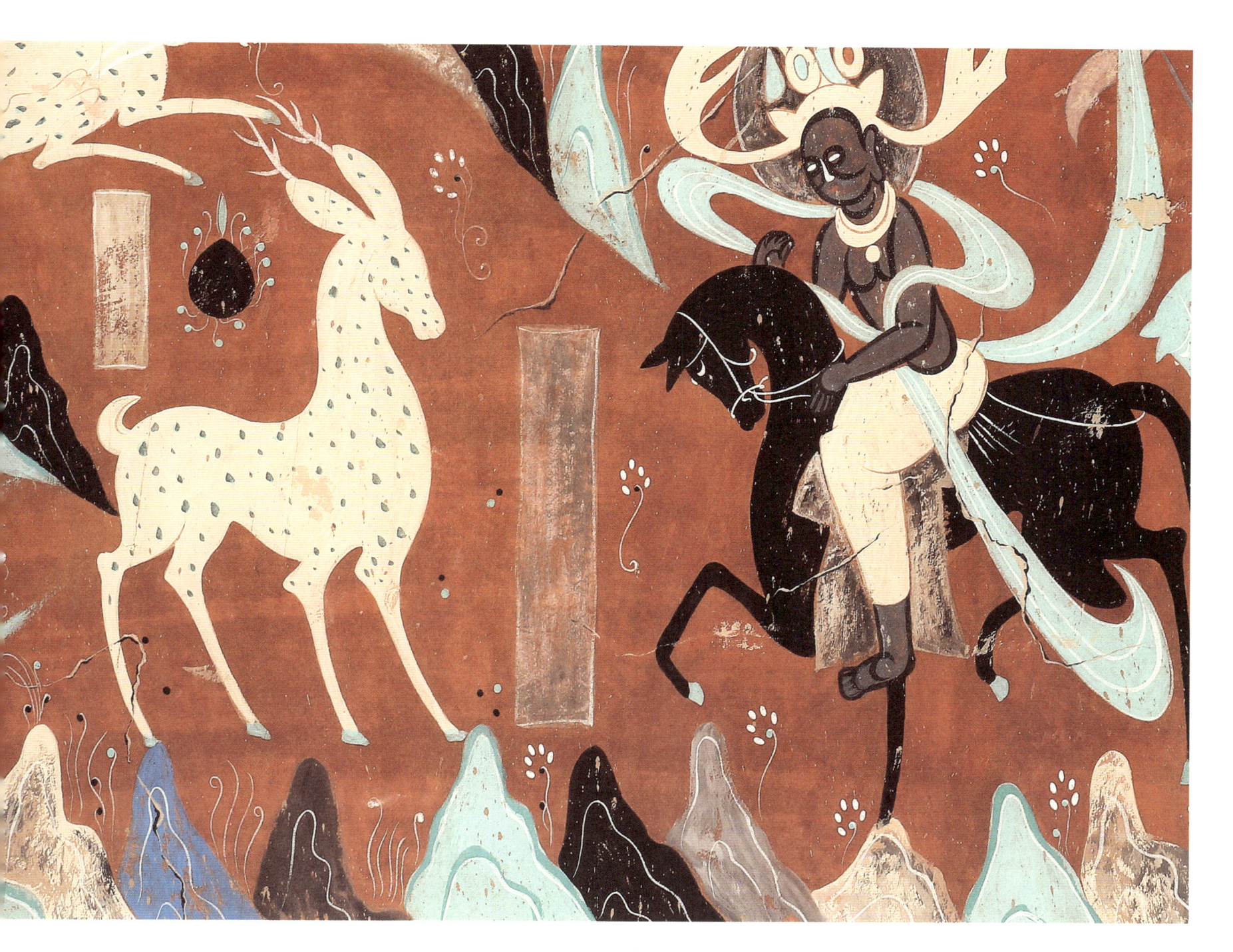

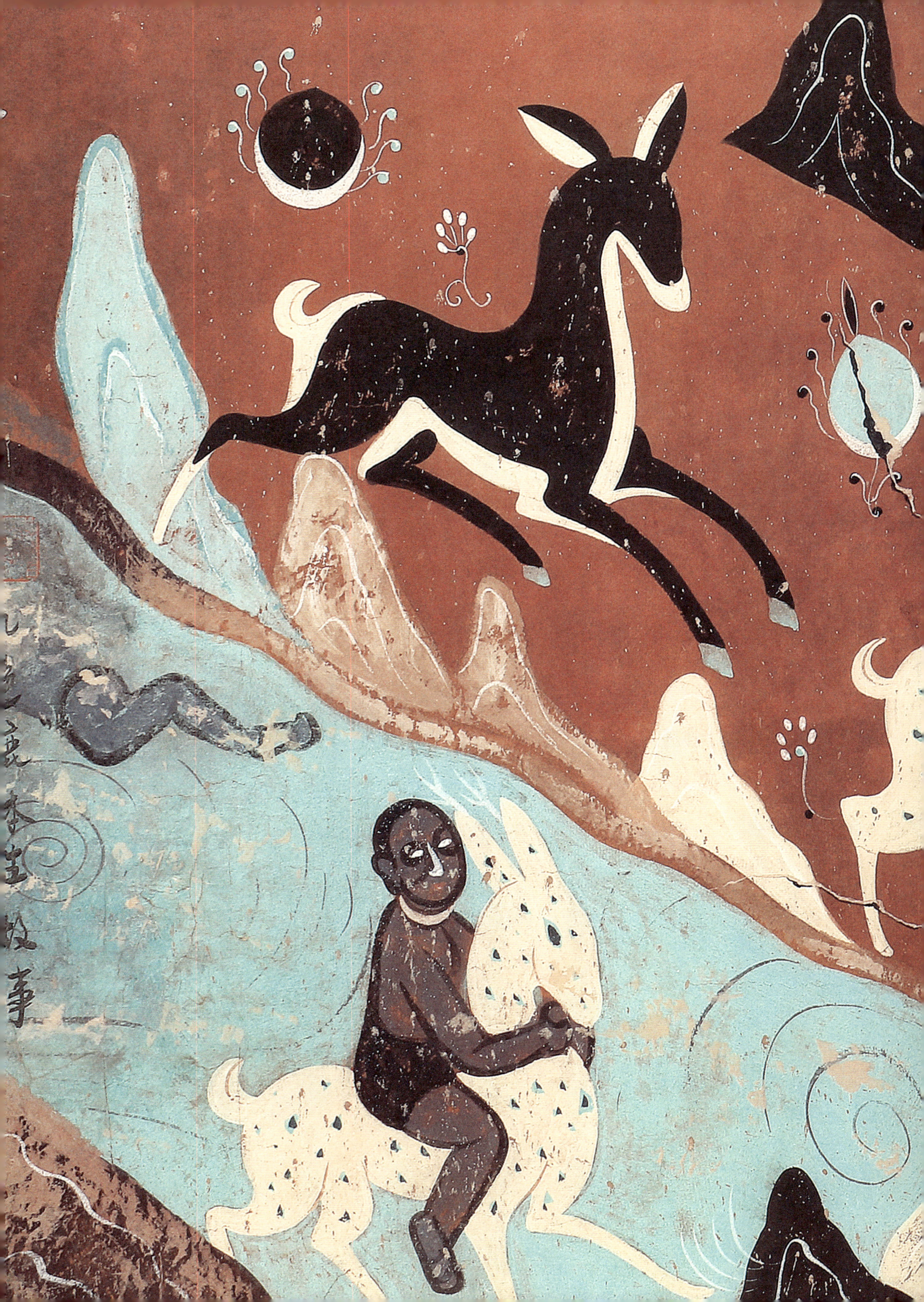

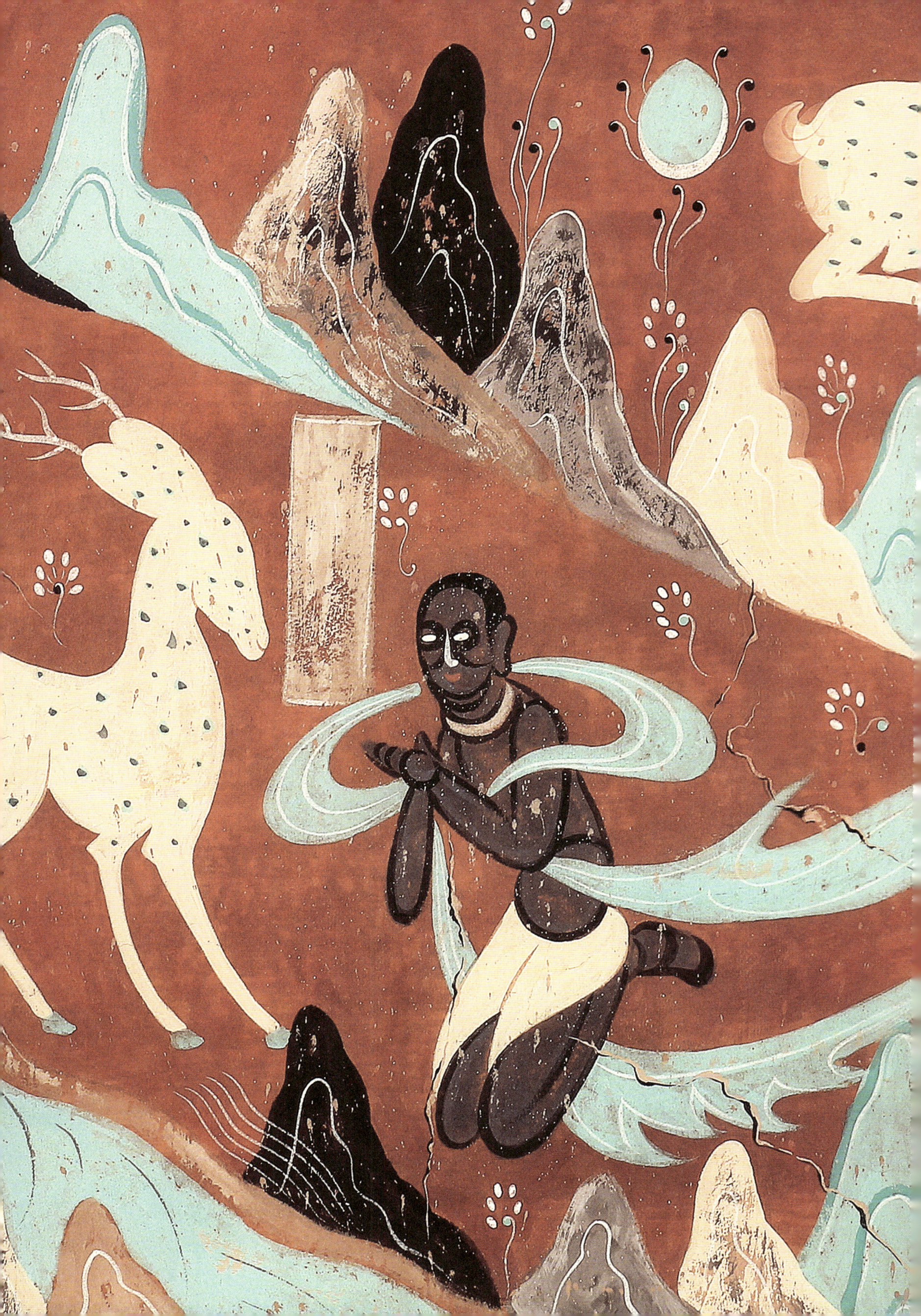

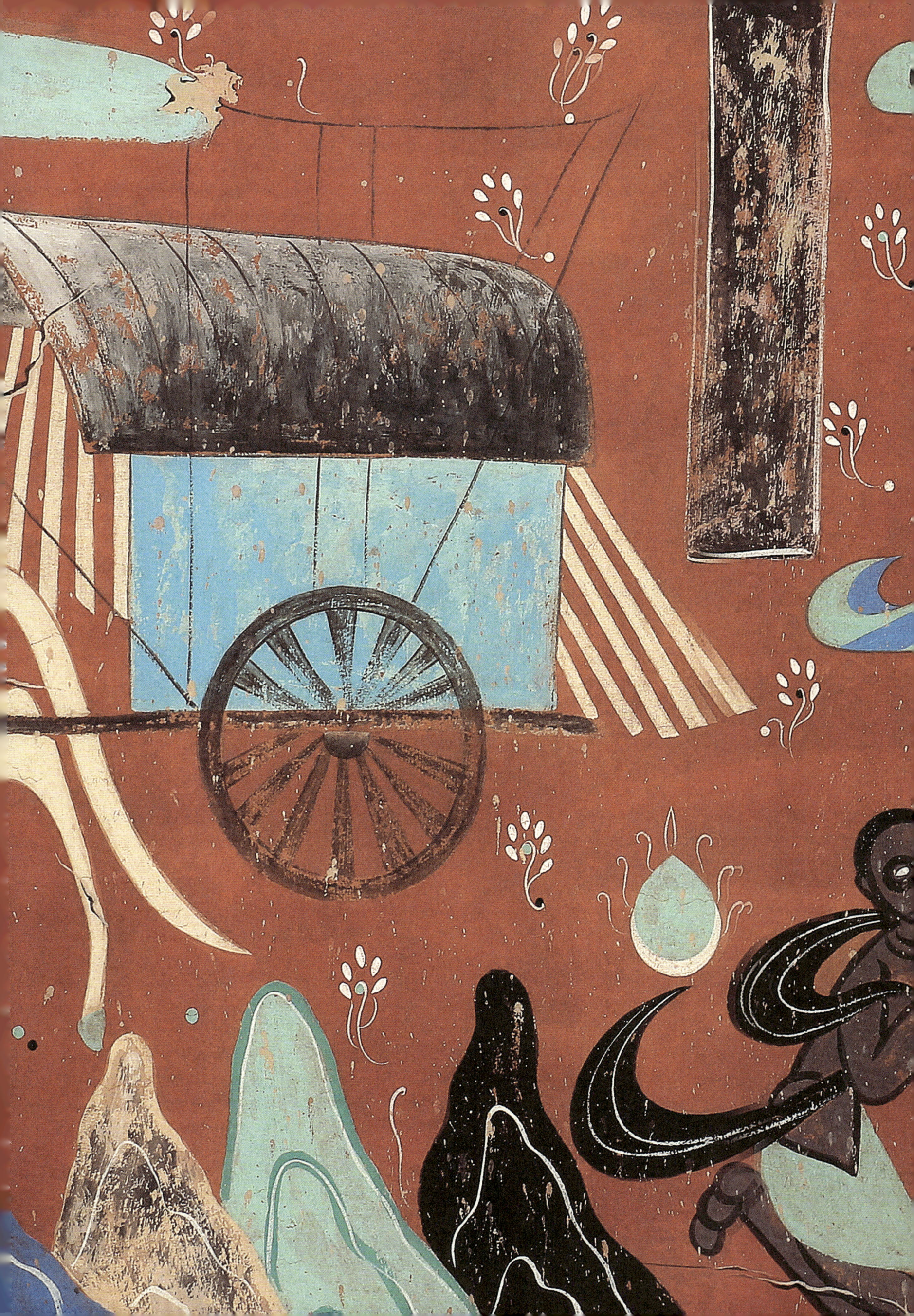

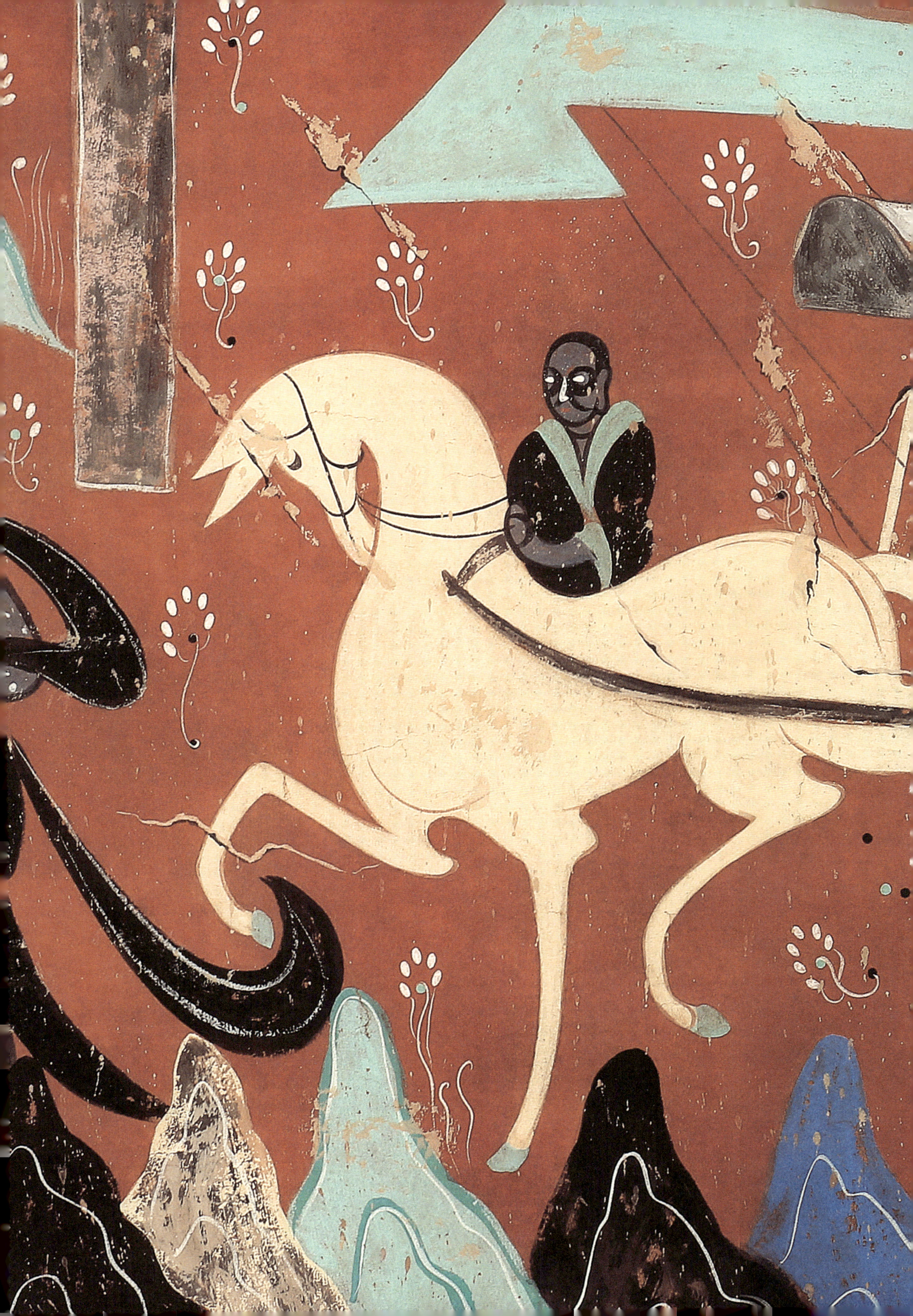

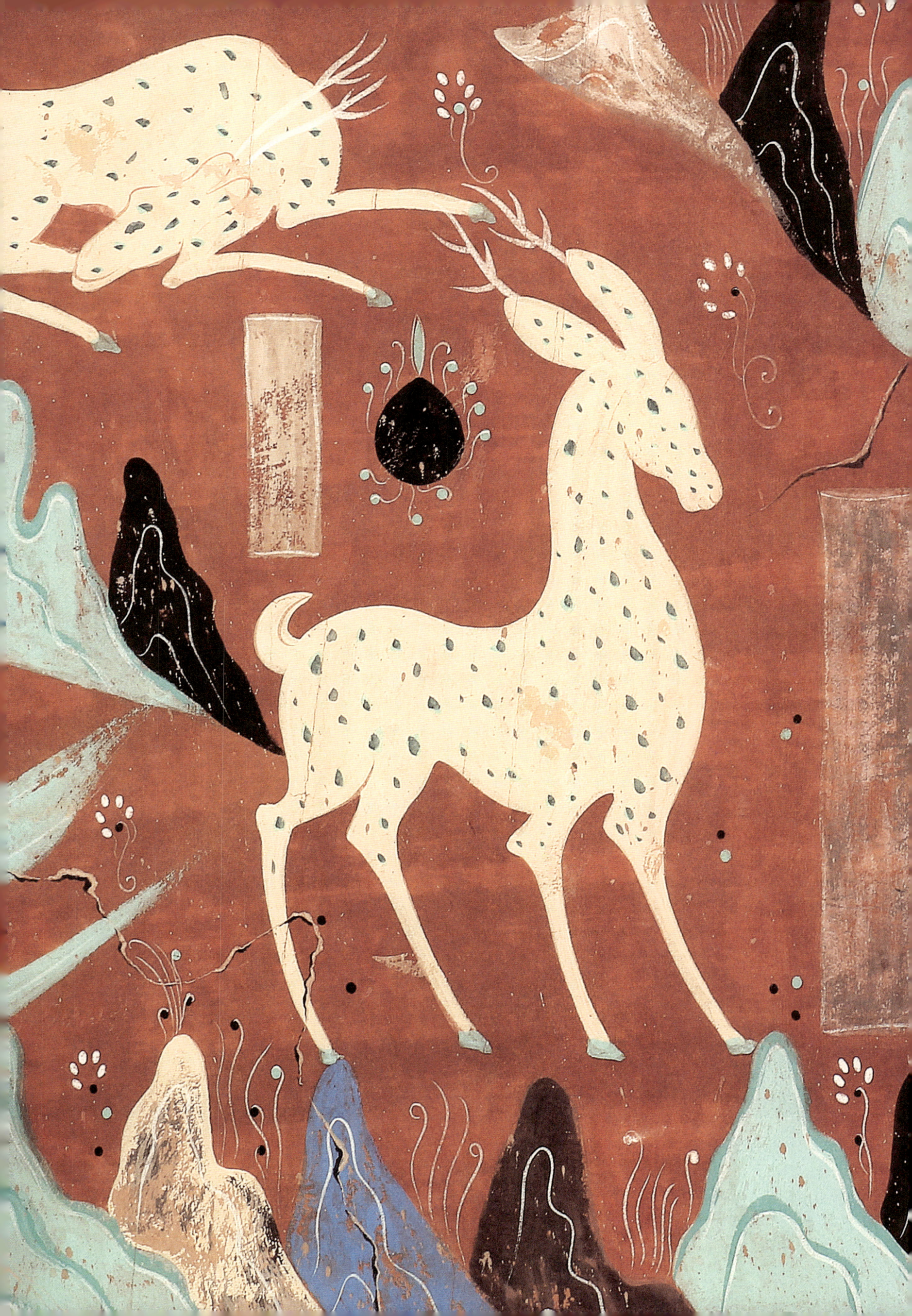

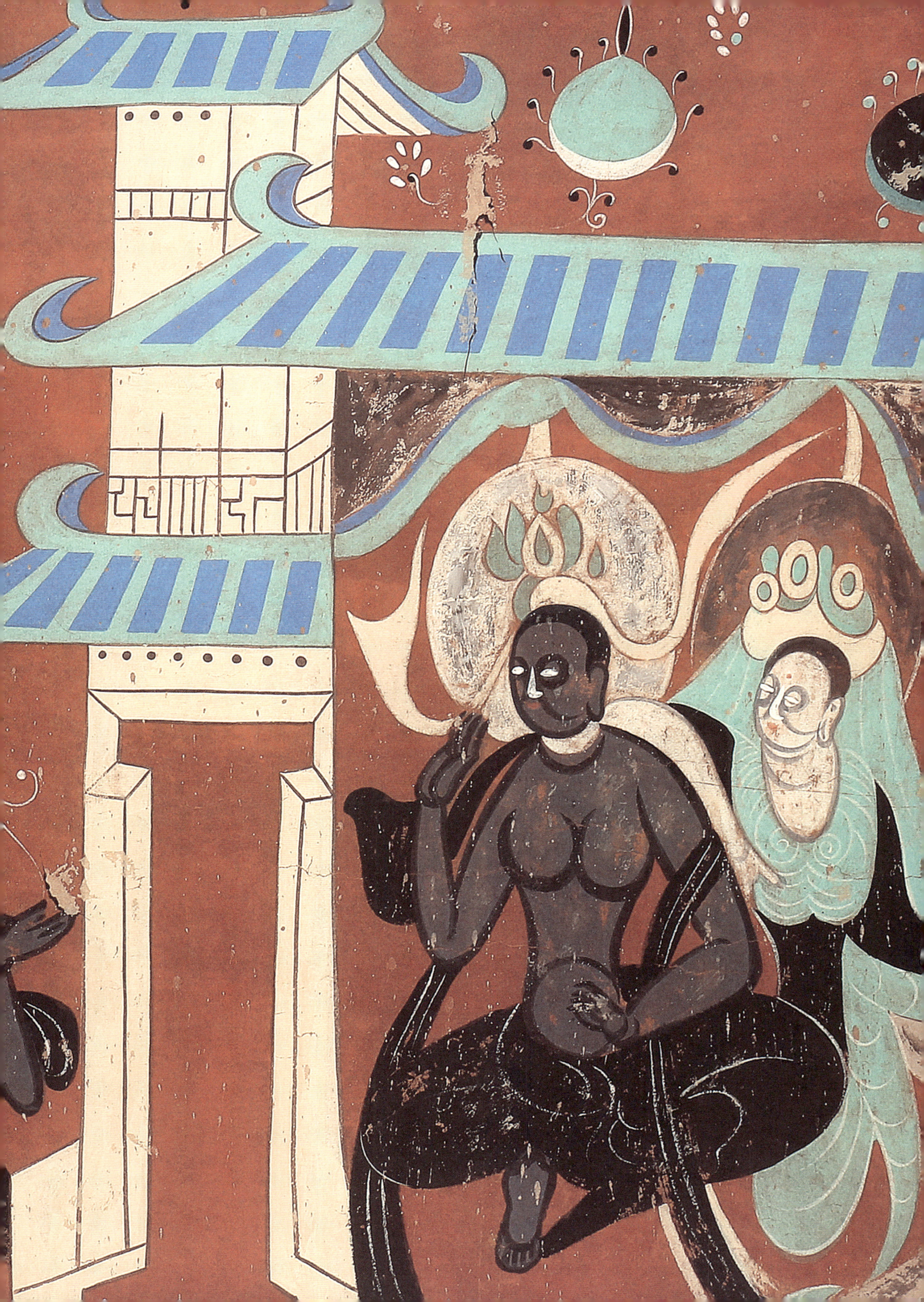

[北魏] **莫高窟第 257 窟**
双飞天 （王志萍临摹）

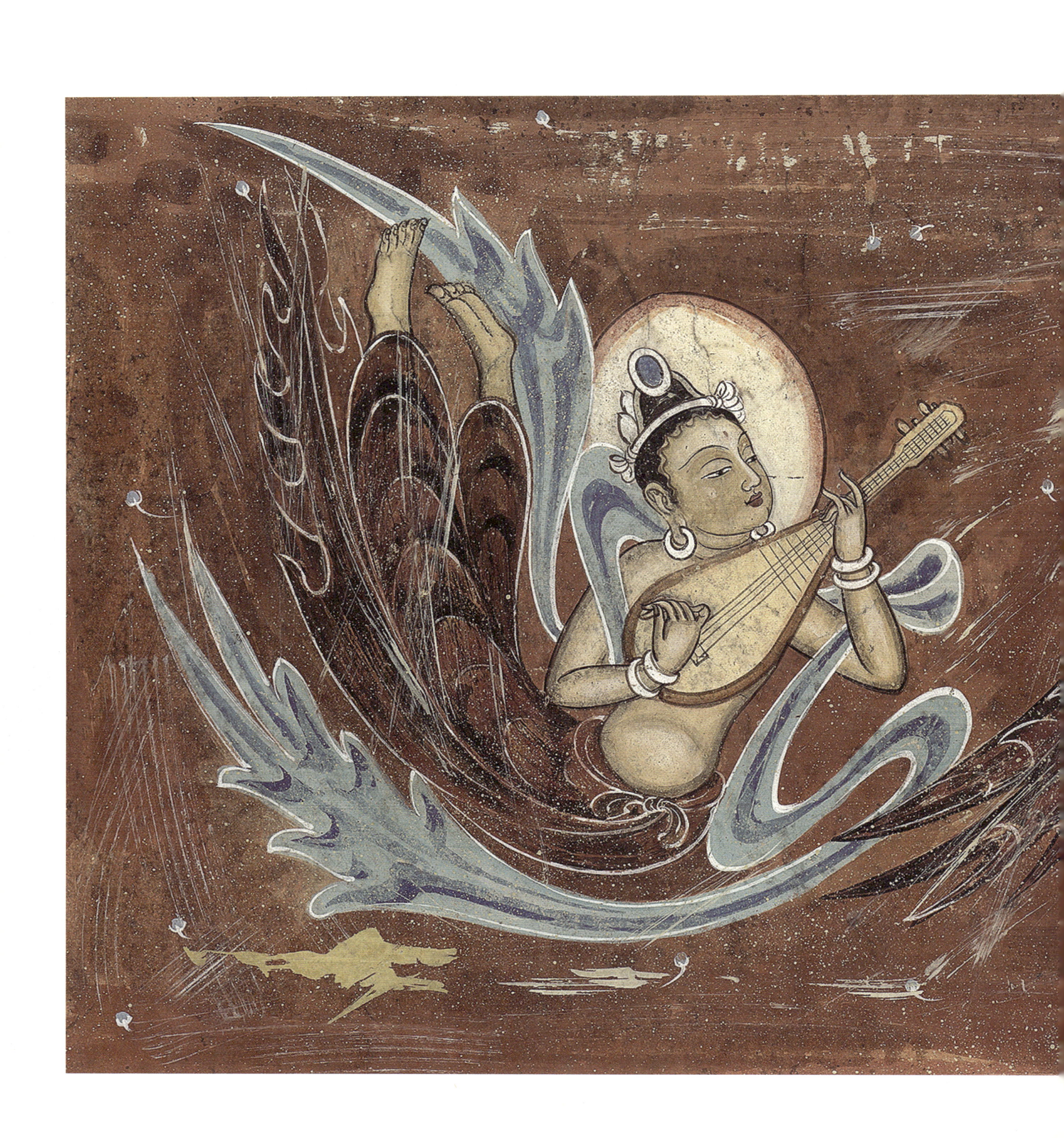

如画所示，两身伎乐飞天飞翔于空中，左侧飞天斜抱琵琶，奏响乐章；右侧飞天翩翩起舞，身形灵动。两身飞天应声而舞，动作随舞而变，颇具动感。

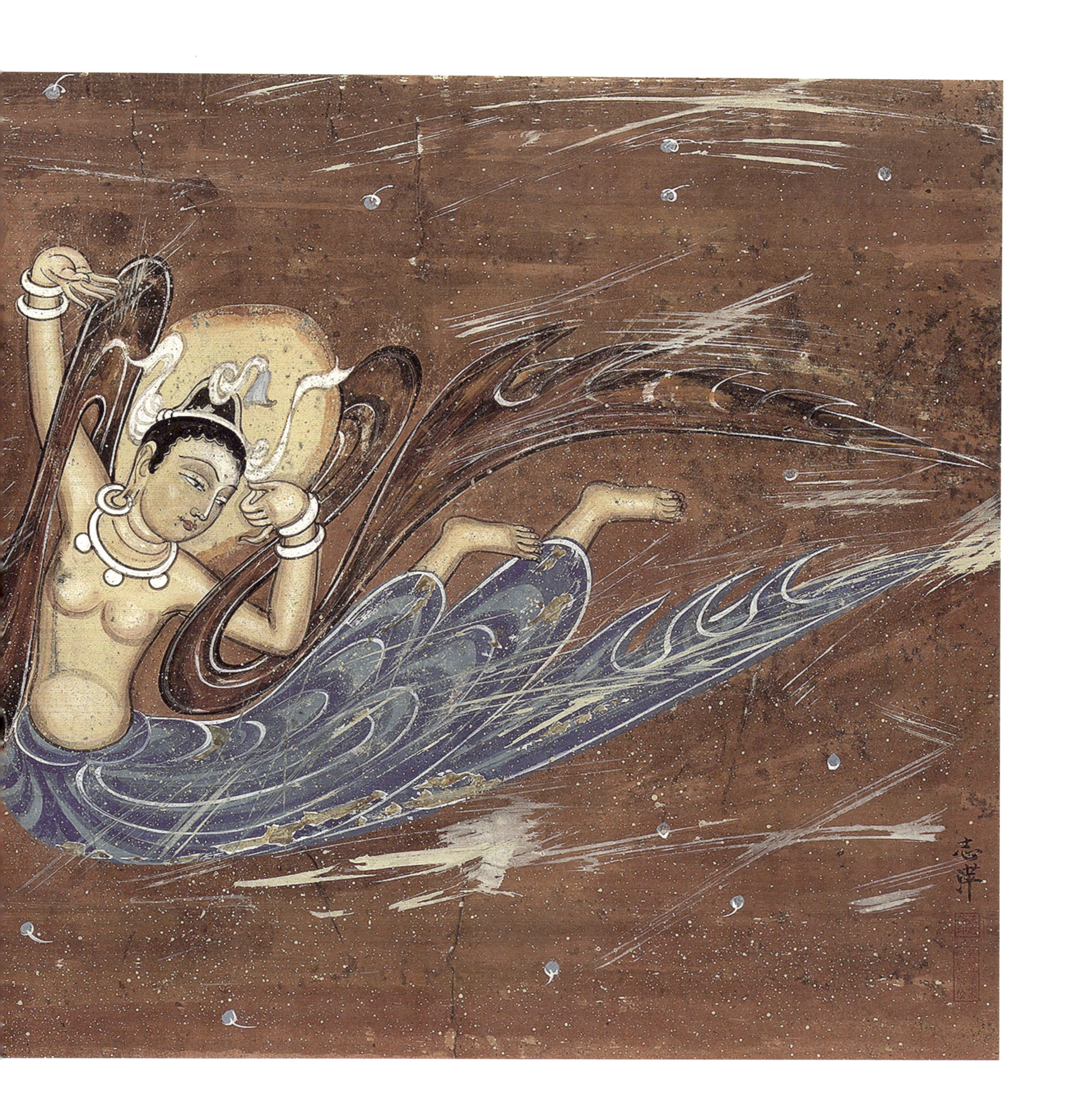

[西魏] **莫高窟第 249 窟**
狩猎图 （张平临摹）

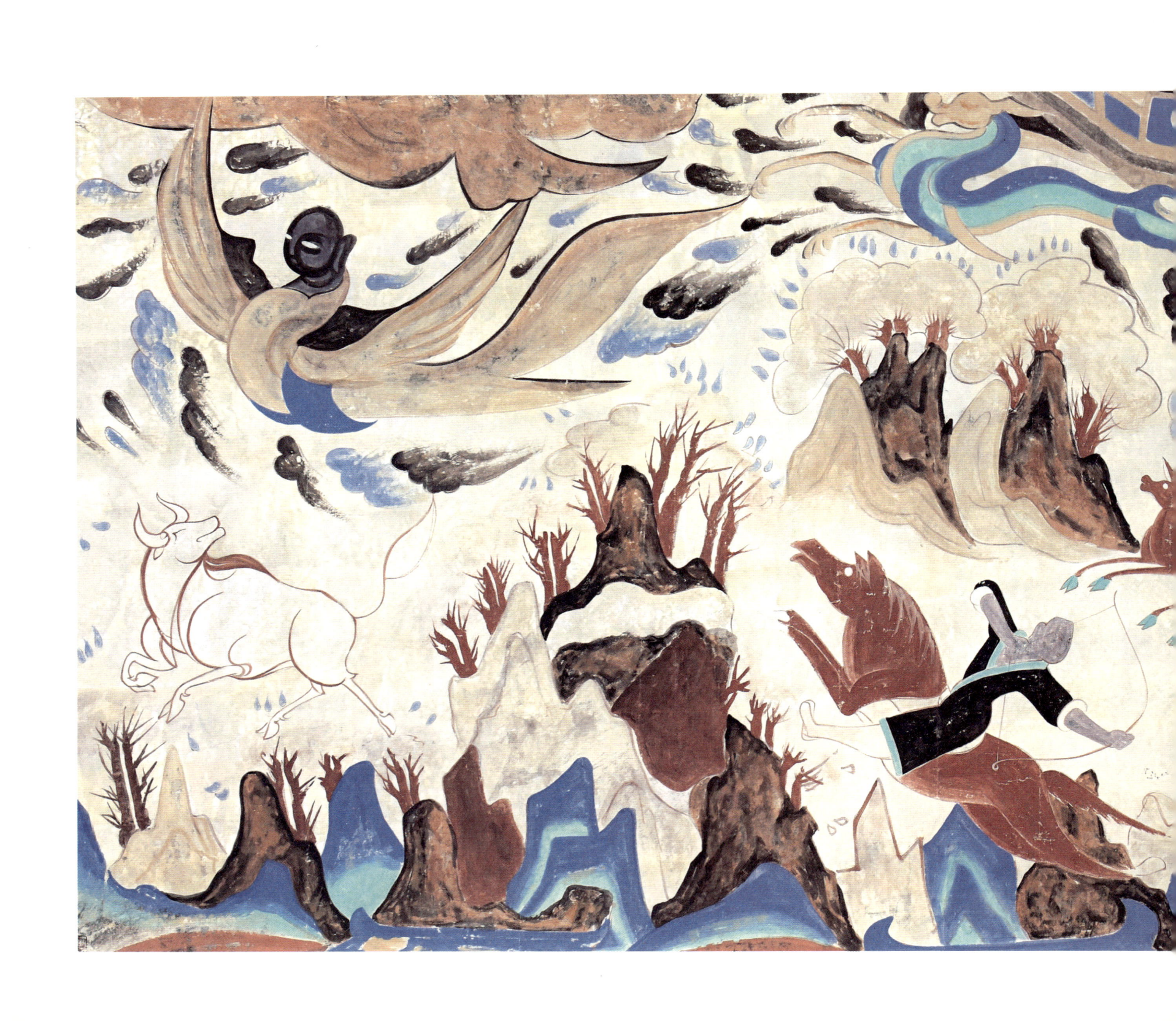

画面左方，猎人跃马深山，反身张弓，箭射猛虎，右方猎人跨马疾驰，手举标枪，追逐一群奔逃的鹿。这是敦煌莫高窟最生动的狩猎图之一。

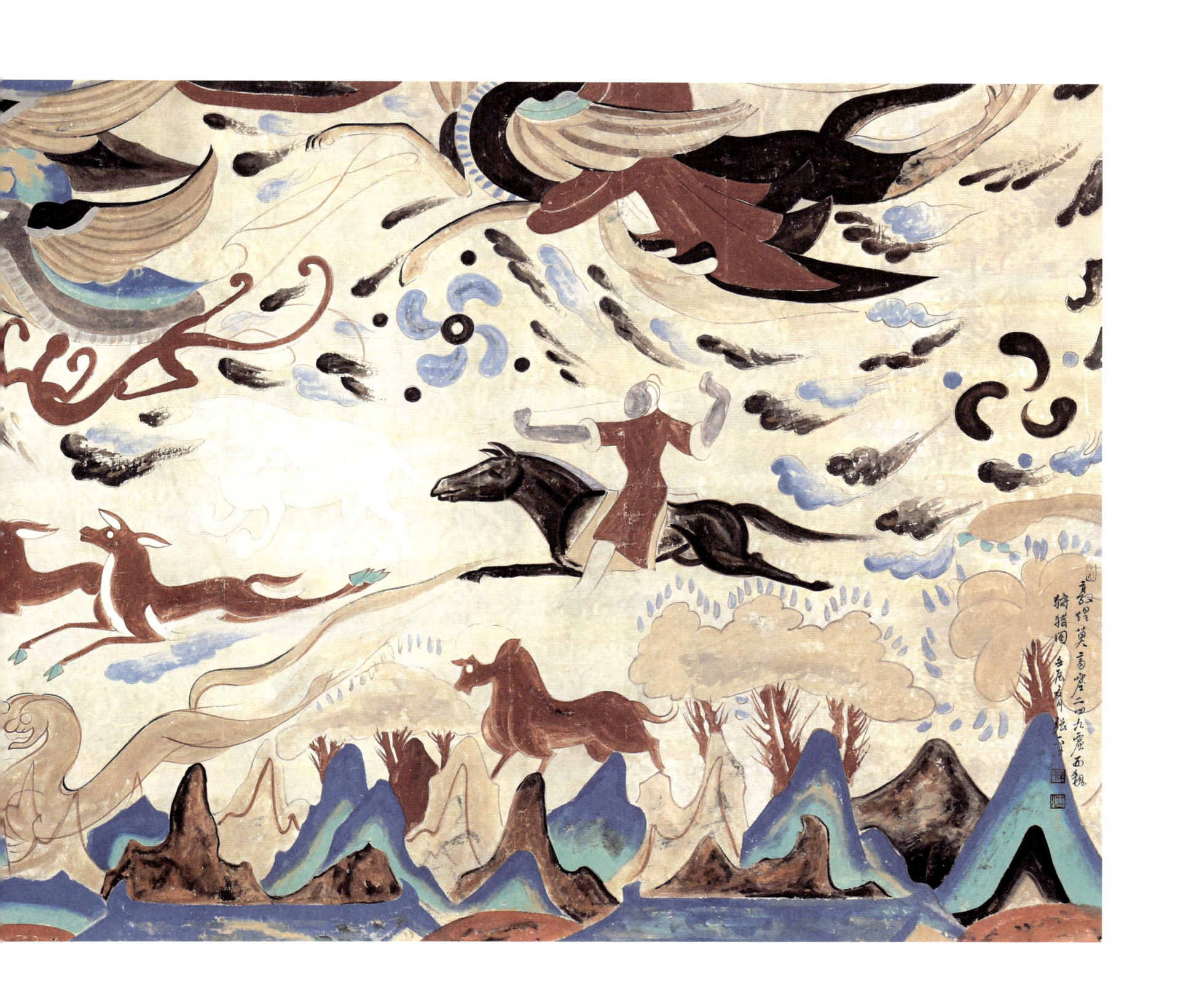

[西魏] **莫高窟第 249 窟**
翼马 （张平临摹）

画面中的翼马扬蹄飞奔，舒展双翼，风驰电掣，通体青蓝色，羽翼为赭红色。

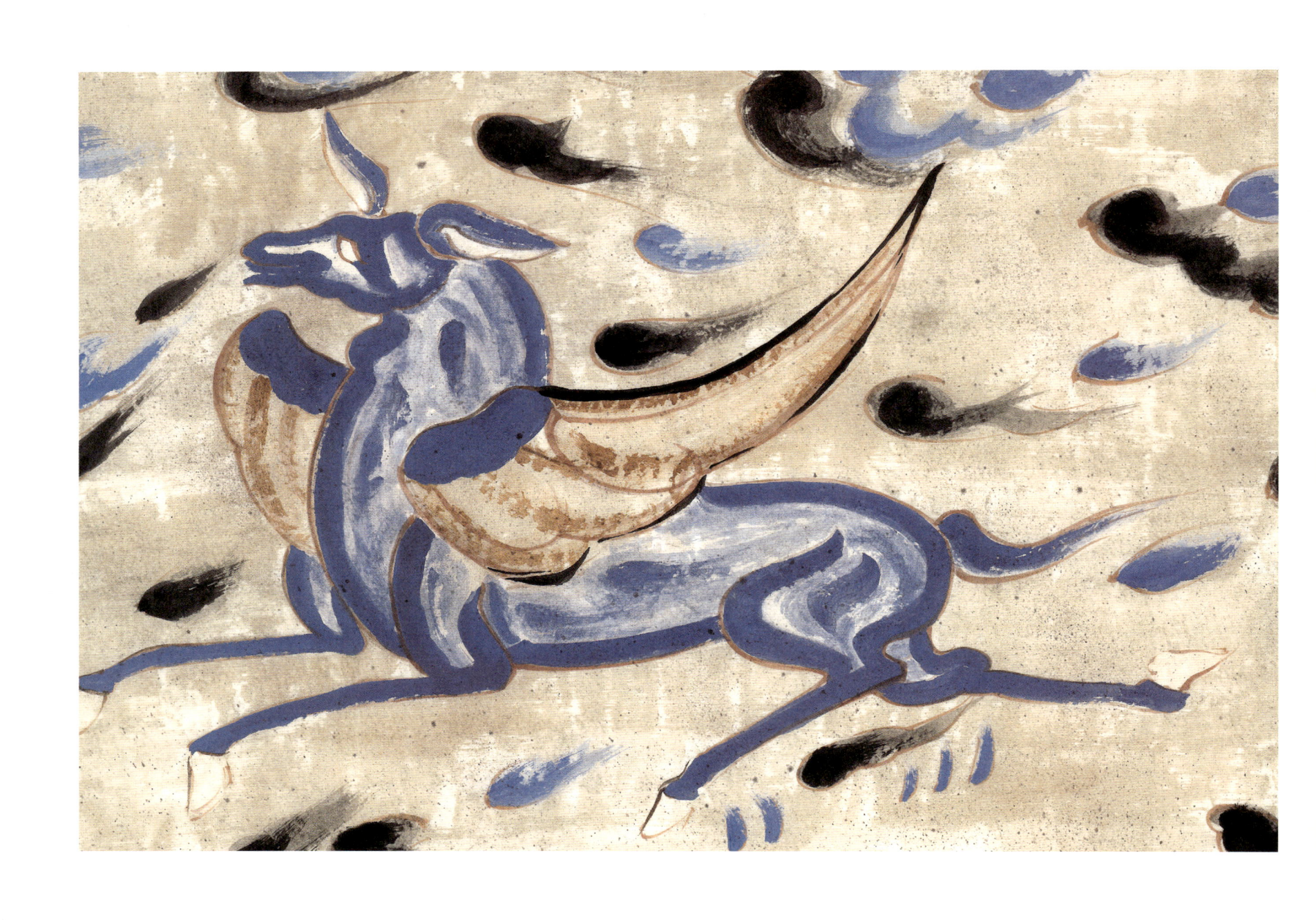

| [西魏] | **莫高窟第 249 窟** 群猪图　（张平临摹） | 此幅画面中一头野猪带领众多猪崽在山林中穿行。画面采用白描的绘画方式，笔法虽简练但细致入微，生动准确地描绘出野猪的形体特征。|

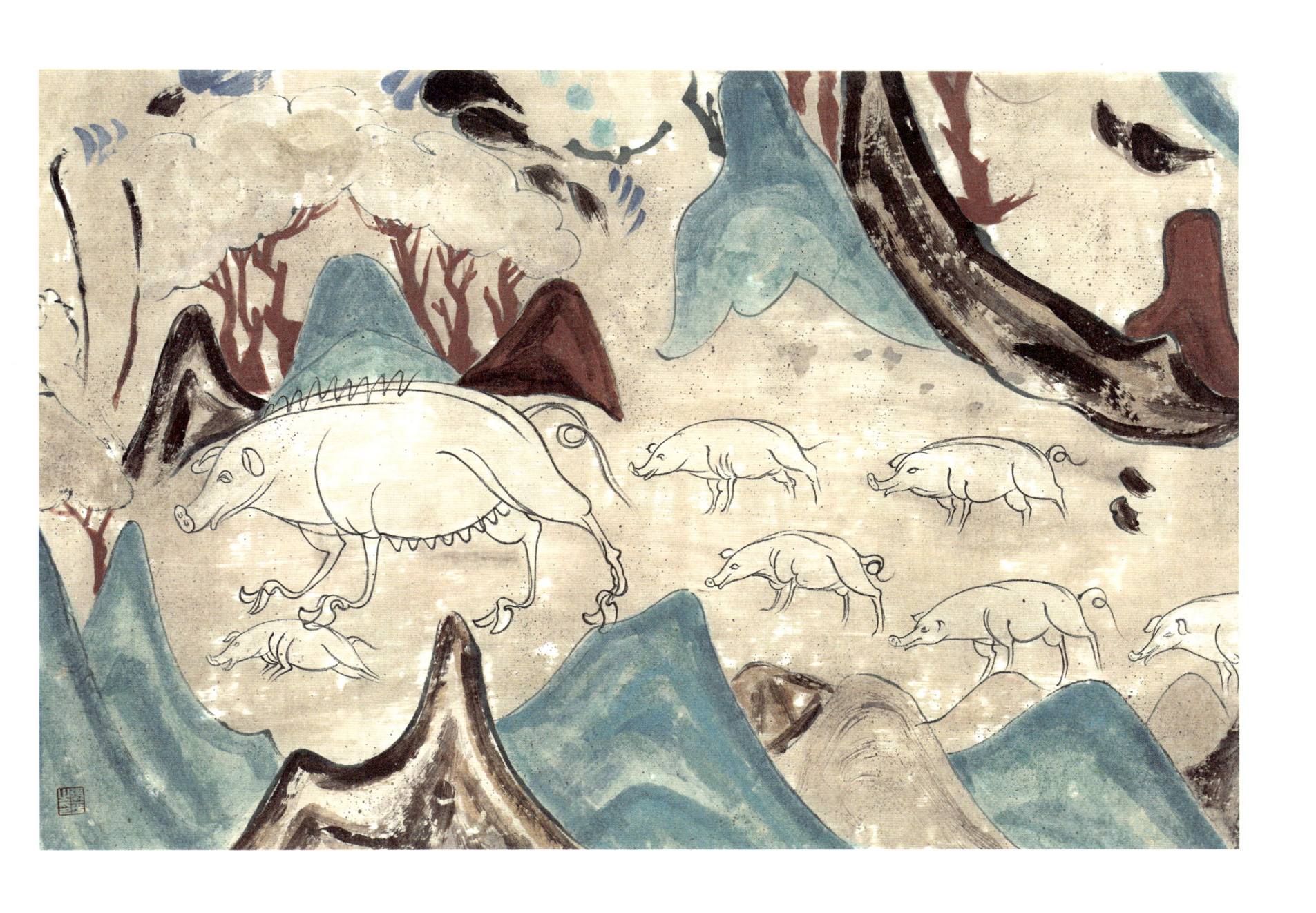

[西魏]

莫高窟第249窟

山间猕猴 （张平临摹）

画面中的猕猴呈半蹲姿势，面部灰黑，通身赭红，一只前掌举过头顶，仰首向远处眺望。

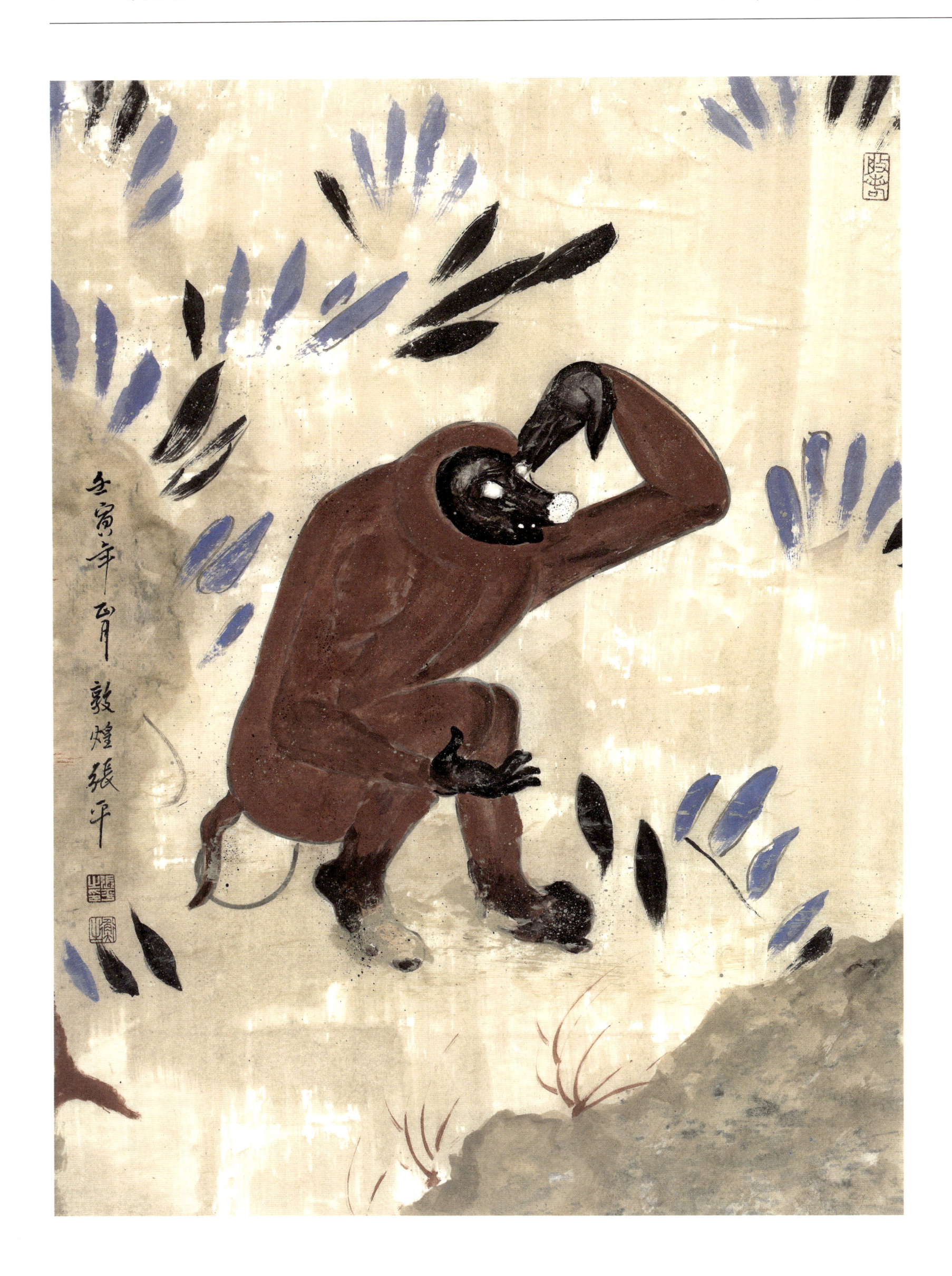

[西魏]

莫高窟第 249 窟
降龙天人 （高山修正临摹）

图中飞天具有西魏时期飞天变化万端、张弛回旋的特点，两身飞天的姿势不同于生活中的常见形态，而是通过舞动的身体表现出动态的美感。

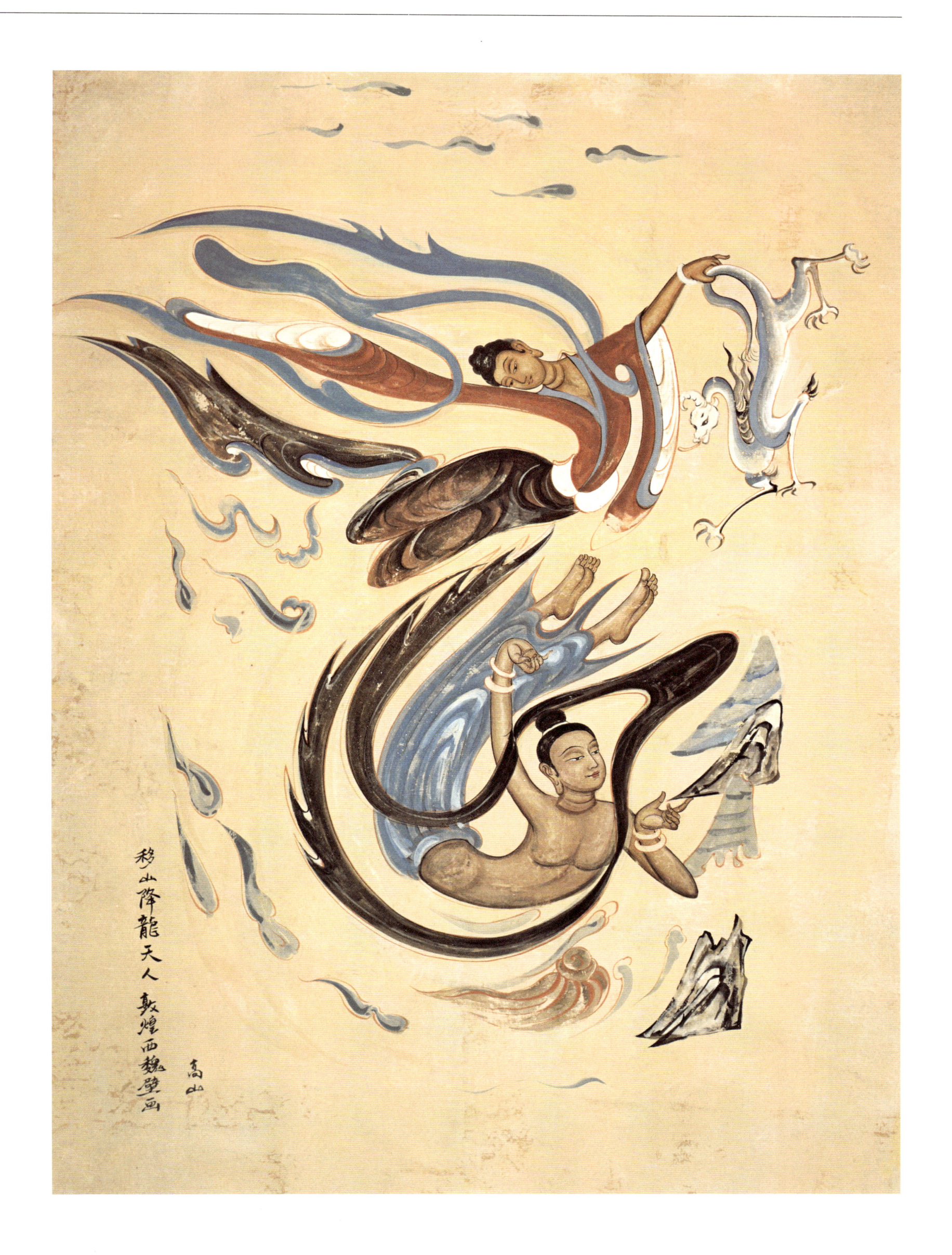

[西魏] **莫高窟第 249 窟**
玄武 （张平临摹）

画面中的玄武是"四神"中代表北方的神，其造型为龟蛇相交，在写实的基础上进行了夸张创作。

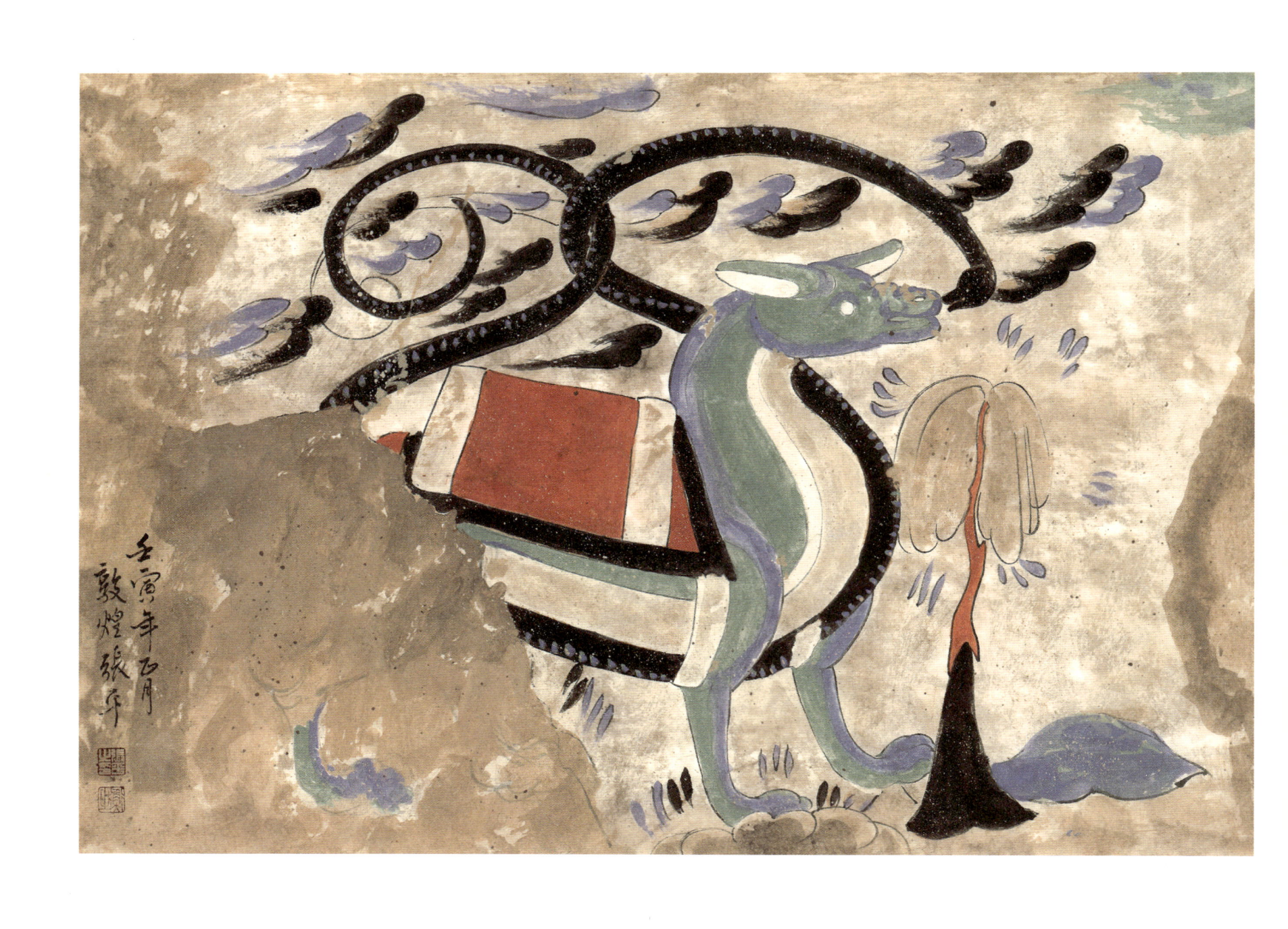

[西魏] **莫高窟第 249 窟**
狼 （张平临摹）

画面中，一只石绿色的狼正在山林中觅食。画师笔触天然，画面采用晕染手法，颇有没骨画的风范。

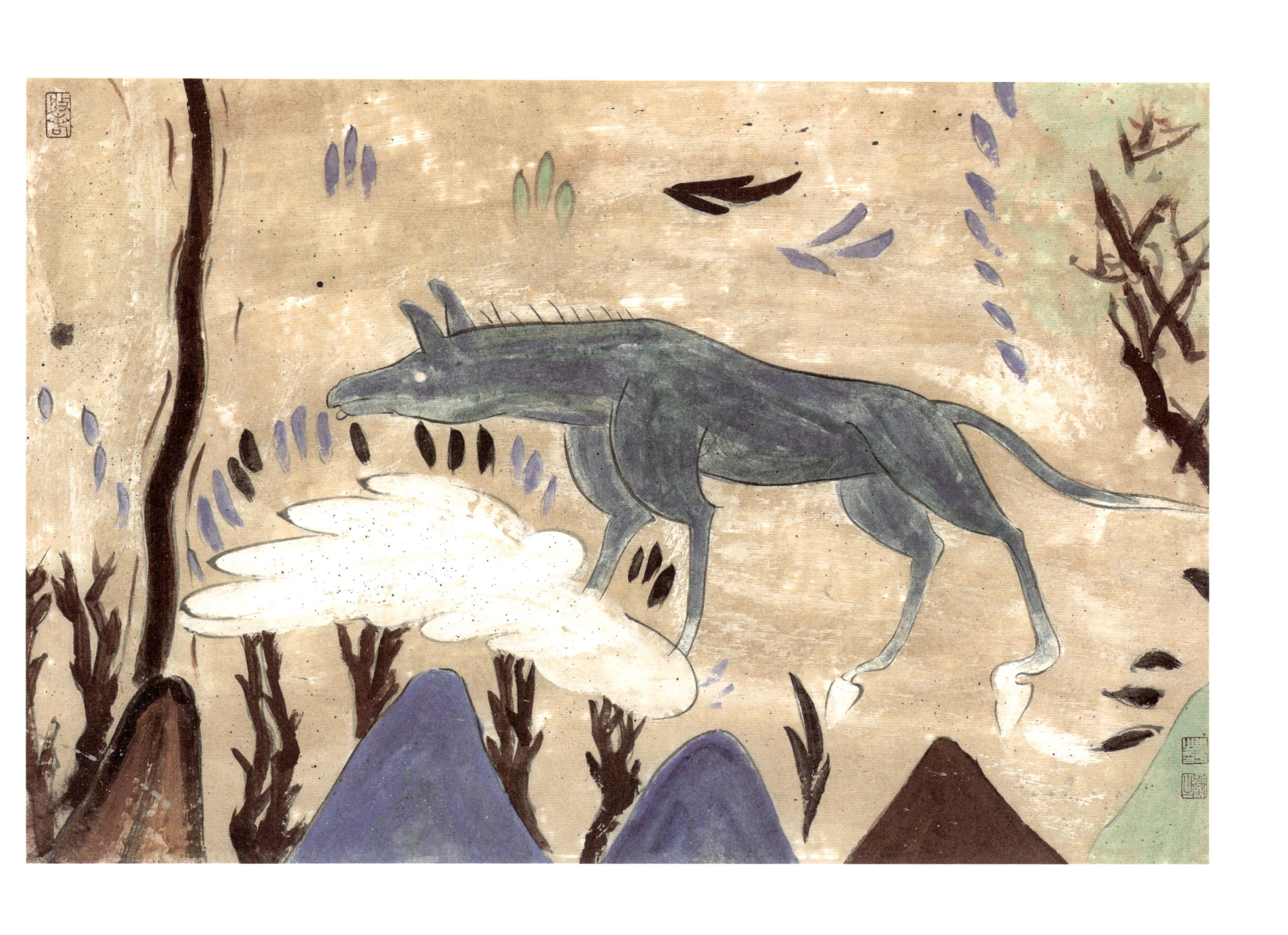

[西魏] **莫高窟第 249 窟**
风伯 （张平临摹）

风伯是中国古代神话传说中的人物，乃司风之神。画面中的风伯相貌奇特，双脚腾起。

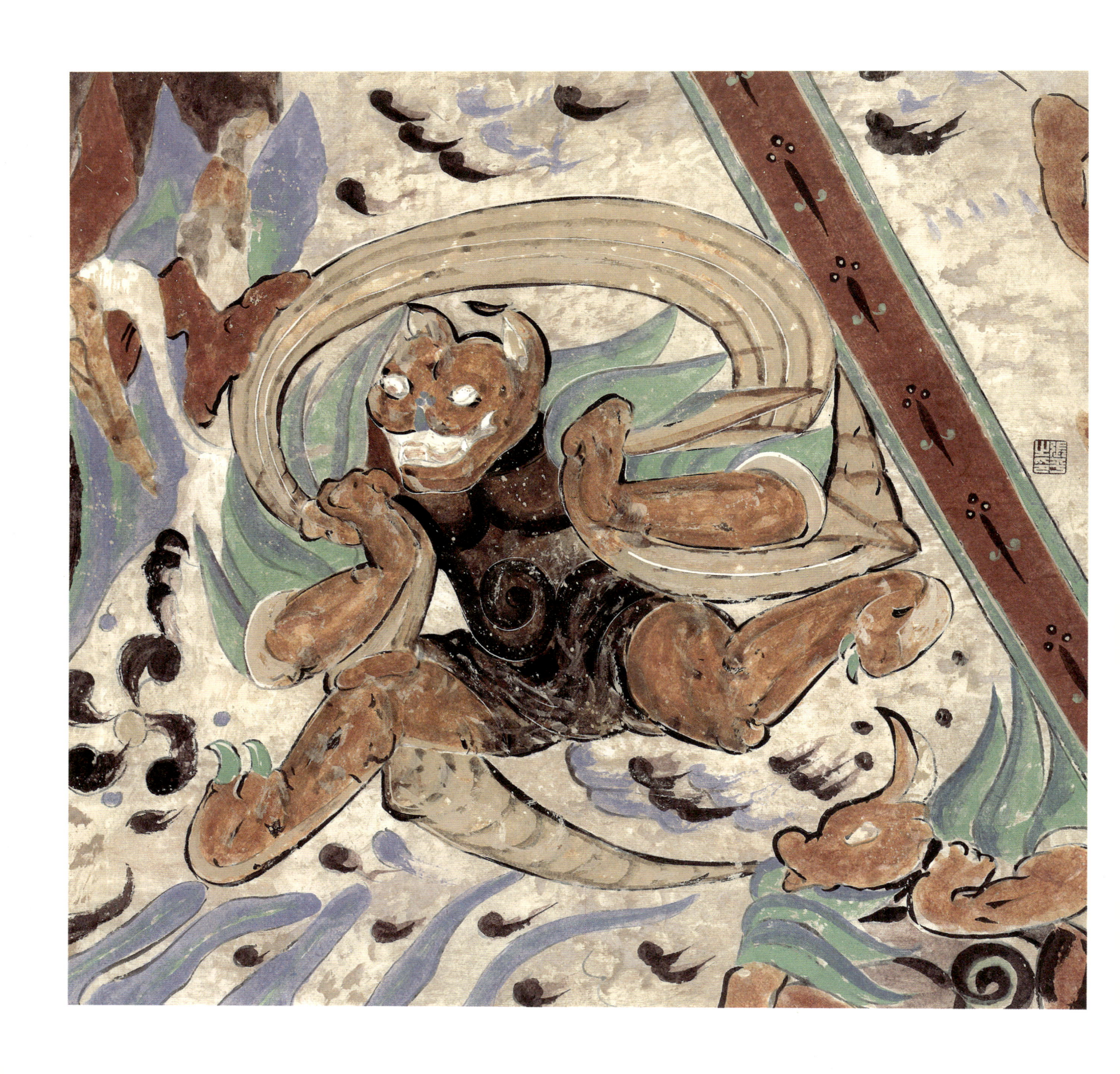

[西魏]

莫高窟第 249 窟

电神 （张平临摹）

画面中的电神兽头、人身、鸟爪，臂生羽毛，手执铁钻，向下猛击。

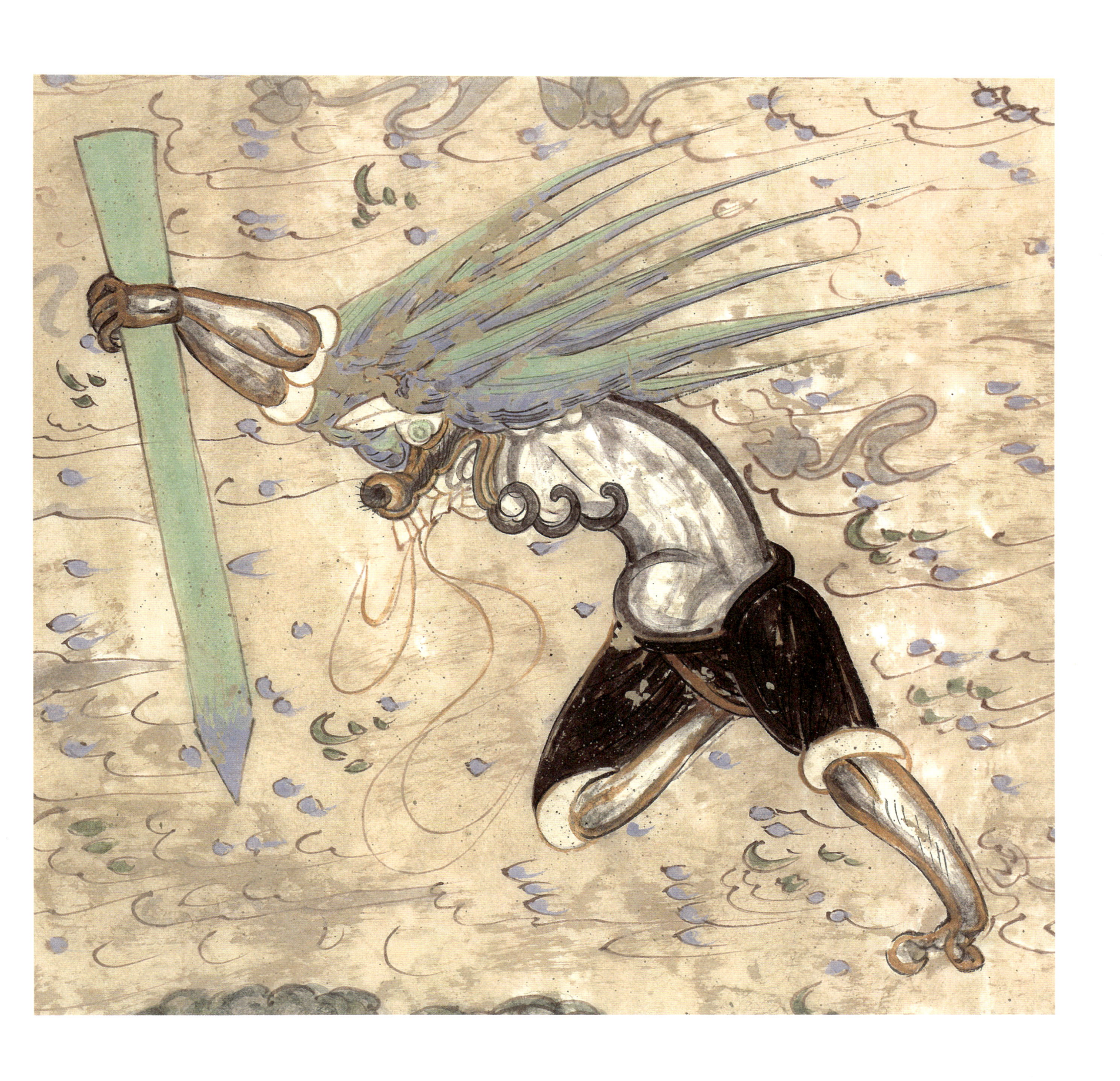

[西魏]

莫高窟第 285 窟

伎乐天 （高山重组修正临摹）

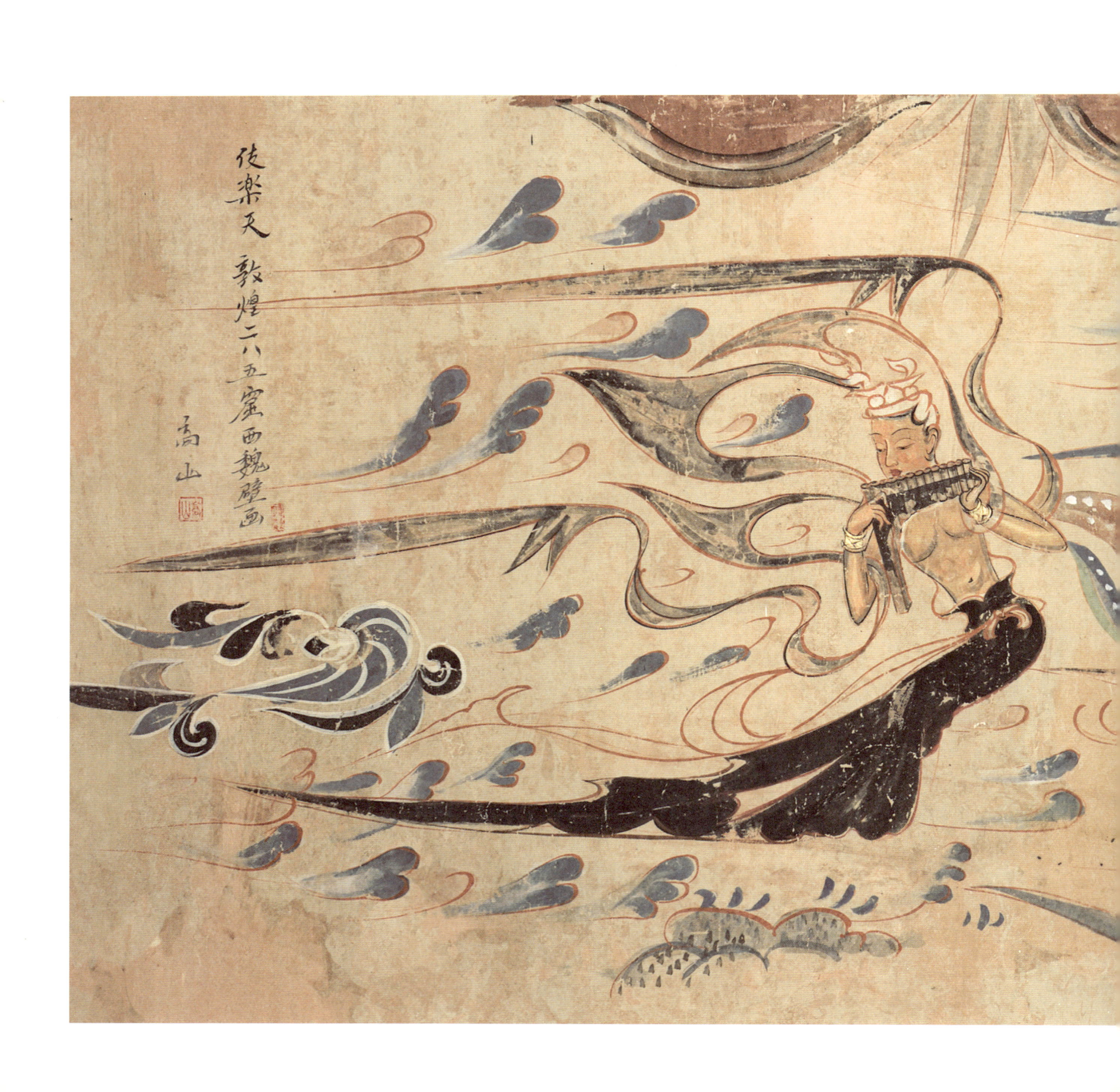

画面中的飞天手持乐器奏乐，飞天身材修长，姿态舒展，衣带临风飘扬，富有韵律感，可谓典型的中原式"秀骨清像"式飞天。天空中点缀以流云、花朵，恰似仙乐袅袅、天花飞扬的仙境。

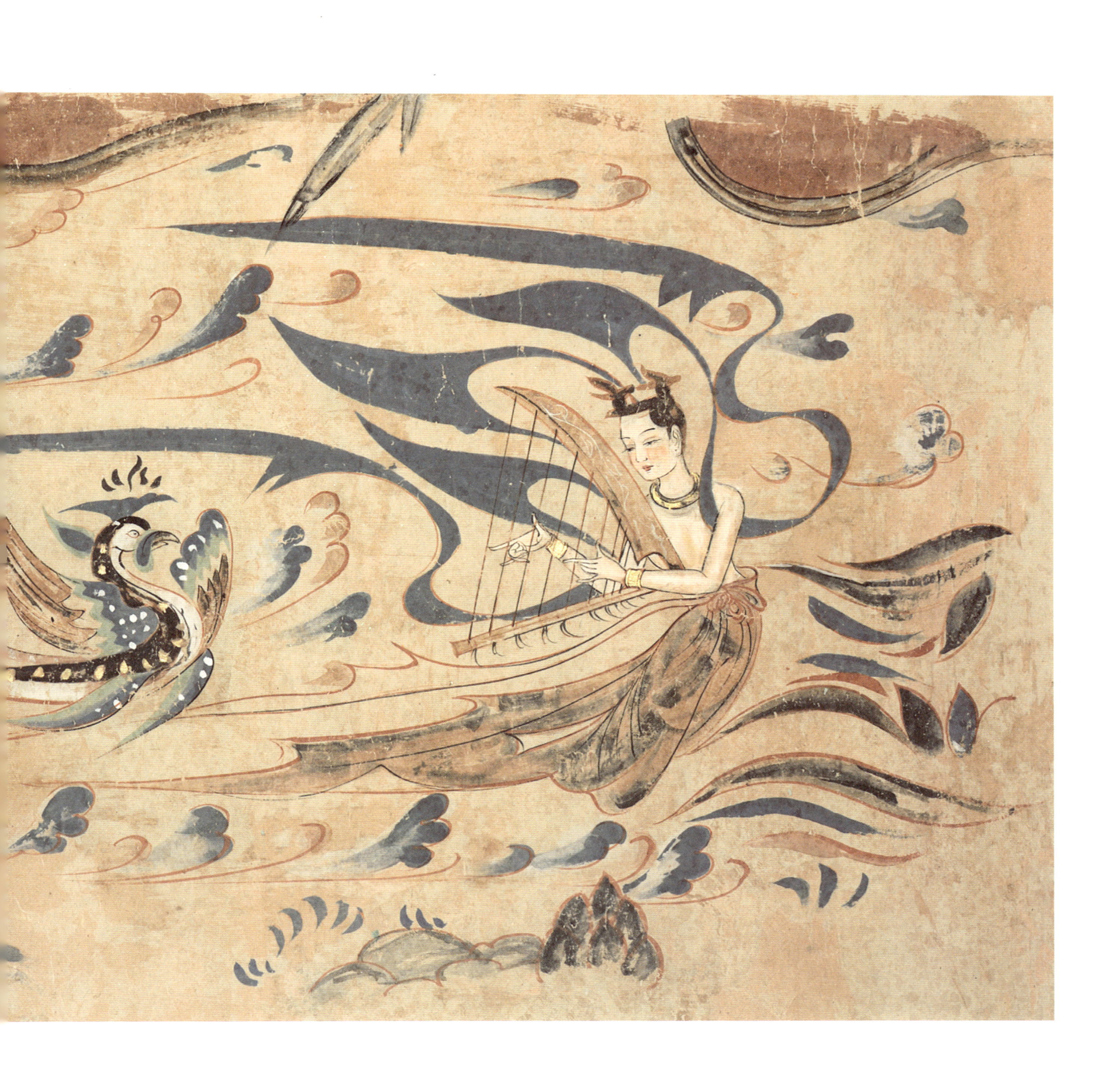

[西魏] **莫高窟第 285 窟**

飞天 （李金萍临摹）

画中两身飞天头戴宝冠，高鼻垂耳，嘴角上翘，面含笑意。飞天姿态各异，体态轻盈，腰系飘曳长裙，飞舞的巾带迎风舒展，十分灵动。

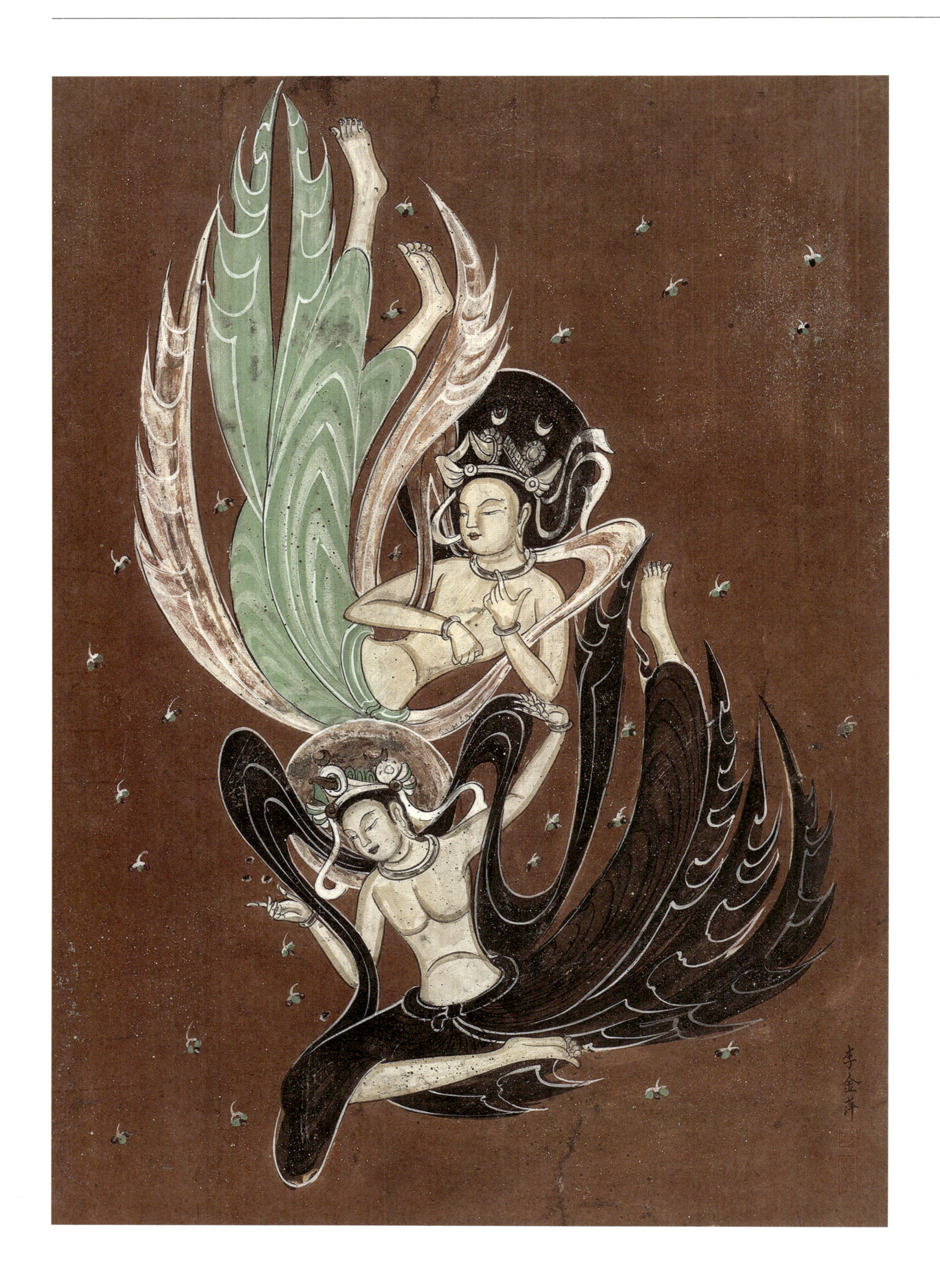

[西魏] **莫高窟第 285 窟**

胁侍菩萨（王志萍临摹）

画面中该胁侍菩萨头戴花冠，面容精致，长眉细目，红唇上翘，面部两旁垂有微鬓。菩萨外穿袿衣、飞髾髾服，内着曲领中衣，尽显端庄。

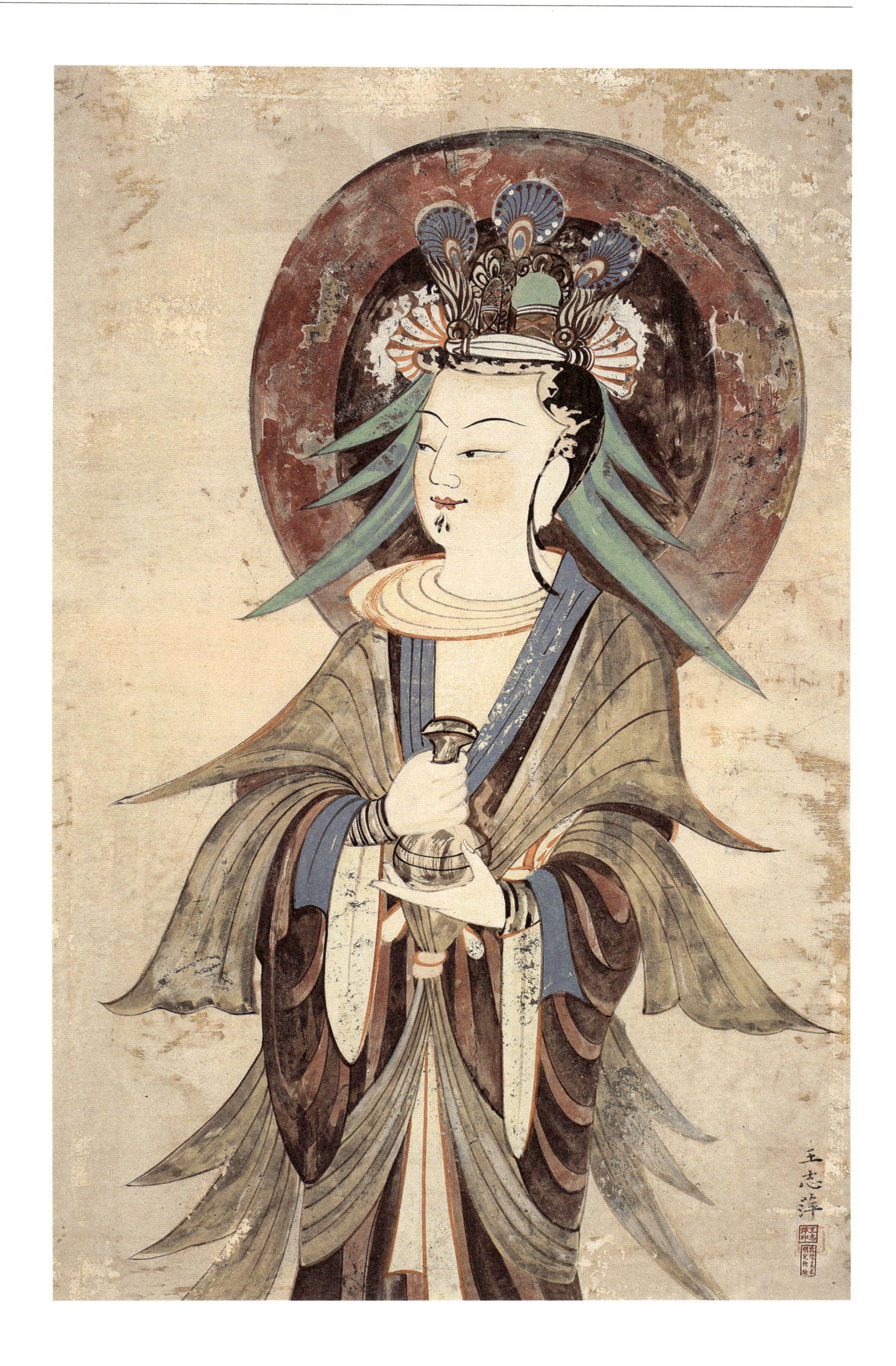

[西魏]

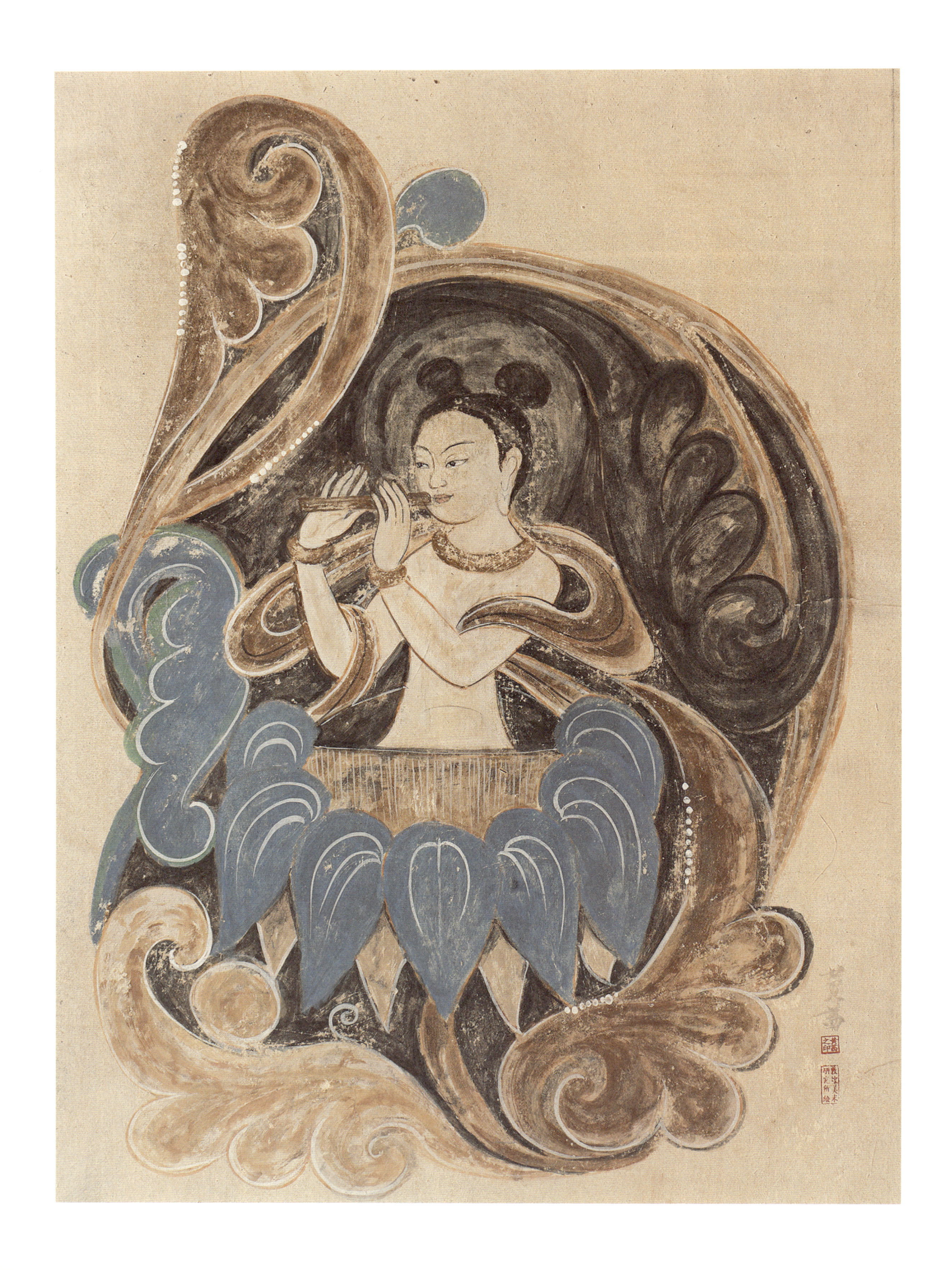

莫高窟第 285 窟
吹竖笛的化生童子乐伎 （黄茜临摹）

下图童子手持竖笛，头束双髻，面相圆润，眉目清秀，脖戴项圈，上身袒露，飘带萦绕于双臂，天真可爱。童子下半身为下垂莲瓣，四周绕忍冬纹，端庄祥和。

[西魏]

莫高窟第 285 窟
吹排箫的化生童子乐伎 （金子欣临摹）

下图化生童子乐伎坐于莲花之中，上身袒露，头顶圆光，束双髻，椭圆脸，细眉长眼。童子手持排箫，身披飘带，流云祥纹绘于四周，颇具风韵。色彩上以赭红、青蓝为主，对比鲜明，张力十足。

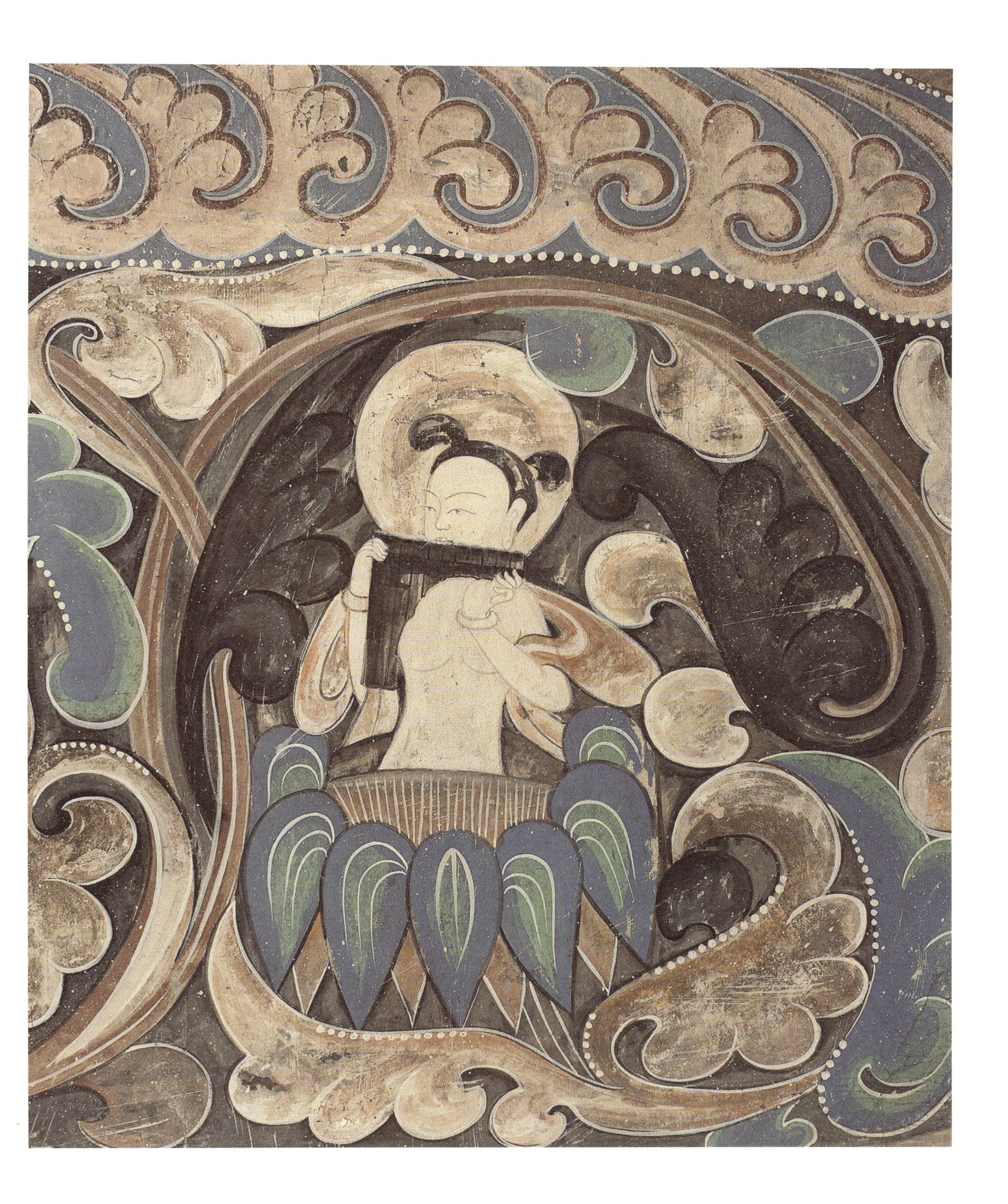

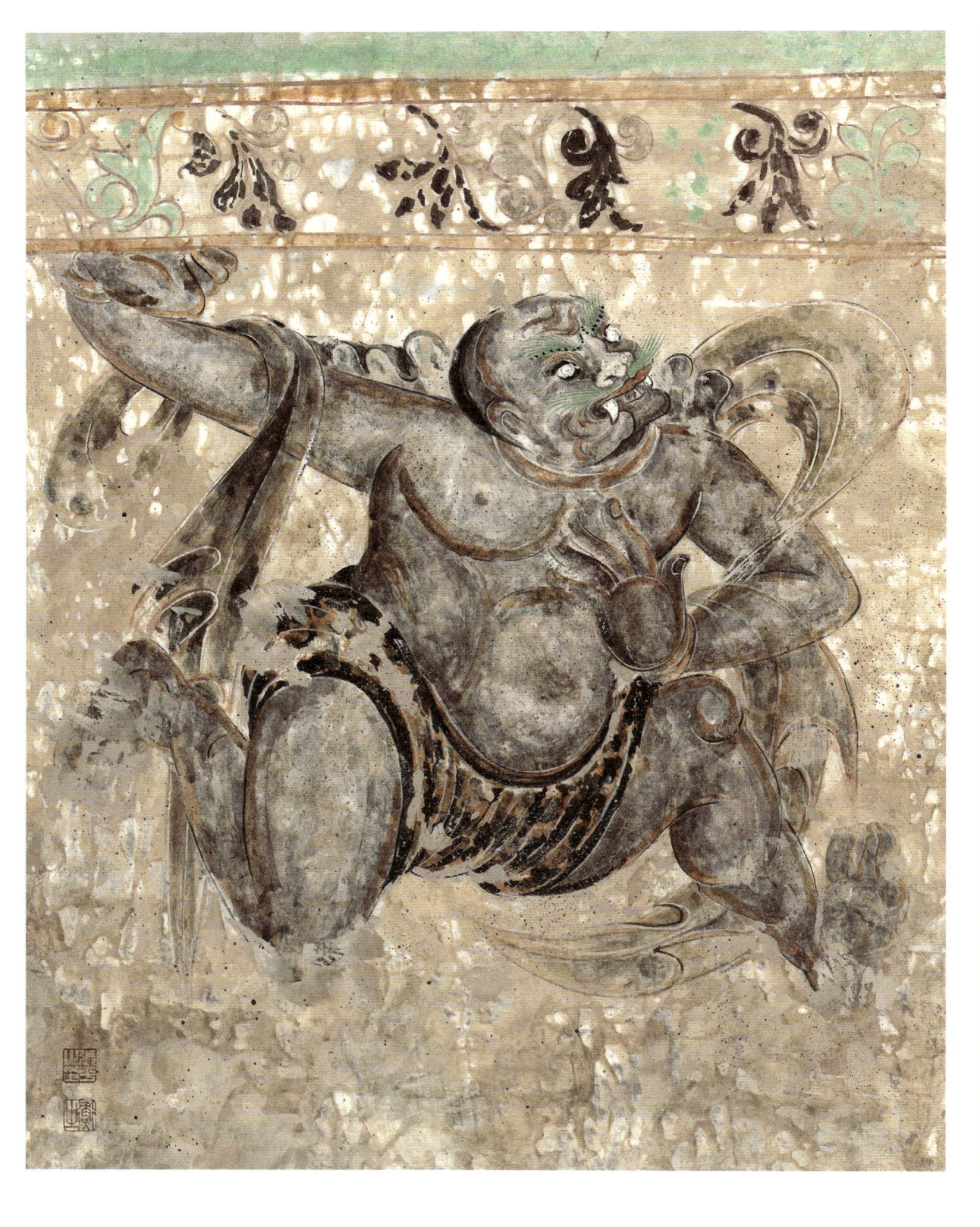

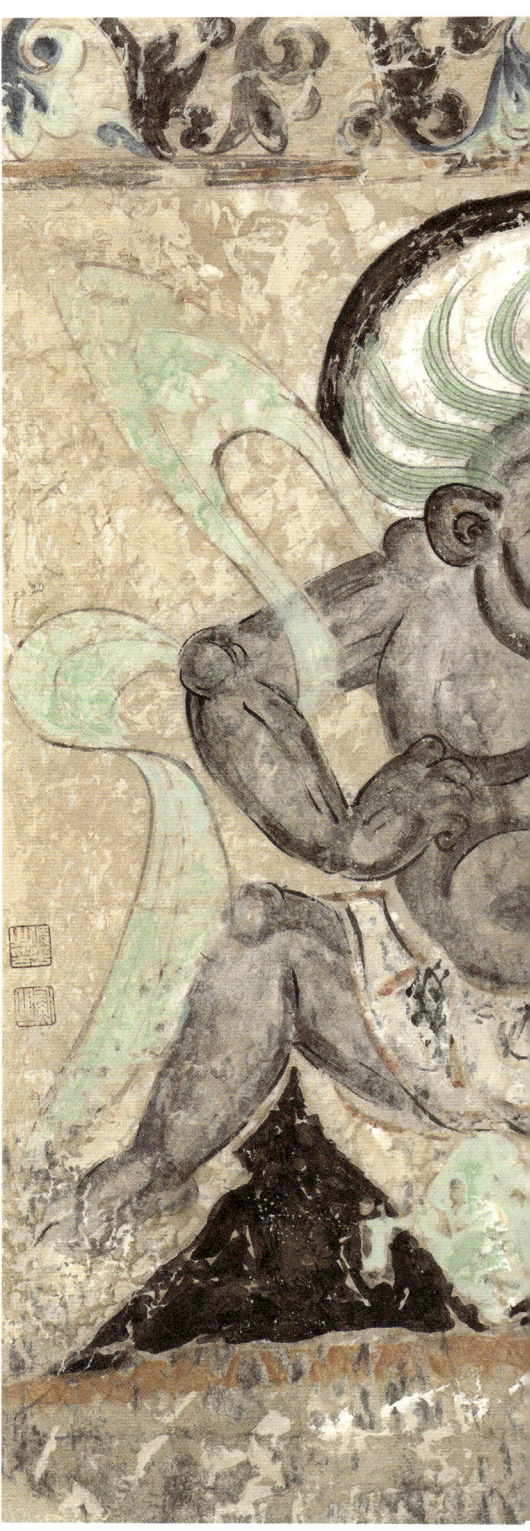

[西魏] **莫高窟第 285 窟**
药叉 （张平临摹）

左图"托举药叉"口露獠牙，体态强壮，面相凶狠，尽显神威刚劲。中图"练功药叉"怒目圆睁，肌体丰硕，身披帔巾，呈现搏斗之态，姿态生动，营造了肃穆的气氛。右图"练武药叉"正在习练武功，头圆体健，巾带飞动，显得粗犷豪放，似乎蕴藏强大的力量。

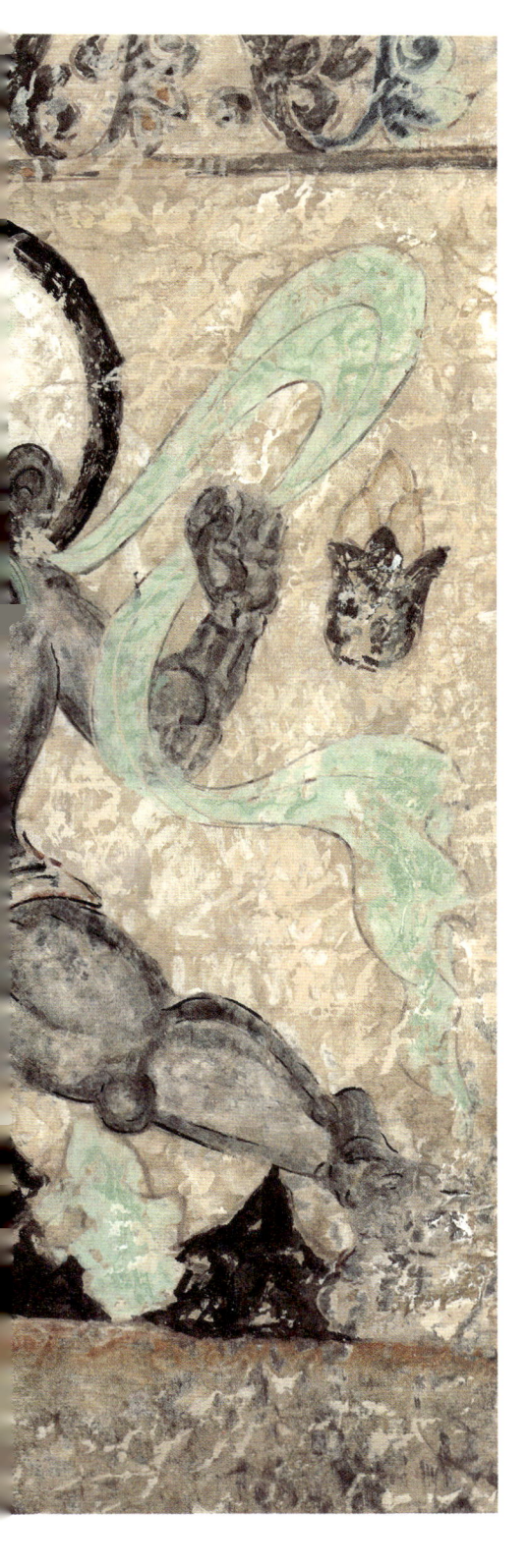

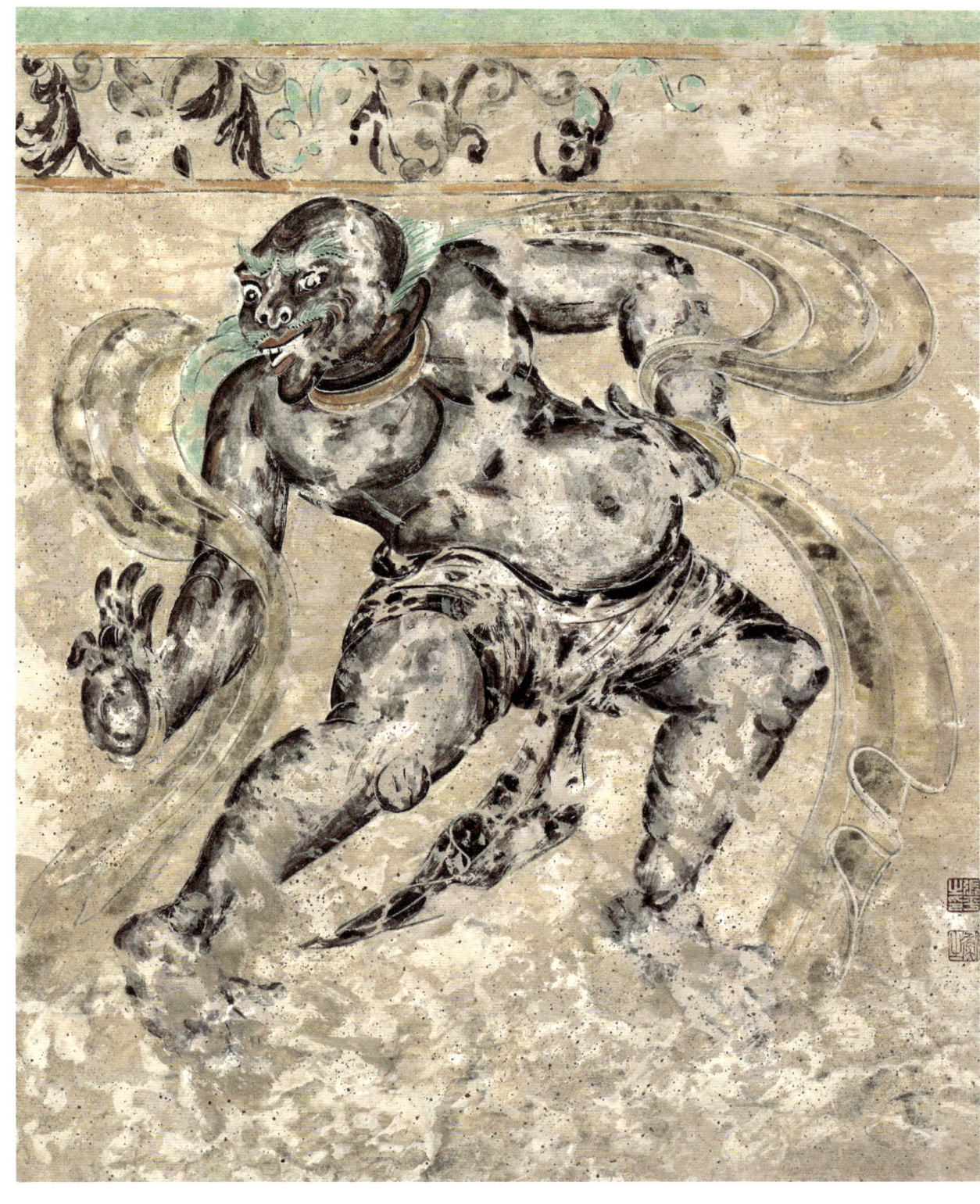

[西魏] **莫高窟第 285 窟**
五百强盗成佛图 （平玲玲临摹）

此幅局部图中，左侧的强盗一手持盾牌，另一只手拿刀挥舞，抢劫作乱。右边的士兵和他的战马皆身披铠甲，士兵坐在马上持枪刺向强盗，战马同时扬起前蹄，欲向前出击。

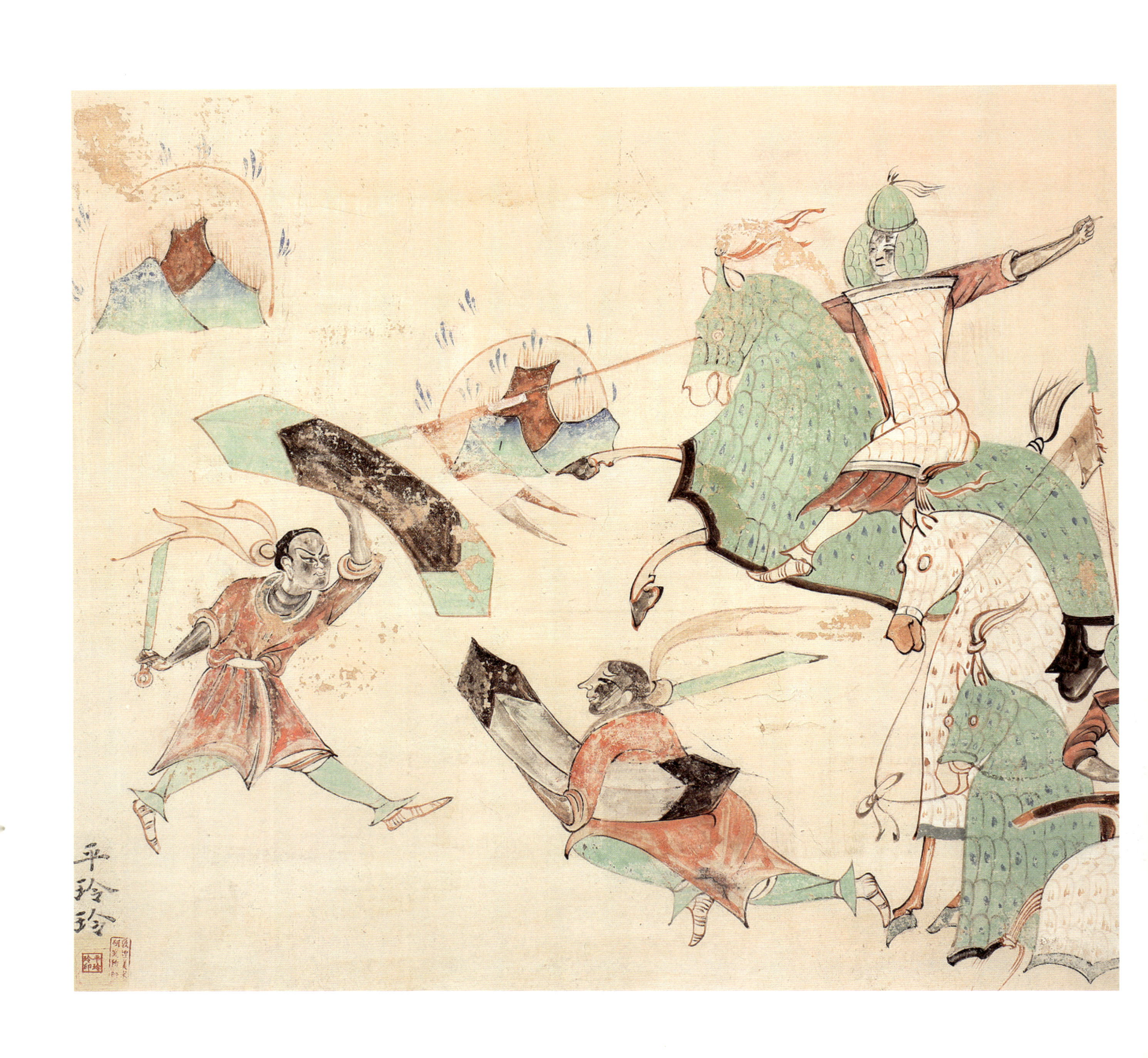

| [西魏] | **莫高窟第 285 窟**　斗鸡　（张平临摹） | 画面中，两只鸡相对而立，身体前倾，气势汹汹。该画面烘托出强盗与军队争斗的激烈气氛。 |

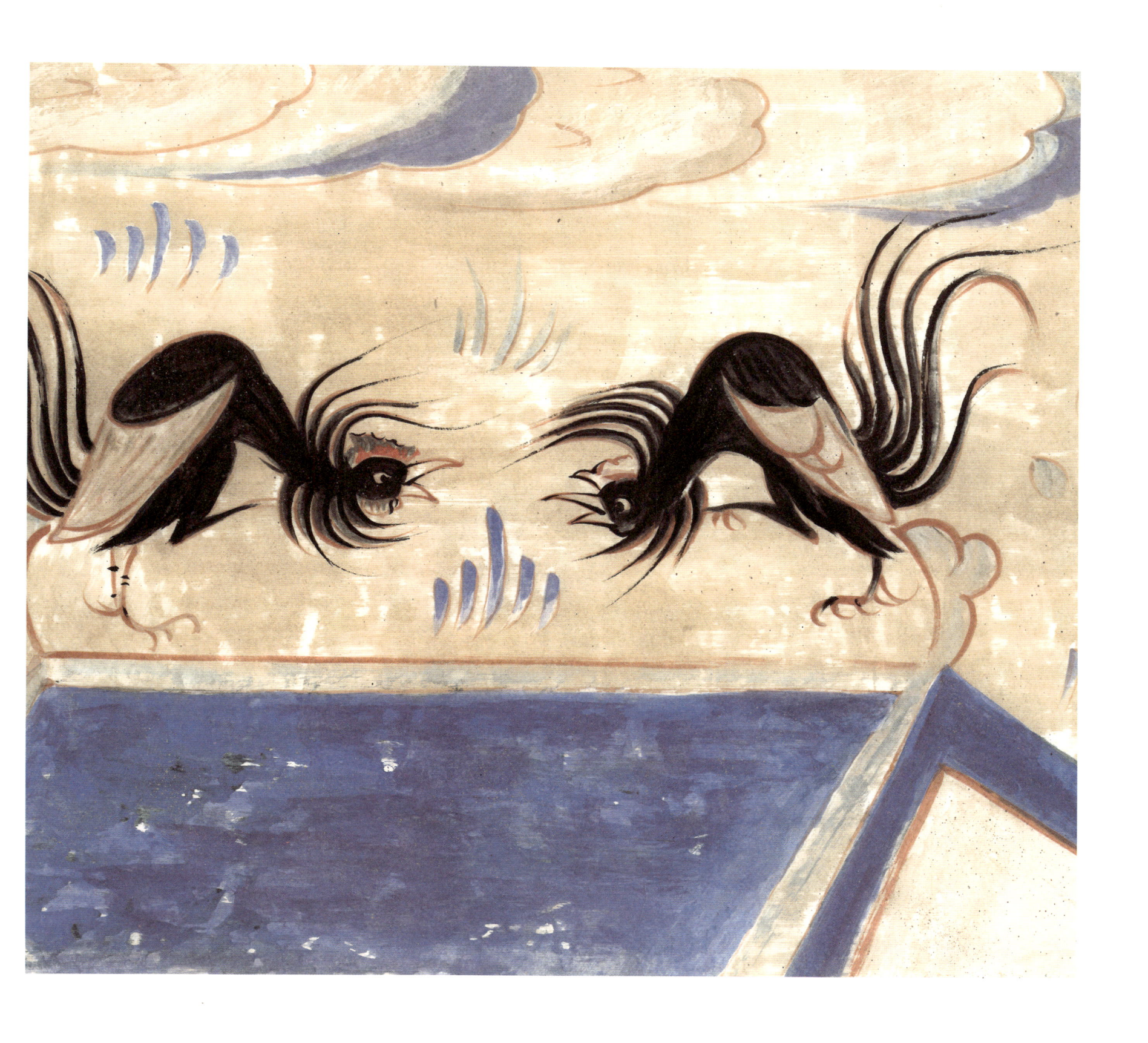

[西魏]

莫高窟第 285 窟

狐狸 （张平临摹）

画面中，一只狐狸腾空跃起，穿梭于层层山林之间。画面线条轮廓清晰，颜色分明，颇具动感。

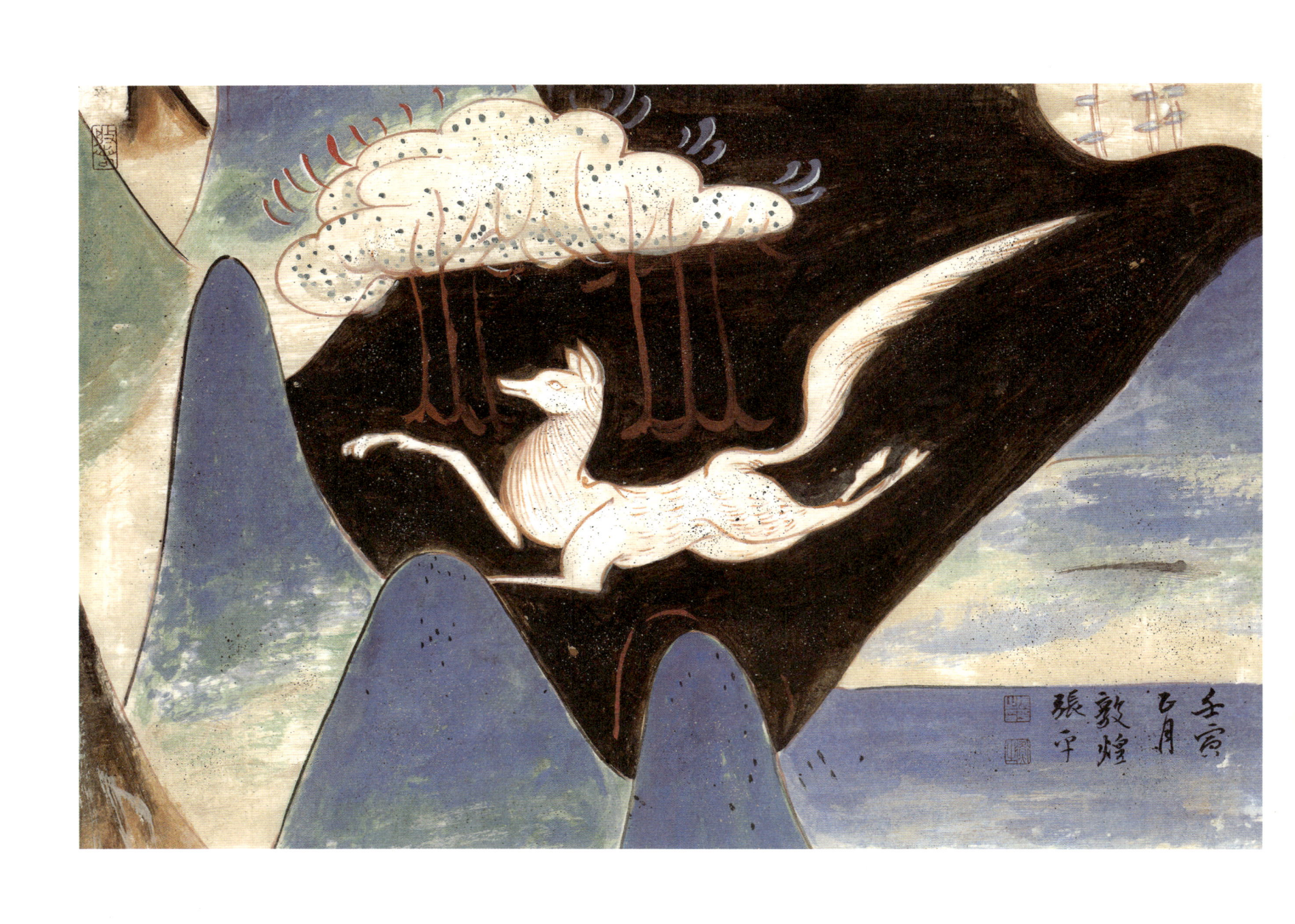

[西魏] **莫高窟第 285 窟**

黄羊 （张平临摹）

画面中，一只健硕灵巧的黄羊前腿高高腾起，在山峦中肆意腾挪，灵动穿梭，身姿十分矫健。

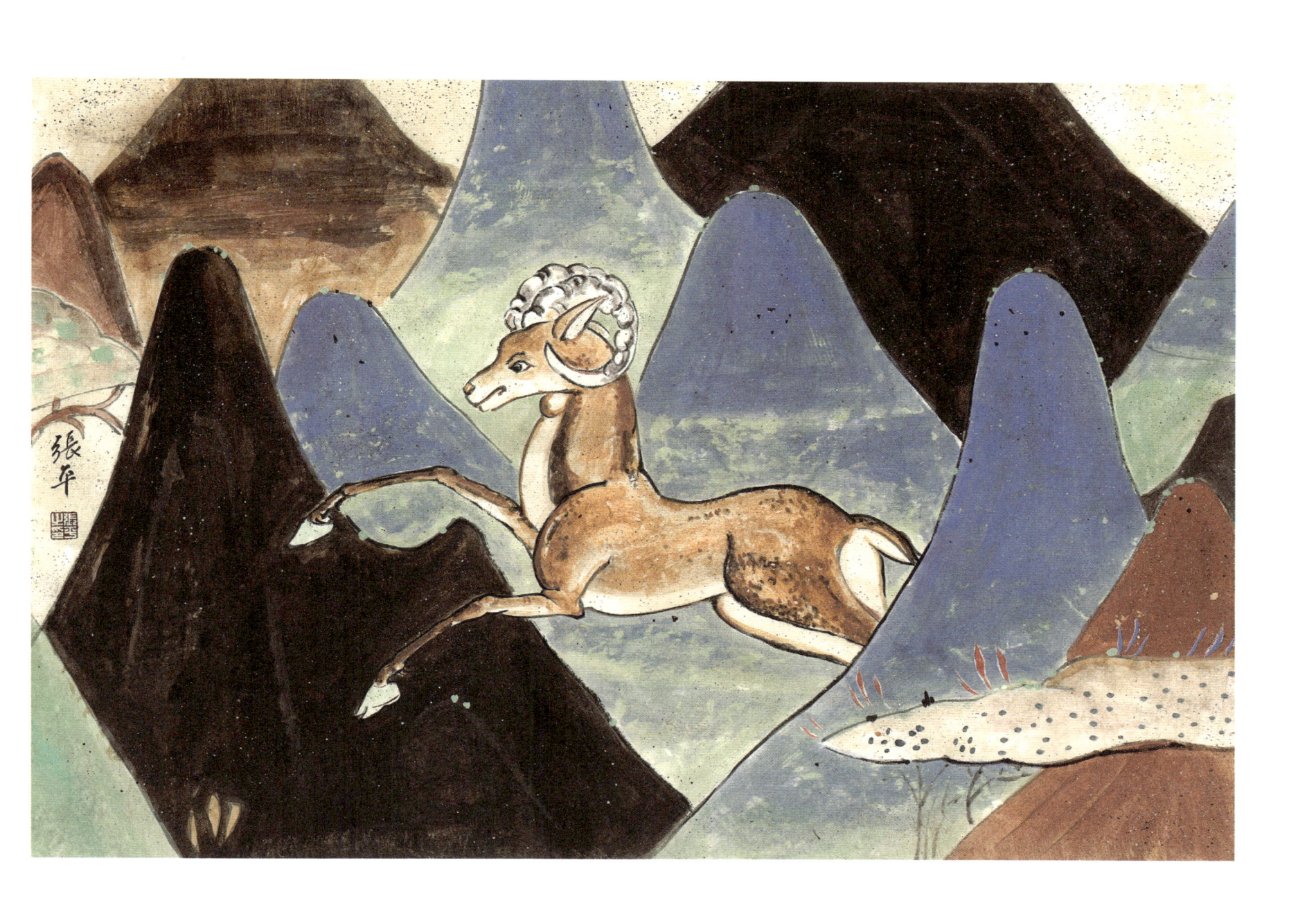

[西魏]

莫高窟第 285 窟

兔子　（张平临摹）

画面中的兔子长耳竖立，尽情奔腾于山林之间，十分活泼。画中背景的山峰此起彼伏，颜色以赭色、青绿色为主。

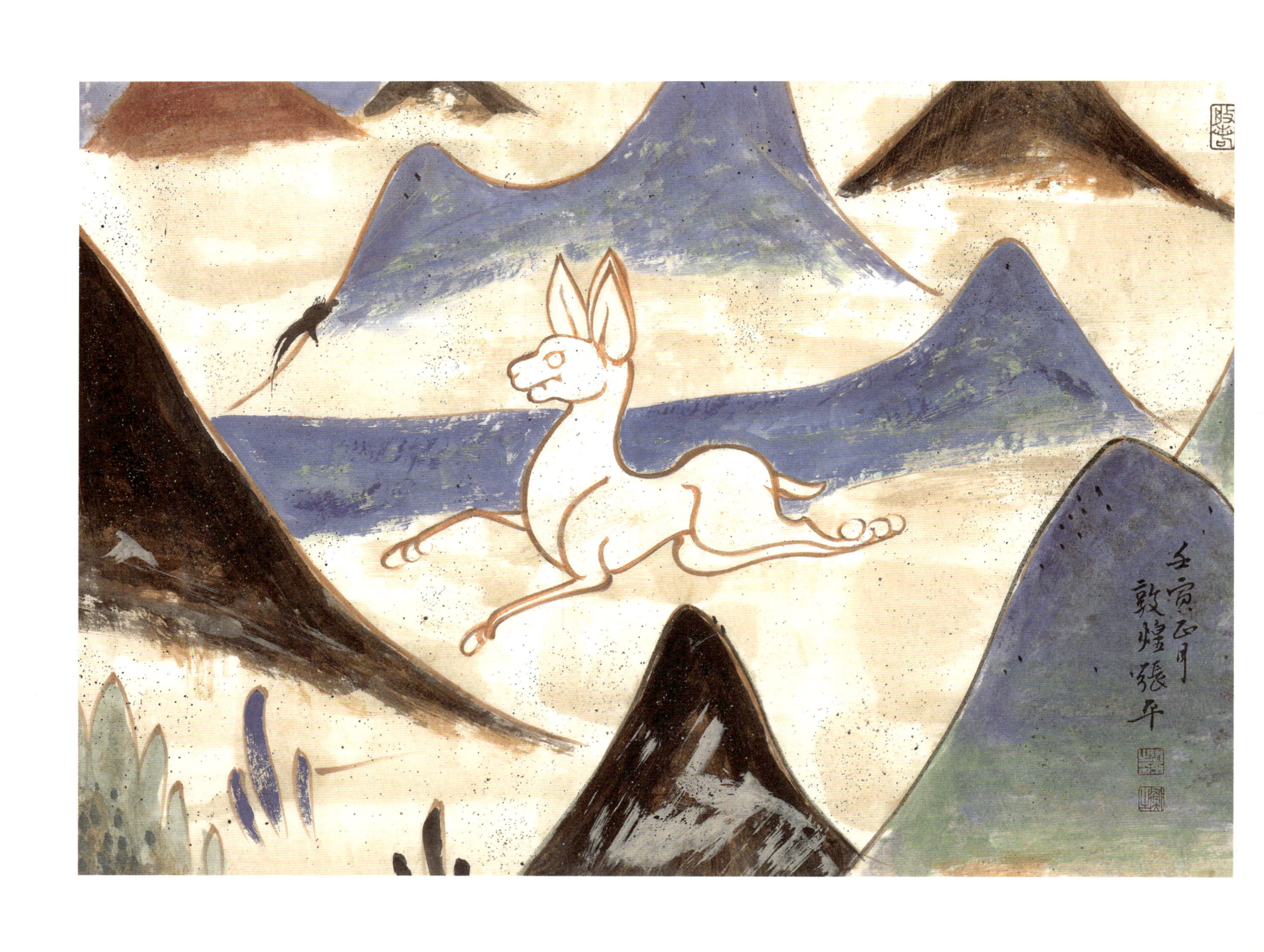

[西魏]

莫高窟第 285 窟
花草纹样 （黄茜临摹）

下图花草成环，素有美好之意，枝叶向上舒展生长，似有成长向上之感，颇具生命力。笔法上以浅笔勾勒，用笔简洁凝练。构图虽简却疏朗有致，富有装饰意义，十分典雅。

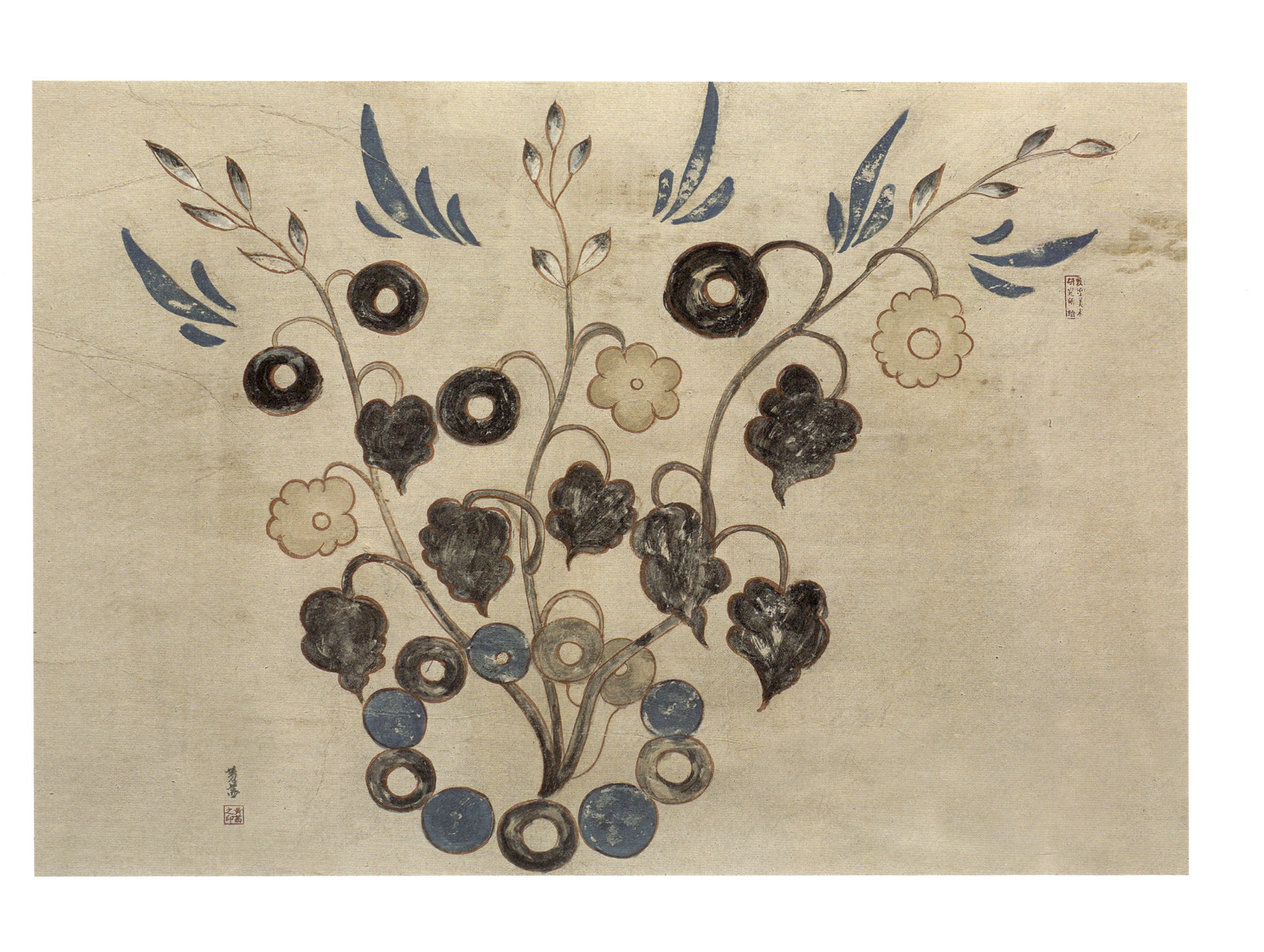

[西魏] **莫高窟第 285 窟**
山中树 （黄茜临摹）

下图青蓝山带连绵不断，乍看失实夸张，实则富有禅意。竹身修长，节节分明，清高雅正。树高于山，竹高于树，创意十足，灵韵秀美。

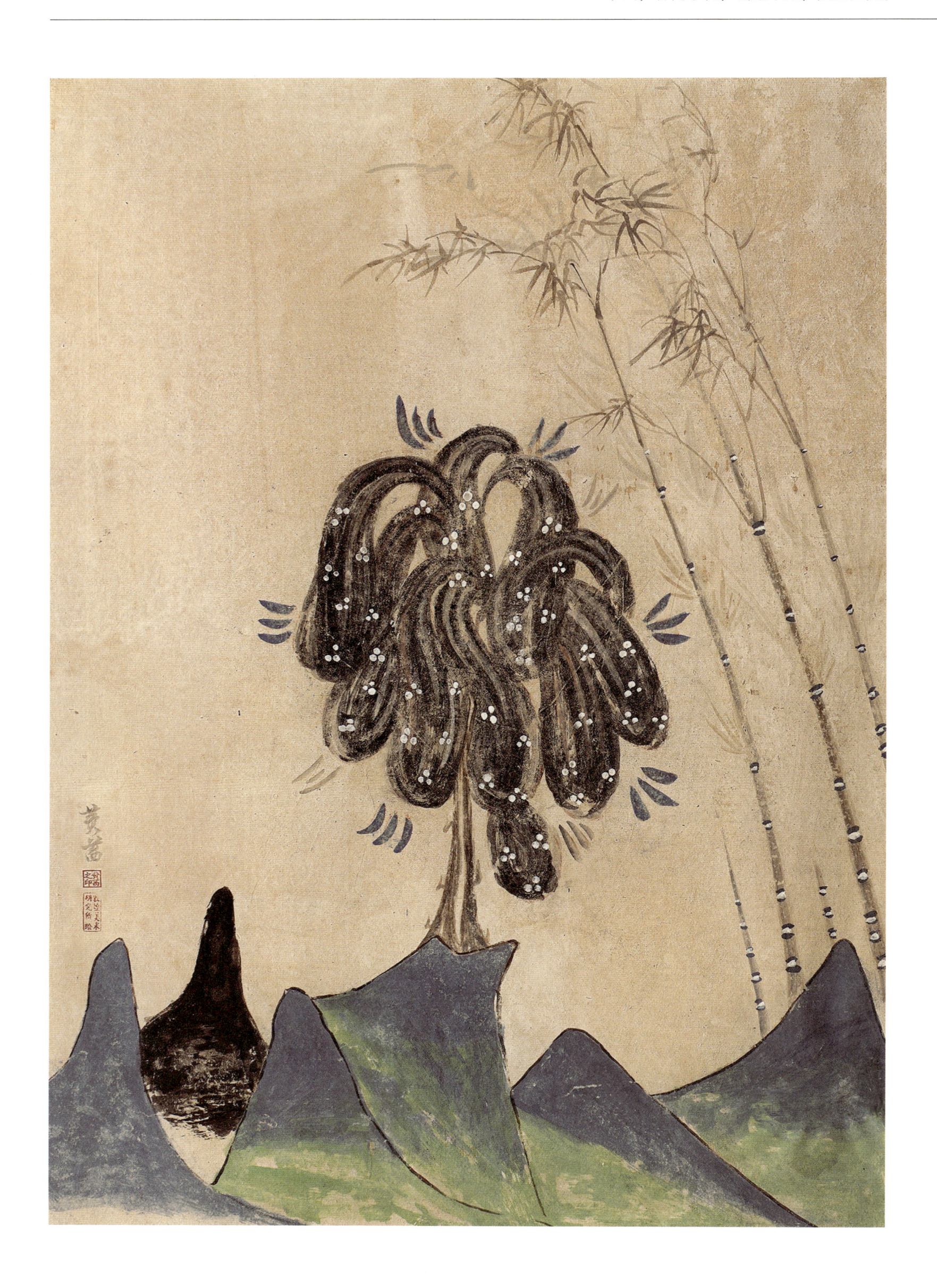

[西魏] **莫高窟第 285 窟**
柳树 （黄茜临摹）

下图柳树生于群山之上，傲然挺立于高山之中，枝条随风舞动，飘扬于空中，虽为静态画却似浮动于眼前，给人以灵韵动态之美感。用色偏暖色调，红蓝呼应，清新雅致，赏心悦目。寥寥几笔，景物便栩栩如生。

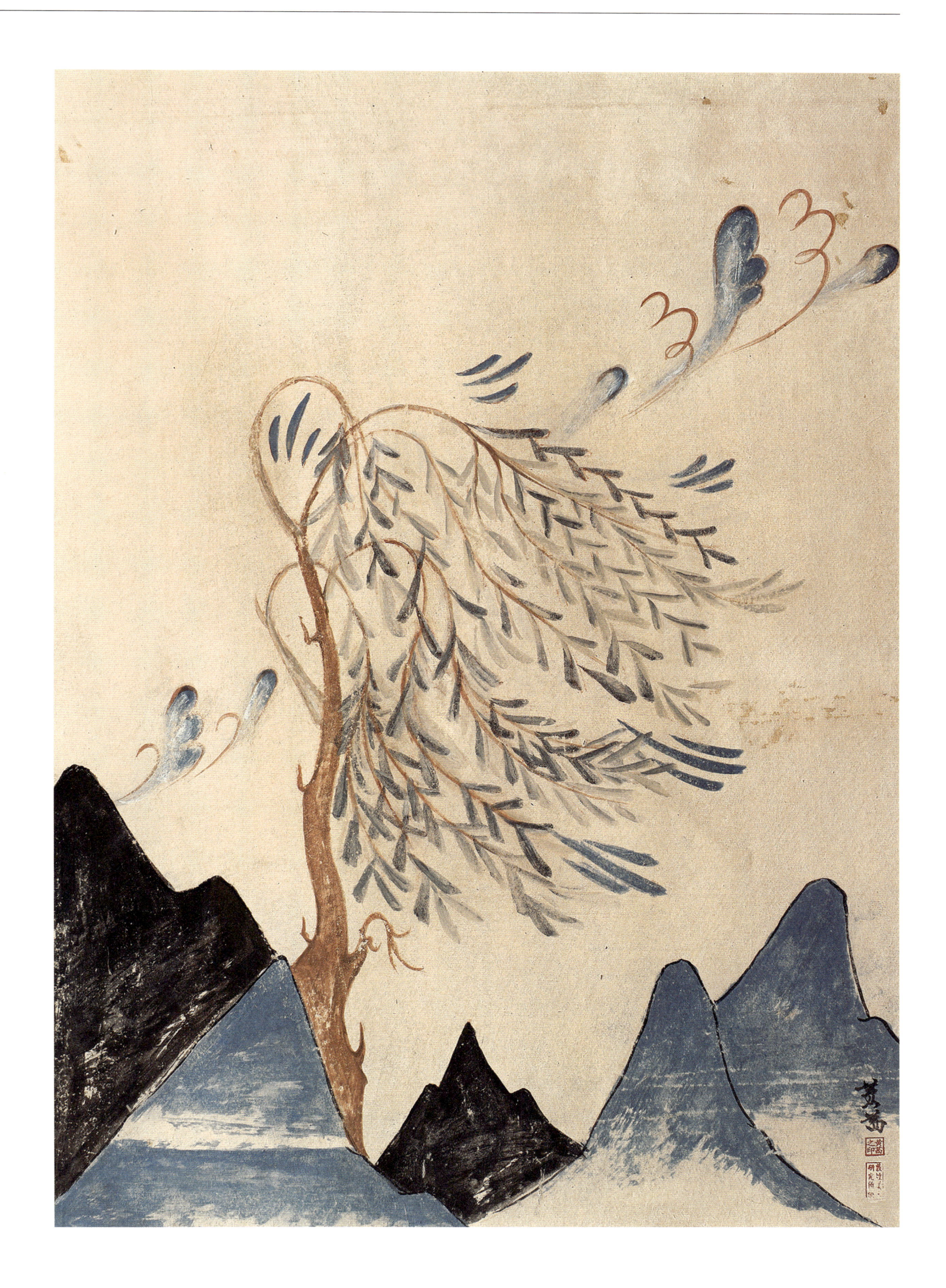

[西魏]

莫高窟第 285 窟

宝树纹 （黄茜临摹）

图中宝树挺立，叶面反转卷曲，自由舒张。红色树干笔挺有力，纹路清晰，下笔遒劲，彰显宝树之生气。树叶用线描法勾画出叶子的轮廓，寥寥几笔，却极富神韵。

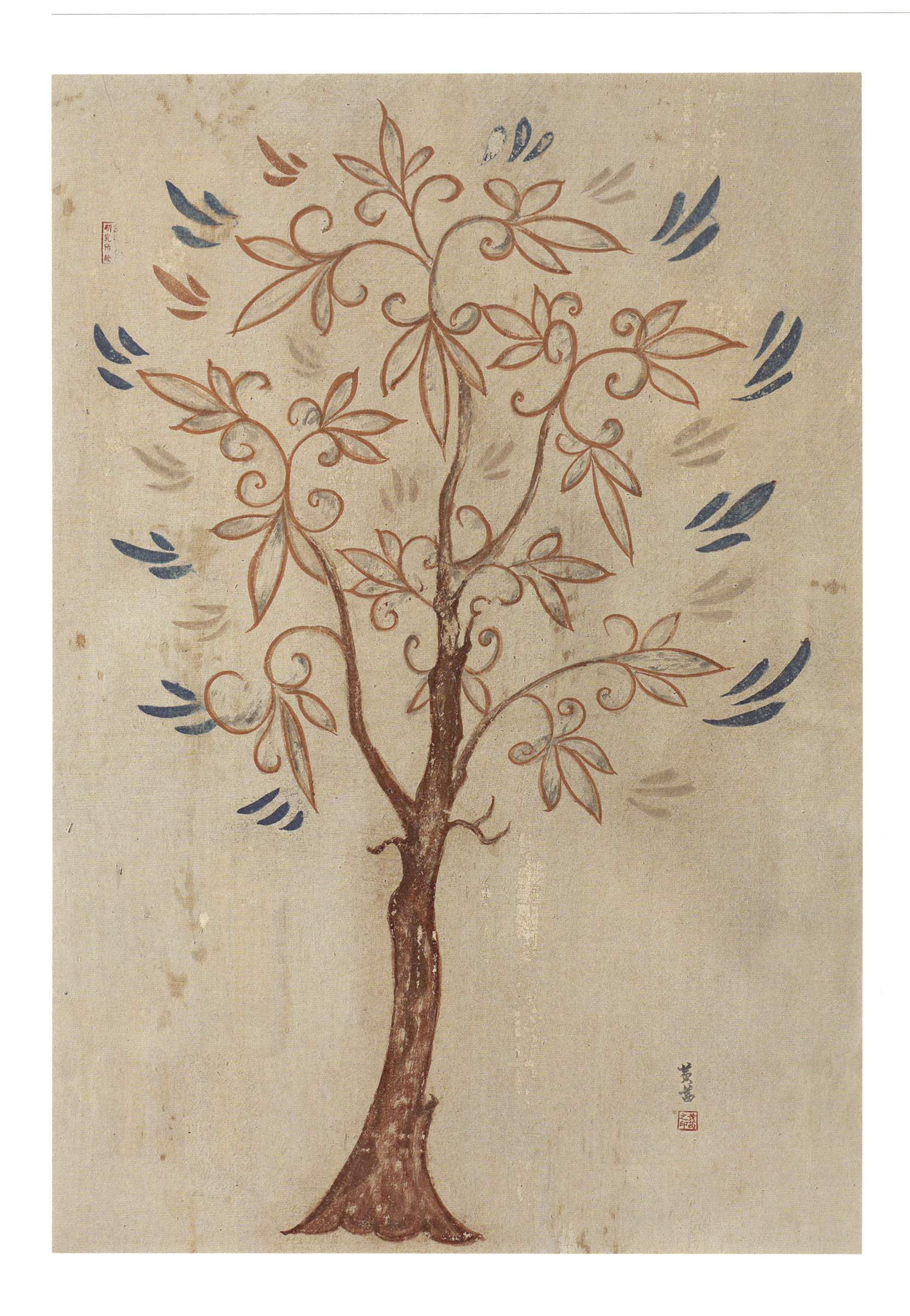

[西魏] **莫高窟第 285 窟**
单株花卉纹样（黄茜临摹）

图中主花呈波浪状延伸之势，以多枚叶片作点缀，间有圆形花苞、欲绽花朵，两侧则有飞花作装饰，层层相接，自由连续，给人以生生不息之感。笔法上，勾线流畅，用笔准确，笔画间尽显繁花之富美。

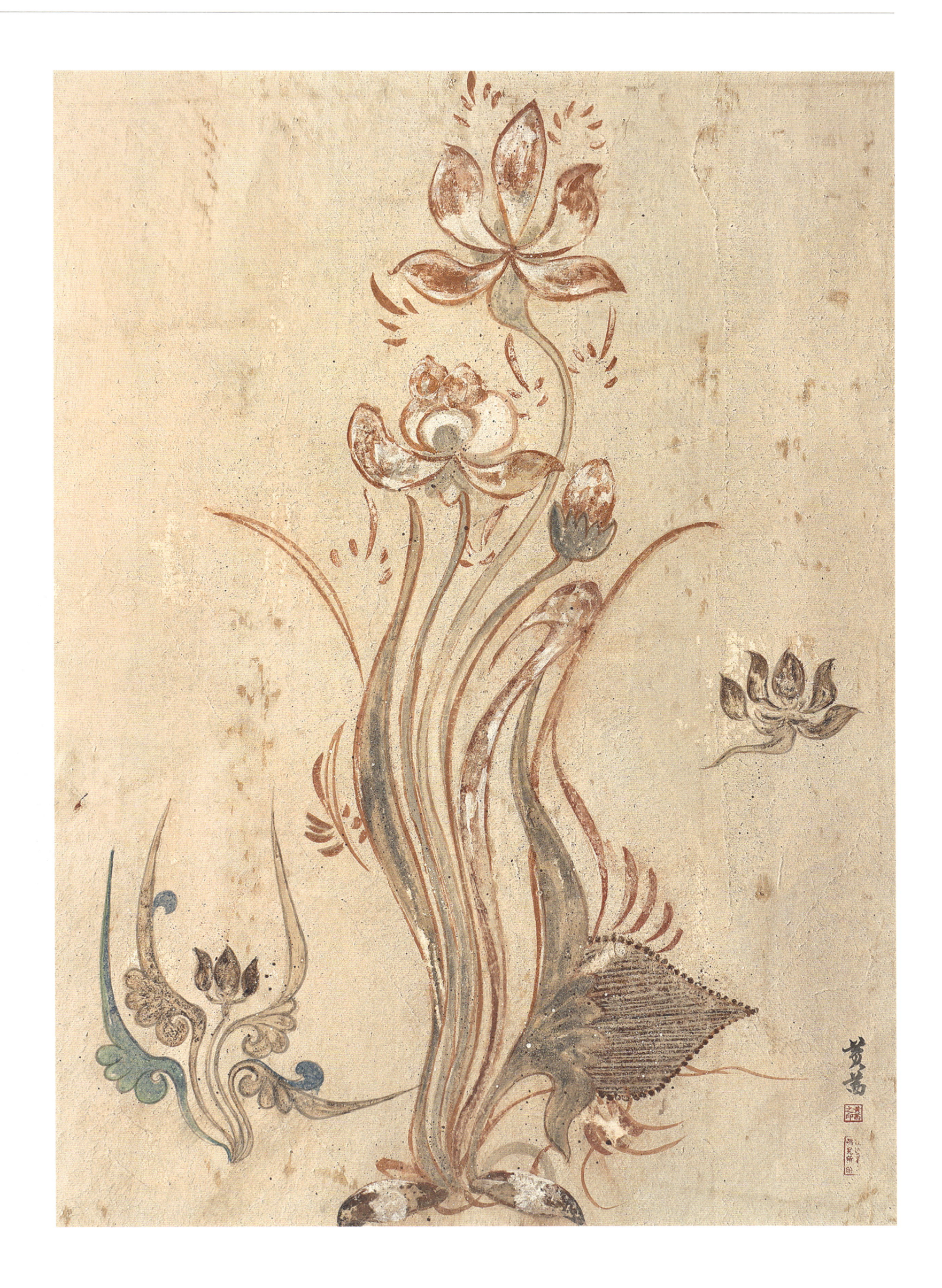

莫高窟第 285 窟

[西魏]

射猎牦牛 （张平临摹）

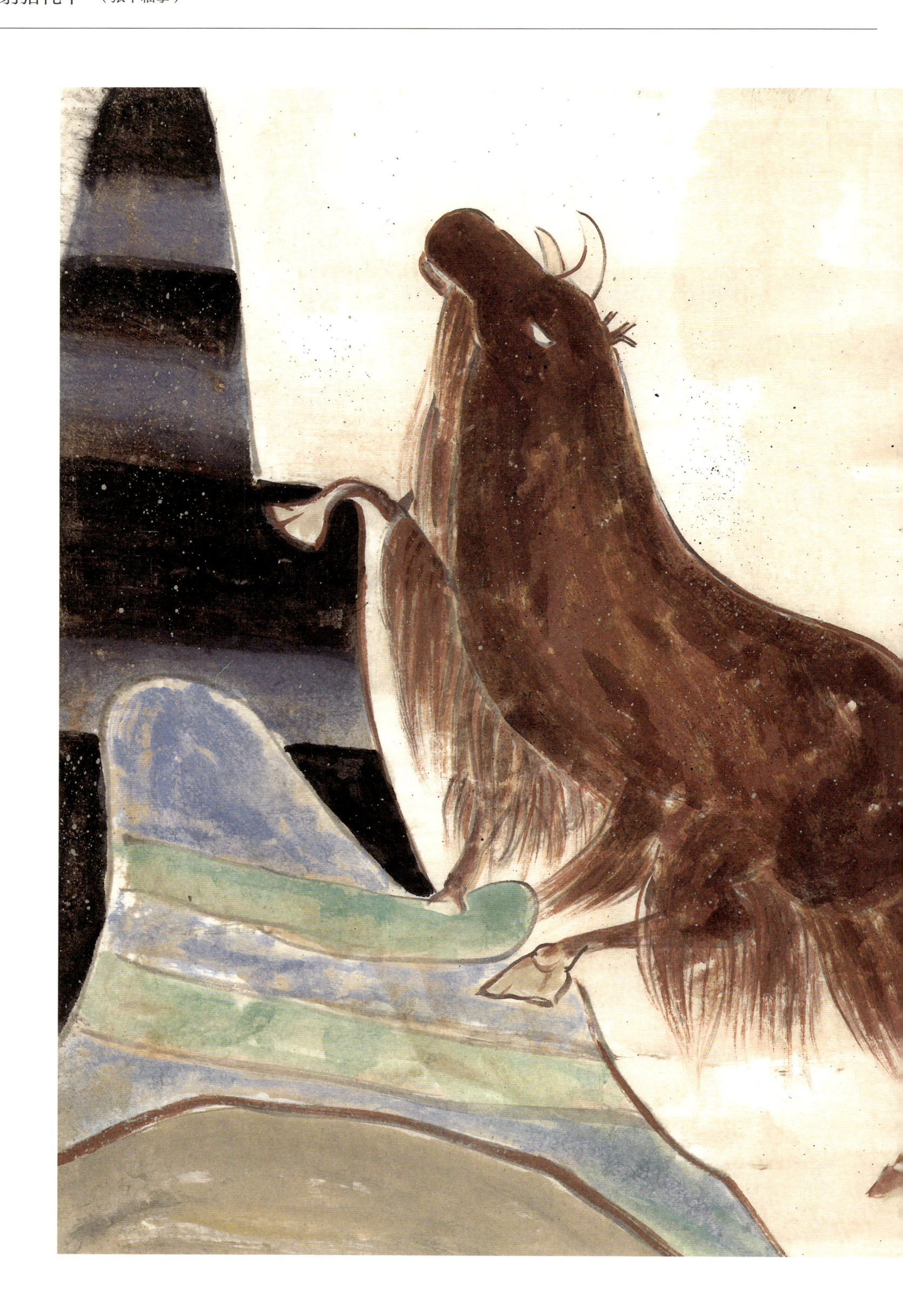

画面中一位猎人拉弓射箭，正准备射杀一头牦牛，牦牛欲爬上山，以躲避猎人，猎人发辫扬起，可见场面激烈。

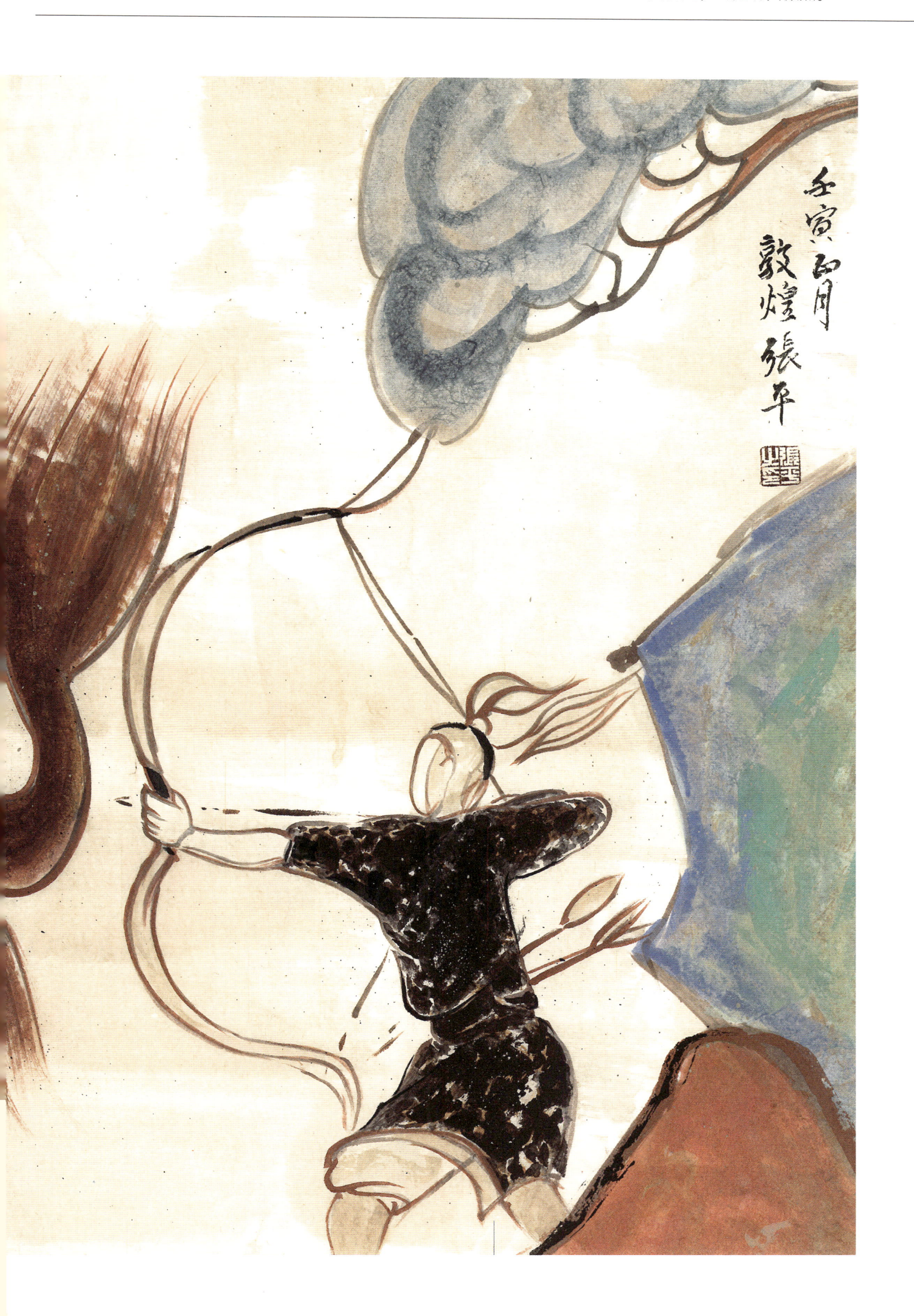

[西魏] **莫高窟第 285 窟**
飞鹤 （张平临摹）

画面中飞鹤凌空飞舞，流云浮动，充满动感与表现力。

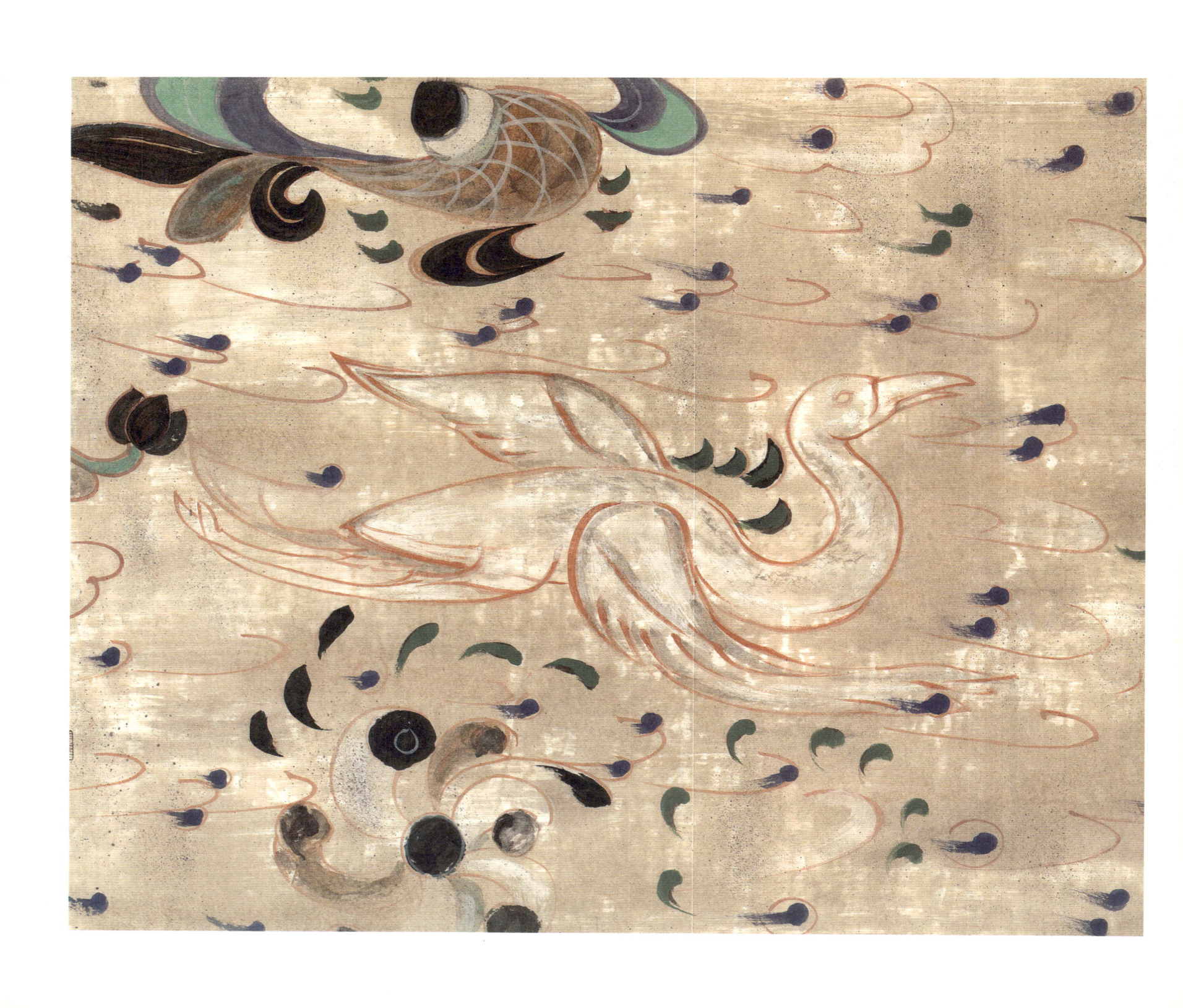

[西魏] **莫高窟第 285 窟**
飞蹿的雉 （张平临摹）

画面中蓝色的雉两腿疾奔，头、身体、尾巴形成一字形，生动地刻画出雉在灌木丛中飞蹿的动态。

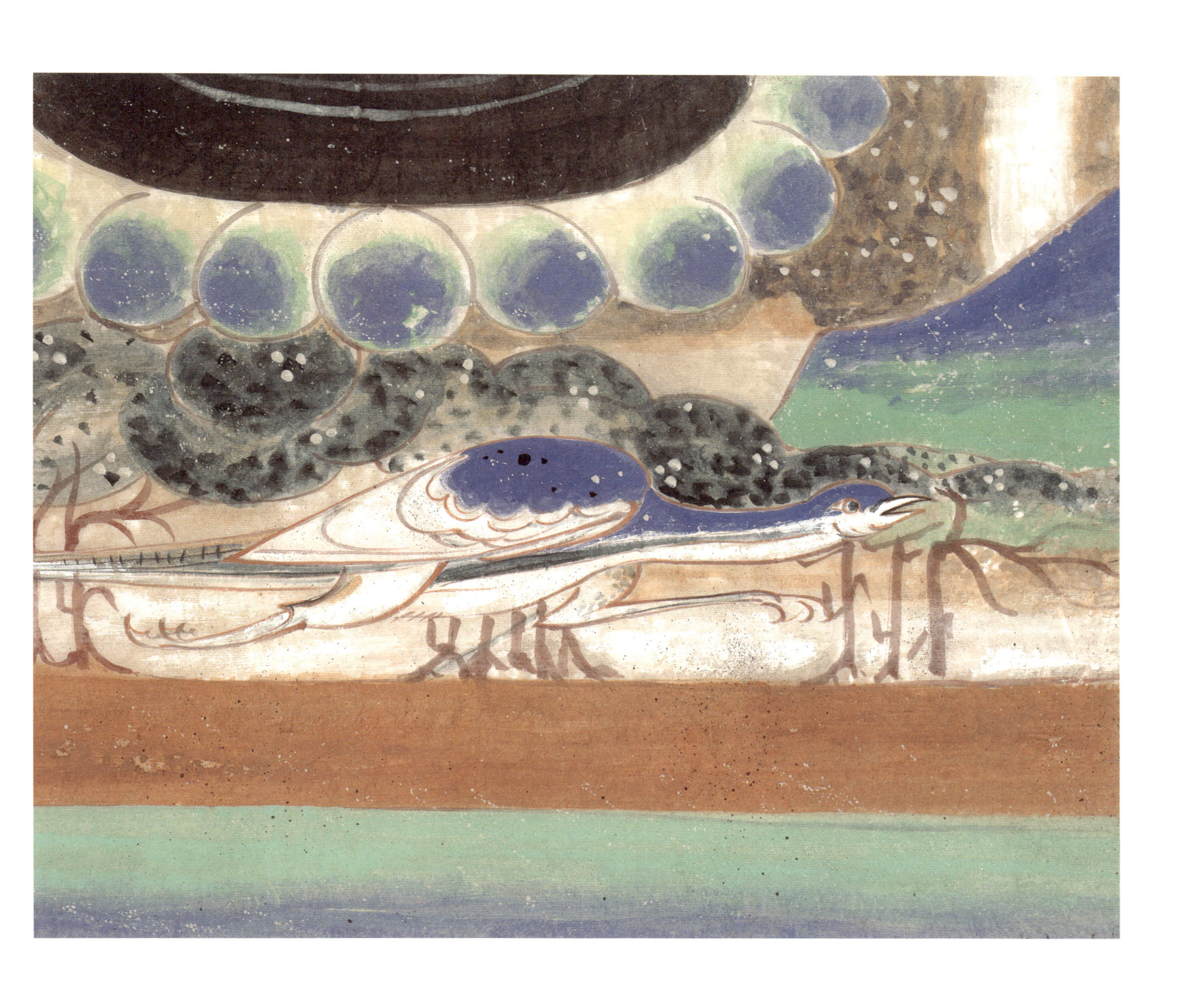

[西魏] **莫高窟第 285 窟**
猕猴 （张平临摹）

画面中的猕猴正坐在山峰之巅，一条腿悬在崖边，一手向上举起，形象十分生动有趣。

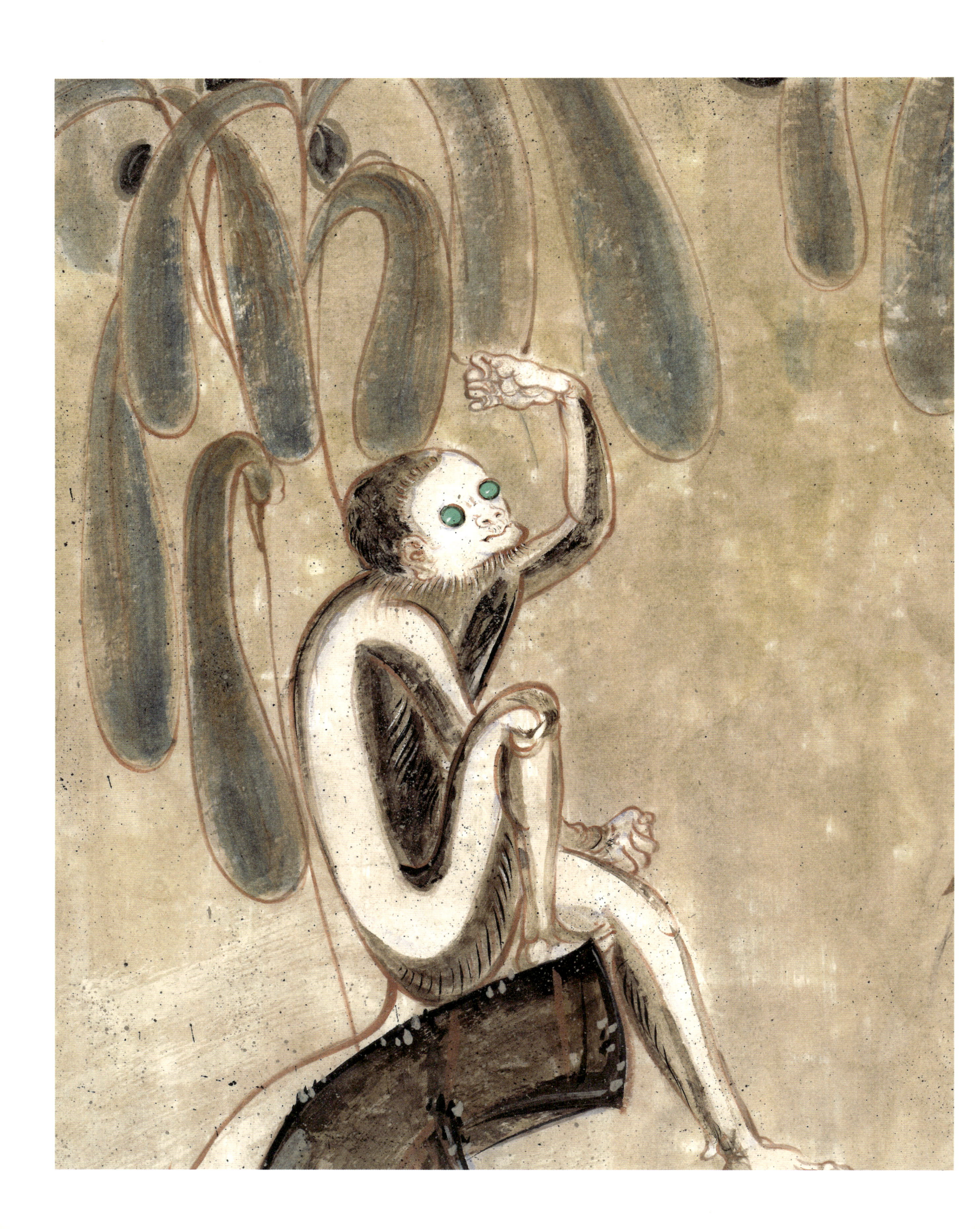

[西魏]

莫高窟第 285 窟

山林 （平玲玲临摹）

画面描绘了山林之景。树木葱郁，下方还有一只野兽正在低首觅食。此幅画面的色彩运用与线条勾勒都极具西魏时期的特色，构图和谐，且极具表现力和感染力。

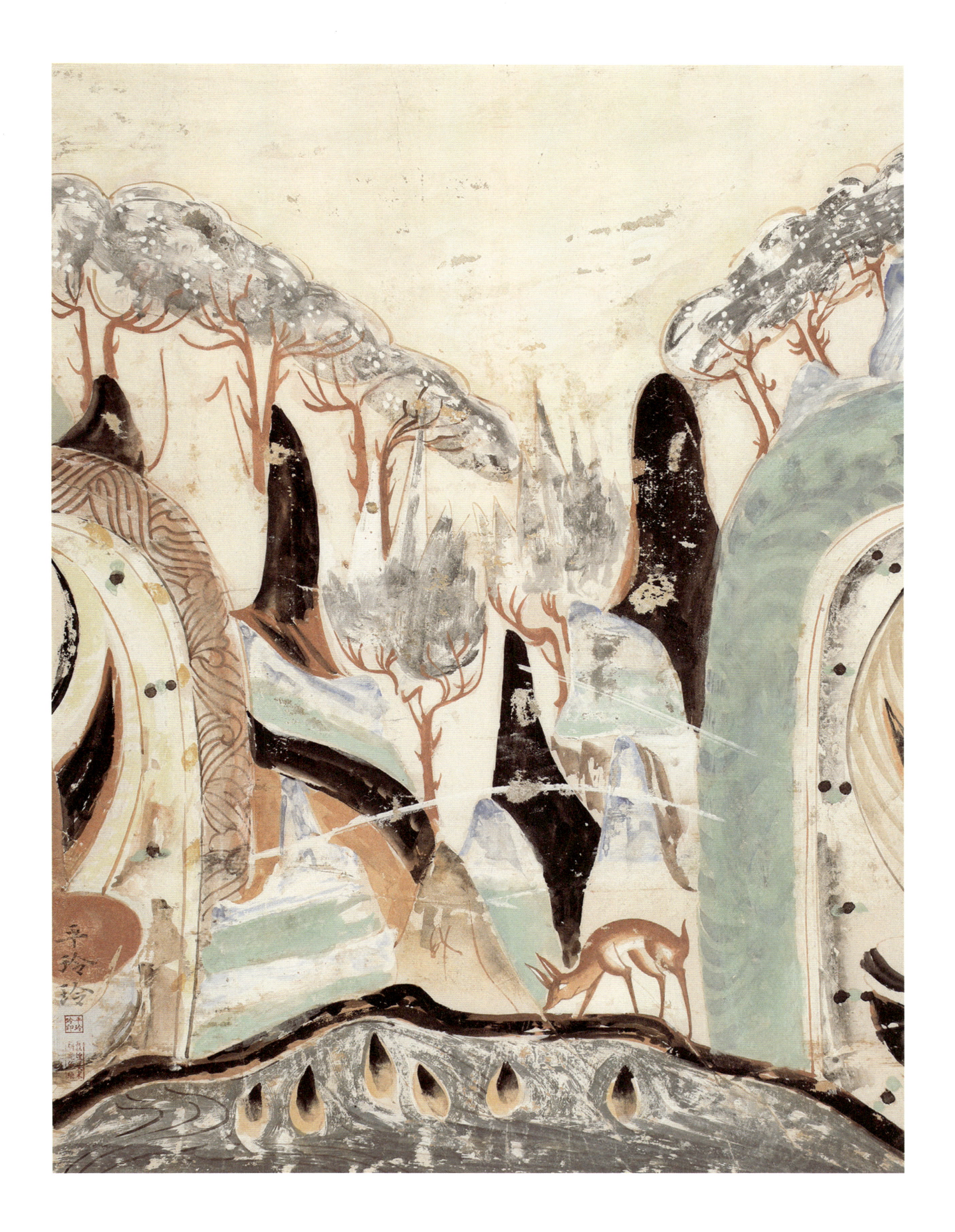

[西魏] **莫高窟第 285 窟**
被缚的驴 （张平临摹）

画面中，驴的一条腿被绳索束缚住，它的前蹄用力前伸，后蹄正使劲后蹬，眼睛瞪得极大。画面生动写实，描绘出驴子痛苦挣扎的过程。

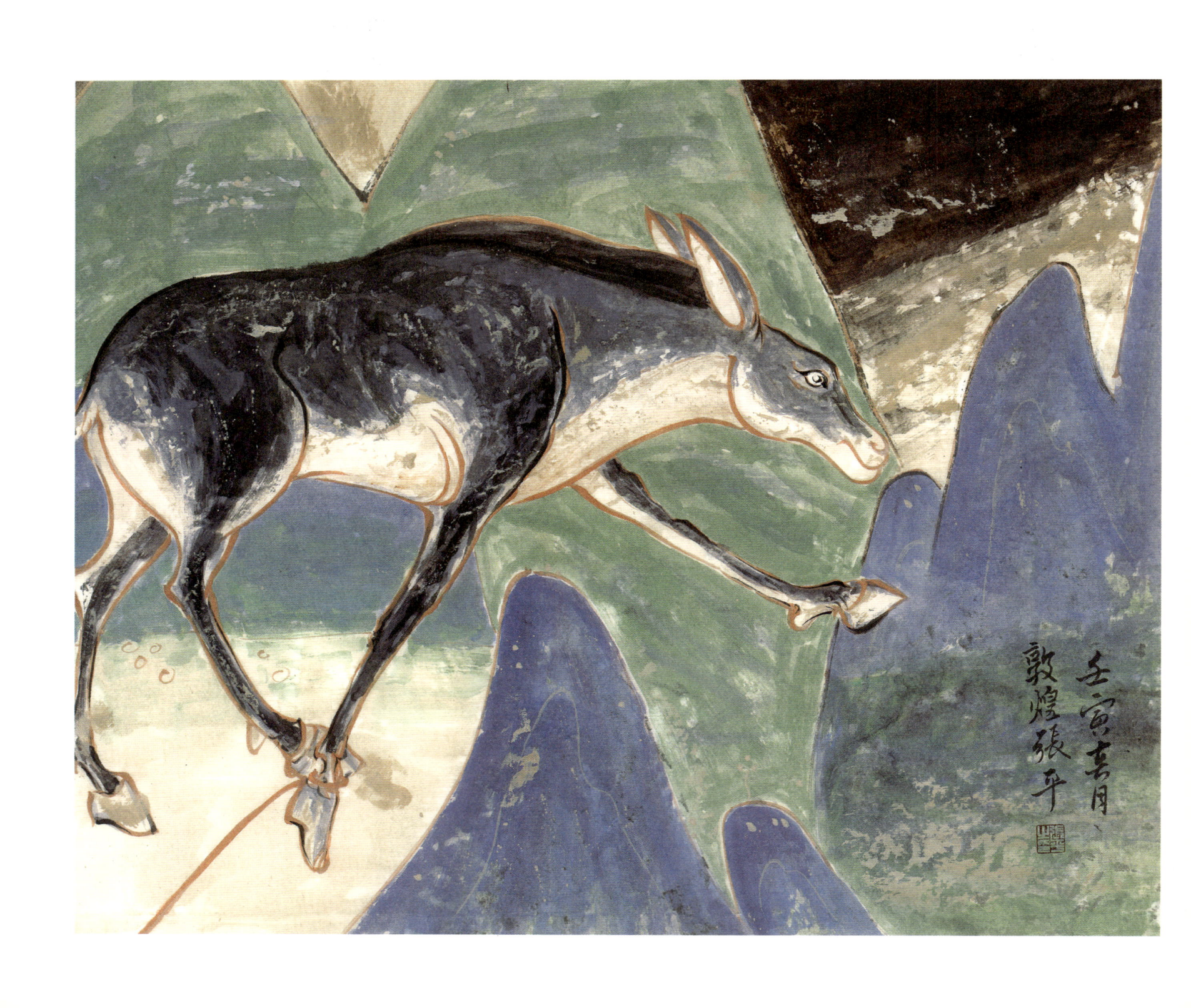

[西魏]

莫高窟第 285 窟

野猪 （张平临摹）

画面中的野猪尖嘴利爪，张口露齿，身形十分高大、肥硕，项上鬃毛竖起。身后有一人握住其尾，挥刀欲砍，造型生动。

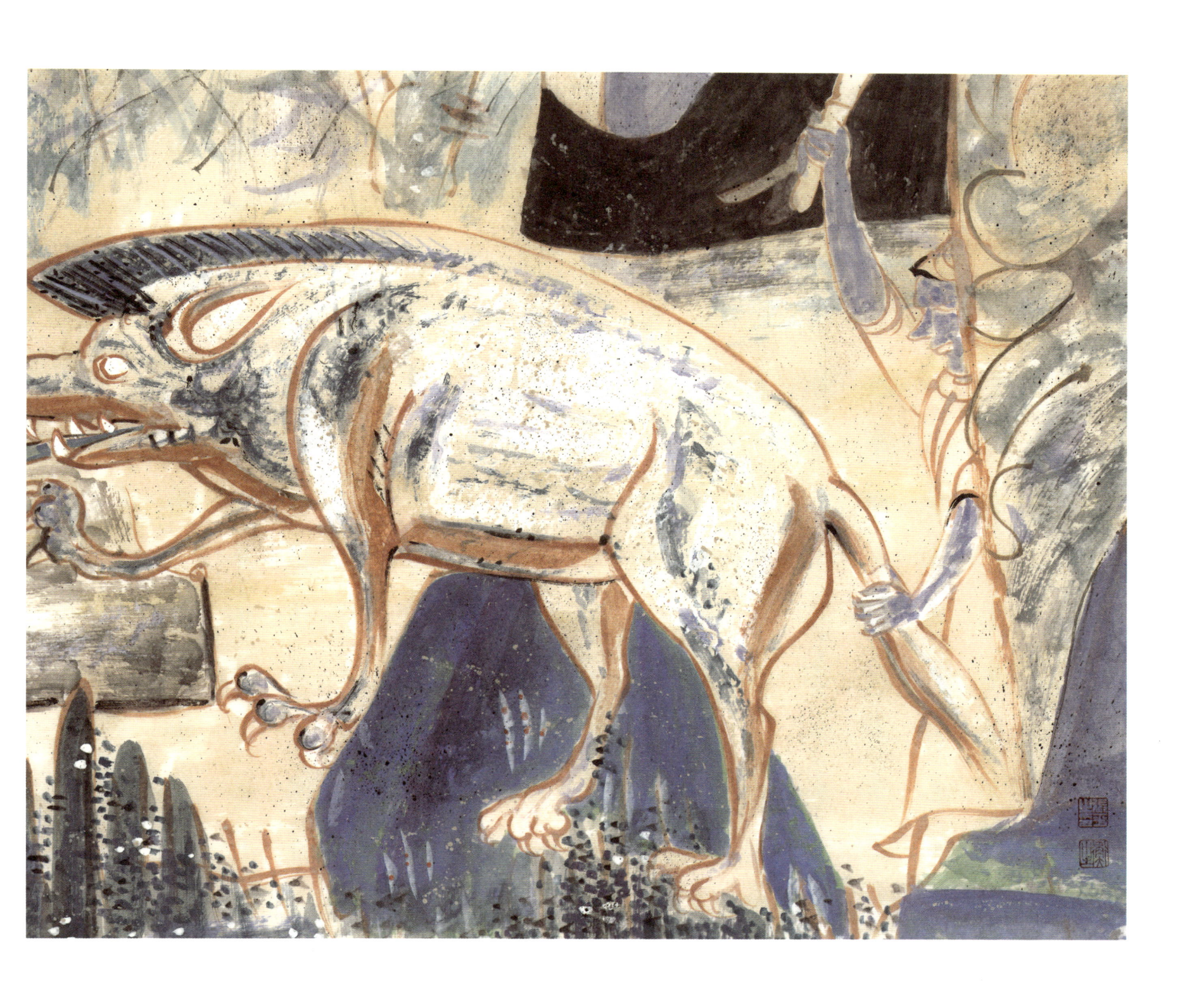

[西魏]

莫高窟第 285 窟

飞廉 （张平临摹）

飞廉身形似鹿，身上生翼，飞而生风，是为风神。

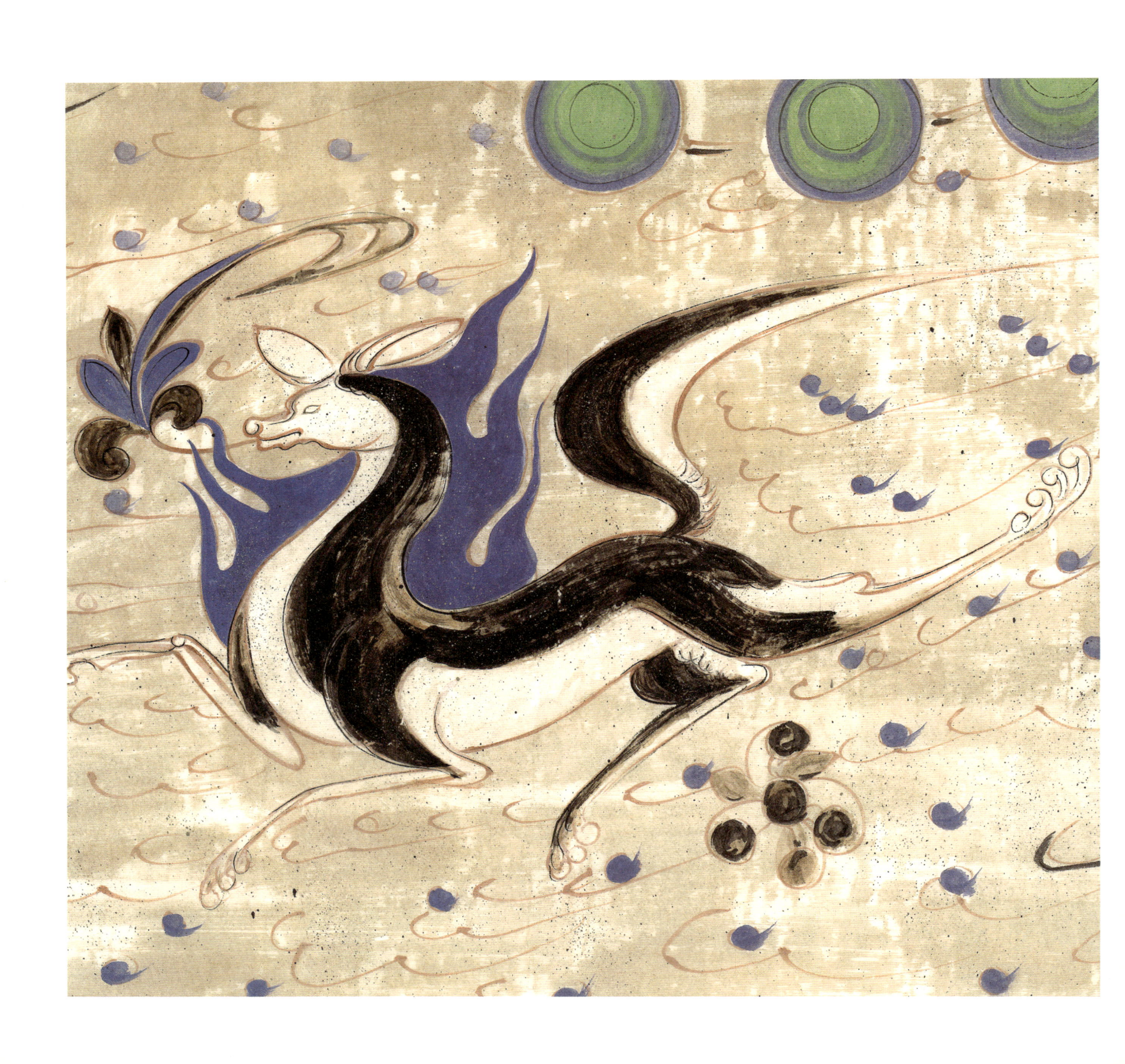

[西魏]

莫高窟第 285 窟
雷神 （张平临摹）

雷神是中国古代神话人物，乃司雷之神。画面中，雷神奔腾飞舞，手脚皆呈卷曲鸟爪状，臂有绿毛飘扬，张开手臂便可运转十二连鼓，激起雷声轰隆，尽显飒爽飘逸之感。

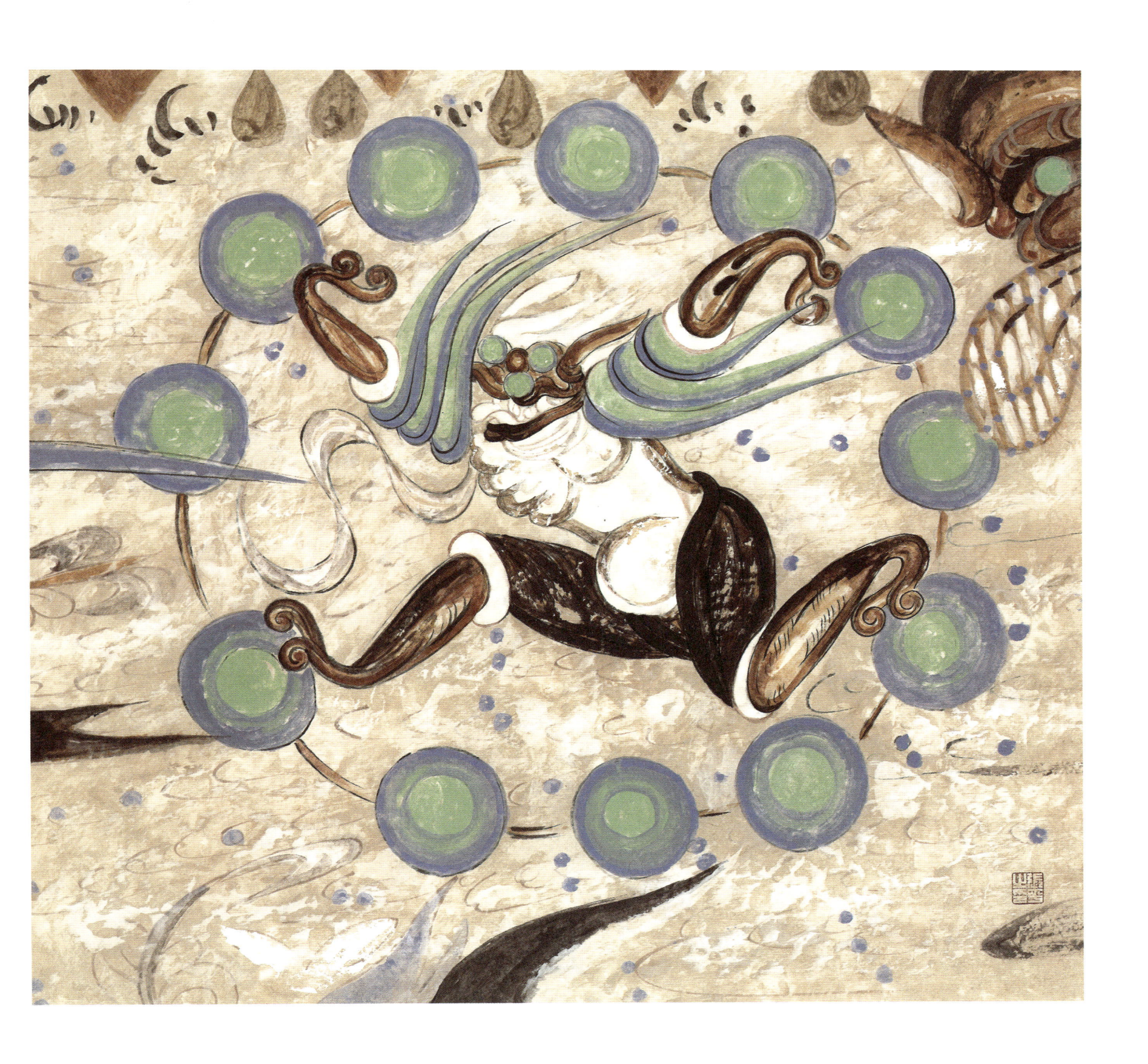

[西魏] **莫高窟第 285 窟**
孔雀龛楣图案 （金子欣临摹）

西魏时期的莫高窟艺术呈现出一种丰富多彩、清新雅致的风貌。下图两只孔雀尾羽下垂，羽毛青绿，相对而立，置身于卷草纹之间，富有生气。卷草纹线条卷曲多变，富有弹性，其纹路线条舒展流畅，富丽华美。

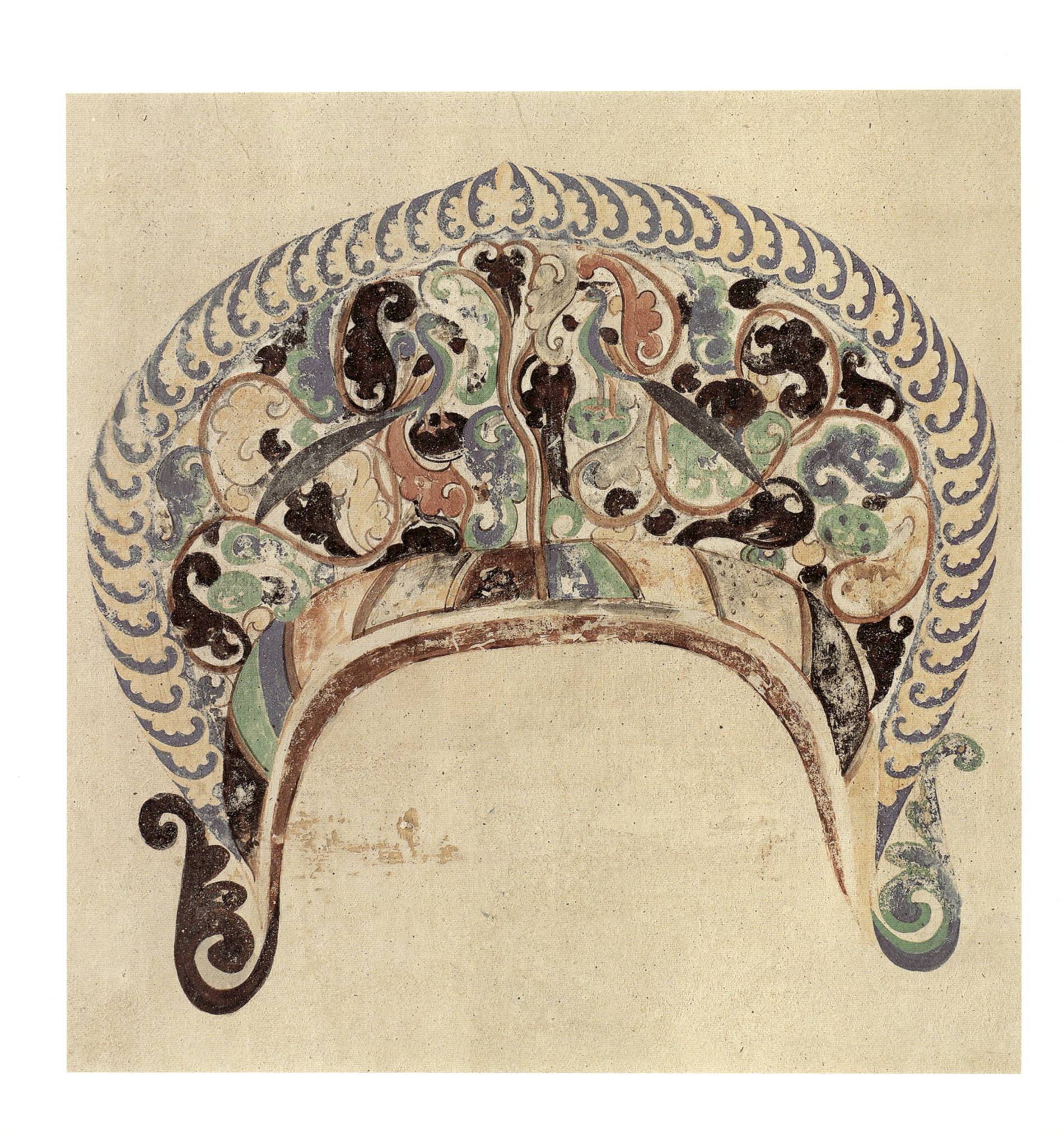

[西魏]

莫高窟第 288 窟
药叉 （张平临摹）

画面中的药叉头圆体壮，曲发垂肩，蓄八字胡，高鼻圆眼，头顶圆光，体型健硕，身后巾带飘逸，颇具生气。

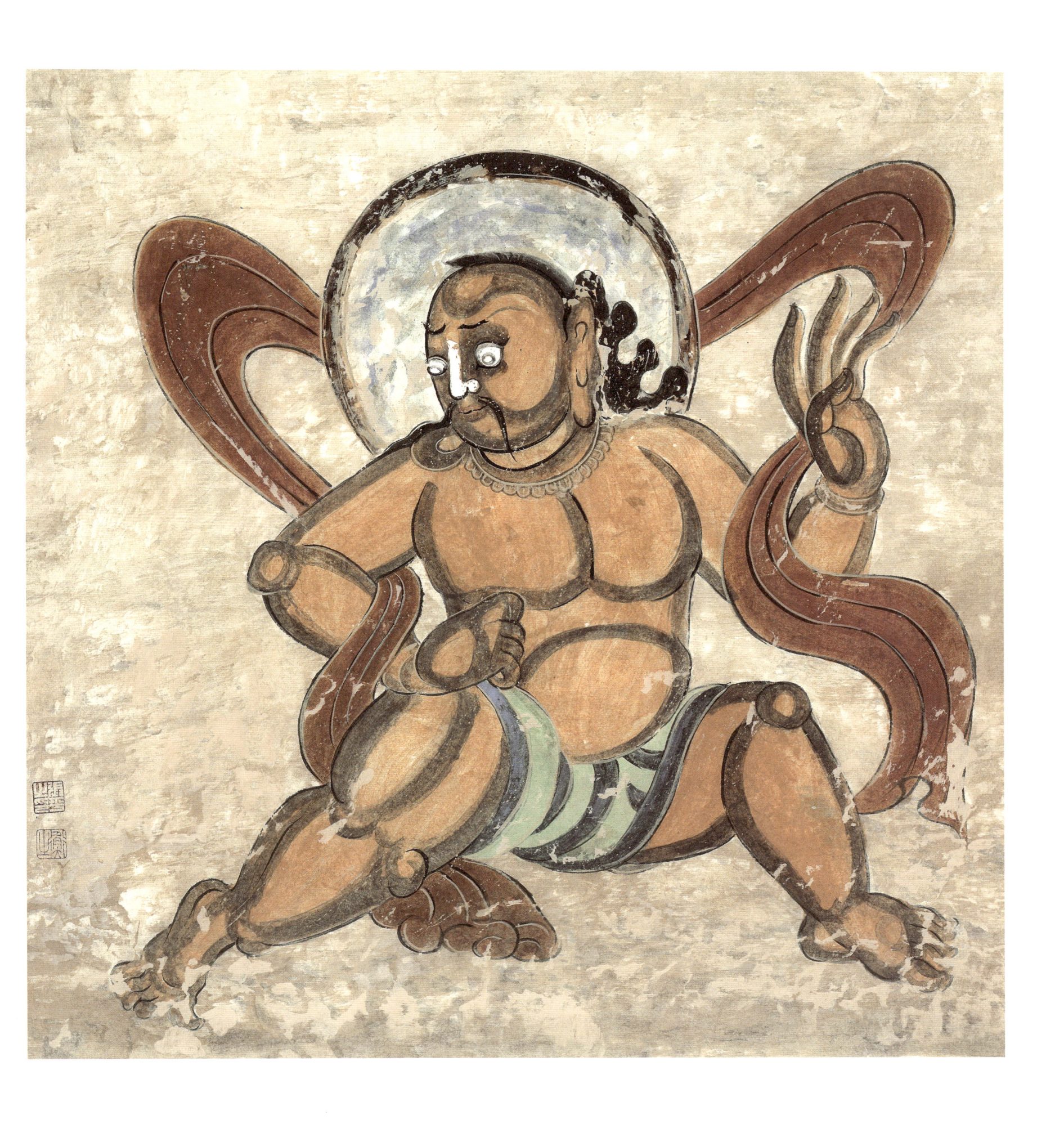

[西魏] **莫高窟第 288 窟**
双飞天 （石凌歌临摹）

两身西域飞天袒露上身，姿态古朴雅拙，勾线粗犷，用色质朴，具有豪放的动态之美。

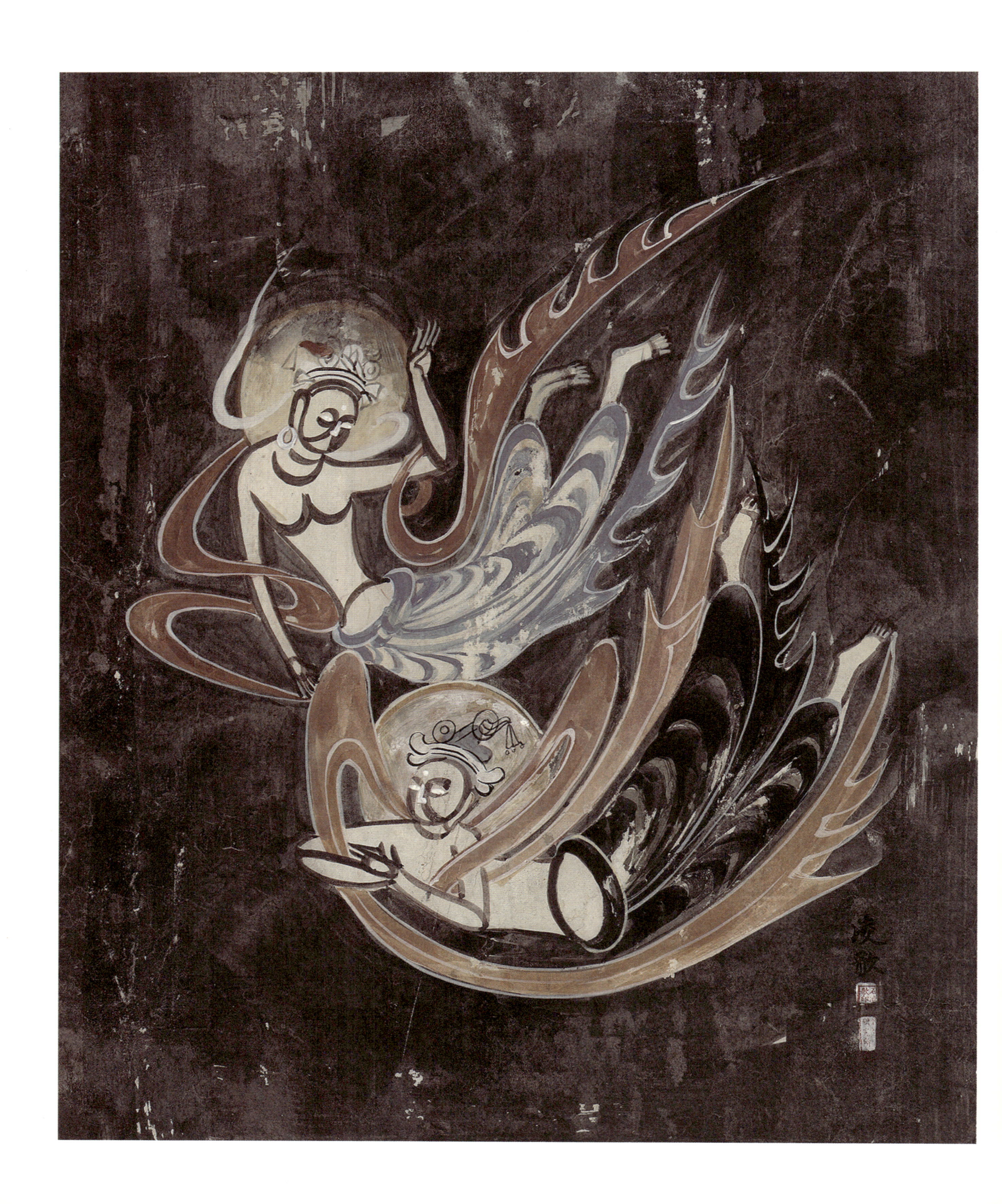

[西魏]

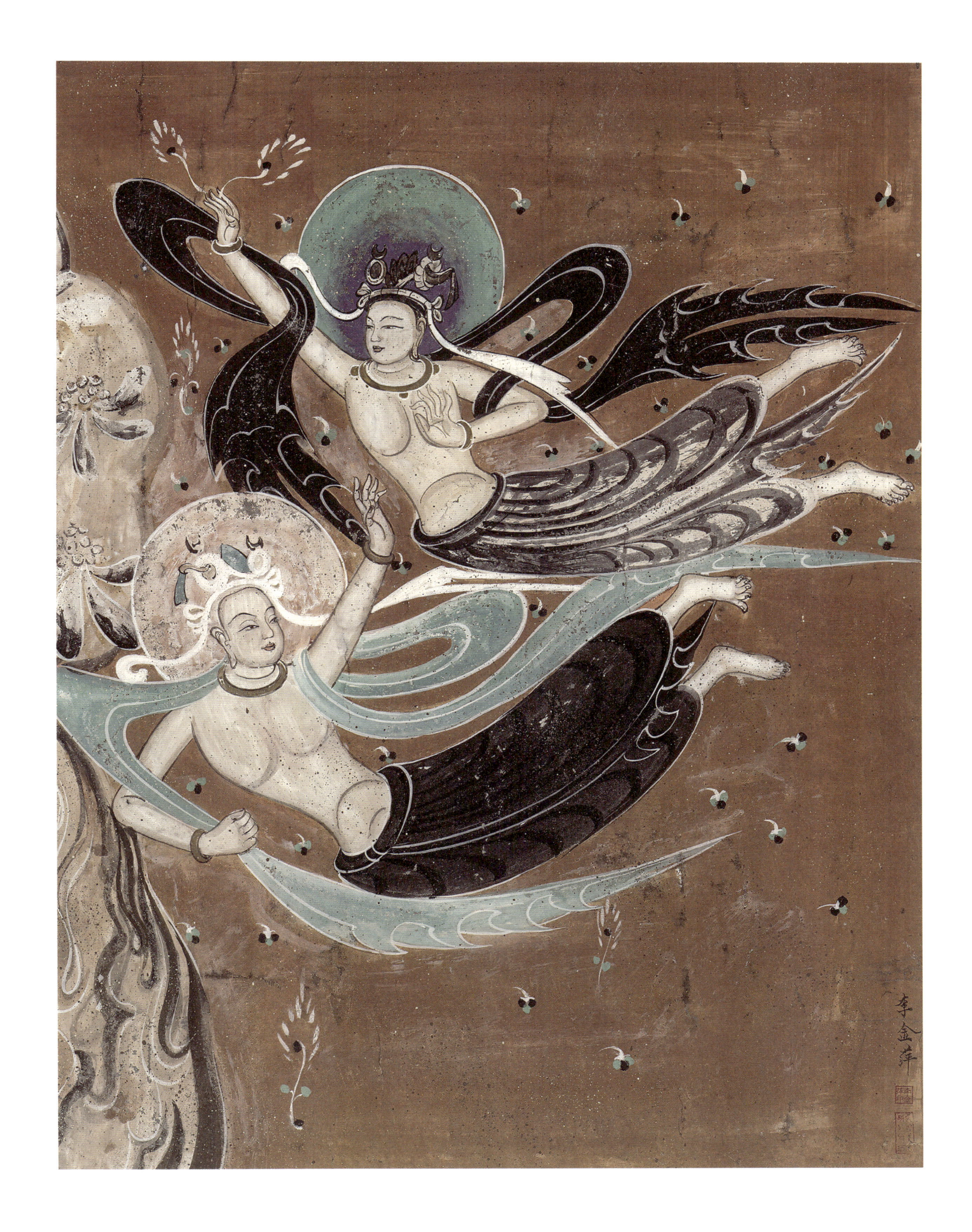

莫高窟第 285 窟

飞天 （李金萍临摹）

画面中的飞天头顶圆光，上身袒露，下身衣裙飘逸，肩披巾带，随风飞扬。两身飞天身姿窈窕婀娜，朗目疏眉，面容清秀，颇具西魏特色。

[西魏]

莫高窟第 285 窟
不鼓自鸣之觱篥 （徐海容临摹）

画中所示为双簧管乐器"觱篥"，作为胡乐的一部分，经"丝绸之路"传至中原。觱篥通过气息运用，可以奏出委婉起伏的持续音，或悲愤激昂，或哀婉悲凉，表达人们丰富的情感。

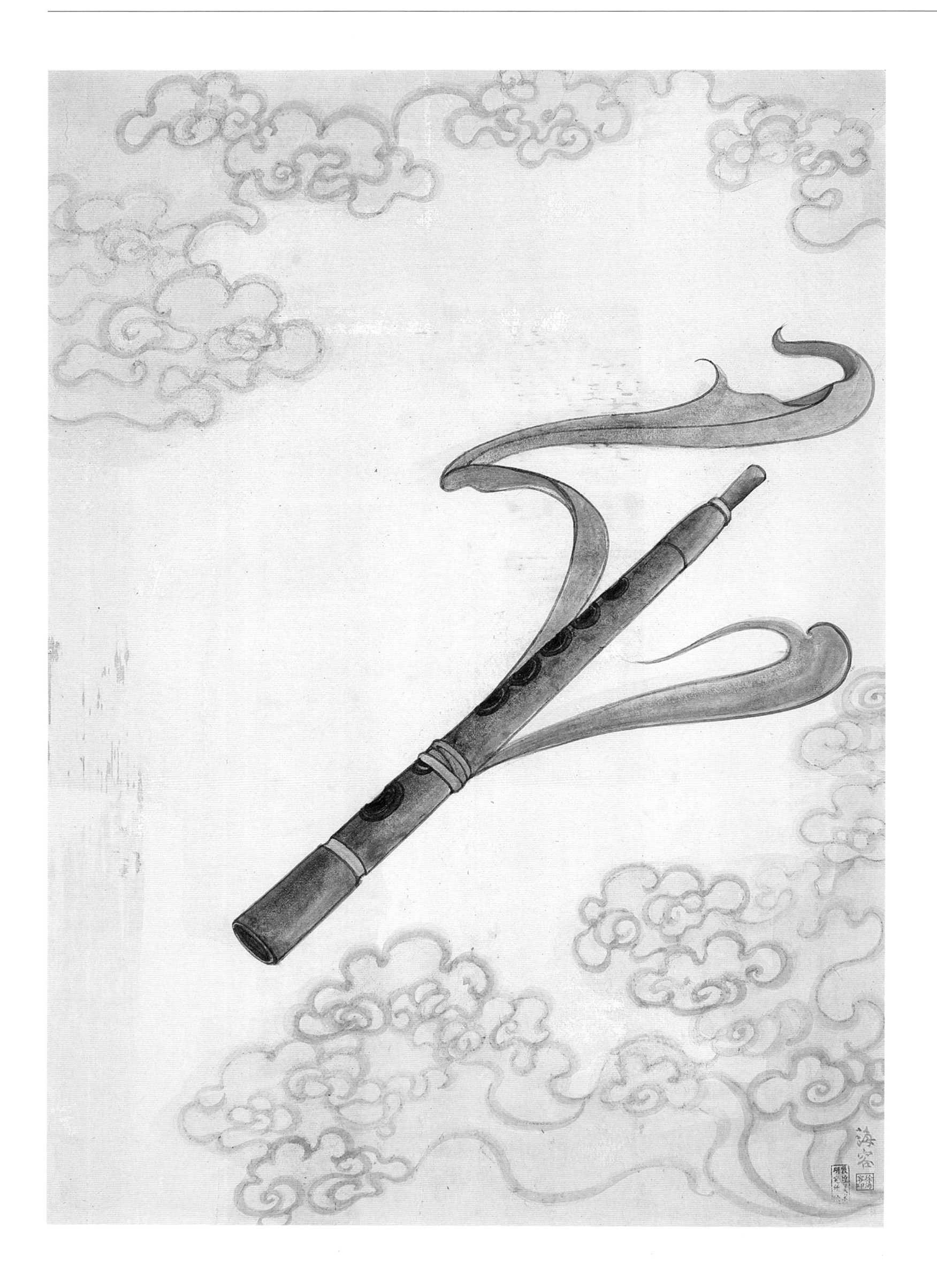

[西魏]

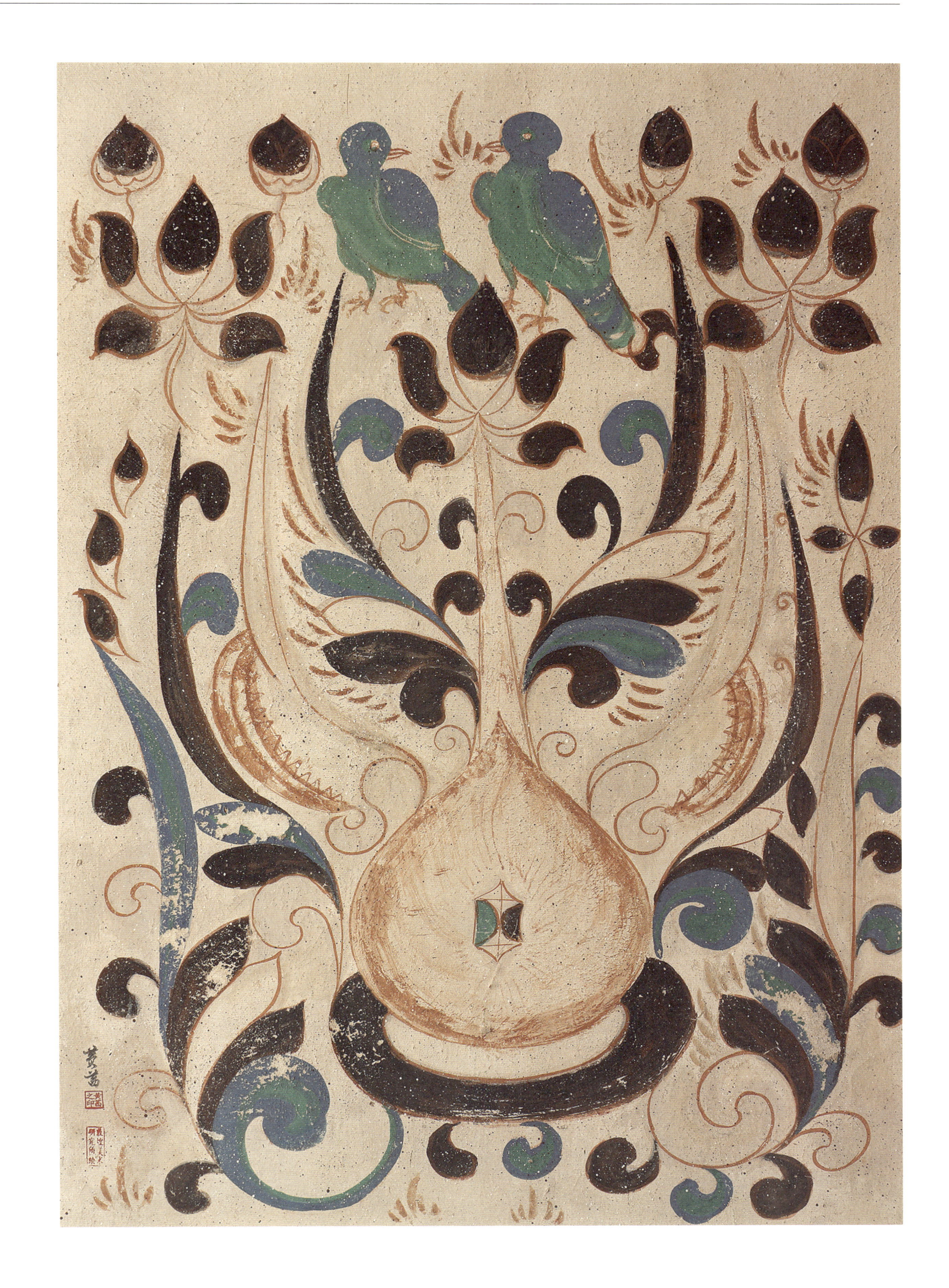

莫高窟第 288 窟
双鸽纹莲花摩尼宝珠 （黄茜临摹）

下图双鸽对视而立，双翅向下，尾巴朝右，站立在摩尼宝珠之上。莲花纹绕于摩尼宝珠四周，首尾相接，层层点缀，营造出祥和、空灵之境。用笔线条遒劲有力，轻重分明，虚实相交，具有明显的西域特色。

[西魏] **莫高窟第 288 窟**
凤鸟纹莲花摩尼宝珠 （黄茜临摹）

画面中可见一凤鸟形似孔雀，鸡头高冠，侧身挺胸，立于莲蓬之上，呈展翅高飞之势。下方莲花宝珠托底，忍冬纹饰于两侧，是为祥瑞吉兆，富有灵气。着色用度上以石青、赭白为主，配以土红勾线，给人以淡雅之感。

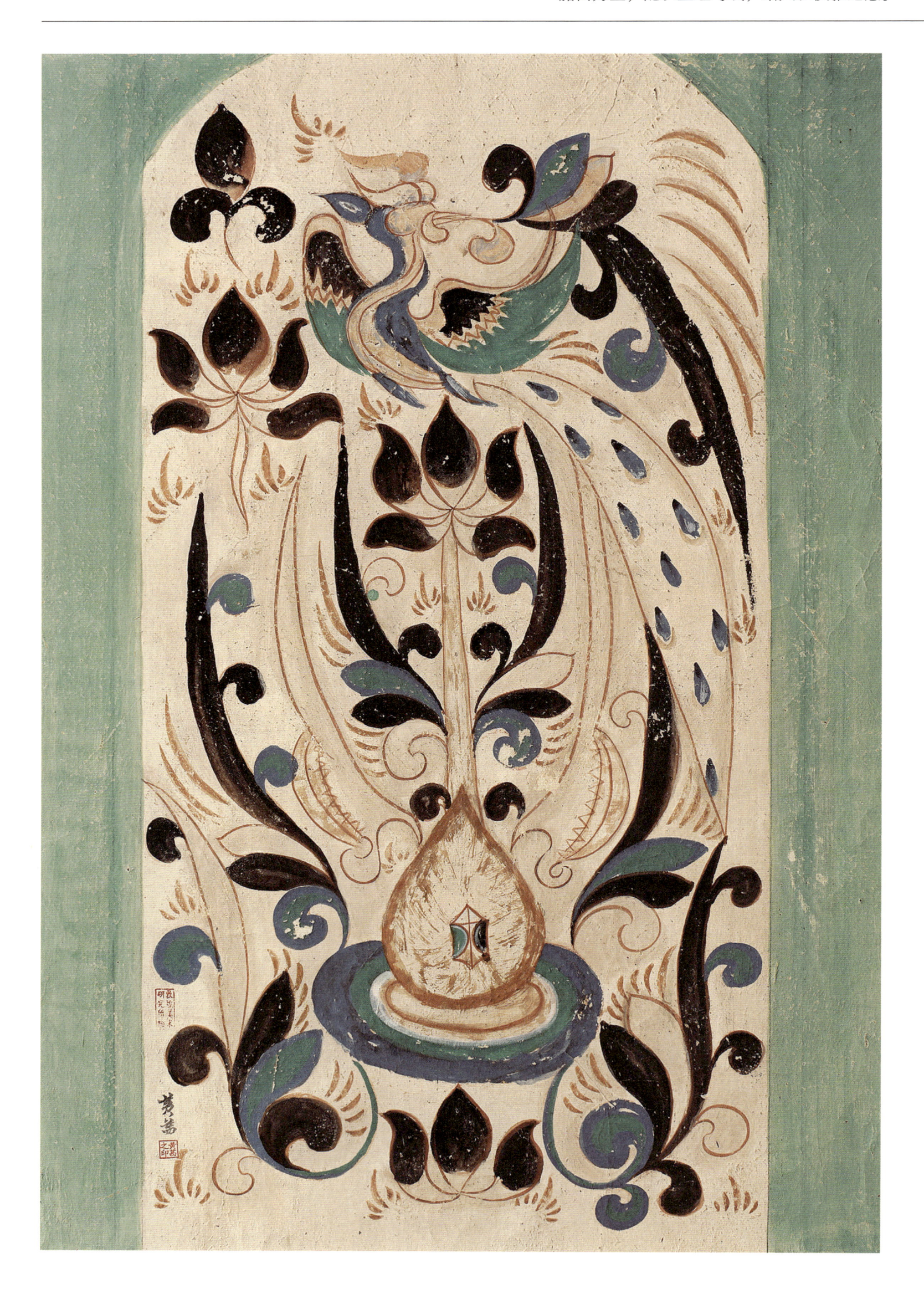

[西魏]

莫高窟第 288 窟
莲花鹦鹉人字坡 （金子欣临摹）

画面中人字坡以莲花、禽鸟纹组成单元图案。莲花之上立有鹦鹉，其鸟身为青，鸟肚腹白，收翅侧头，尾翼向下，灵动活泼。鹦鹉用石青色晕染，表现出羽毛的华美。整体纹饰繁冗，色彩鲜亮。

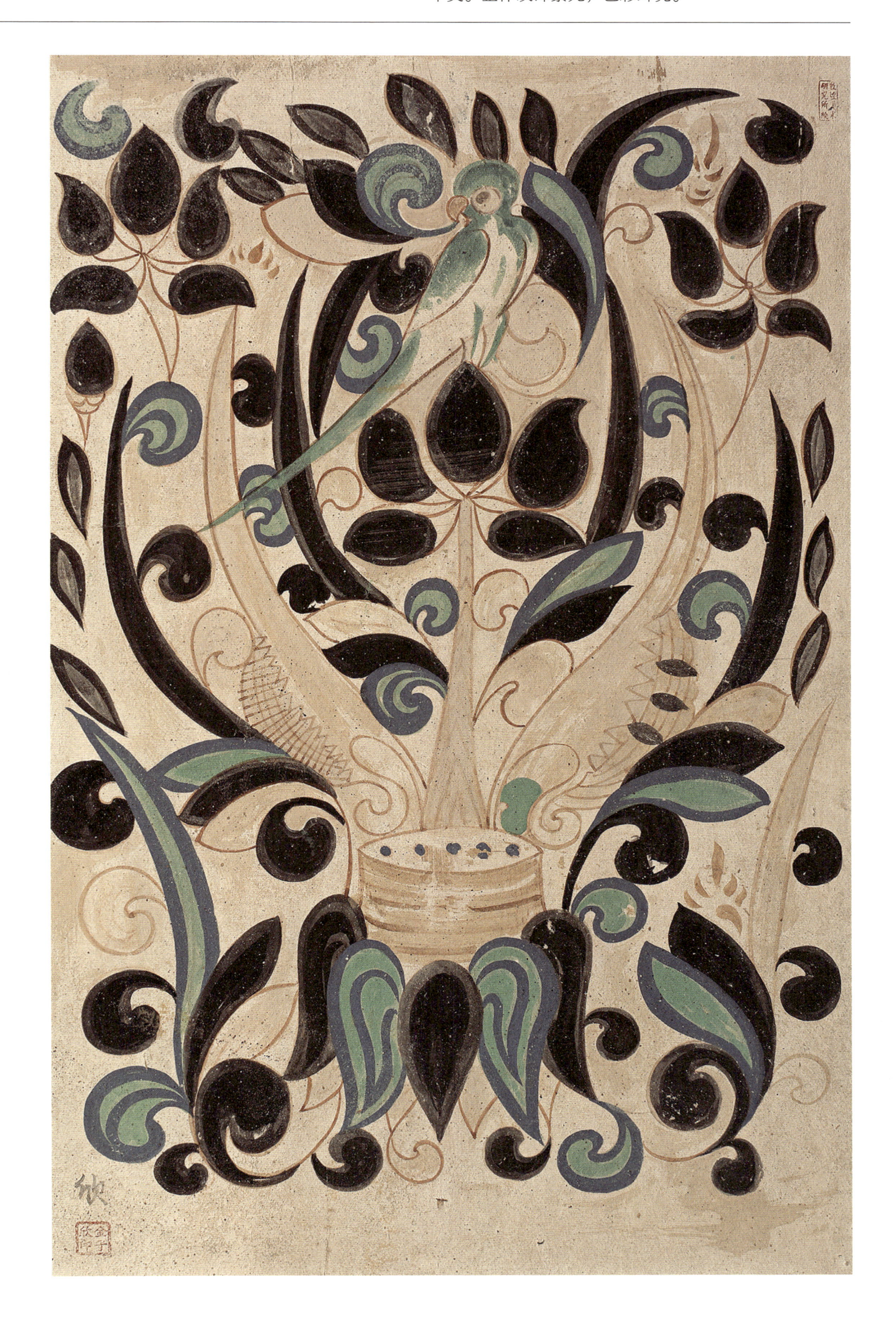

[北周]

莫高窟第 428 窟

双身菩萨 （高山修正临摹）

敦煌艺术早期的色彩通常是强烈的对比色，陪衬各种灰色，加上矿物质颜料群青、红土、松石绿的那种天然稳重的饱和色，呈现出浓郁的西域之美。人物着色不同于唐代的凹凸晕染，更注重体现整体的体积感。

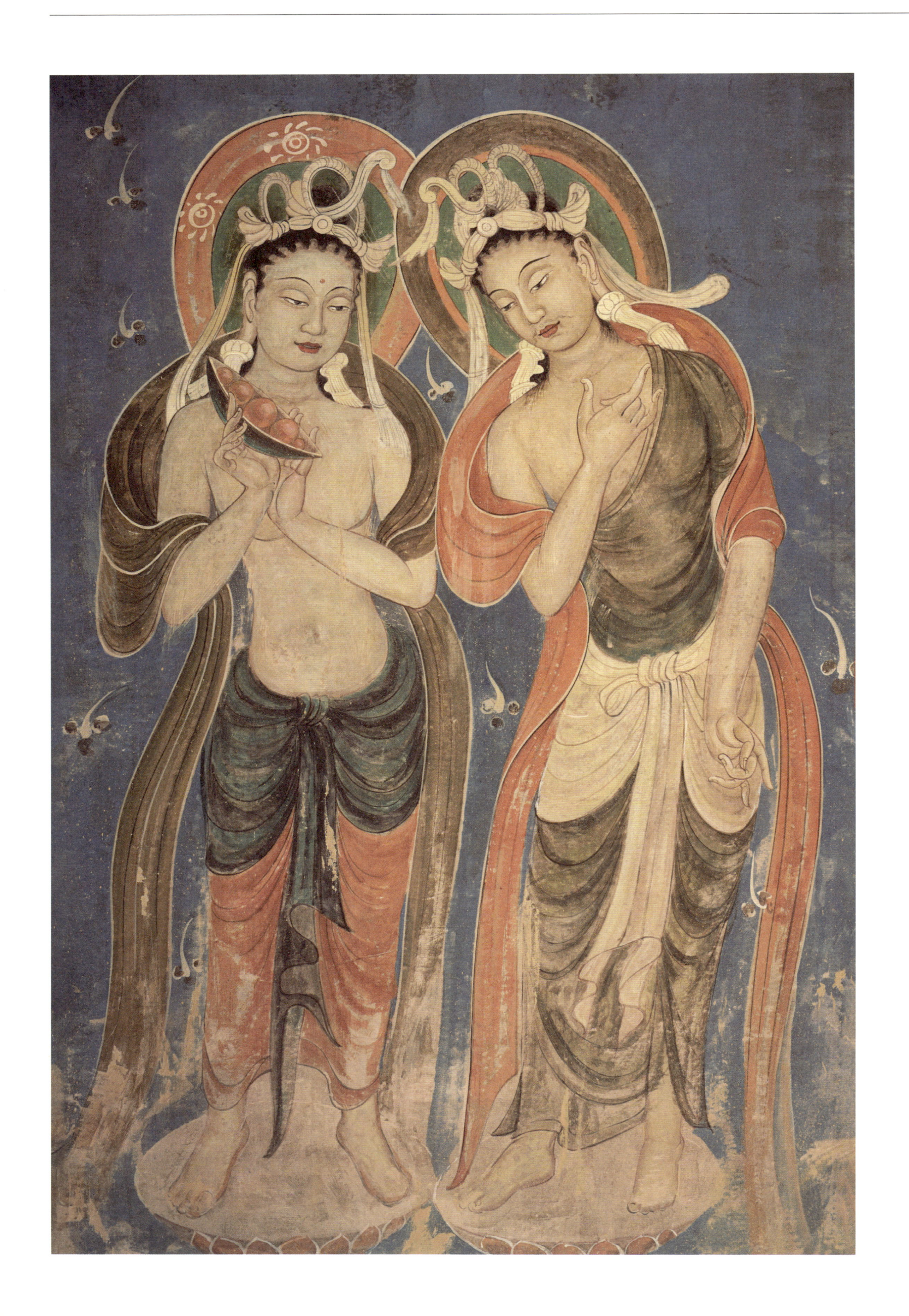

[北周]

莫高窟第 428 窟
金刚宝座塔 （金子欣临摹）

画面中的塔为金刚宝座式造型，由四座小塔围绕一座大塔组合而成，宏伟壮观。塔顶根据西域特色建造，石柱柱面刻有雕纹，与金刚塔塔顶相连，巧妙绝伦，姿态万千，意蕴丰富。

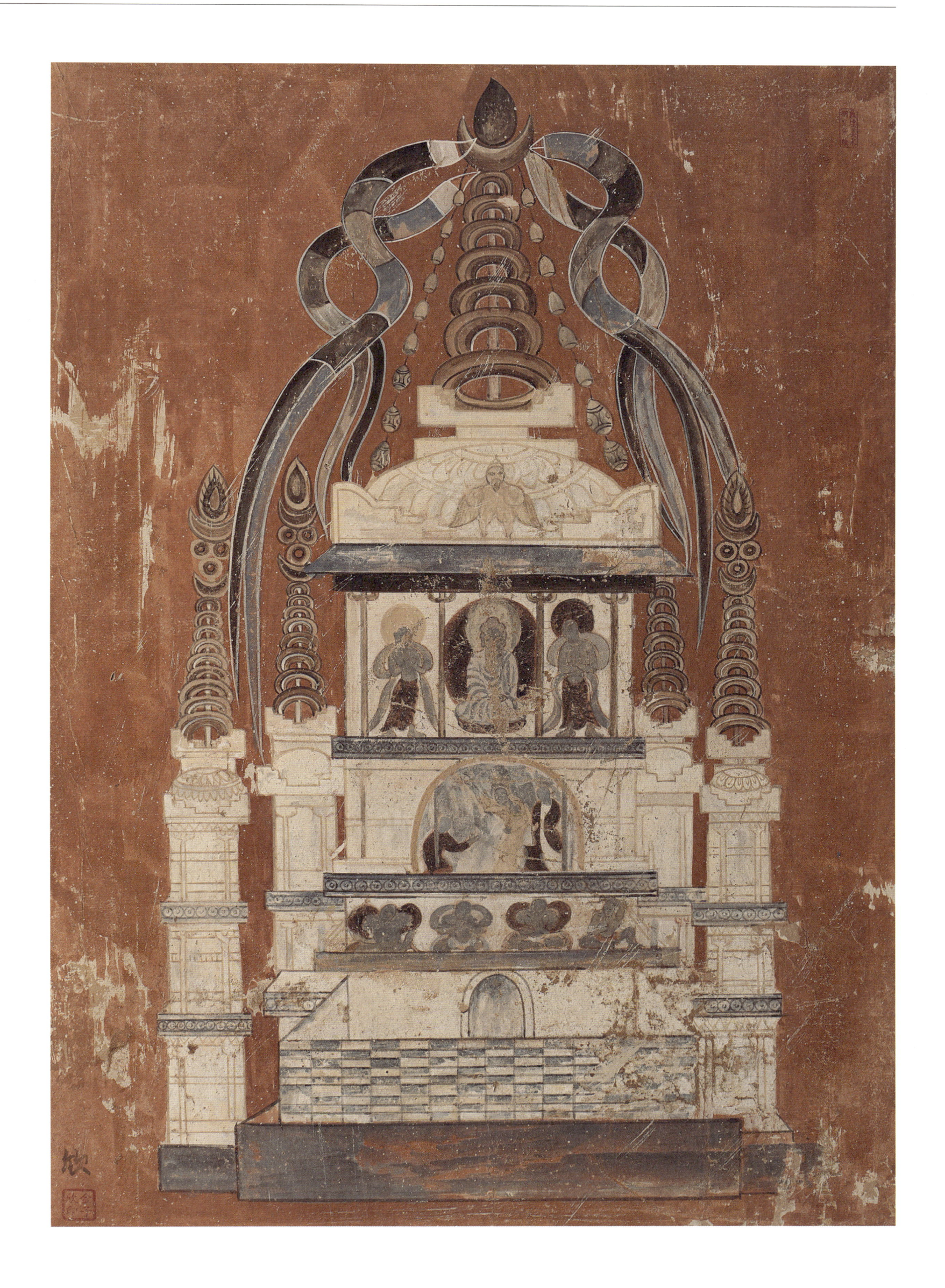

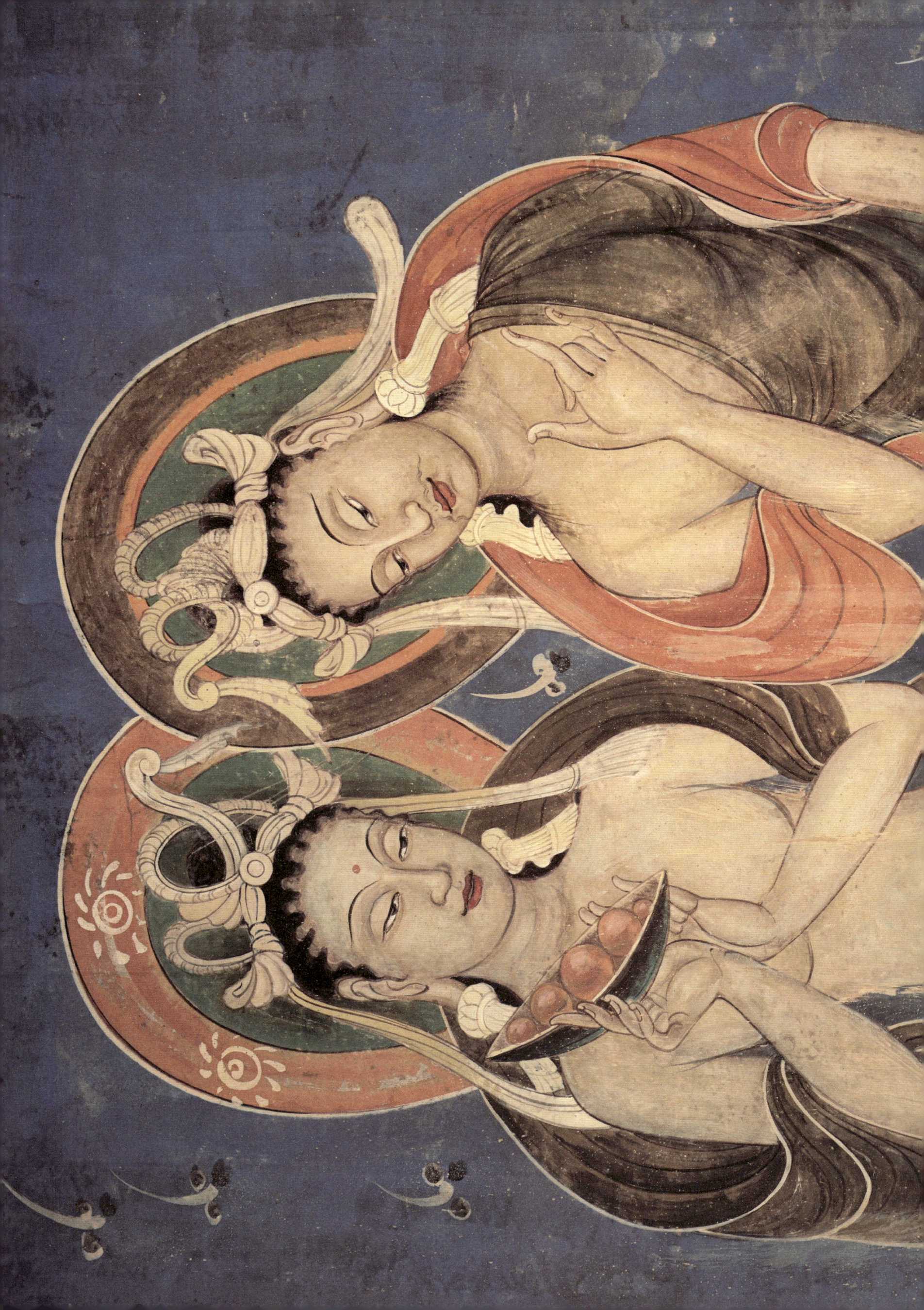

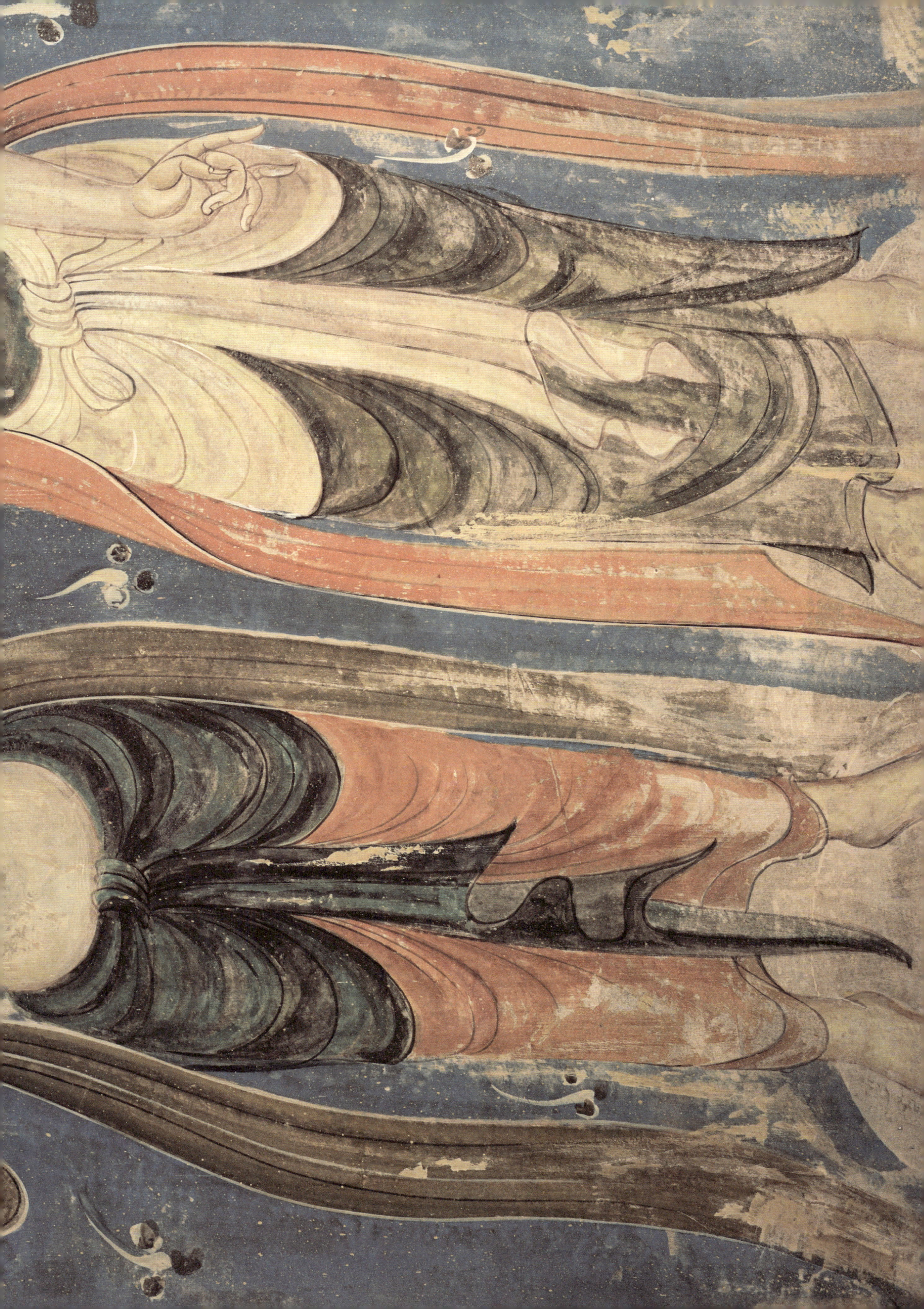

[北周] **莫高窟第 428 窟**
伎乐飞天四重奏 （高山复原式修正临摹）

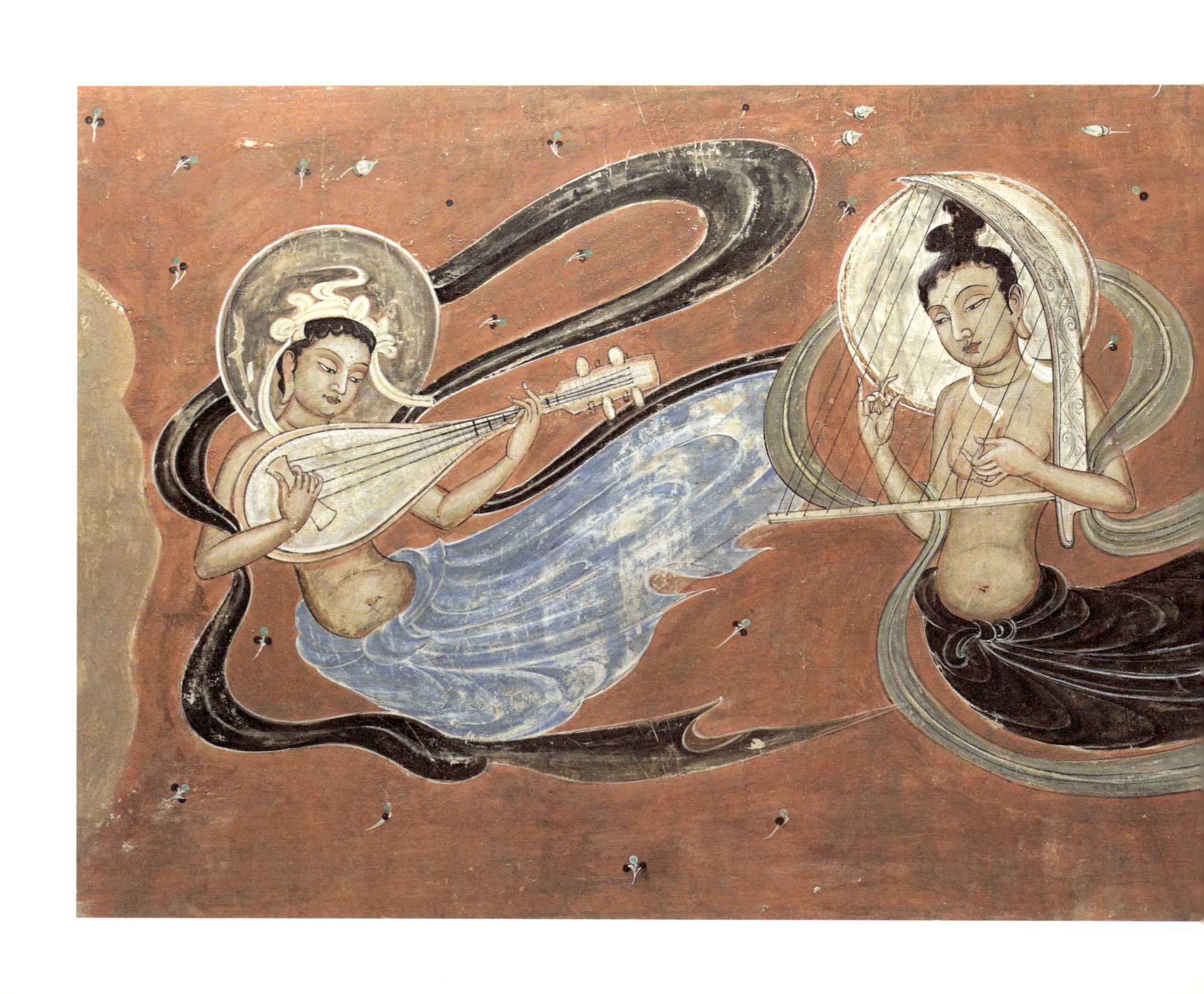

此图四身裸体飞天呈现出不同的舞姿，画作用笔简练，人体造型准确，而且形象生动。四飞天各持一样乐器，身材修长，纤腰玉臂，婀娜多姿，神态投入，可谓绘制精美。

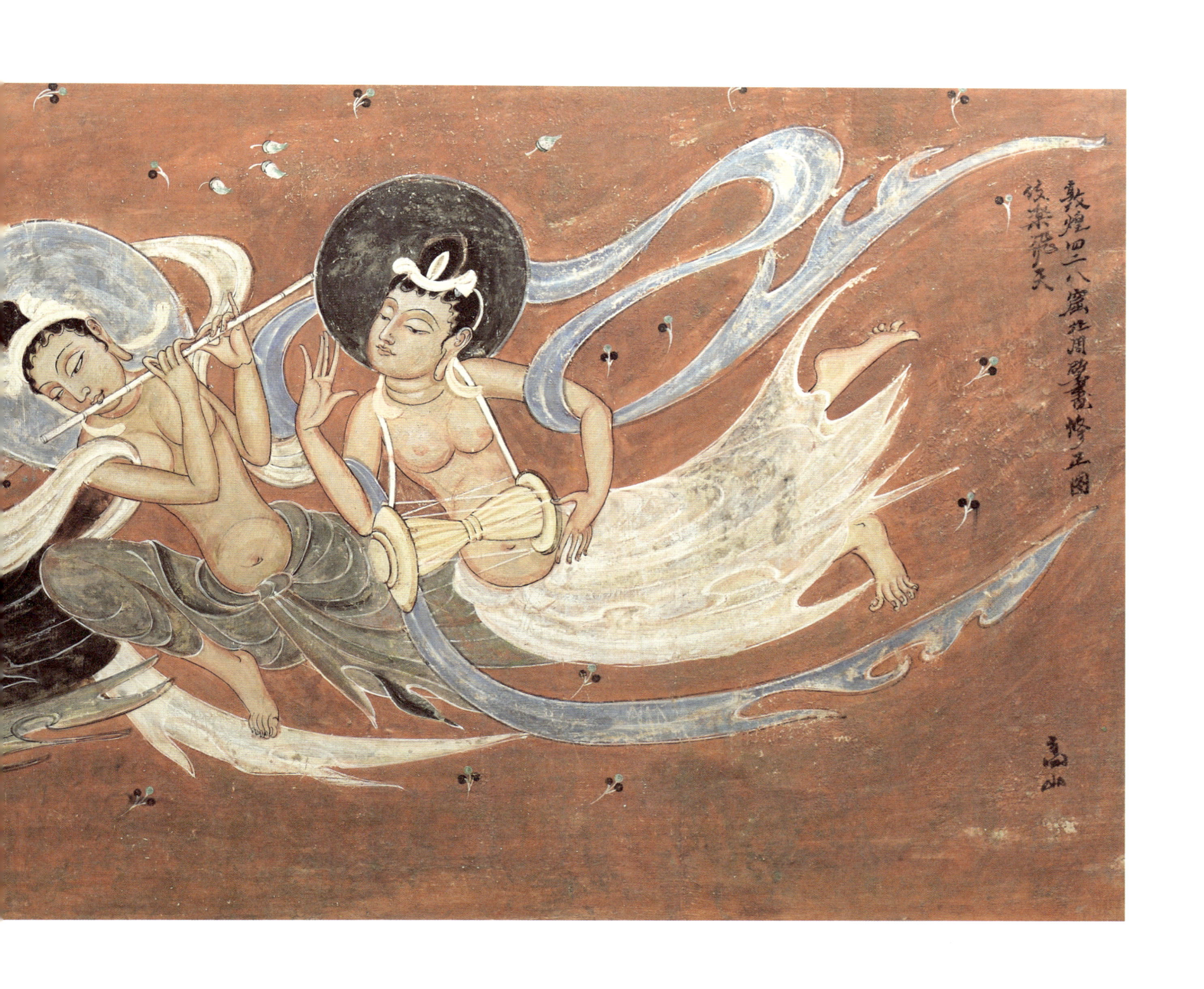

[北周]

莫高窟第 428 窟

山林出行 （平玲玲临摹）

此画面表现的是"须达拏本生"故事中须达拏太子告别父王出游的片段。太子向父王辞行，白马低首等待出发，背景中的山峦交叠，树木繁盛，画面整体线条优美、柔韧有力。

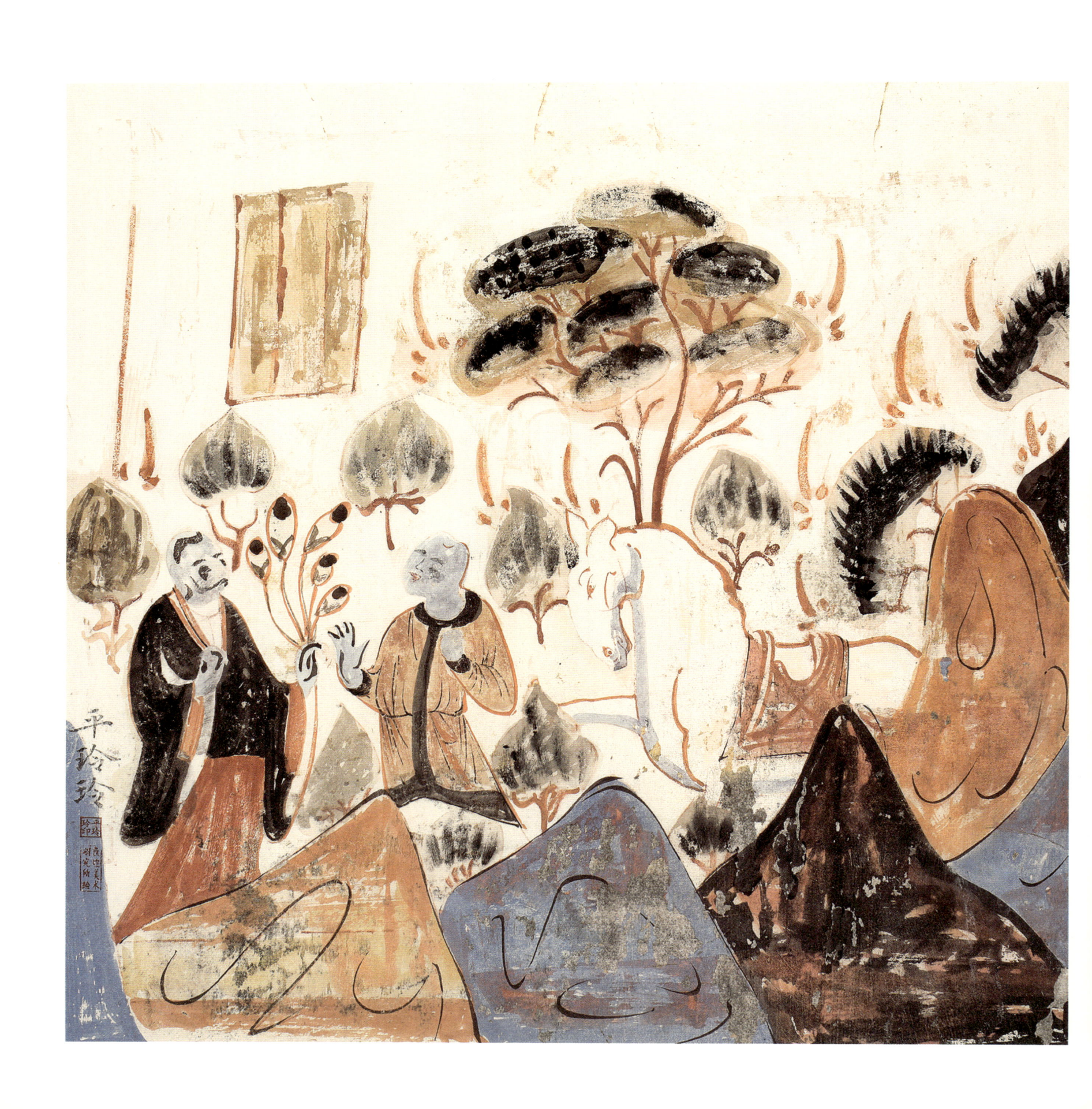

[北周]

莫高窟第 428 窟
王子出行图 （平玲玲临摹）

最右侧的王子回头看向后方，似正与其他两位王子交流。三匹马的马蹄扬起，做向前飞奔状。

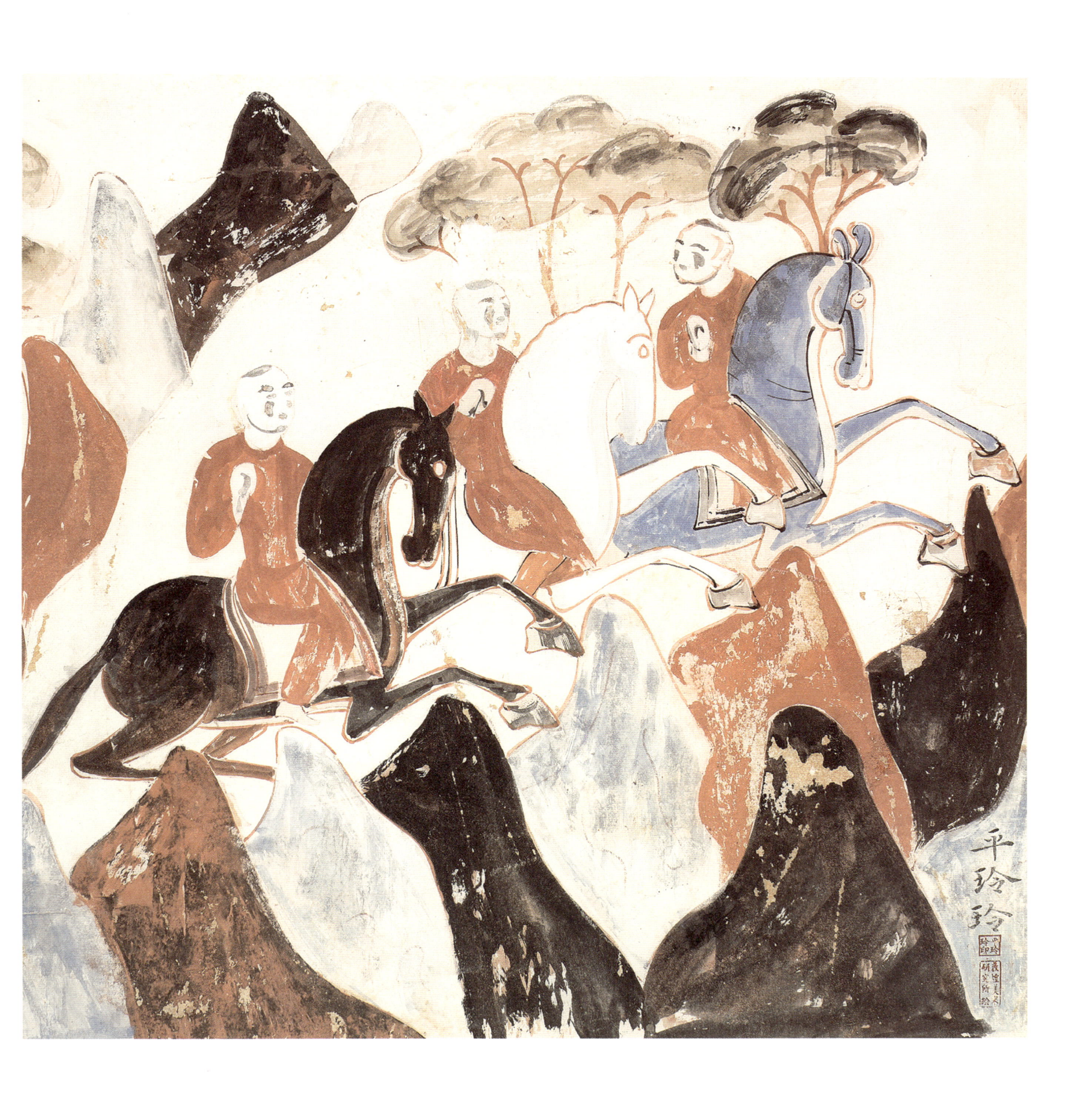

[北周] **莫高窟第 428 窟**
飞驰的马 （张平临摹）

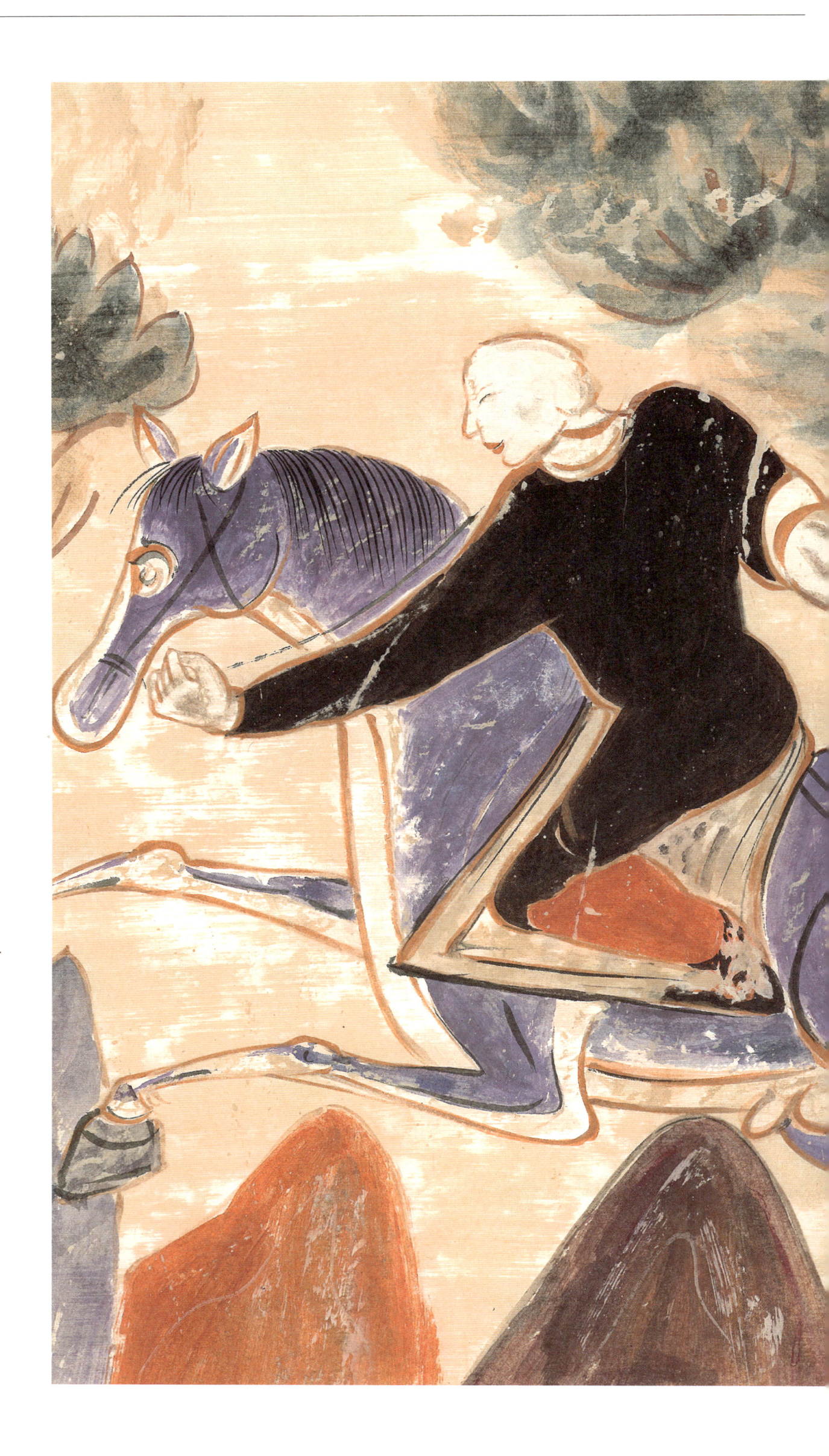

该画的故事背景是两位兄长看见萨埵太子舍身饲虎，急忙策马回宫报信。画面中，一王子骑在骏马之上，马全身呈青灰色，马嘴细长，臀部丰硕，前后腿都飞腾于空中，显示出报信之人内心急迫之感。

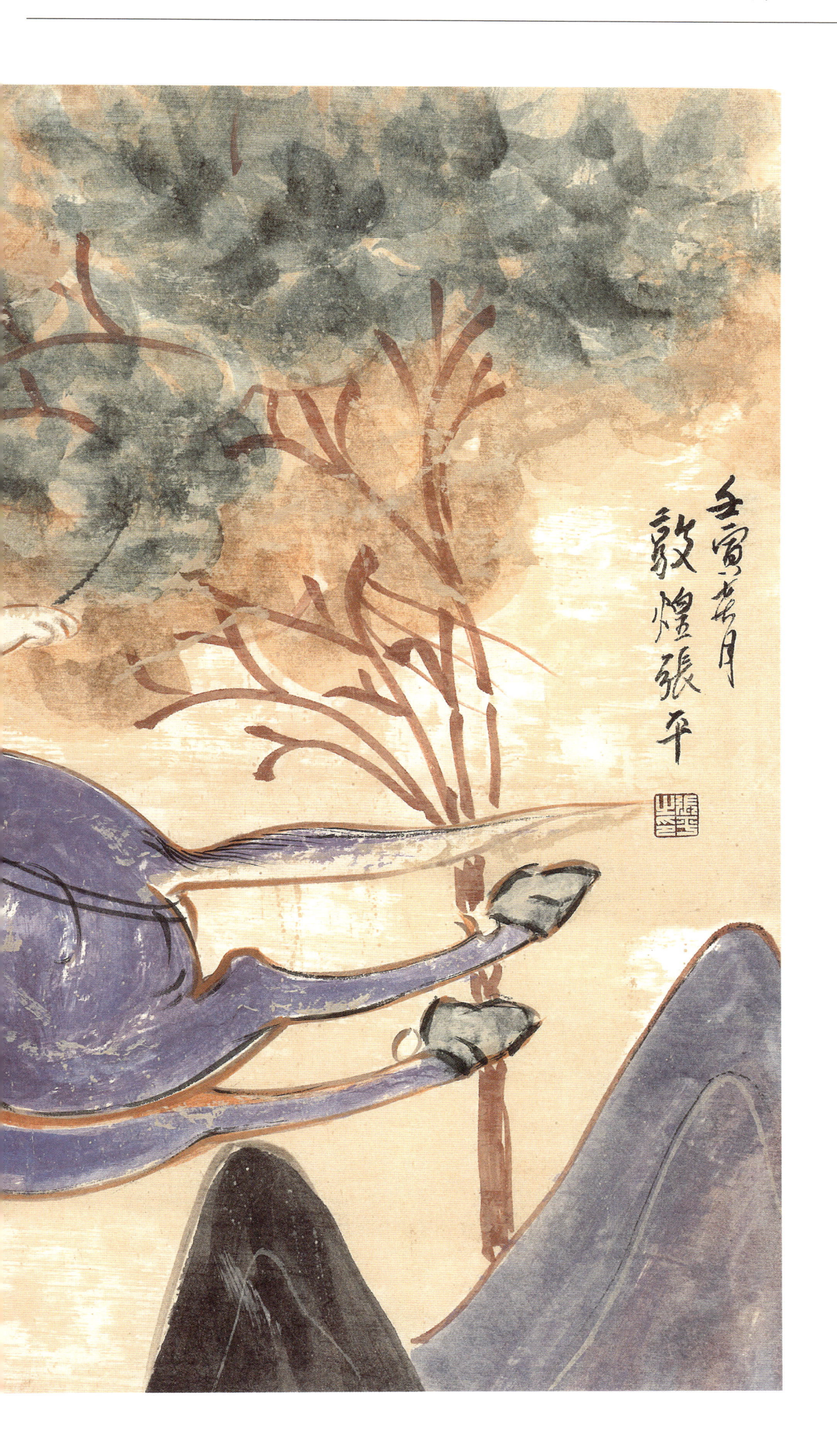

[北周]

莫高窟第 428 窟
梵志夫妇摘花因缘 （平玲玲临摹）

此画描绘的两人是梵志夫妇，夫妻二人正在花园中游玩。花园中树木枝叶繁茂，鲜花绽放。画中梵志爬上树为妻子摘花，并把花递给妻子，妻子手握鲜花，爱不释手，梵志则又递给妻子一枝花，可见梵志夫妇二人感情甚好，恩爱有加。

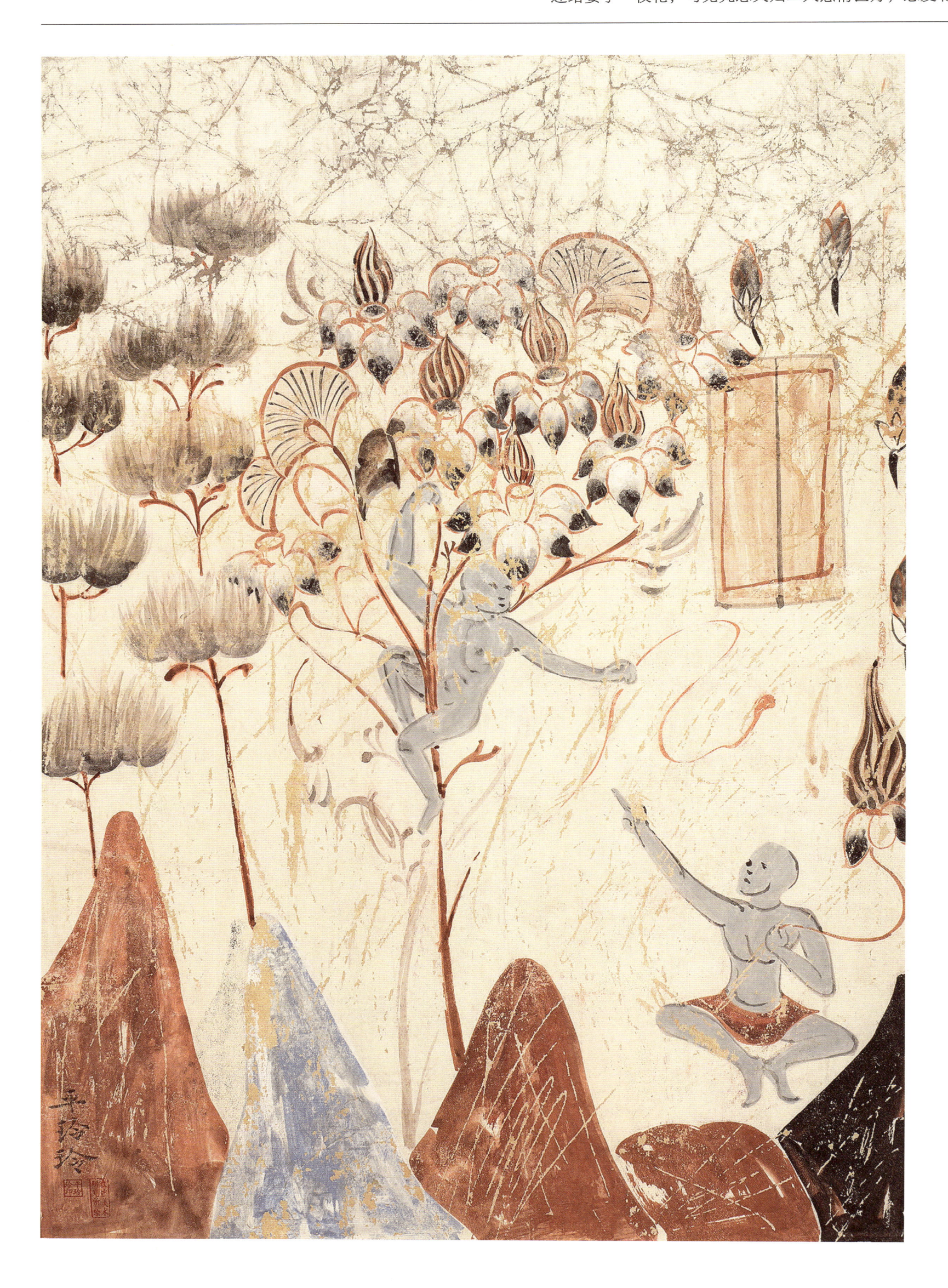

[北周]

莫高窟第 428 窟

梵志摘花 （平玲玲临摹）

此画描绘的是梵志夫妻二人于树上摘花的场景，梵志肩驮妻子，手持鲜花，两人笑容满面，为摘到鲜花而欣喜。梵志夫妻周边鲜花满地，树石映衬，给人以幸福和谐之感。

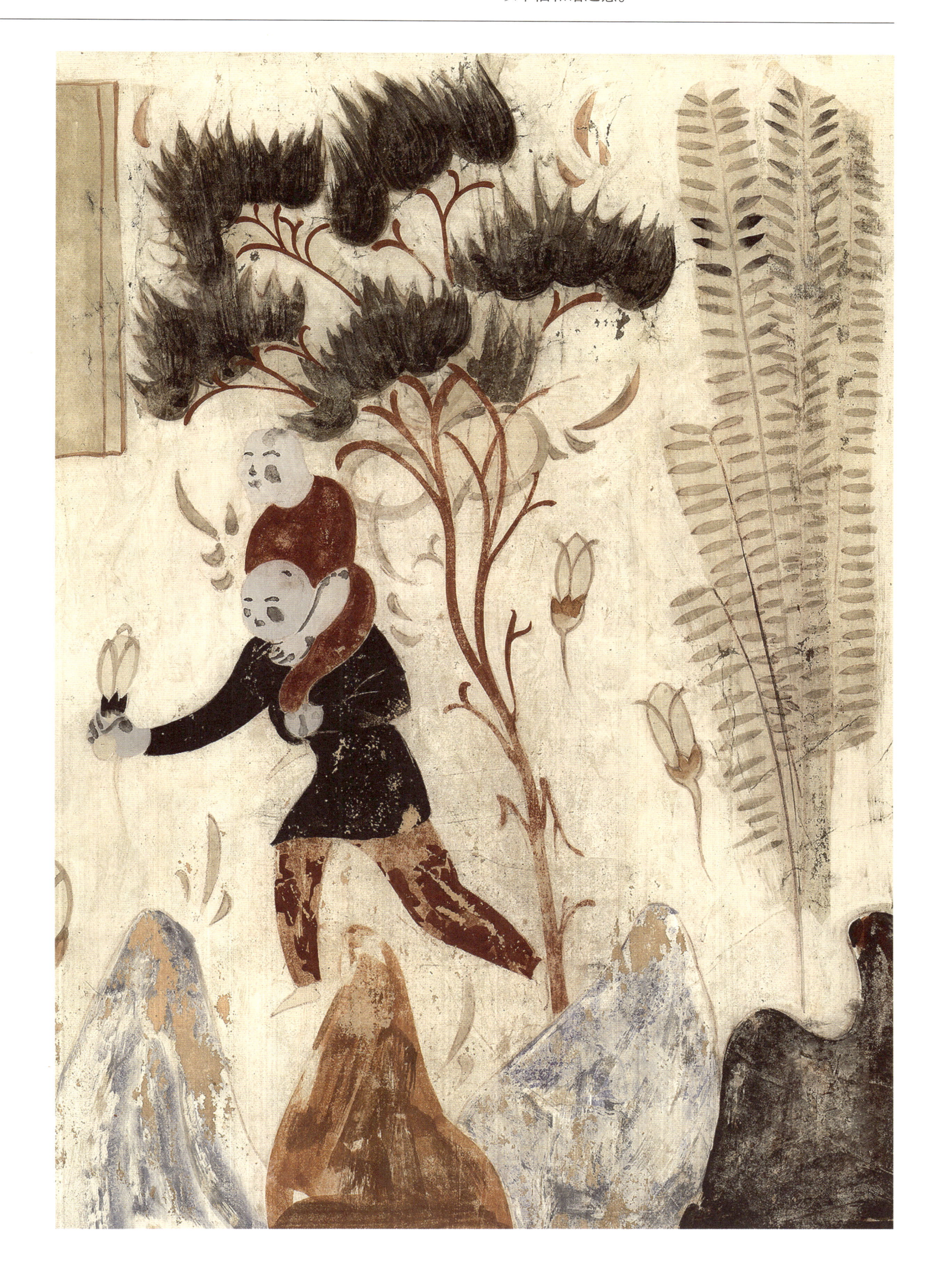

隋代

[隋代] # 莫高窟第 205 窟
五飞天 （左图—高山现状临摹）（右图—高山复原式修正临摹）

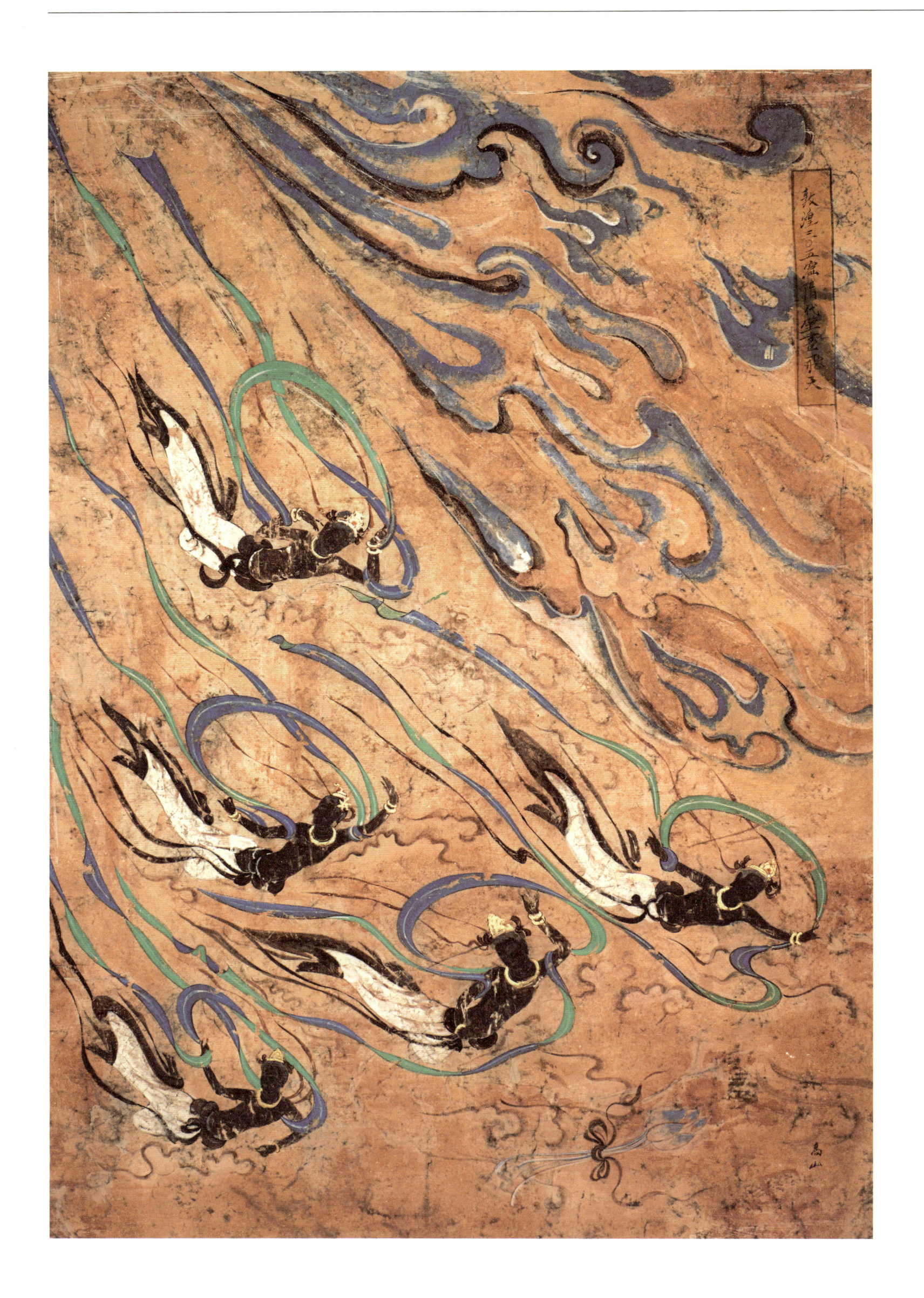

画面中五身飞天姿态各异，均头戴五珠宝冠，颈饰璎珞，腕佩镯，着半身长裙，身环蓝绿色披帛，遨游于祥云之间，造型优美，色彩鲜亮。

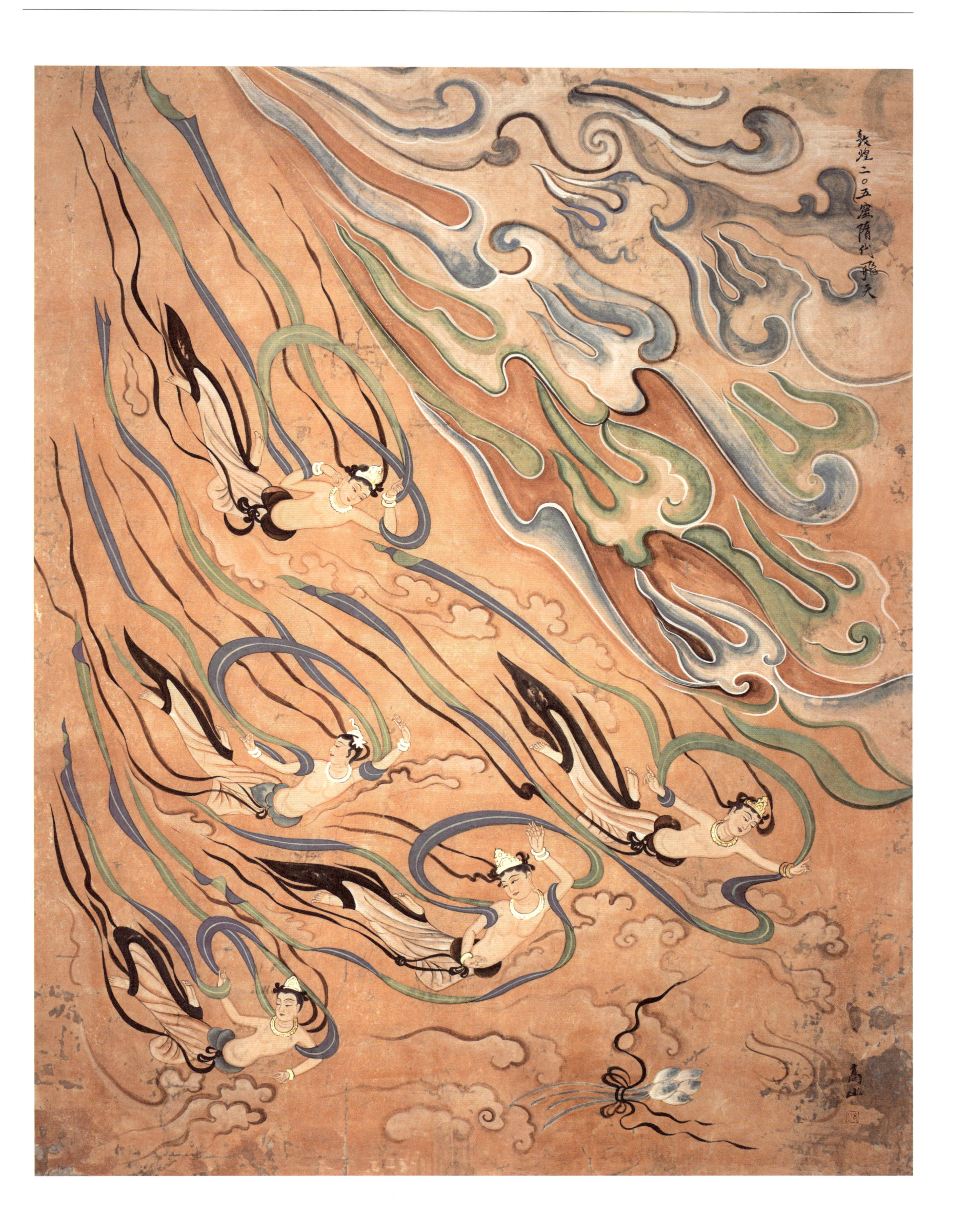

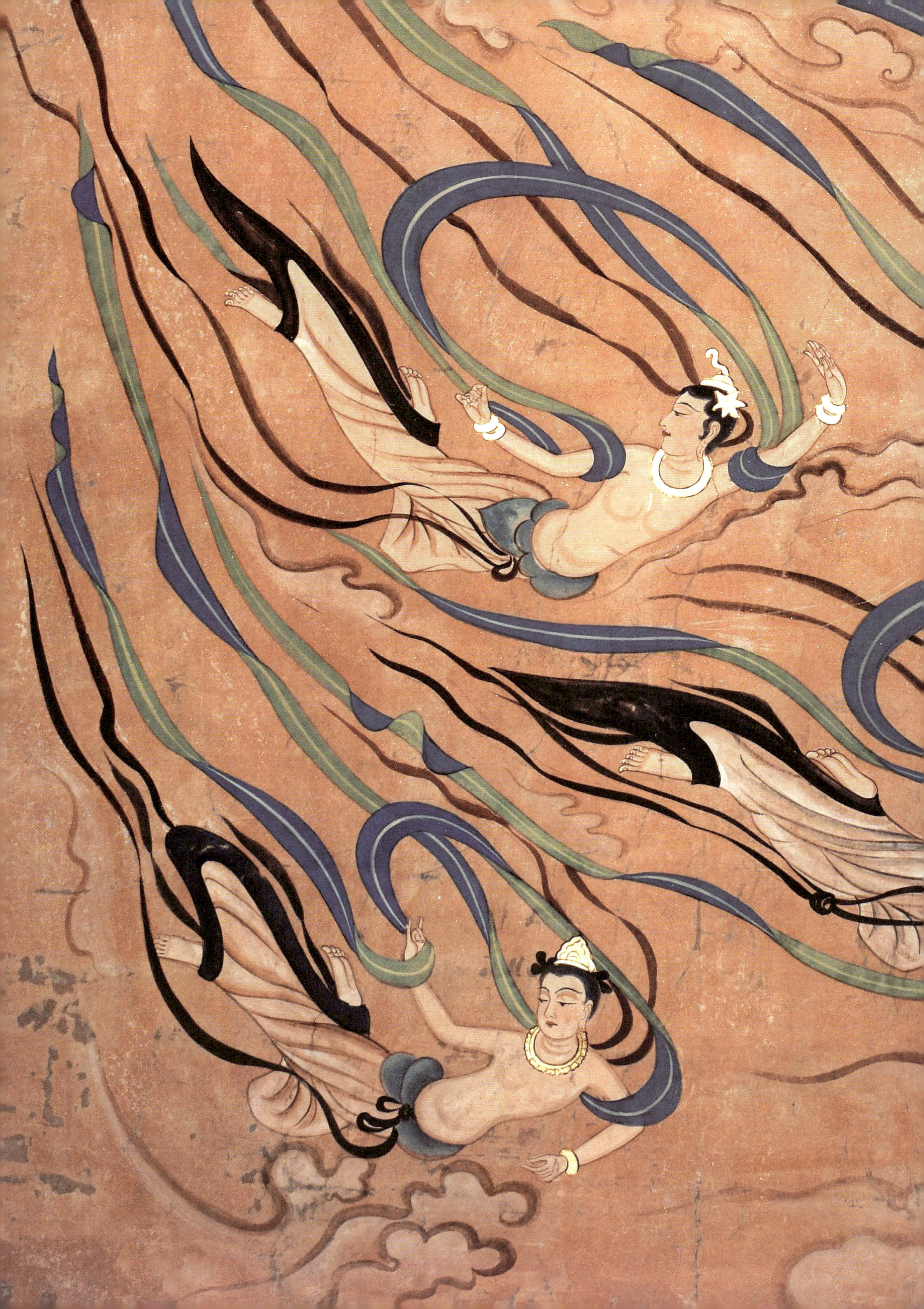

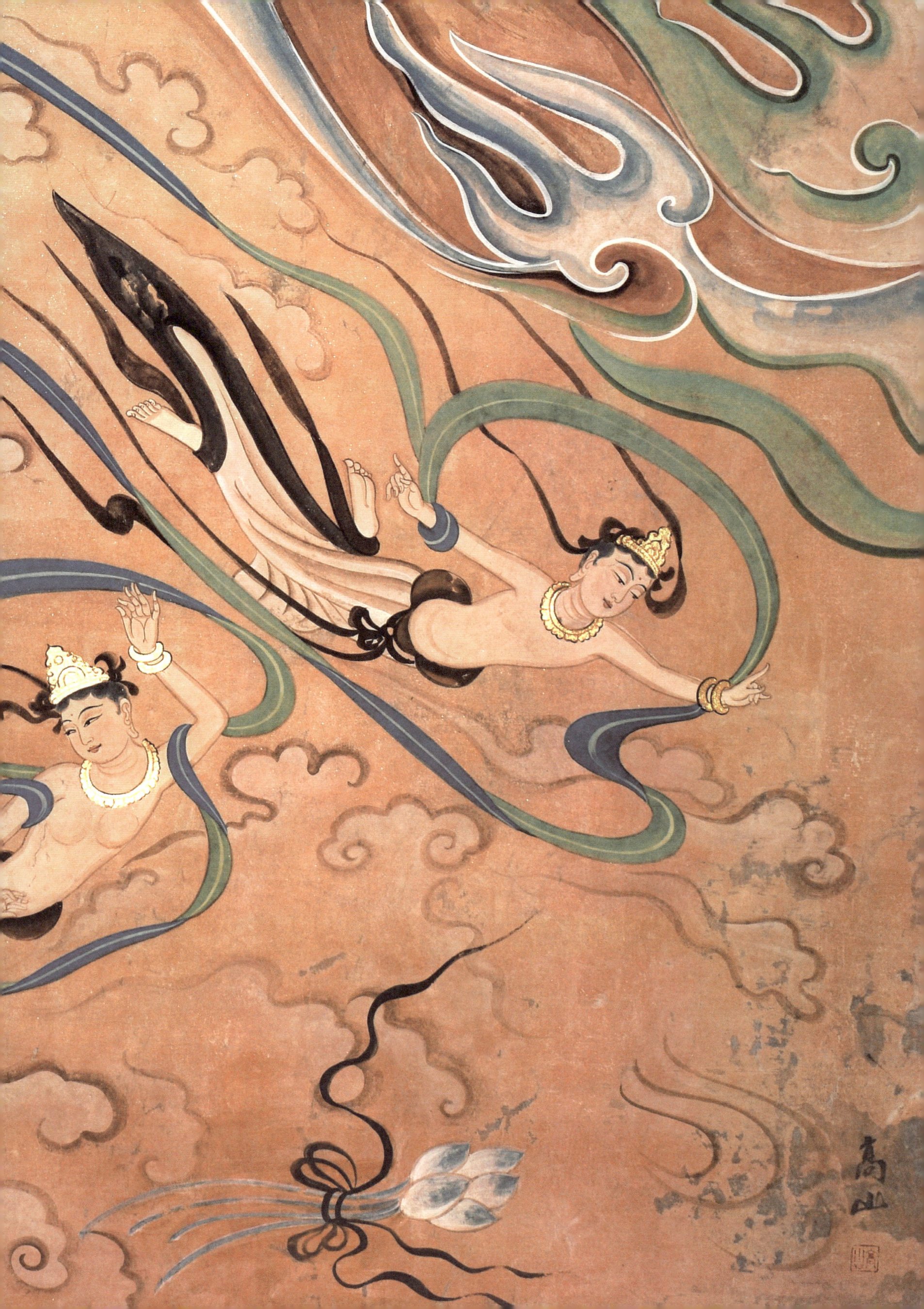

[隋代] **莫高窟第 276 窟**
胁侍菩萨 （王志萍临摹）

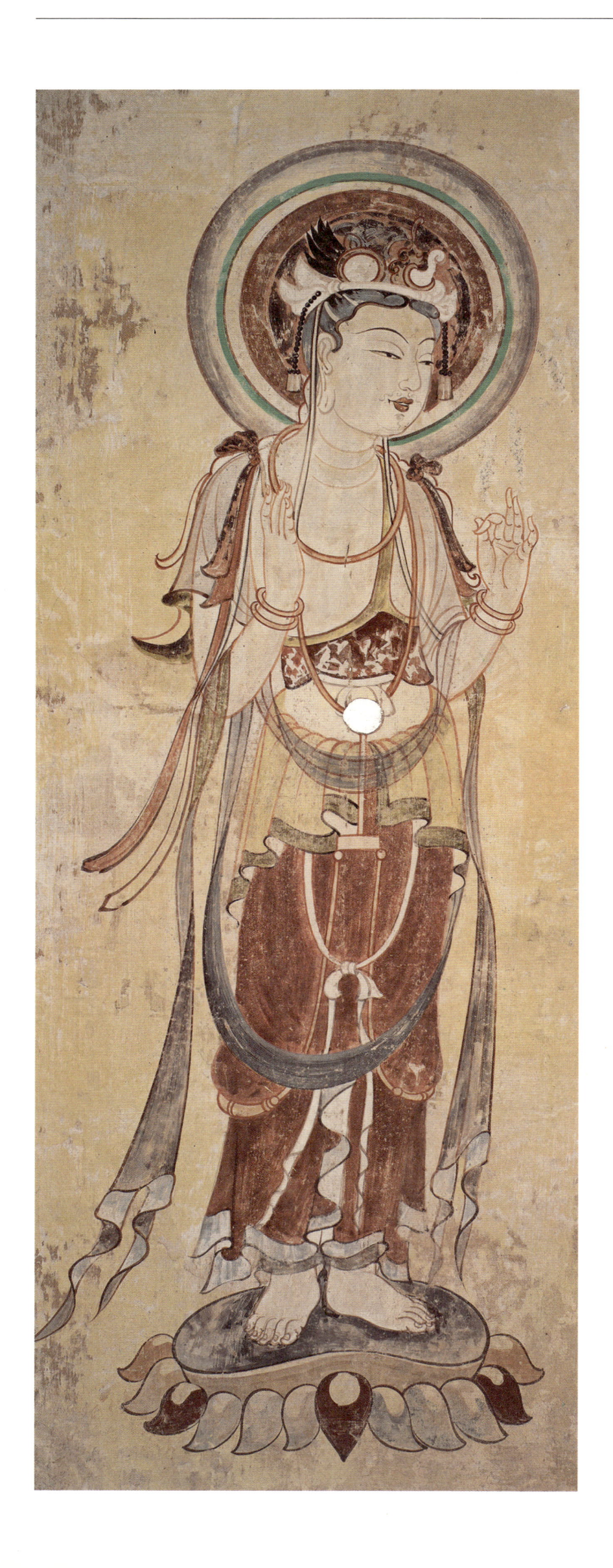

左图，此身菩萨赤脚站于莲台之上，头戴宝冠，上身着偏衫，下身着长裙，身体向左微倾，两手上扬于胸前，衣带似随风飘扬，显得轻盈自在。右图，此身菩萨头戴宝冠，眉宇舒展，圆唇细眼，耳部配有环形耳饰，左手持莲花于胸前，右手握宝瓶，身旁有落花，整体营造出一种安详、雅致的氛围。

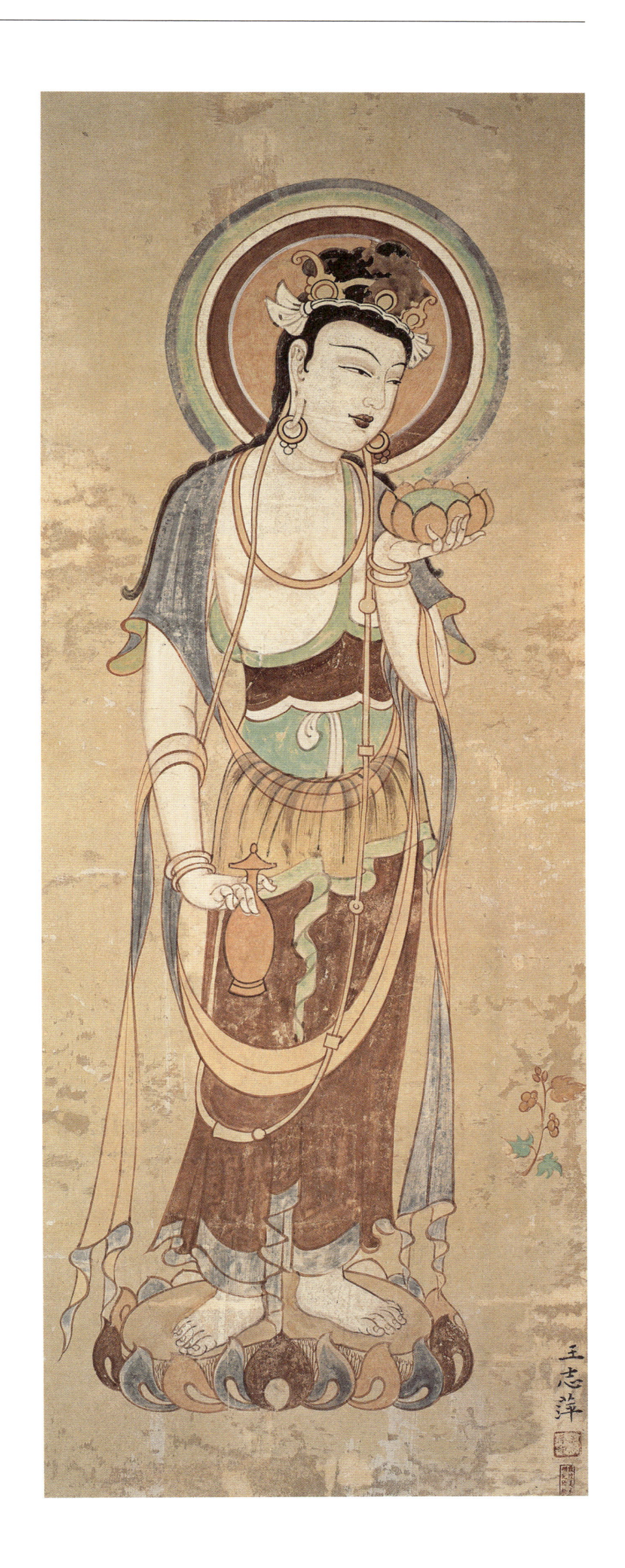

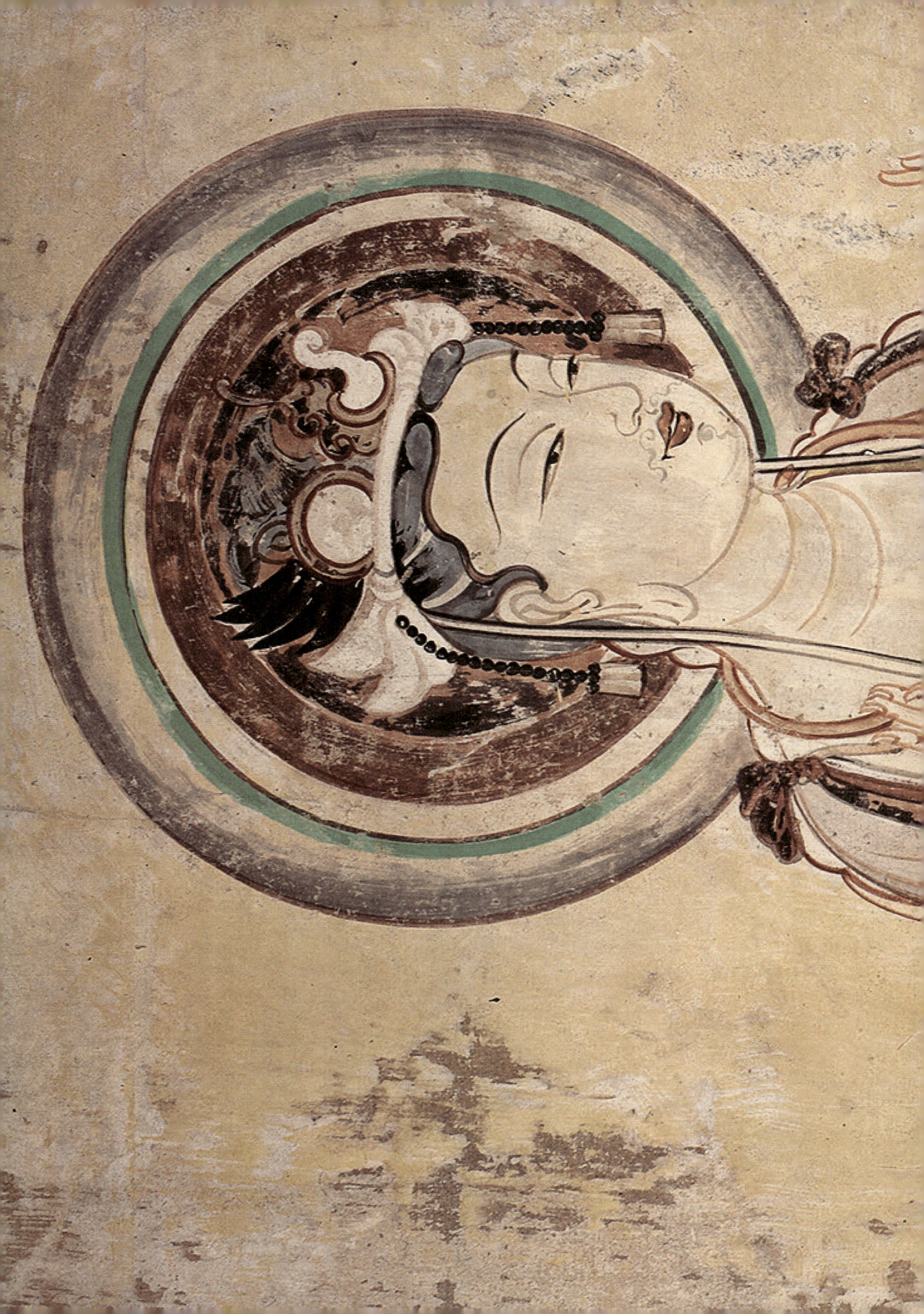

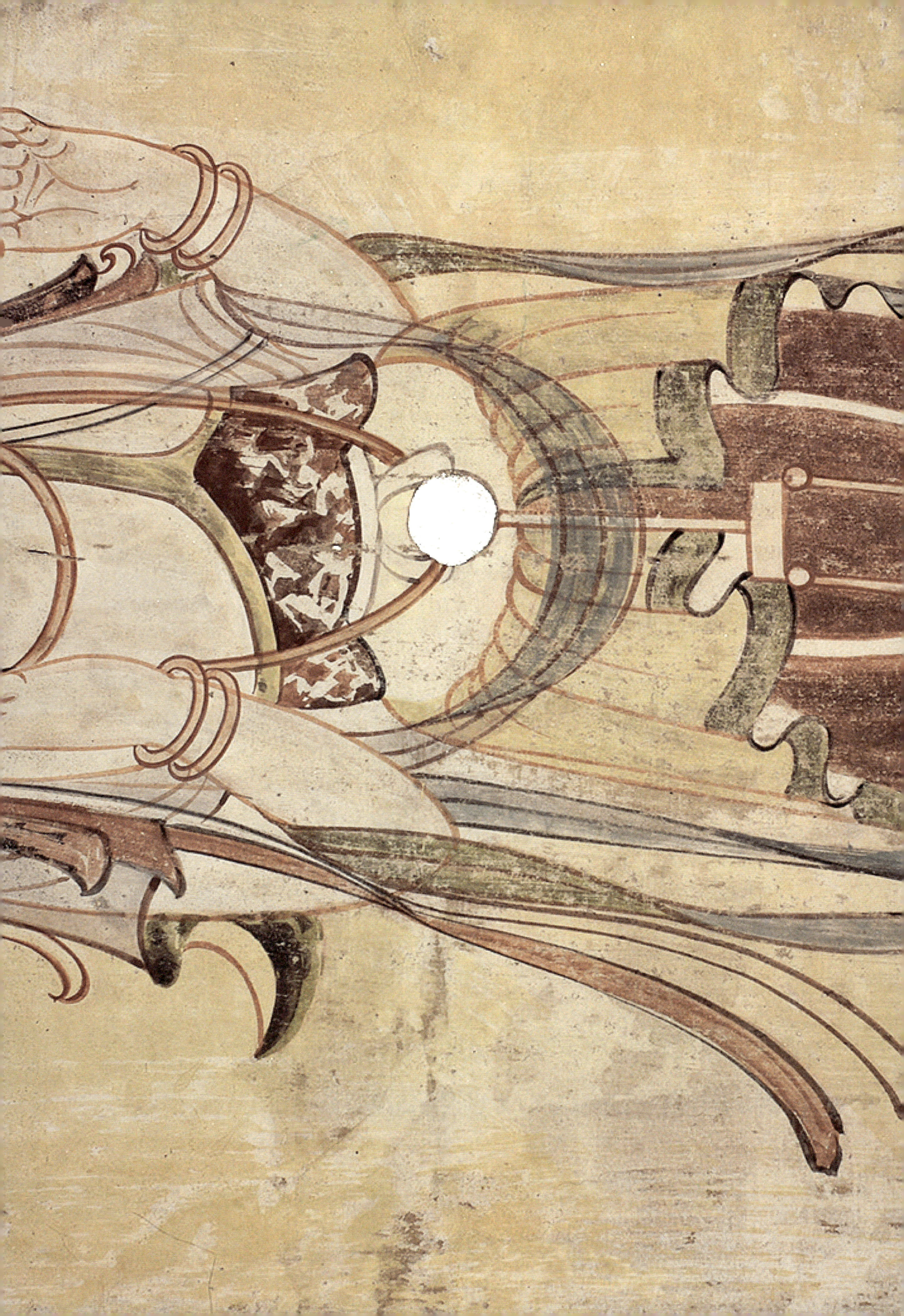

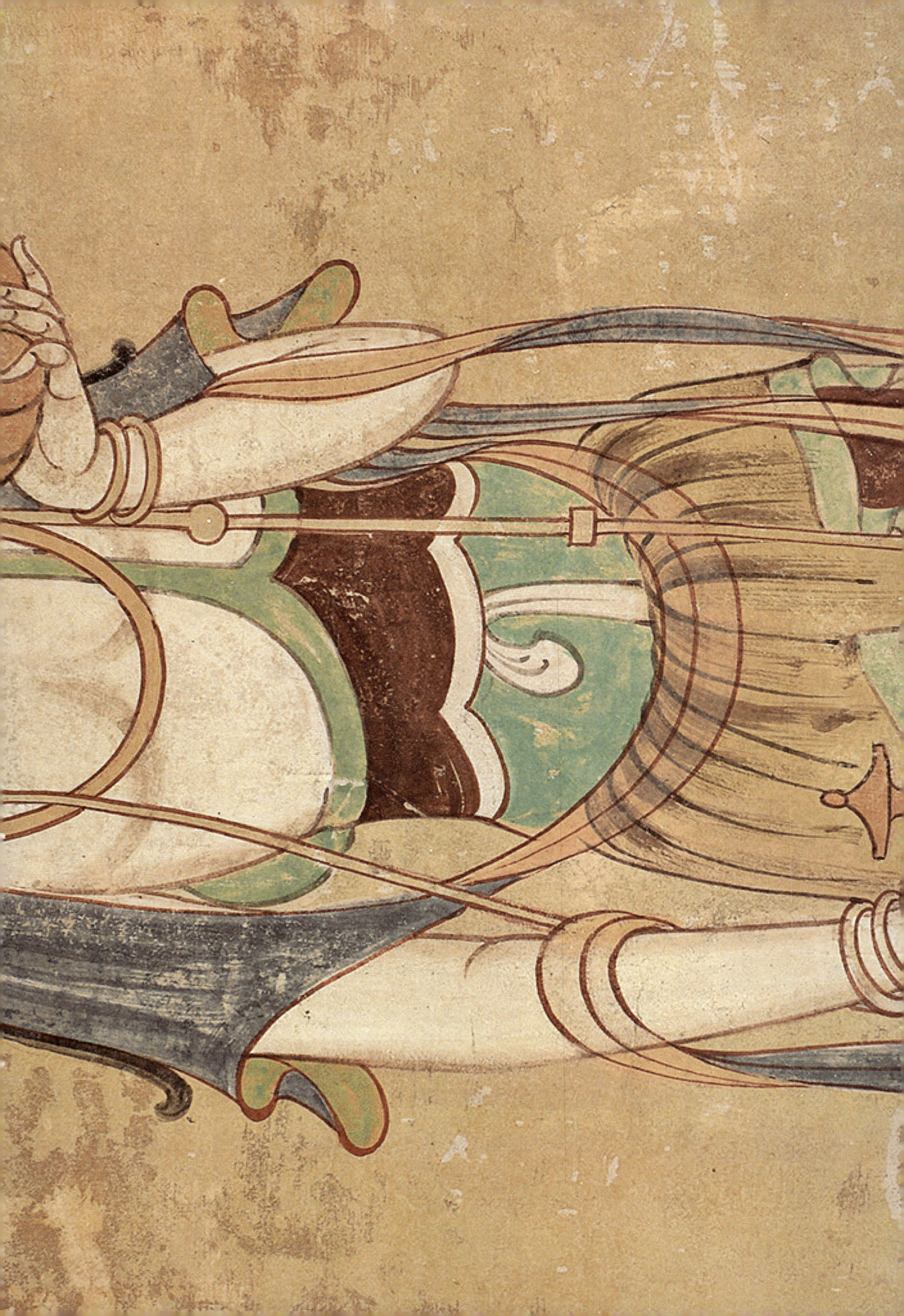

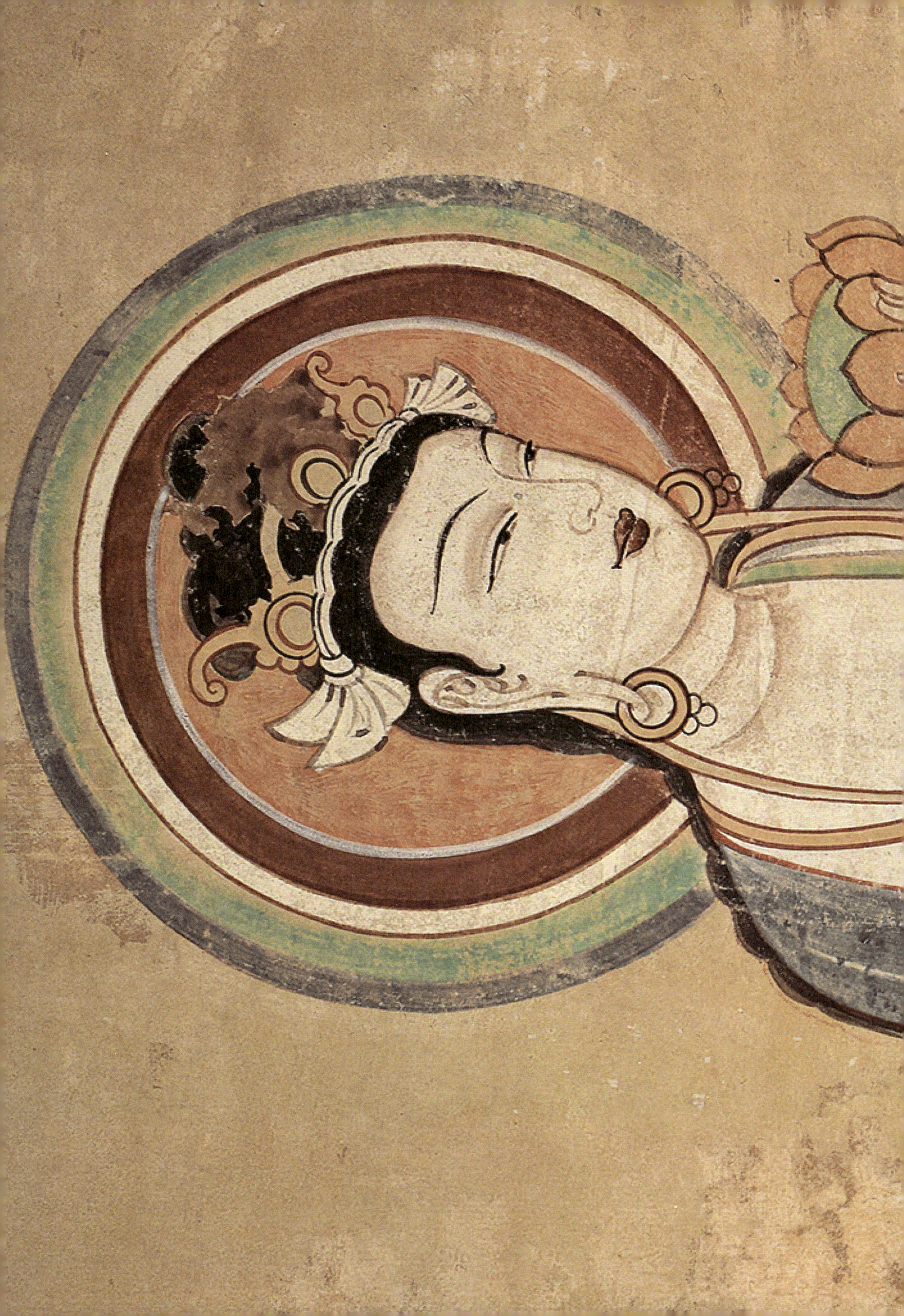

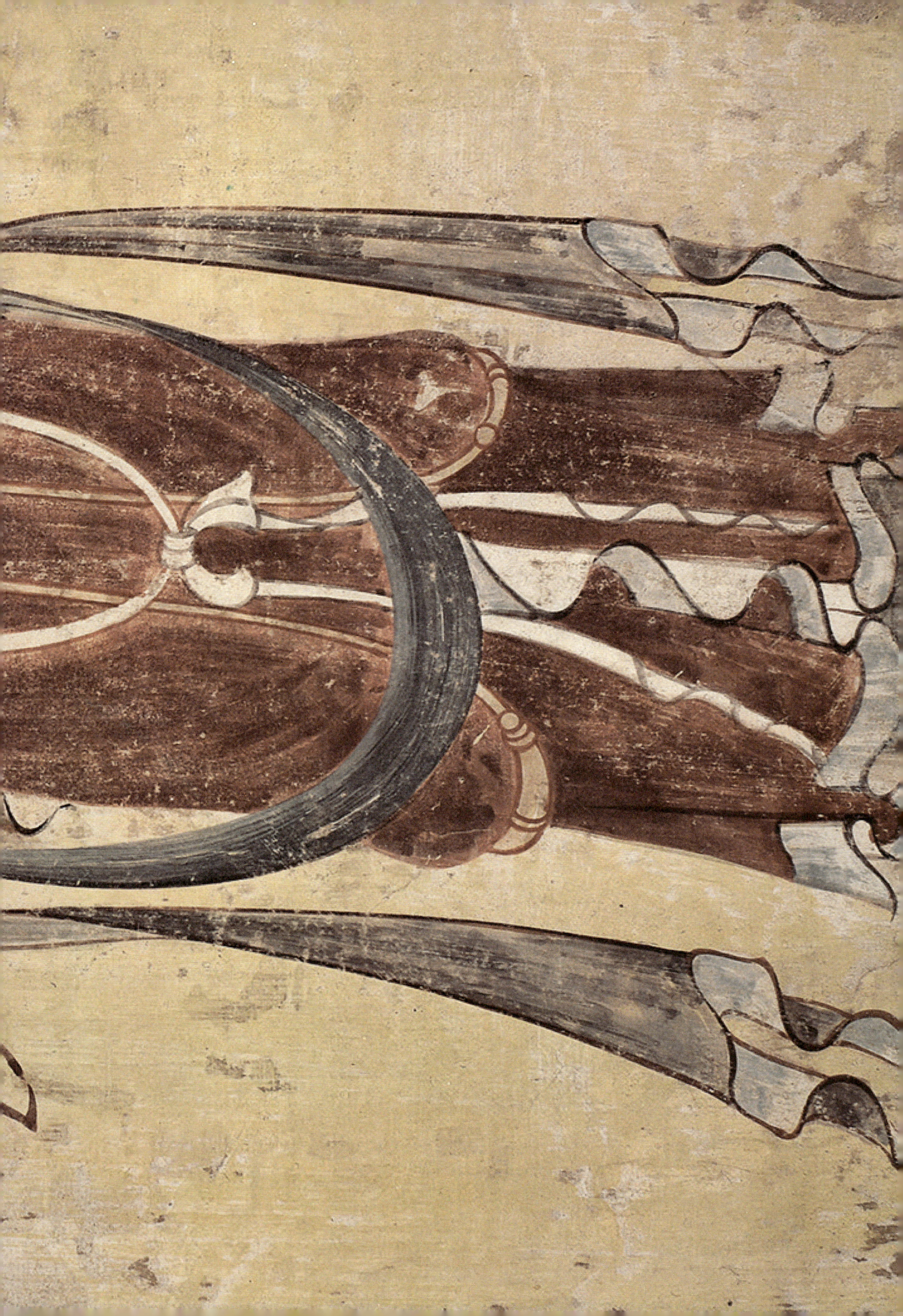

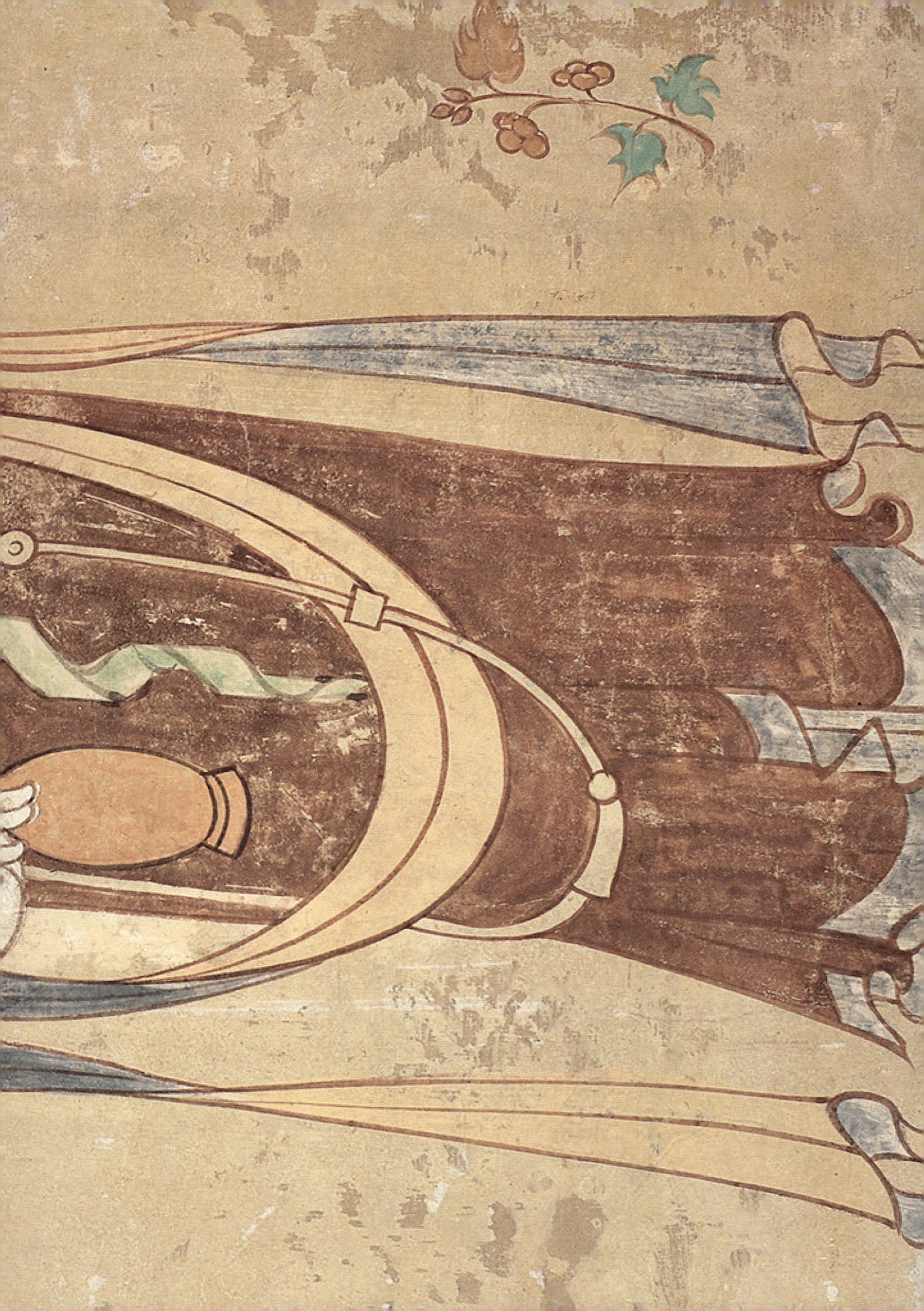

[隋代] **莫高窟第 303 窟**
有障日板的堂 （金子欣临摹）

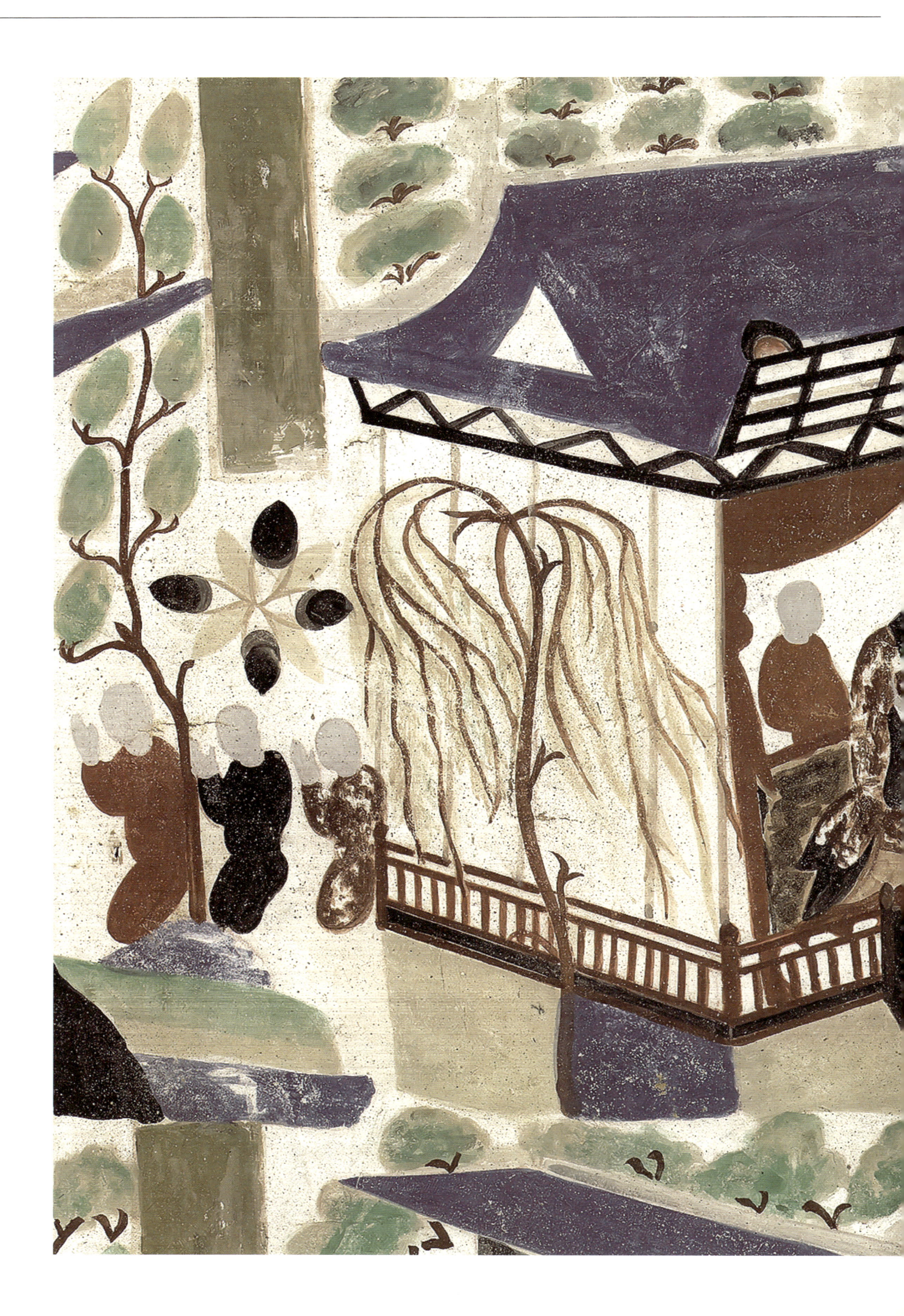

画作中一人端坐于堂内，旁有一人服侍在侧，众人虔诚地跪坐于堂外。堂外满目绿树，排列有序，葱郁繁密，构图布局虽密但不冗杂，树木与屋堂掩映成趣。

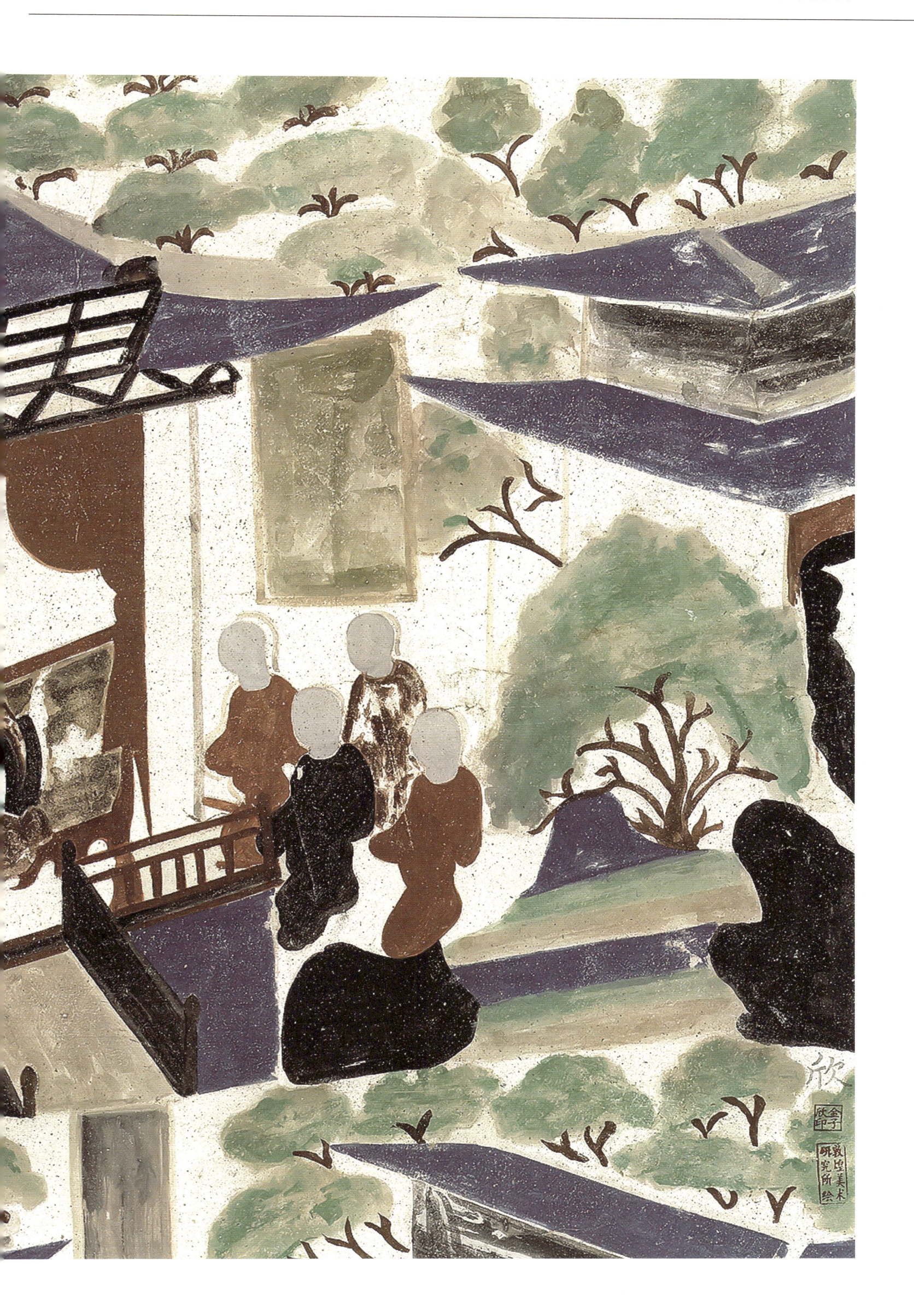

莫高窟第 305 窟

说法图　（左图—高山修正临摹）（右图—高山复原修正临摹）

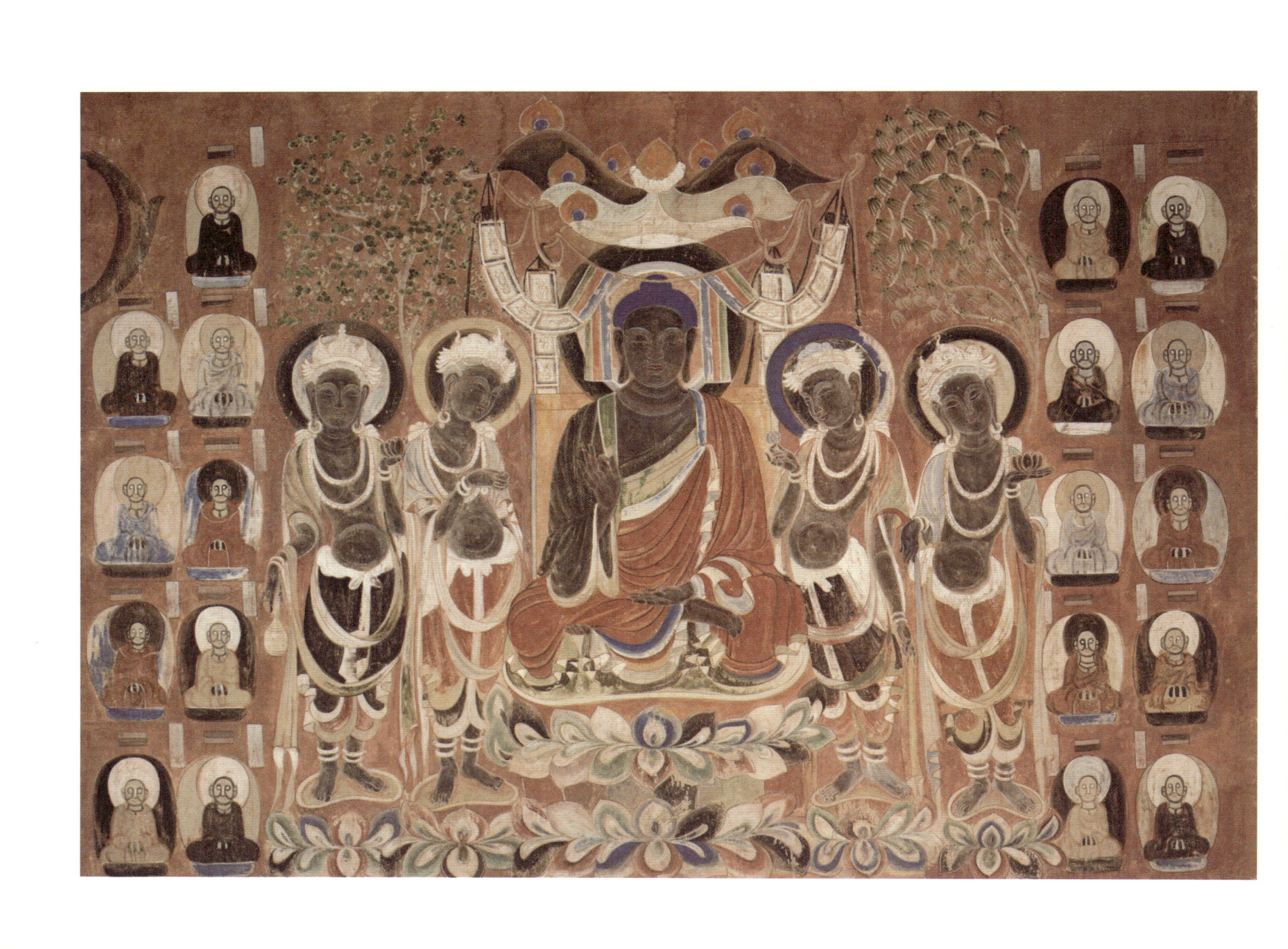

[隋代]

此画描绘的是释迦牟尼说法的场面，此画作一佛四菩萨的组合，佛身两侧菩萨人物对称上有变化。佛两侧分别绘二弟子，侍奉于两侧。四弟子上身半裸，肩披长巾，身佩璎珞，一手上举轻扶飘带，一手托供品，体态优美，身体略呈 S 形，目光下视，若有所思，肌肤细腻，体现出雍容高贵的美。

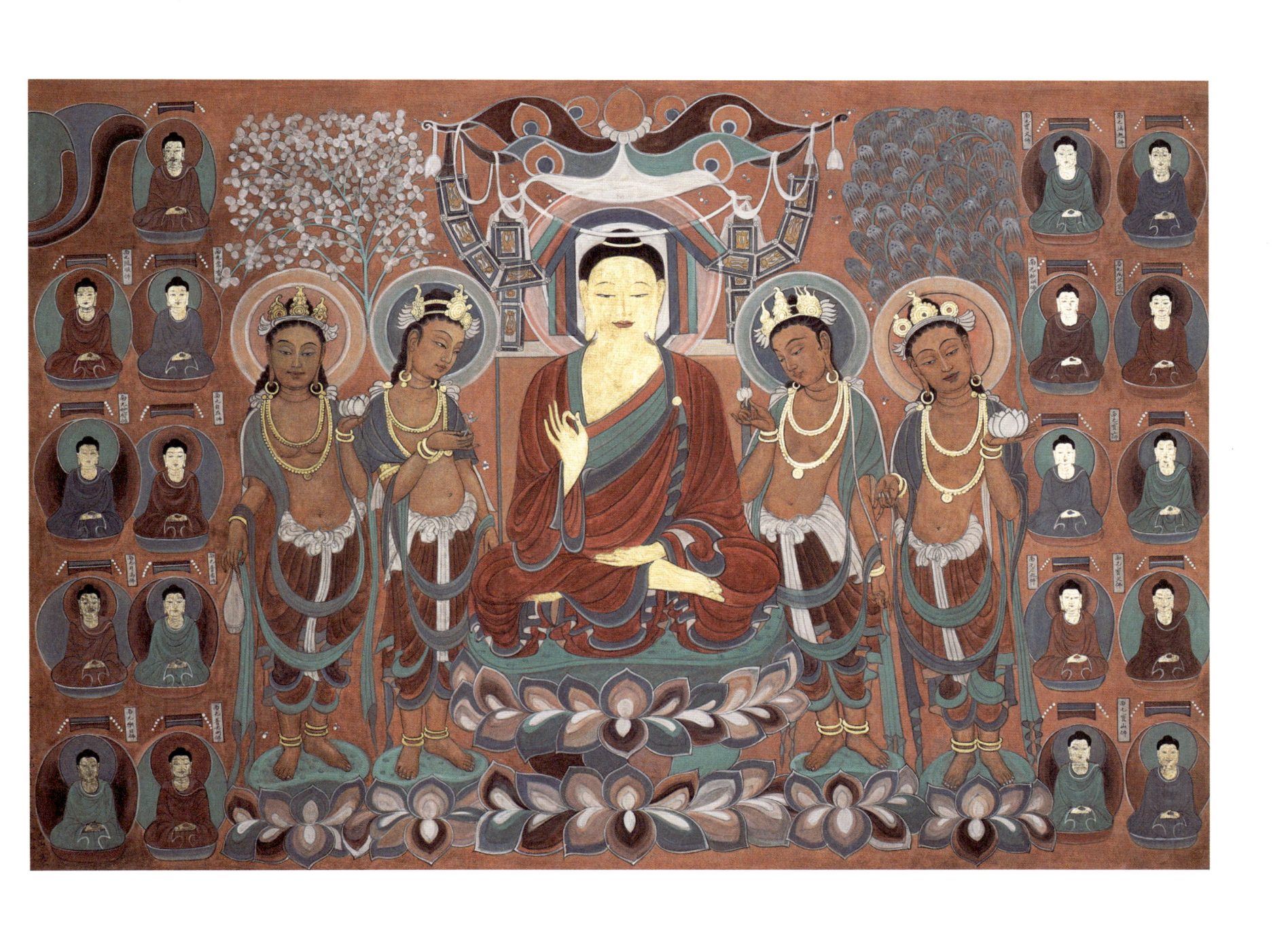

南无随叶佛　南无常香佛

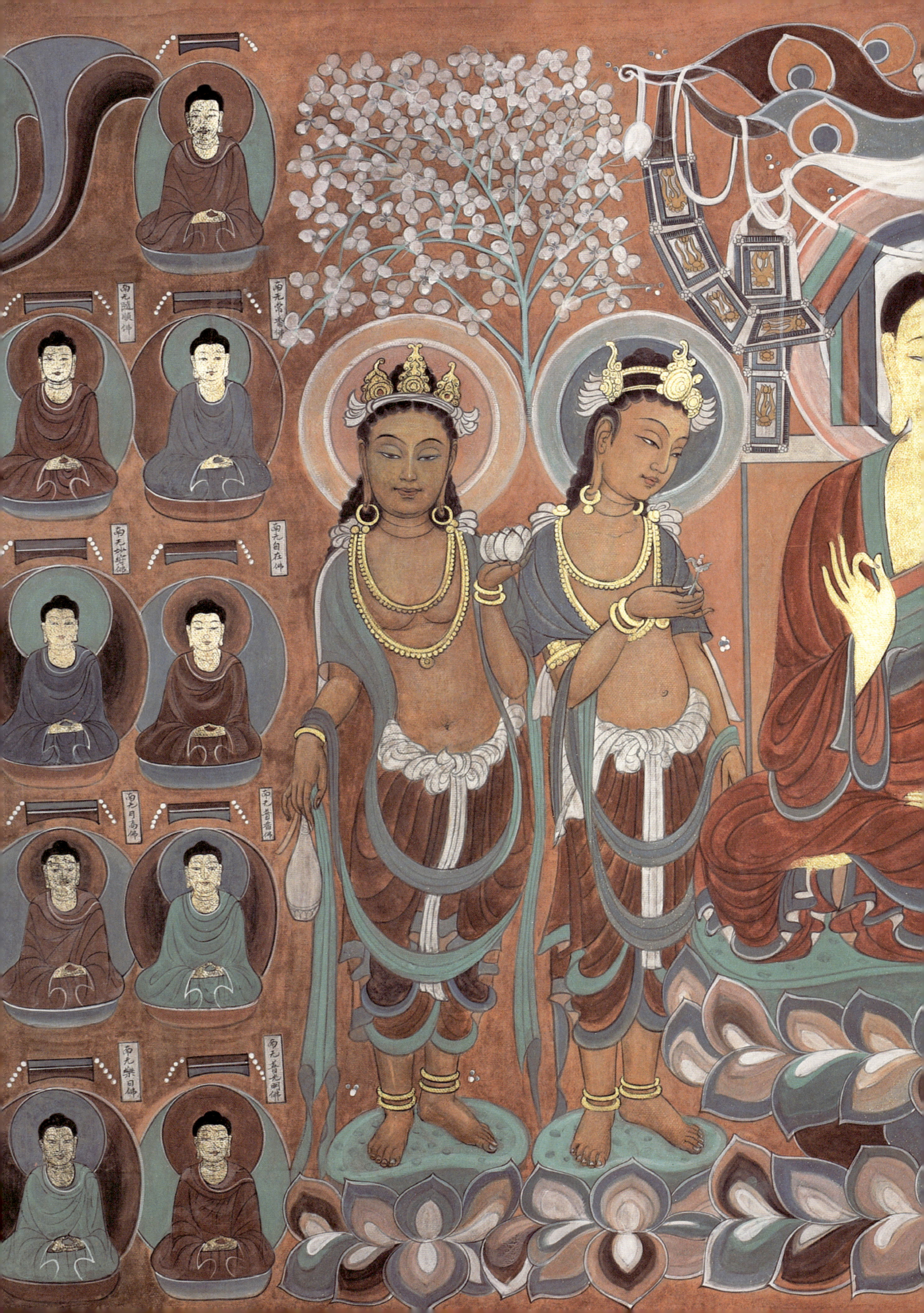

南无妙华佛　南无自在佛

南无月音佛　南无须曼佛

南无乐见佛　南无善见明佛

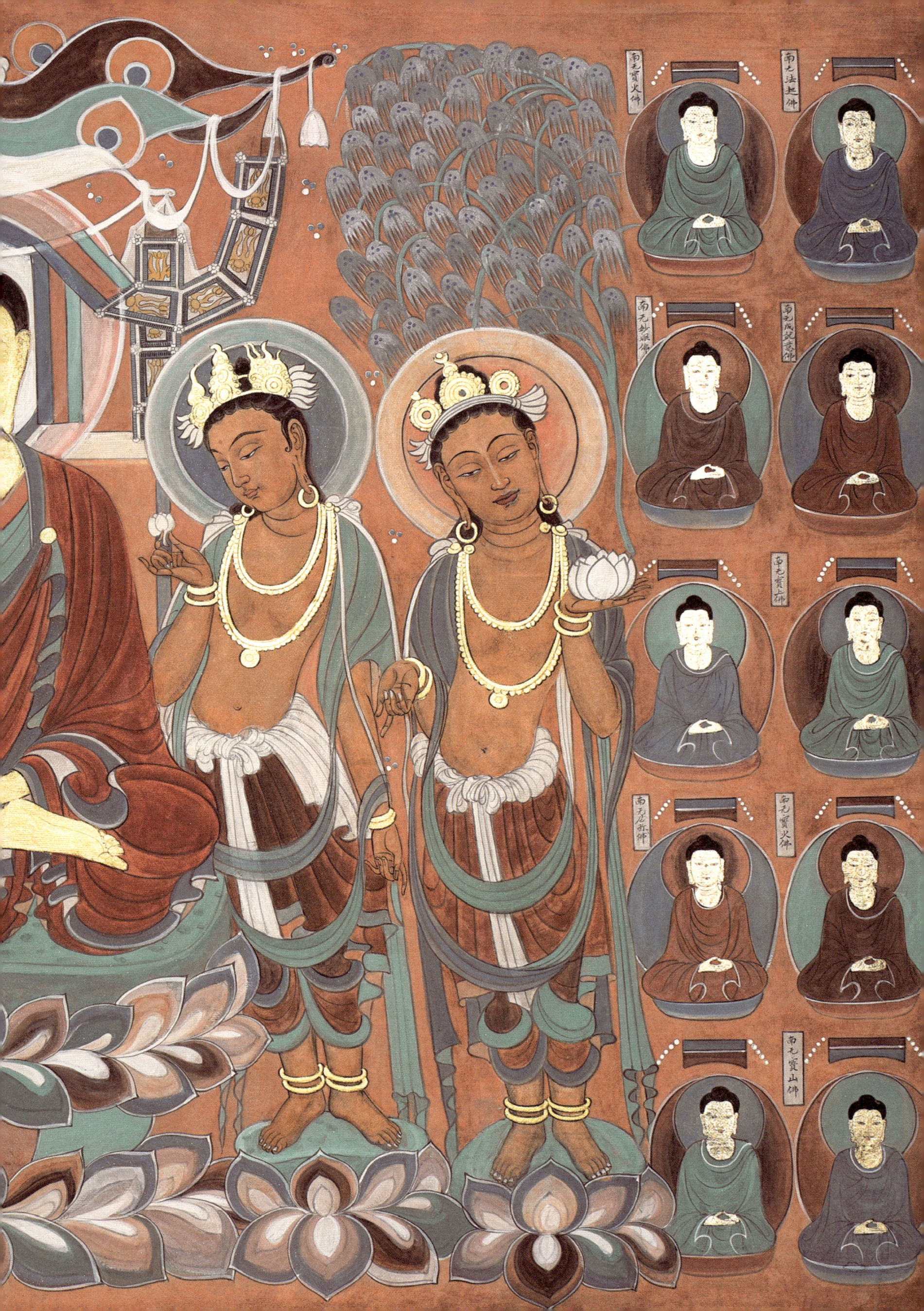

南无寶起佛	南无法起佛
南无妙眼佛	南无威光佛
	南无寶上佛
南无尼拘佛	南无寶火佛
	南无寶山佛

[隋代] **莫高窟第 305 窟**
双飞天之一 （高山修正临摹）

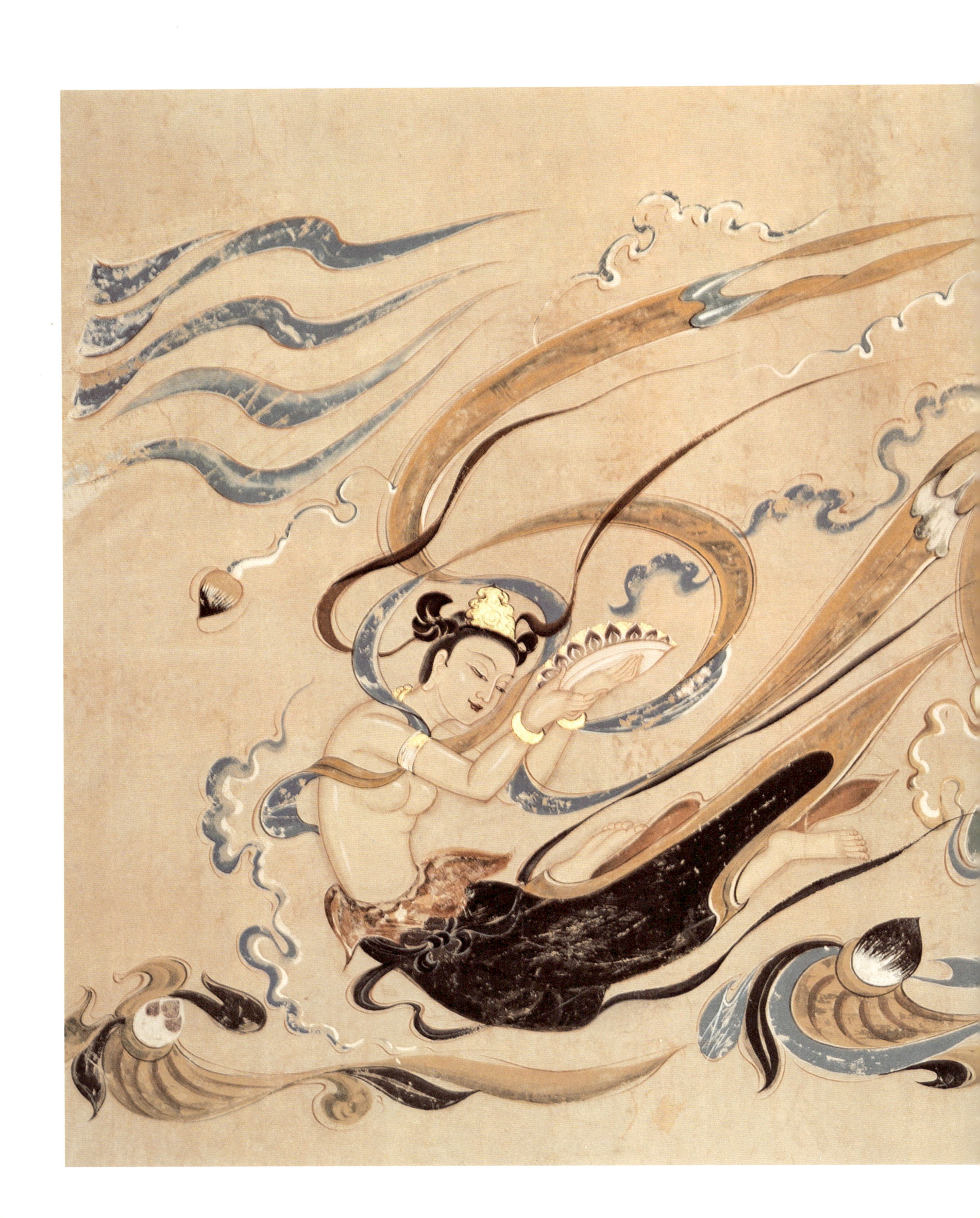

画面中飞天具有隋代表现形态丰富的特点，绘画技法成熟。大范围铺色，色彩浓重，效果极其强烈。飞天周围用几种色彩排列而出的火焰纹样显得光辉烂漫，极富想象力，使人感到隋代的洞窟绚丽多彩。

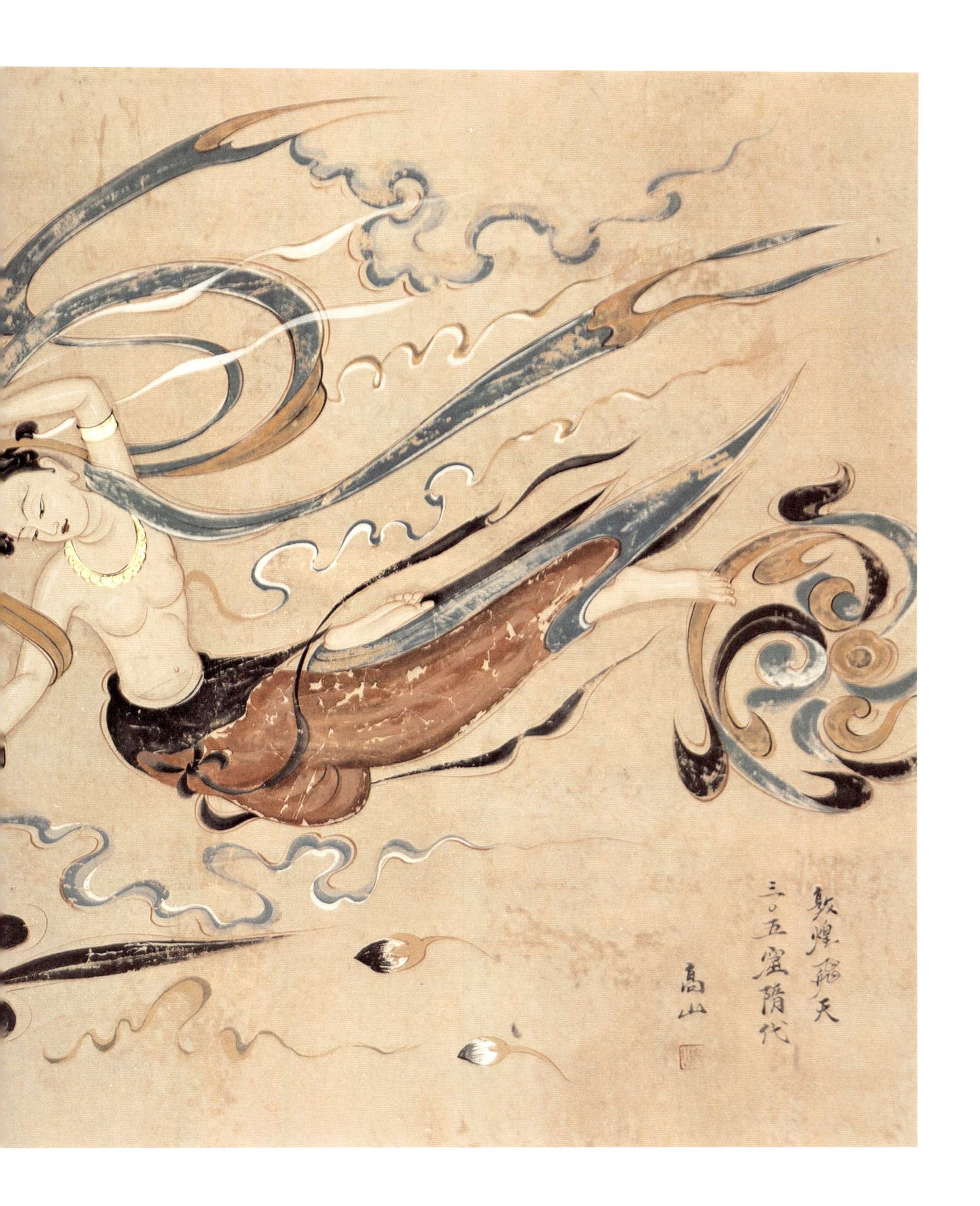

[隋代] **莫高窟第 305 窟**
双飞天之二　（王志萍临摹）

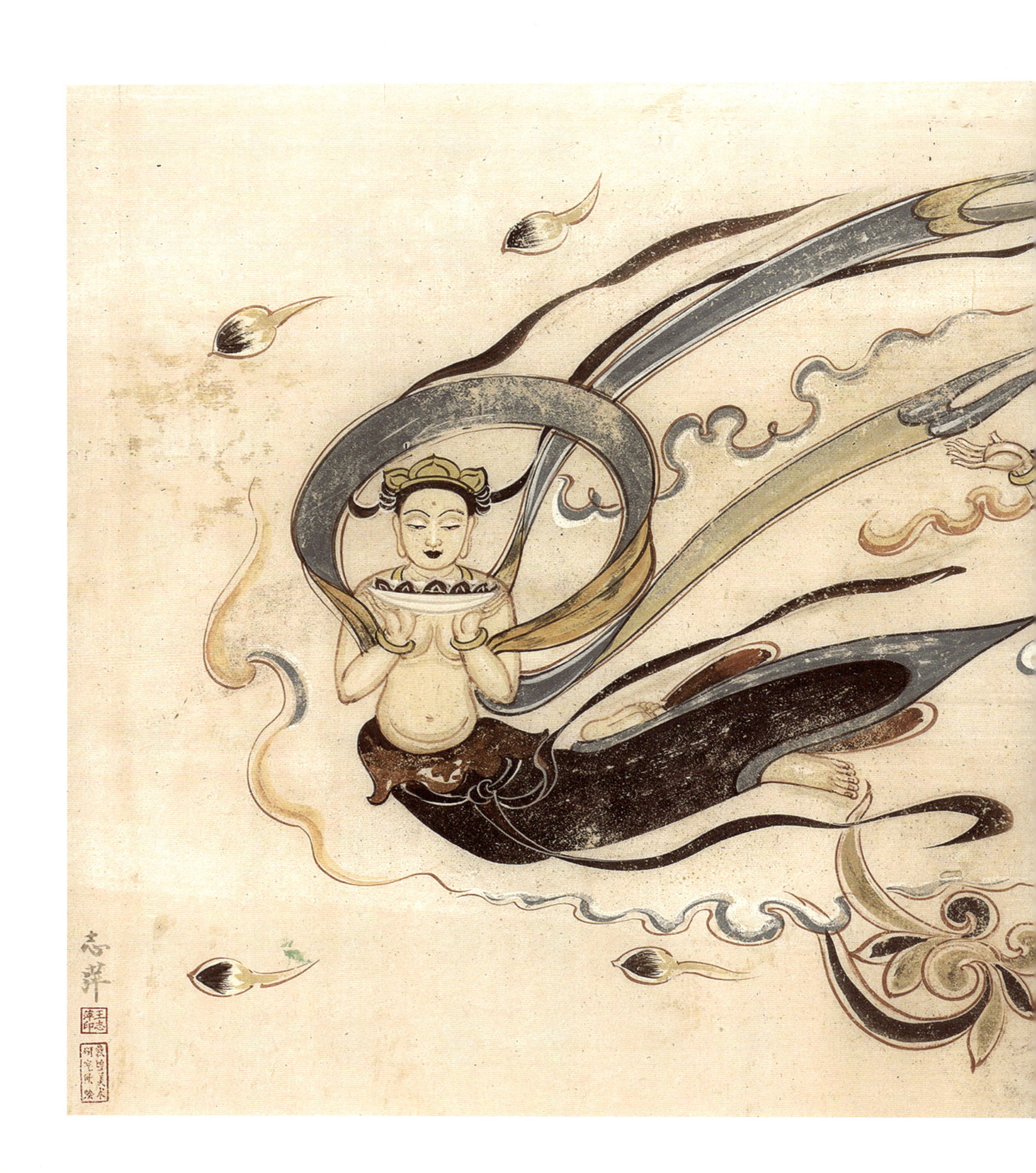

两身飞天头戴宝冠，柳眉细眼，丰鼻红唇。一飞天双手捧花，一飞天一手托花一手上扬，婀娜多姿。两身飞天上身袒露，丰肌秀骨，舒卷自如，飘带陪衬，不显单调。

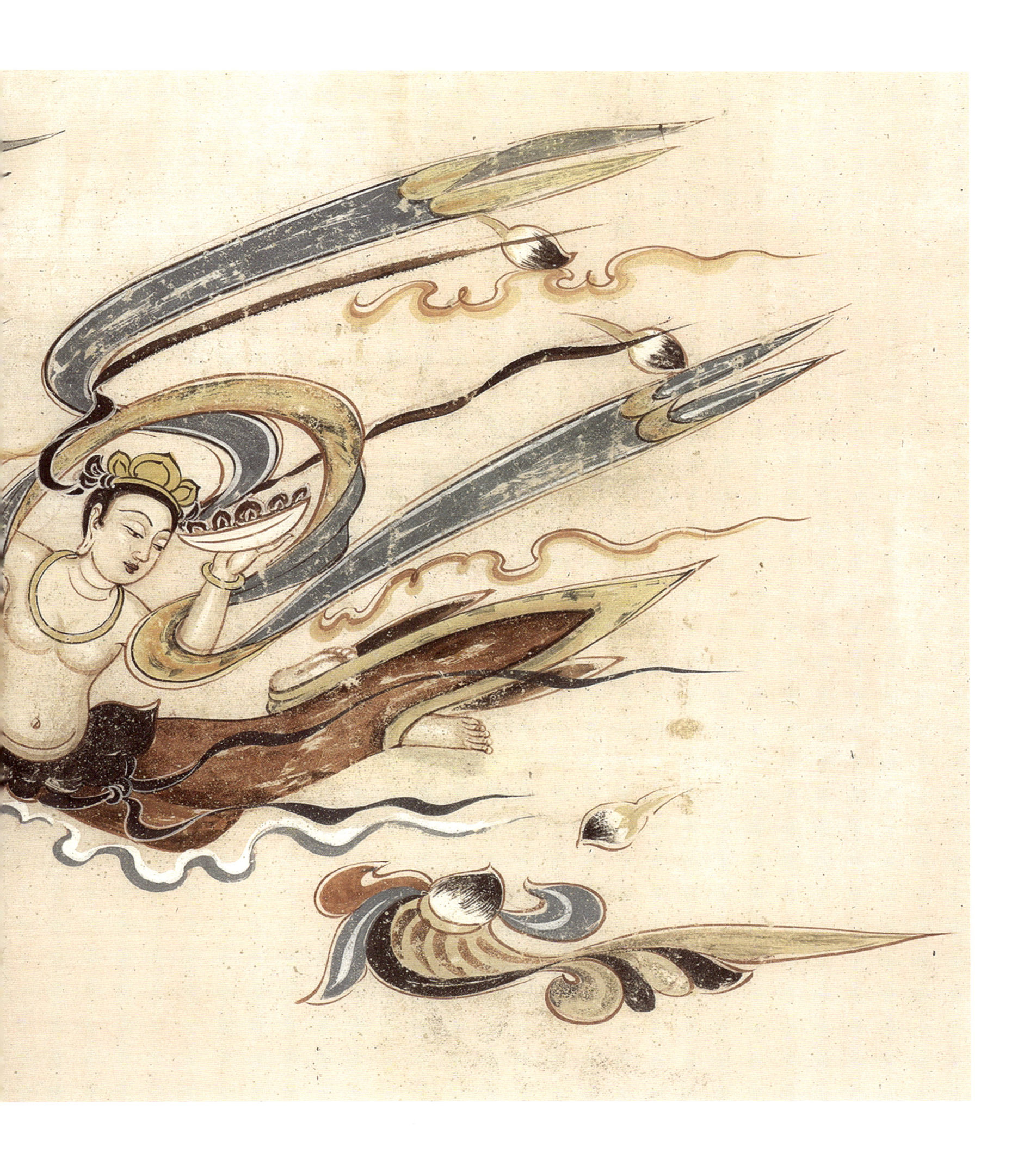

[隋代] **莫高窟第 313 窟**
说法图中的飞天 （黄茜临摹）

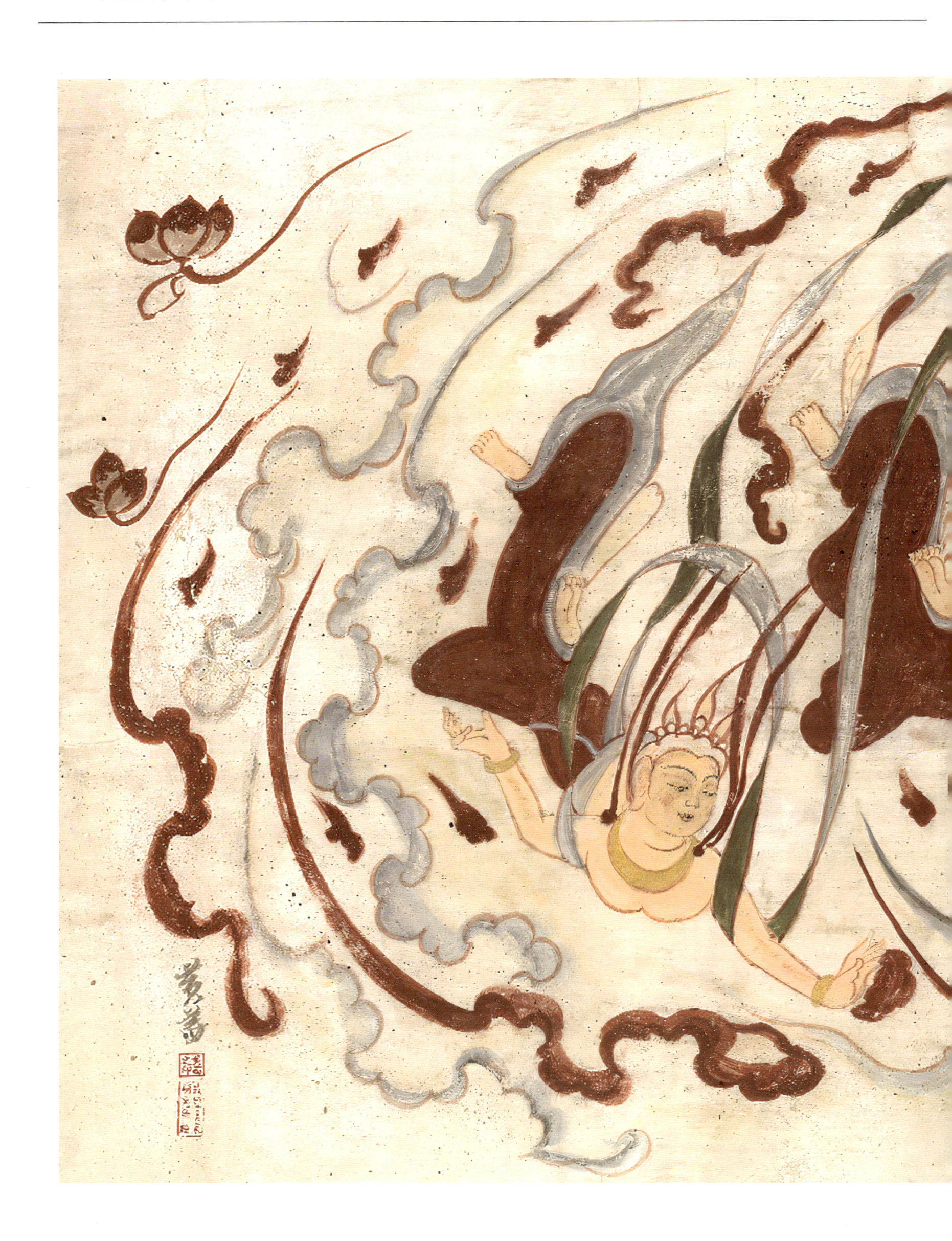

画面中的两身飞天迎风飞翔，四周云气飘流，身轻如燕，姿态优美。左侧一身飞天双臂舒展，手持鲜花，目光垂视，长裙飘曳；右侧一身飞天双手持乐器演奏，面含笑意，飞舞的彩带迎风舒卷，自在轻盈。

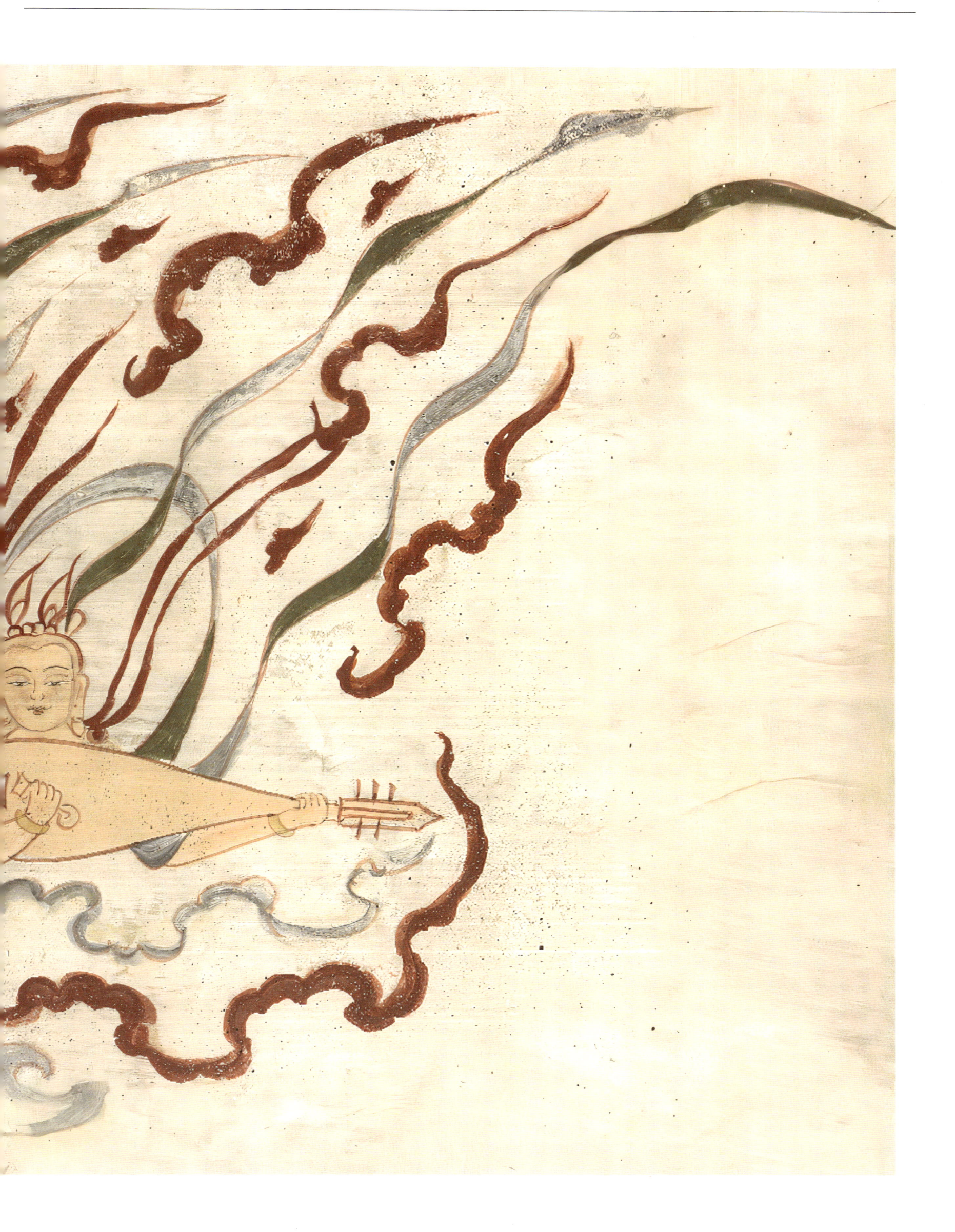

[隋代] **莫高窟第 404 窟**
伎乐持花天人 （金子欣临摹）

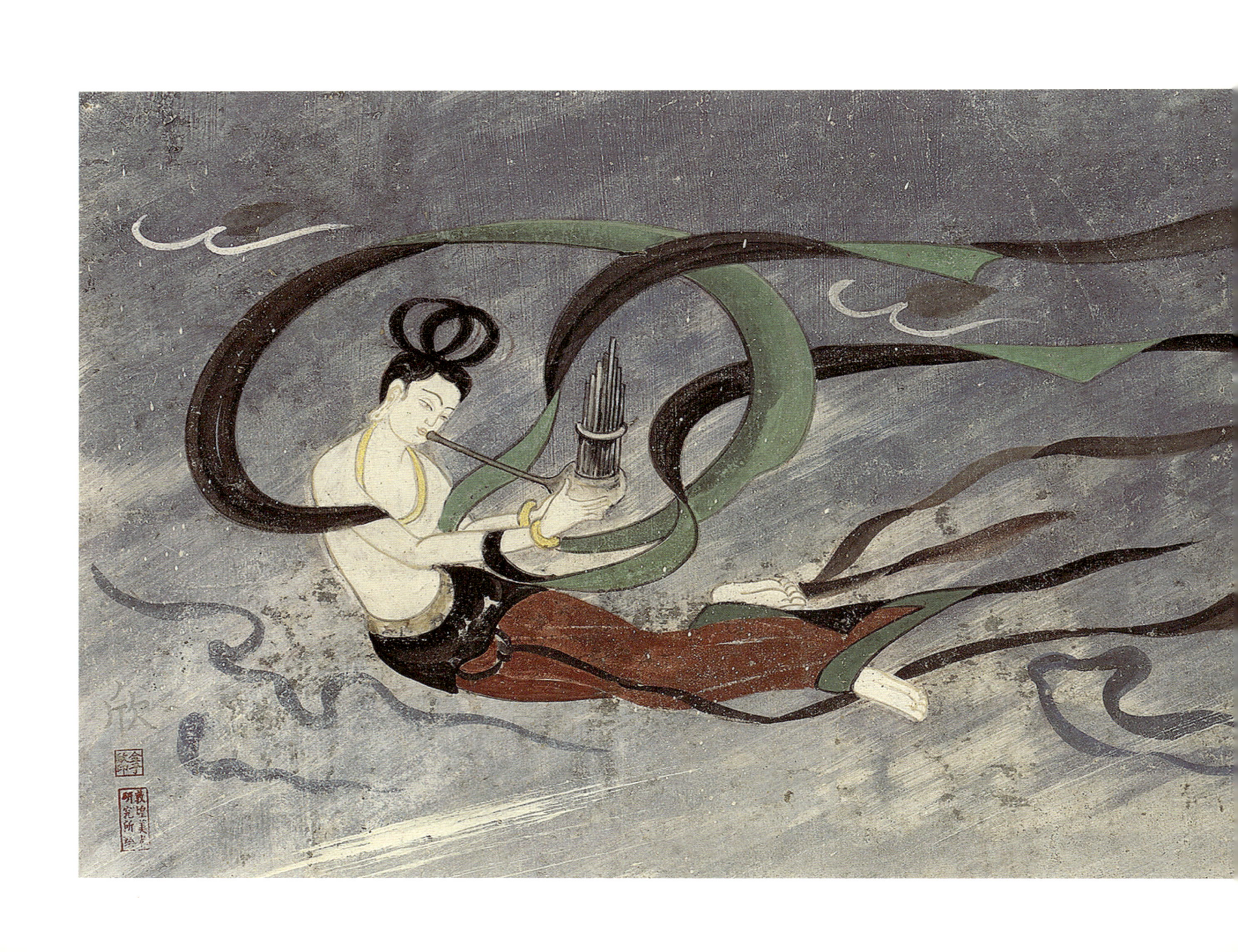

左侧飞天束双髻，袒露上身，下身着红色长裙，飘带飞舞；右侧飞天头戴宝冠，双脚赤裸，项圈、手环装饰于身，姿态自如。两身飞天各吹奏一乐器，裙带随风舒展，尽显潇洒轻盈的动态之美。

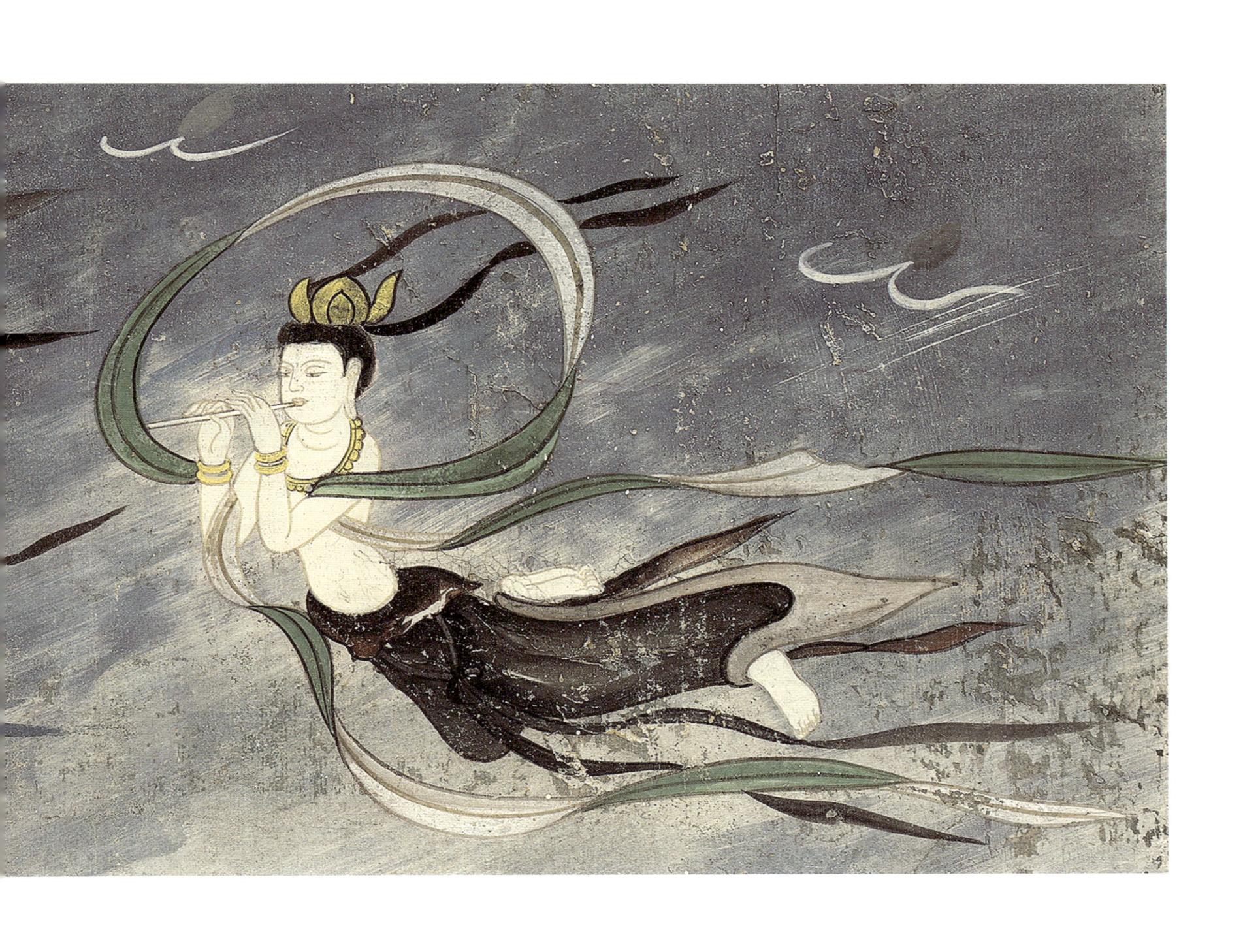

莫高窟第 427 窟

[隋代] 飞天 （高山现状临摹）

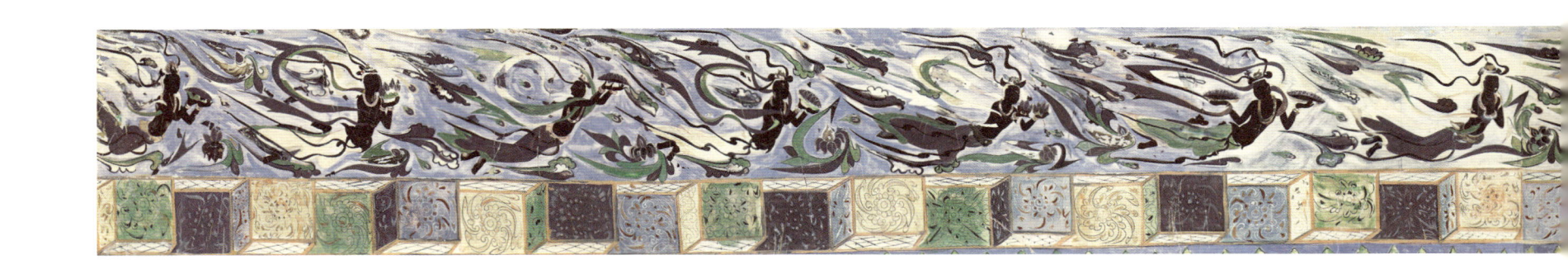

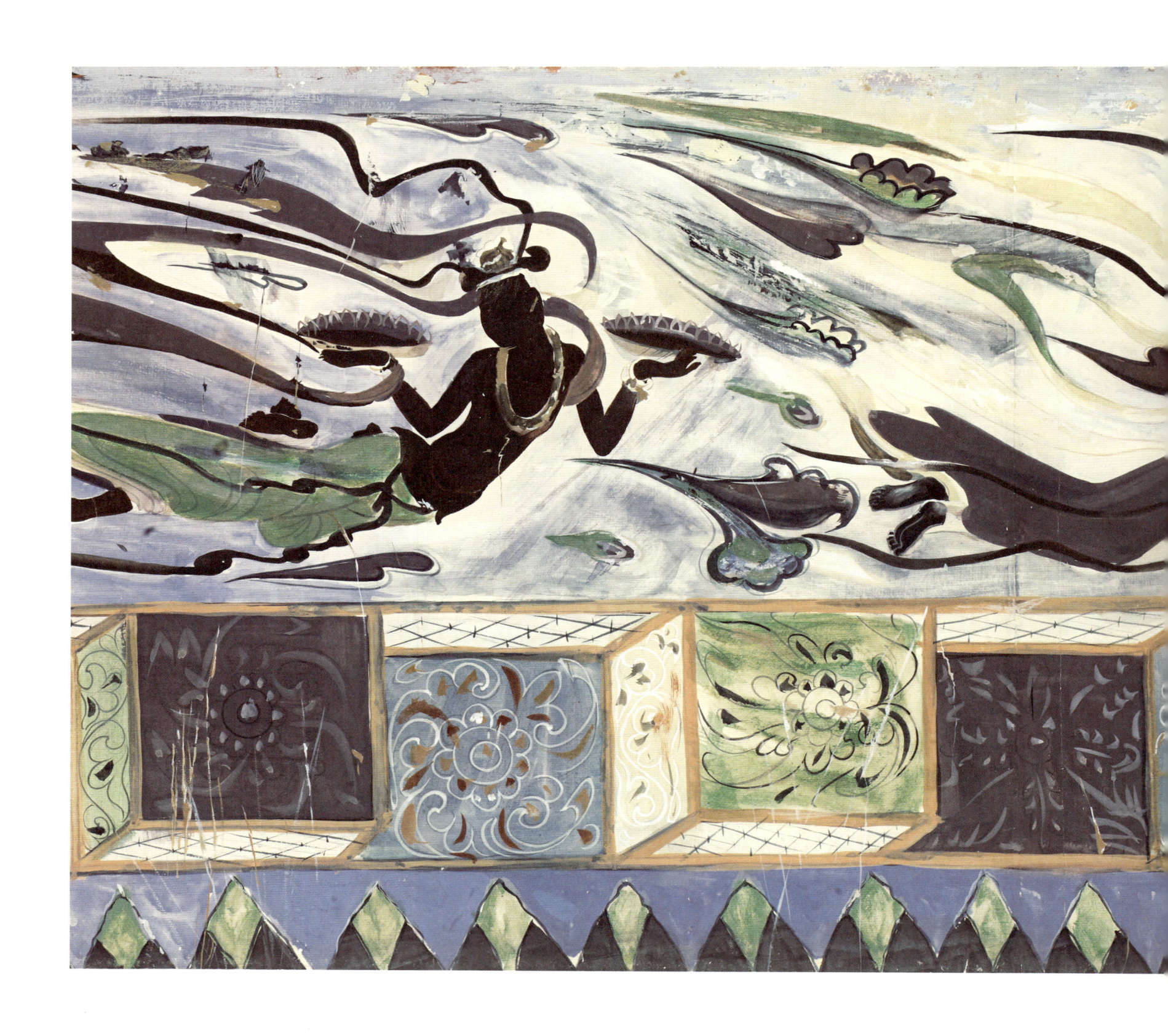

画面涂蓝底色，示意天空，空中翱翔一排飞天，体态纤细轻盈，或托举花盘，或抛撒花瓣，动作舒展。隋代飞天非常讲究色彩的变化，以色彩表现意境。

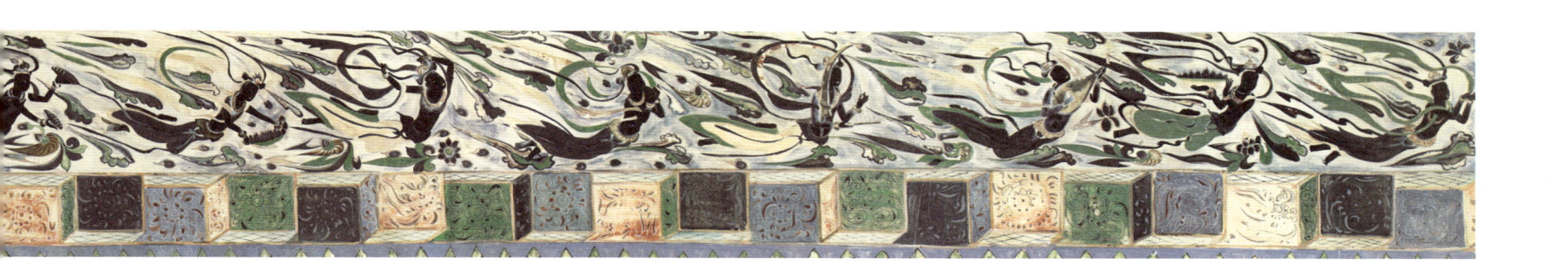

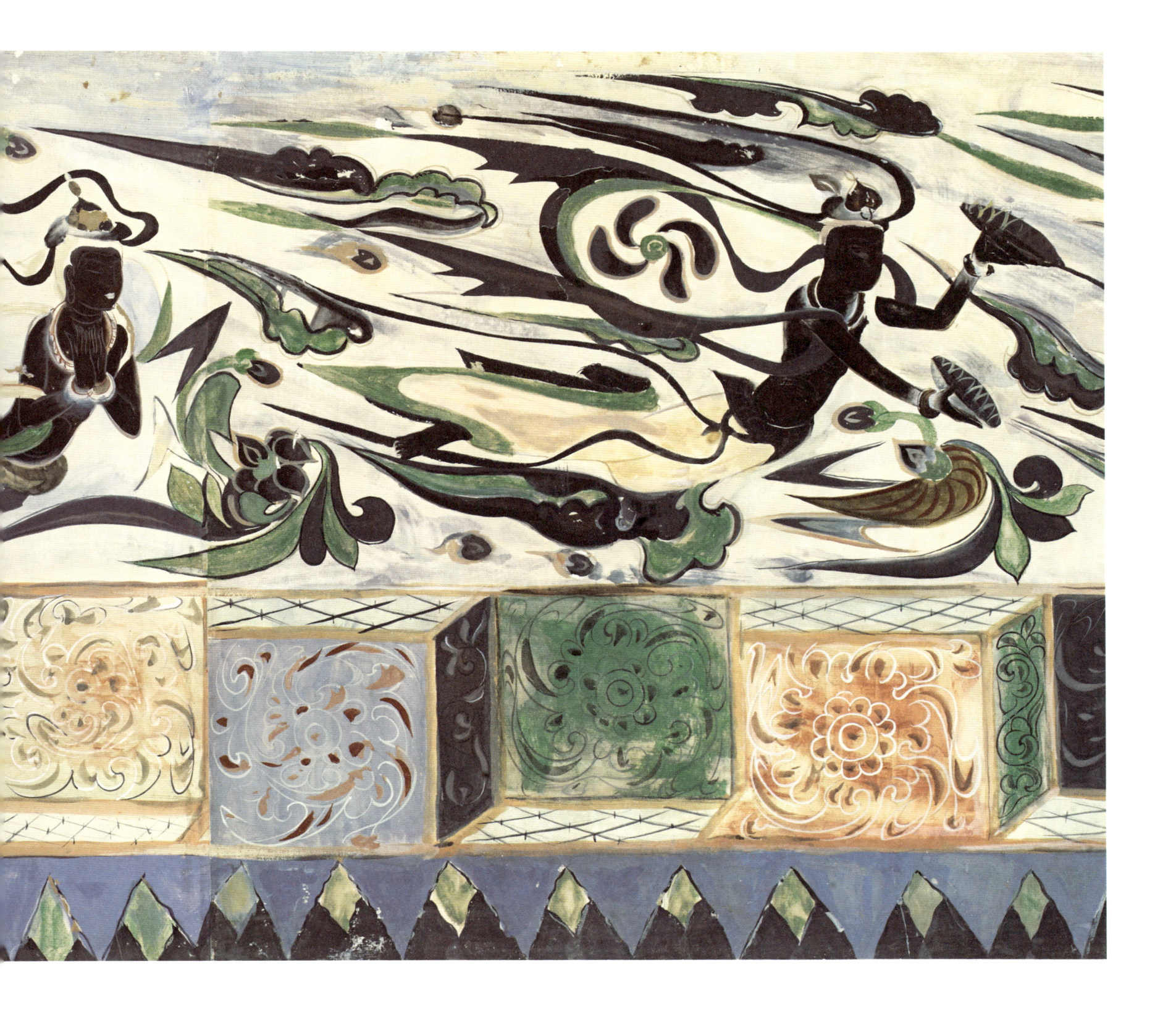

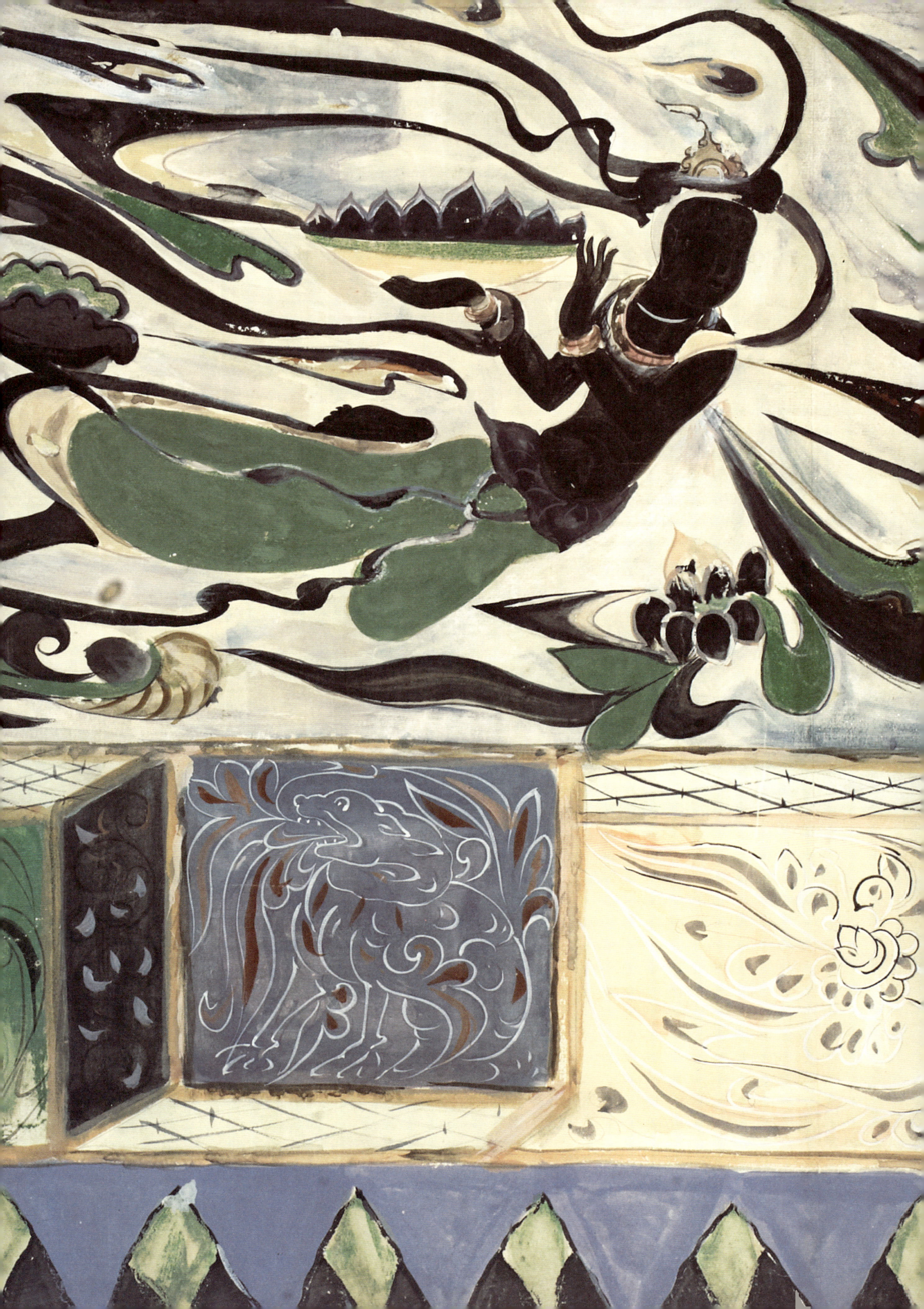

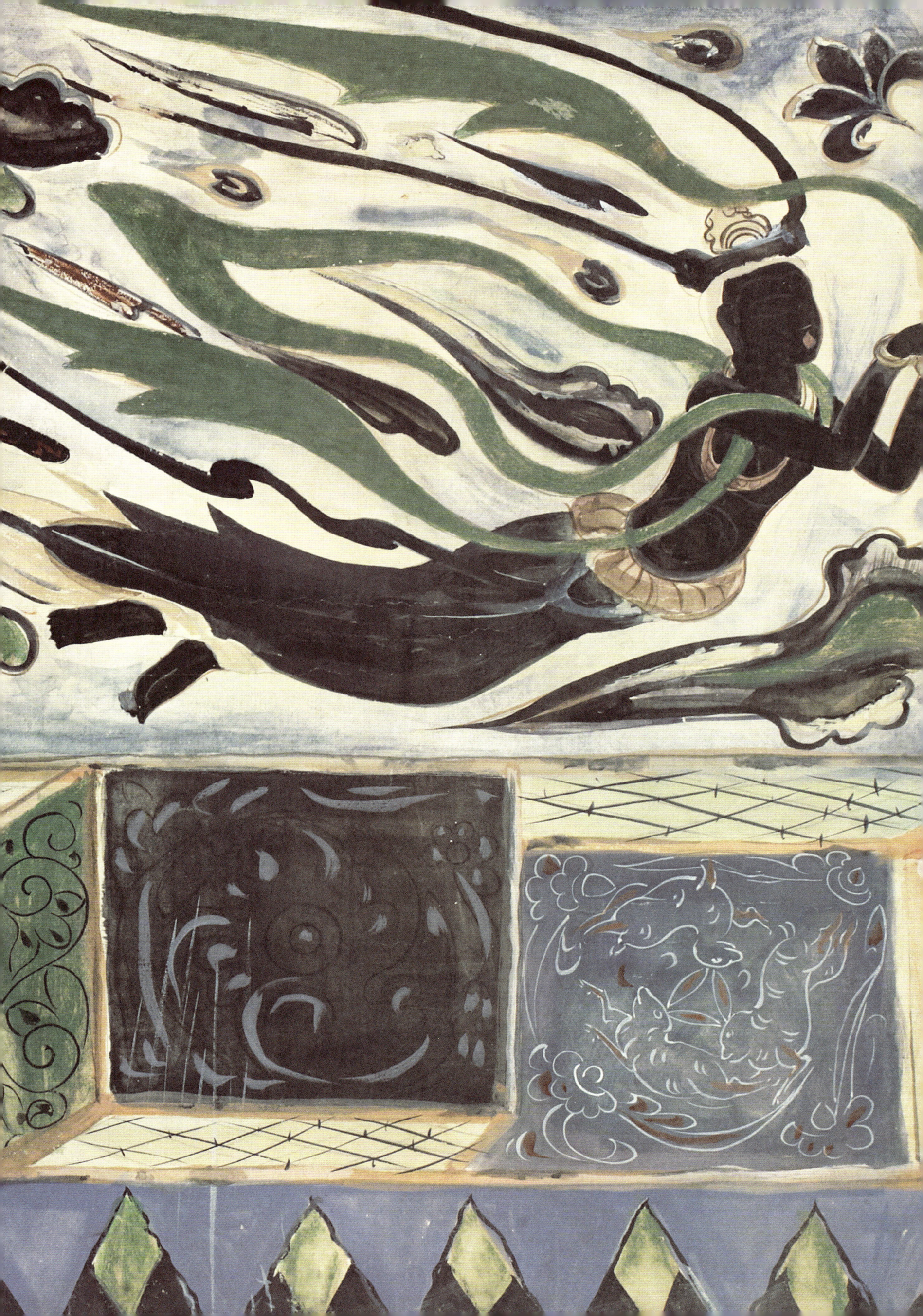

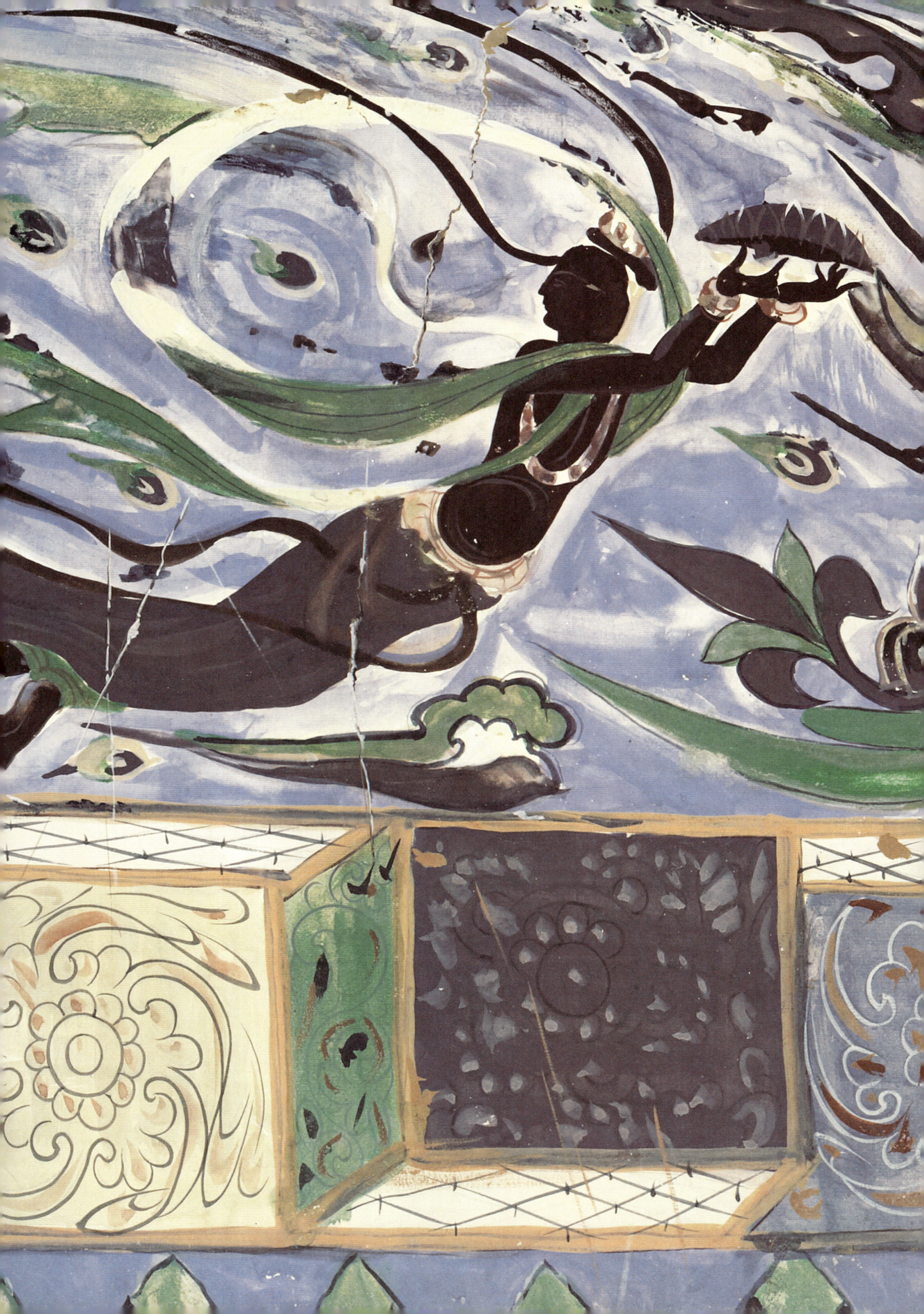

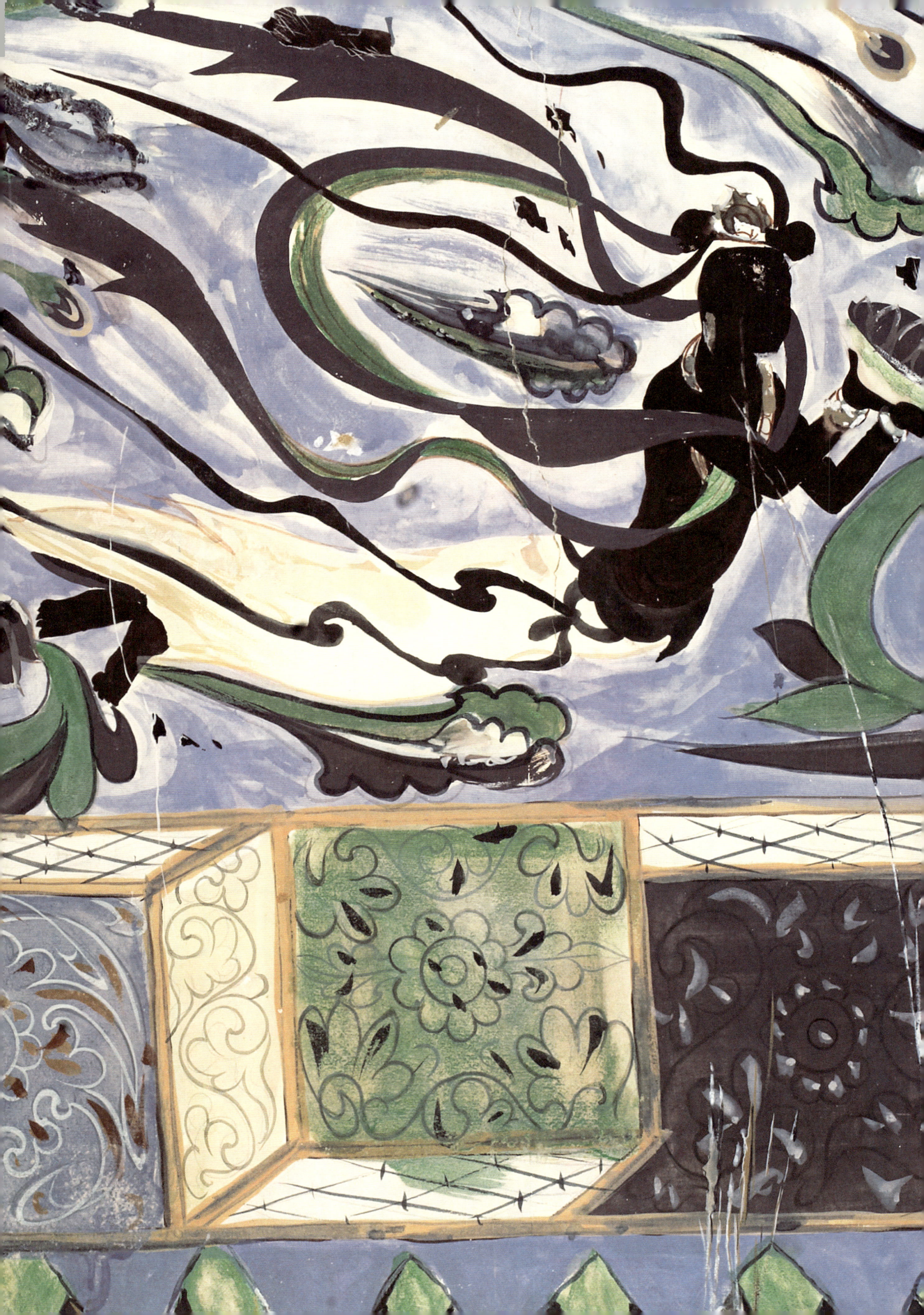

[隋代] **莫高窟第 427 窟**
飞天长卷 （高山隋代风格再创作）

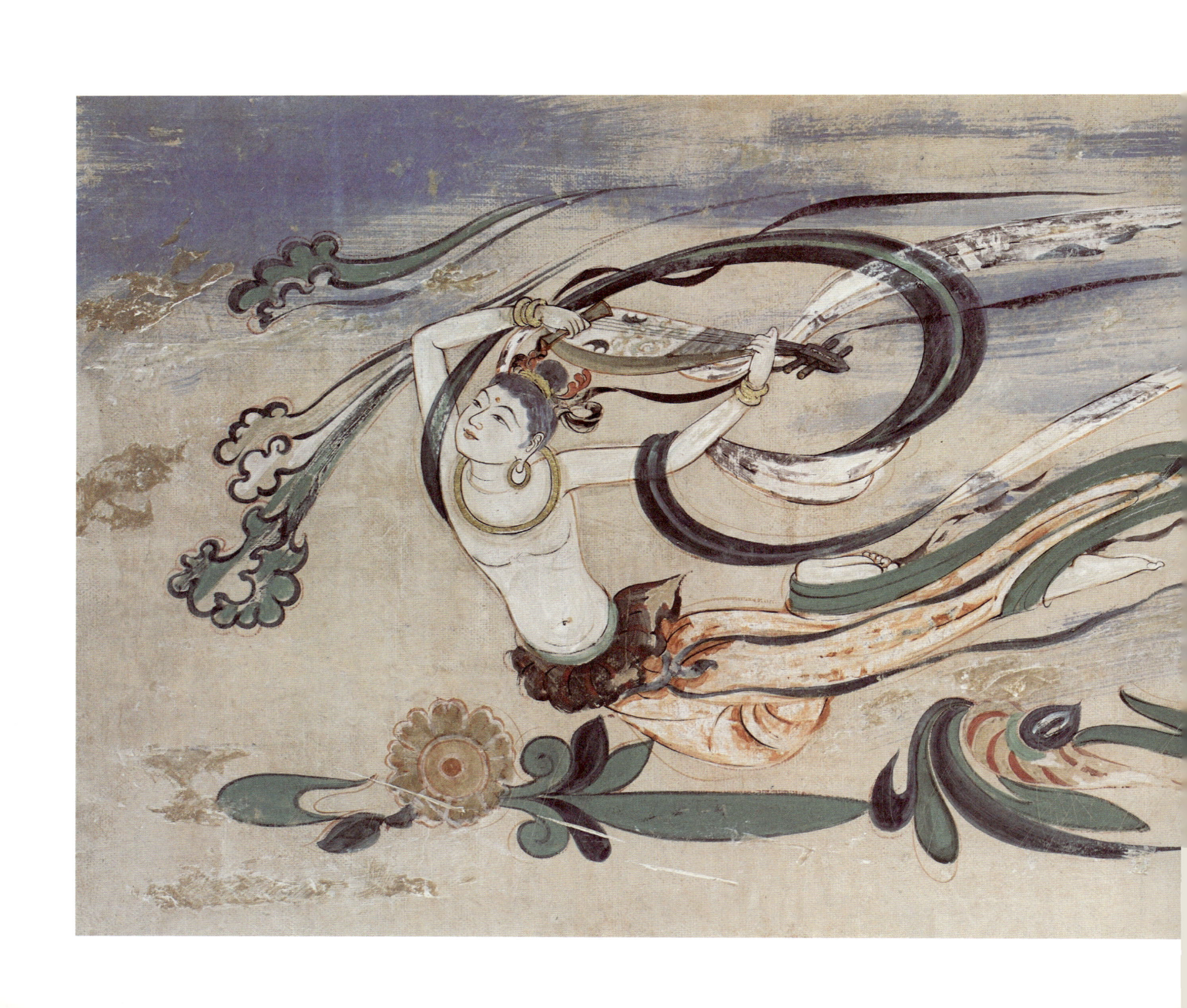

隋代绘制的飞天不仅数量多，而且形象生动，可谓绘制精美、色彩斑斓。隋代的飞天基本为中原女性造型，或面相清瘦，身材修长，纤腰玉臂；或丰肌丽质，婀娜多姿，眉宇含情。飞天的动态多变，俯仰斜正，腾飞俯冲，不拘一格。衣裙巾带式样皆出中原，裙边多呈三角牙旗状，为隋代衣物特征。

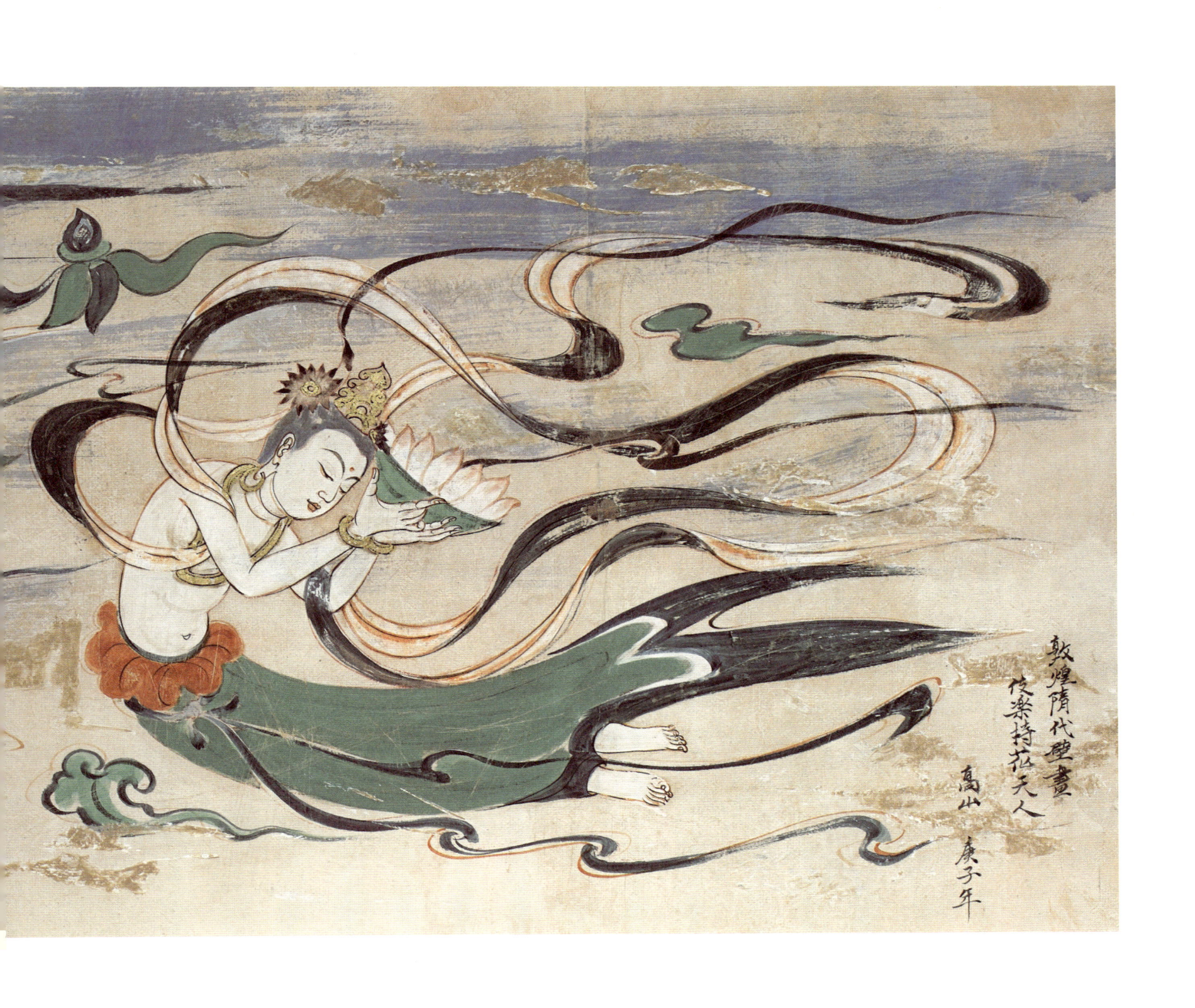

[隋代] **莫高窟第 420 窟**
双飞天 （王志萍临摹）

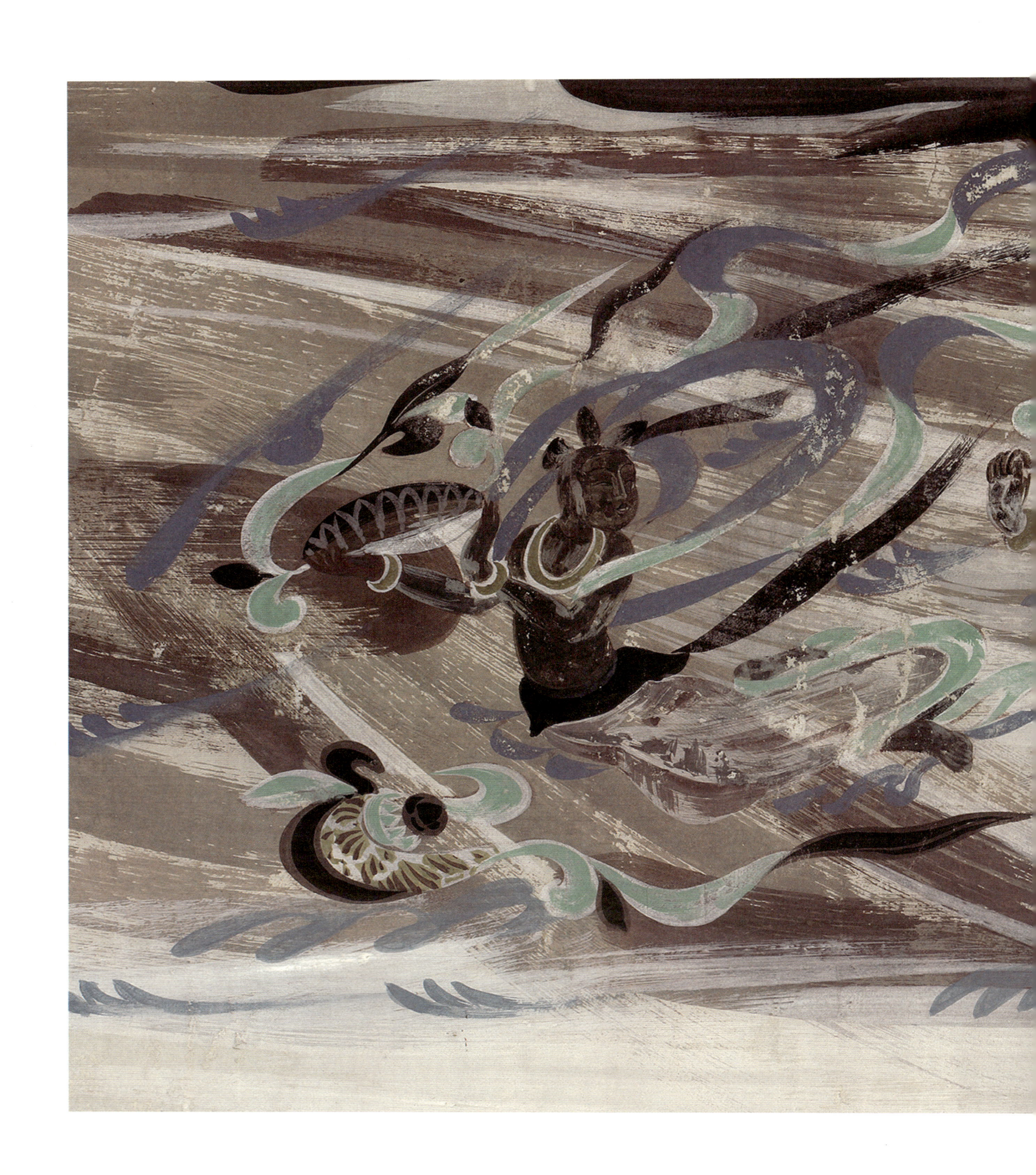

如画所示，两身飞天一前一后，相互对视，袒露上身，着长裙，身饰金环，运笔豪放粗犷而极富张力，展现飞天的飒爽灵动之感。

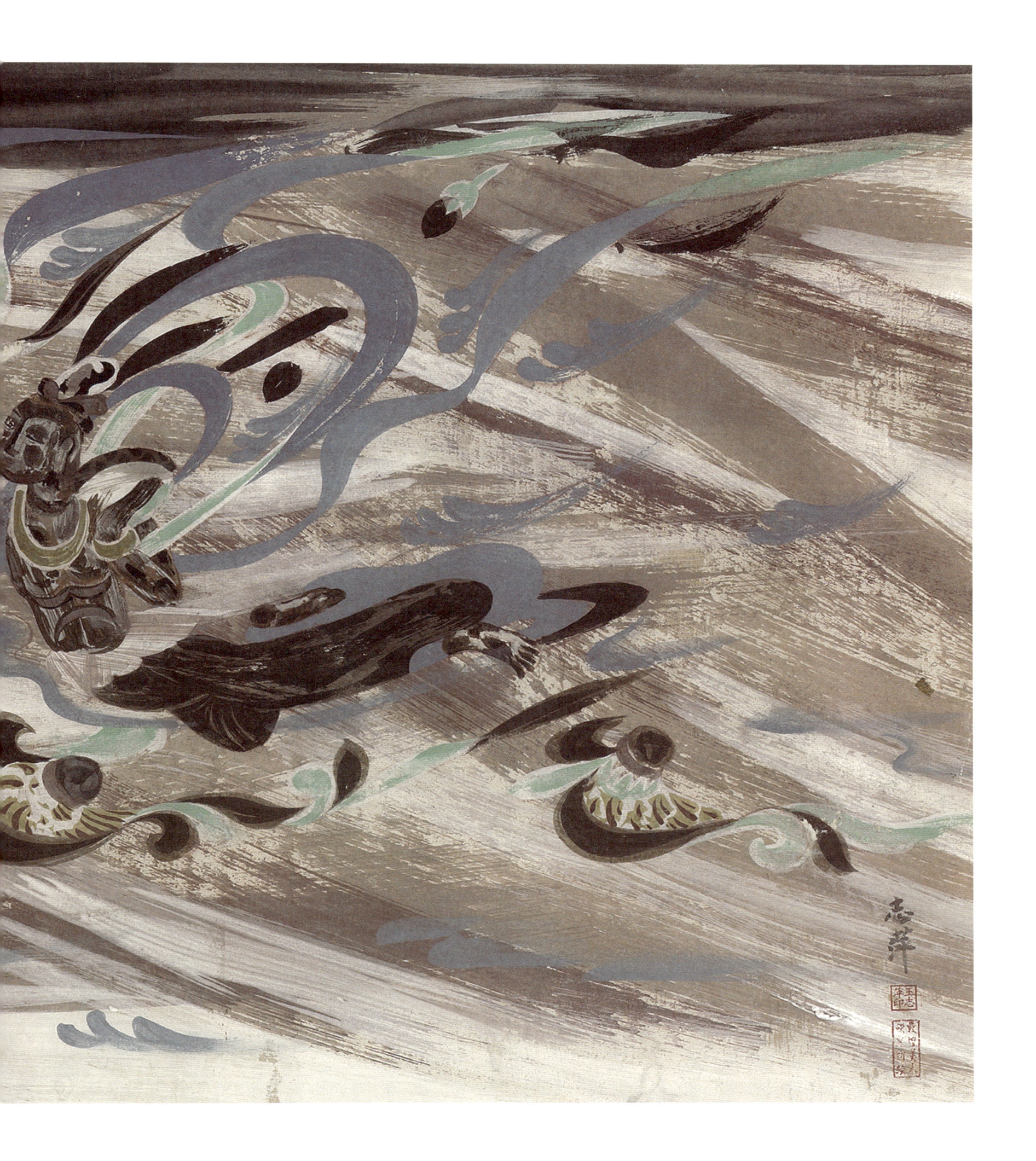

[隋代]

莫高窟第 420 窟
说法图局部　（王志萍临摹）

画面中的尊者紧并双腿与双脚坐于台上，衣着朴素，身后圆光笼罩。

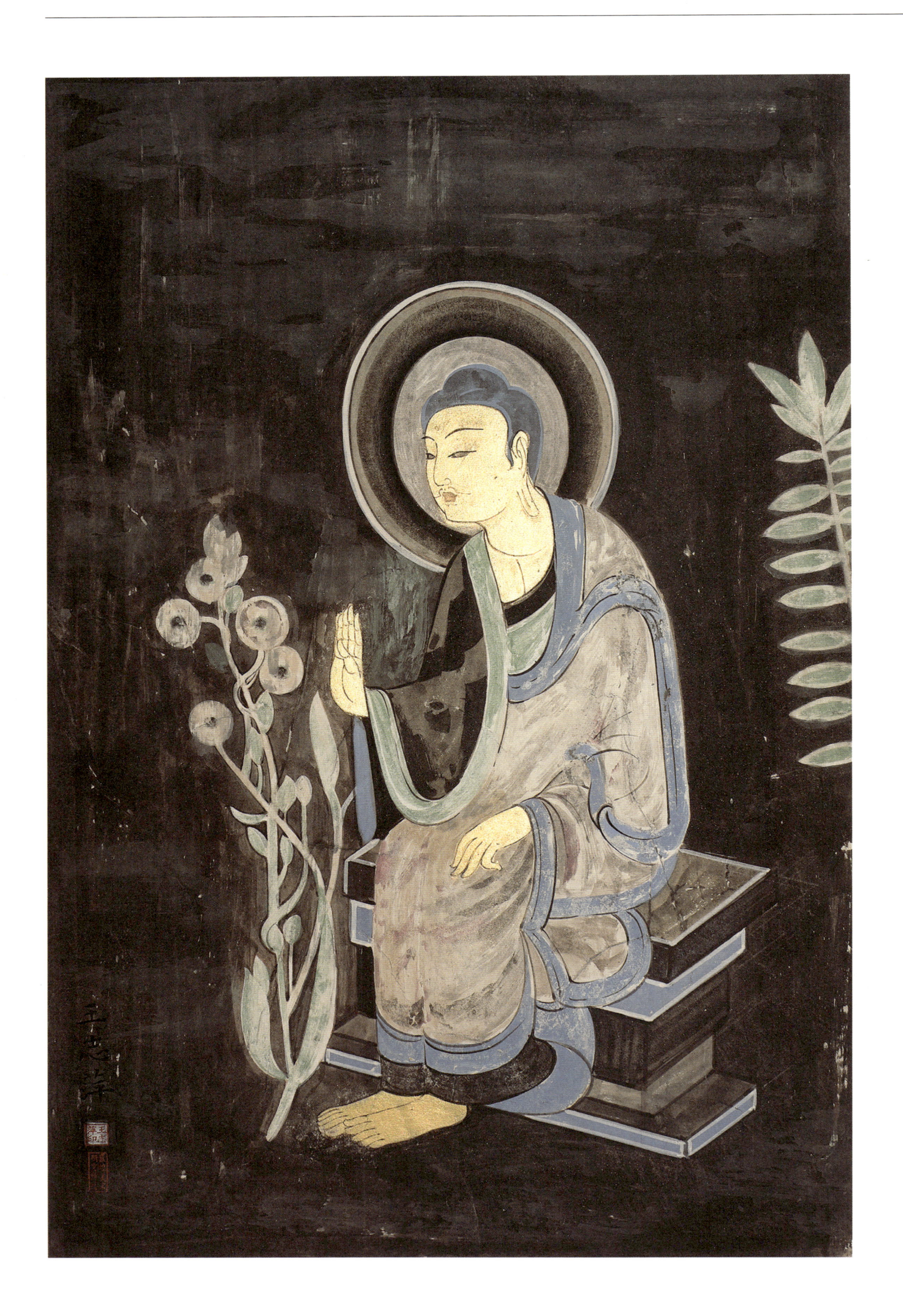

[隋代]

莫高窟第 420 窟
求女得女 （平玲玲临摹）

画面左侧一位女子身着窄袖长裙，削肩束腰，一手持花叶，一手牵着心爱的女儿。女子的视线看向女童，面带微笑，神态慈祥。女童梳双辫，具有童真，十分可爱。

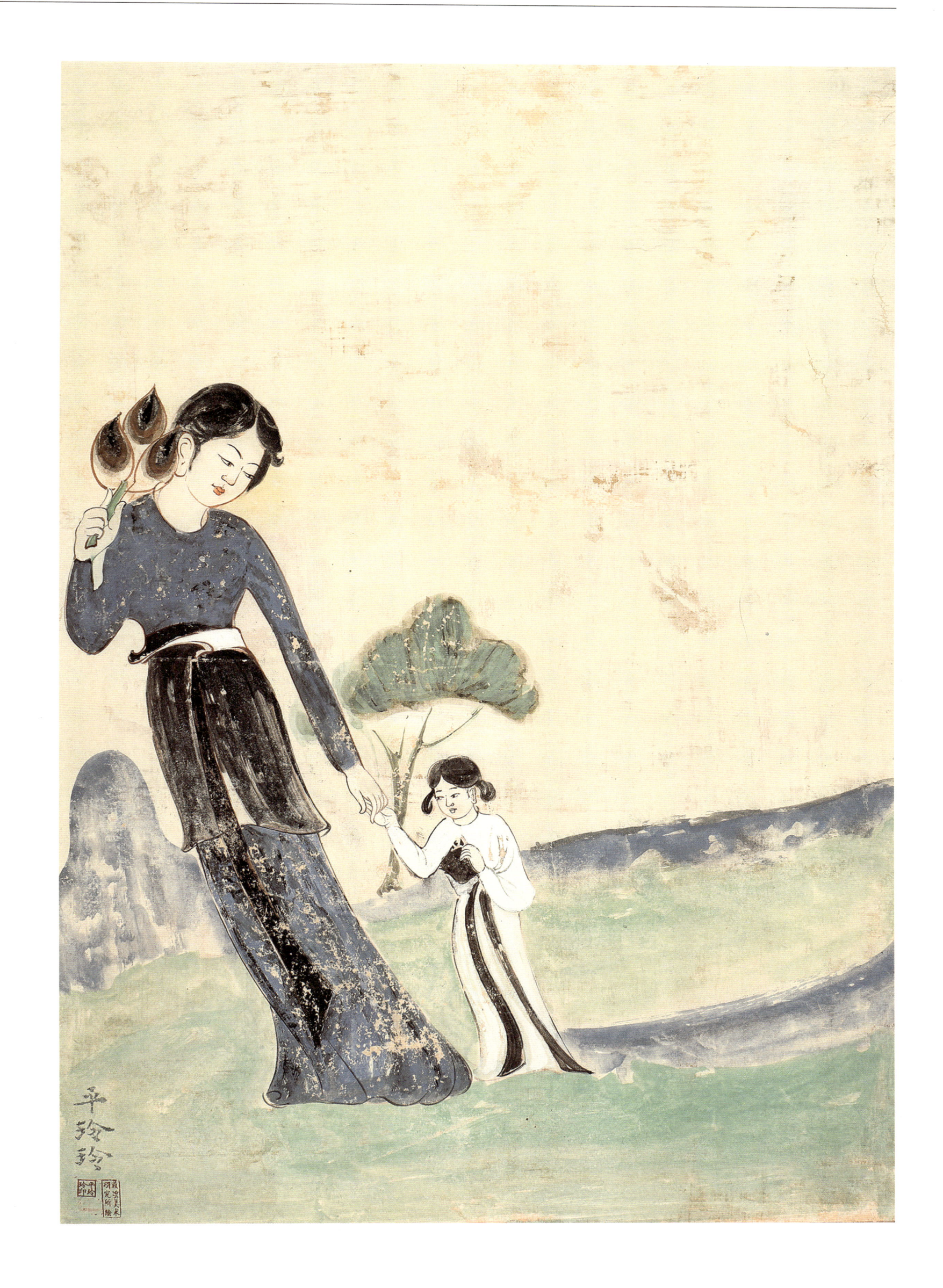

莫高窟第 420 窟

[隋代]

驼队 （张平临摹）

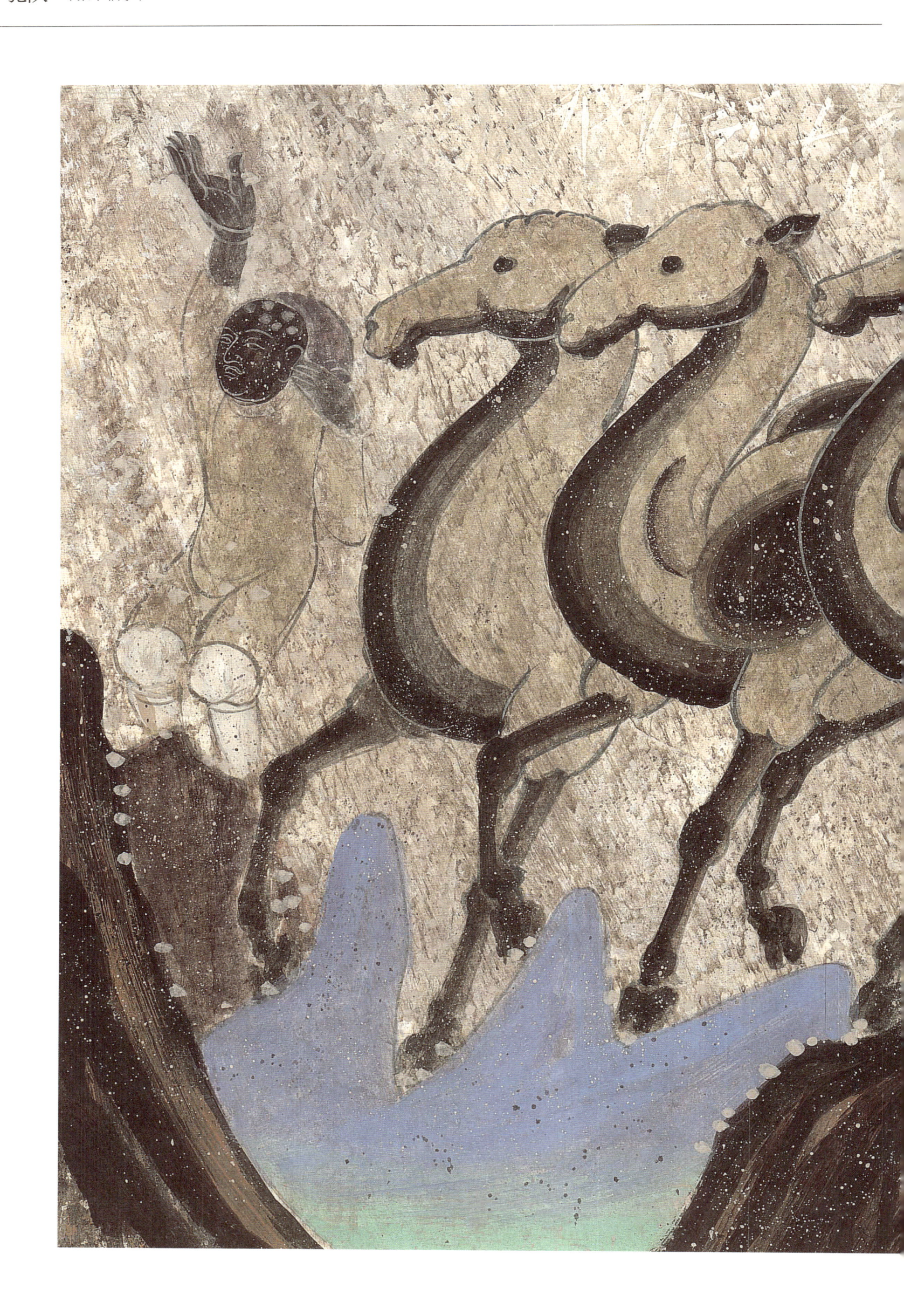

画中的四峰骆驼并列成排，整装待发，精神十足。此画面运笔流畅，颇似没骨画写生作品。

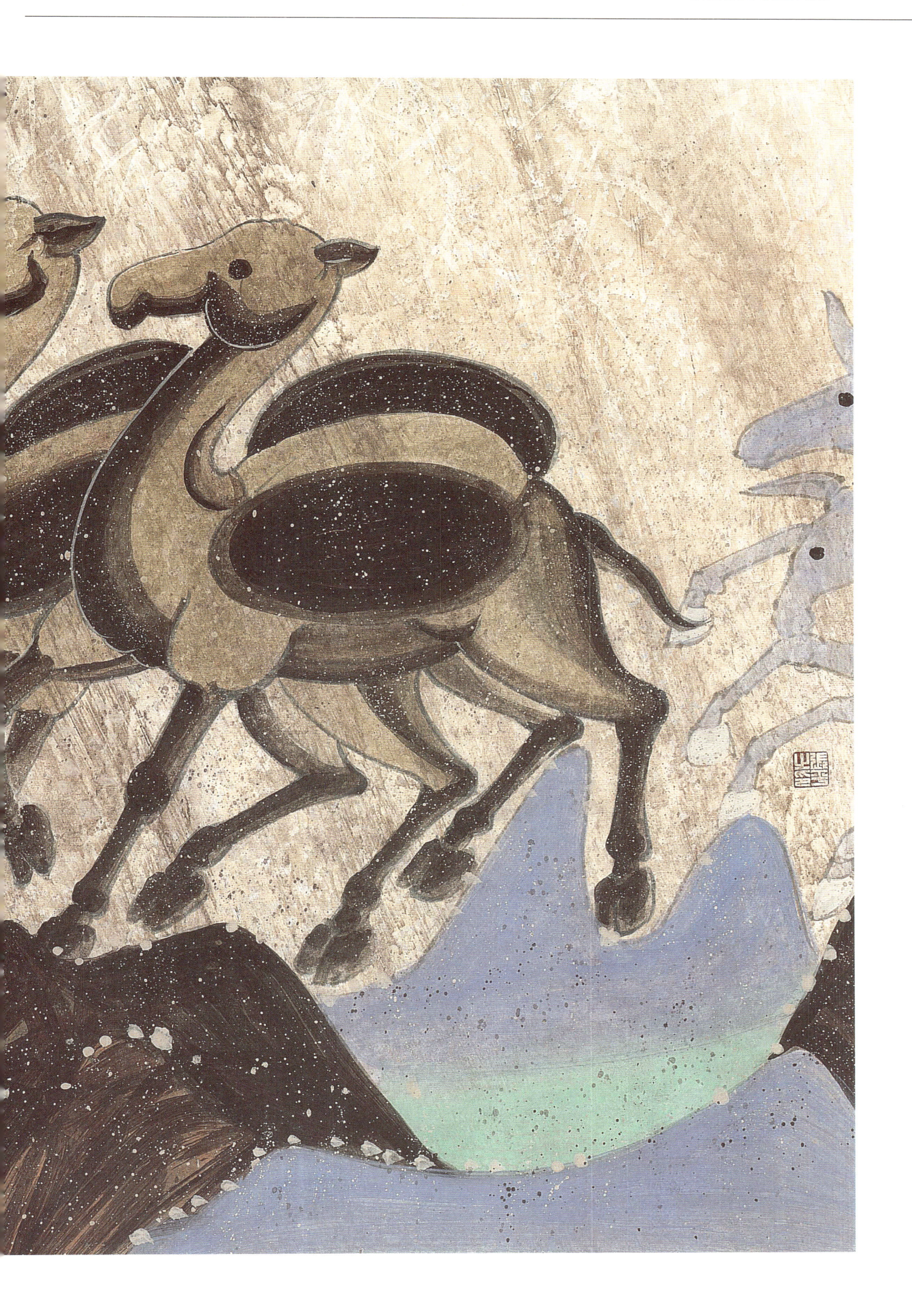

莫高窟第 314 窟

[隋代]

说法图中的华盖　（黄茜临摹）

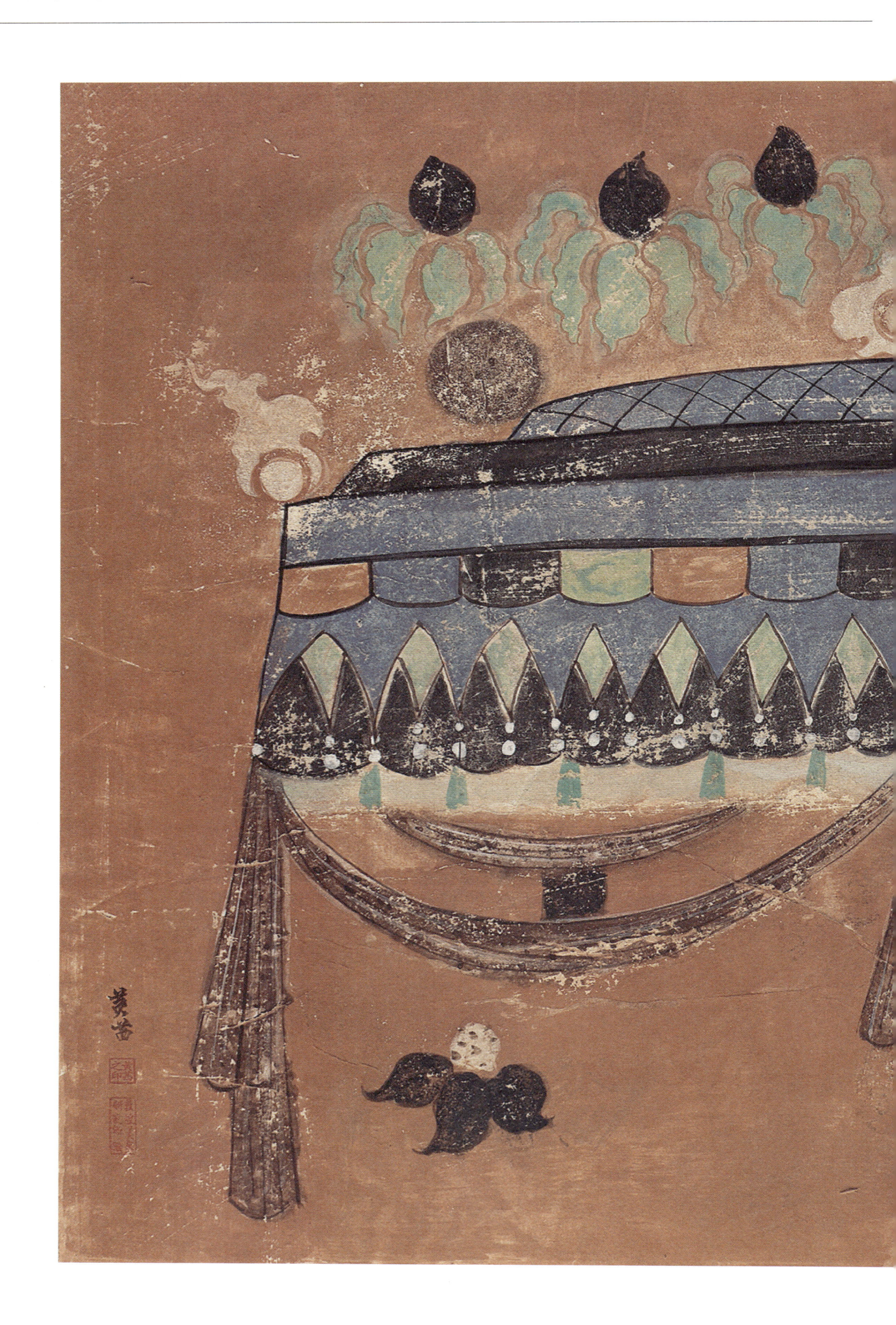

华盖蕴含吉祥之意，其形状与伞相似，不同之处在于其上加宝珠璎珞，不仅可美化装饰石窟，传说还可净化石窟。下图华盖多以几何形状做组合，造型多样，整齐排列，对称均衡。以土红色大面积铺底，蓝、绿色做点缀，厚重典雅。

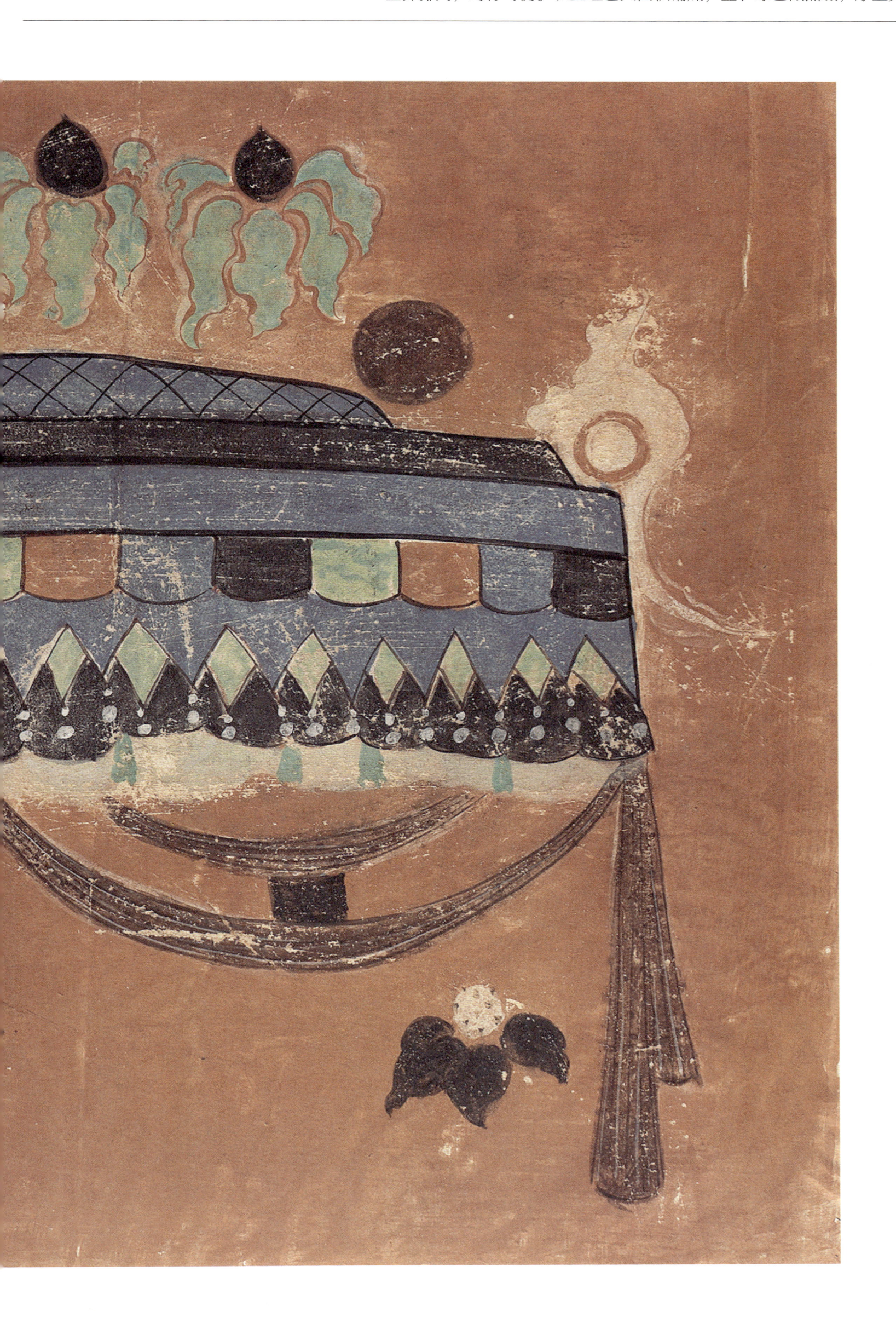

[隋代]

莫高窟第 311 窟

莲花缠枝化生纹 （黄茜临摹）

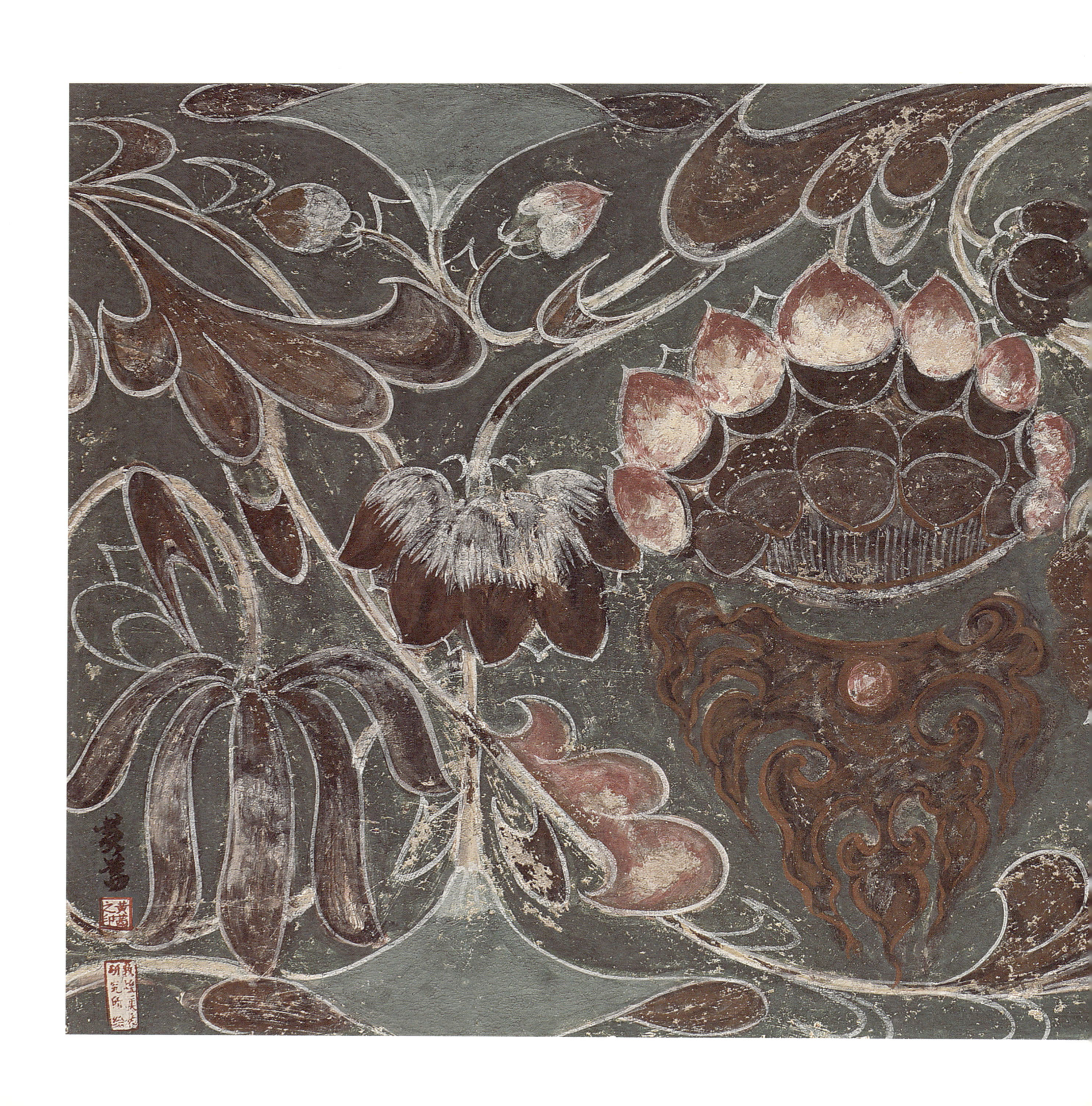

画面右侧，化生童子盘坐于莲花之上，头顶圆光，上身袒露，手弹曲颈琵琶，丰鼻圆唇，细眉长眼，五官比例协调，神态端庄。左面八瓣莲花舒展绽放，诸多纹样交融描绘，形成具有敦煌特色的装饰图案。

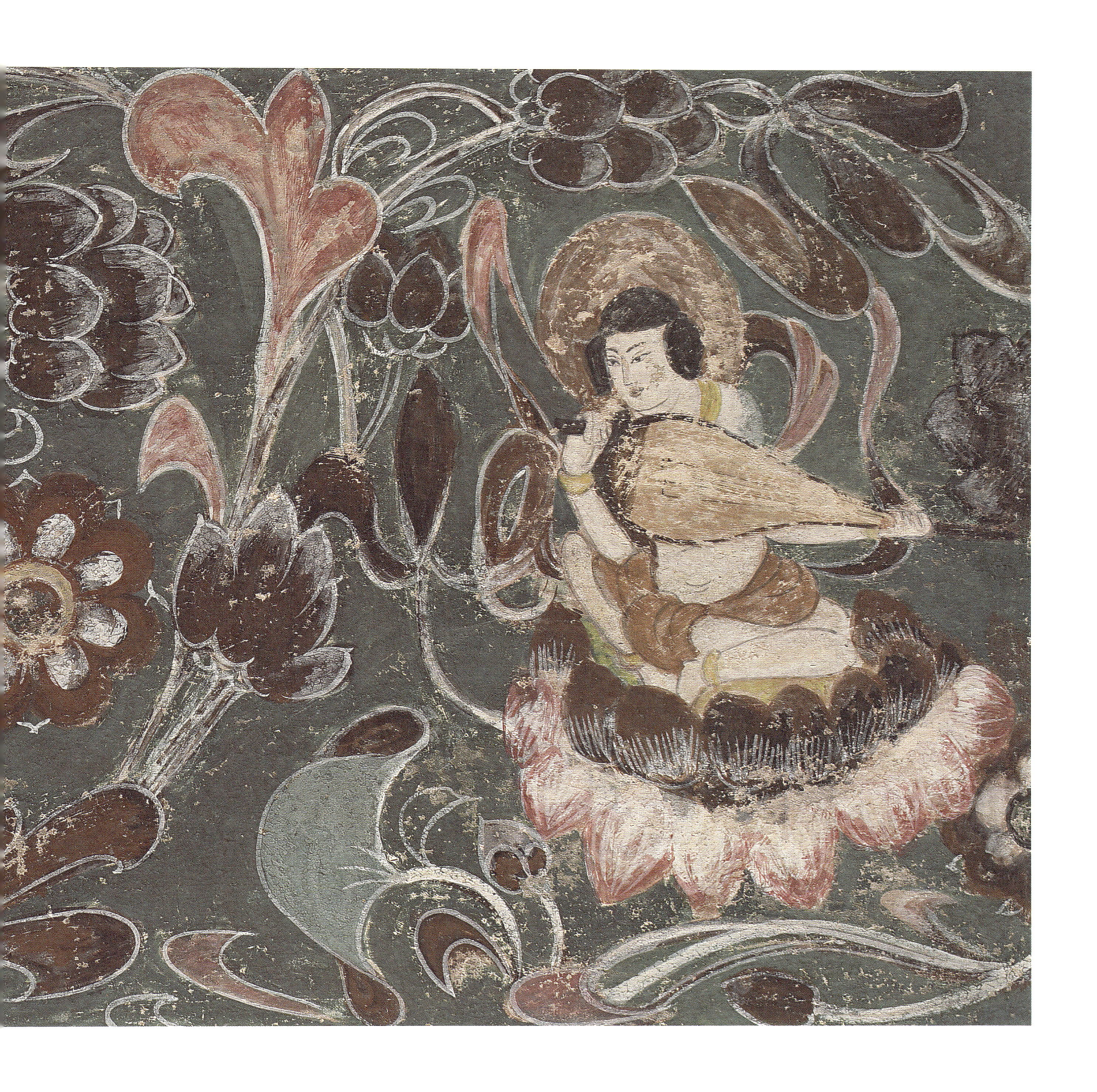

[隋代]

莫高窟第 311 窟

莲花缠枝化生纹藻井 （黄茜临摹）

画面中藻井井心的八瓣莲花呈桃形，花瓣平展，内无纹饰，分布疏密相宜。藻井四周莲花团簇，缠枝绕叶，极富艺术创造性。藻井用色以土红、青绿为主，对比鲜明，给人以运动之感。

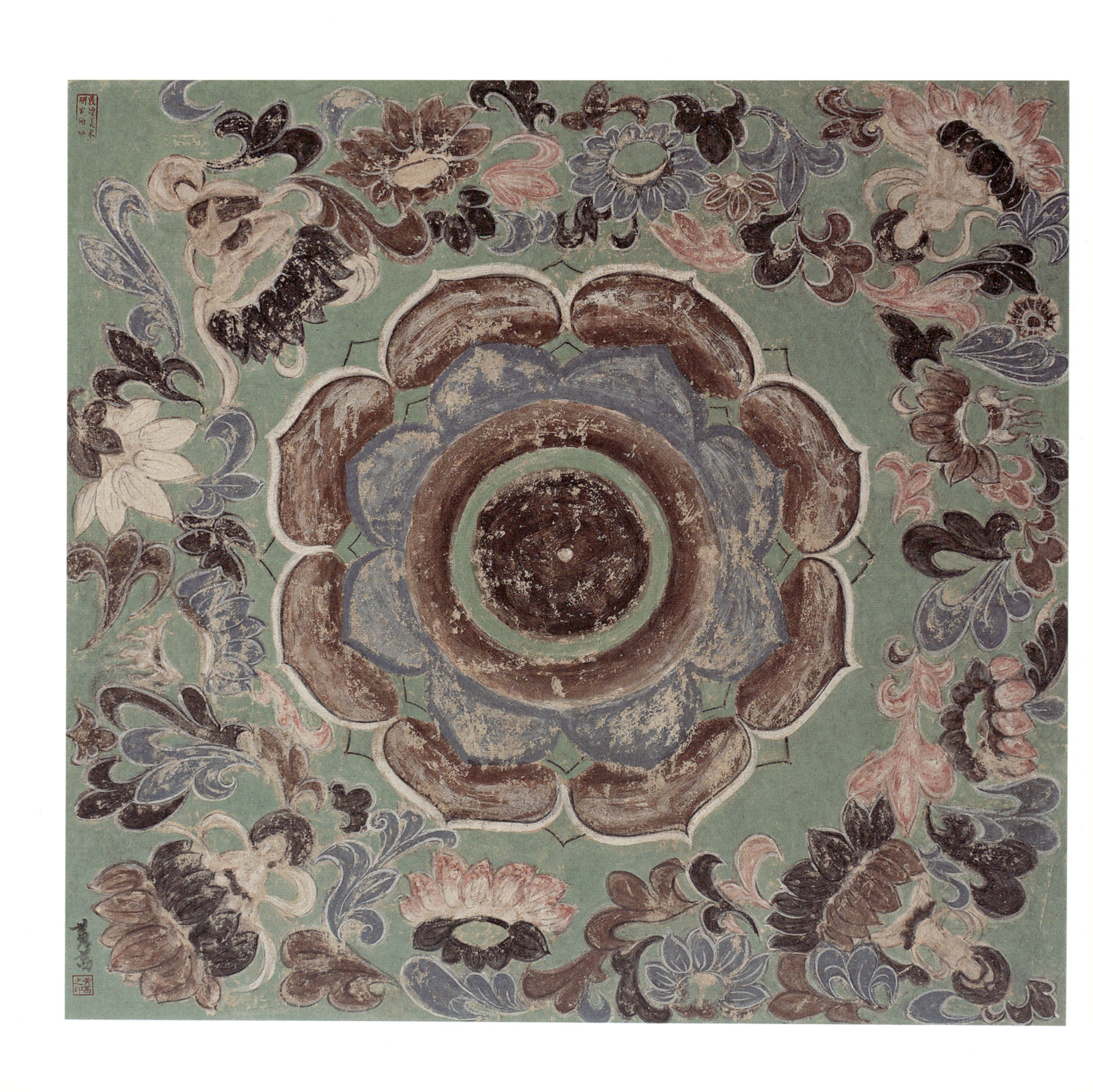

[隋代]

莫高窟第 373 窟

石榴莲花 （高山整理临摹）

方井内的莲花由卷云纹和叶纹组成。四个部分的莲花在小方井的四个对角处对称摆放，中心小石榴叶纹均向外作放射状，构成莲花层层绽放的形态。方井周围的边饰亦由叶纹组成。纹样统一和谐，颜色保存完好。

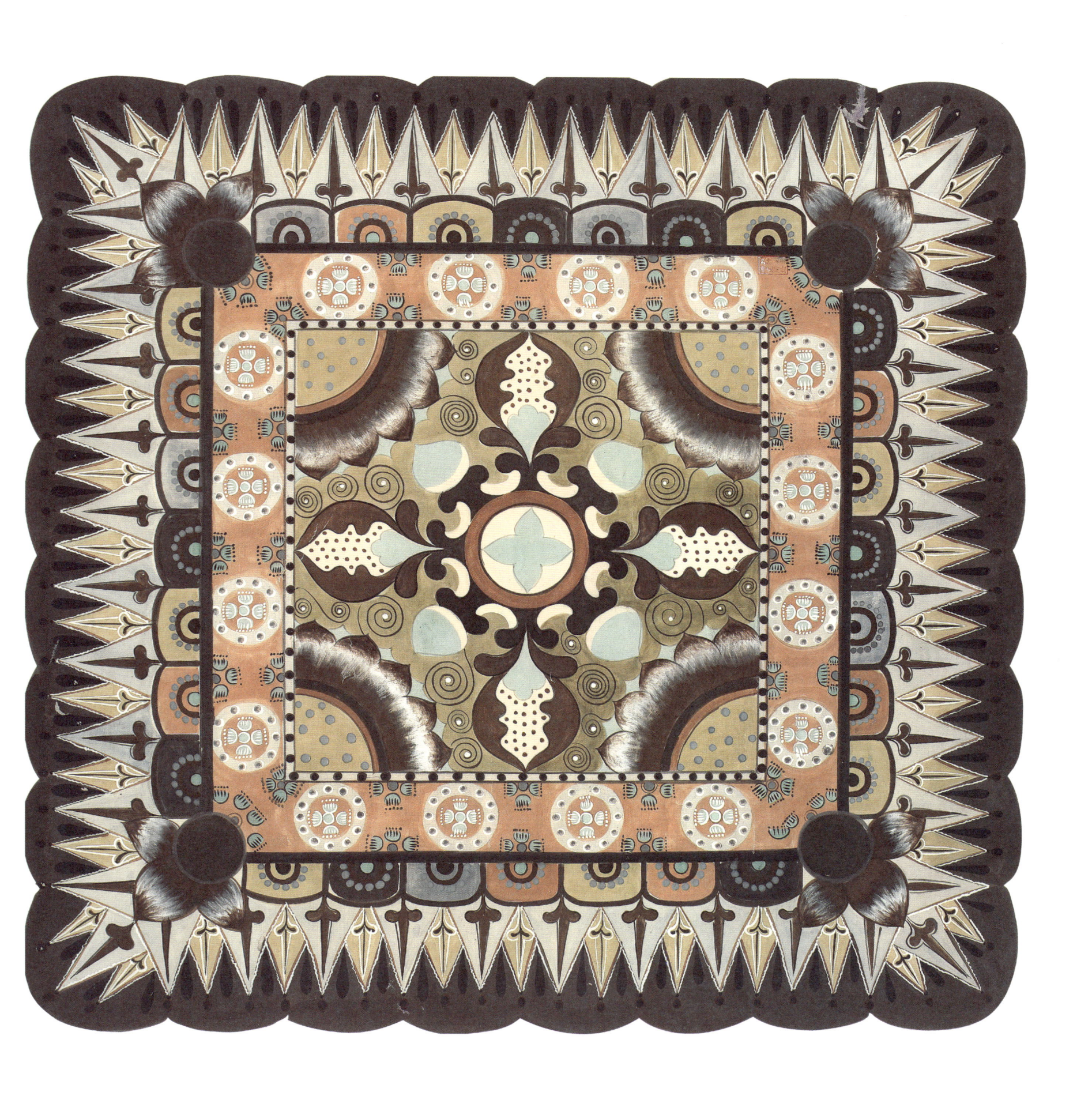

[隋代] **莫高窟第 392 窟**
莲花二龙藻井 （左图—高山整理临摹）（右图—高山临摹再创作）

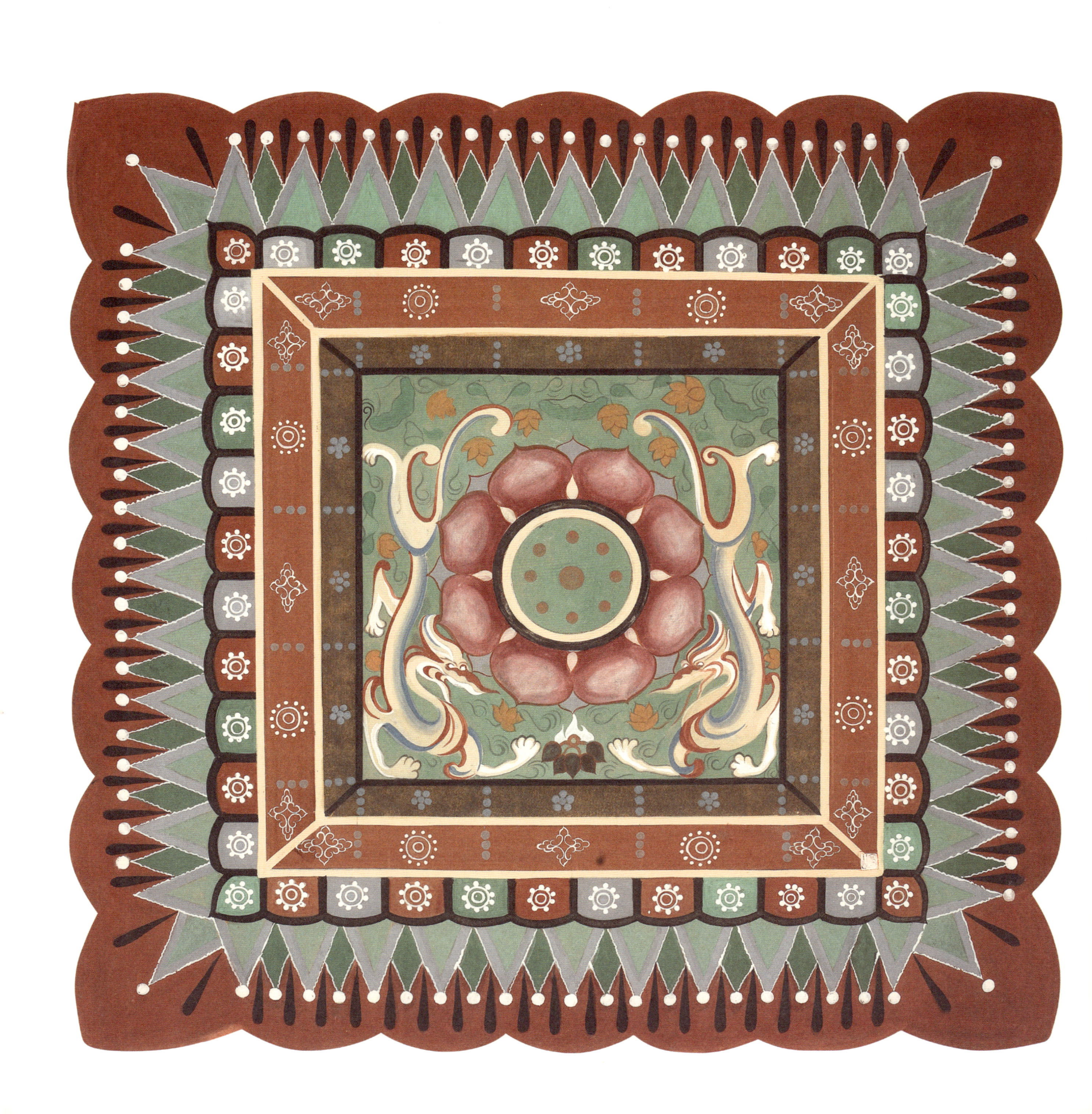

隋代的藻井图案从结构、内容、形式、风格诸方面都开始发生变化，逐渐摆脱早期藻井图案的旧形式。图案结构由"斗四套叠"的仿木建筑结构转变为"方井—边饰—垂幔"三层结构。纹饰内容不断丰富，纹样造型秀美活泼，并且出现了具有波斯风格的联珠纹；纹样用纤细流畅的白线或深褐色线条勾边，表现手法精细，细腻中又不乏灵动飘逸。图案中井心莲花两侧画作为二龙戏珠，藻井四周画十六飞天撒花奏乐，内外呼应，有强烈的动感。

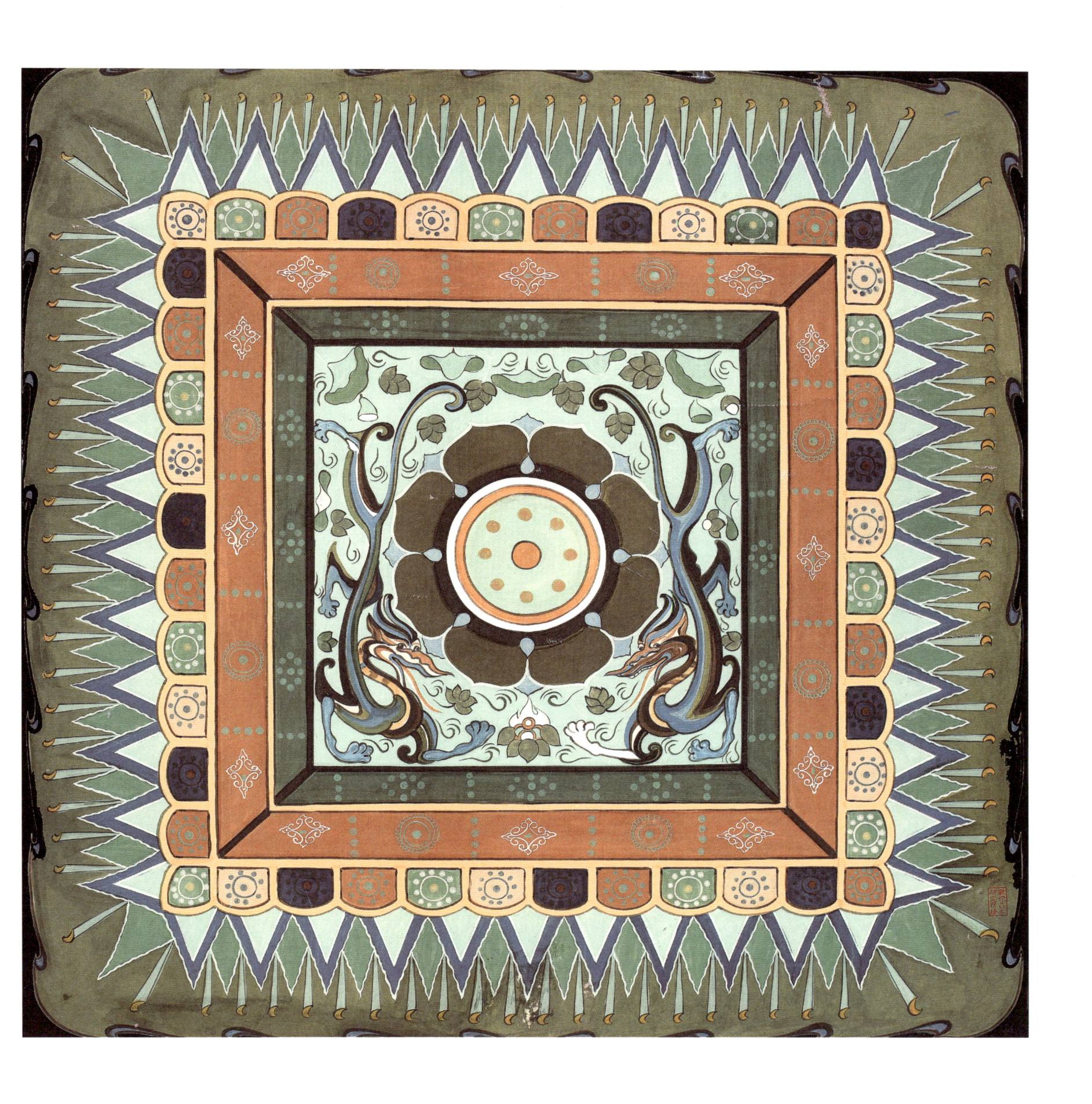

唐代

[初唐]

莫高窟第057窟
说法图 （高山临摹再创作）

画面中佛、菩萨、弟子等形象达十五六身，中央是佛结跏趺坐于莲花座上。佛两侧绘一老一少二弟子，年老的弟子手持净瓶，年轻的弟子托钵。再外是两身大菩萨，左侧是胁侍菩萨，头戴化佛冠，肩披长巾，体态优美，目光下视，若有所思，体现出雍容高贵的美。

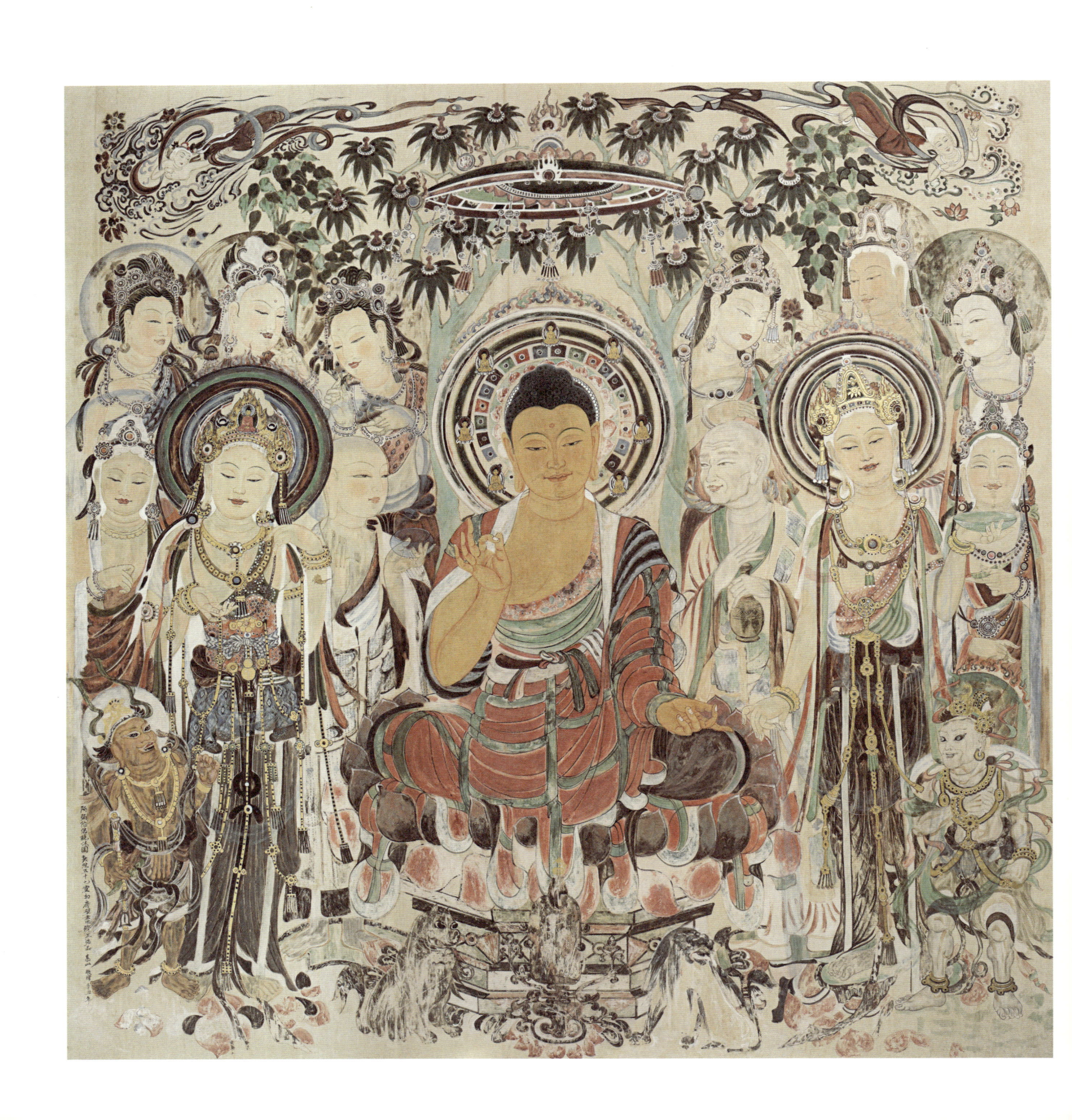

[初唐]

创作作品
西方三圣图 （高山临摹再创作）

西方三圣又称阿弥陀三尊，中间是阿弥陀佛，左边为观世音菩萨，右边为大势至菩萨。三圣站在莲座上，眼神略微向下，面容慈善，两位菩萨装扮较华丽，阿弥陀佛装扮较朴素。

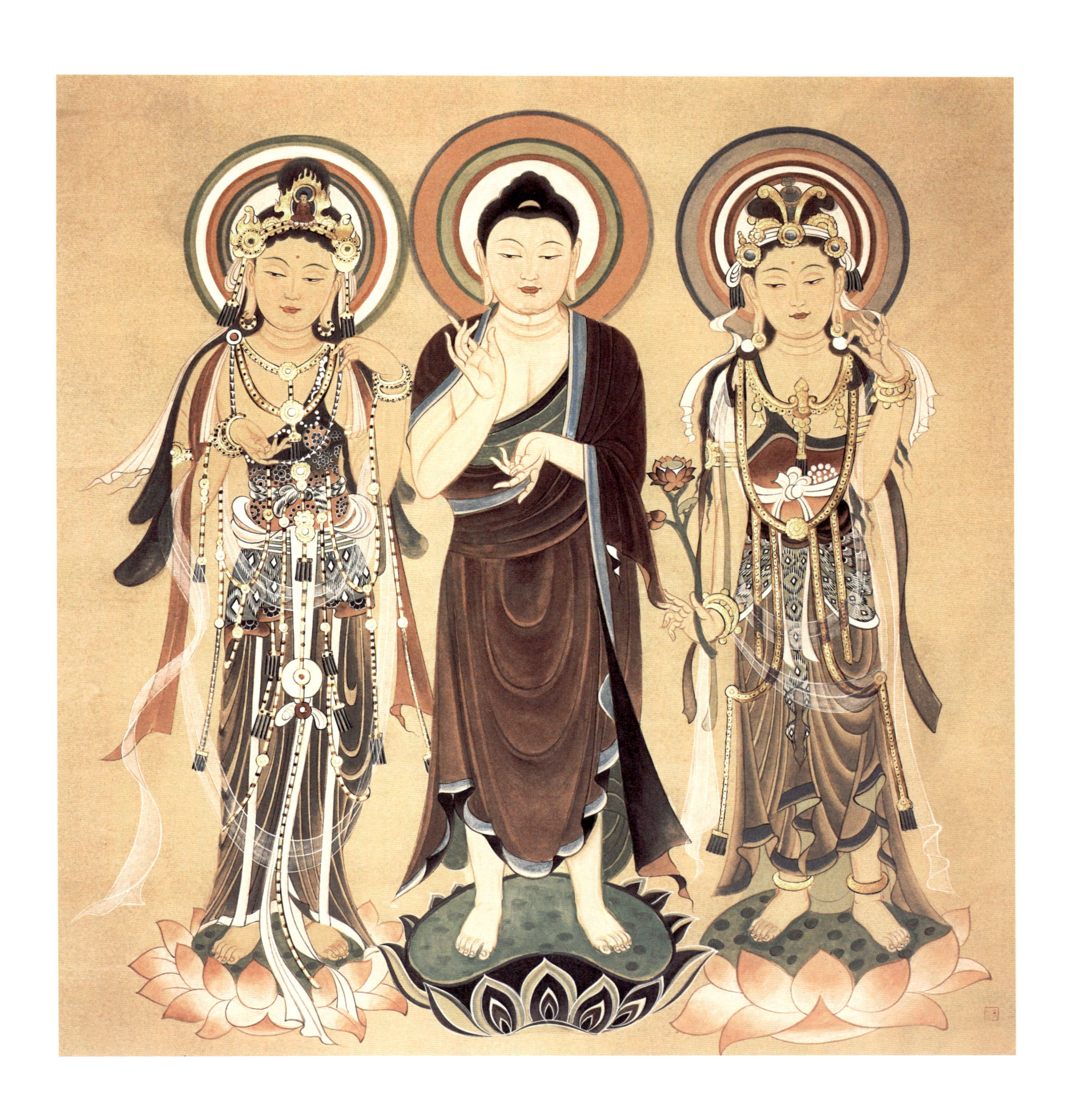

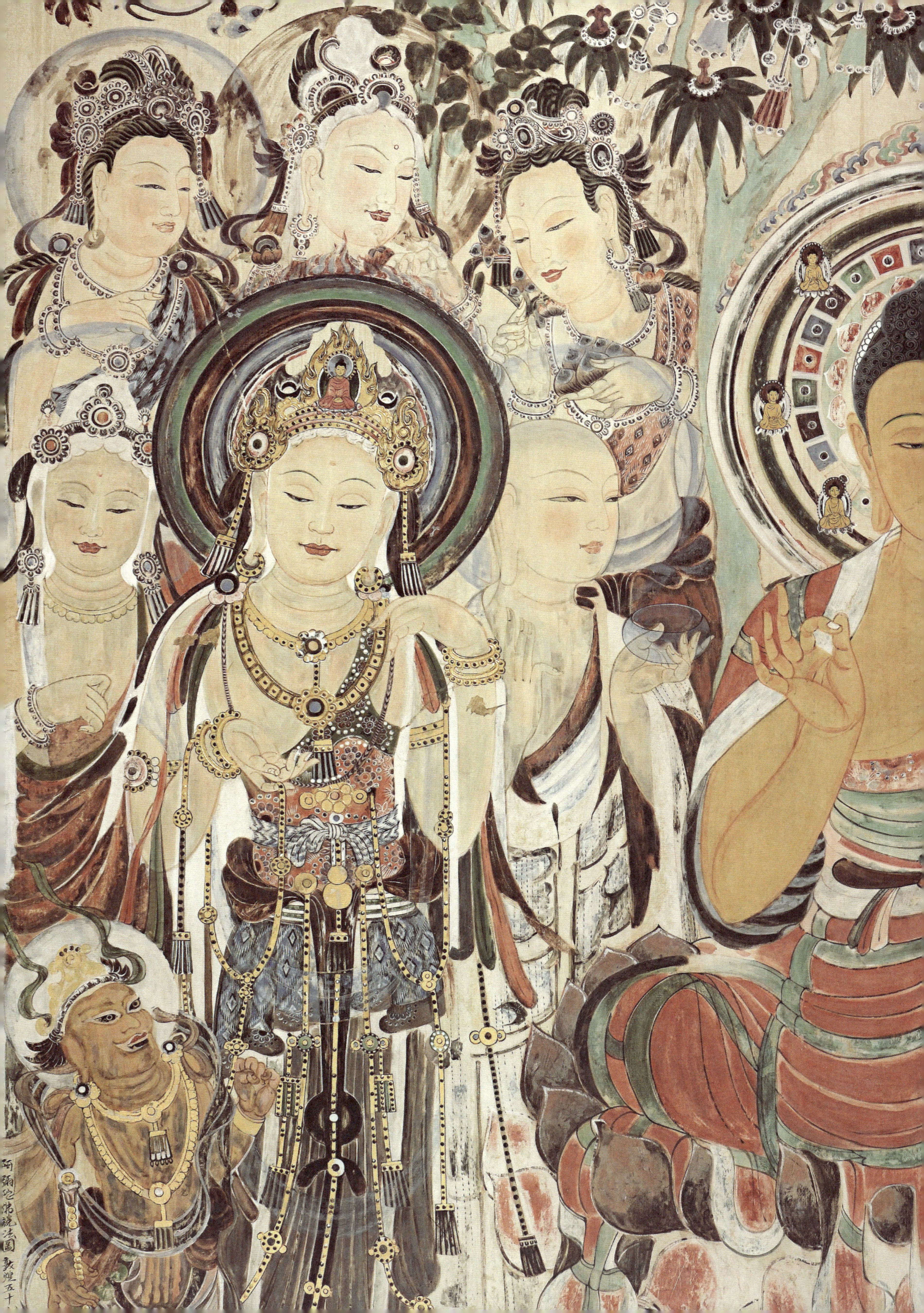
阿彌陀佛說法圖 敦煌五十

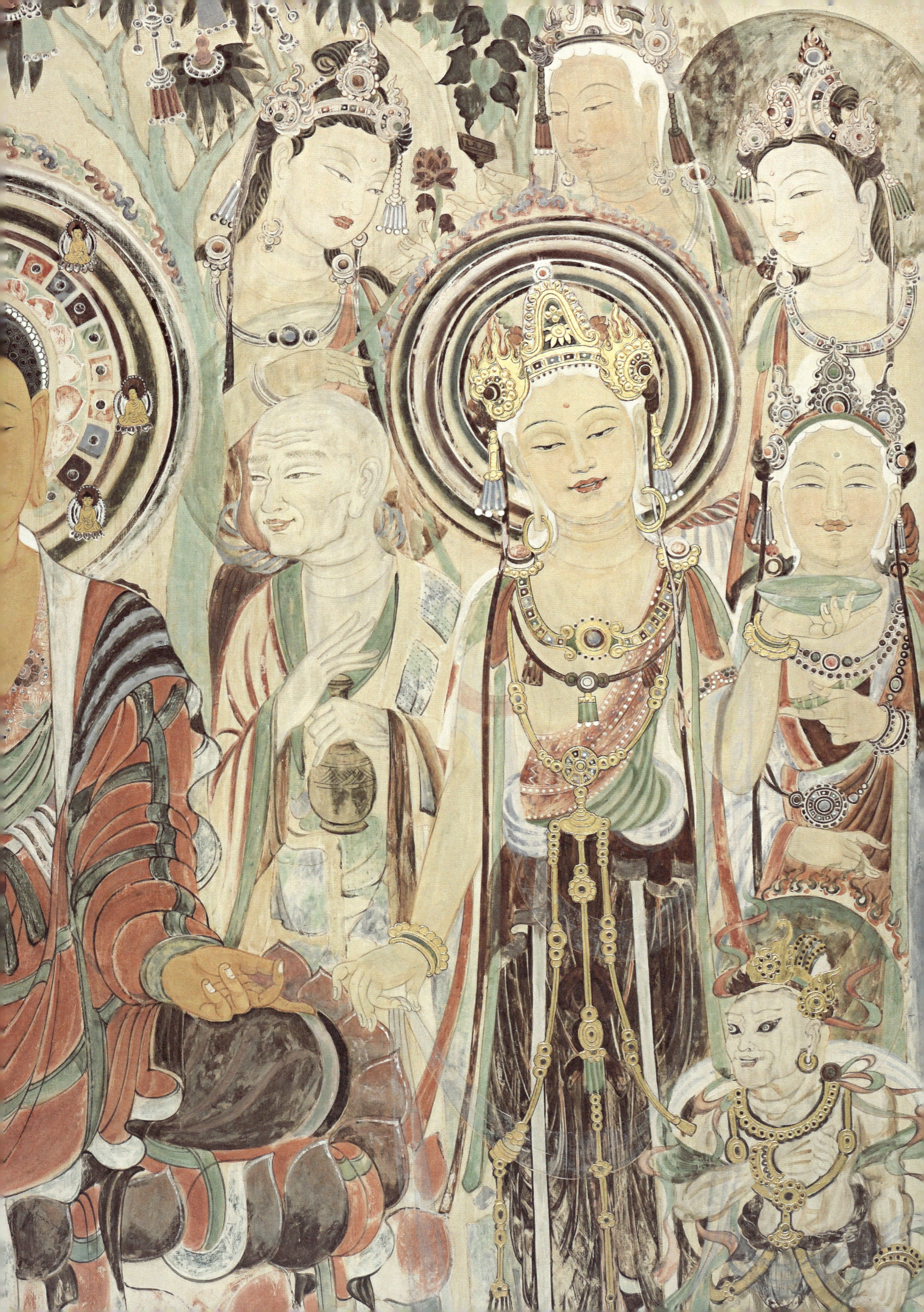

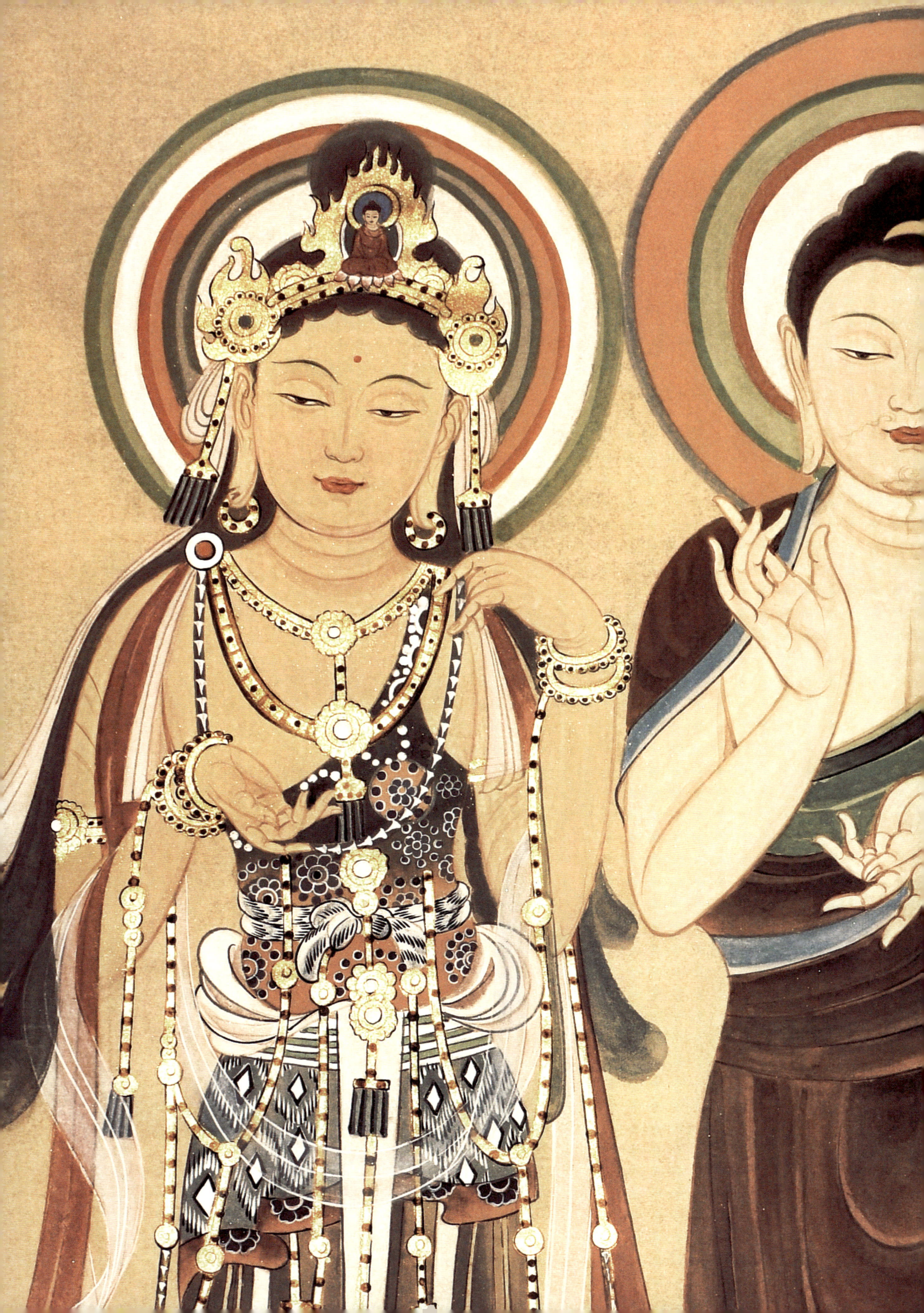

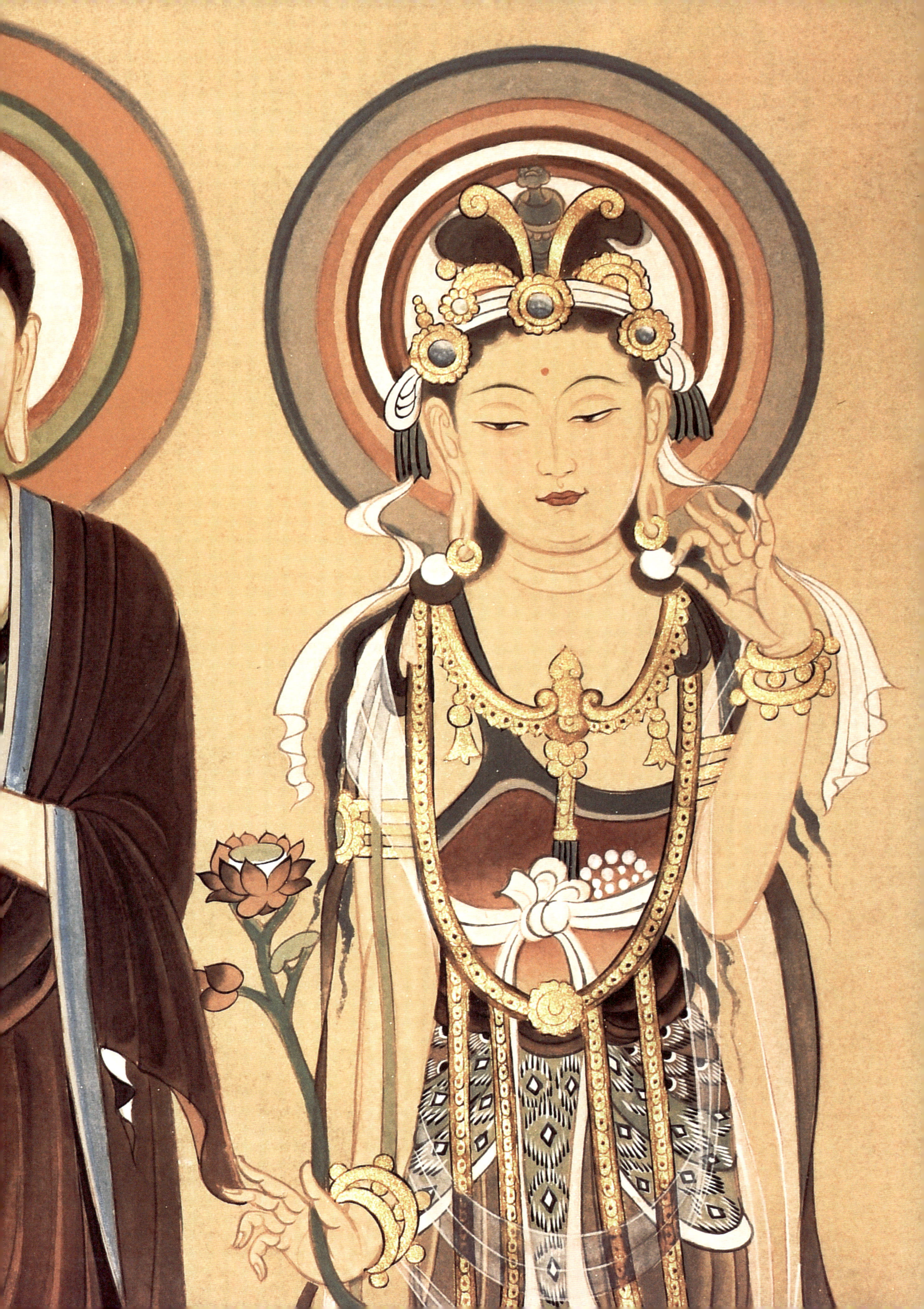

[初唐] **莫高窟第 057 窟**
思维菩萨 （王志萍临摹）

画面中的思维菩萨低首垂眸，头向右侧微微倾斜，左手轻抚脸颊做思考状，嘴部周围绘有蝌蚪纹状的胡子，神情深沉恬淡，姿态端庄优美。

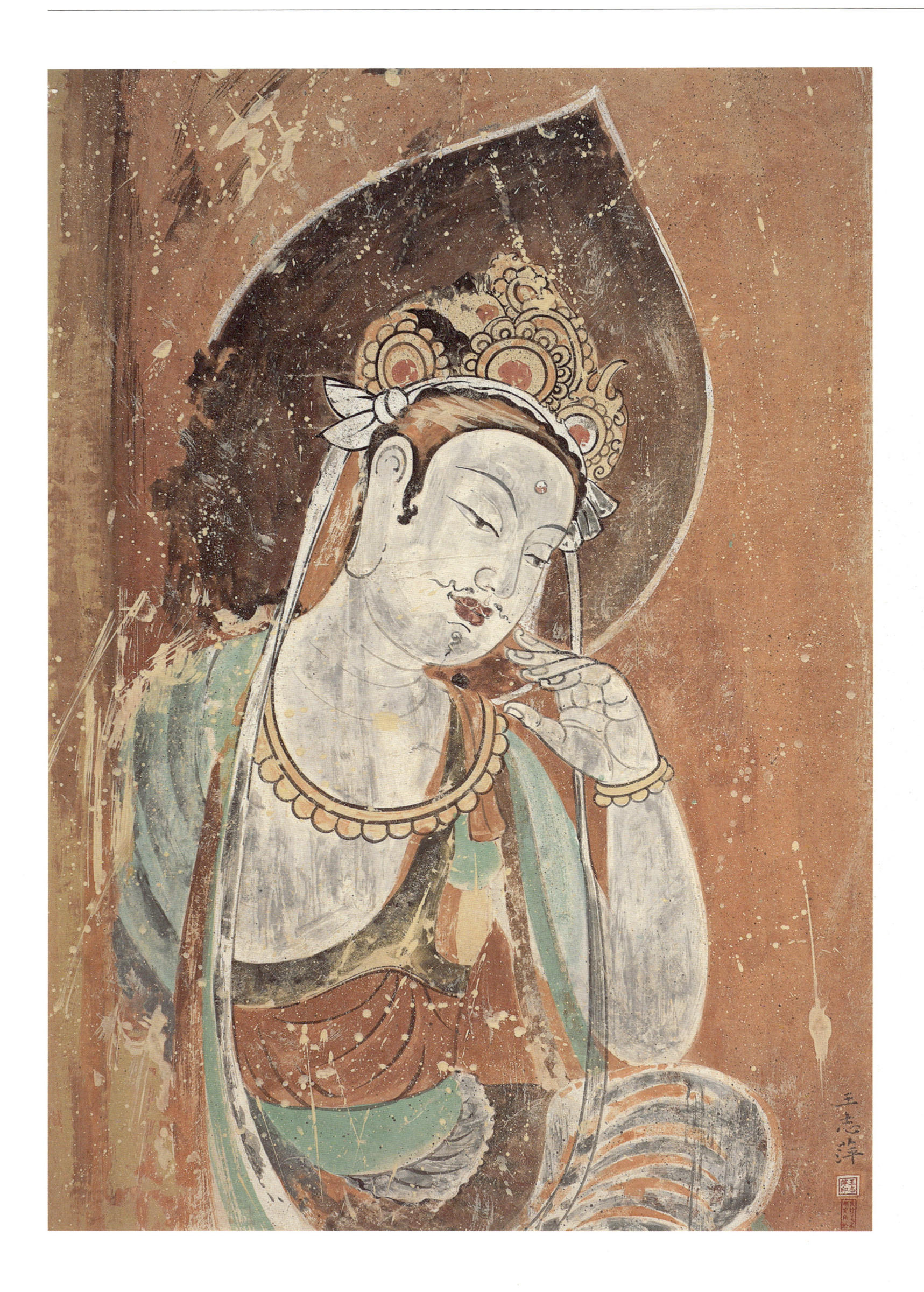

[初唐]

莫高窟第 057 窟

供养菩萨 （高山修正临摹）

此身持花供养菩萨头戴三珠宝冠，上身裸露，秀发披肩，左臂上举持花束，右手曲置胸前，掌心托着一朵盛开的莲花，两手的动作具有舞蹈般的姿态，目光微微下视，表情俊美。

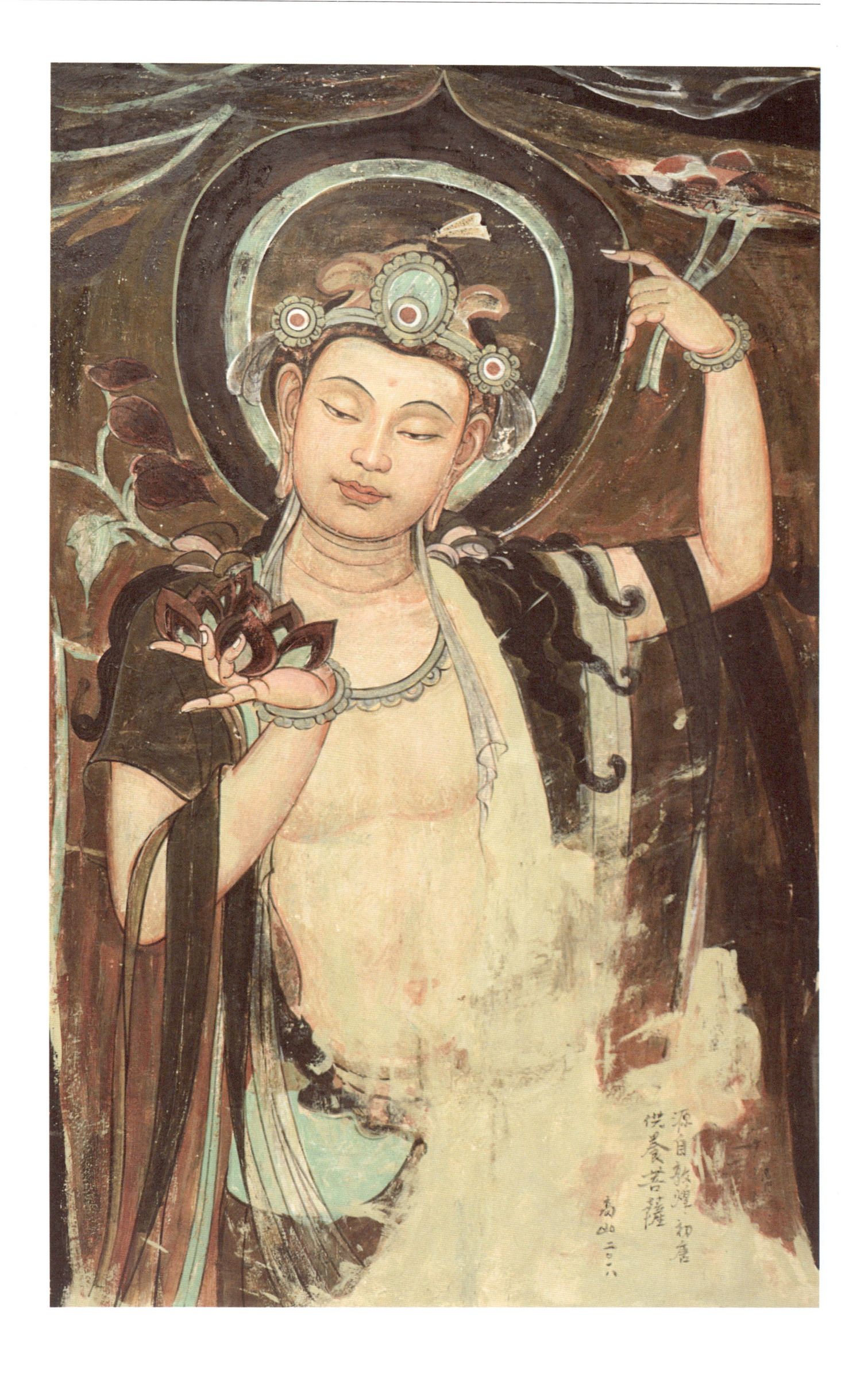

[初唐] **莫高窟第 057 窟**
飞天之一 （金子欣临摹）

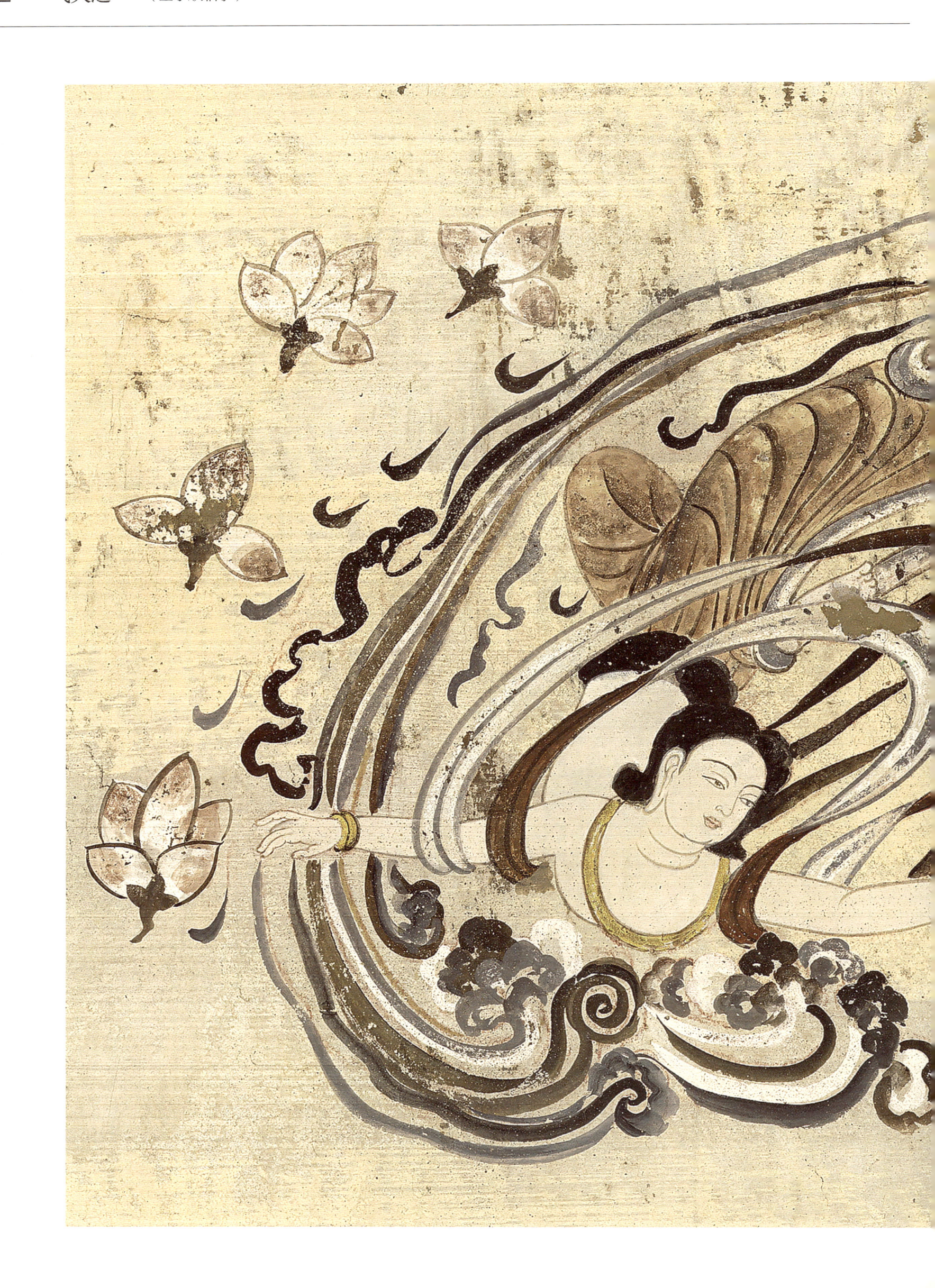

画面中的飞天面相丰润，柳眉细眼，体态优美，其双臂舒展，似在散花。身侧祥云环绕，飞花漫天，极具灵动的生命力。

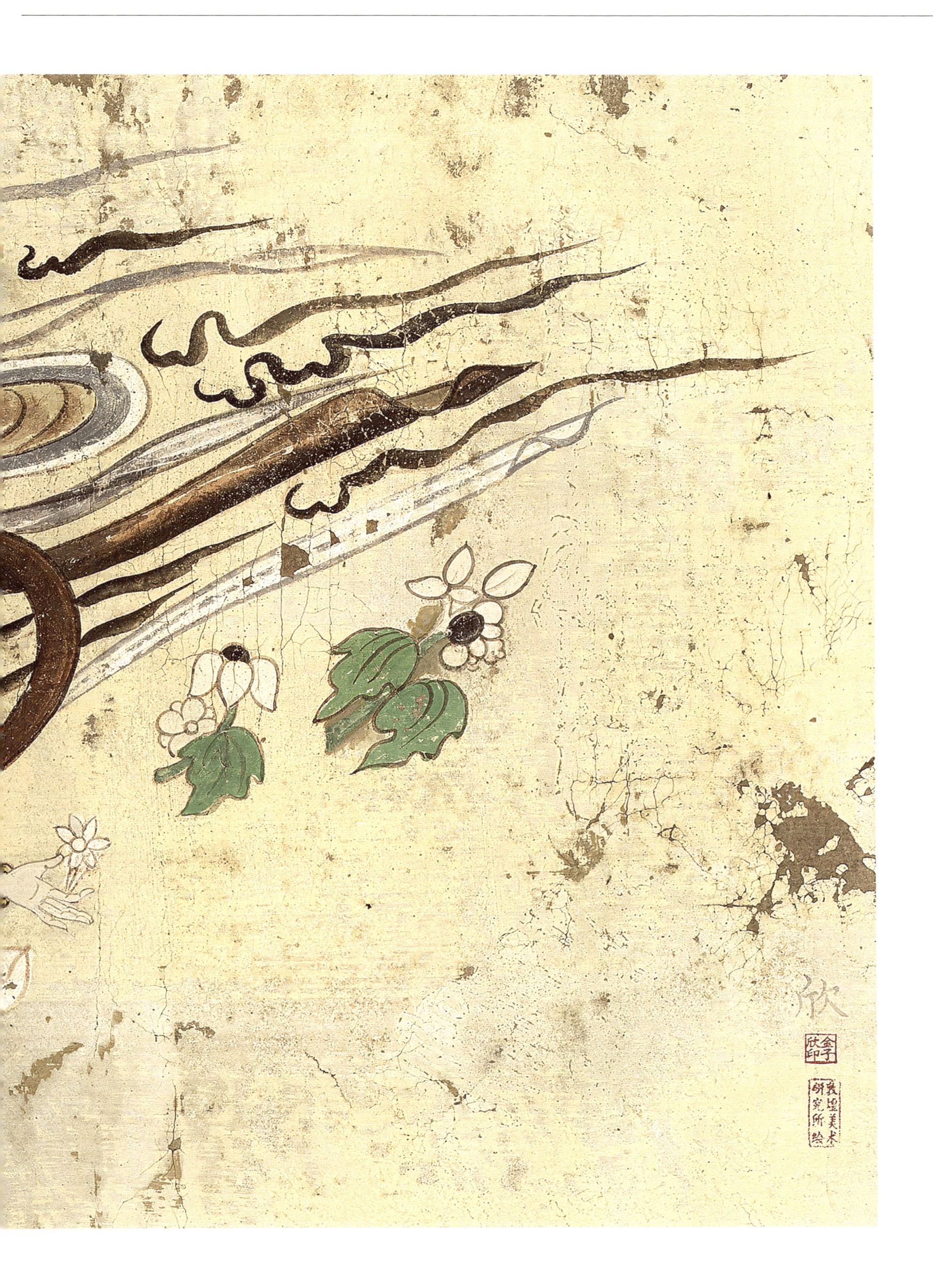

[初唐] **莫高窟第 057 窟**
飞天之二 （徐海容临摹）

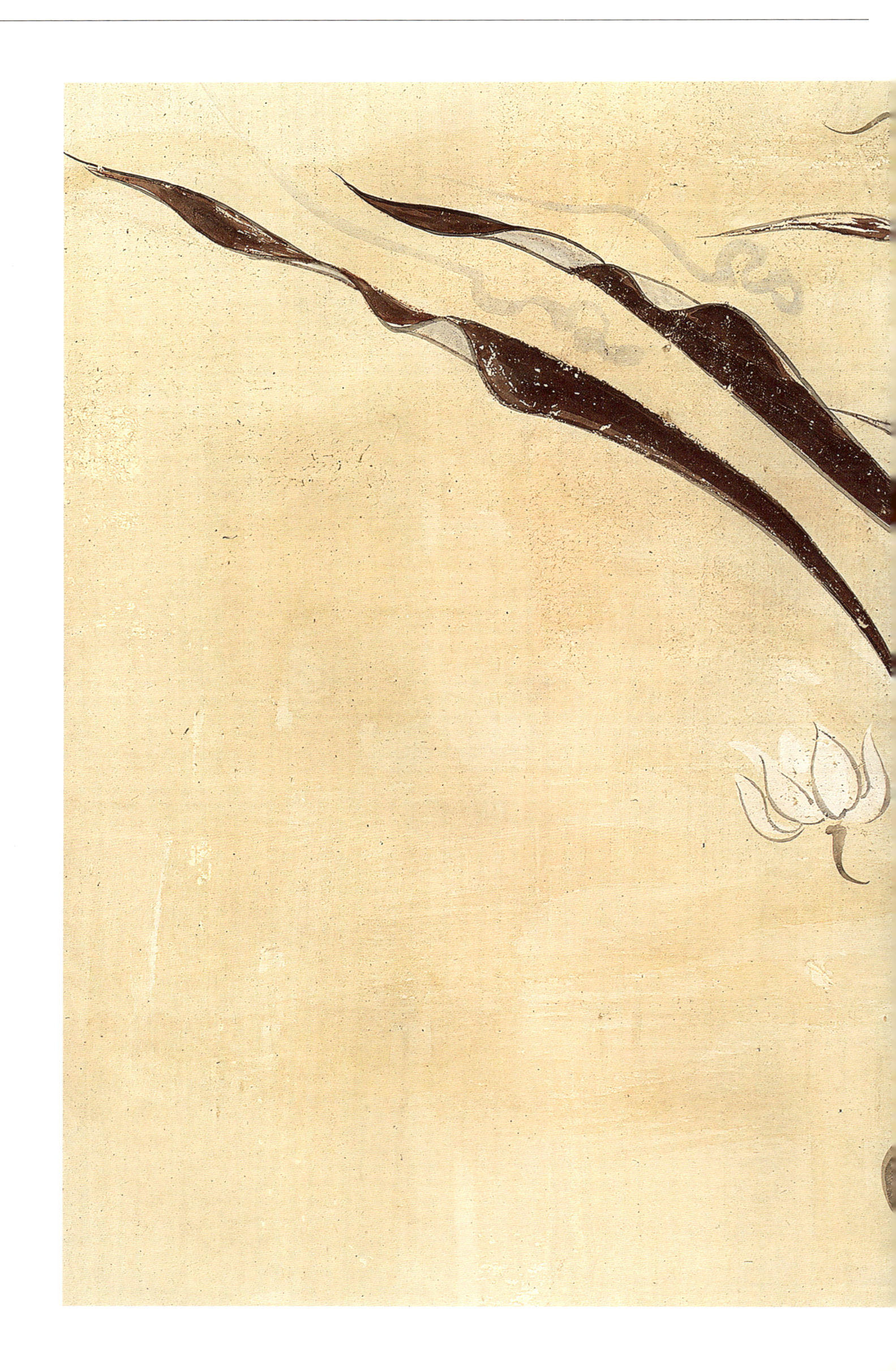

画面中飞天从天而降，似徐徐落入人间。飞天颈配金环，身形修长，体态轻盈，身侧有莲花相随，一手向外伸展，一手欲抚发髻，随祥云飞动。

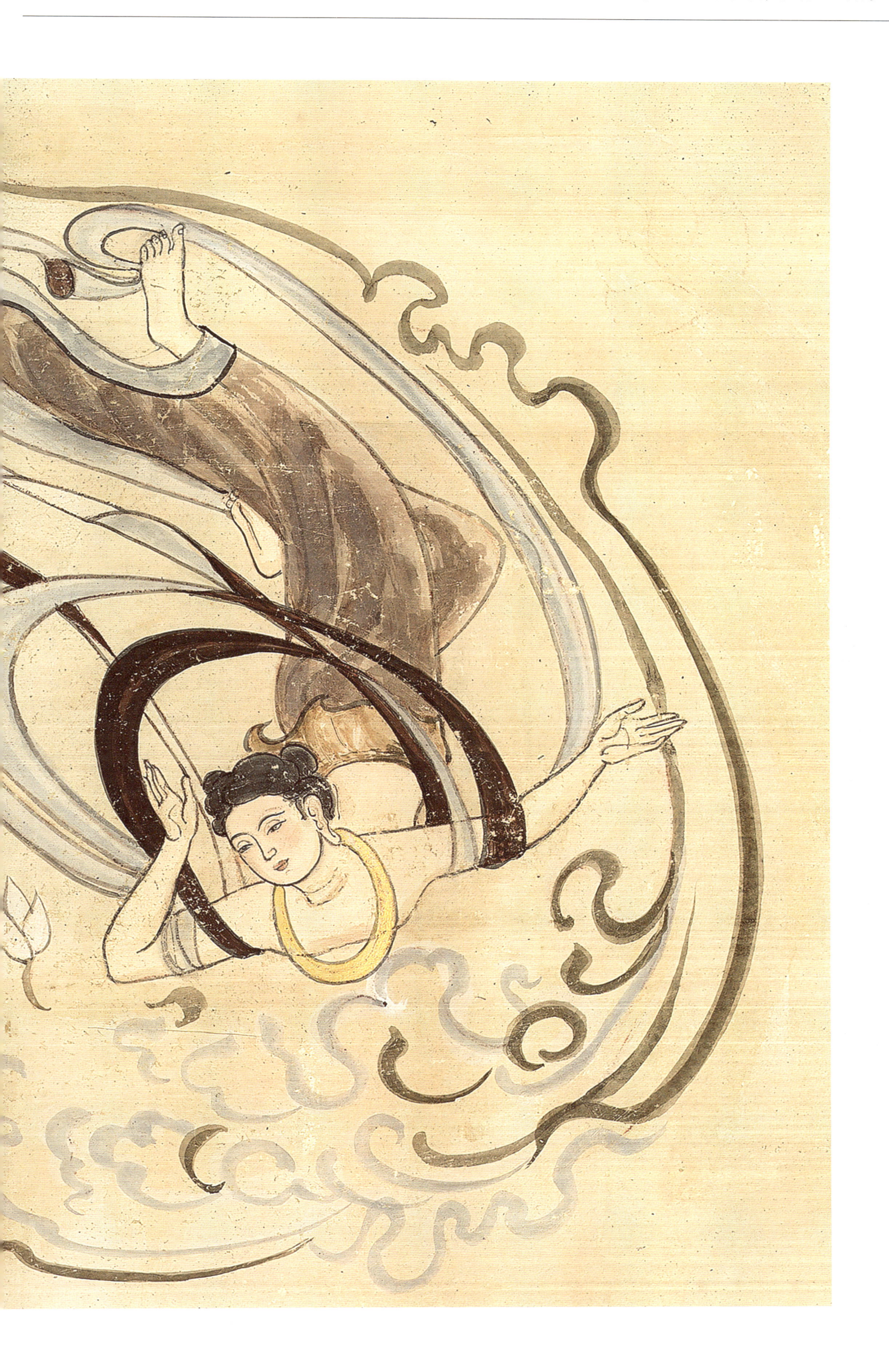

[初唐]

莫高窟第057窟
飞天之三 （黄茜临摹）

画面中的此身飞天，柳眉细眼，高鼻红唇，手持香炉，巾带飘逸。上身袒露，下身着绿裙，恬淡素雅，身边繁花相随，颇具韵味。

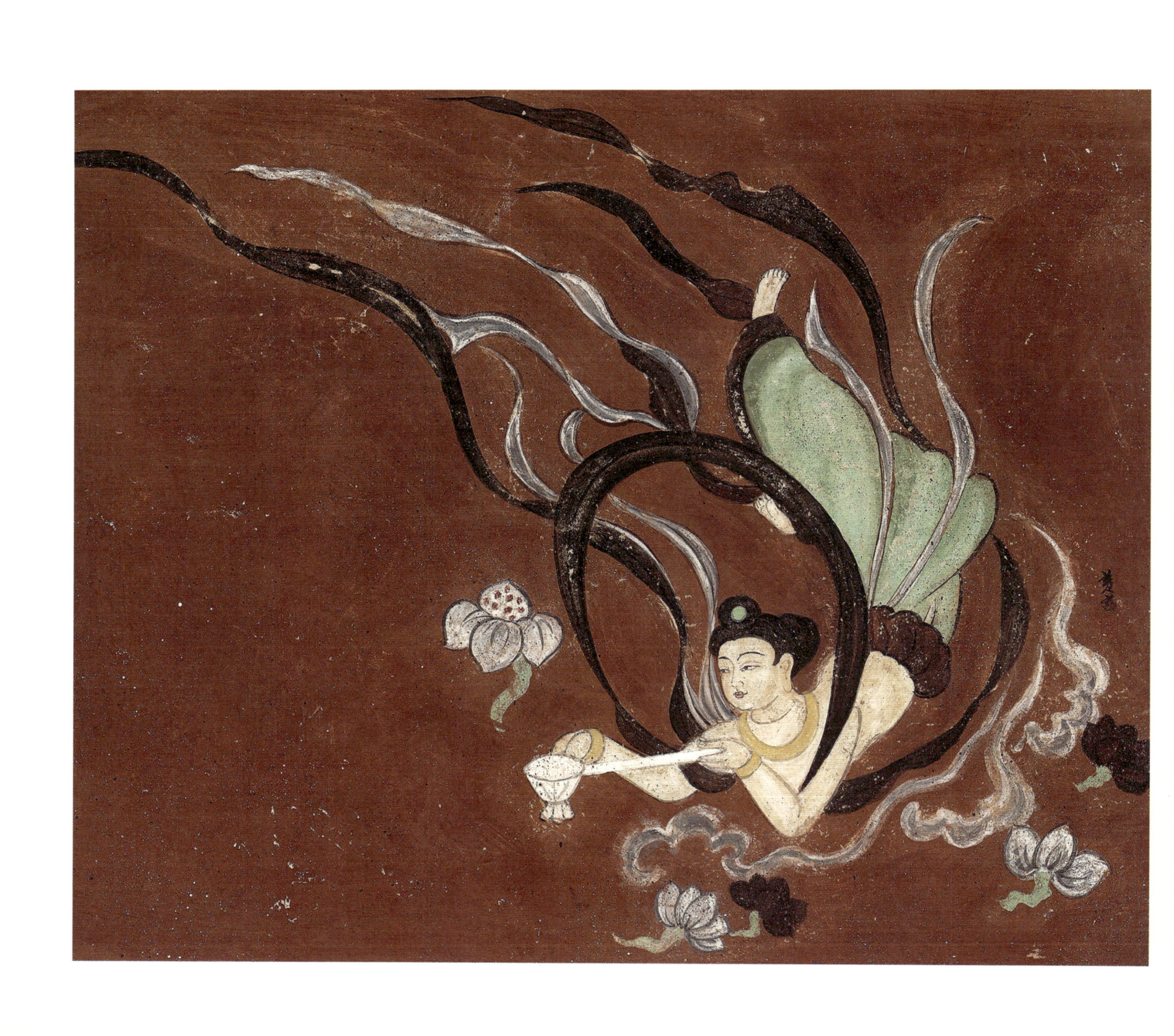

[初唐]

莫高窟第057窟

花卉 （黄茜临摹）

画面中的花叶相衬盛开，配色丰富，鲜艳但不落俗套，繁花茂盛，尽显大唐的欣欣向荣之景。

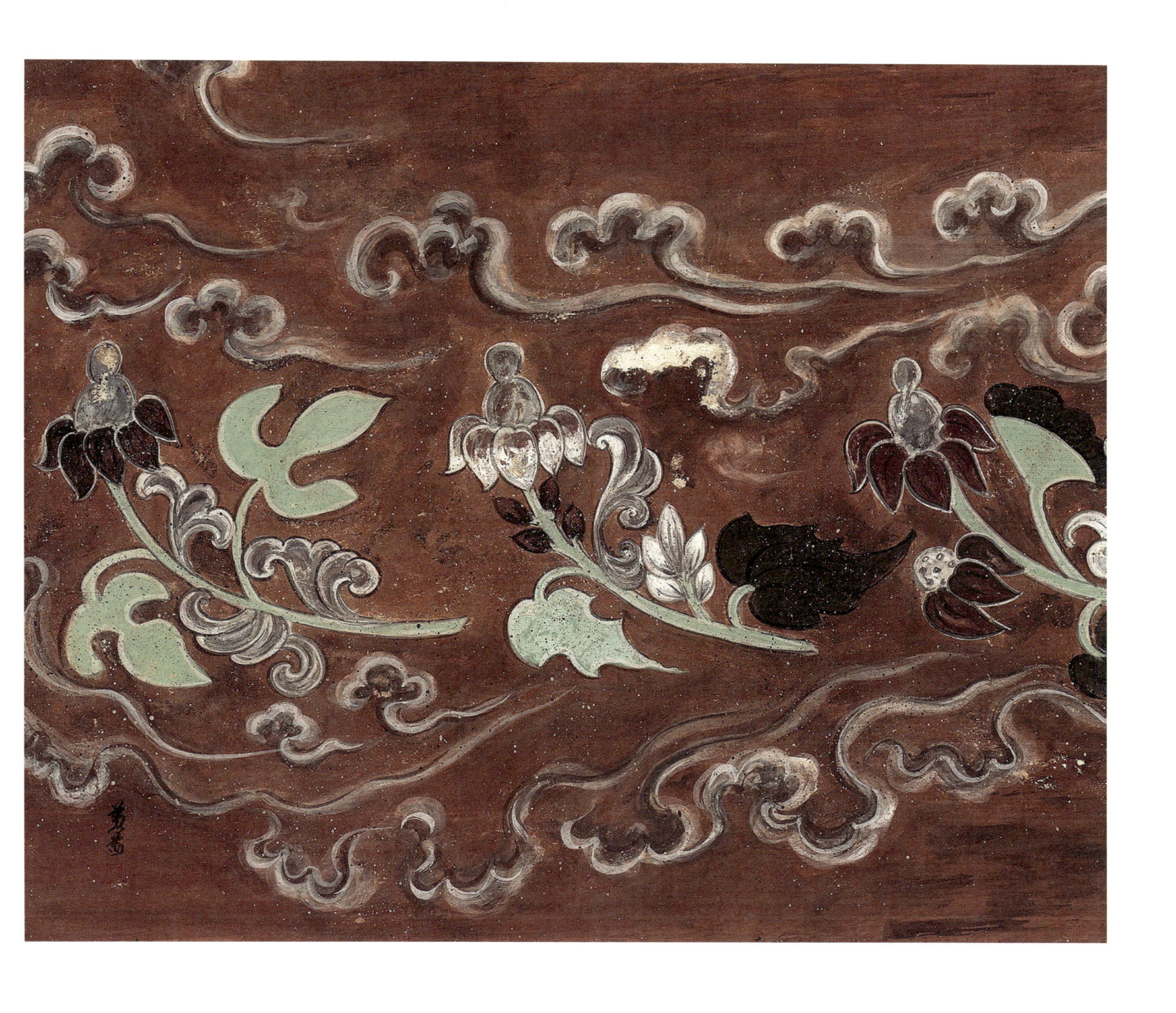

[初唐]

莫高窟第 071 窟

思维菩萨 （左图—高山现状临摹）（右图—高山修正临摹）

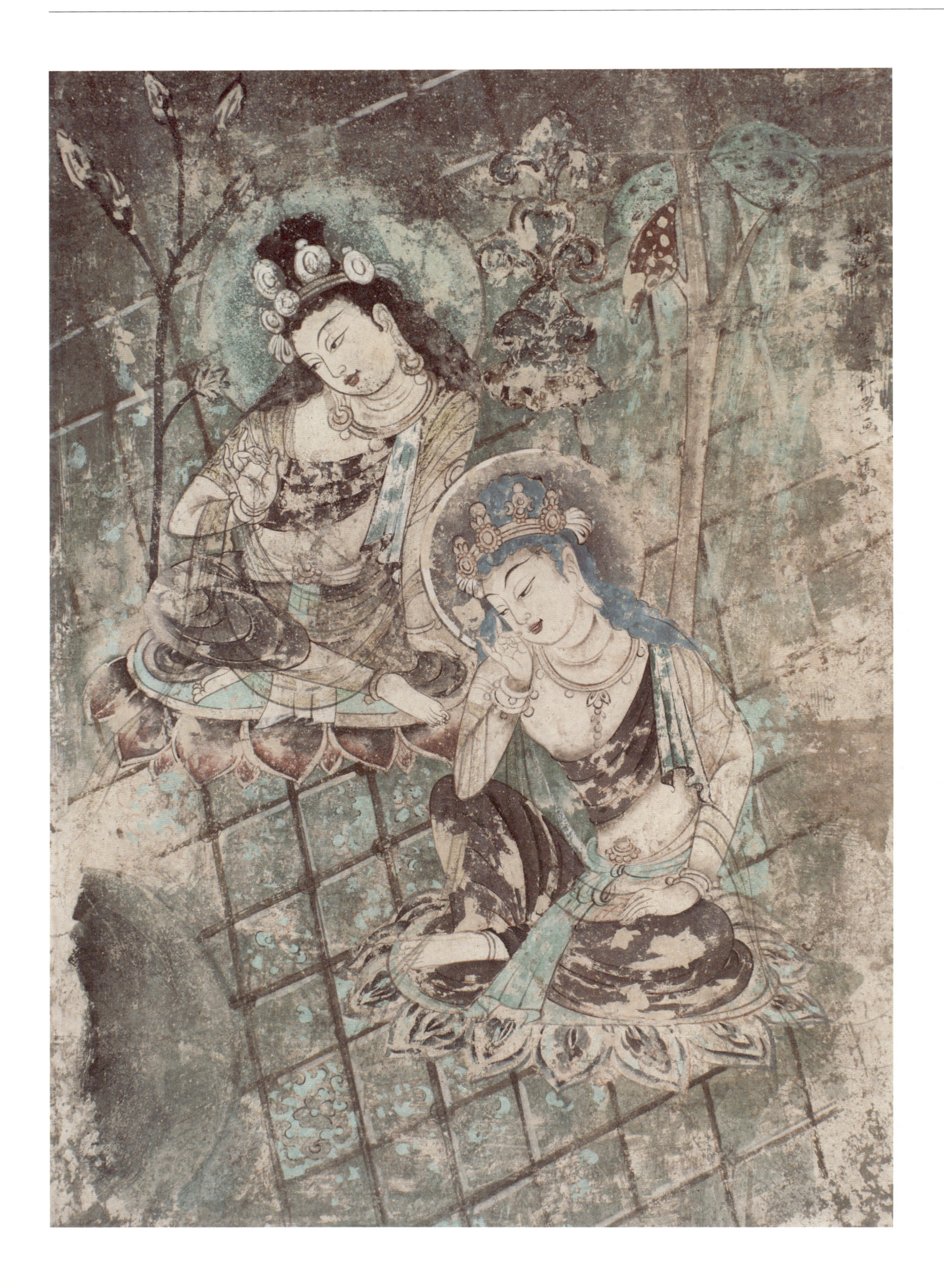

画面中两身思维菩萨头戴宝冠，梳高髻，发披双肩，交脚趺坐于伏瓣莲上；上侧一身面容姣好，身姿扭向一边，右手做手印；下侧一身姿态自然，左手置于腿上，右肘依托在右膝上，右手支颊沉思。

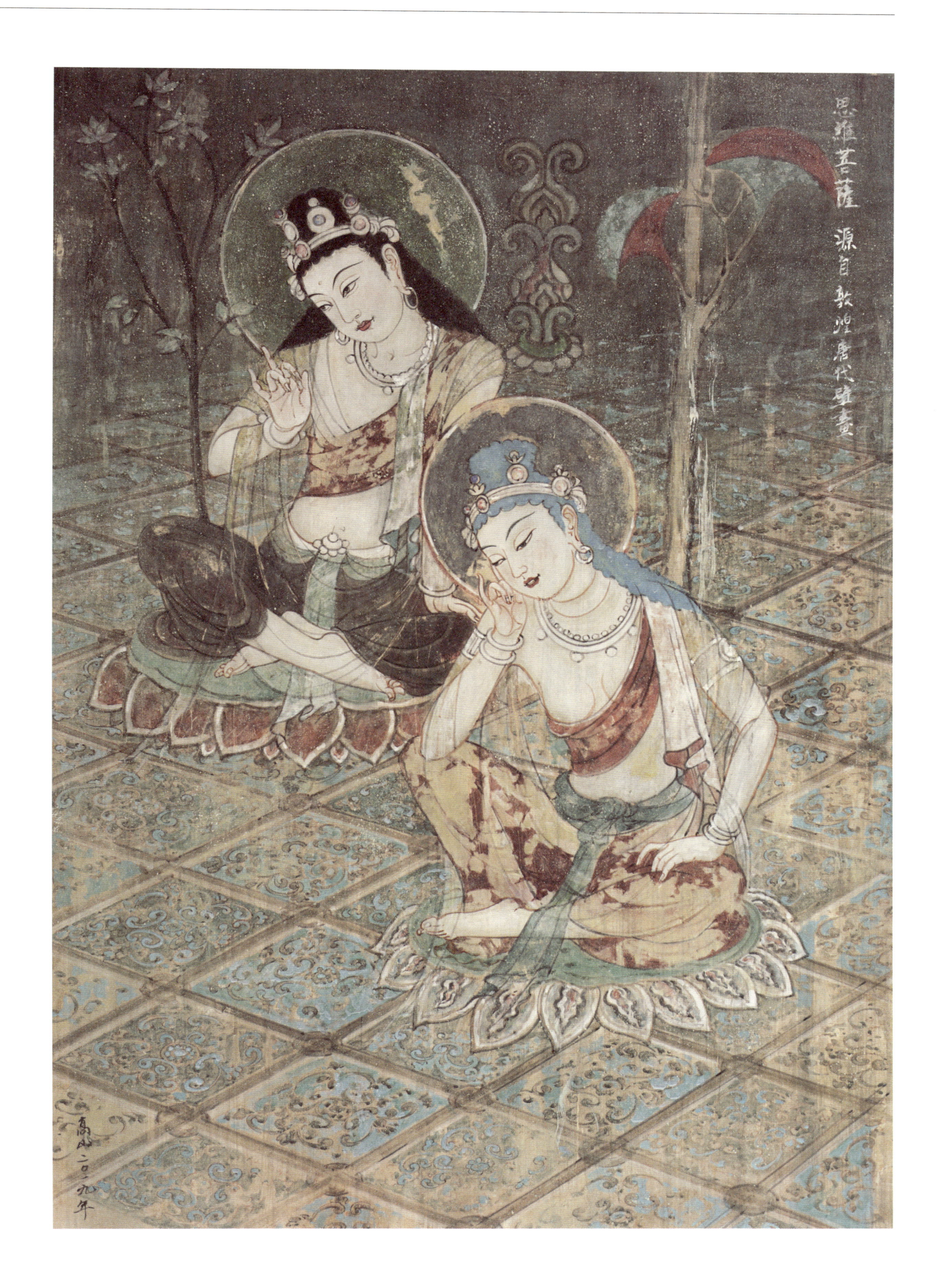

[初唐] **莫高窟第 209 窟**
双飞天 （高山修正临摹）

初唐飞天仍旧延续隋代飞天的动态、人体造型：通过将身体的翻转、俯、仰、扭动，肢体的舒展，衣裙的走势，背景流动性将纹样等一系列动态的元素有规律地融合在一起，从而形成一种内在的动态美。

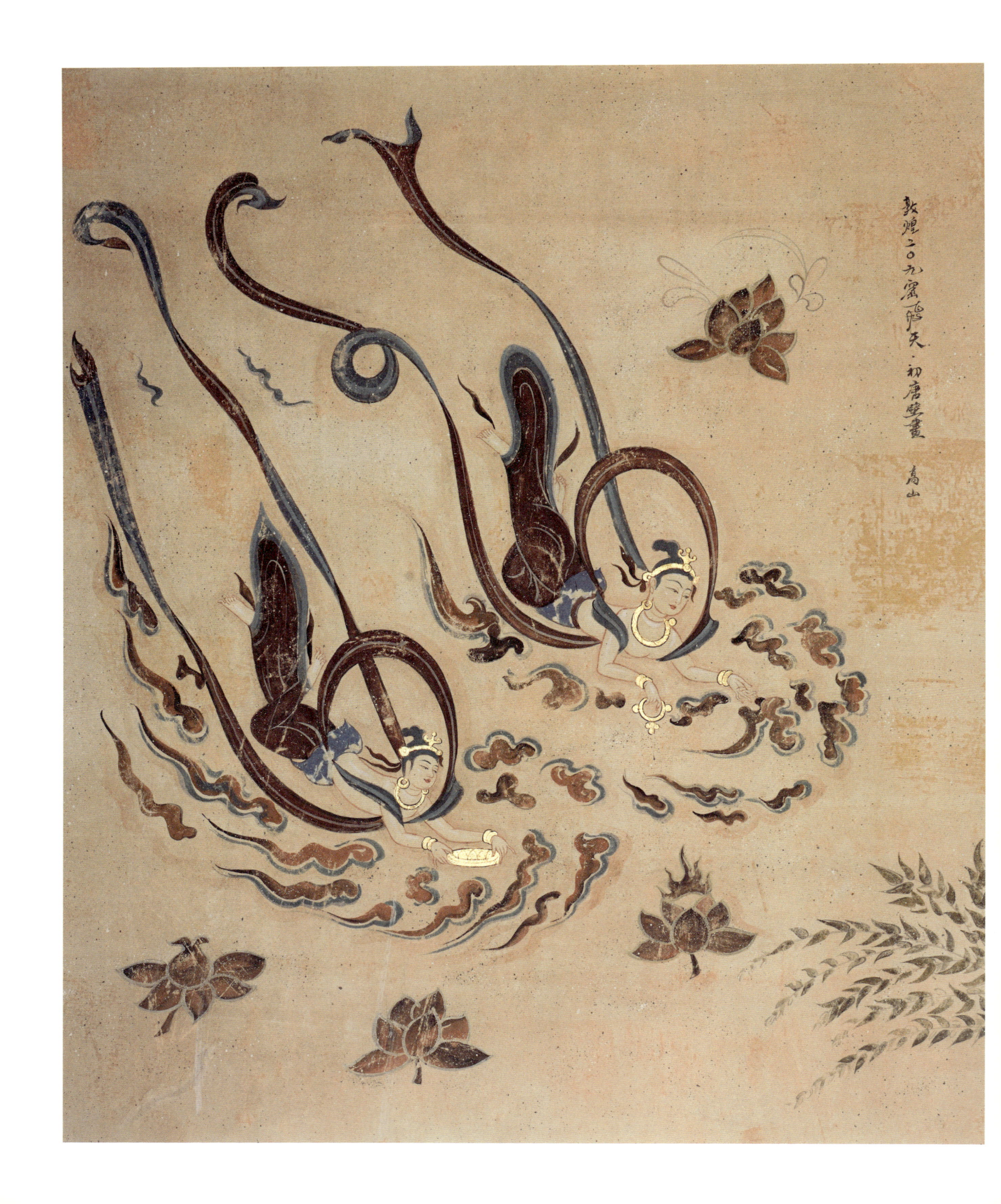

[初唐]

莫高窟第 220 窟
双飞天 （石凌歌临摹）

画面中两身飞天体态柔美舒展，长裙裹足，双手挥动巾带，曼舞翩跹。画面用色娴熟，冷暖协调，充分展现飞天的飘逸之感。

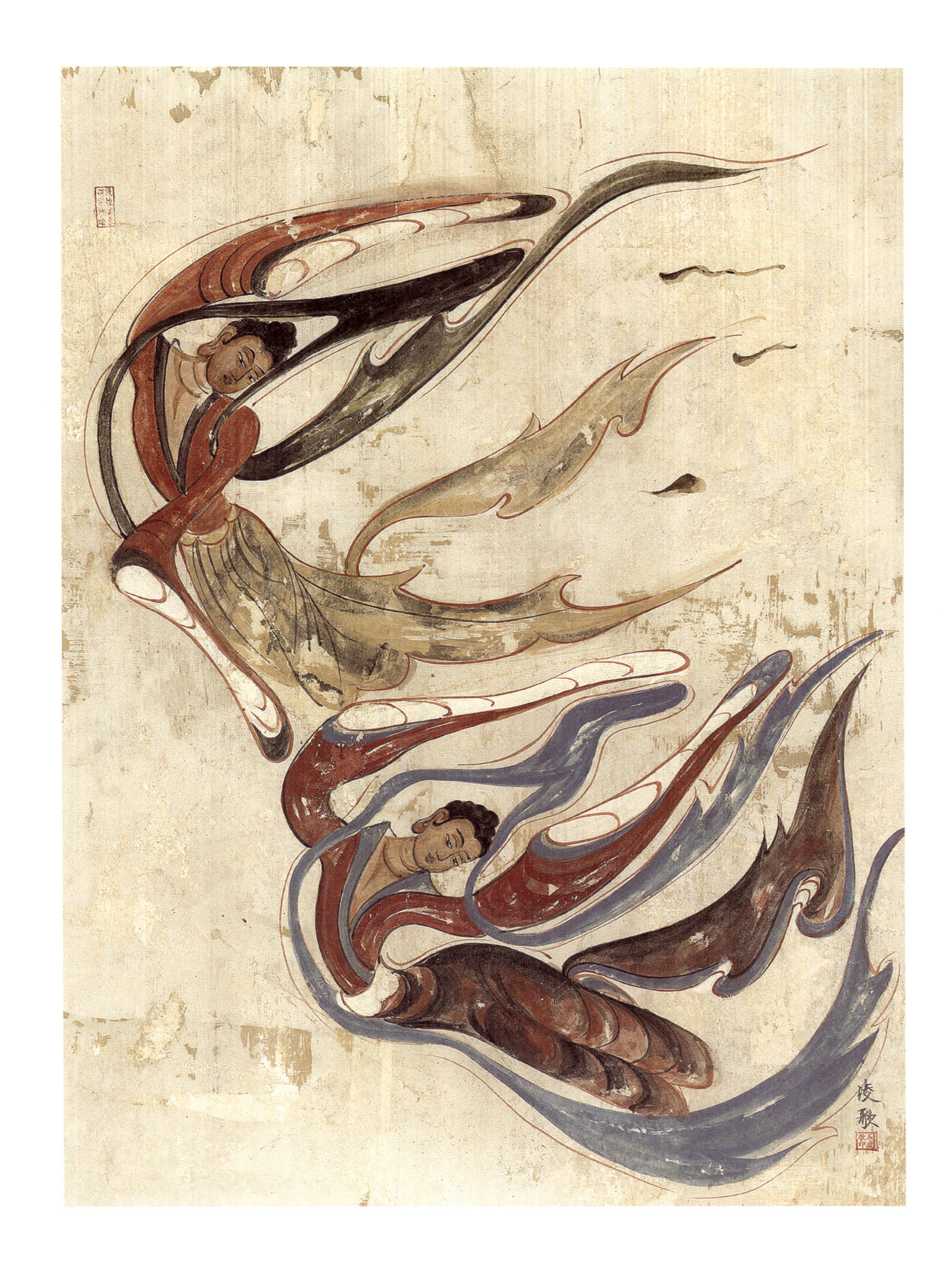

[初唐]

莫高窟第 209 窟

石榴葡萄藻井 （高山修正临摹）

藻井内四个石榴构成十字，四片葡萄叶与缠枝又构成十字，两个十字相连，呈米字框架，八串葡萄环绕石榴，组成方圆相套的形式，充满异域风韵。

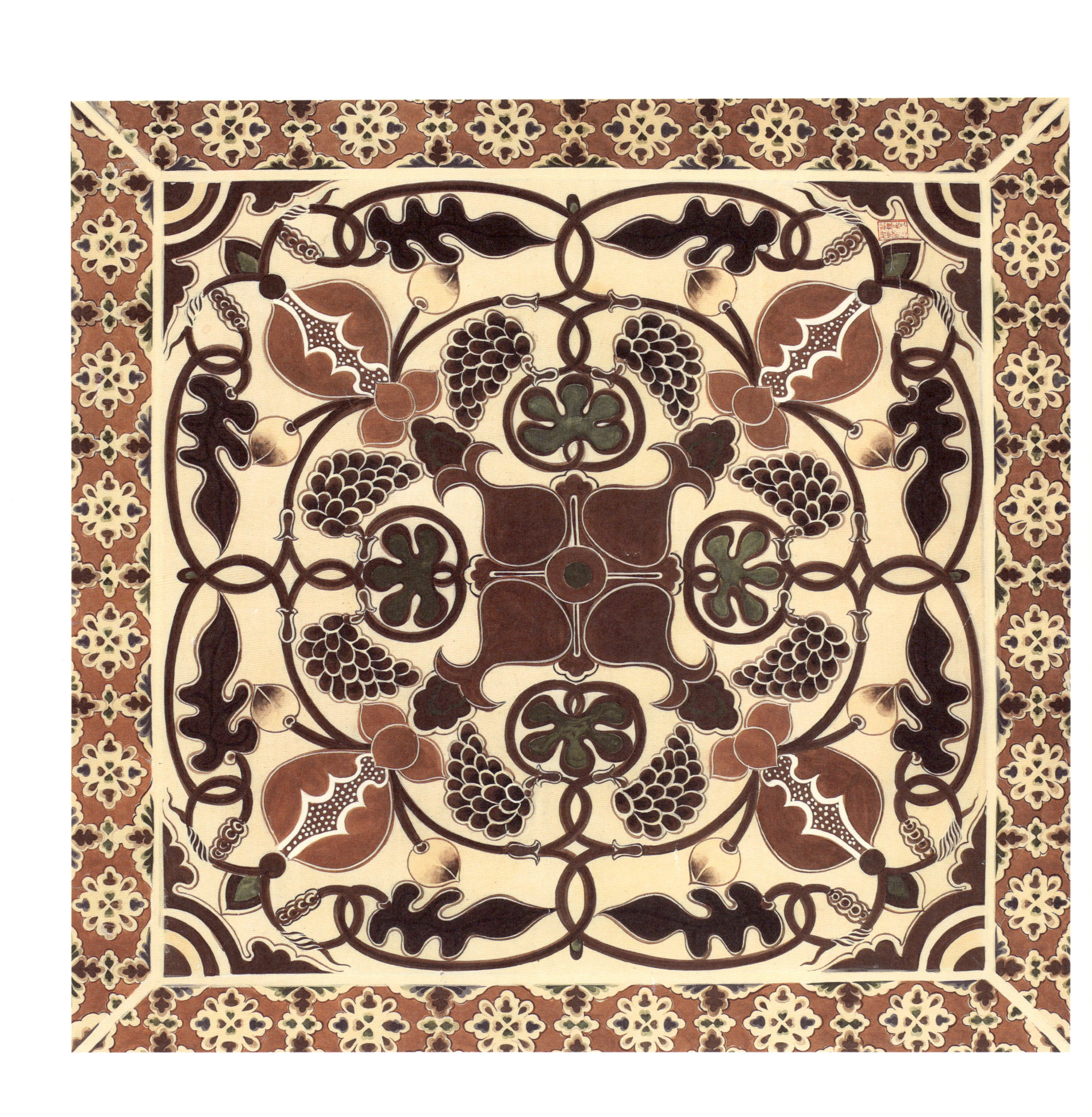

[初唐]

莫高窟第 321 窟
莲花纹藻井 （金子欣临摹）

藻井井心为八瓣白底莲花，花瓣平展，内附纹饰，由中心呈放射状向外铺展开来，富贵华美。方井四周缀有多种纹饰，布局紧密却不冗杂，秀丽的纹样给整幅作品增添华丽之气，使其更具装饰性。

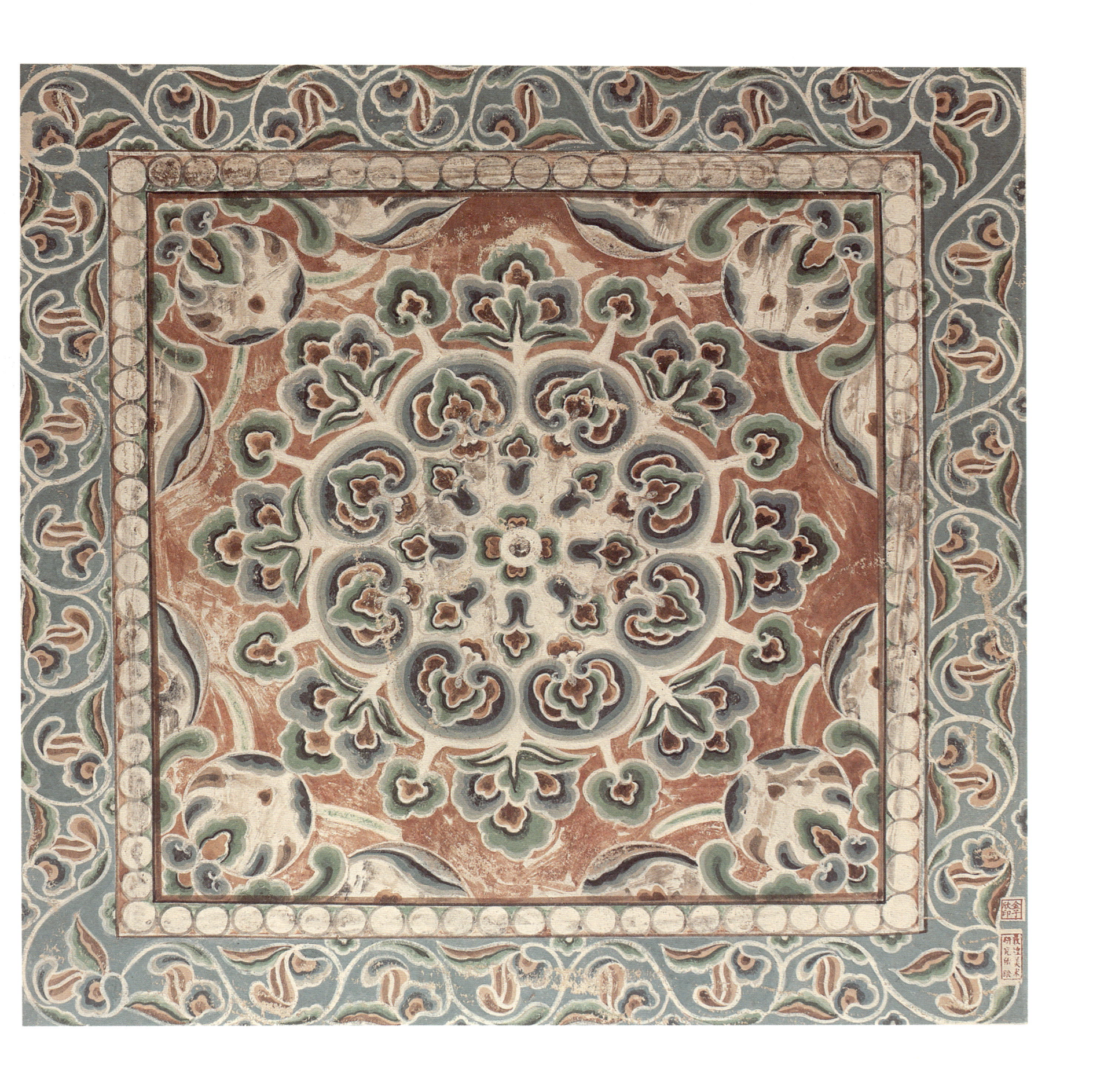

莫高窟第 203 窟

[初唐]

单飞天 （石凌歌临摹）

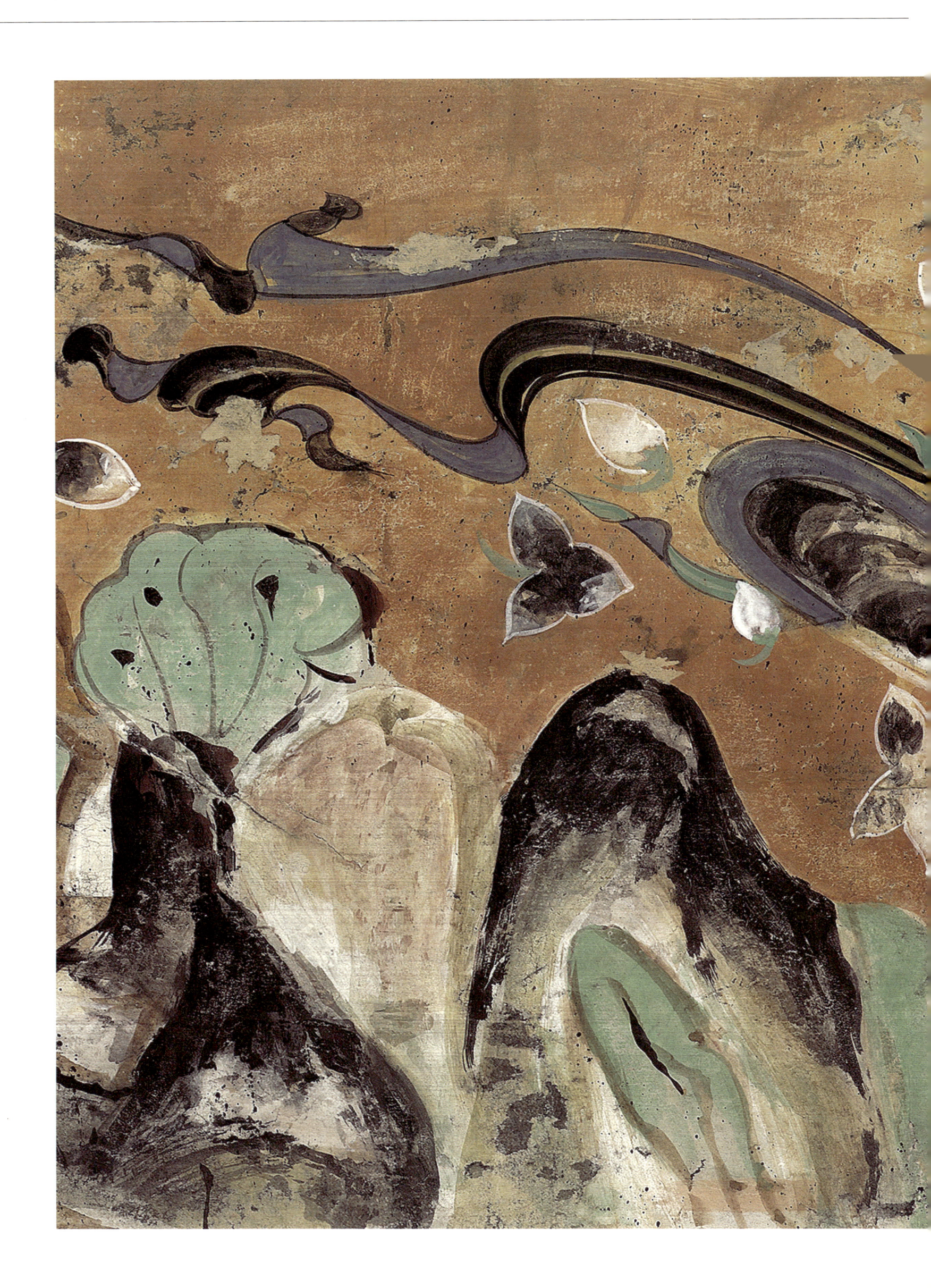

画面中飞天飞翔于山林之上，双臂向外轻柔伸展，飘带飞扬，飞天舞动的飘逸之感得到充分体现。

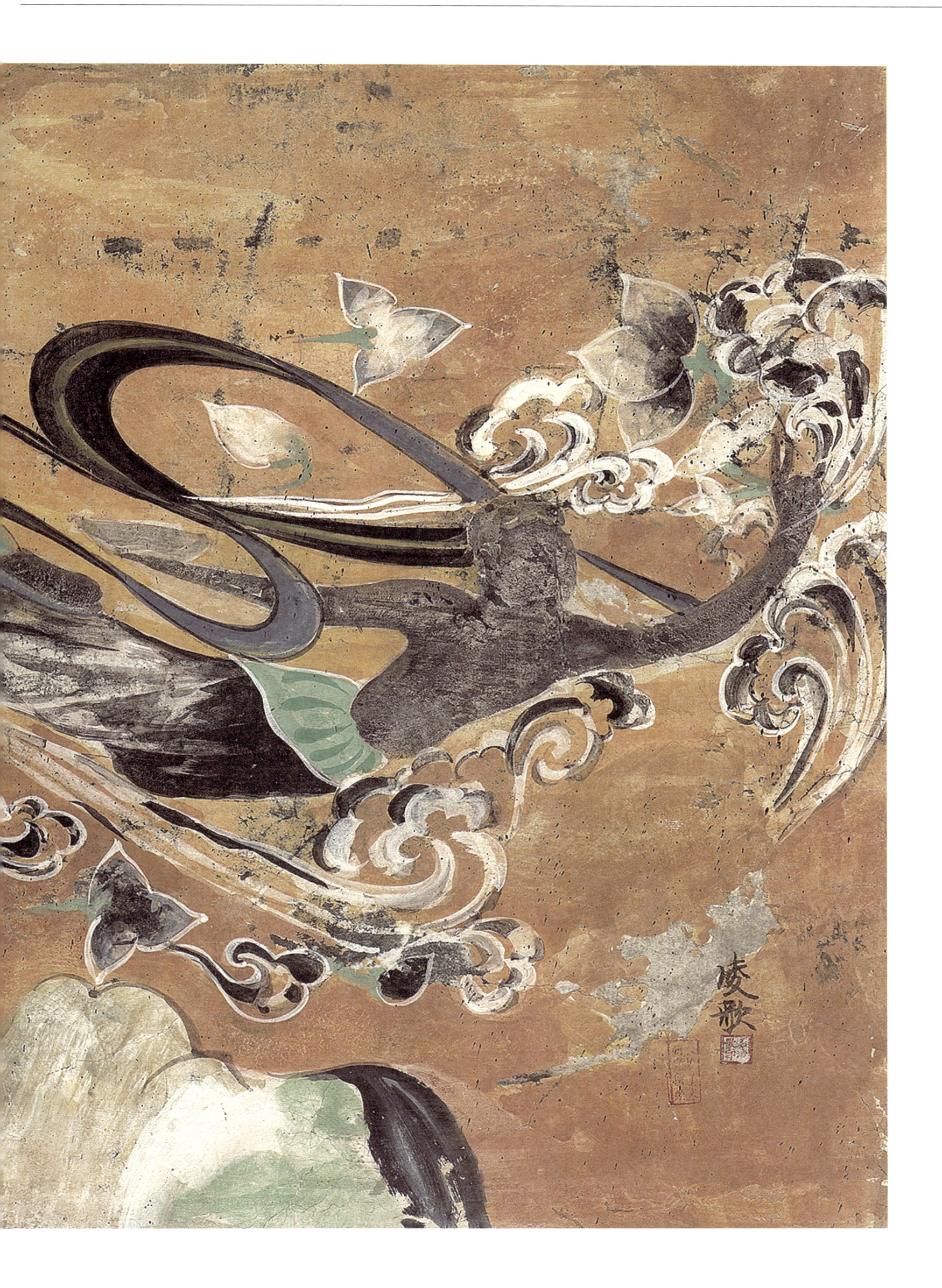

[初唐] **莫高窟第 220 窟**
舞乐图 （高山修正临摹）

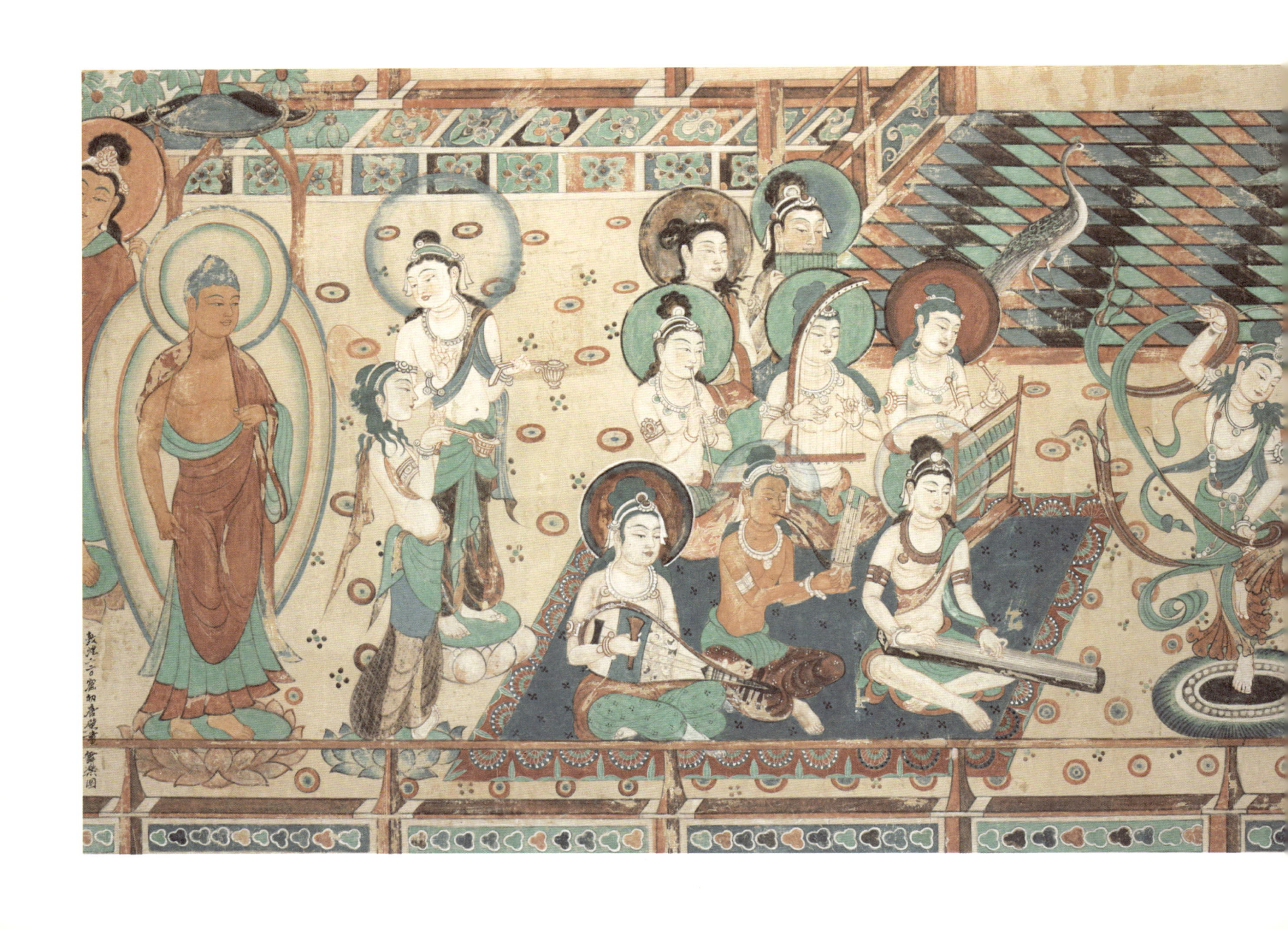

唐代的经变画不胜枚举，而其中往往有表现舞乐的内容，虽说是烘托佛国的欢乐景象，但实际上反映了中国唐代音乐、舞蹈高度发展的状况。图中的舞蹈，有人推测是唐代著名的"胡旋舞"。

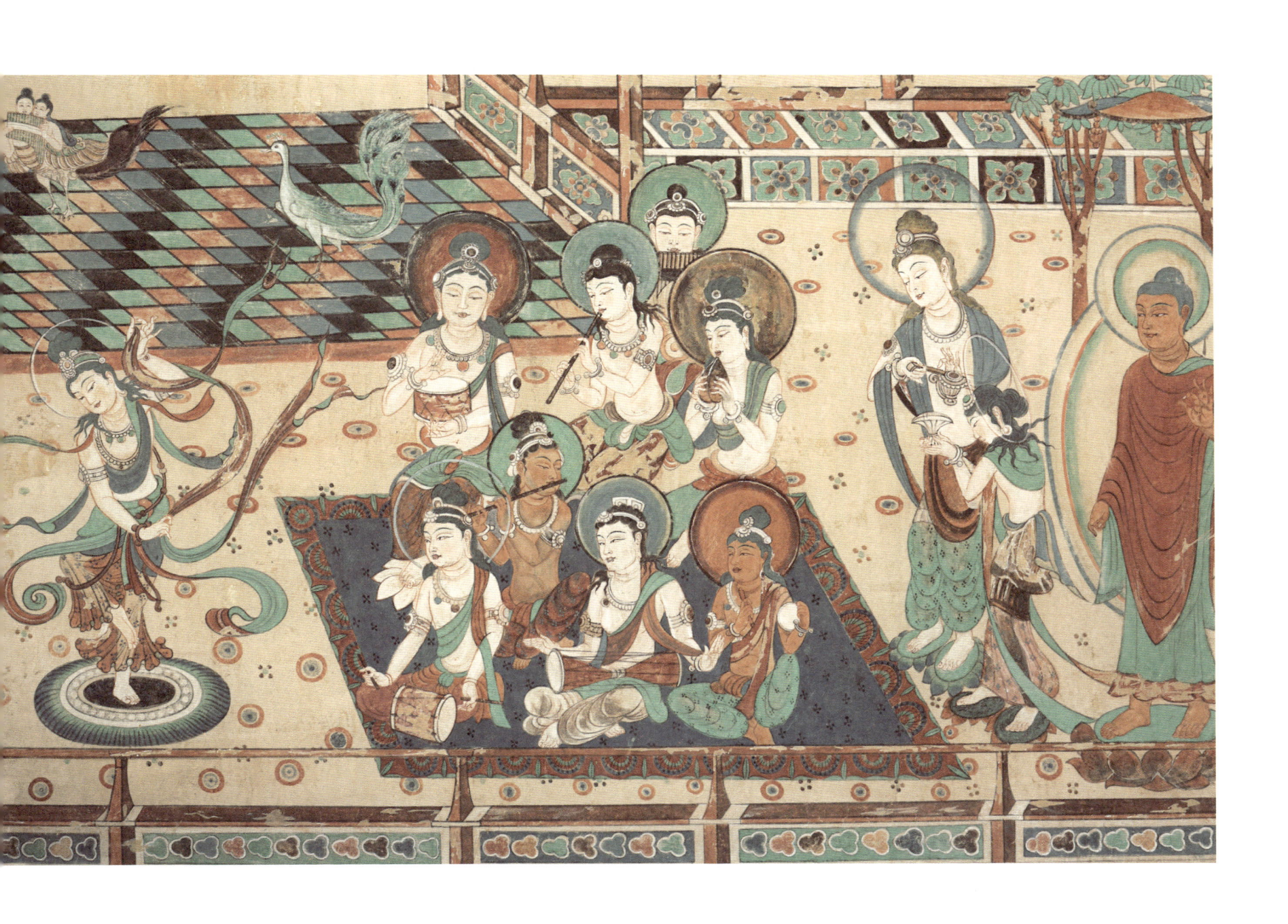

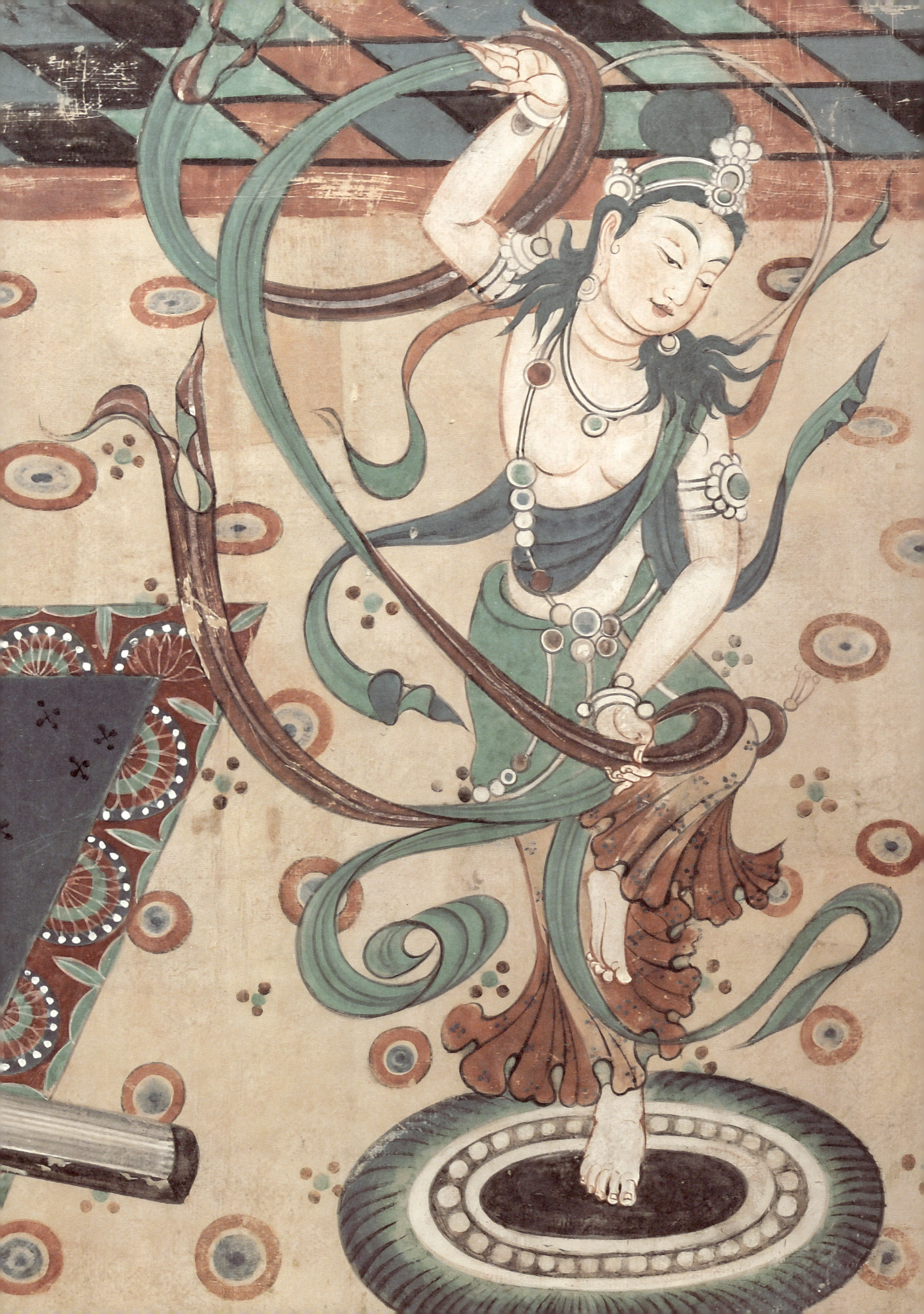

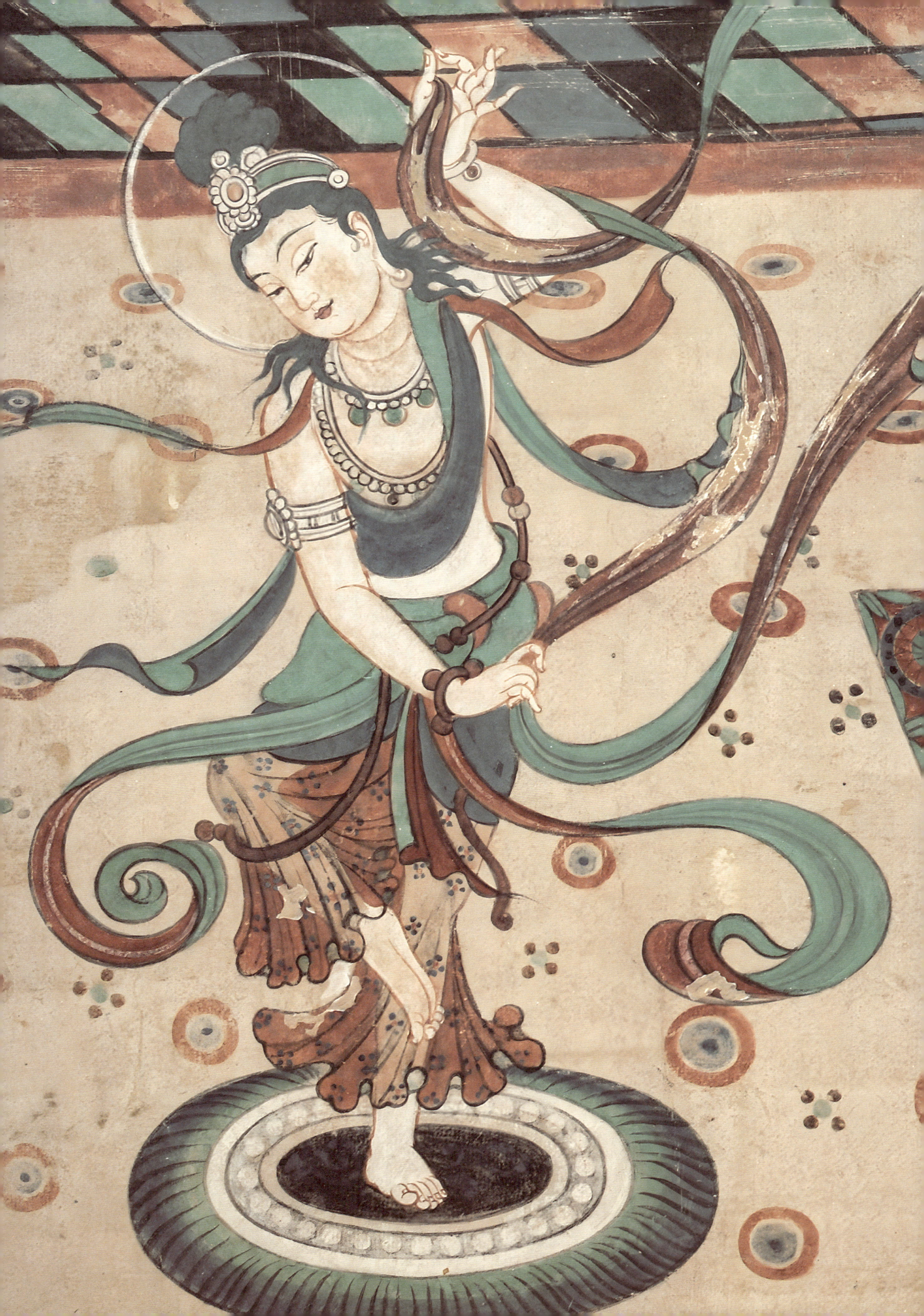

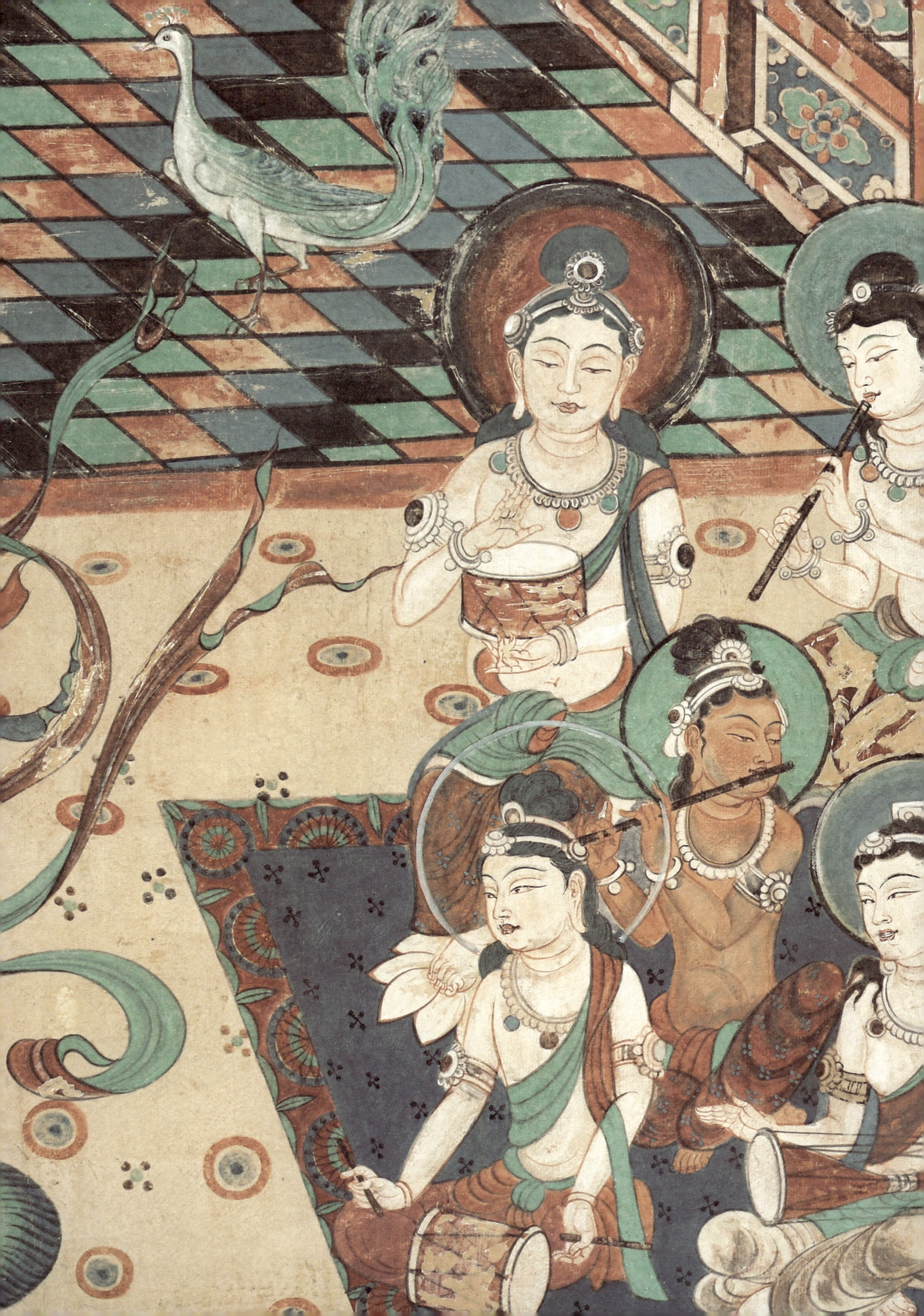

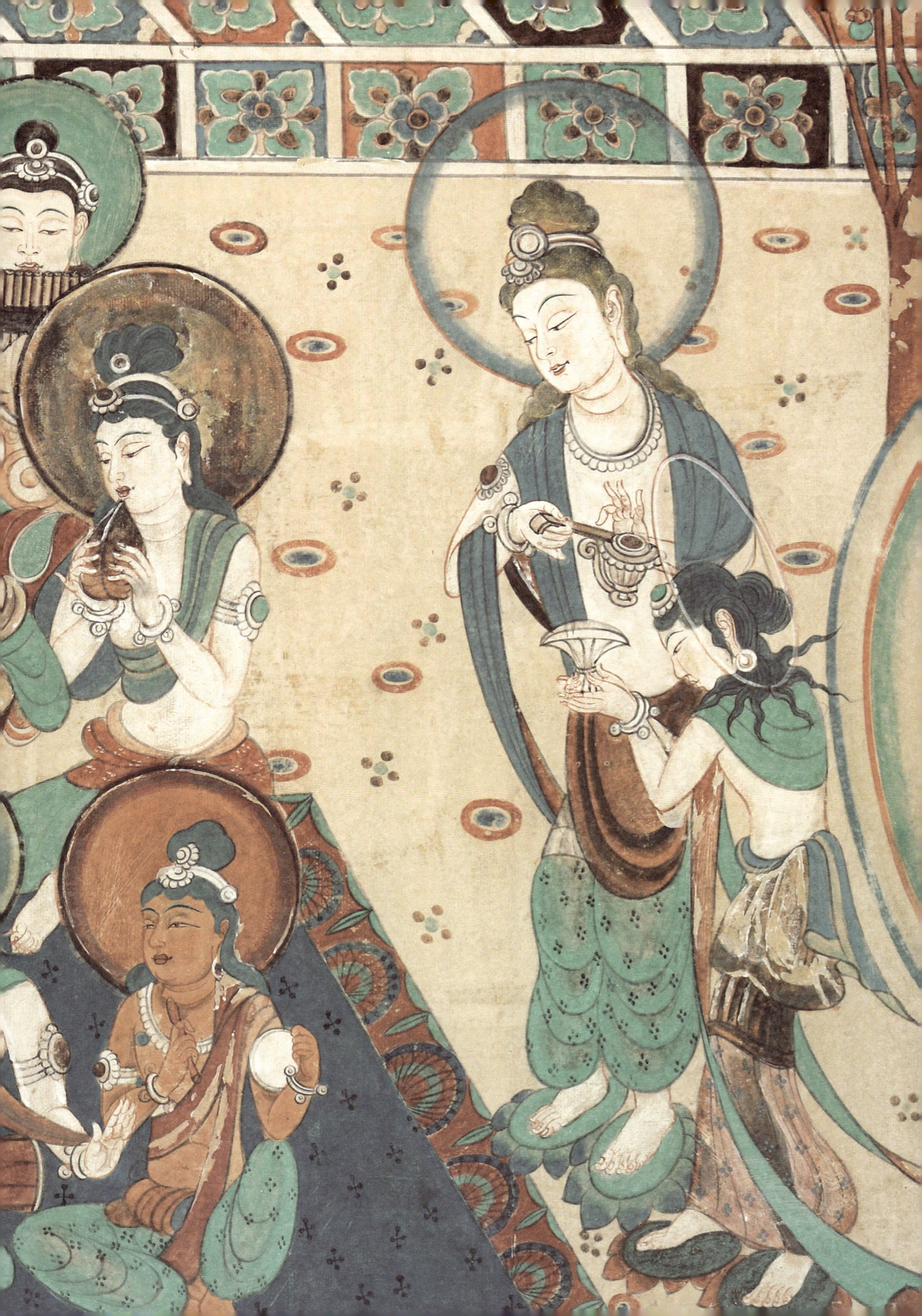

[初唐]

莫高窟第 220 窟

持花小菩萨 （高山修正临摹）

此身菩萨一手支地，一手持莲蕾，仰视诸佛，随意自在。背景的小白点像雪花一般纷纷扬扬从空中飘下，十分浪漫，这些小雪花是由鹅卵石组成的。

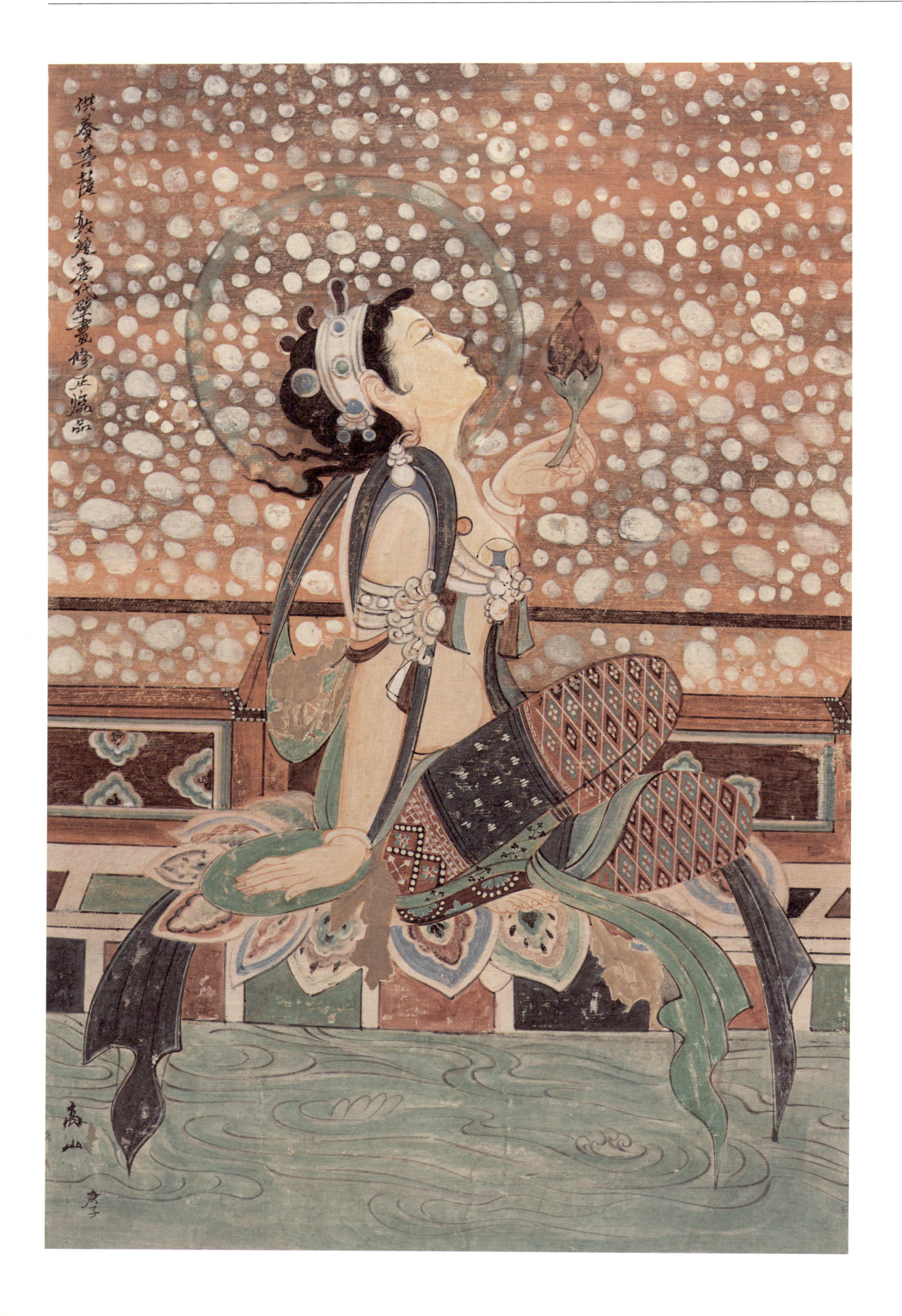

[初唐]

莫高窟第 220 窟

供养菩萨 （王志萍临摹）

画面中的供养菩萨青发披肩，身后圆光笼罩，双膝跪坐在莲座上。此身菩萨身形丰腴，面庞圆润，双手捧花，端庄优雅，神情淡然平和。

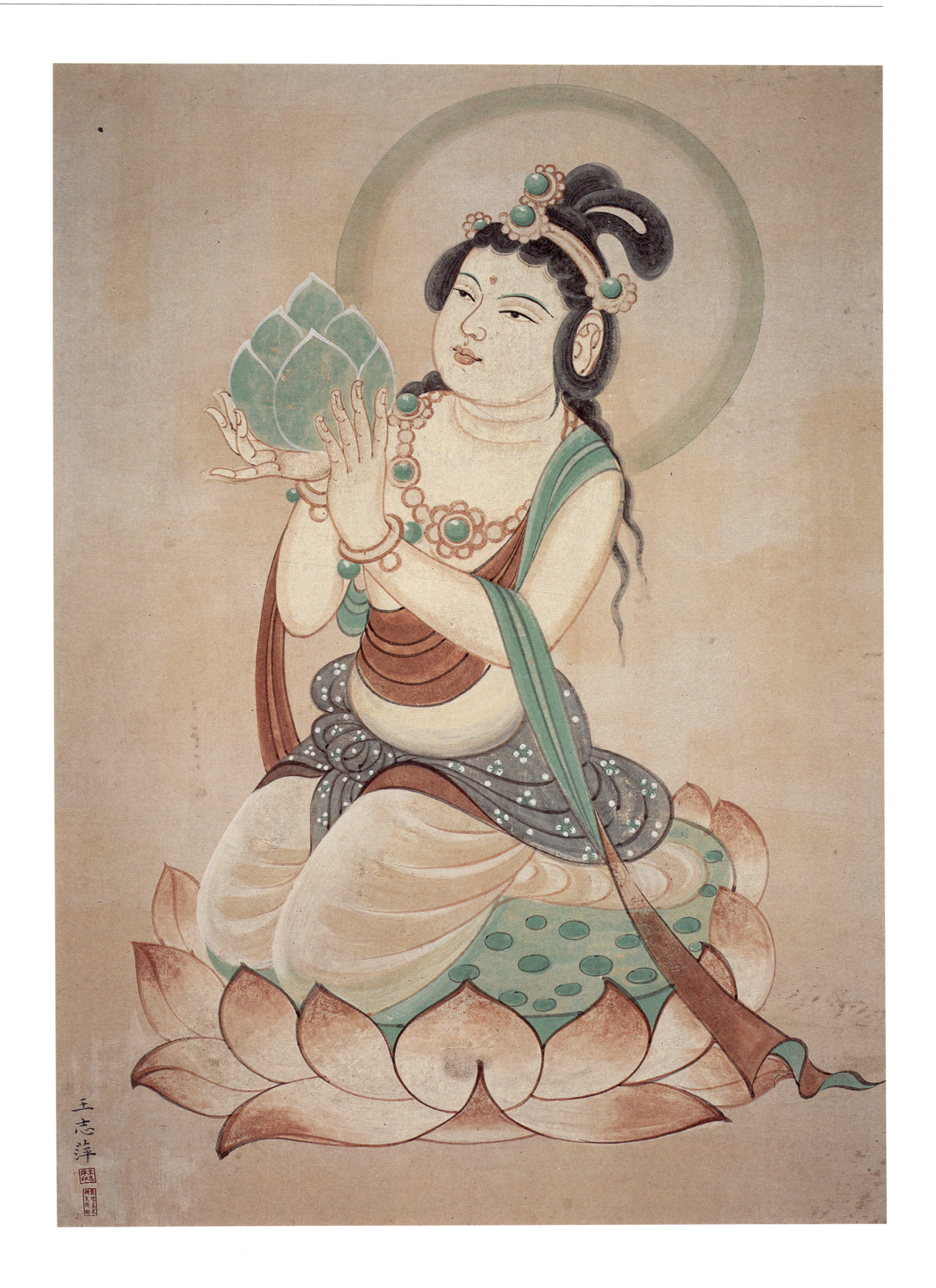

[初唐] **莫高窟第 220 窟**
石雕小殿（石凌歌临摹）

画面中石雕小殿建造在三层台基之上，殿身饰满花纹，屋檐翼角上翘，瓦面呈相错半圆状，殿正中有一尖券门。石雕小殿的右上方有彩云两朵作为点缀，整体画面精致和谐。

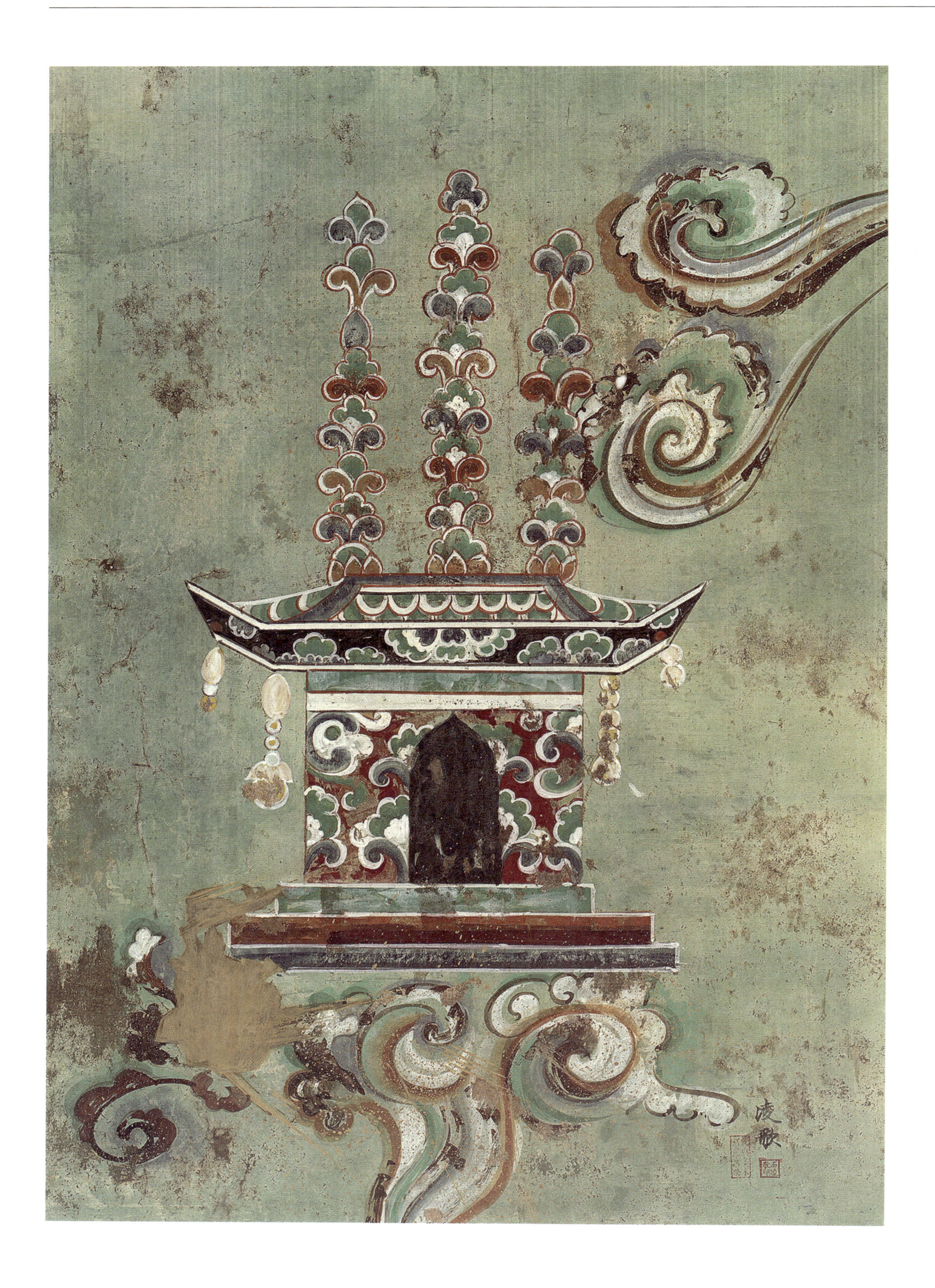

[初唐]

莫高窟第 220 窟

花卉纹样 （黄茜临摹）

以深青做底色，衬出花枝娇艳。花卉枝叶各具形态，枝叶挺拔，叶片层层叠叠，交织生长，富有生命力。色彩整体偏暗却不厚重，富有典雅之气。

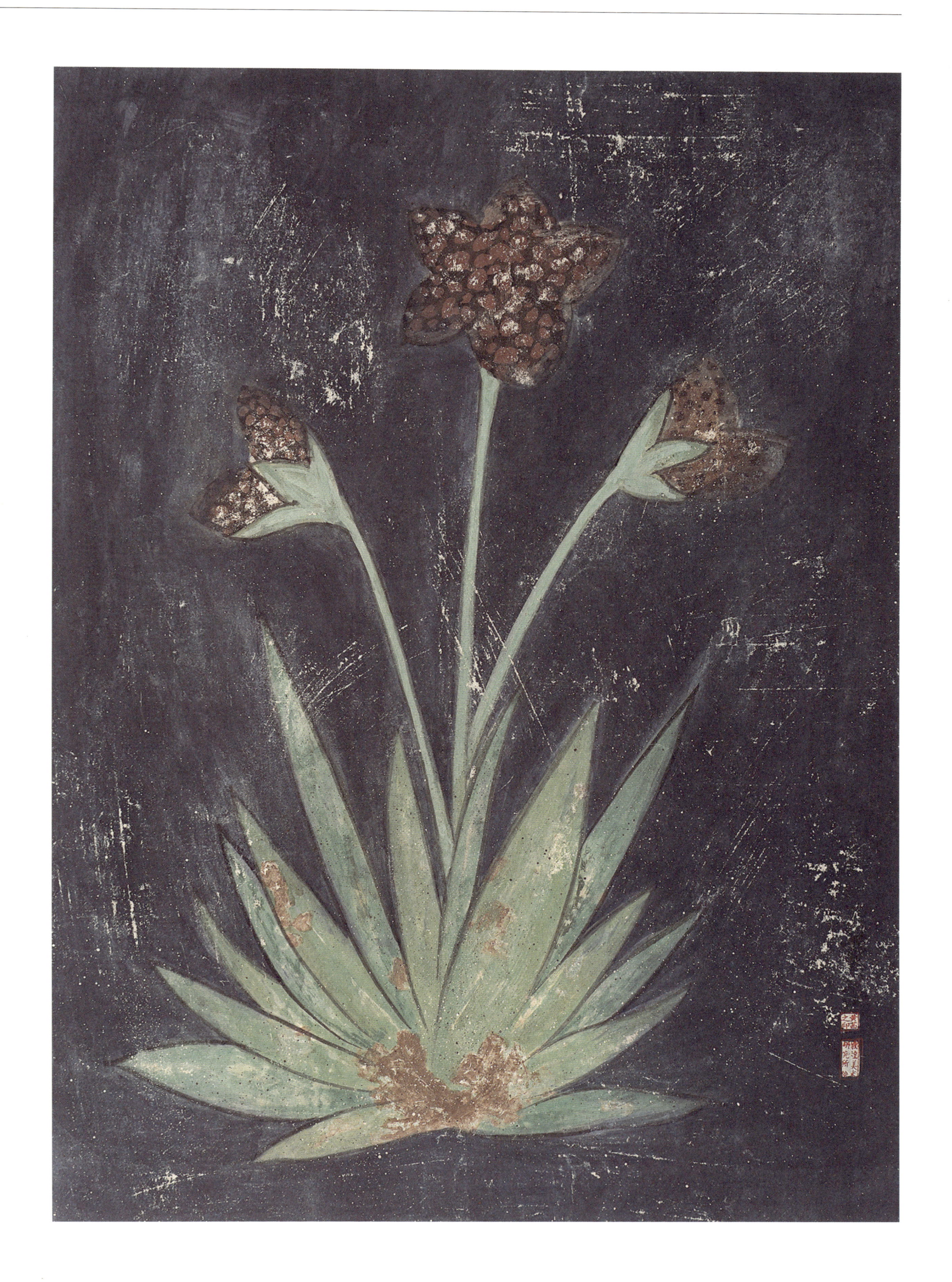

[初唐]

莫高窟第 220 窟

不鼓自鸣之锣 （徐海容临摹）

画面中为打击乐器"锣"。锣身呈圆弧形，四周以边框固定，演奏者可使用木槌敲击锣身正面中央部分，使之产生振动而发音。画中一只手勾着锣，未经敲击却可听见洪亮余音。

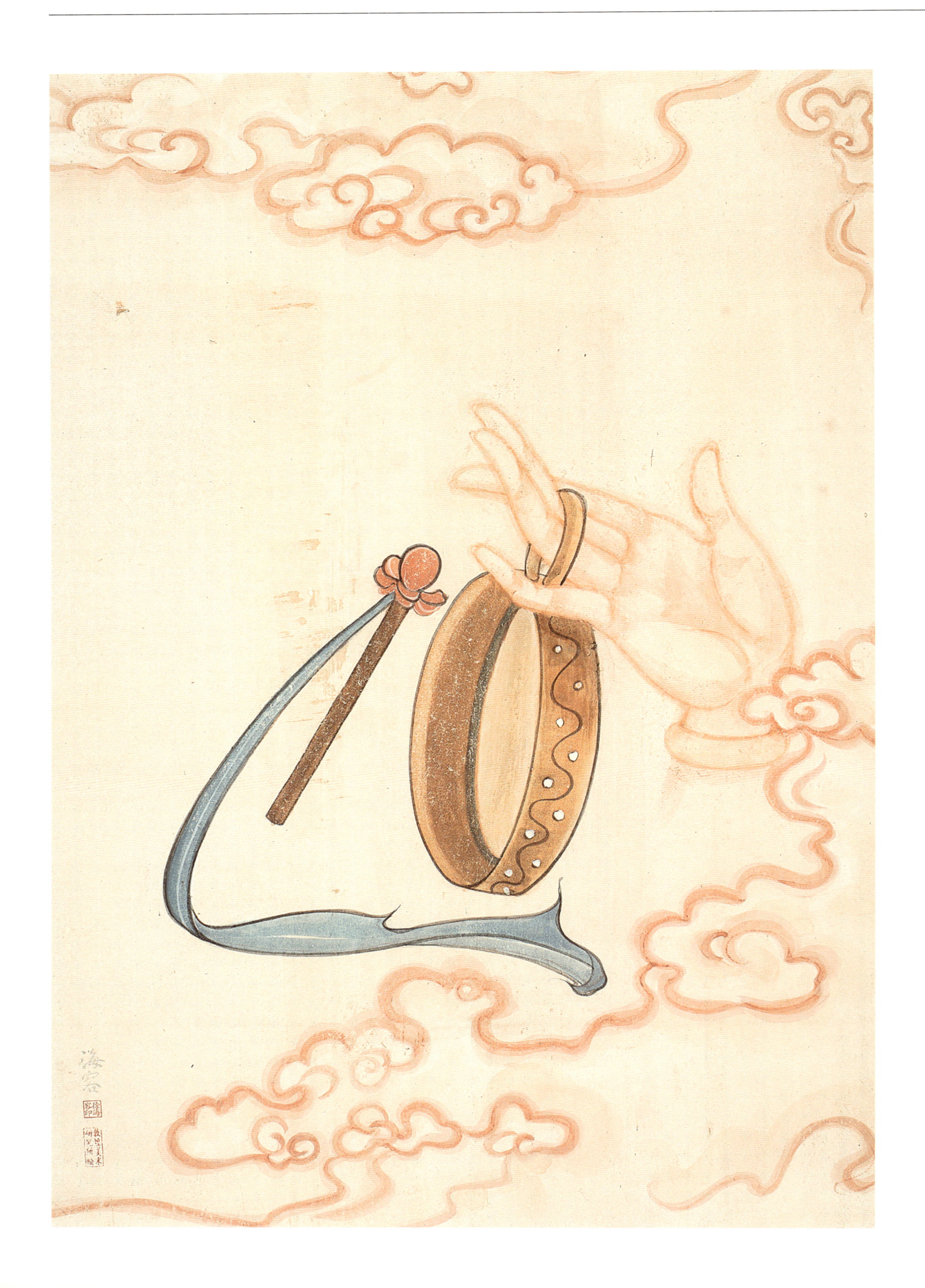

[初唐]

莫高窟第 220 窟
不鼓自鸣之阮（徐海容临摹）

画面中的乐器为"花边阮"，五弦，形似花瓣，纹路精致。

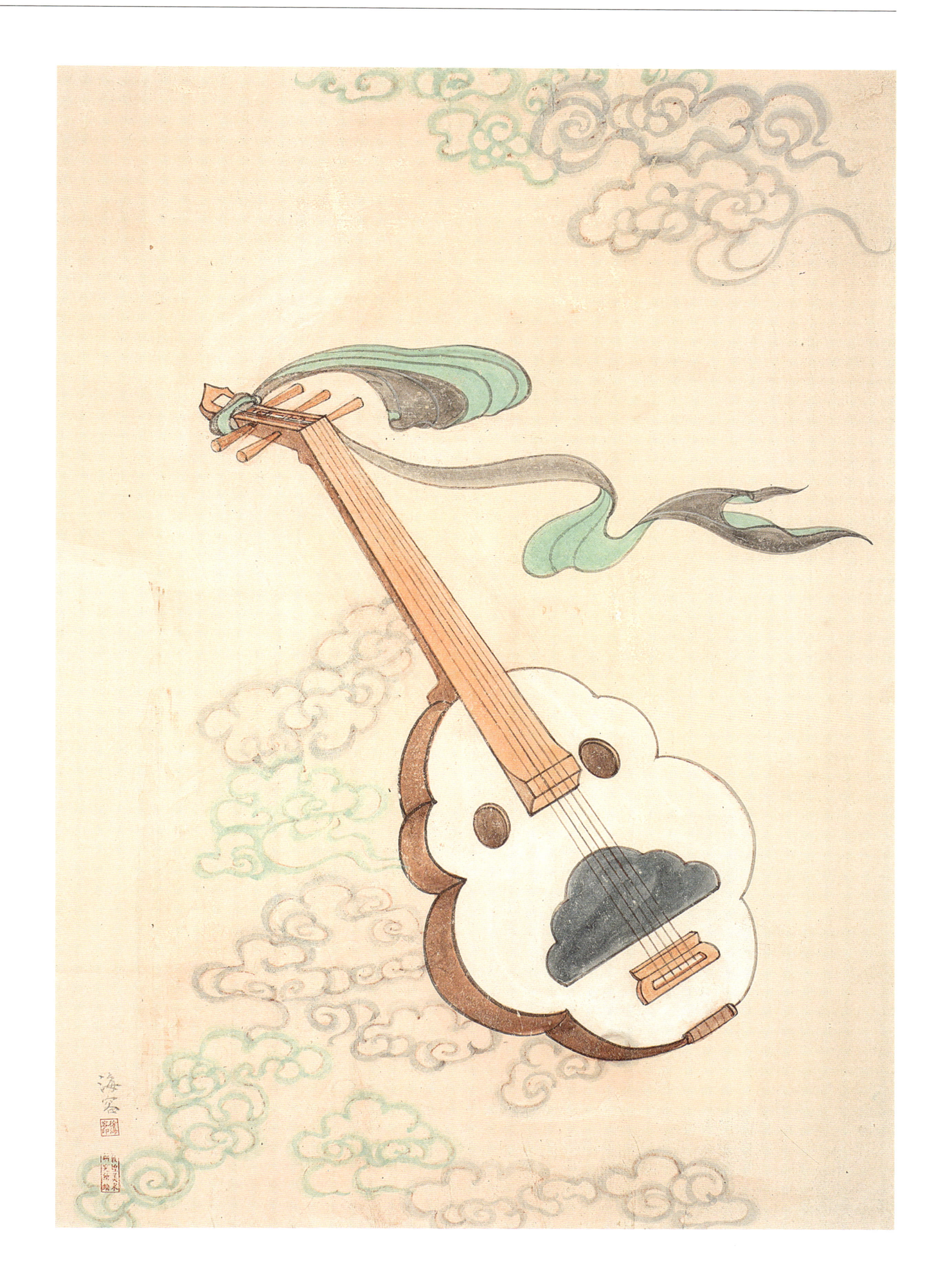

[初唐]

莫高窟第 321 窟
树前飞天其一 （高山再创作临摹）

飞天的"天"是什么意思呢？唐代的吉藏和尚在《金光明经疏》中曾解释说："外国呼神亦为天。"可见，这些飞行散花奏乐的仙女是有别于世间凡人的。就如唐代诗人韦渠牟在《步虚词》中所言："飘飘九霄外，下视望仙宫。"初唐时期的伎乐飞天正是这些仙女的生动写照。

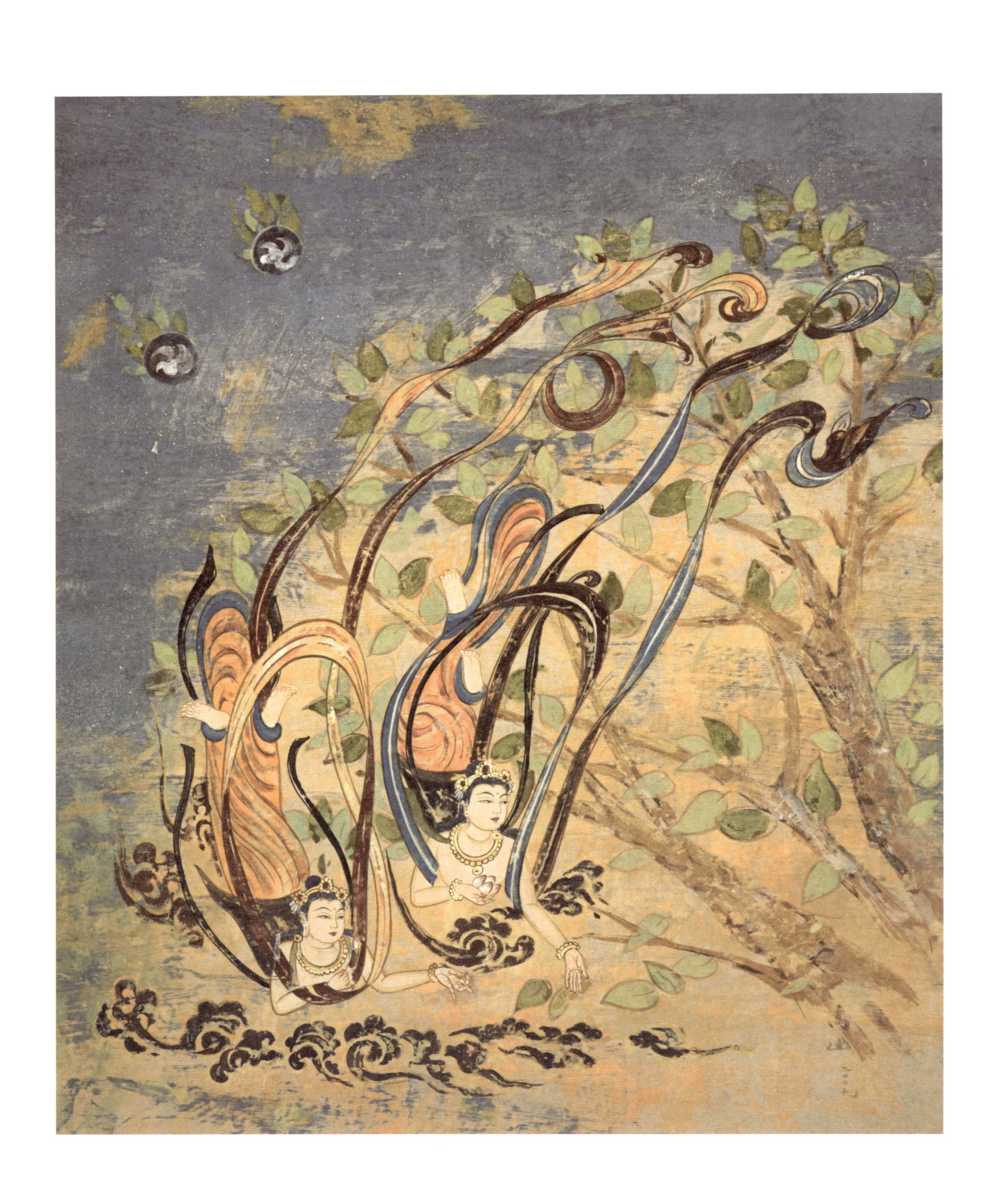

[初唐]

莫高窟第 321 窟
树前飞天其二 （高山再创作临摹）

唐代前期的飞天具有奋发进取、豪迈有力、自由奔放、奇姿异态的特点和变化无穷的飞动之美。这与唐王朝前期开明的政治、强大的国力、繁荣的经济、丰富的文化、开放的奋发进取的时代精神是一致的。图中所示两身飞天为散花供养飞天，她们通常飞翔在极乐世界的上空，象征美好安宁。

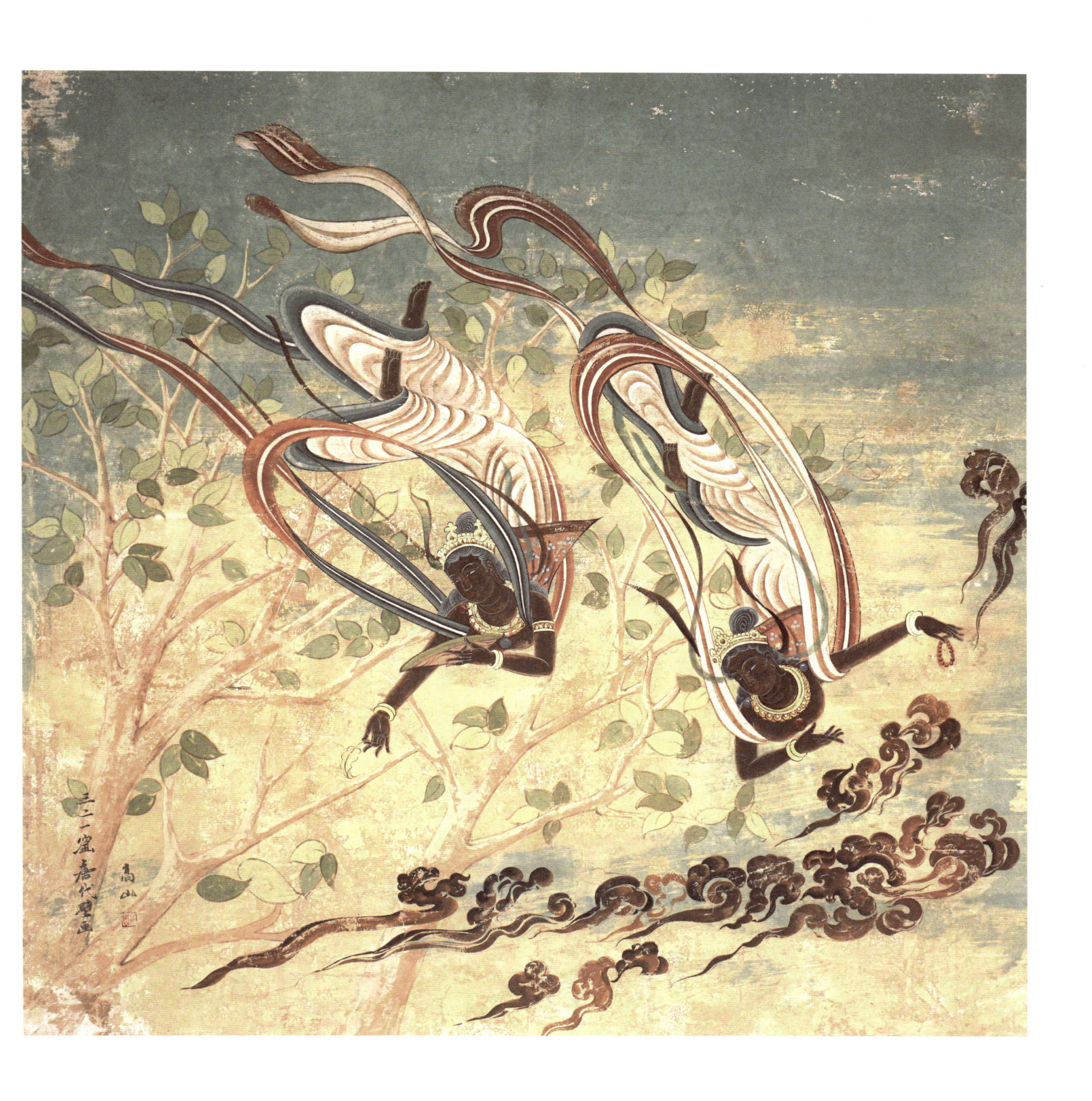

[初唐] **莫高窟第 321 窟**
飞天 （金子欣临摹）

此身飞天头戴宝冠，佩臂钏手环，双手虔诚合十。飞天线条轮廓清晰，流畅有力。飞天双脚上扬，似缓缓从天而降，飞扬的飘带给予画面流动的意态，也更能体现出飞翔的韵律感。

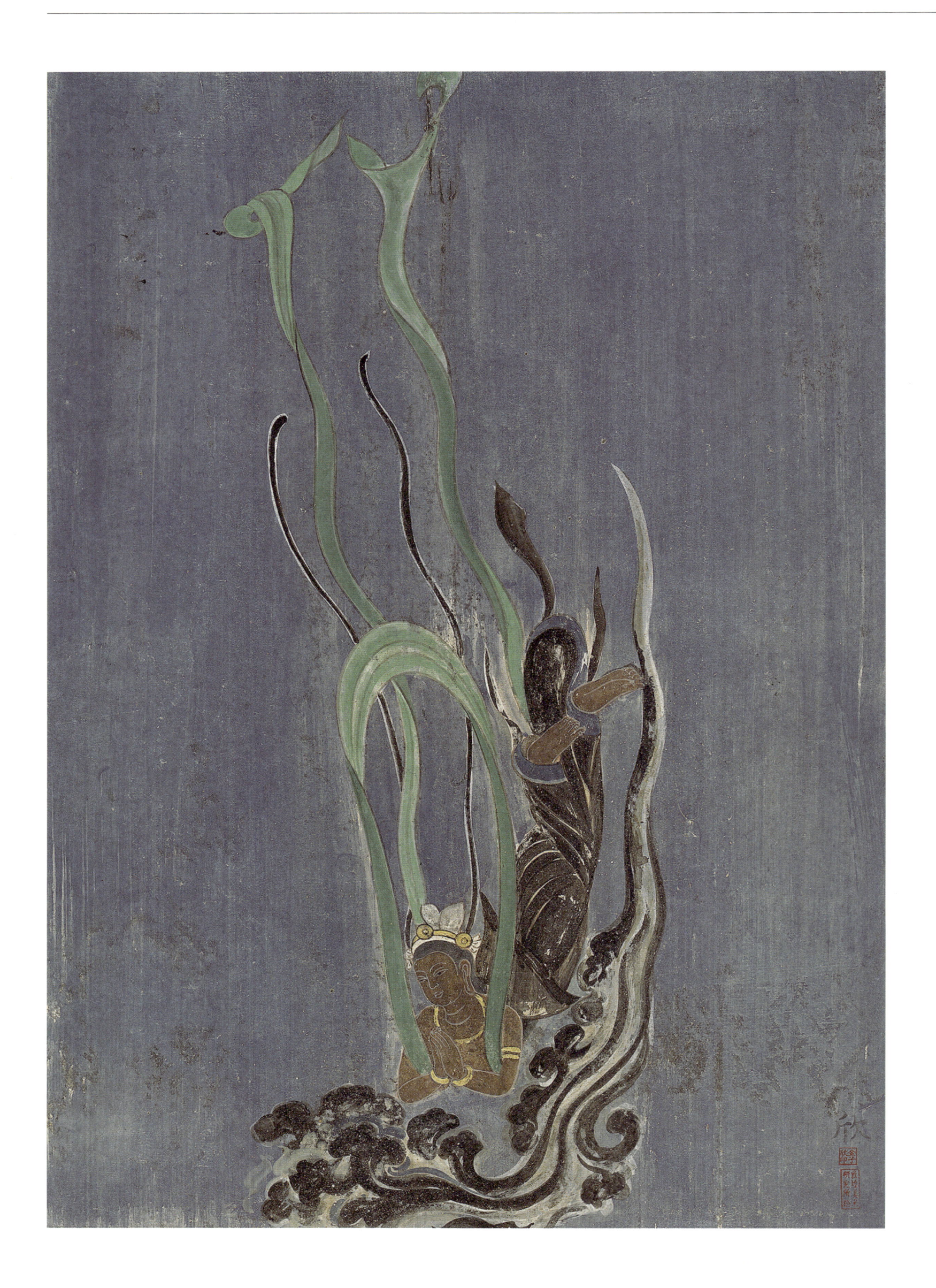

[初唐] **莫高窟第 321 窟**

降落飞天 （高山修正临摹）

初唐飞天线条简单明了，颜色质朴轻快，以朴素、宁静的气质在中国古代人物绘画形象中留下一抹色彩。而飞天本身的艺术效果也早已被赋予更多的寓意，从而把人们的思想引向天宫琼宇、天乐齐鸣、仙女翩舞的浪漫世界。

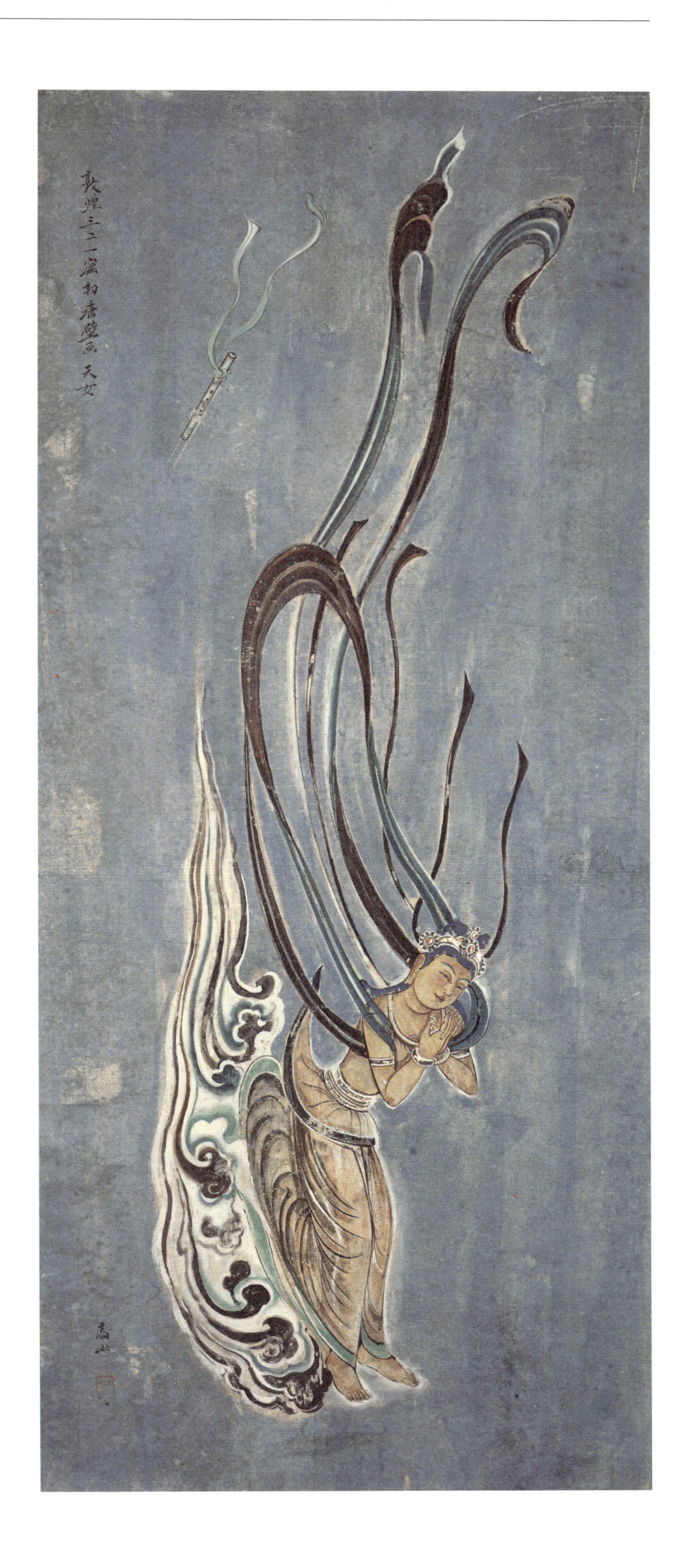

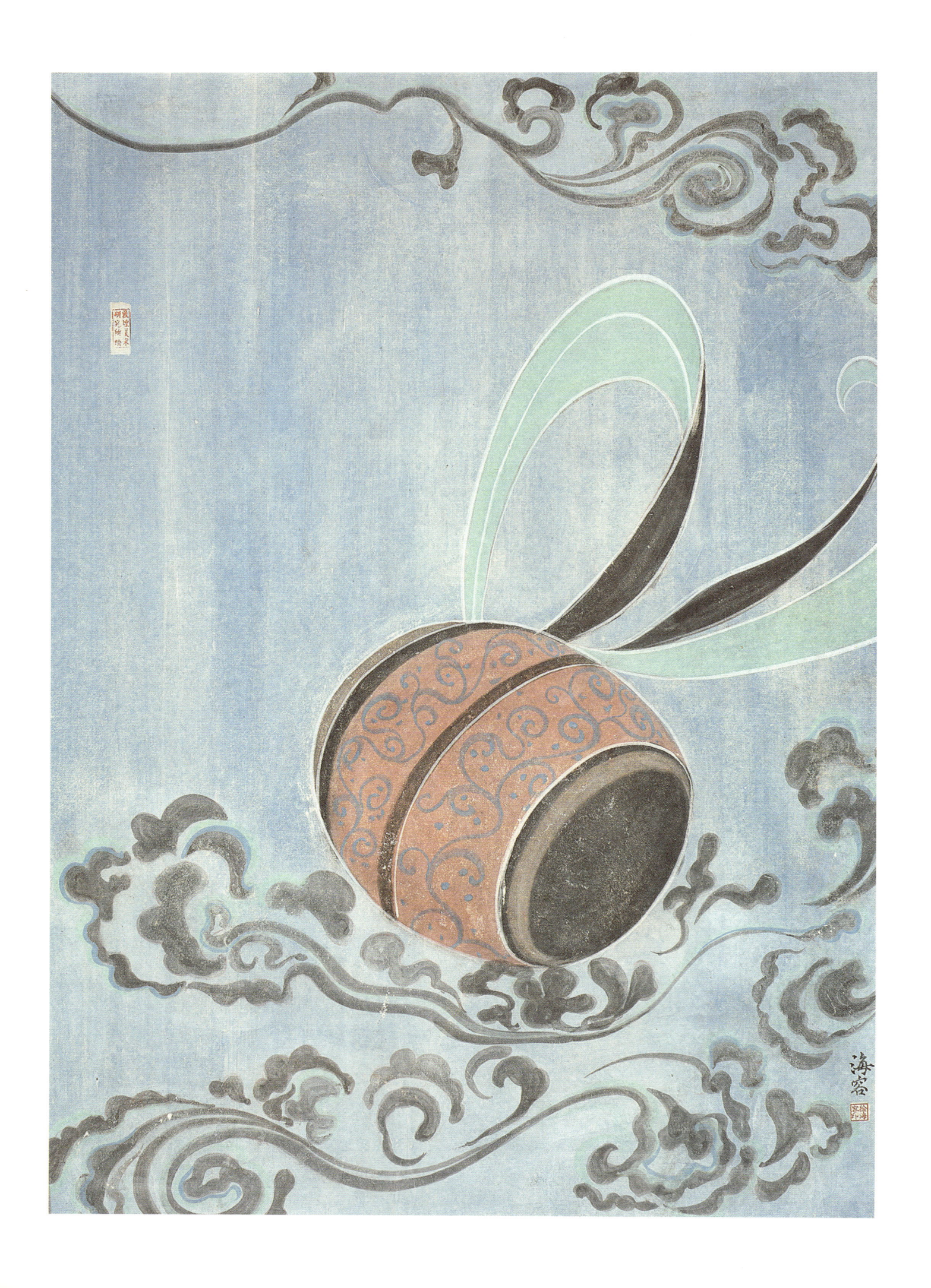

[初唐] **莫高窟第 321 窟**
不鼓自鸣之鸡娄鼓 （徐海容临摹）

"鸡娄鼓"以皮革制成，体正而圆，鼓面直径小。演奏时，将鼓挟于腋间而拍击。

[初唐]

莫高窟第 321 窟
不鼓自鸣之毛员鼓 （徐海容临摹）

"毛员鼓"乃腰鼓的一种，多用于天竺、扶南乐中。

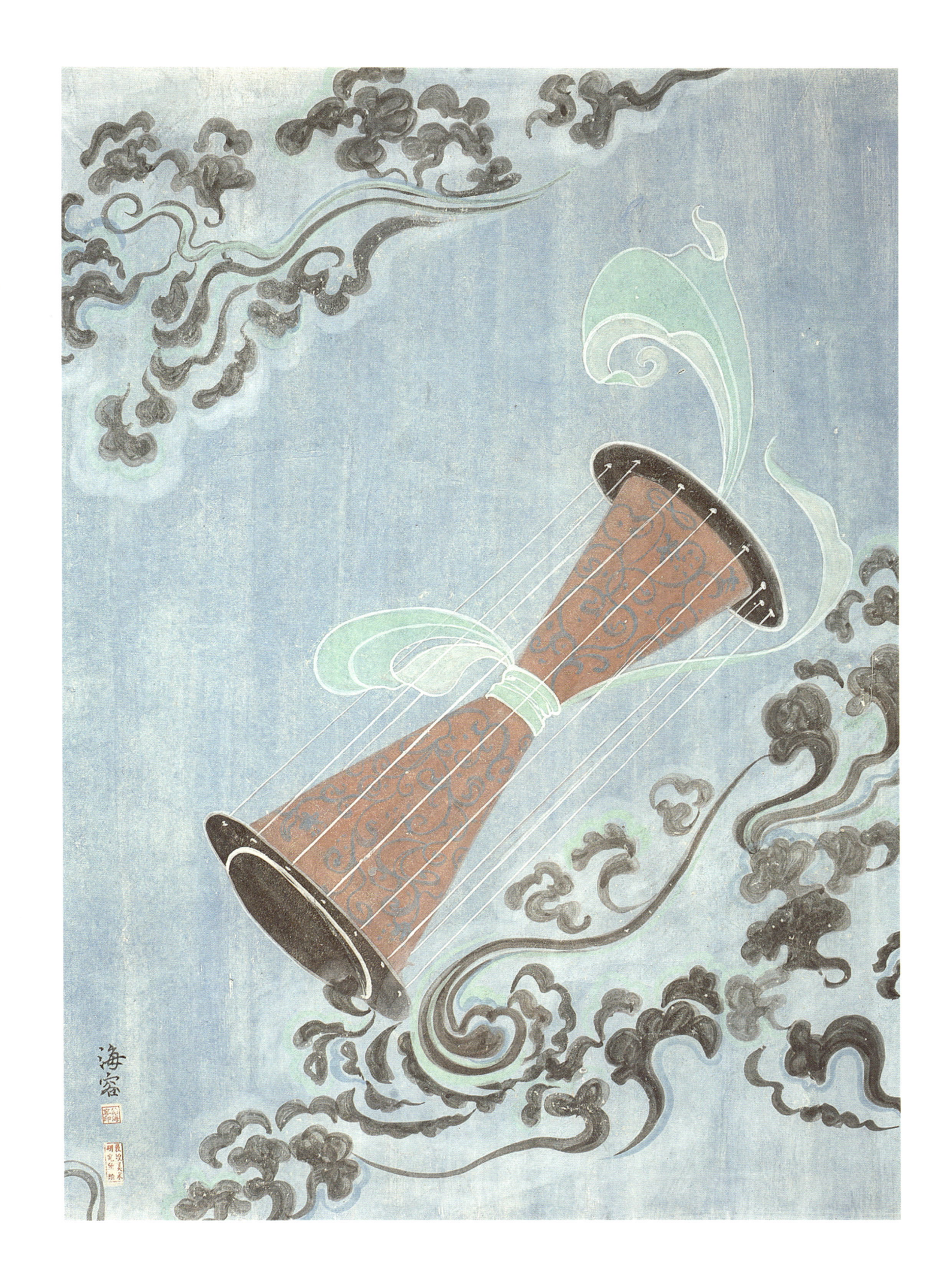

[初唐] **莫高窟第 321 窟**
双飞天 （金子欣临摹）

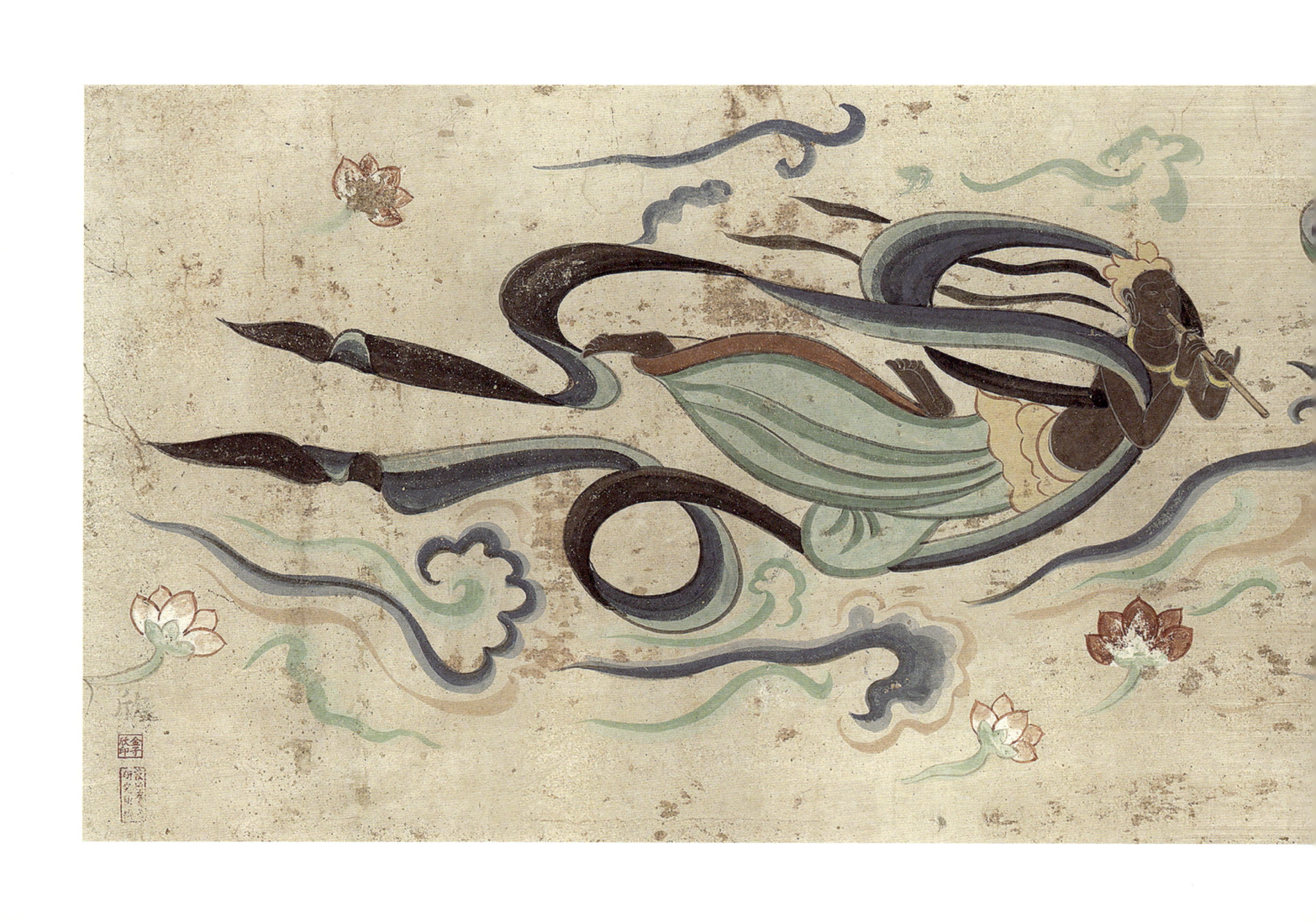

画面中一飞天手持竖笛，吹笛奏乐；一飞天手做散花状，漫天飞花伴彩云，尽显遨游于天空之自由、欢畅。两身飞天比例修长，于自如的姿态中见飞天的洒脱豪迈。

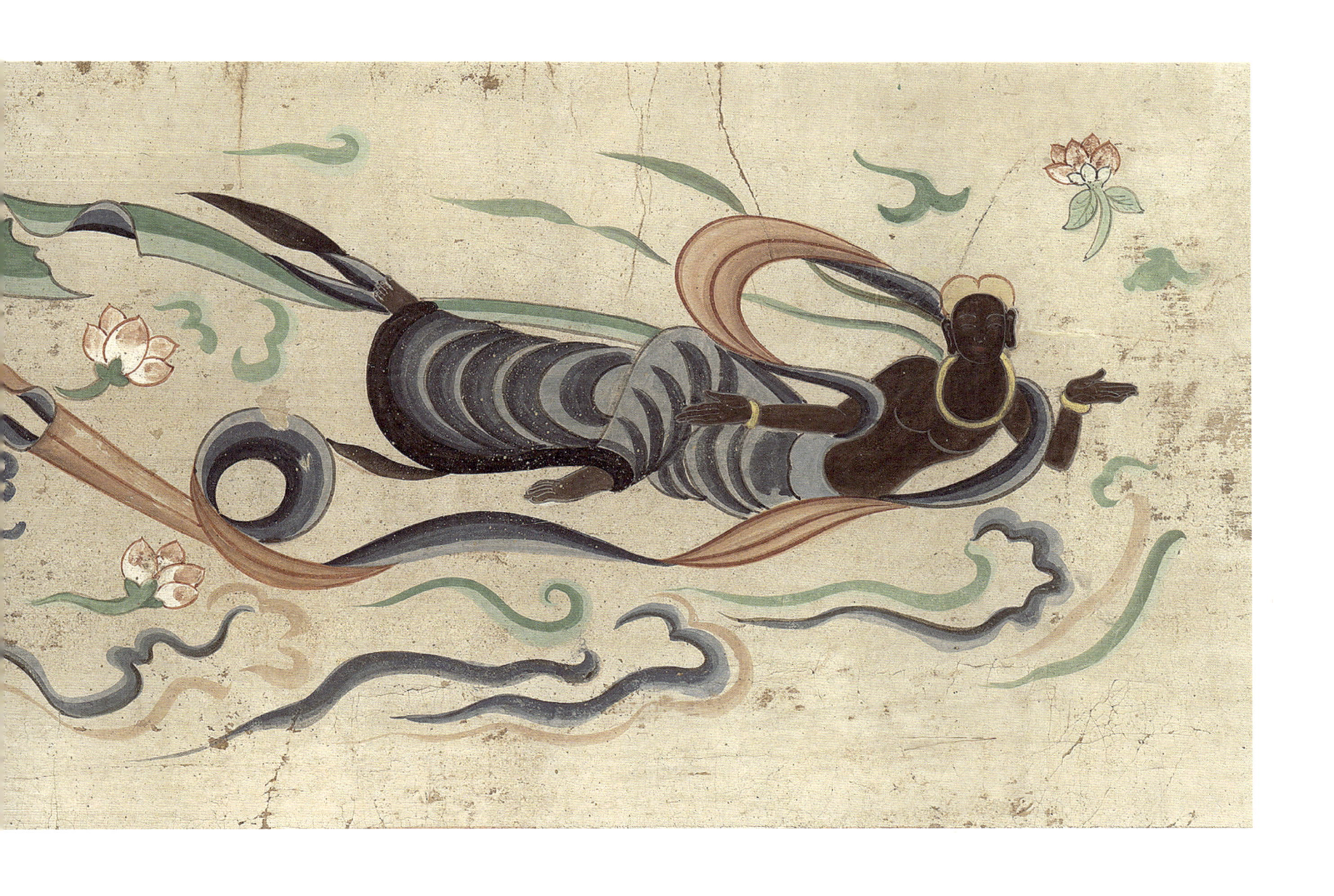

[初唐]

莫高窟第 321 窟
阁道相连的云中阁 （金子欣临摹）

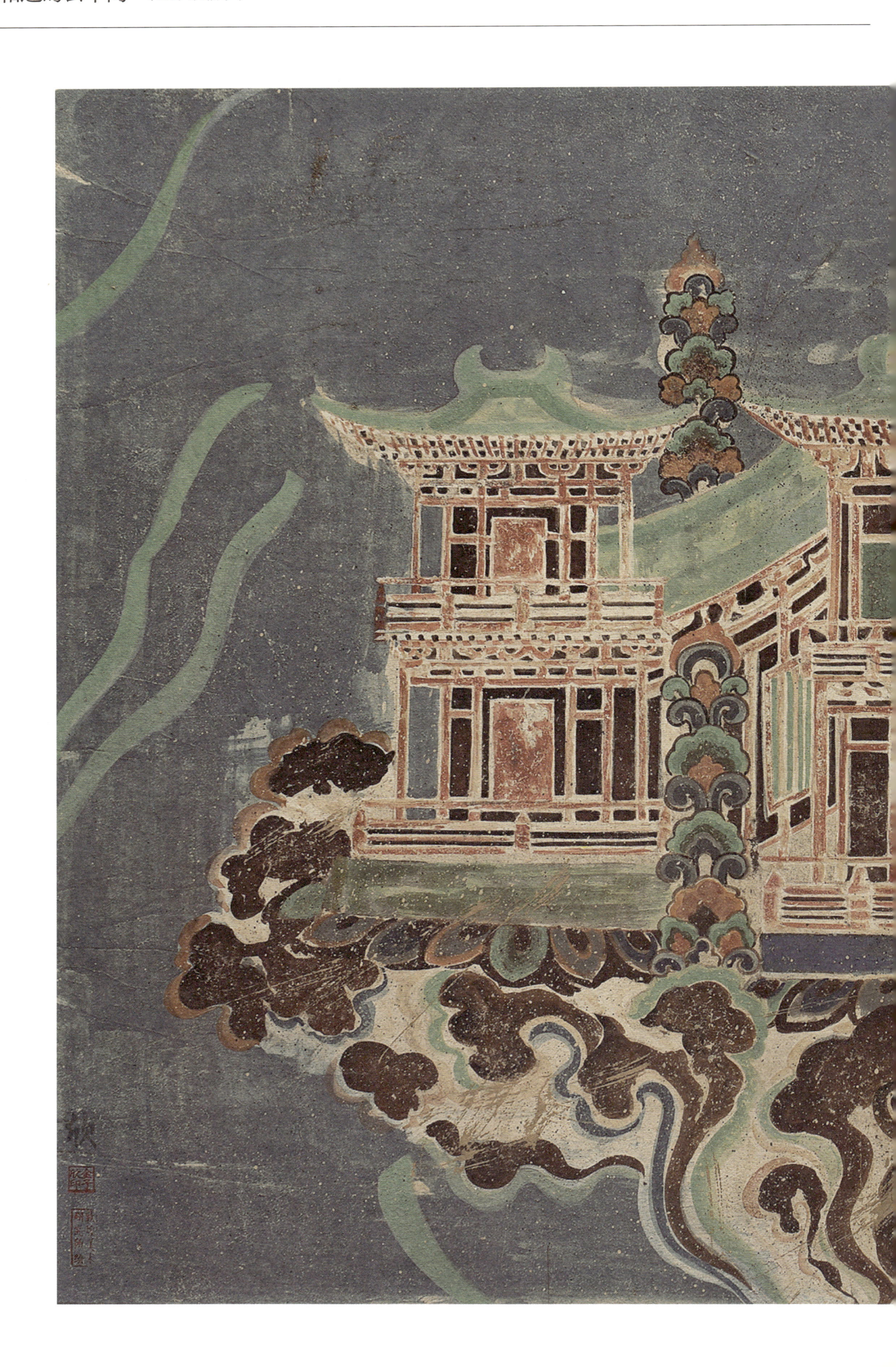

画面中楼阁建于云层之上，于碧波蓝空之中，给人空灵、神秘之感。中心楼阁与其他两座楼阁左右相连，三座楼阁都为两层，其间互通。楼阁多支柱，构建复杂，虽为平面作画，但给人以立体空间感。

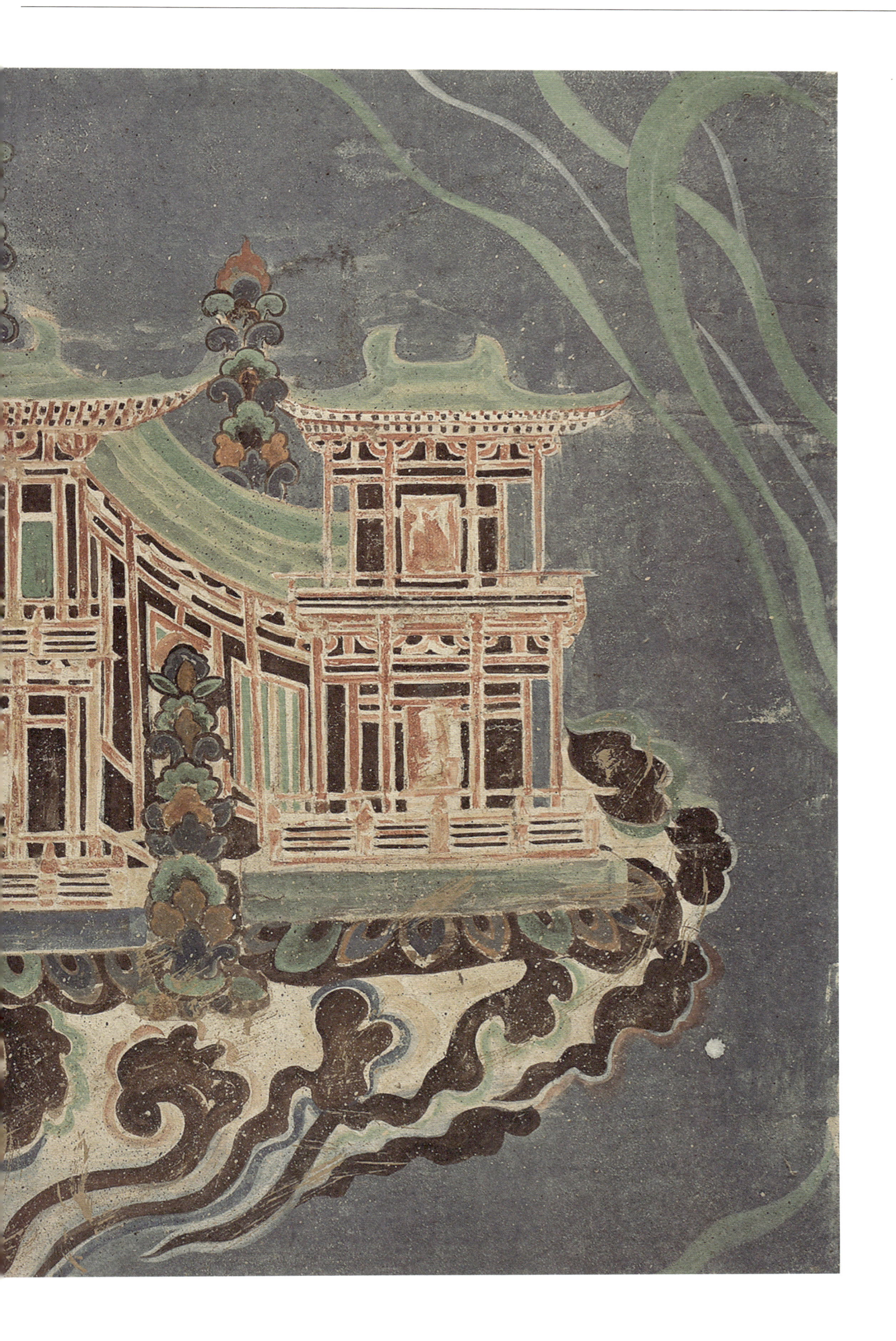

[初唐]

莫高窟第 321 窟

云中阁之一 （金子欣临摹）

七彩祥云之上置有一阁，唤为云中阁。画中云中阁为两层楼阁式，两层结构相似，楼顶檐角峭立，缀有一宝珠，构思精巧。祥云采用多种纹饰绘制，勾线婉转流畅，富有动感。整体色彩偏冷色调，以显素朴典雅。

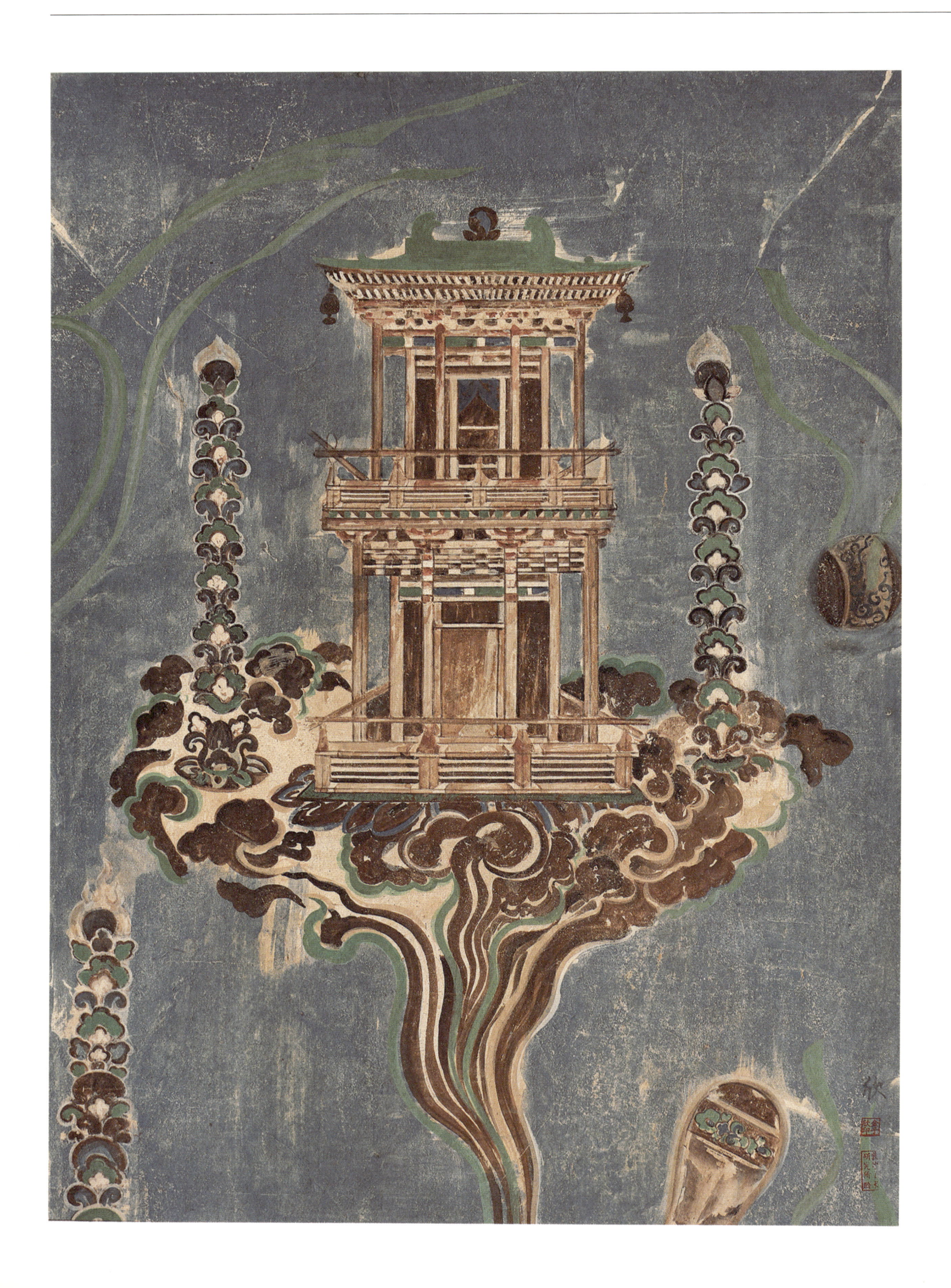

[初唐] **莫高窟第 321 窟**
云中阁之二 （李金萍临摹）

画中所示乃云中阁楼，飘浮在蓝天之中，象征佛国世界的建筑。阁楼底部由祥云承托，高两层，颇具唐代特色的建筑风格。上下层都置有栏杆，之间没有腰檐，且均有菩萨在内。

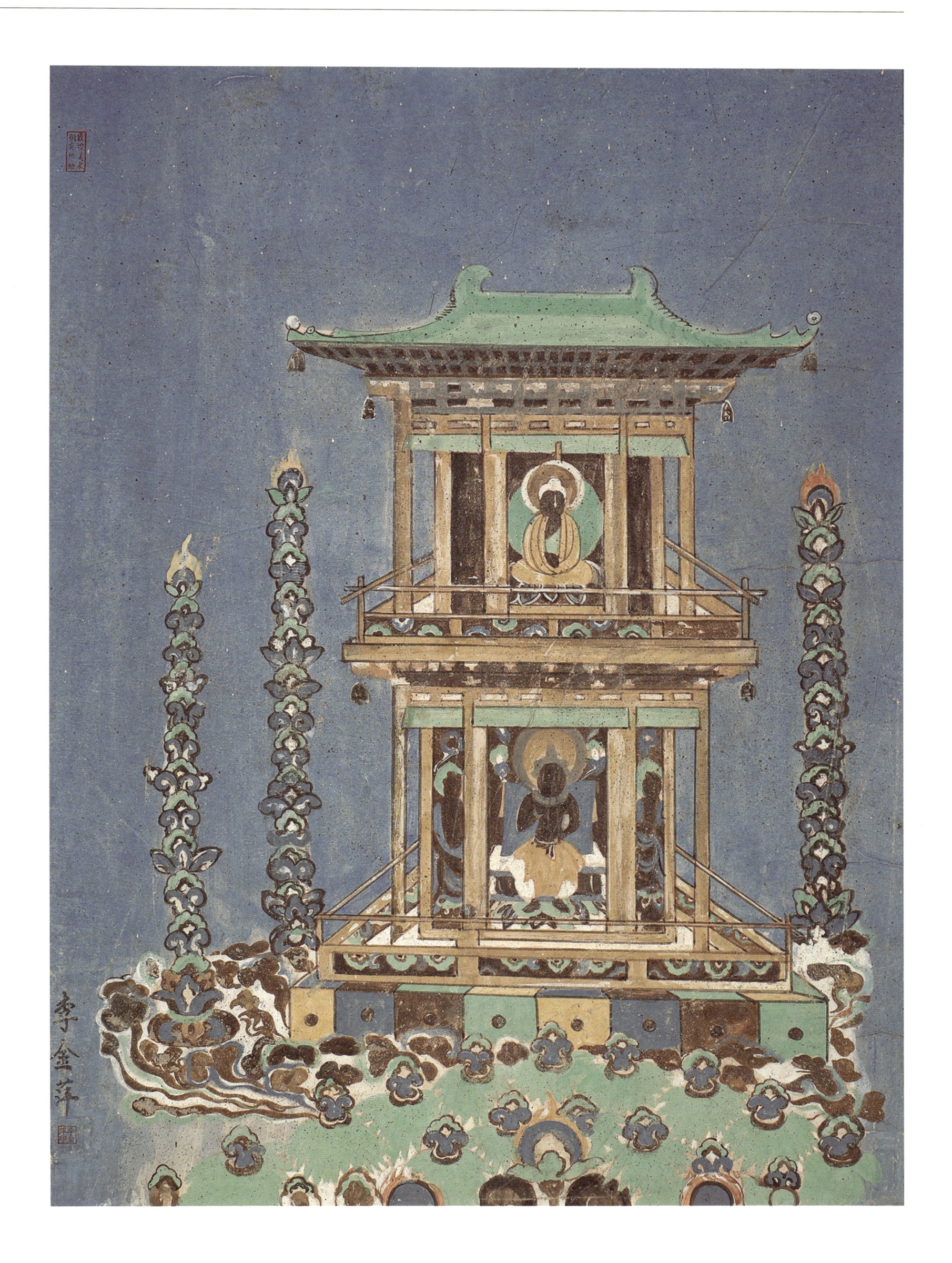

[初唐]

莫高窟第 322 窟
药师琉璃光如来 （高山修正临摹）

药师佛着通肩红袈裟，右手执六环锡杖，左手托饰有绞胎纹之药钵立于莲花座上。胁侍日光菩萨和月光菩萨，手执莲花或作印契，项圈、手环、臂钏、璎珞严饰其身，珠光宝气。人物画法仍然保留凹凸法的艺术特点。

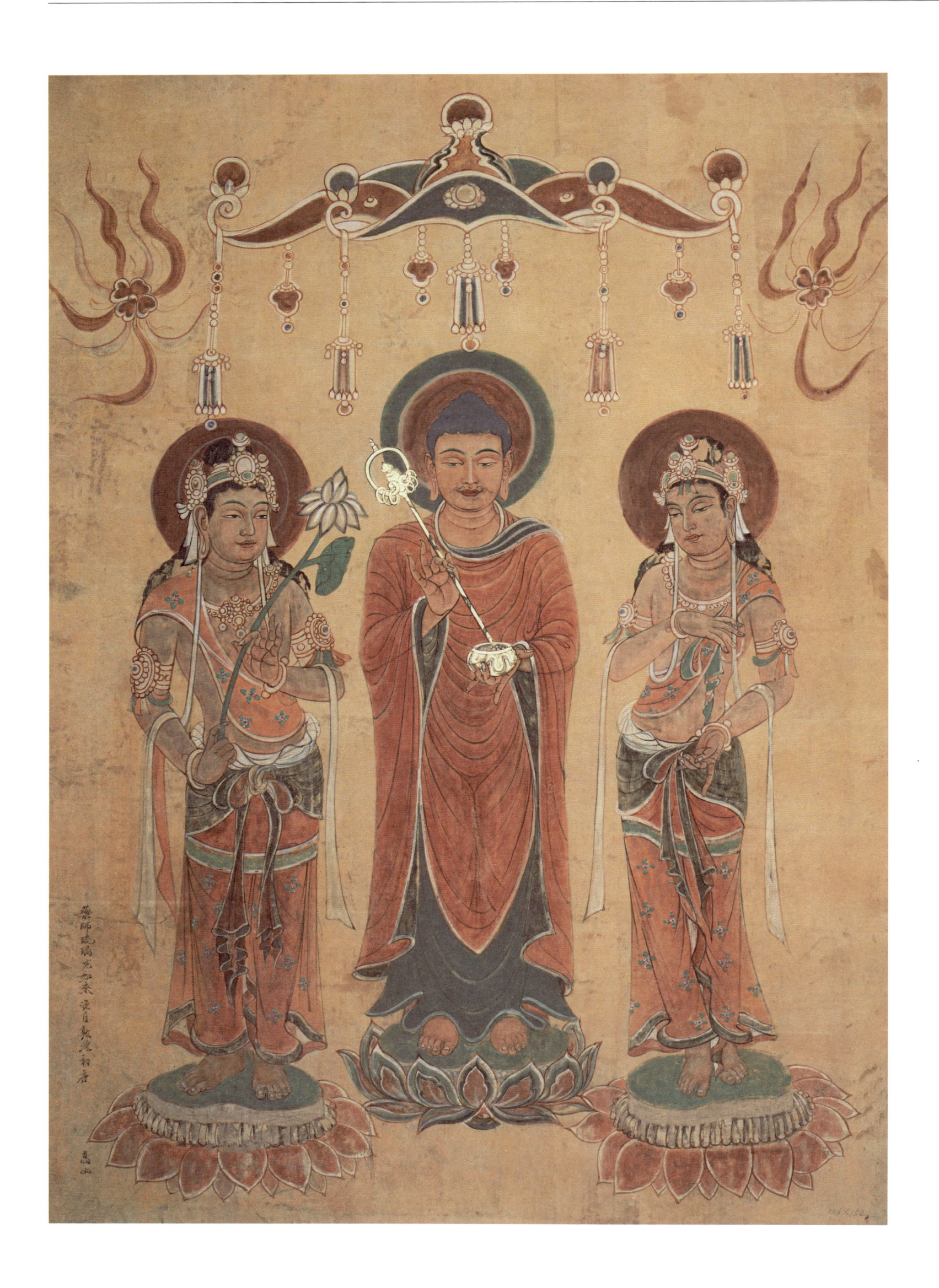

[初唐]

莫高窟第 322 窟
弥勒说法图 （高山整理临摹）

此画为弥勒说法图，主尊作善跏趺坐佛像，两手作说法印，两侧拥立菩萨。六身菩萨中的西侧三身，一持莲花、一托玻璃碗、一作念佛状。玻璃器当时已用作供佛之宝，初、盛唐壁画中屡有所见。东侧三身，一托莲花、一持说法印、一作念佛状。

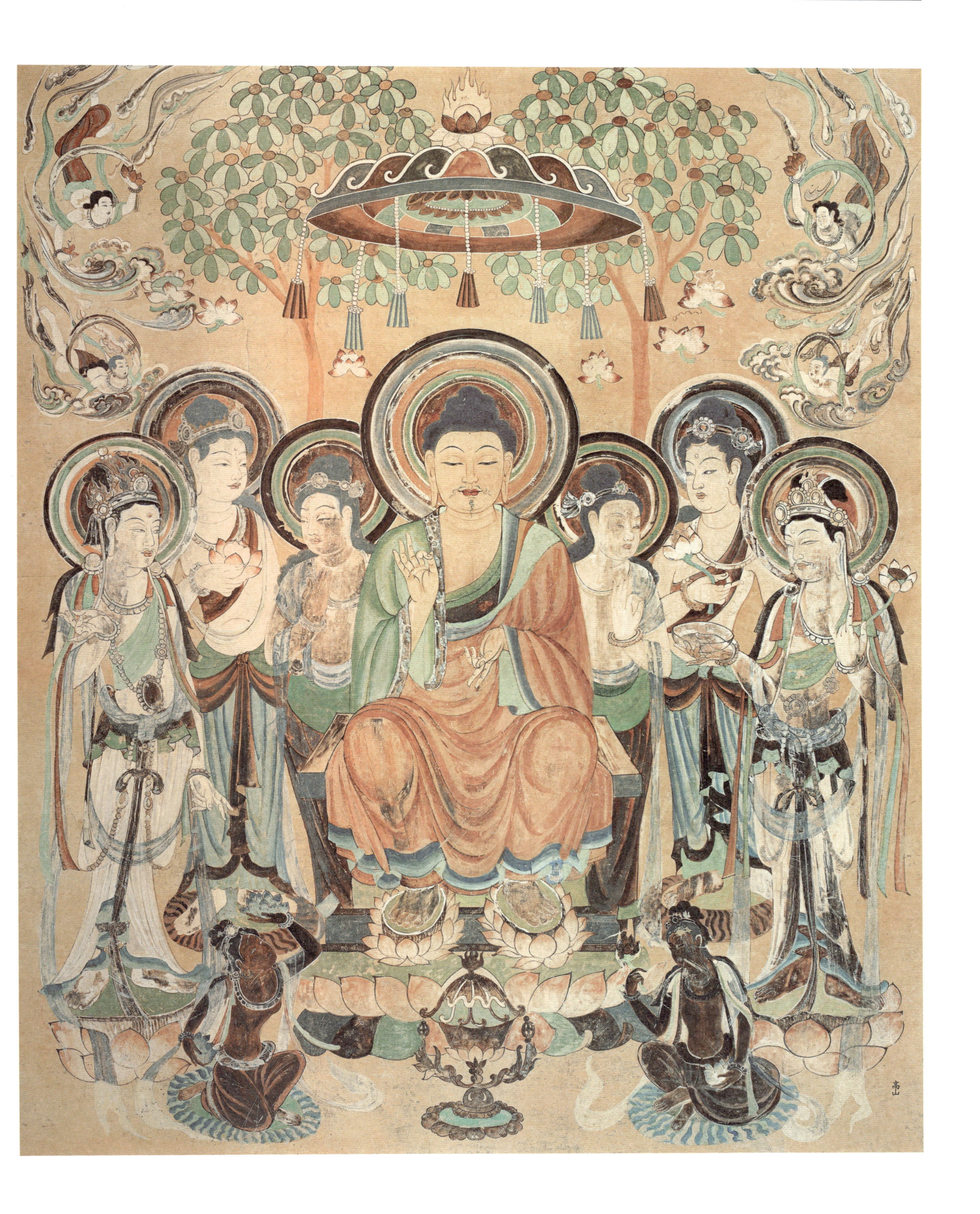

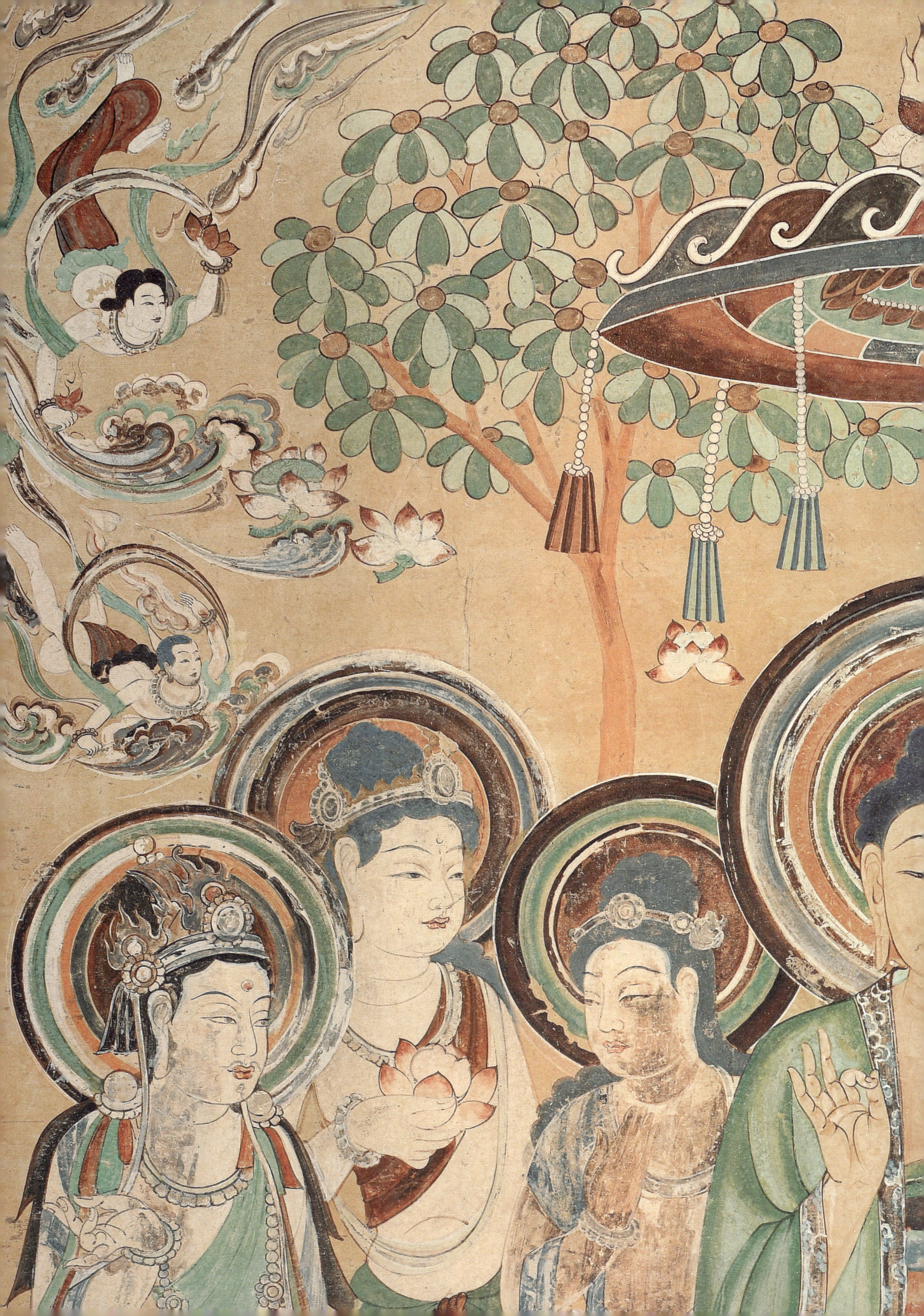

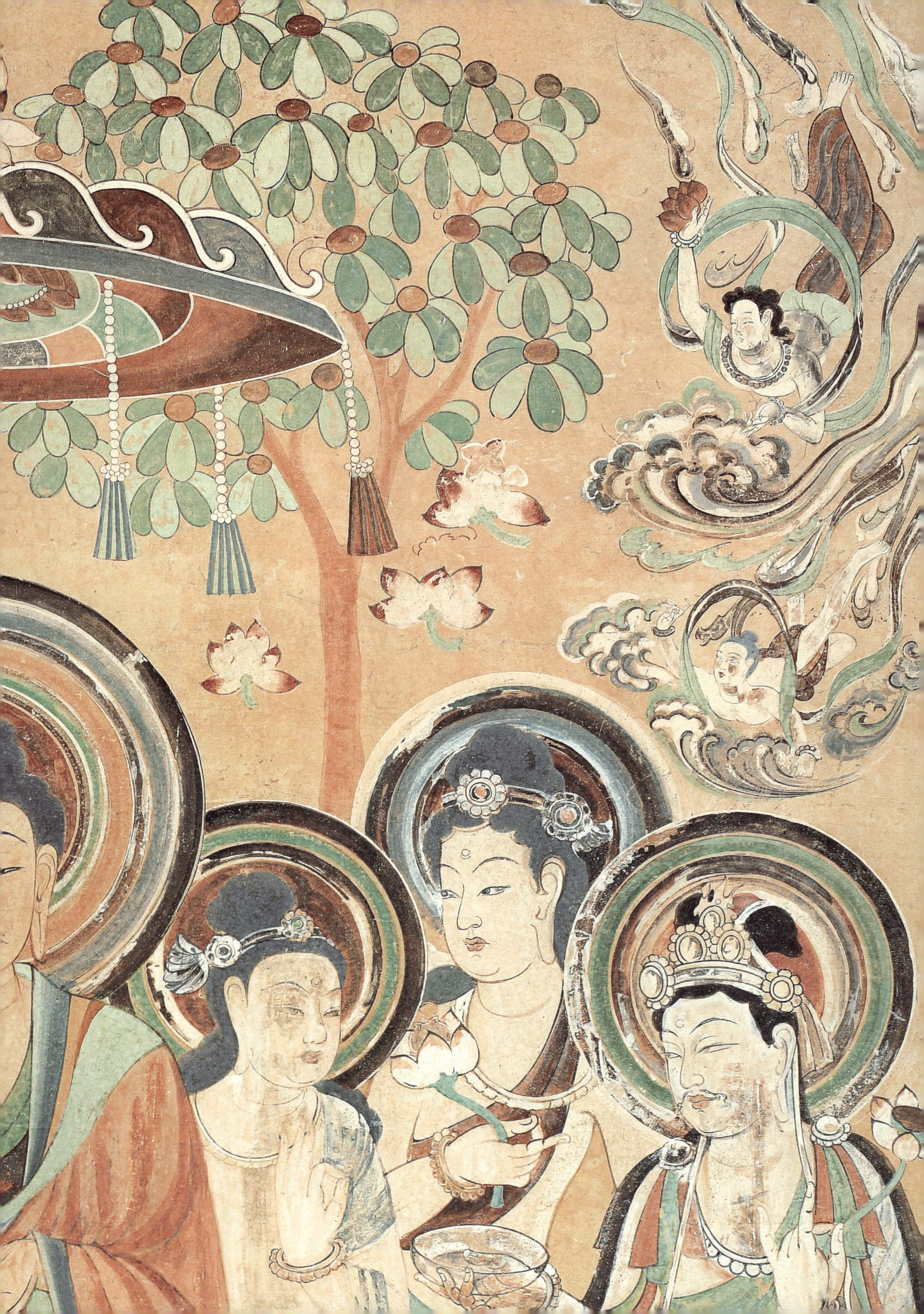

[初唐] **莫高窟第 322 窟**
说法图 （王志萍临摹）

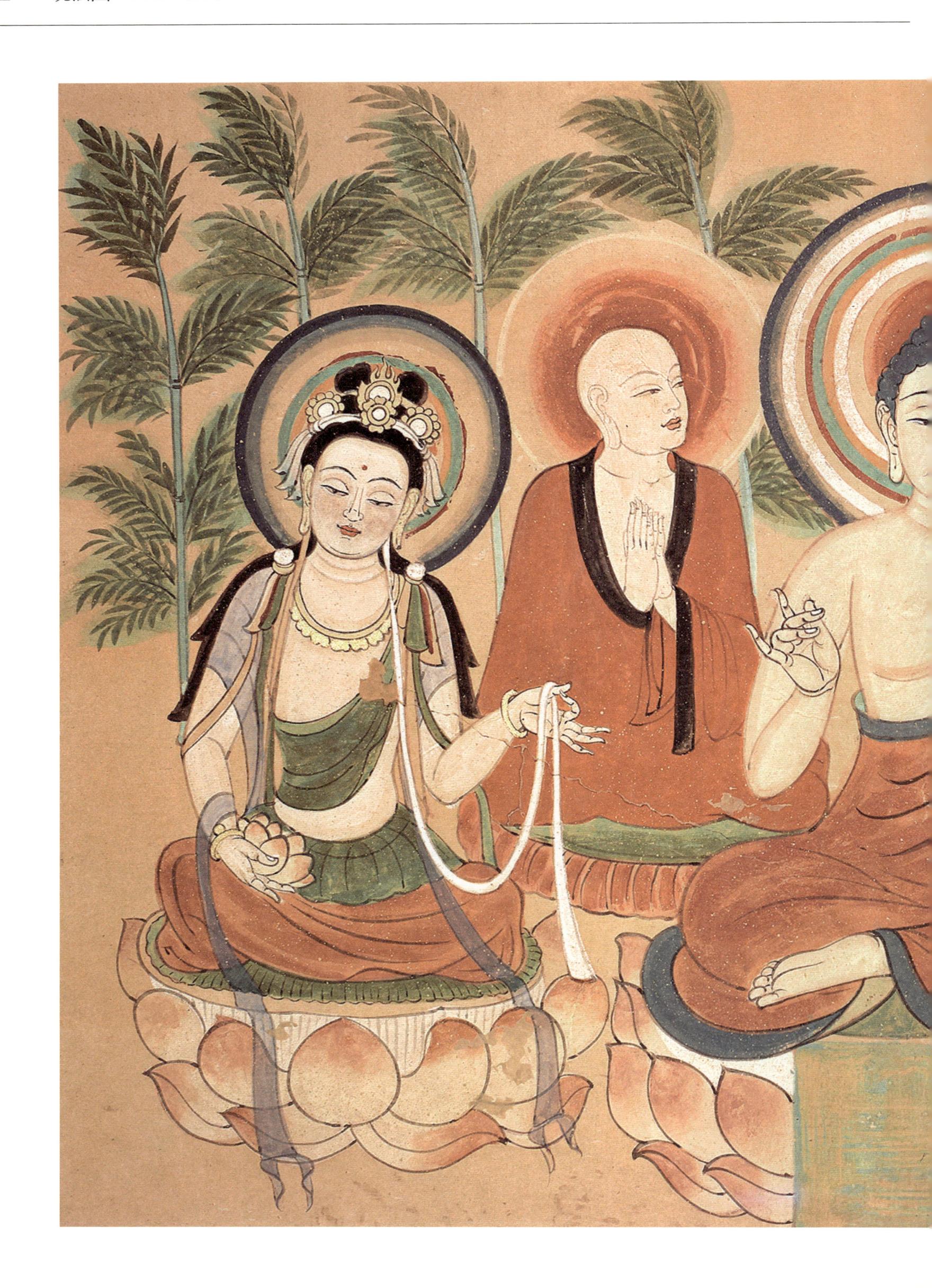

如来佛位于中央之位，披袈裟，袒露右身，于莲座之上结跏趺坐，扬起右手，主持说法。佛左侧弟子迦叶双手交叠做禅定印手势，佛祖右侧弟子阿难双手合十。在两位弟子身旁，两位胁侍菩萨头戴宝冠，手持莲花，慈眉善目。背景中的茵茵绿竹，为说法现场增添了恬静、庄严的氛围。

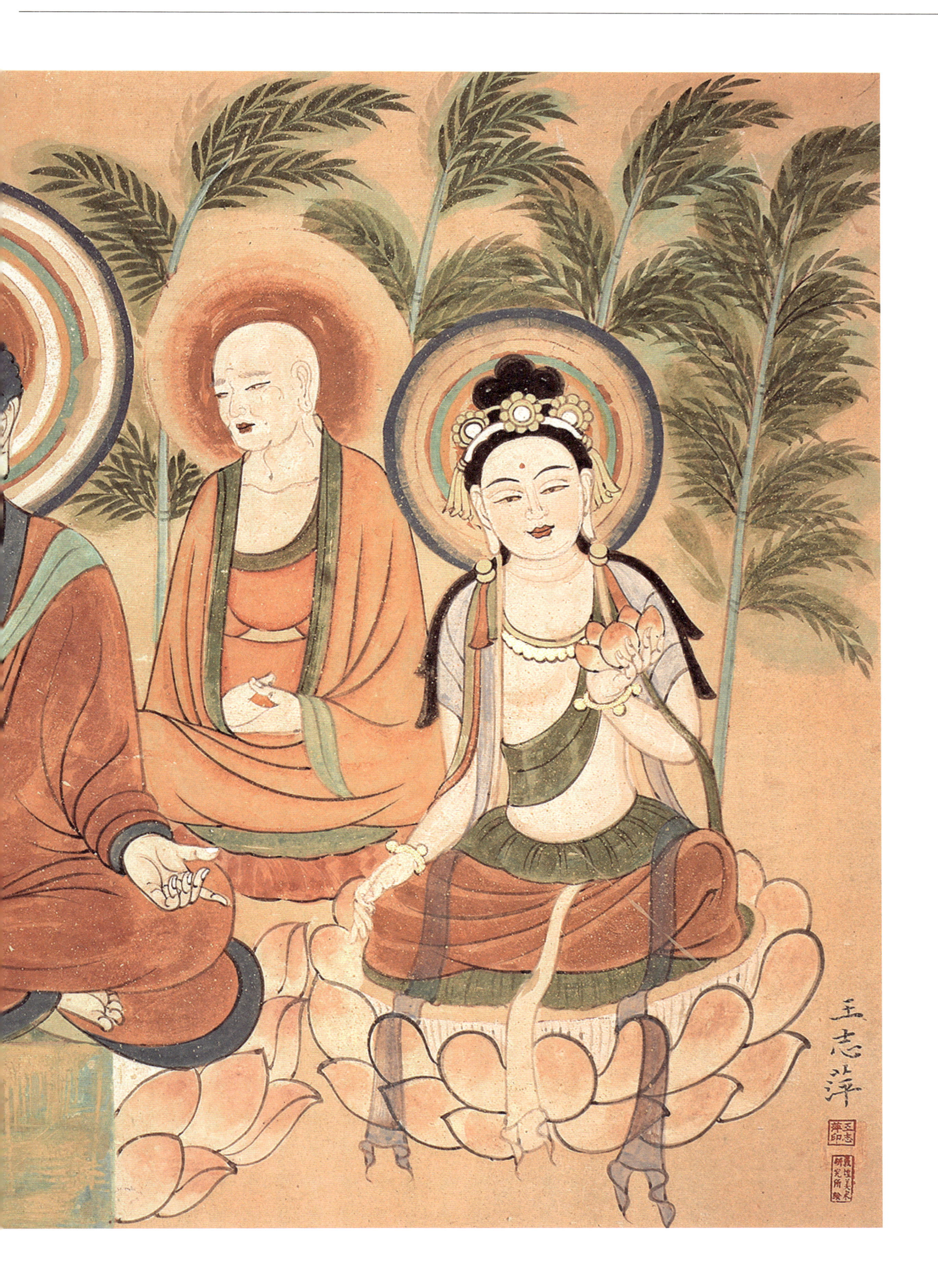

[初唐]

莫高窟第 322 窟
不鼓自鸣之小棒琵琶 （徐海容临摹）

画中所示为弹拨乐器"琵琶"，和如今较为单一的琵琶种类不同，古代琵琶的种类丰富多彩，"小棒琵琶"就是其中一种。

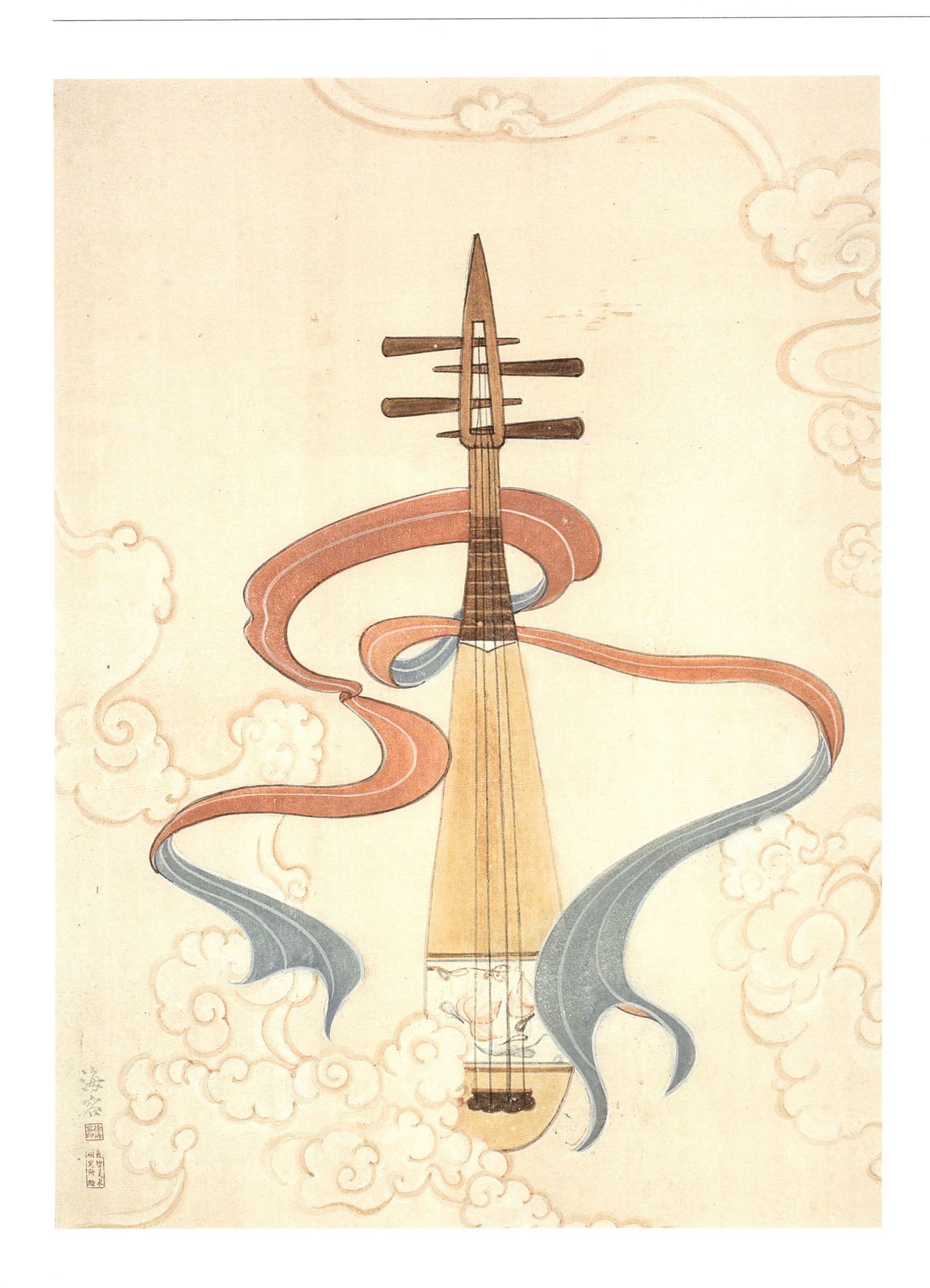

[初唐]

莫高窟第 322 窟
不鼓自鸣之葫芦琴 （徐海容临摹）

"葫芦琴"为弹拨乐器，四弦，造型优雅，因琴身形制酷似葫芦而得名。

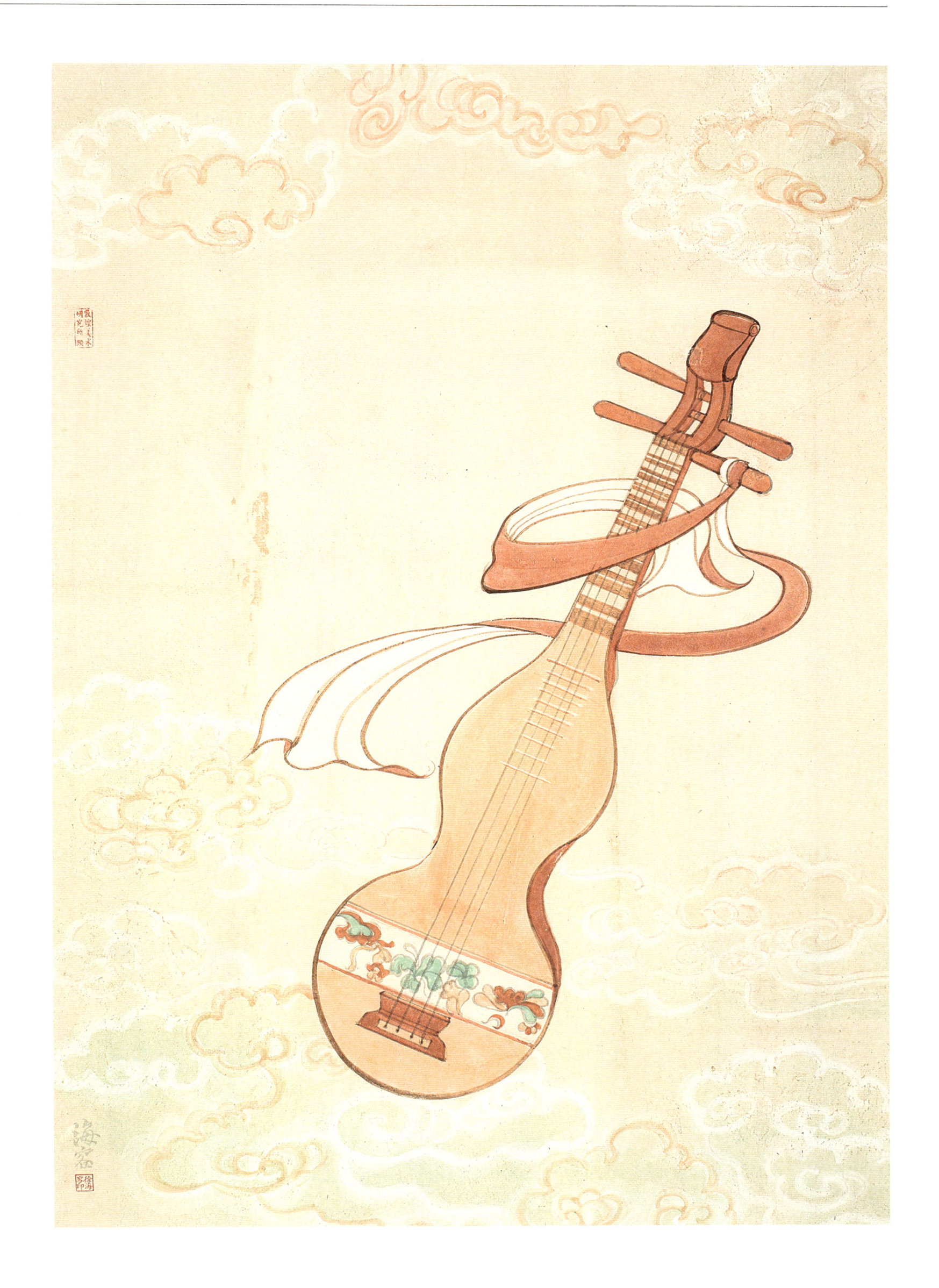

[初唐]

莫高窟第 322 窟

飞天 （黄茜临摹）

画面中的此身飞天面和目慈，身姿婀娜，随风侧卧于祥云之上。低盘发髻，身材比例匀称，表现出飞天的温婉端庄、从容优雅。衣带随风飘扬，身边彩云萦绕，营造出一派祥和氛围。

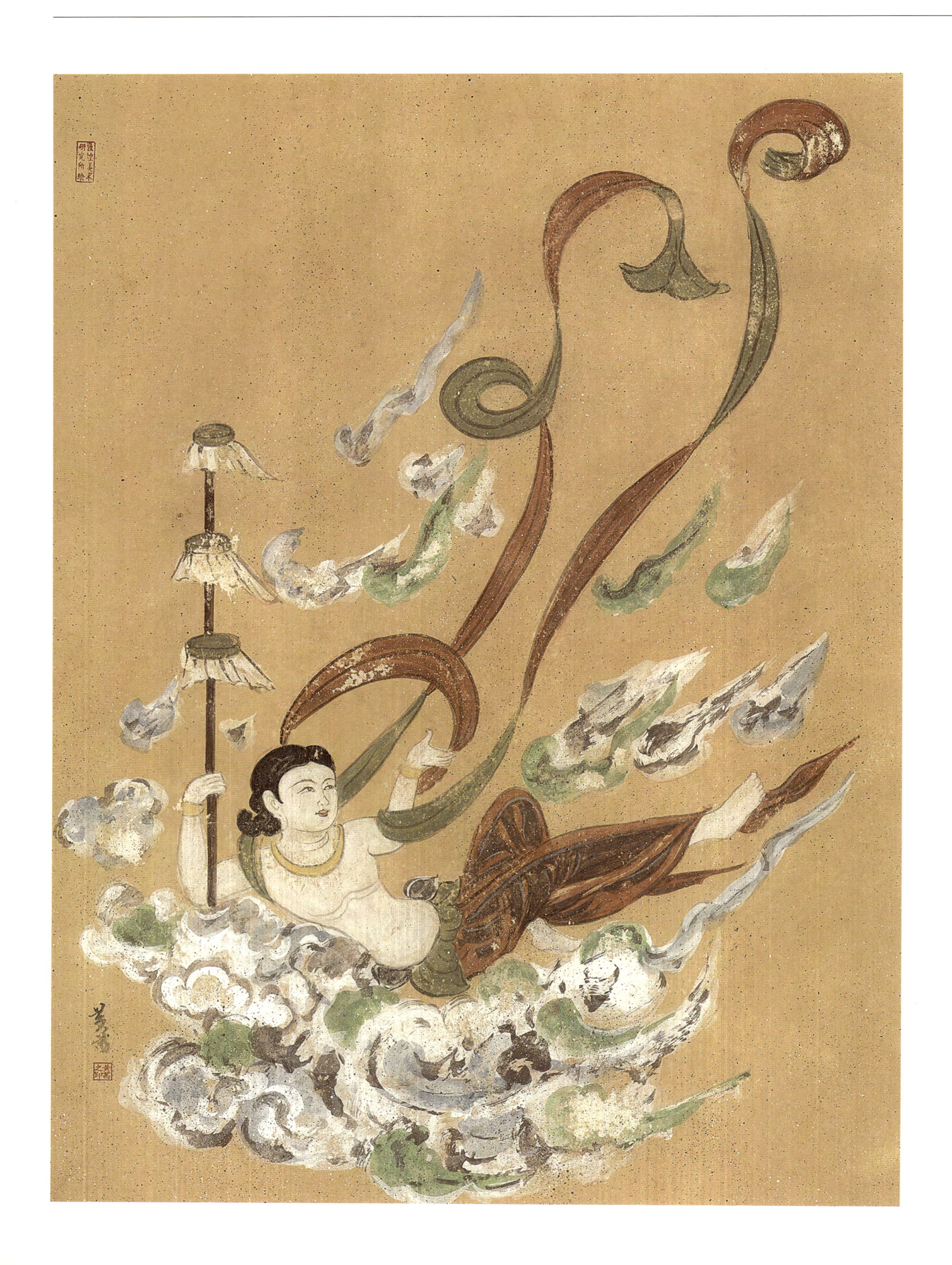

[初唐]

莫高窟第 323 窟
远山旧帆 （平玲玲临摹）

画面中远处的山峰交叠，绵延壮阔。平静的水面上有一条小船，船上有三人。画面整体表现出烟雨朦胧的景色。

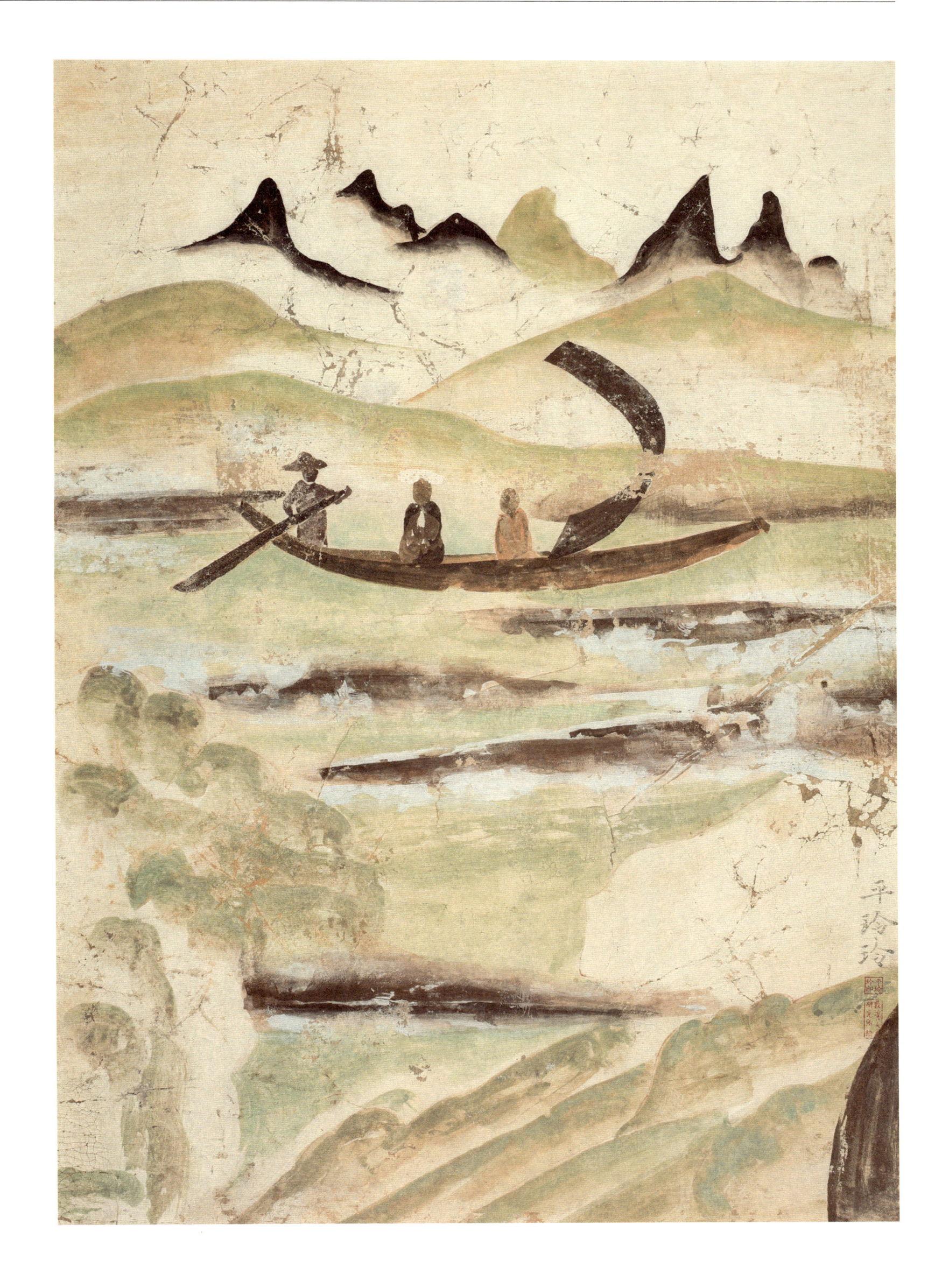

[初唐]

莫高窟第 322 窟

石榴花藻井 （黄茜临摹）

藻井中心绘缠枝石榴纹，缠枝呈网状，其首尾相连，层层向外铺展。石榴形态优美，纹路别致，装饰性强，在敦煌艺术作品中出现频率较高。朵朵石榴花布局均匀，红、蓝、青色搭配合宜，色彩浓度协调。

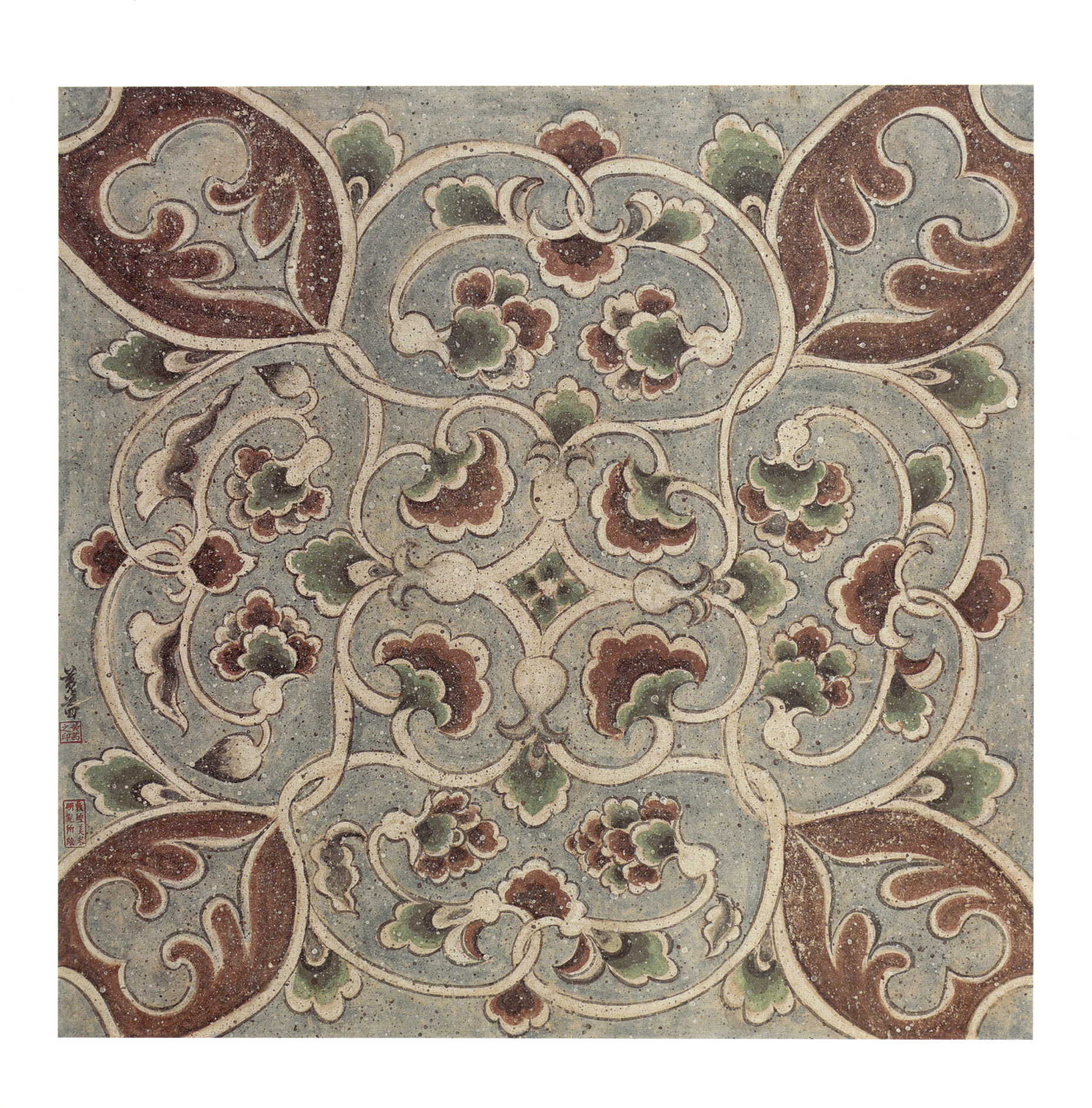

[初唐]

莫高窟第 323 窟
桃形瓣莲花纹藻井 （金子欣临摹）

藻井中心莲花由叶形瓣、桃形瓣、云形瓣交错套联组成，呈层层绽开状，四周纹饰多样，纹样绘工精致，饱满丰富，交叉连接，错落有致。色彩运用重重叠叠，对比鲜明却不失协调，极富装饰效果。

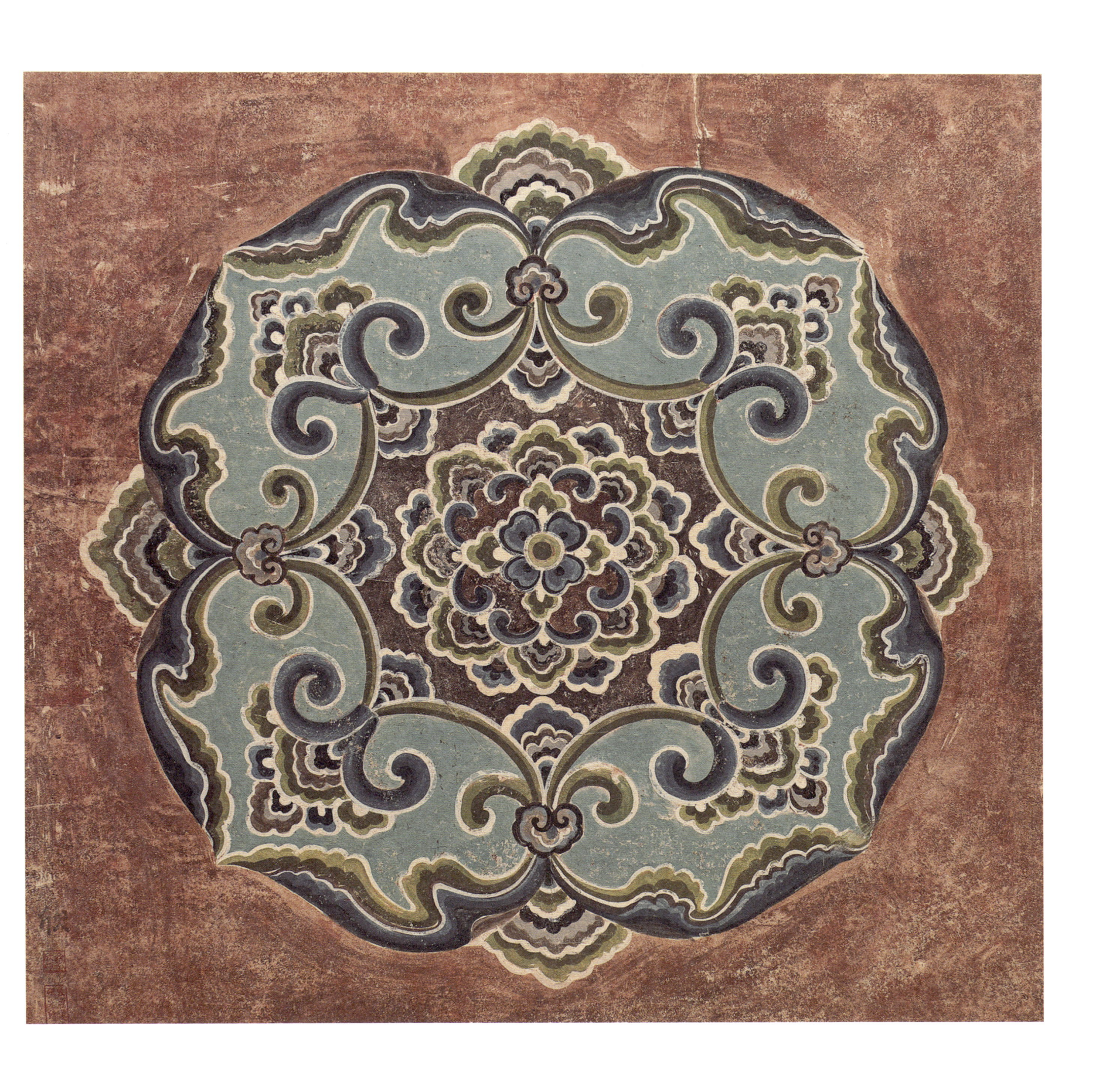

[初唐] **莫高窟第 323 窟**
拜金人场景 （张平临摹）

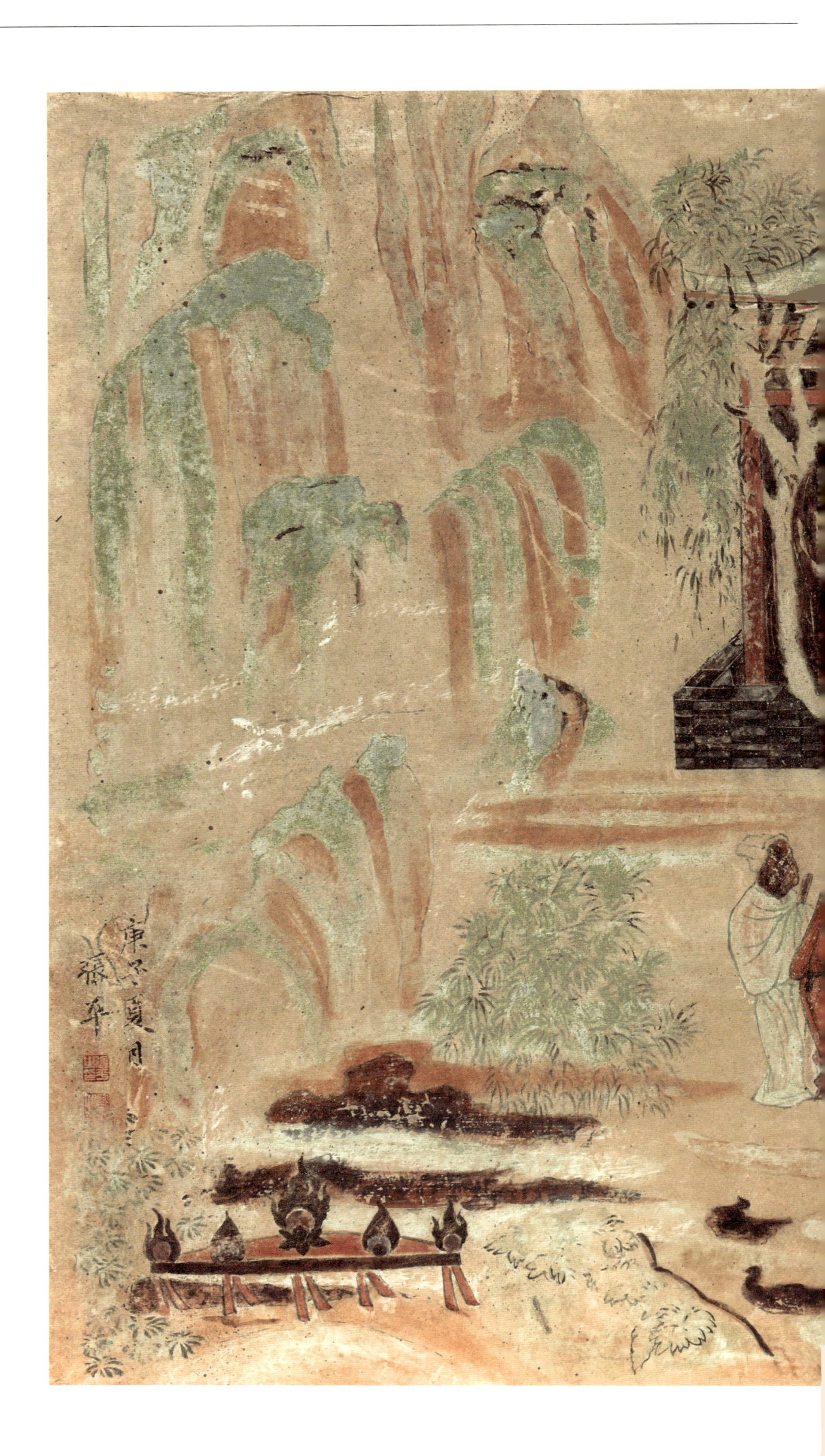

画面中间的大型宫殿是汉武帝时期仅次于长安未央宫的重要宫殿，宫殿内并立两个身披袈裟的金人。殿堂外，一人手持法器坐姿参拜，其旁有六人手持圭臬站立服侍，这是汉武帝供奉金人的场景。

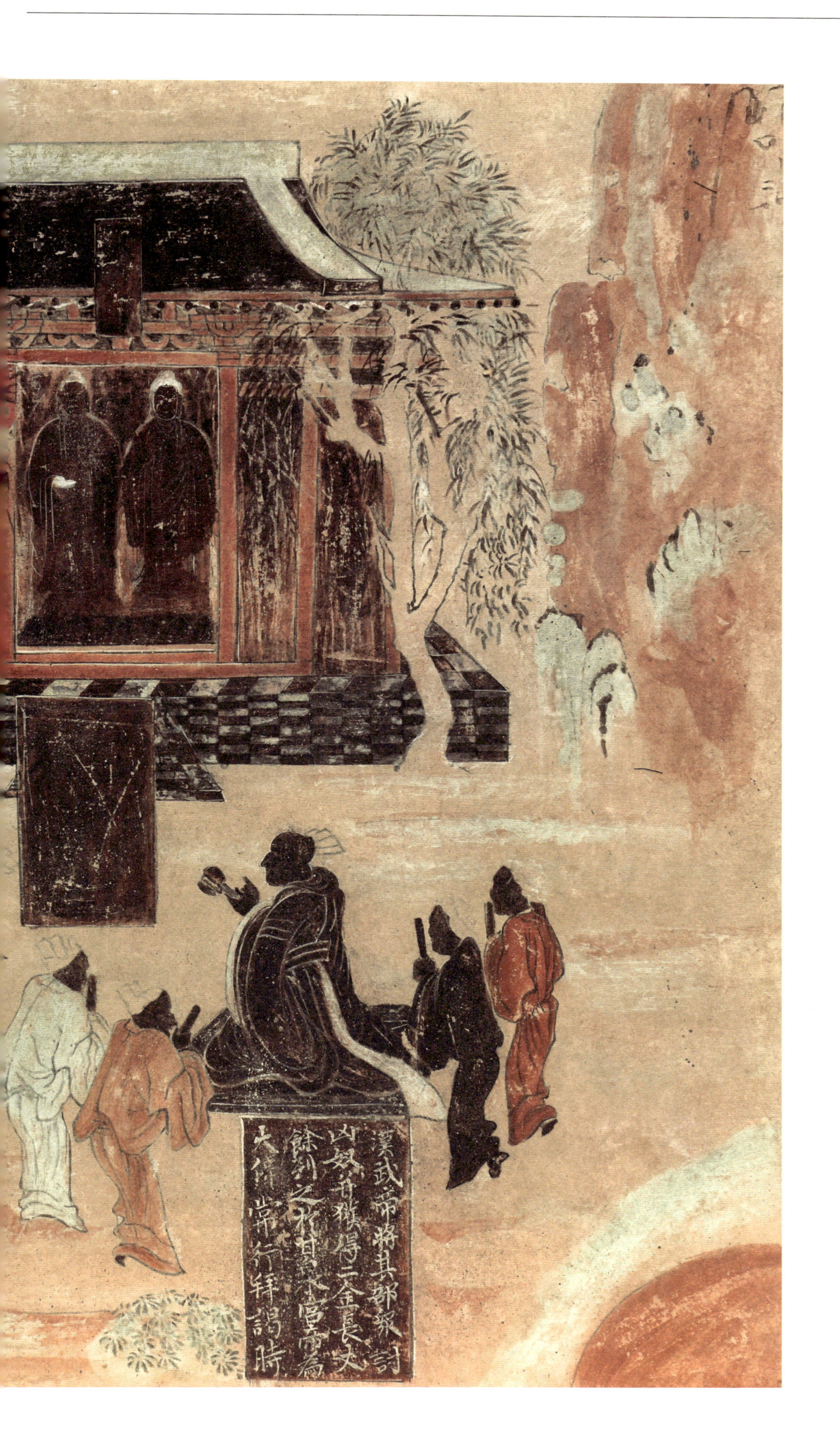

[初唐]

莫高窟第 323 窟

张骞出使西域 （张平临摹）

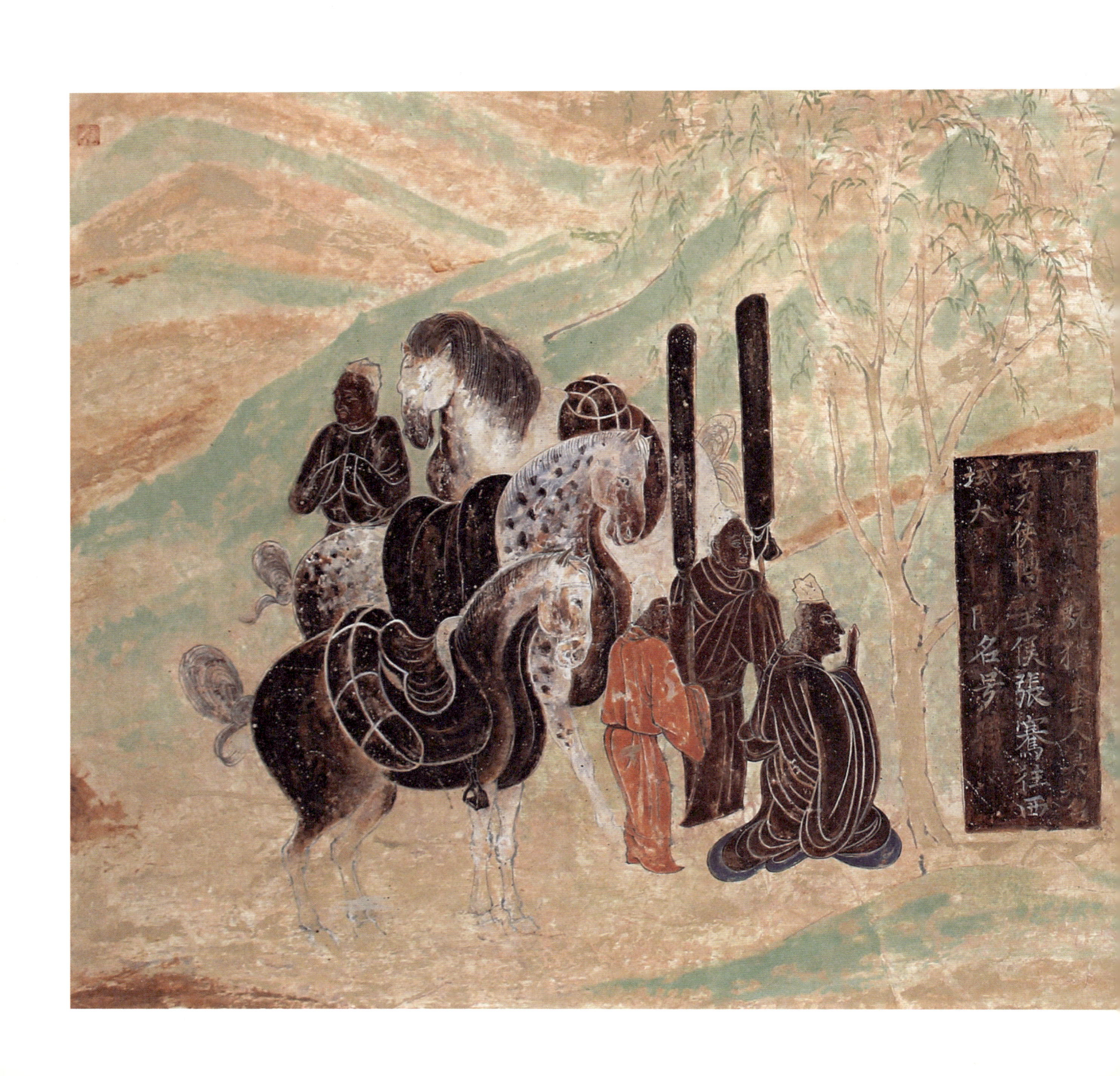

画面表现的是汉武帝送别张骞的场景。左右两边由一段榜题隔开，右半边有一人骑高头大马带队送行，此为汉武帝，身旁的人或服侍或作揖送别；左半边有一人跪在地上拜别，此为张骞，其后有数人整装待发。

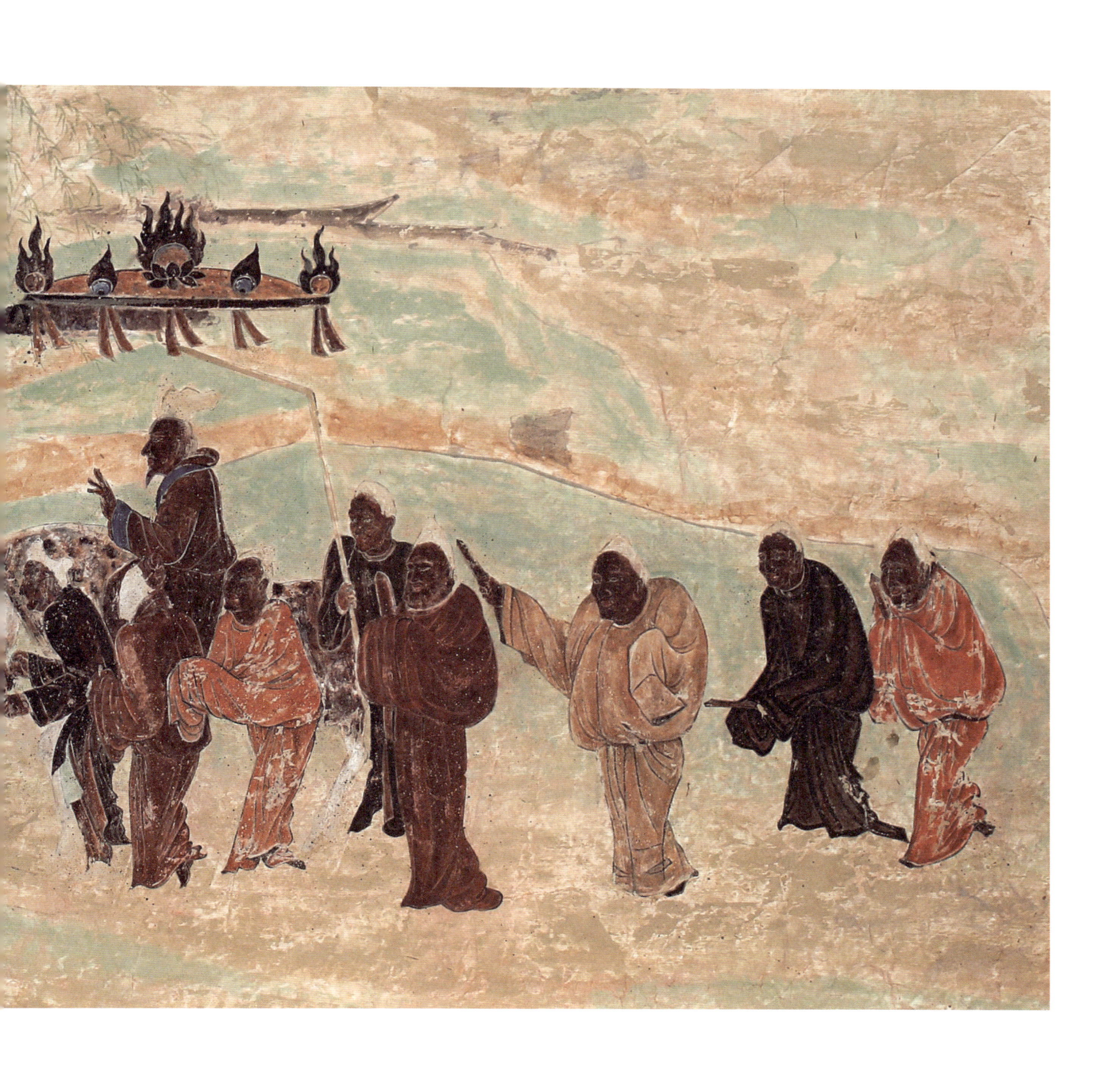

[初唐] **莫高窟第 323 窟**
七重楼式塔 （金子欣临摹）

楼式塔是一种中国传统建筑类型。画作中的楼式塔建有七层，每层均设有塔门和塔窗，相邻两层之间外部设腰檐，气势恢宏。塔外重峦叠嶂，有三位僧人，身着长衣，双手合十，虔诚礼拜。

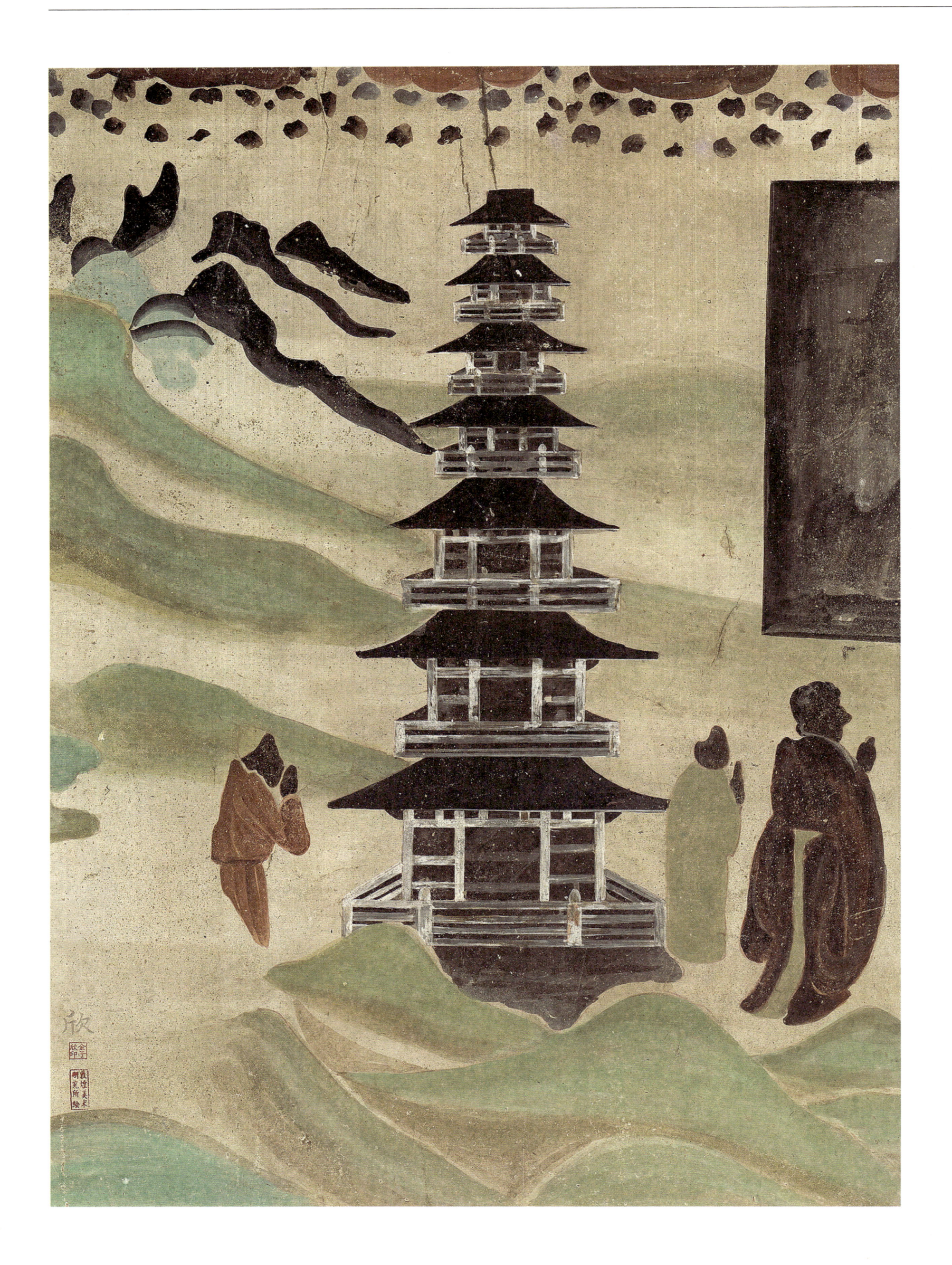

[初唐]

莫高窟第 332 窟

天宫塔院 （金子欣临摹）

画面中天宫由一殿三楼组成，殿堂两侧各有一座一层阁，四周宝树环绕，绿树与红殿相互辉映，生机盎然。天宫塔院之上，流云飘动，尽显灵动韵律。整幅画作运用石青色作晕染，配以赭红、青蓝色，清新秀丽。

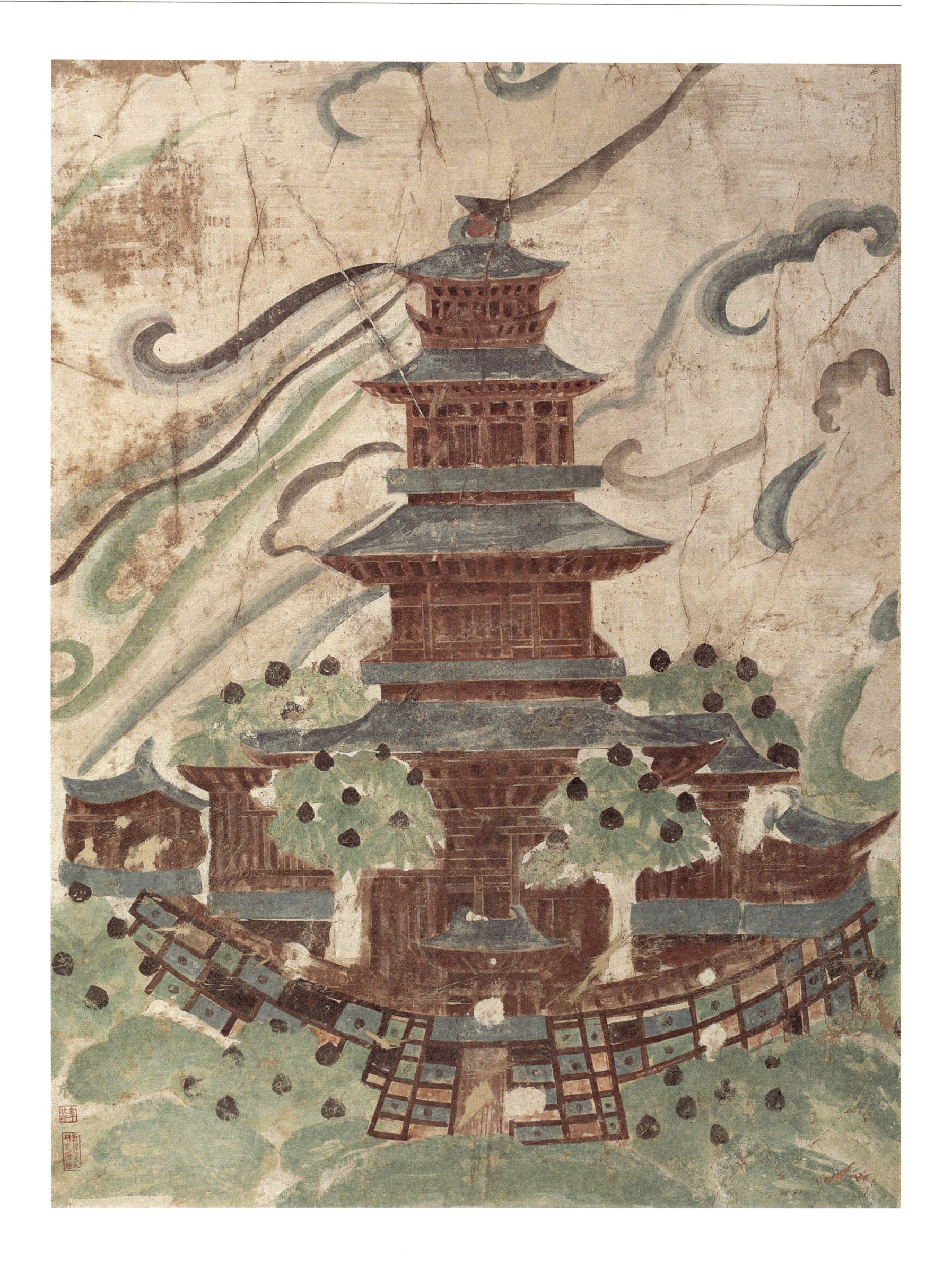

[初唐] **莫高窟第 329 窟**
持炉菩萨 （王志萍临摹）

画面中持炉菩萨一手持握香炉，另一只手并齐相抵。衣带随风飘动，上身轻微后仰，腰腹前倾，一脚稳稳站立，一脚轻盈踮起，体态婀娜，显出慈祥而华贵的气质。

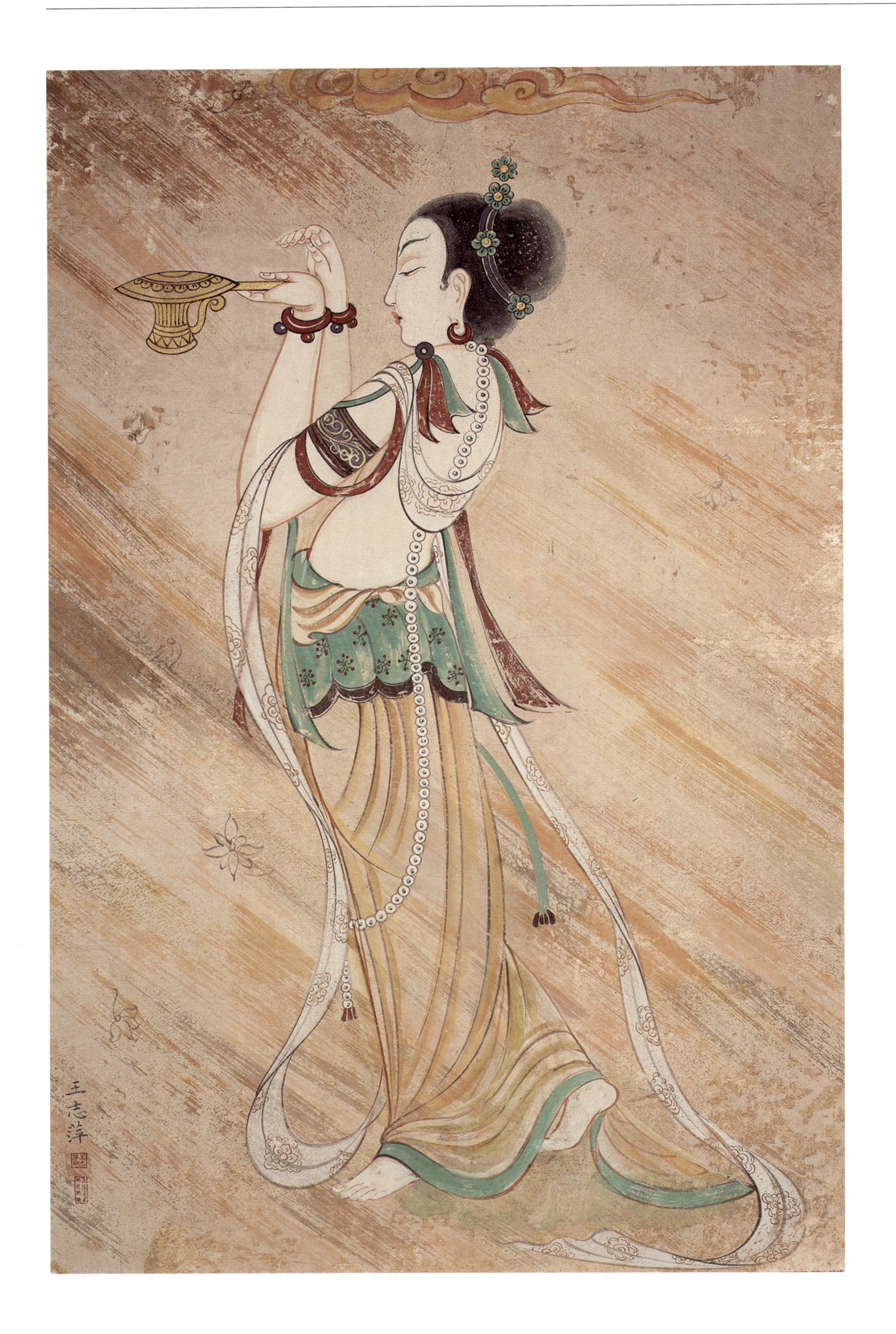

[初唐]

莫高窟第 329 窟

佛说法图 （高山修正临摹）

画面正中间为佛，两侧为菩萨及弟子，正中间的佛身着红色袈裟，神态慈祥，一旁的菩萨及弟子在认真地听法。位于画面的左下角，一供养人上身白衣，下身淡红色长裙，手持花，跪在垫子上虔诚地听法。

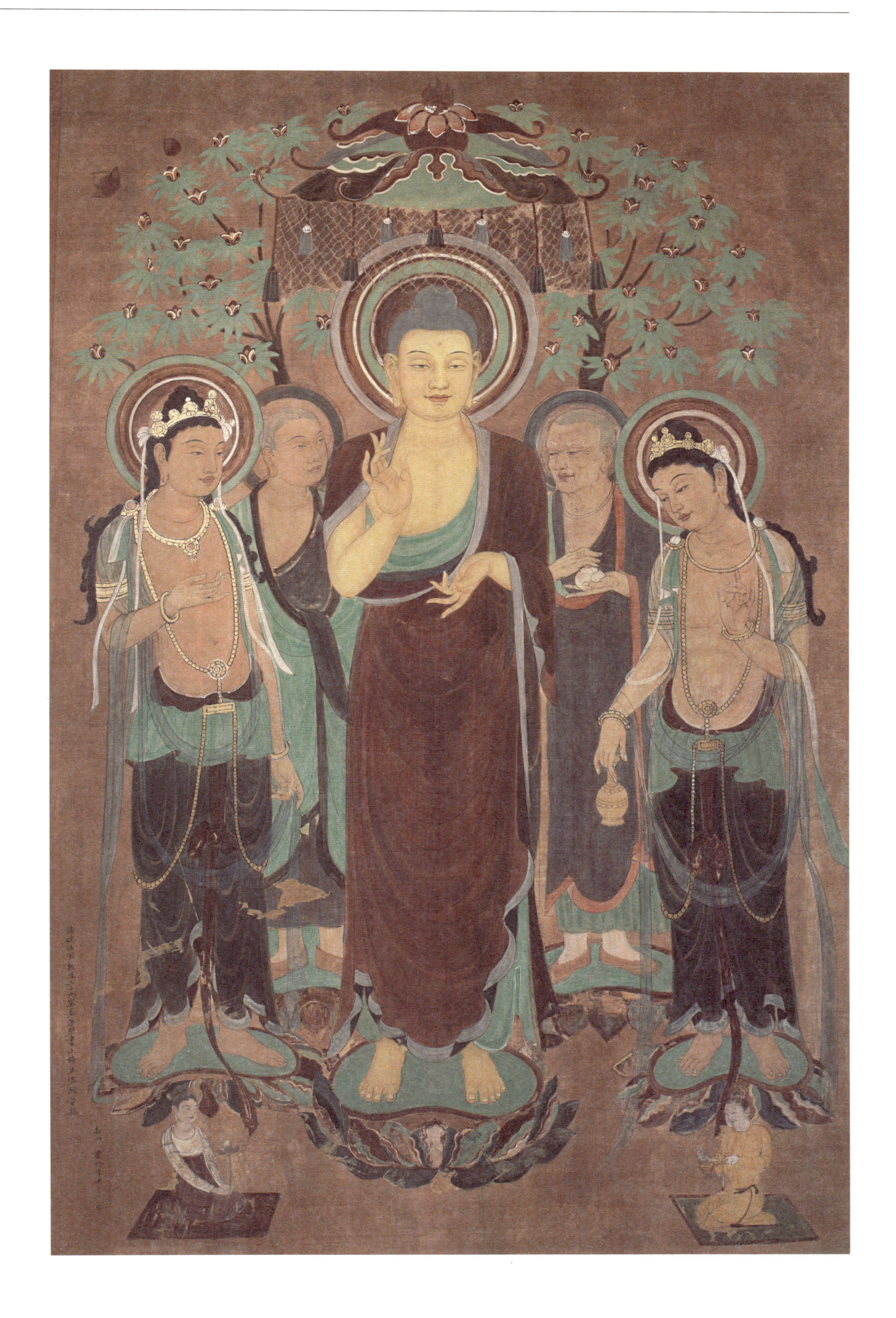

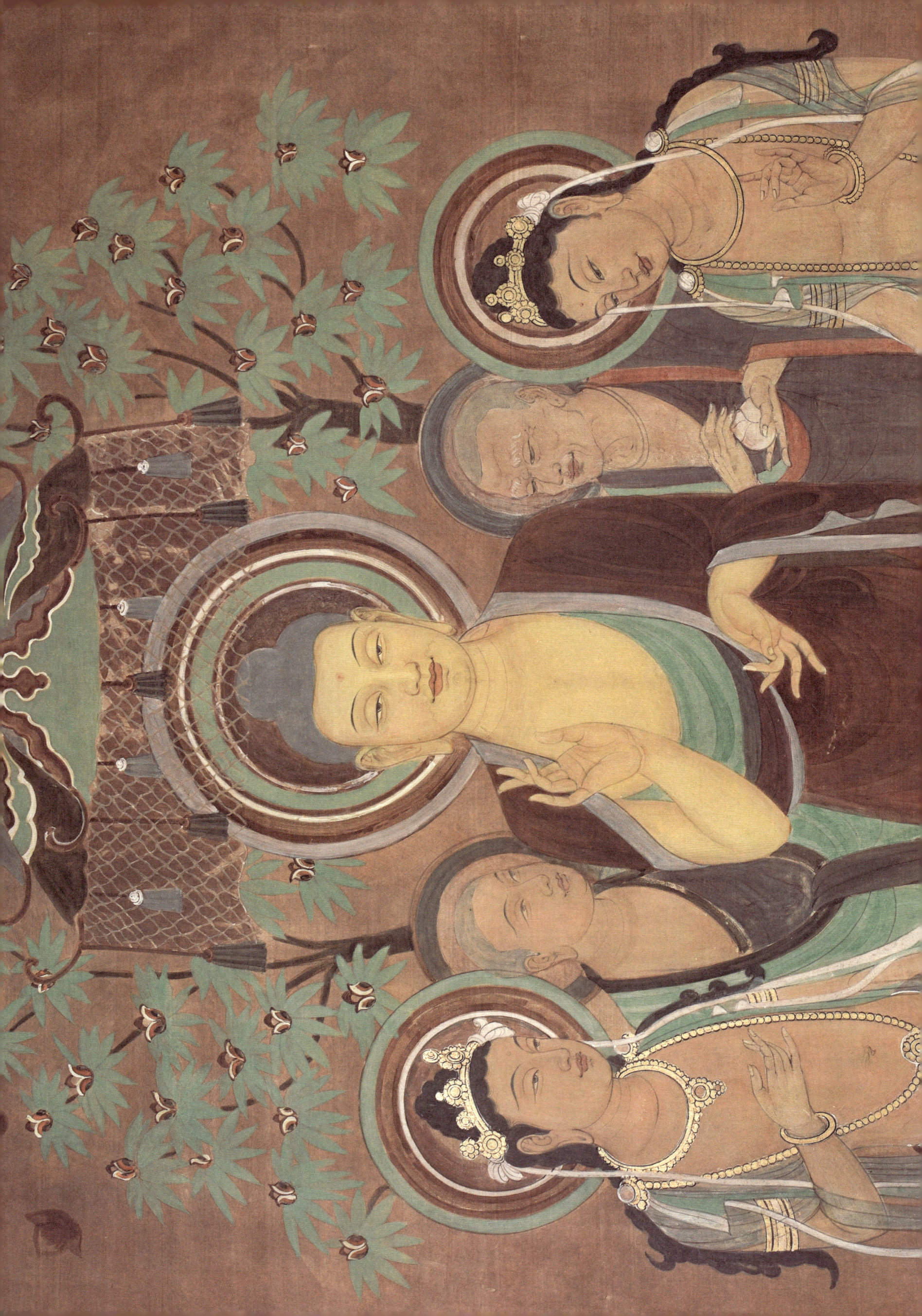

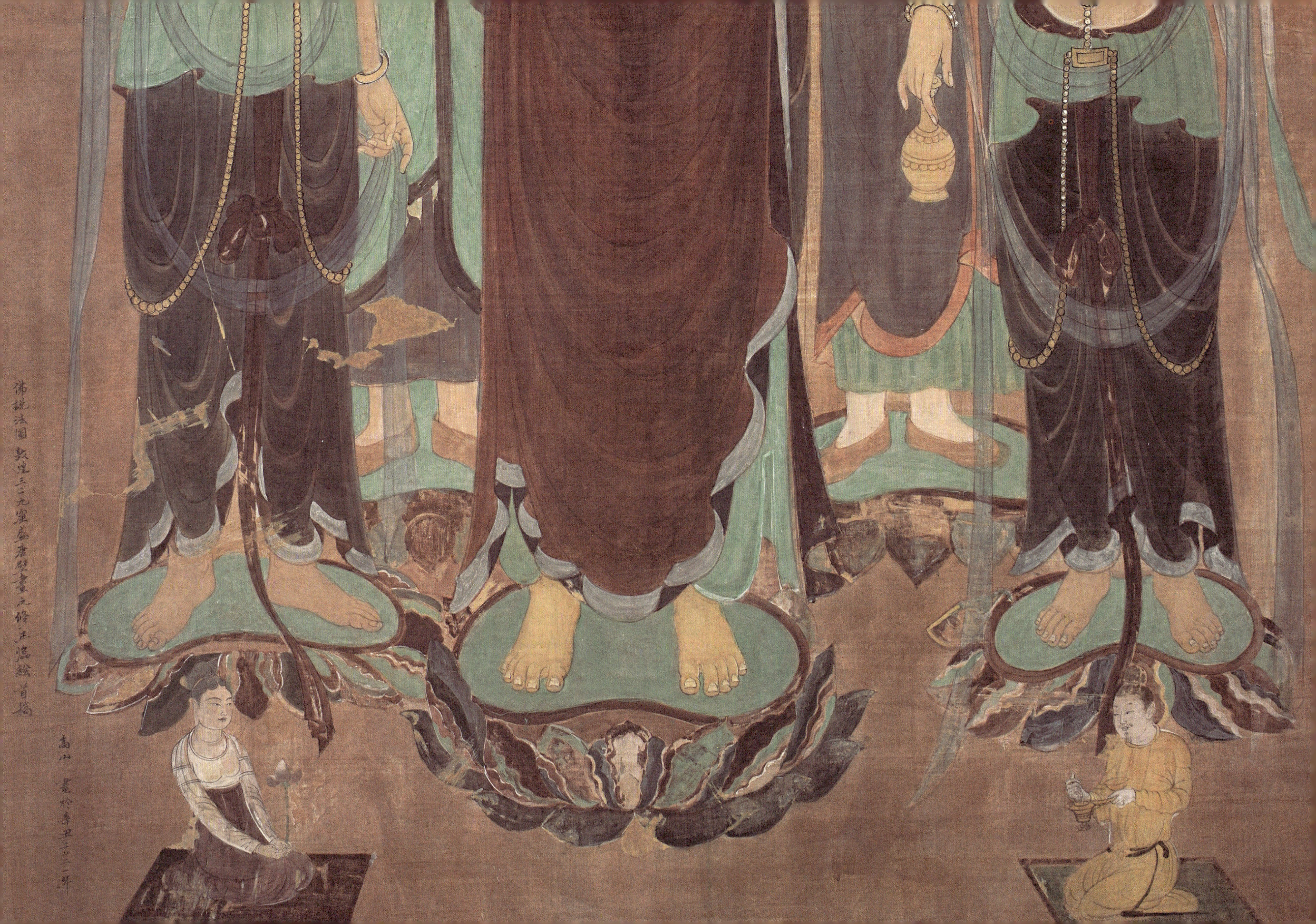
佛說法圖 敦煌三二九窟盛唐壁畫之修正臨繪 首稿
高山 畫於辛丑二〇二一年

[初唐] **莫高窟第 329 窟**
飞天之一 （李金萍临摹）

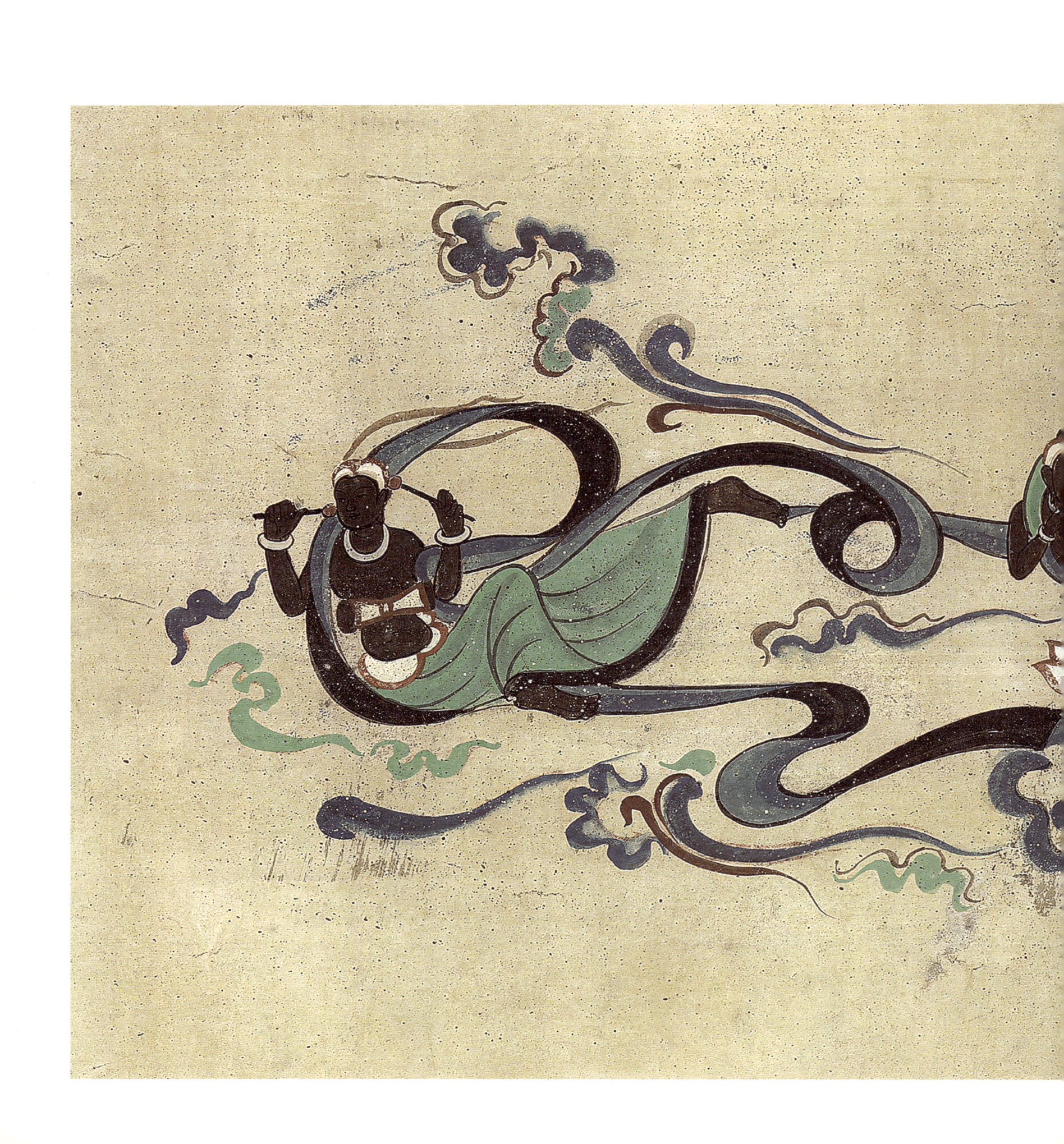

画面中的两身飞天一前一后，手执乐器，随风相逐。前一身飞天胸前挂鼓，双手持鼓槌；后一身飞天双手持埙，置于嘴边吹奏。袅袅乐音与繁花祥云共舞于空中，颇有意境。

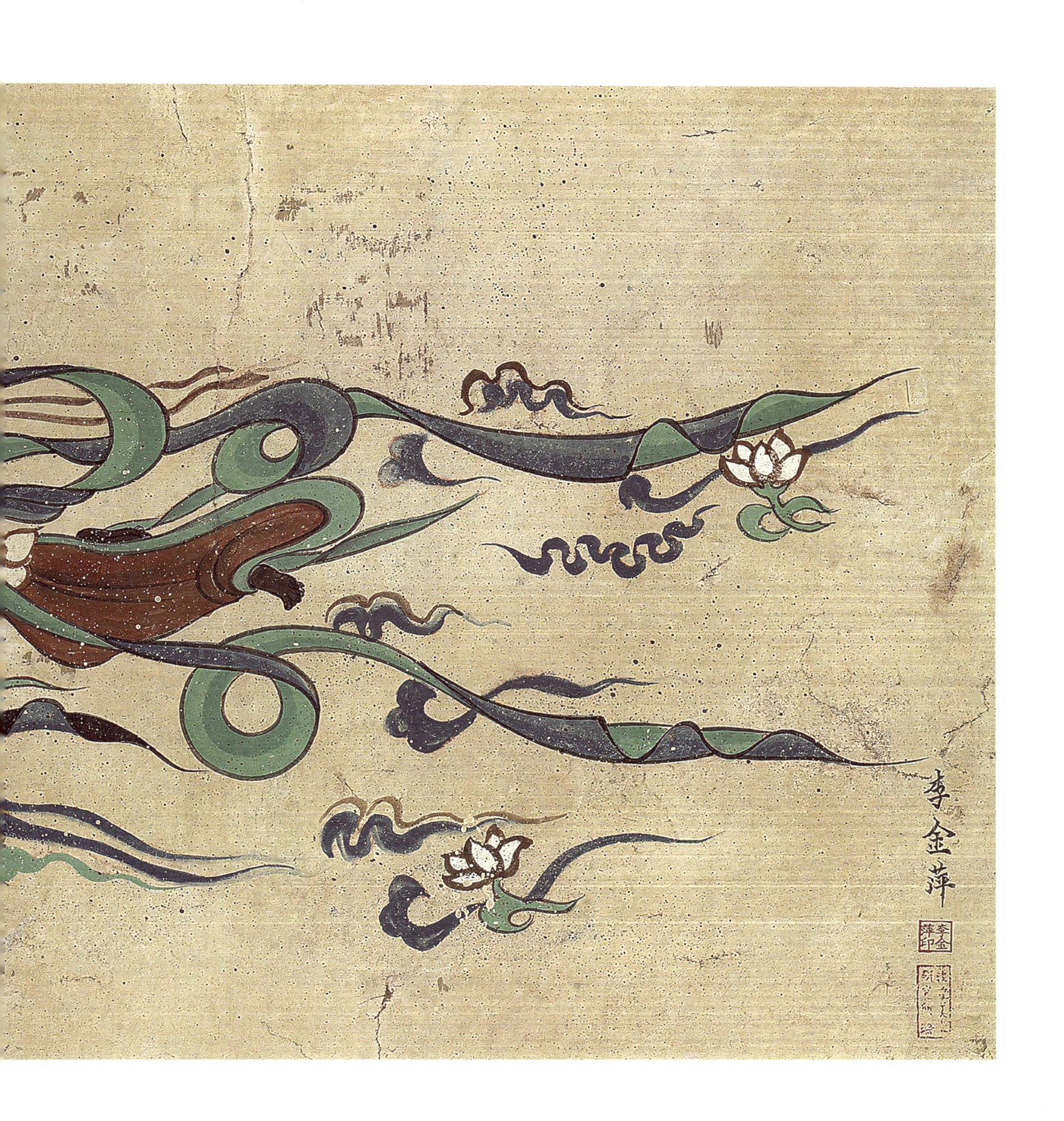

[初唐] **莫高窟第 329 窟**
双飞天之一 （徐海容临摹）

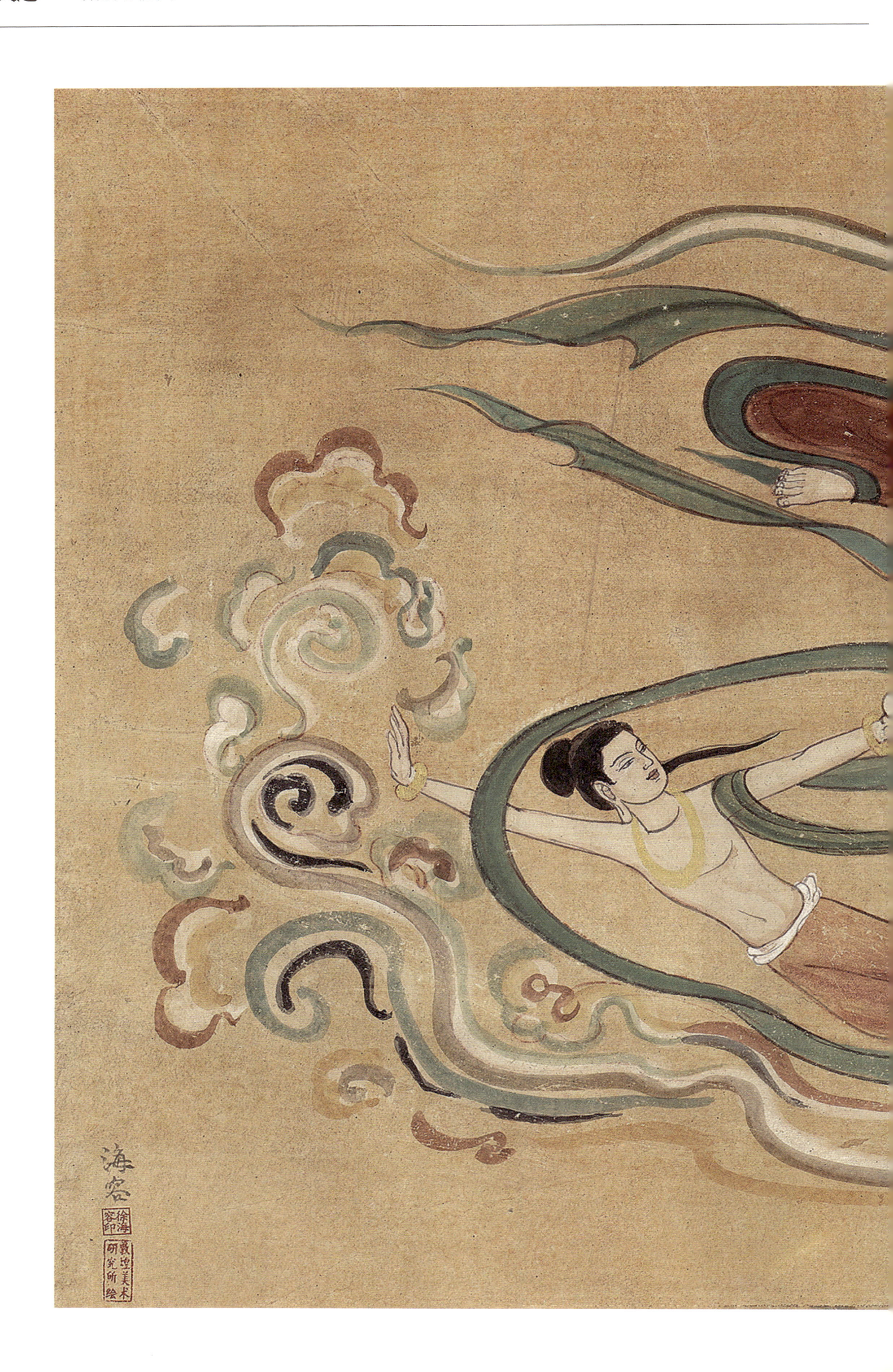

画面中上方一身飞天双臂向前伸展,身侧祥云环绕;下方一身飞天双臂向两侧伸展,双眼注视左手莲花。两身飞天一俯一仰,展现飞天相互配合、自由轻松的飞行之美。

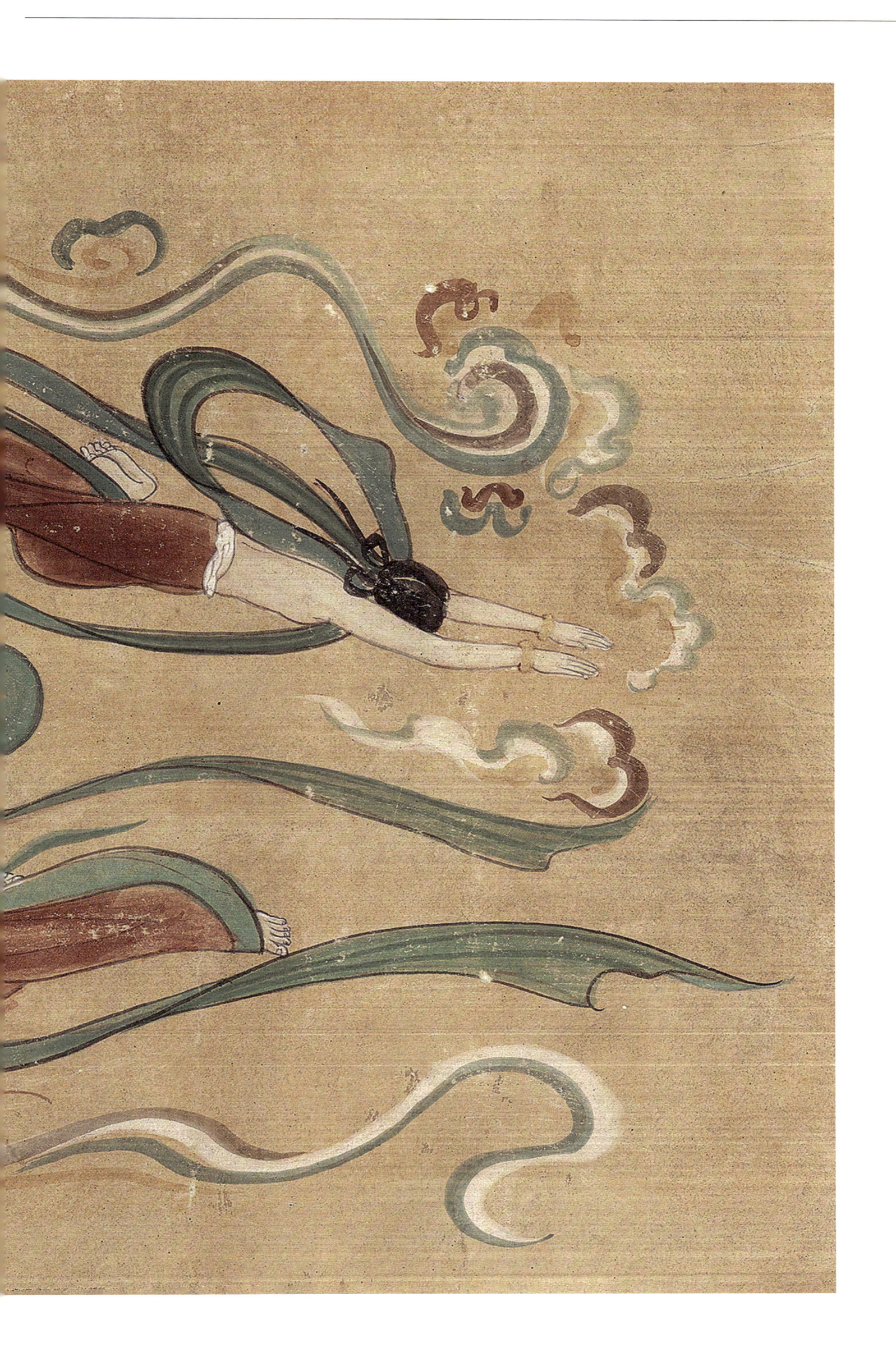

[初唐] **莫高窟第 329 窟**
飞天之二 （黄茜临摹）

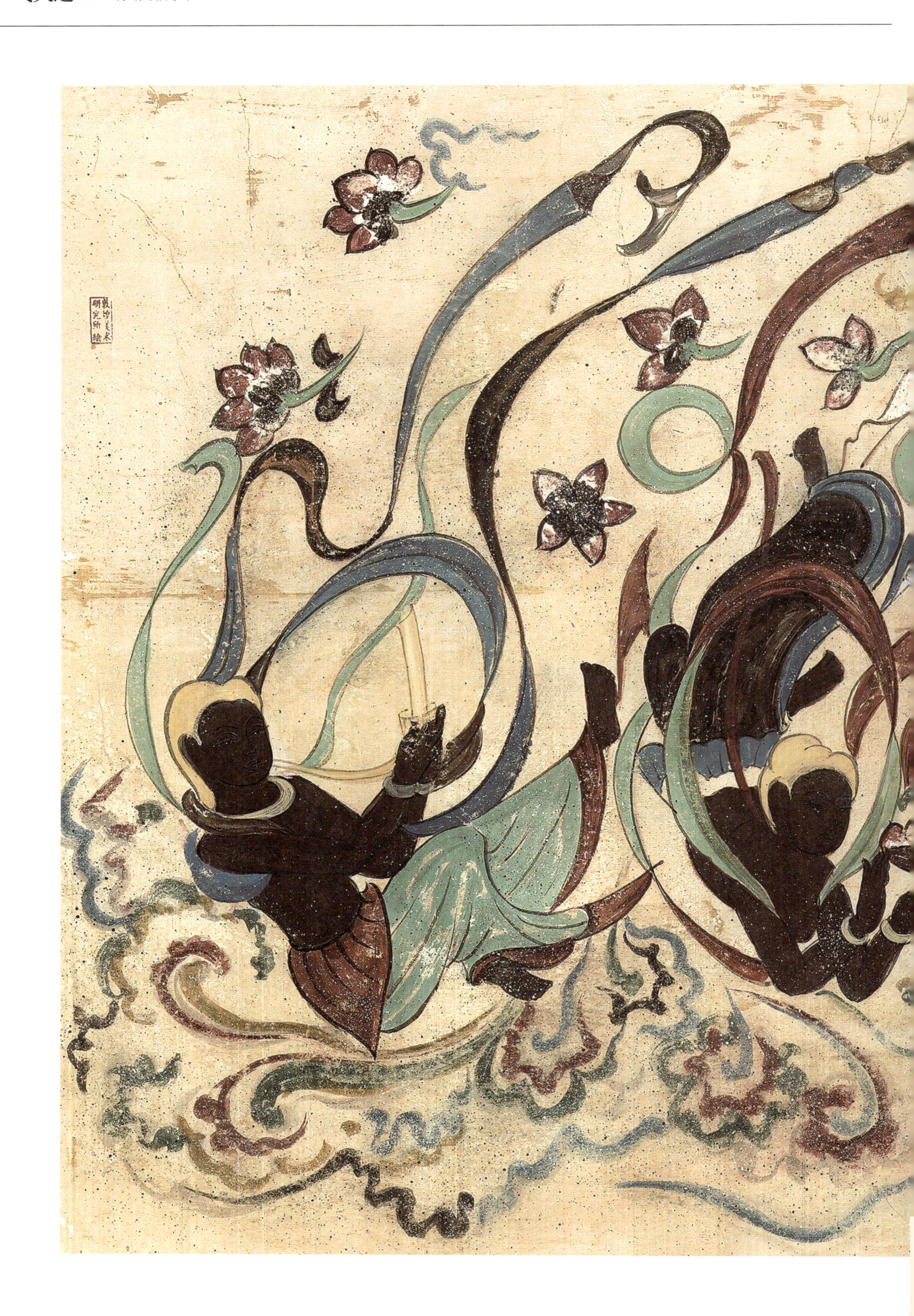

画面中的三身飞天身姿灵动，姿态各异，衣裙巾带随风飘逸，身边祥云萦绕，繁花相随，尽显自在唯美。

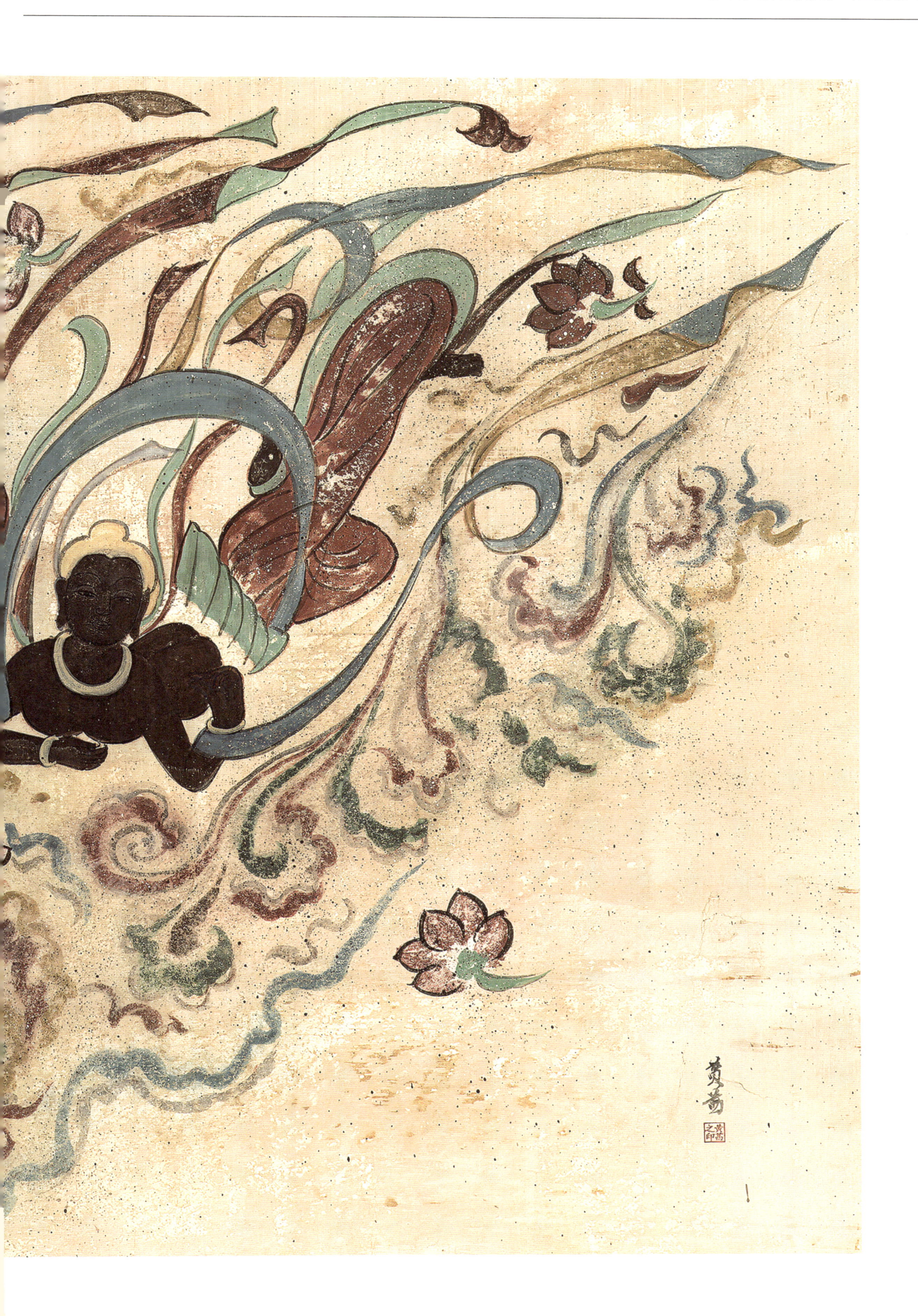

[初唐] **莫高窟第 329 窟**
双飞天之二 （金子欣临摹）

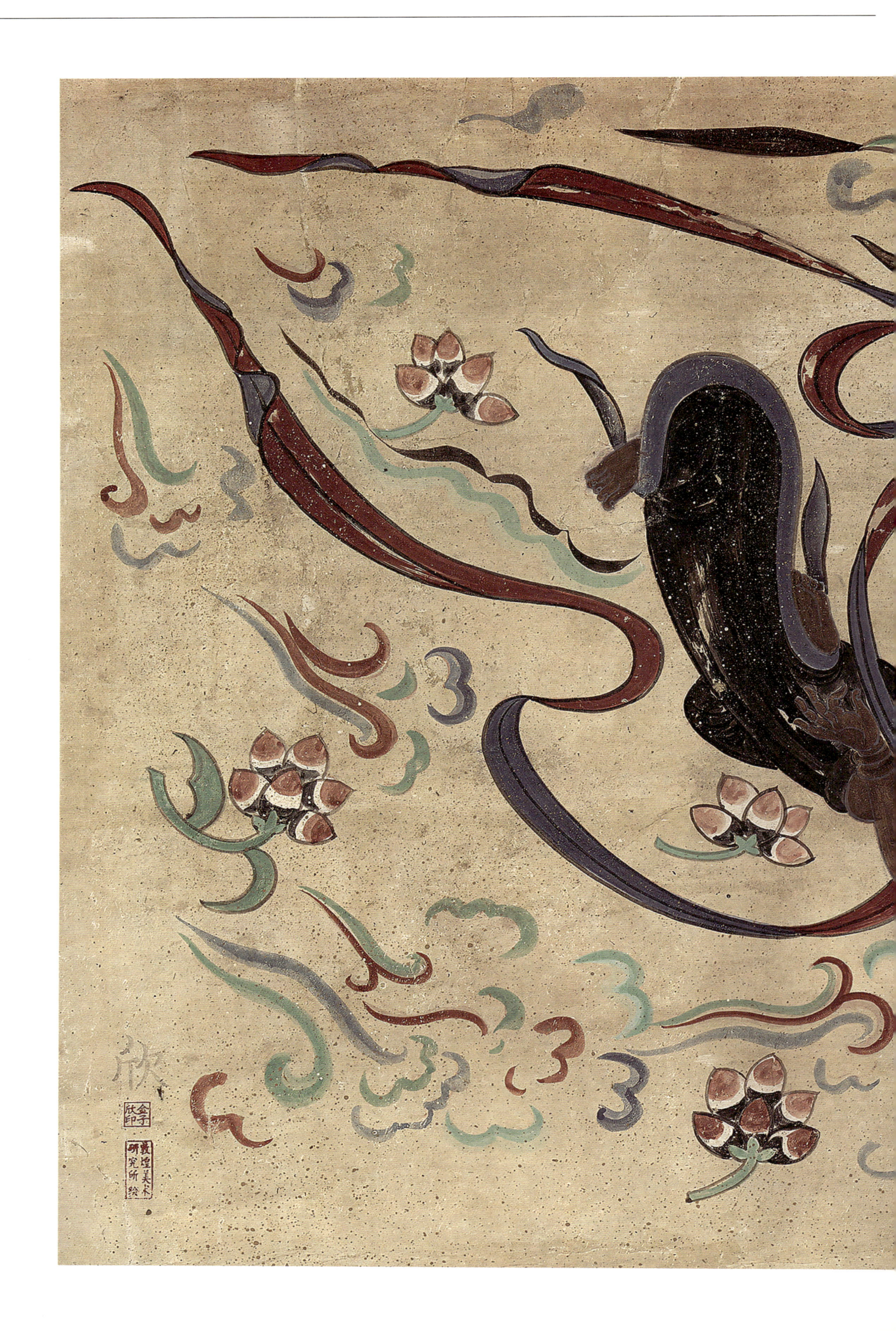

画面中两身飞天形体轮廓清晰可辨，其身材修长，昂首挺胸，双腿上扬，姿态轻盈。虽面容不清，但神韵犹在。四周彩云飘拂，花朵纷落，意境唯美。

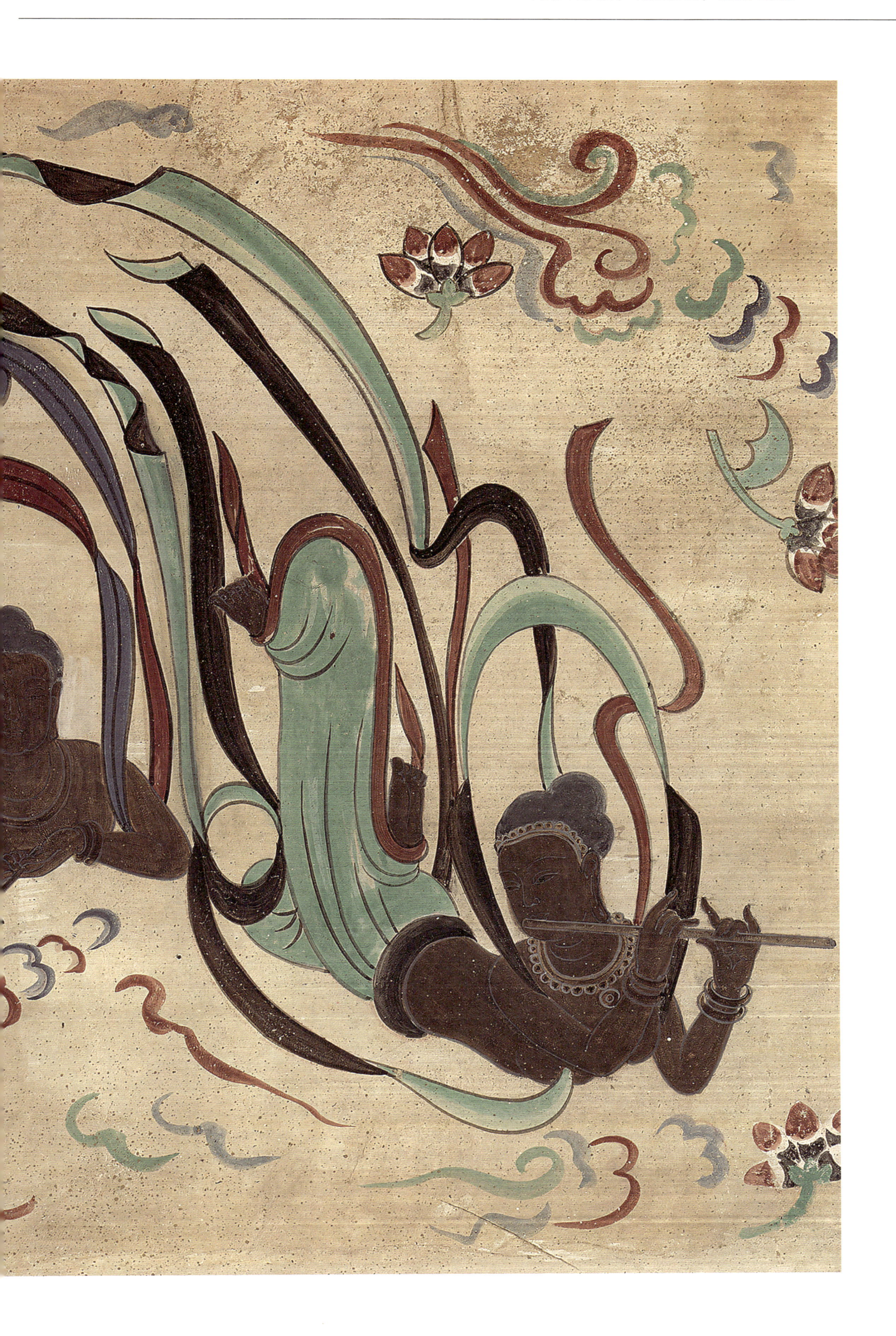

[初唐]

莫高窟第387窟

陀罗花藻井 （高山整理临摹）

初唐的藻井，井心较宽大，井外边饰层次较少，重点表现井心图案形象，整个藻井图案简练，色调清新典雅。初唐时期保留并发展了一些隋朝藻井的特色，同时在图案的创新方面也有很大的突破。

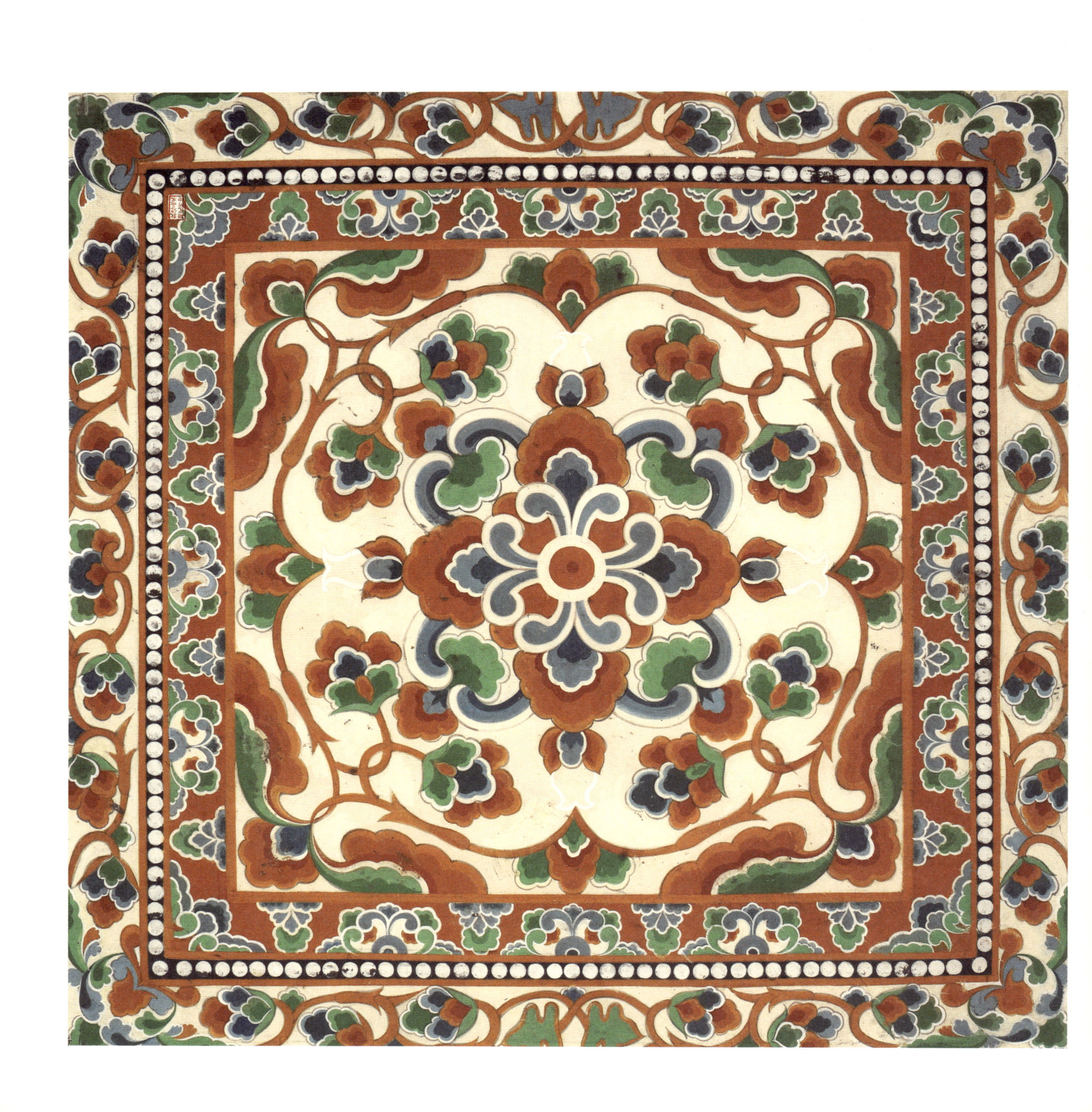

[初唐]

莫高窟第 390 窟
莲花缠枝花纹藻井　（黄茜临摹）

画作用色上以石绿为底，以赭红为边框，配以黑色勾线，红、蓝、褐色点缀其中，清新雅致。八瓣莲花花形简洁，层层绽放，自由舒展，富有灵韵。主花四周缠枝绕叶，首尾相接，相交错落，尽显盎然生机。

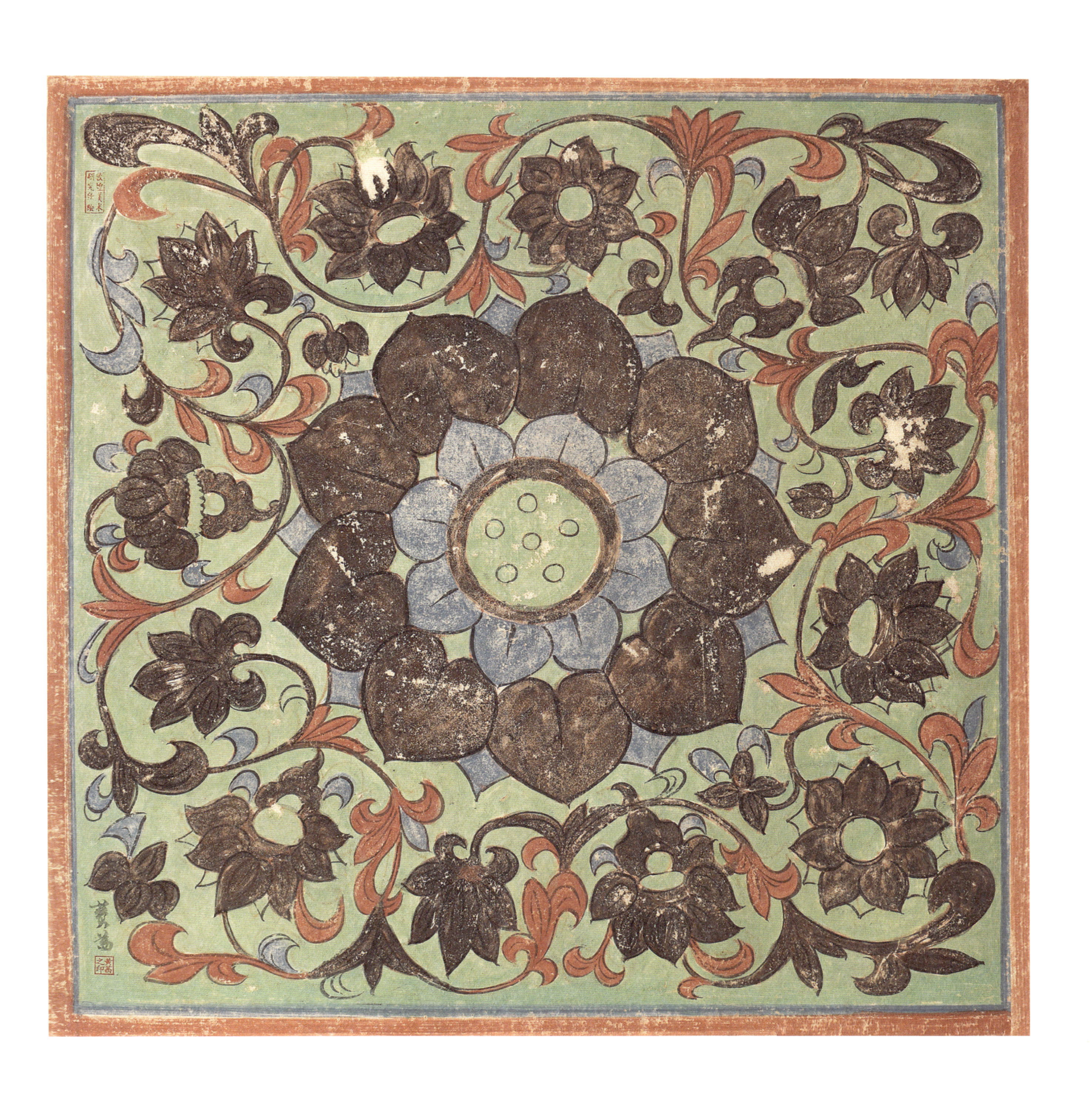

[初唐] **莫高窟第 401 窟**
持盘菩萨 （王志萍临摹）

画面中的菩萨面带笑意，神情恬淡潇洒，一手托盘，一手自然下垂，头向侧微倾，戴宝冠，身姿柔美，立于莲花台之上，巾带飞扬。身后繁花盛放，与慈眉善目的菩萨相得益彰。

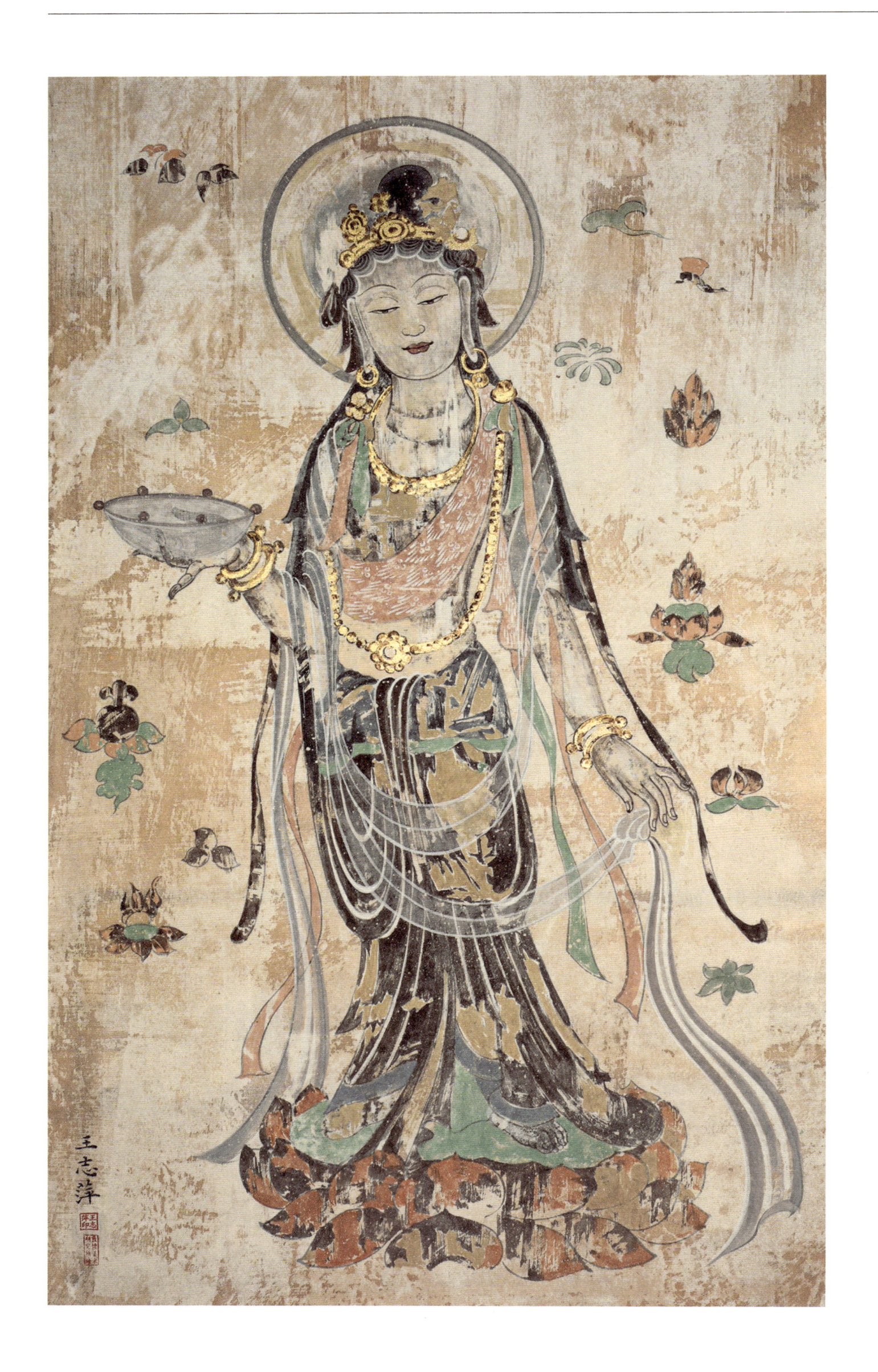

[初唐]

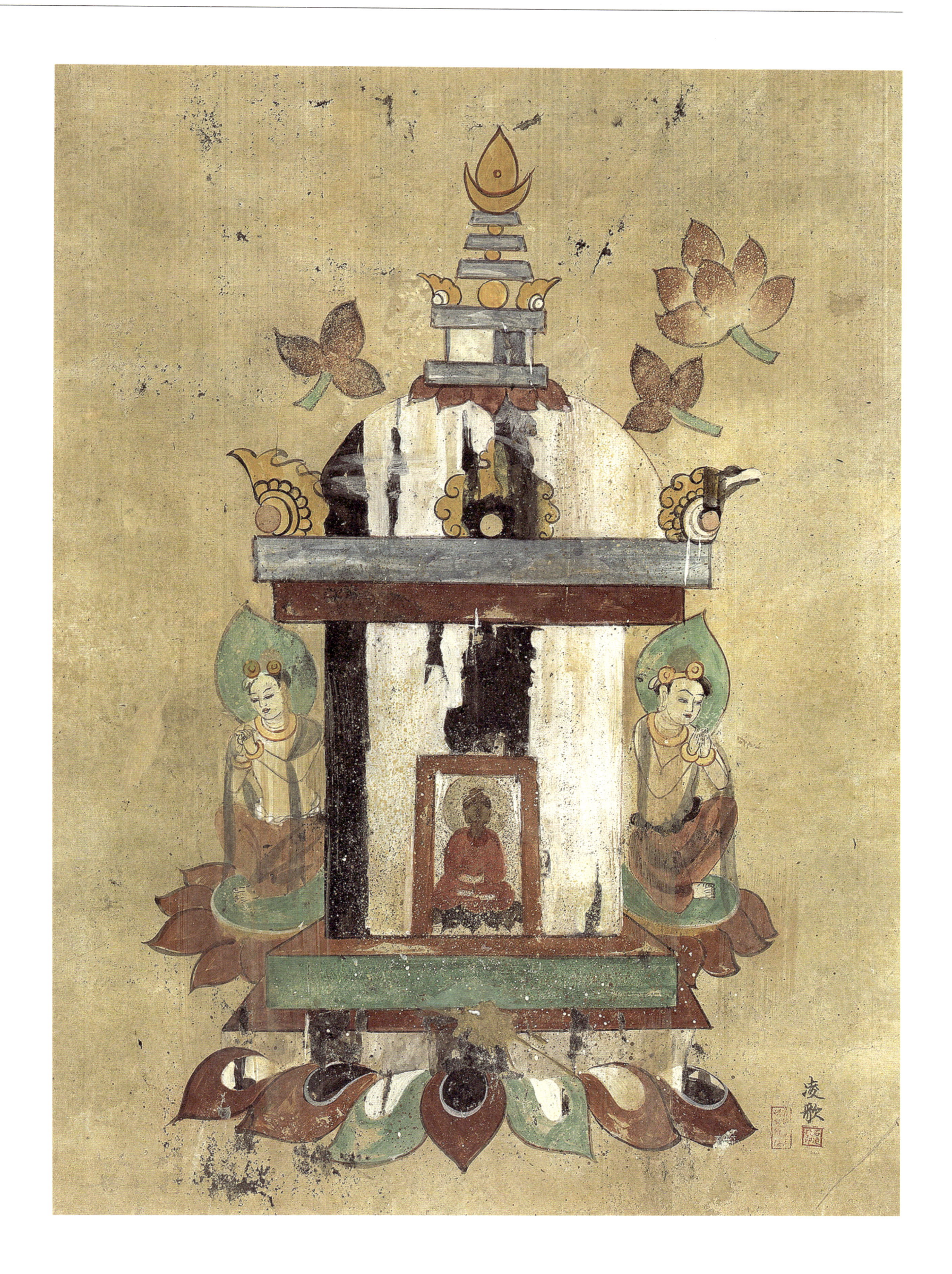

莫高窟第 431 窟

中心柱西壁 （石凌歌临摹）

画面中，中心柱立于莲台之上，柱顶飞舞莲花，龛内塑结跏趺坐佛像一身，龛外两侧各塑一身胁侍菩萨。

[初唐] 莫高窟第 431 窟

宝楼与虹桥 （李金萍临摹）

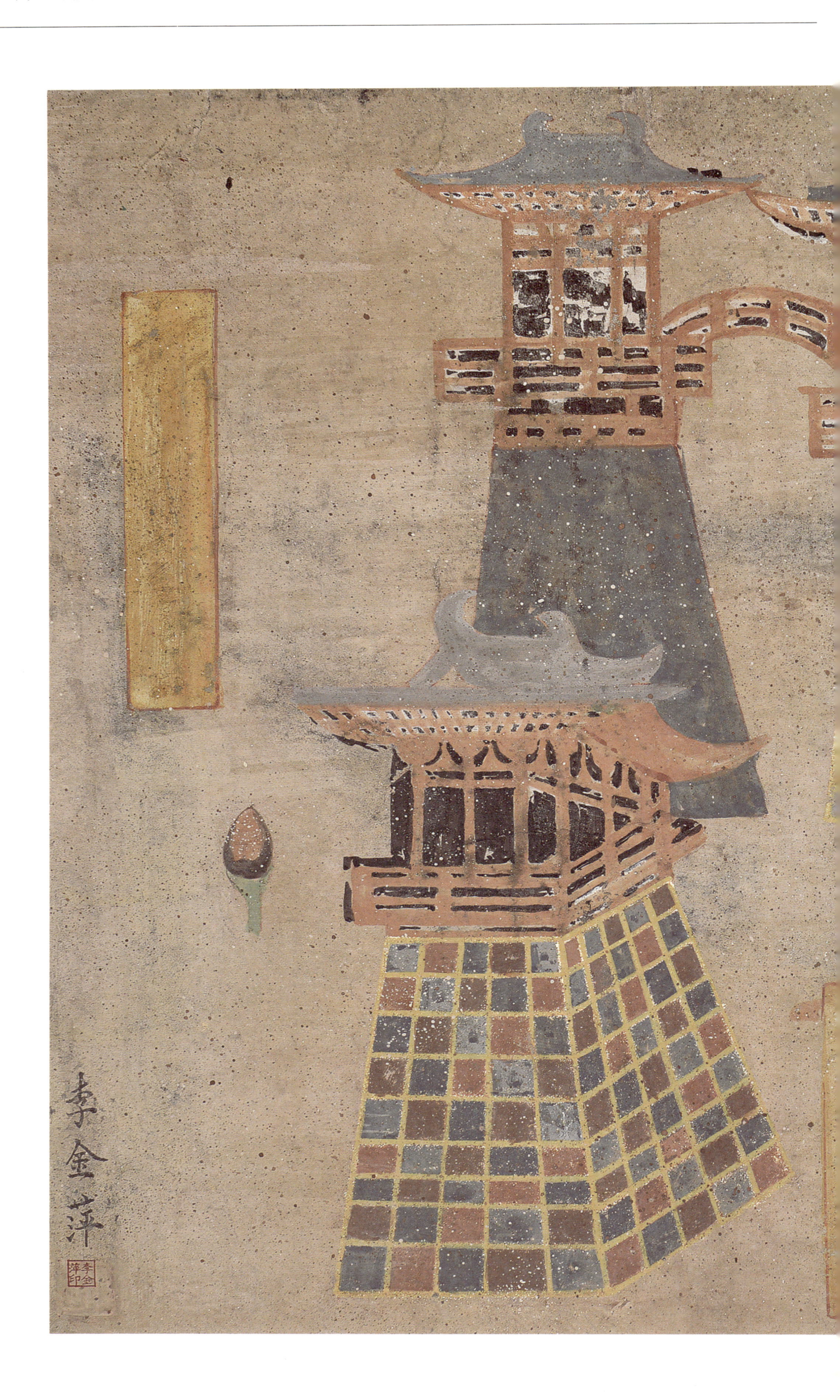

宝楼与虹桥都为平面图，多用长方形等方形几何图形绘制。有两座宝楼底部用彩色几何图形拼接而成，极富艺术创造性。一佛僧双手合十，屈膝跪于垫上，侧有宝莲作点缀，烘托营造出和谐之境。

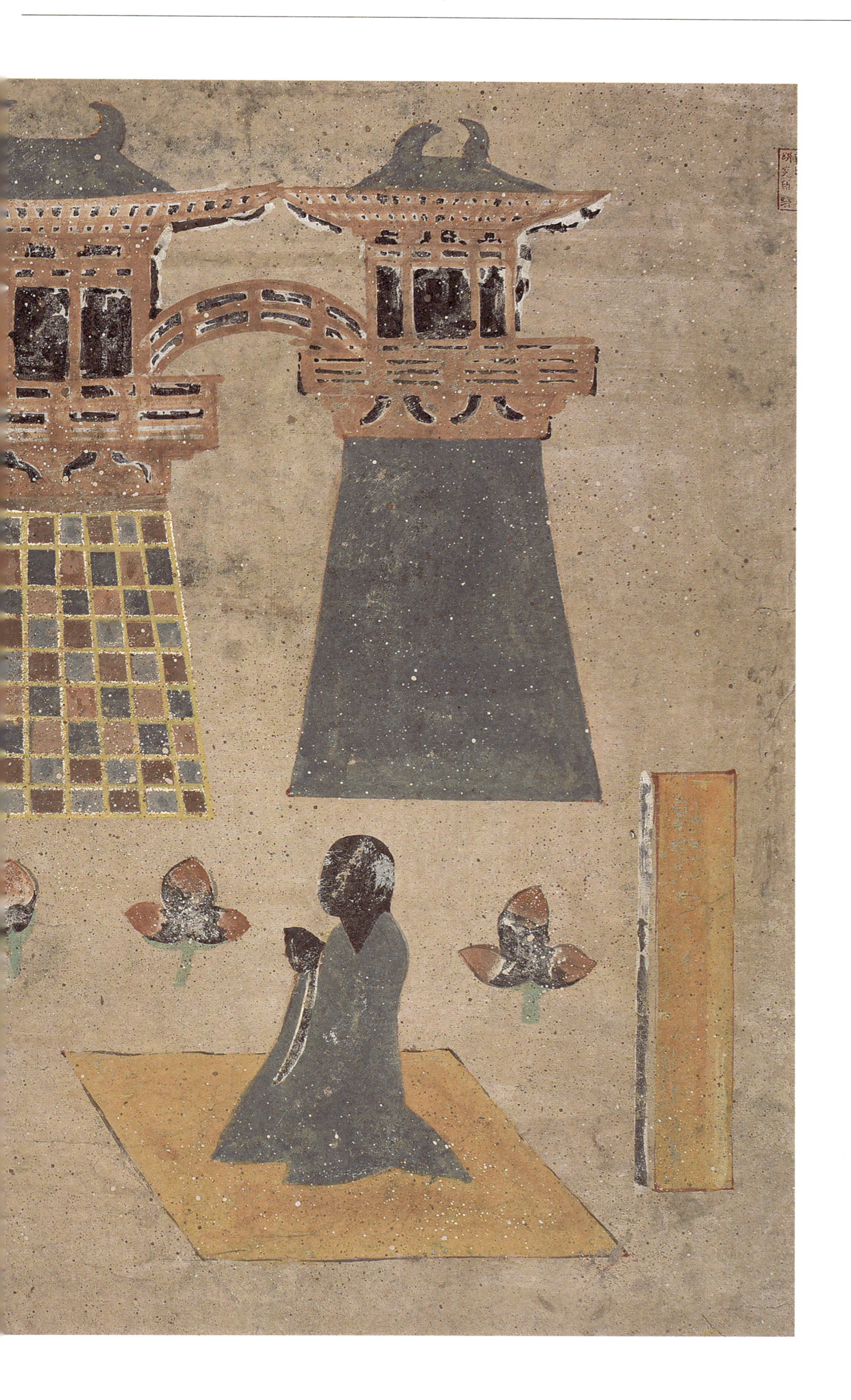

[初唐] **莫高窟第 431 窟**
马夫与马 （平玲玲临摹）

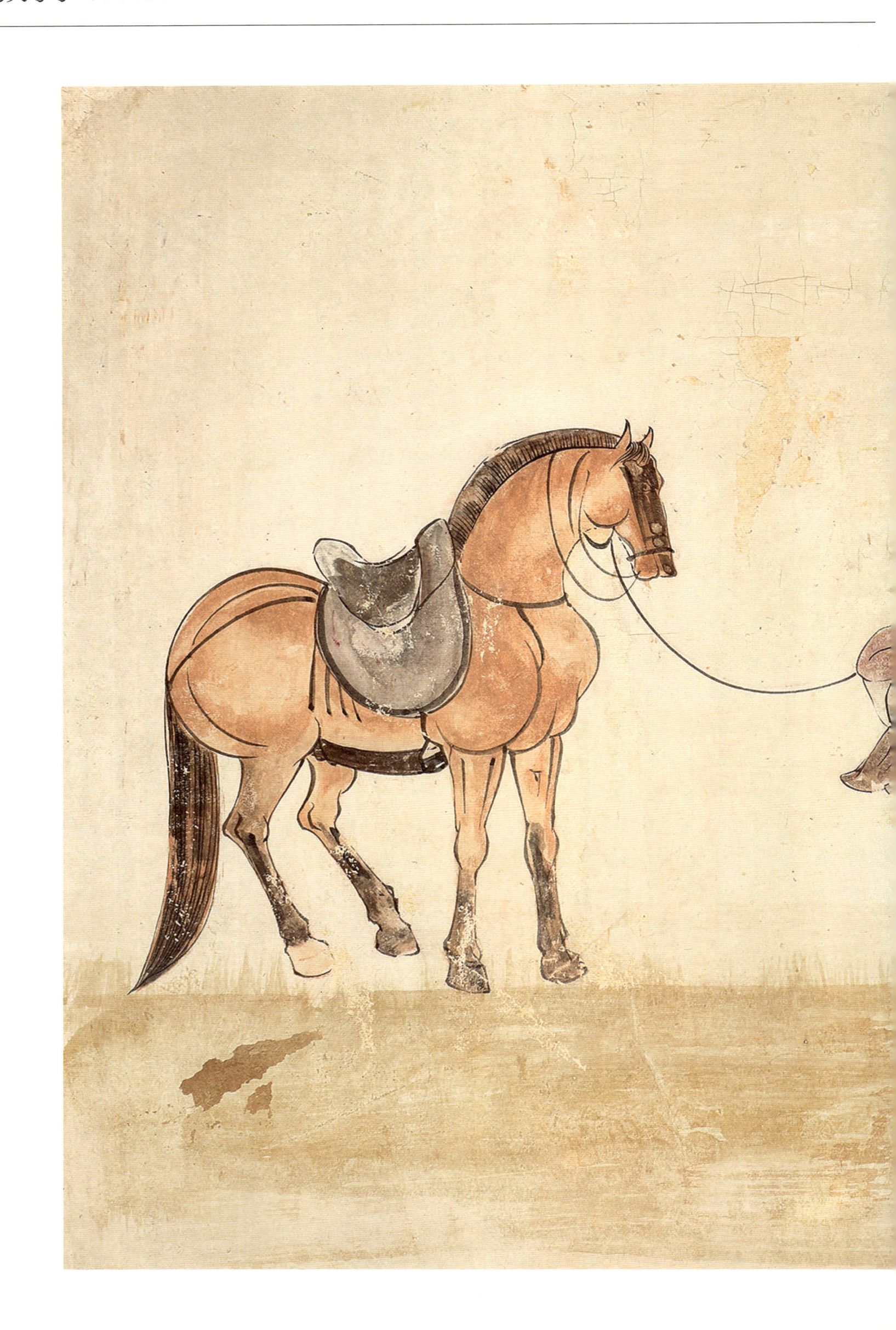

画面中的马夫手中牵着三匹马的缰绳，蹲坐在地上，埋头小憩。三匹马身材挺立健硕，马背上都驮着马鞍，看起来精神十足的样子。

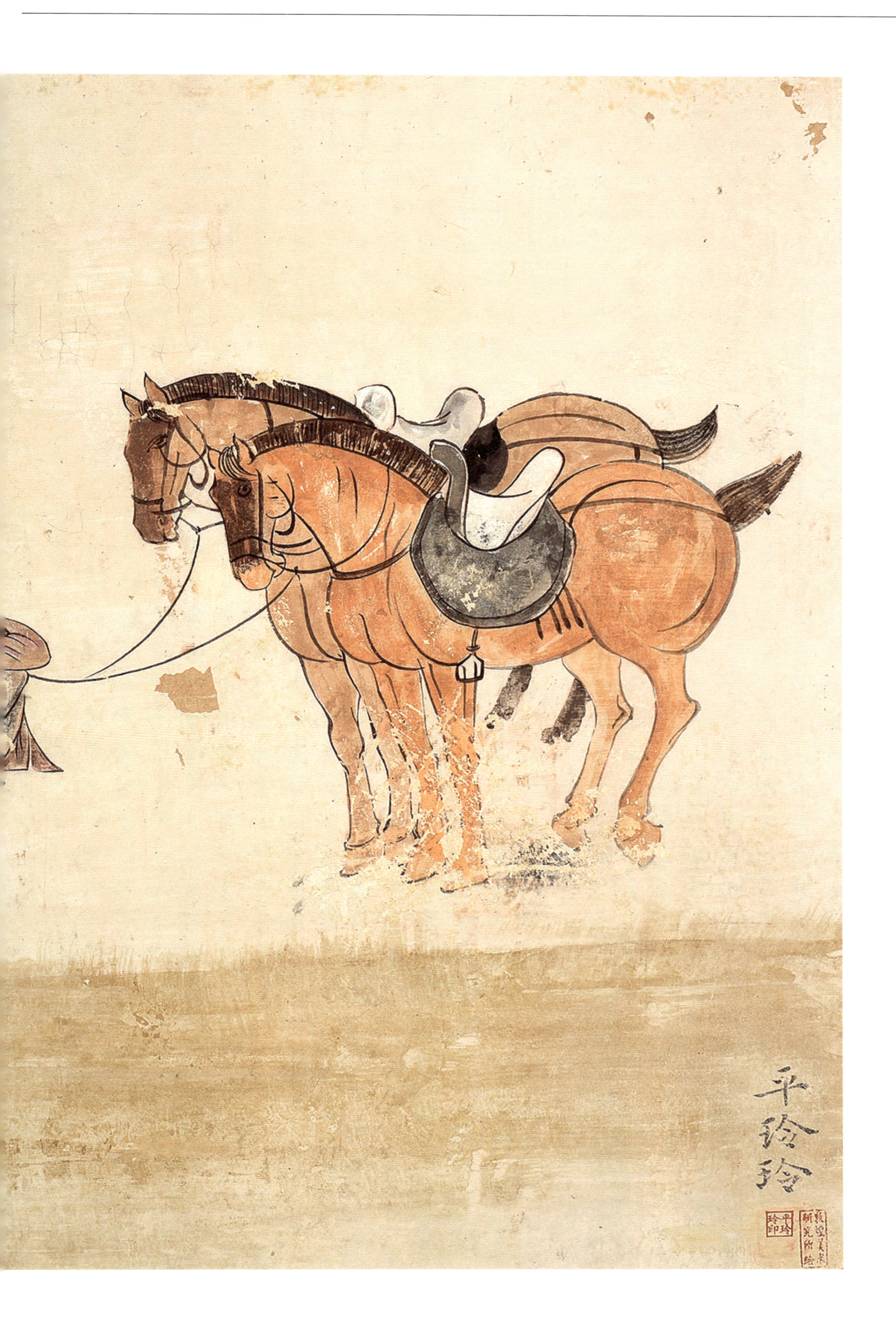

[盛唐]

莫高窟第 023 窟

灵鹫山 （平玲玲临摹）

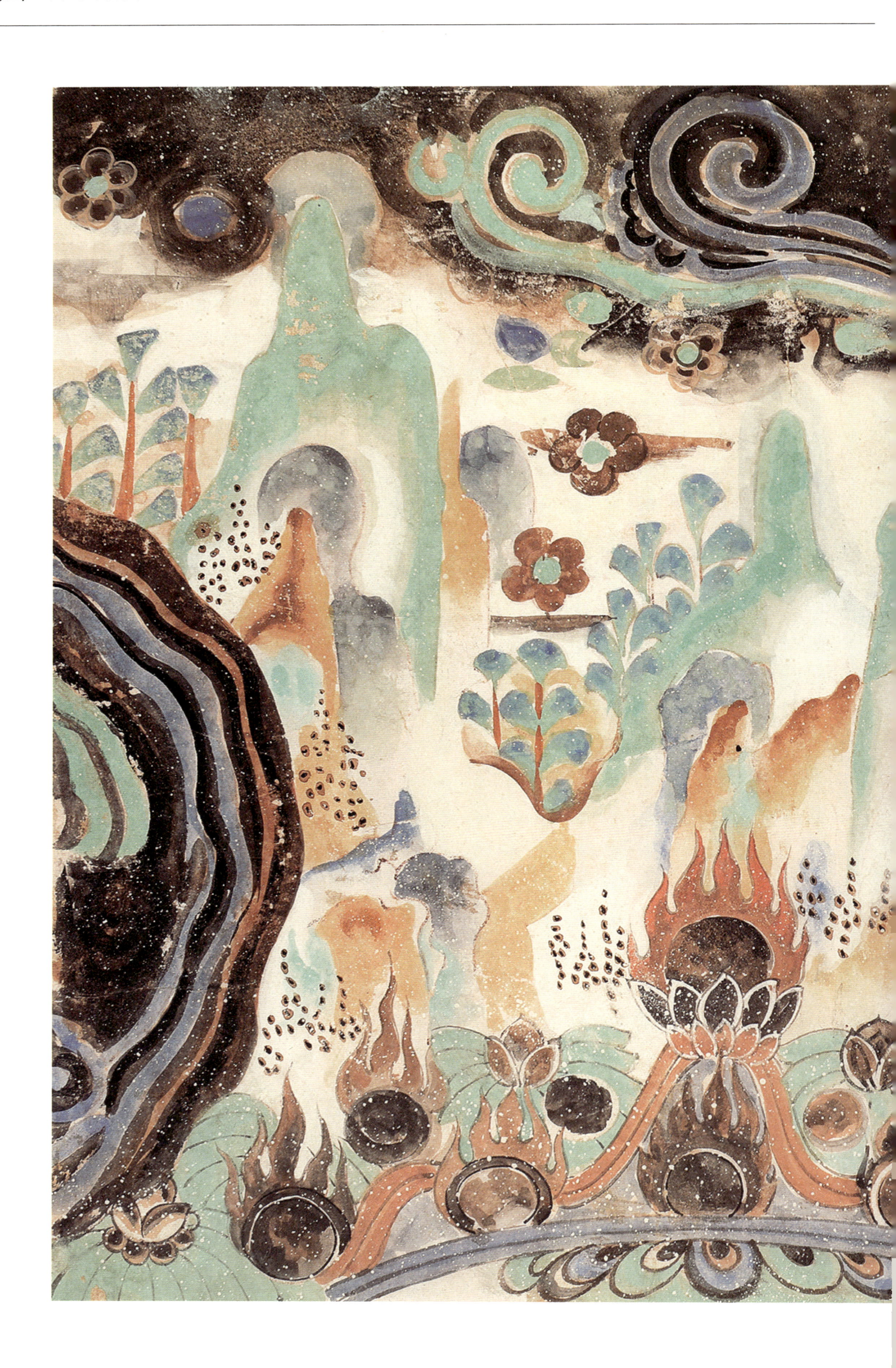

画面中灵鹫山重峦叠嶂，树木葱郁，鲜花怒放，天空中祥云飘摇。此幅画元素丰富，色彩华丽，给人以清新自然的治愈之感。

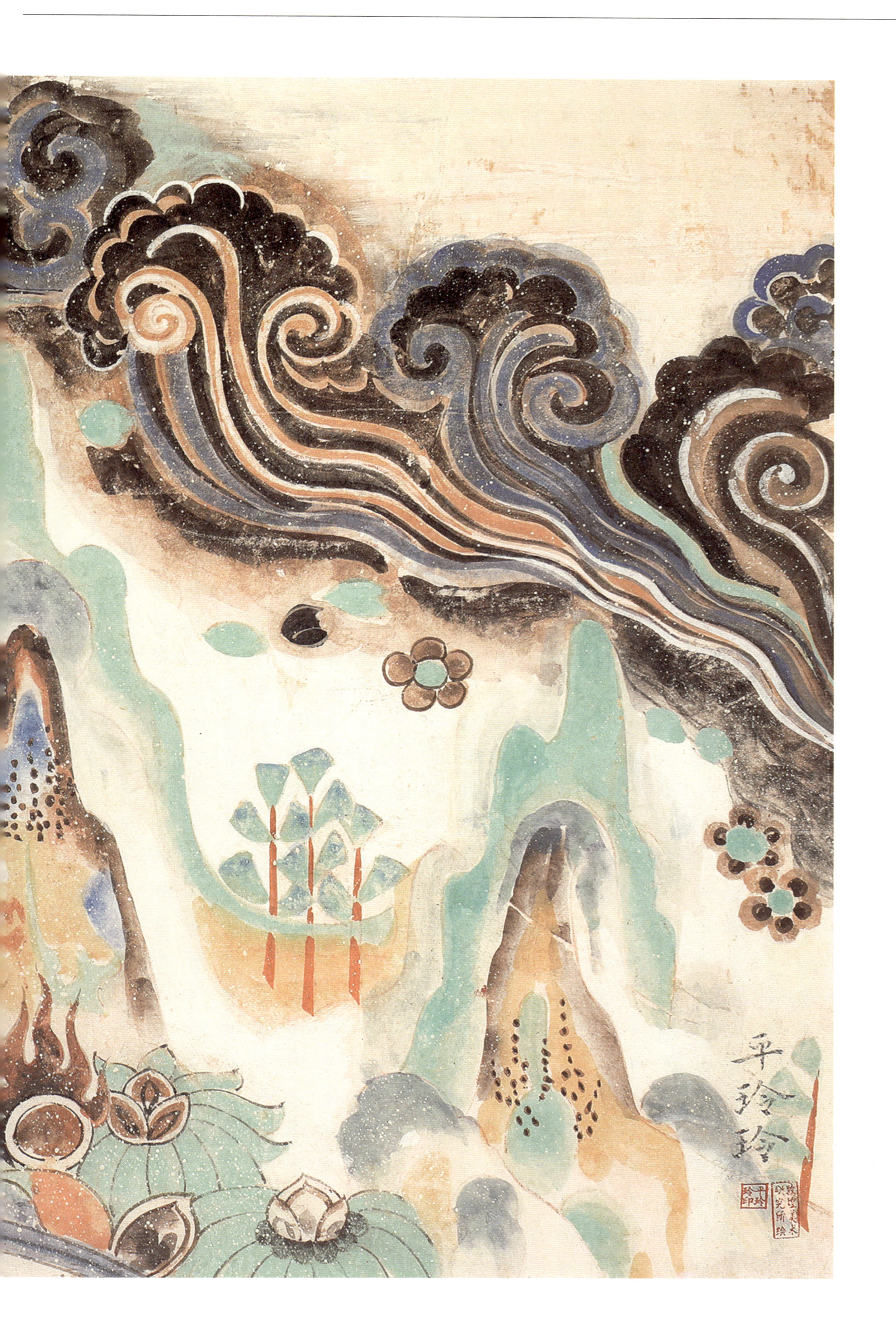

[盛唐]

莫高窟第 023 窟
雨中耕作图 （平玲玲临摹）

画面上方乌云密布，天空下起雨来，而农民依然在田中耕作。他们头戴帽子，一位正推着牛向前耕田犁地，另一位则肩挑收割好的麦谷跑去一旁。画面下方，还有三人席地而坐，在田间吃饭。

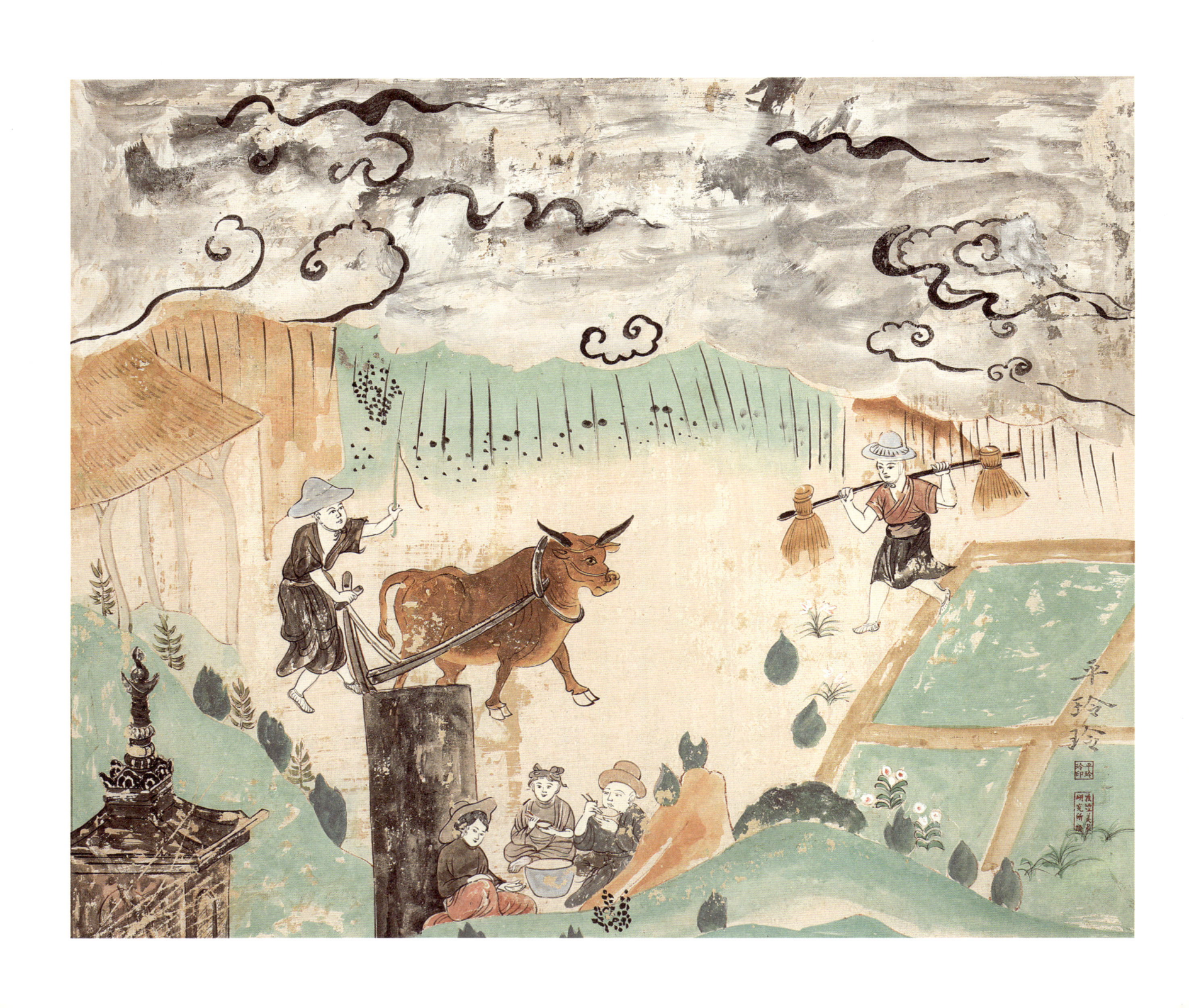

[盛唐]

莫高窟第 103 窟

唐人拜塔 （李金萍临）

画面中五位唐人身着彩服，围绕佛塔躬身站立，做礼拜状。下方两位唐人，屈膝跪坐在佛塔前，一位唐人磕头下跪于佛塔前，供奉虔诚。唐人面相椭圆，细眉长眼，情态各异，使得整幅画面极具故事性。

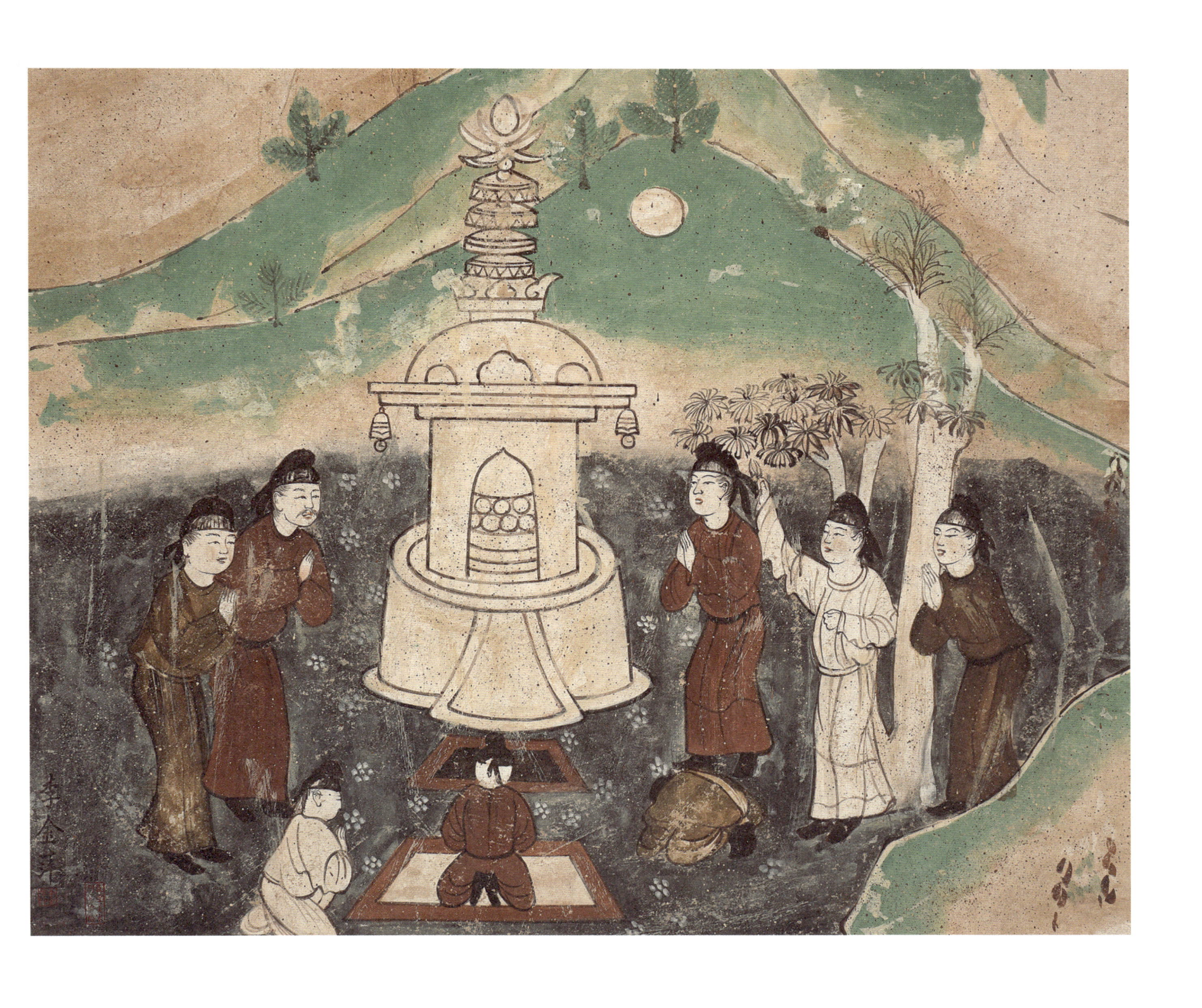

[盛唐]

莫高窟第 044 窟

飞天 （李金萍临摹）

此身飞天头戴宝冠，双手持乐器拨弦弹奏，神情恬淡肃穆，一足提起，衣裙巾带随风舒展，飞翔姿态端庄优美。画面线条勾勒细腻，人物形象生动。

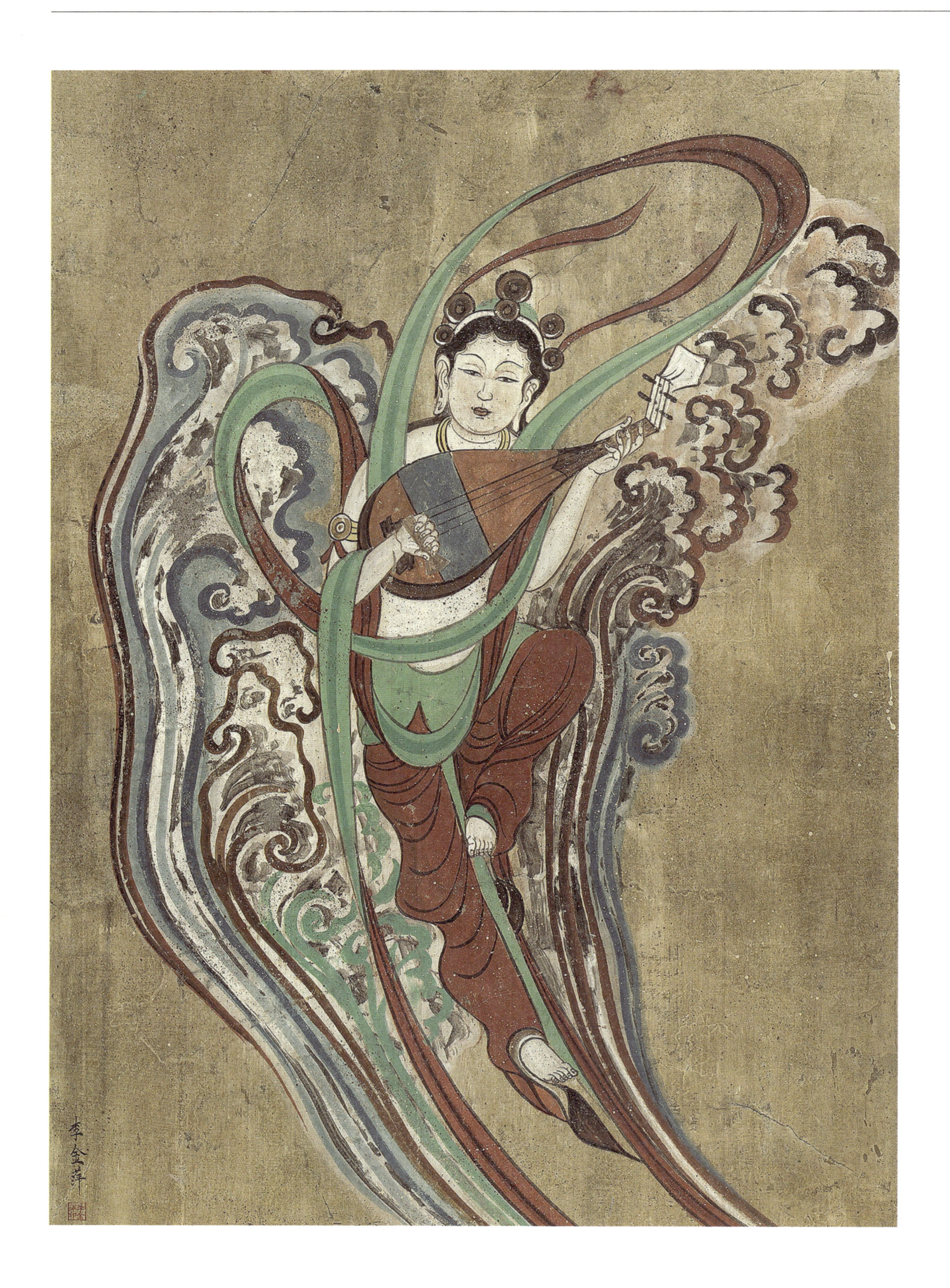

[盛唐]

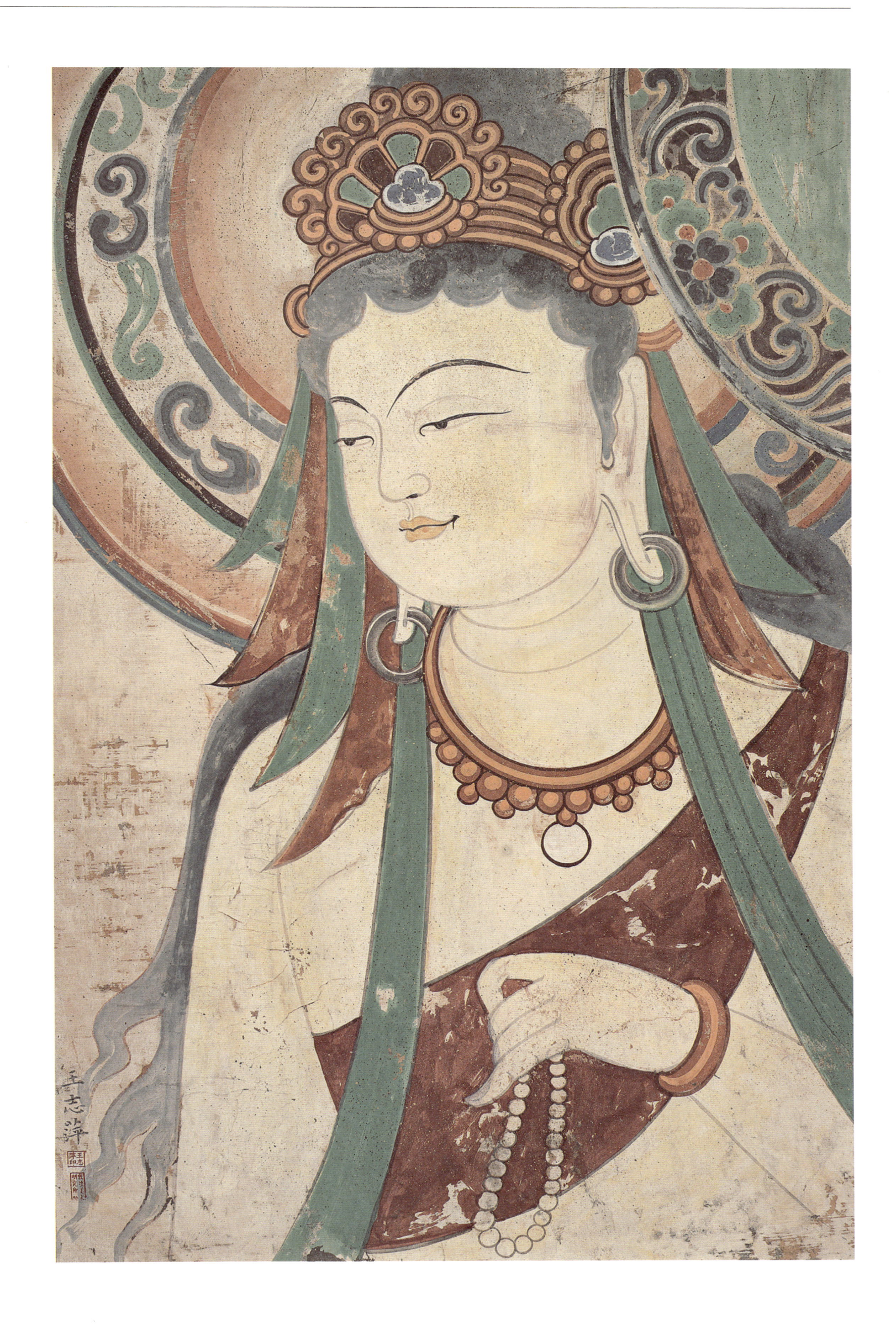

莫高窟第 045 窟

菩萨头像 （王志萍临摹）

画面中的菩萨柳眉细眼，面目柔美，嘴角微带笑意，手持珠链，神态端庄。菩萨面部丰盈圆润，颇具大唐风格。

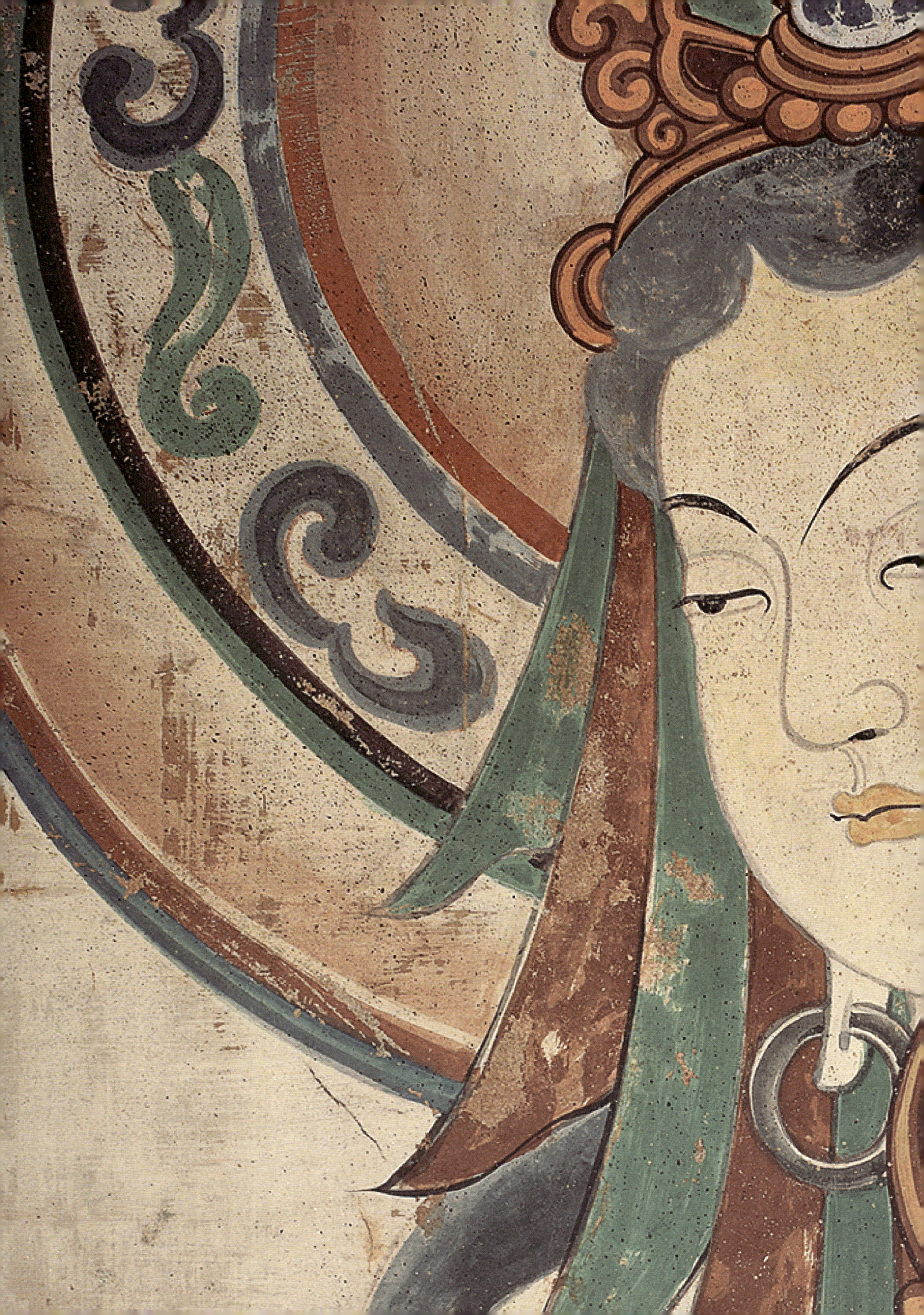

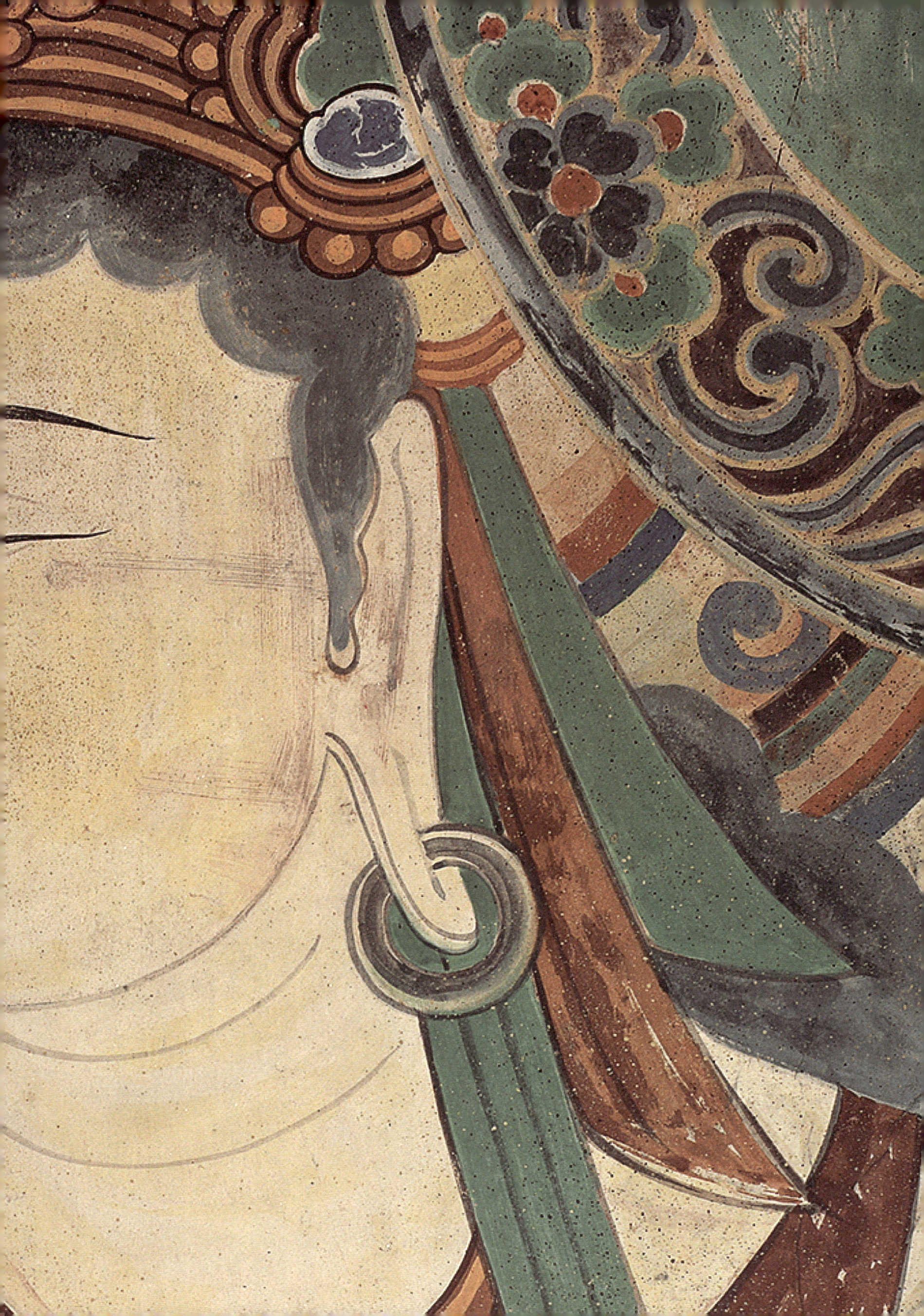

[盛唐]

莫高窟第 045 窟

牢狱图 （李金萍临摹）

画面中有一犯人关押在红色牢房之中，牢房内有一视窗，犯人探头向外张望。牢房外一人着红衫，一人着白衣，双手合十，十分虔诚。牢房建于青山之上，周围草木秀丽，赋予画面别样意蕴。

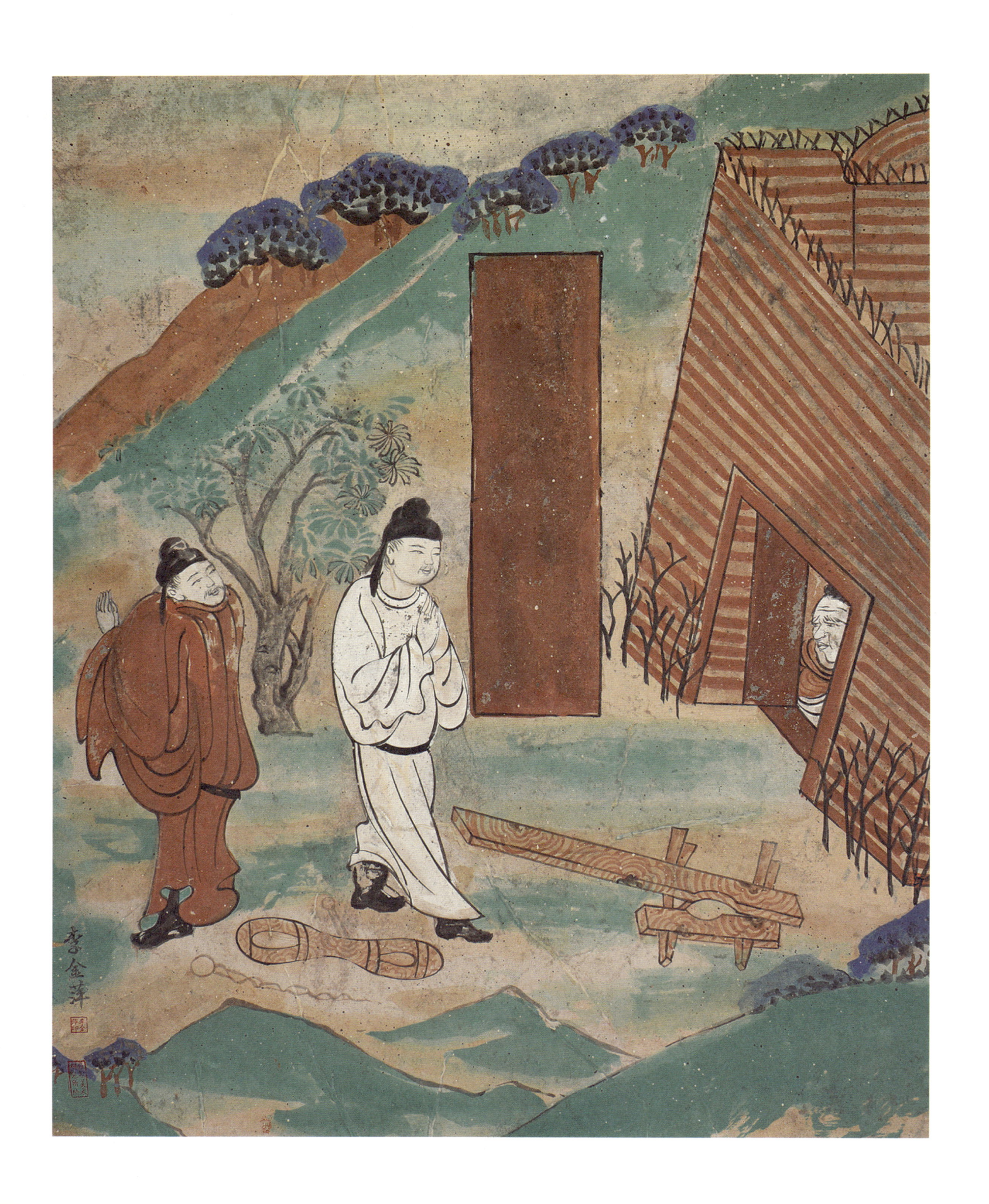

[盛唐]

莫高窟第 045 窟

海船 （平玲玲临摹）

画面中一艘船行驶在海上，船头船尾各有一位戴渔夫帽的船夫。船上的商人大多双手合十作揖，祈祷逢凶化吉，躲过灾难。该画面也体现出盛唐时期社会繁荣发展、对外交流频繁的景象。

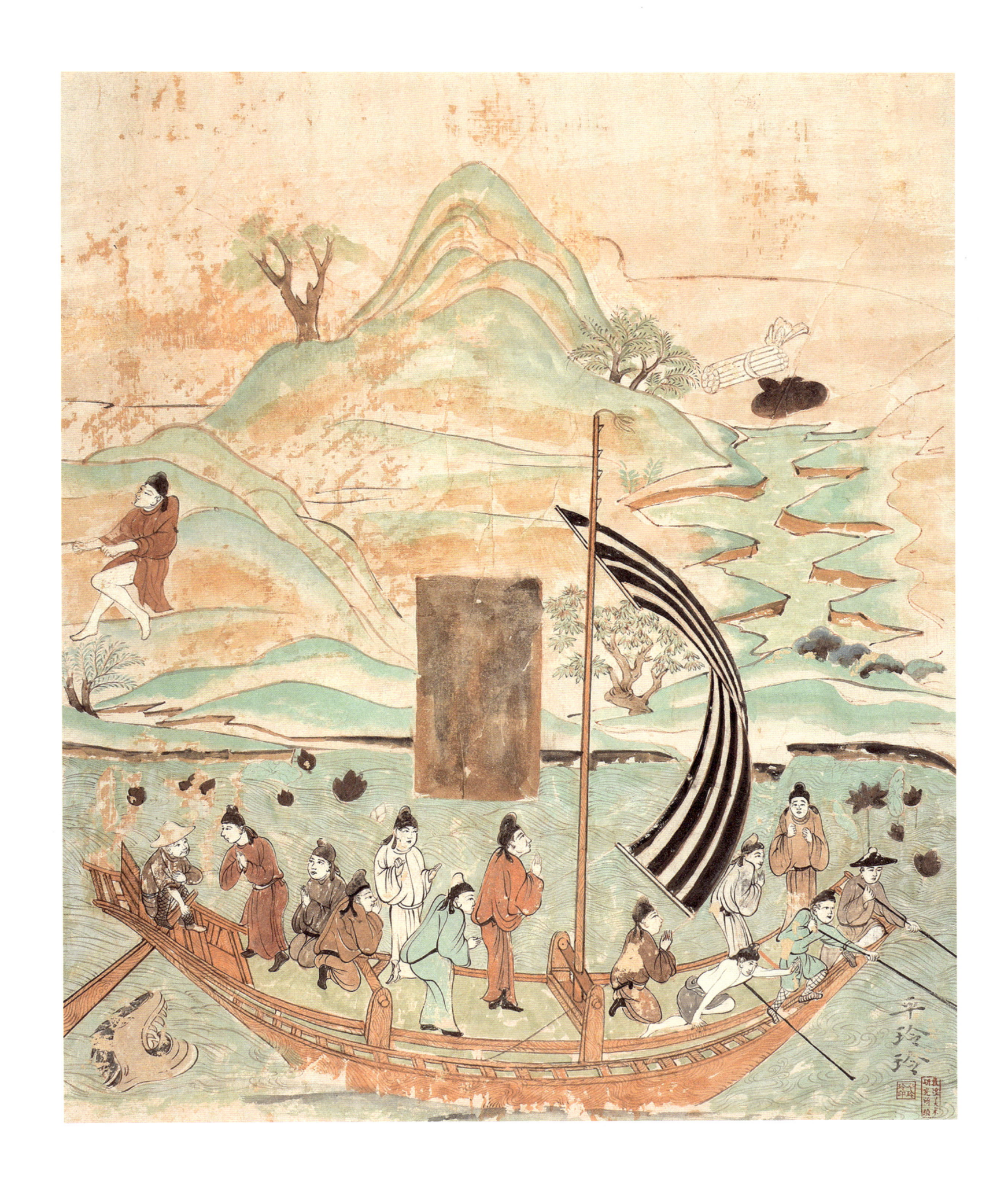

[盛唐]

莫高窟第 103 窟

文殊师利菩萨 （王志萍临摹）

画面中的文殊菩萨盘踞于须弥座上，一手执如意，一手伸两指，寓意其已参透"真人不二法门"。菩萨唇部饰有蝌蚪纹状胡子，神态沉稳安详。

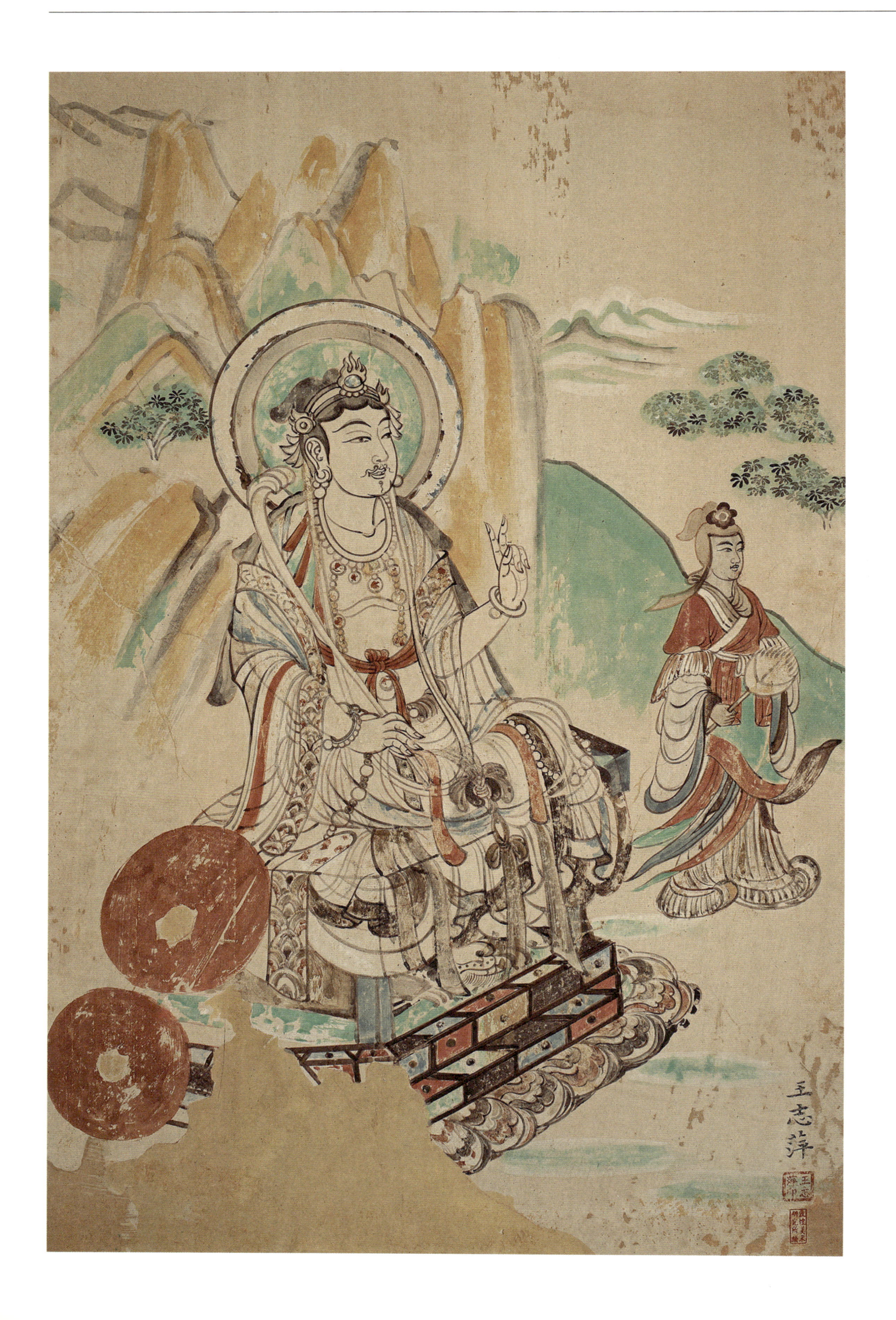

[盛唐]

莫高窟第 103 窟
维摩诘像 （王志萍临摹）

画面中所绘人物为颇具声望且睿智善辩的维摩诘居士，维摩诘居士赤脚坐在胡床上，身体微向前倾，一手执麈尾（古人闲谈时用以掸尘、驱虫的工具），一手置于膝上，双眉微皱，目光炯炯，扬眉启齿，侃侃而谈。

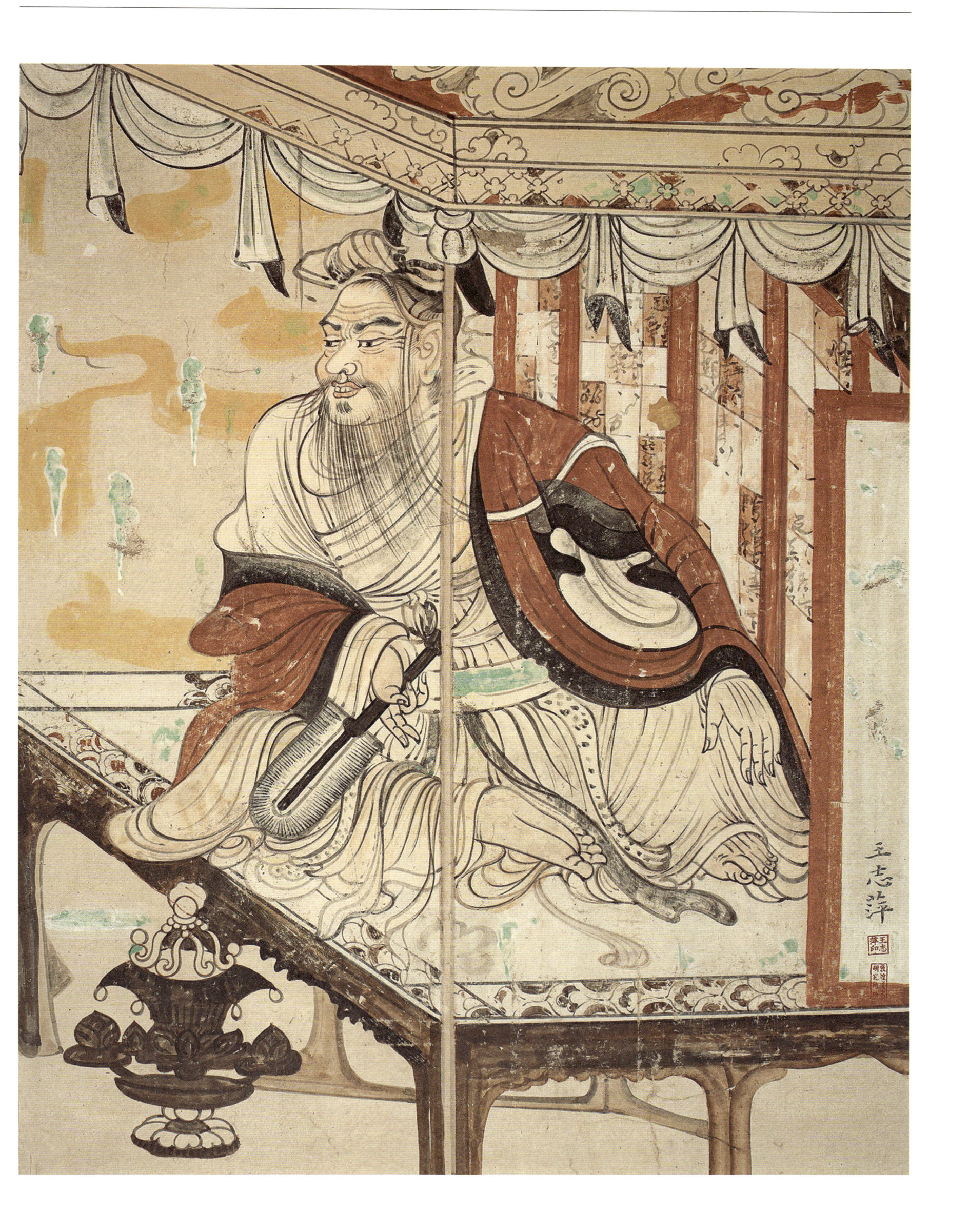

莫高窟第 066 窟

救苦观世音菩萨 （高山修正临摹）

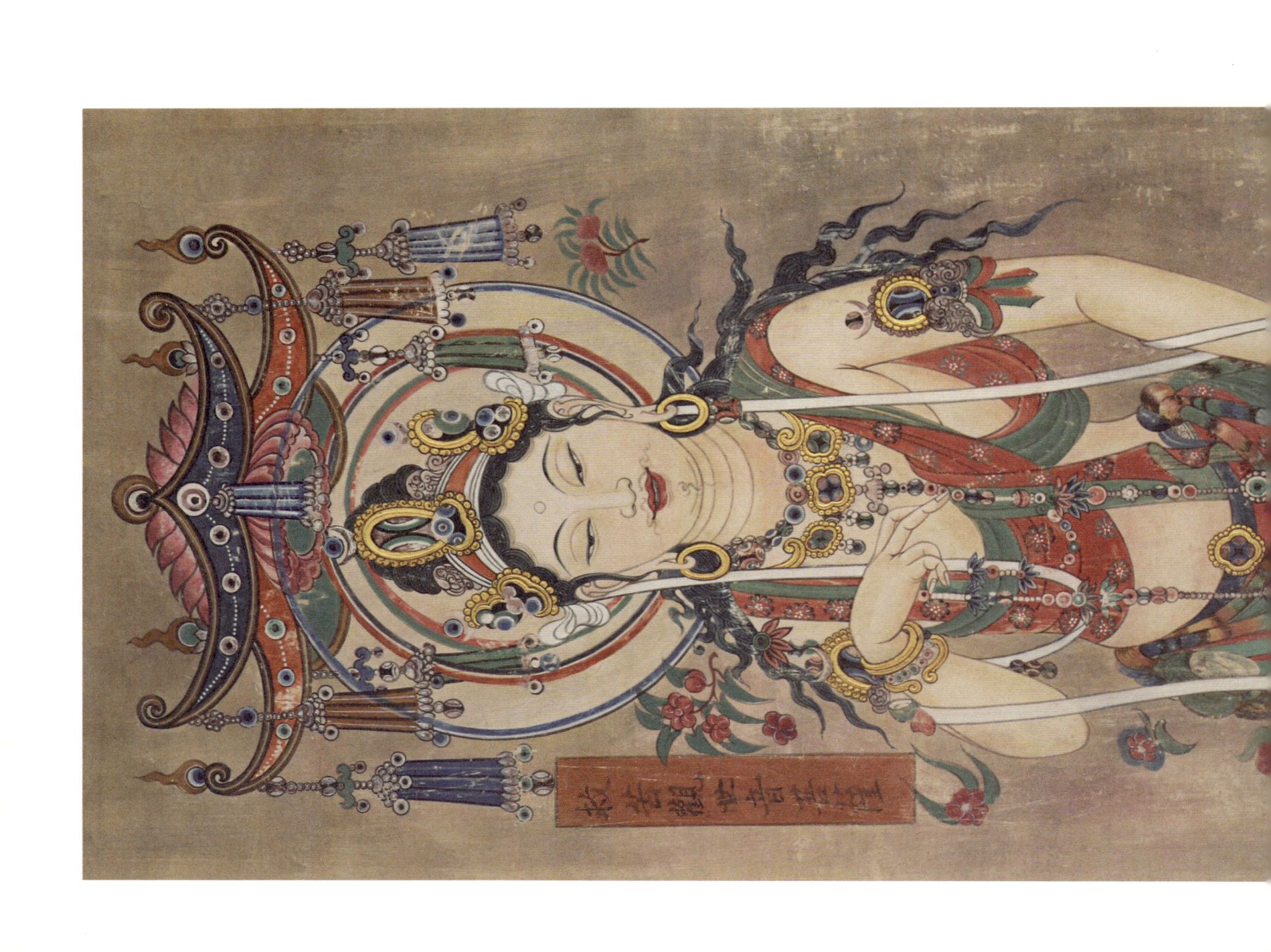

画面中观音目视斜下方，嘴角轻轻上扬，脚踏在双莲上，身体微呈 S 形直立，身体纤长，面部红润，神态慈善，衣着华丽，背景为花草，整体色调以红绿色为主。

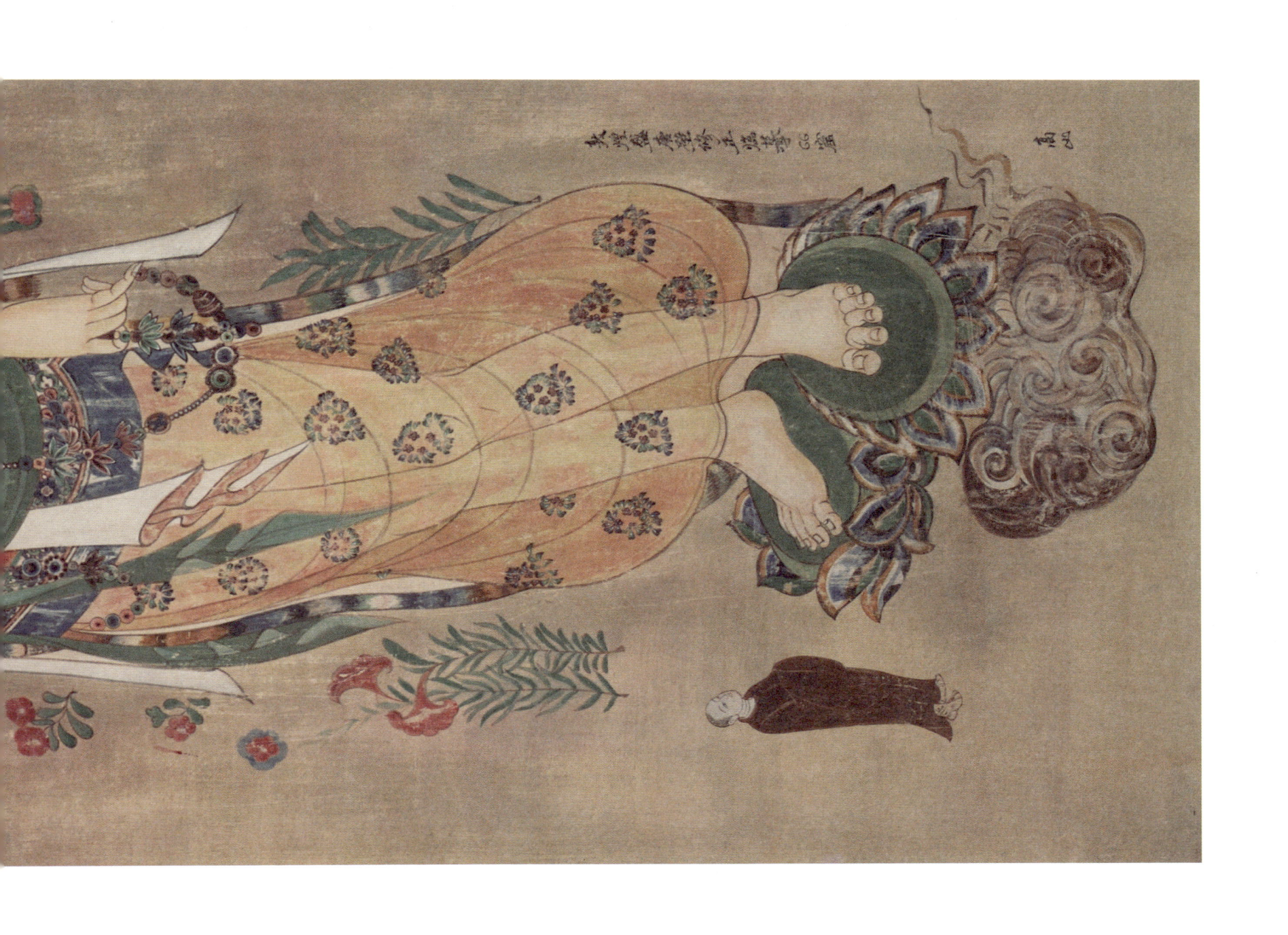

[盛唐] **莫高窟第 103 窟**
胡商来华 （李金萍临摹）

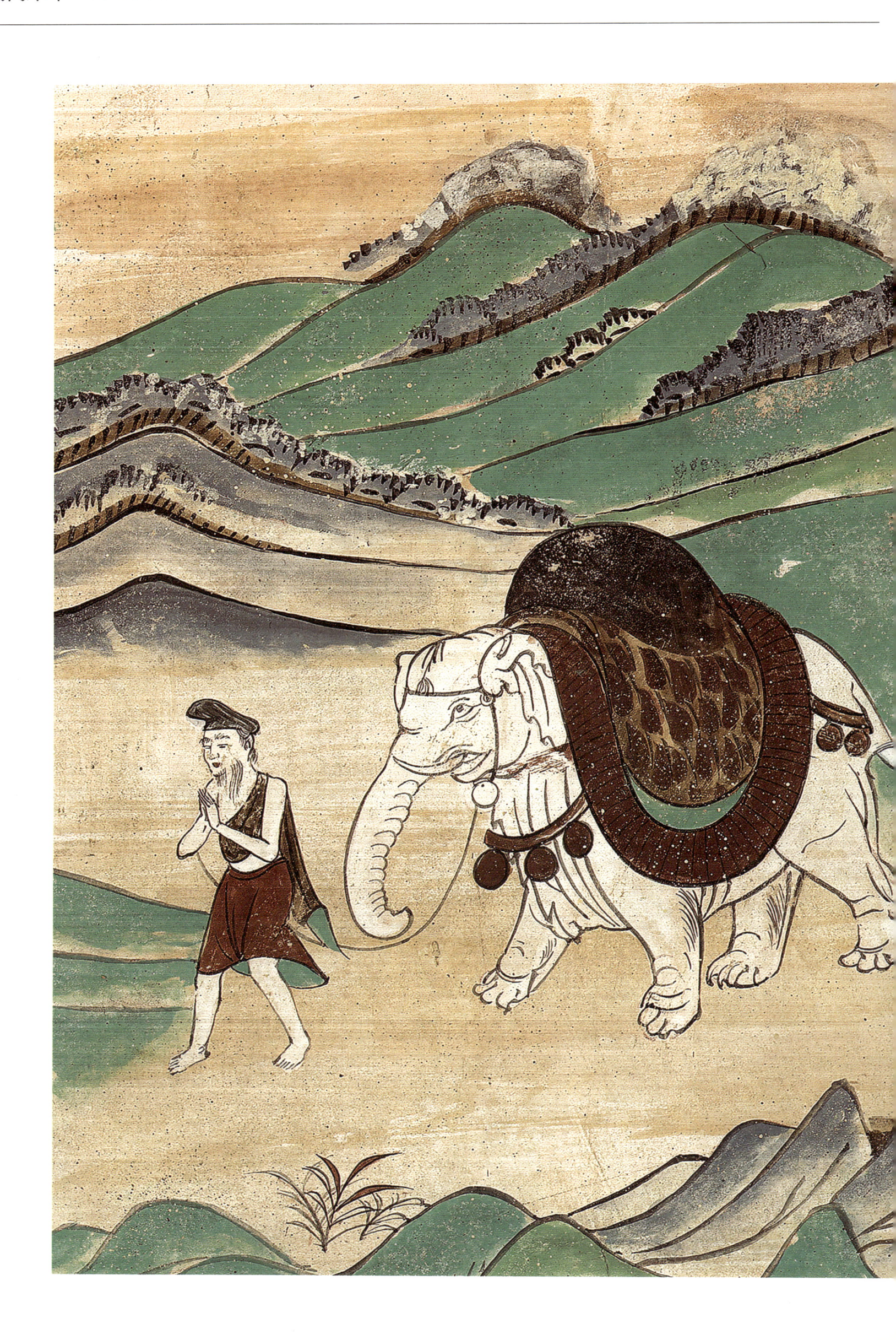

胡商来华是唐朝时期一种常见的社会现象，也是唐朝经济繁荣发展的体现。只见画面中一人手牵白象在前，一人骑行在后，两侍从双手合十跟随队伍前进。商人身着红衣，鼻挺唇红，胡须浓密，具有异域特色。

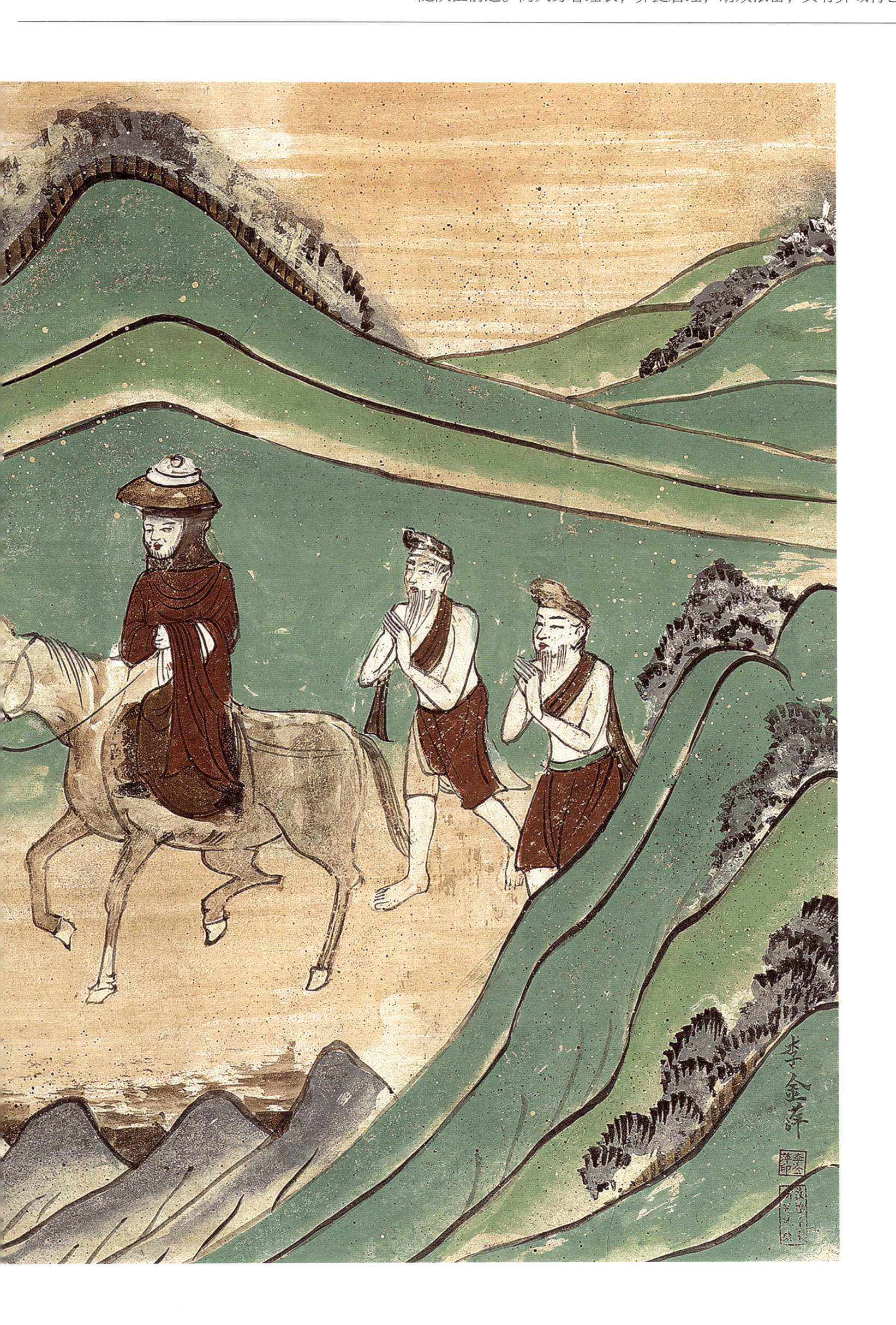

[盛唐] **莫高窟第 103 窟**
念经治病 (李金萍临摹)

画面绘有一羸弱瘦削的病人,上身袒露,面容憔悴,神情黯淡,左右各有家人陪伴在侧。病人前方一白衣信使正跪地诵经,以求健康。白衣信使身边站有一人着红衣,双手合十听其诵经。

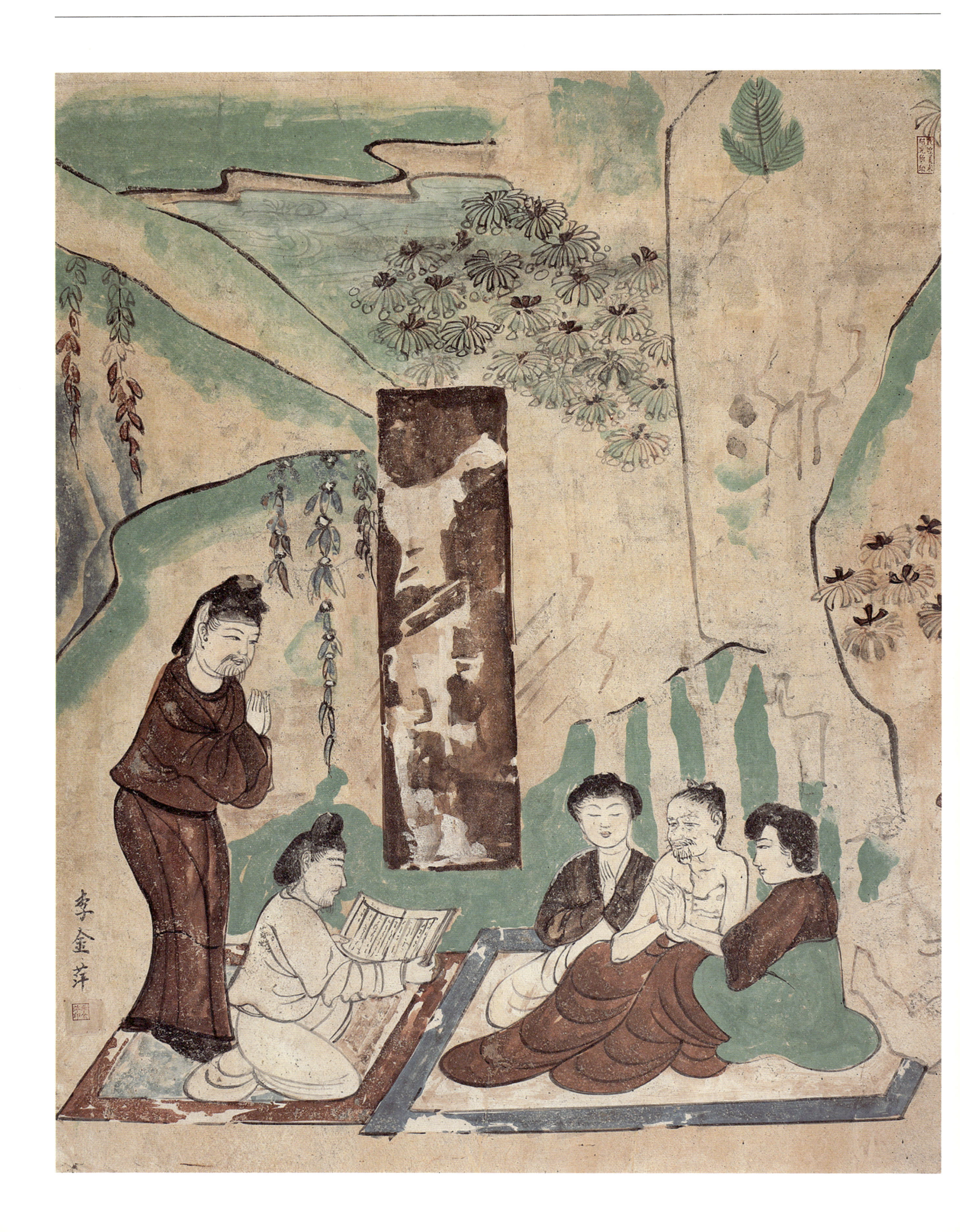

[盛唐]

莫高窟第 103 窟
塔院 （李金萍临摹）

画面右侧有一石塔被高墙围在院内，有三人站在塔下石阶旁，绕塔诵经。塔后青山围绕，树木葱郁，一派好景色，予人以心旷神怡之感。

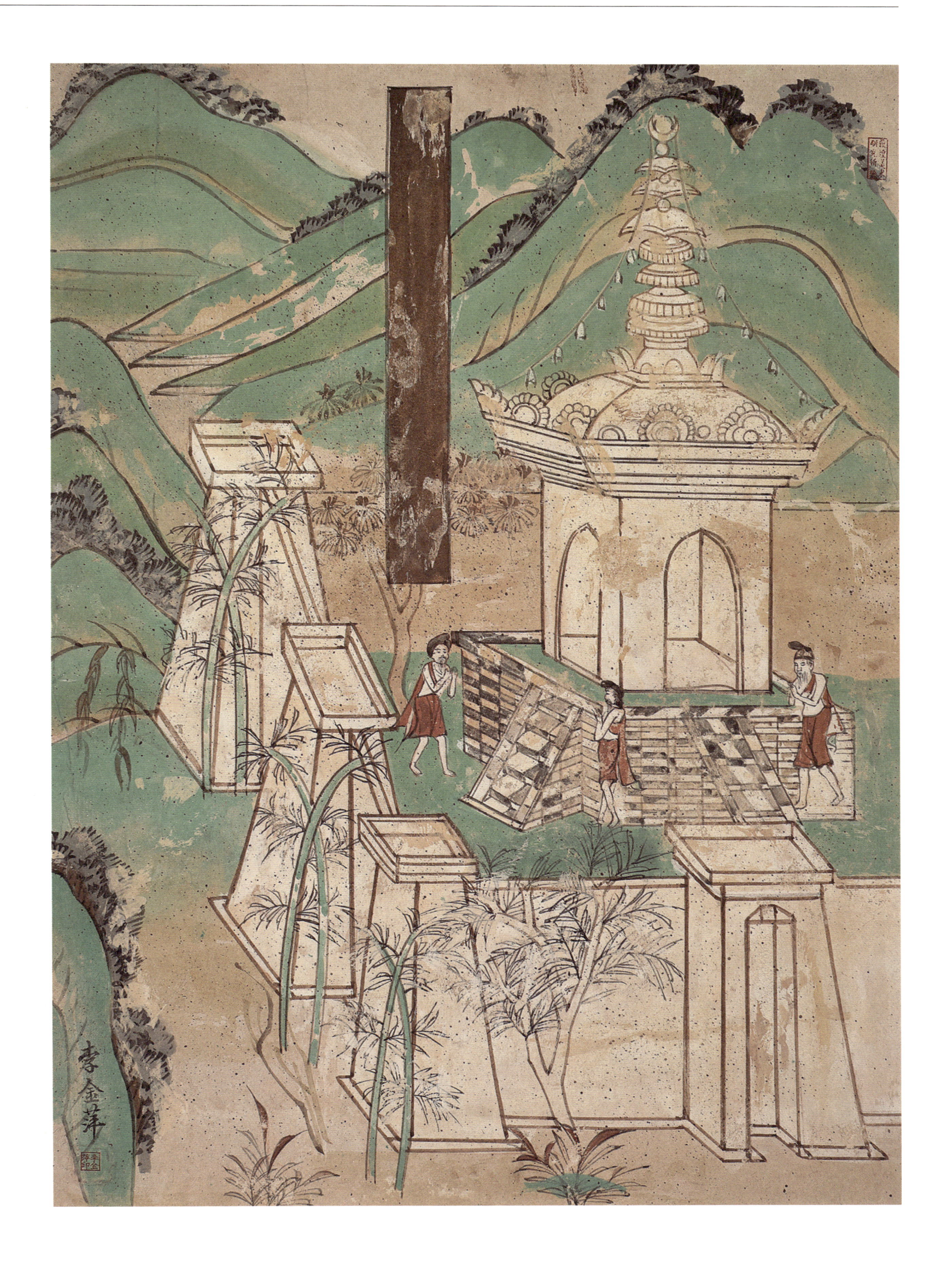

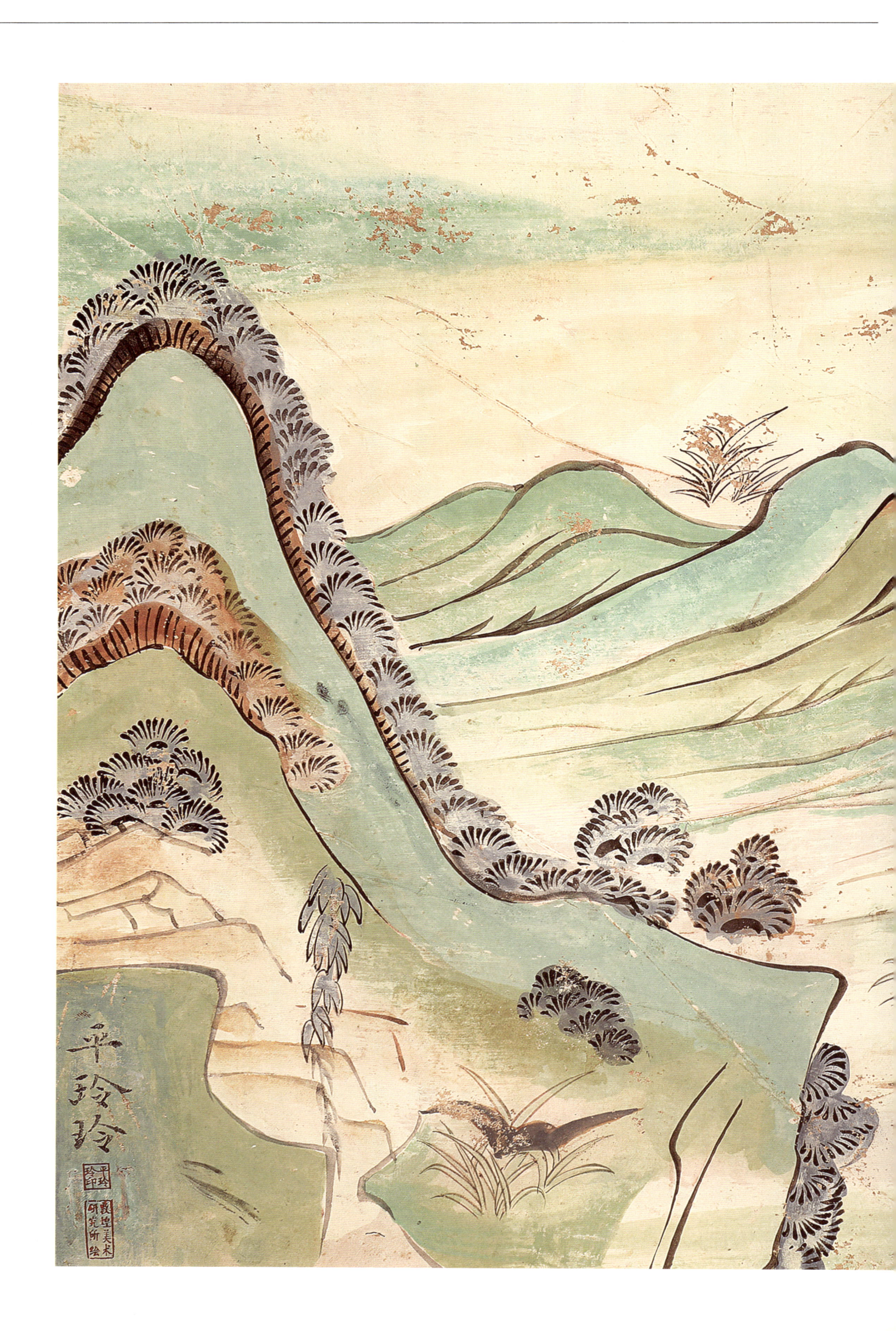

[盛唐] **莫高窟第 103 窟**
远山 （平玲玲临摹）

此幅风景画中群山连绵，此起彼伏，近处的山岭草木颇为茂盛。画面整体线条流畅，层次鲜明。

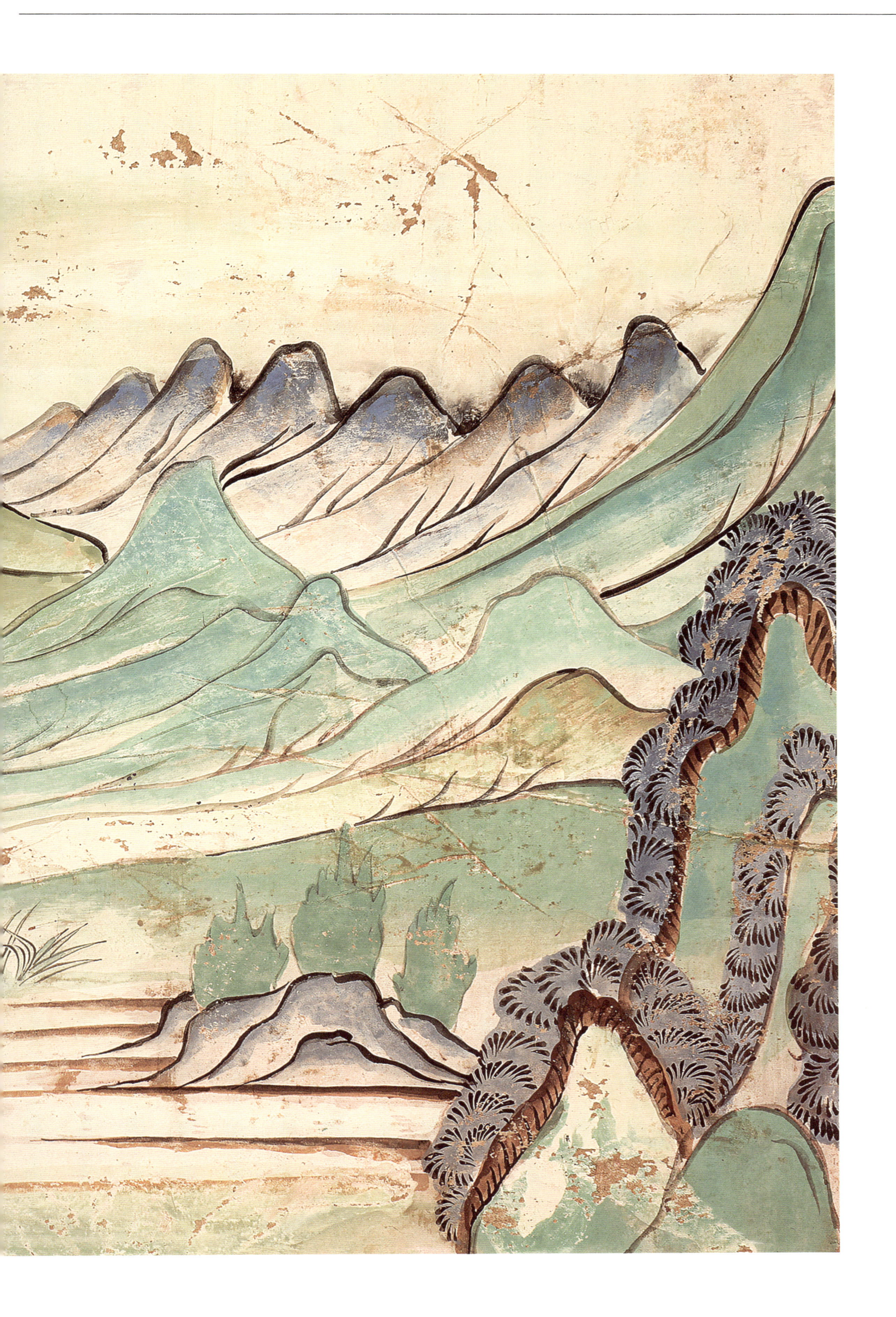

莫高窟第 103 窟

[盛唐]

紫藤 （黄茜临摹）

画面中苍劲粗壮的树木枝叶茂密苍翠，紫藤缠绕其身，充满惬意氛围，极具生命力。

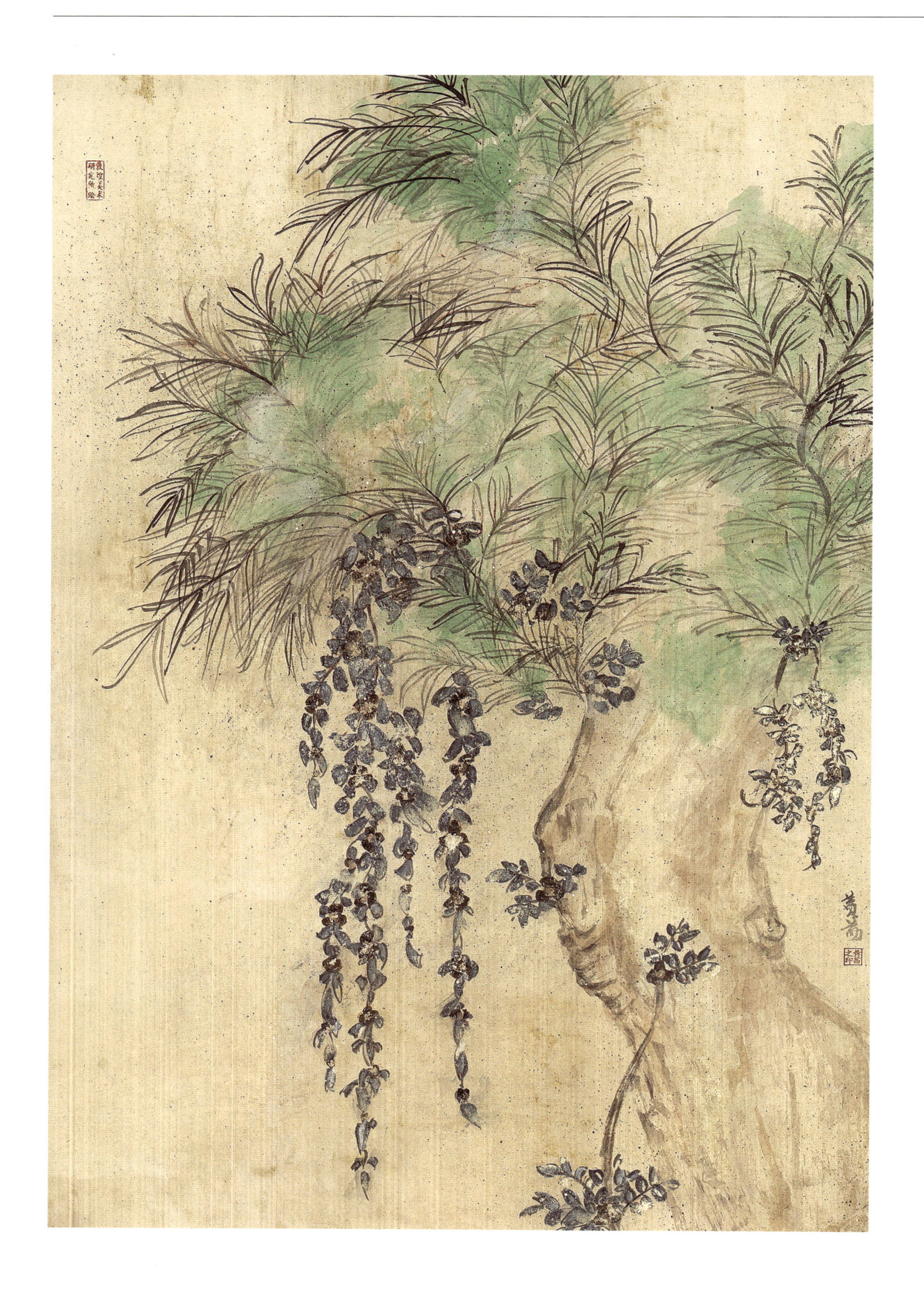

[盛唐]

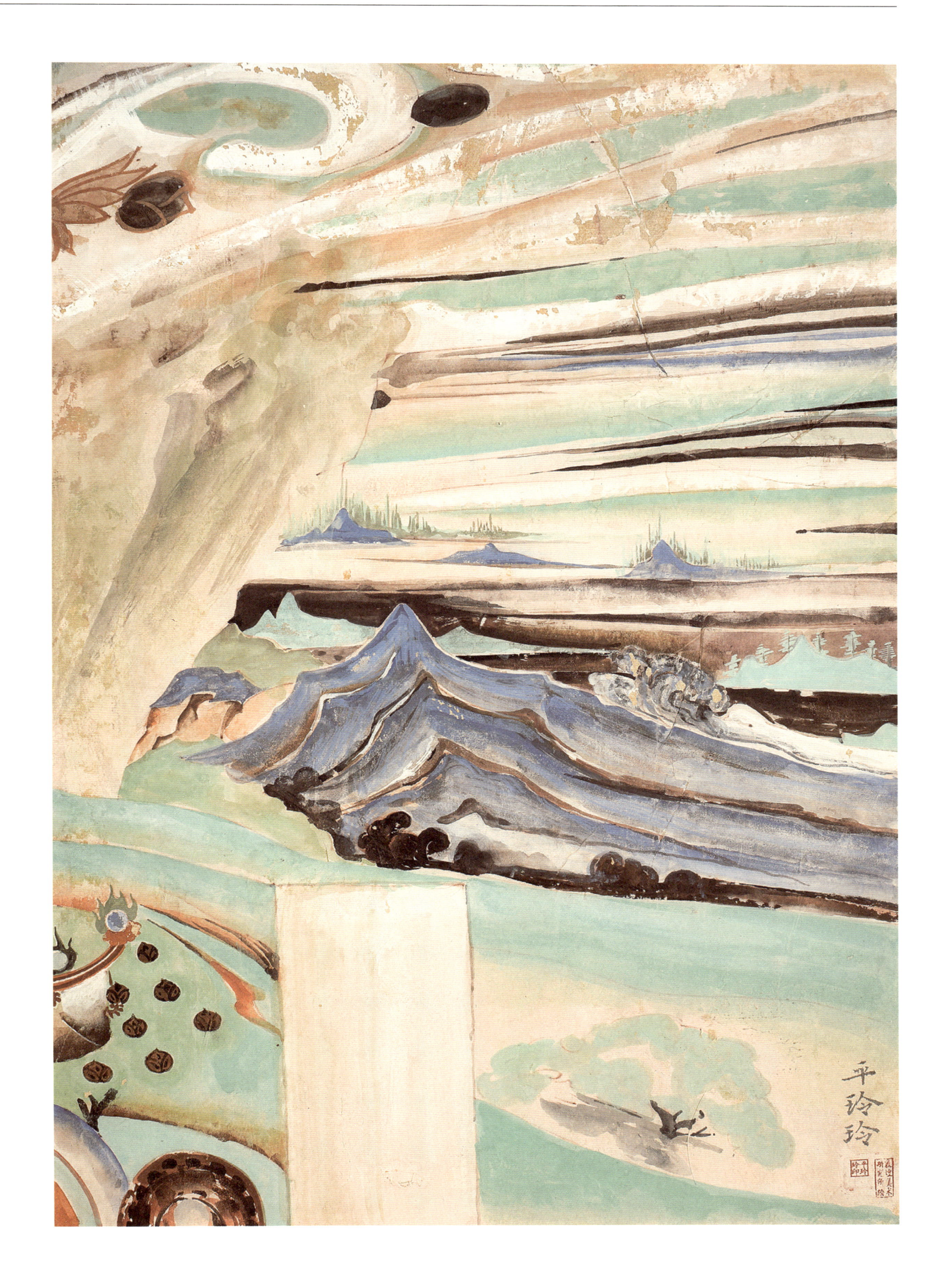

莫高窟第 148 窟

远山行云 （平玲玲临摹）

画面中的景色甚好，山峰重重，沟壑纵横，景象辽阔。流动的云彩在空中飘浮，近处的原野相对空旷，更远处还有几座山峰依稀可见。

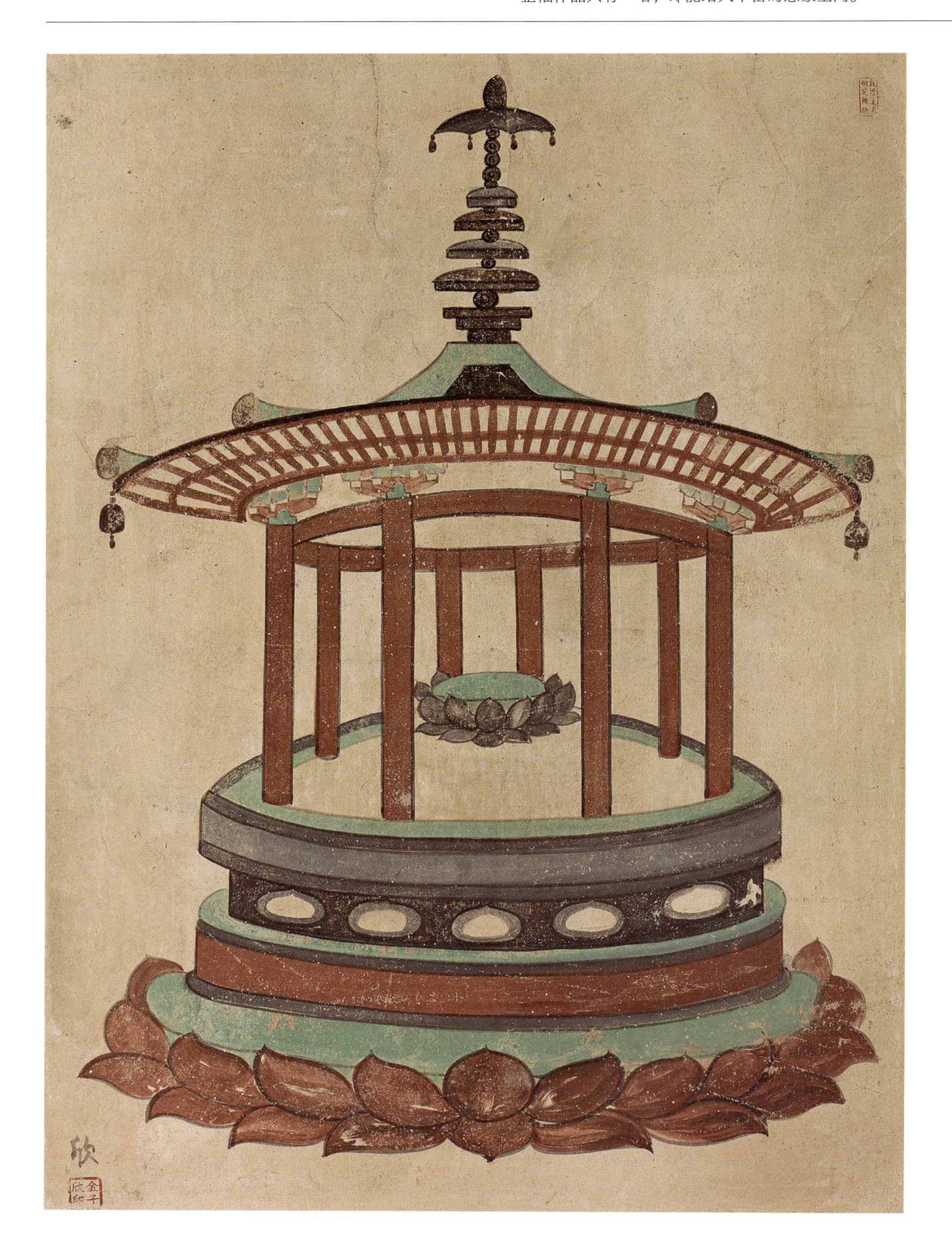

[盛唐] **莫高窟第 148 窟**
圆形单层木塔 （金子欣临摹）

画面中单层木塔基底用莲花作缀，给木塔平添几分艺术创造力。塔身廊有八柱，圆穹形顶，中心放置一朵宝莲，以示吉祥、和谐之意。木塔塔顶为攒尖形，缀有华盖、宝珠，华美贵气。整幅作品只有一塔，却能给人丰富的想象空间。

[盛唐]

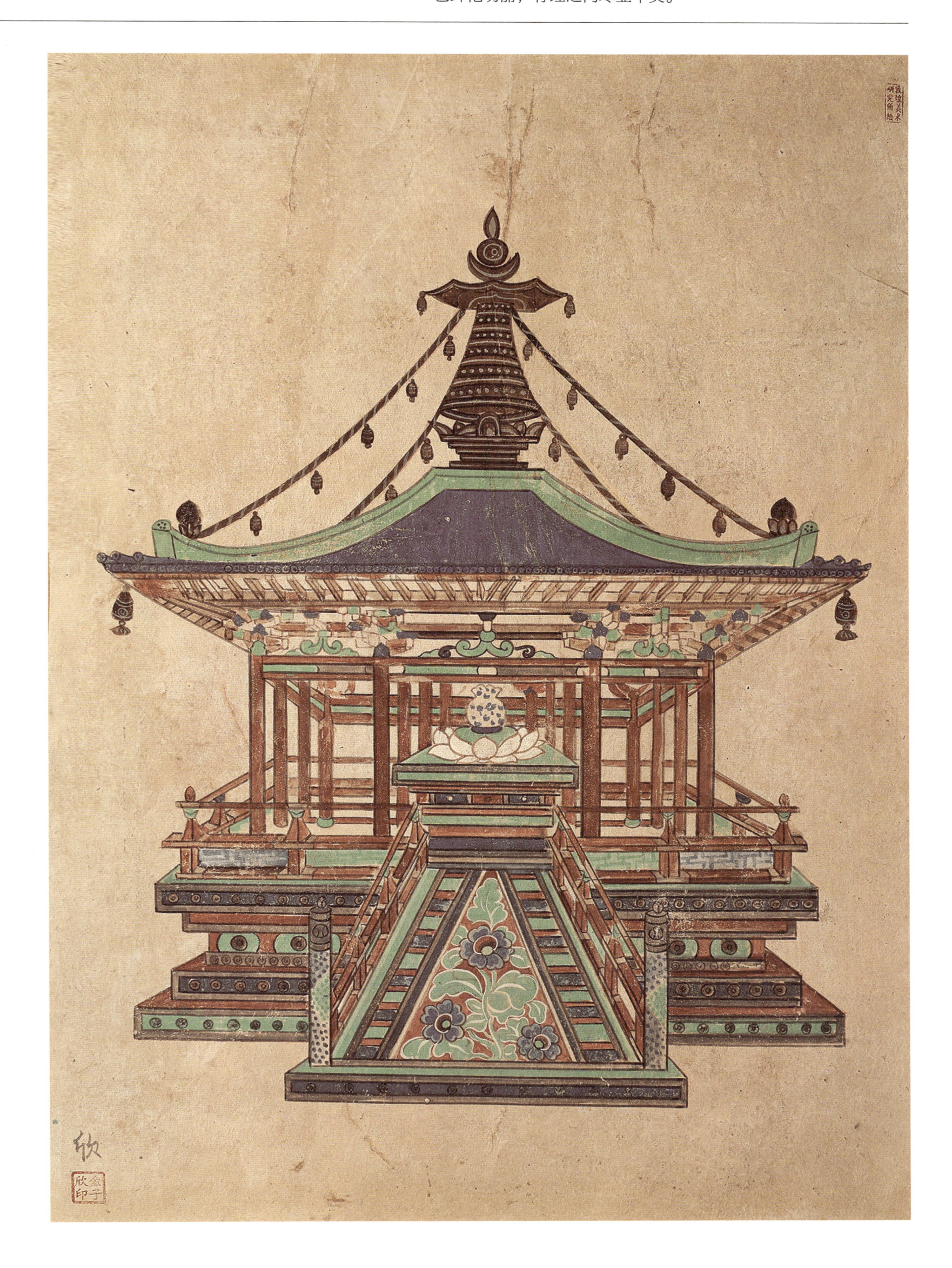

莫高窟第 148 窟
单层舍利塔 （金子欣临摹）

画面中舍利塔为单层亭阁式，构型精巧，塔檐之下有挂饰，塔身椽柱交错勾连，构造复杂，给人以纵深立体感。舍利塔塔基共有五层，层与层之间绘有纹饰且华丽多样，排列严谨规整。用色鲜艳明丽，青红之间尽显华美。

[盛唐] **莫高窟第 148 窟**
五开关城楼 （金子欣临摹）

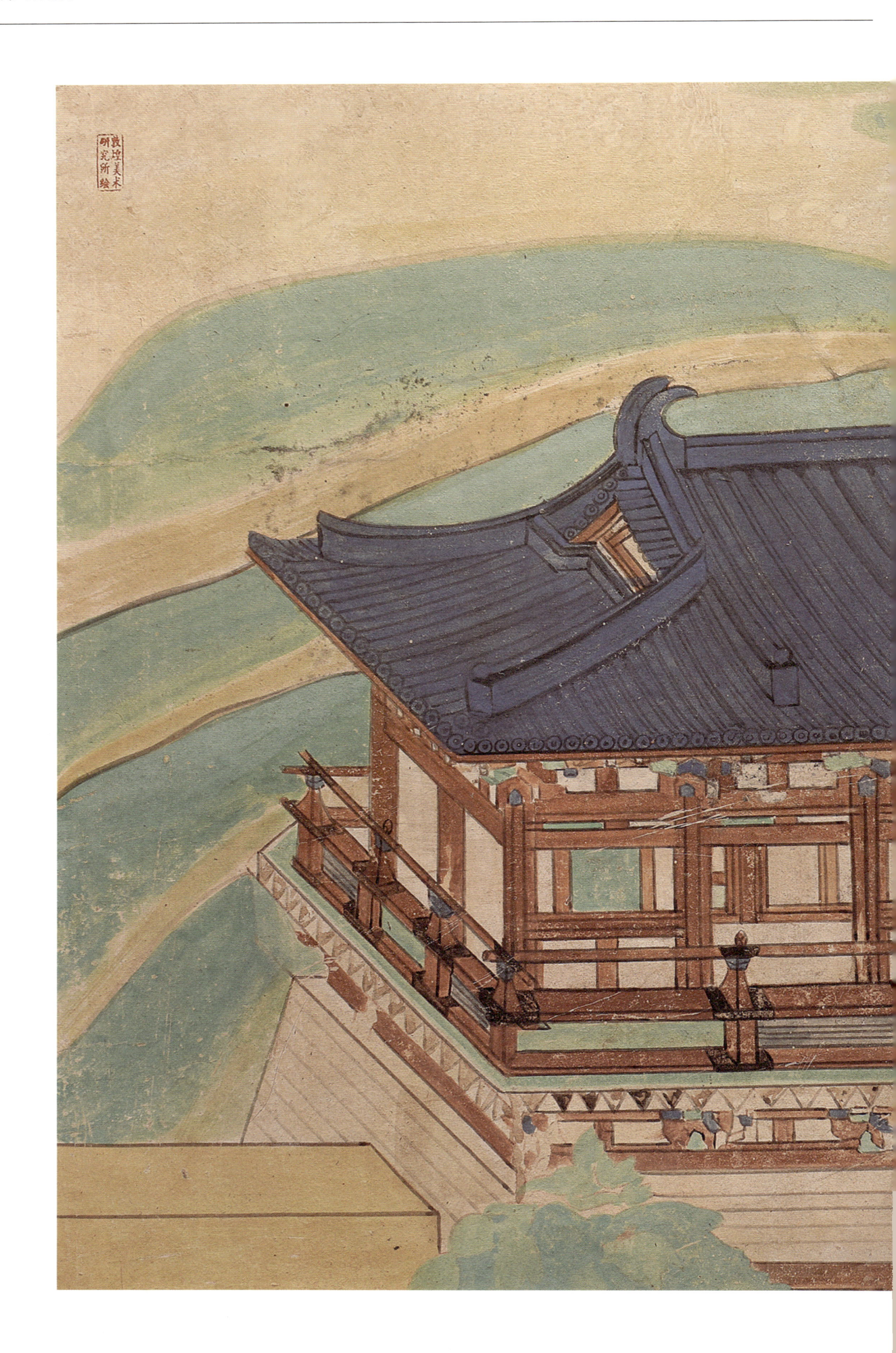

五开关城楼建于城墙之间，四方城楼，蓝瓦红柱，质朴典雅。城楼平面为长方形，建筑精致，结构巧妙。连绵青山映衬城楼，风景秀丽，赋予画作以秀美之气。着色上以鹅黄、石青为主，配以红色柱子作点缀，明丽清亮。

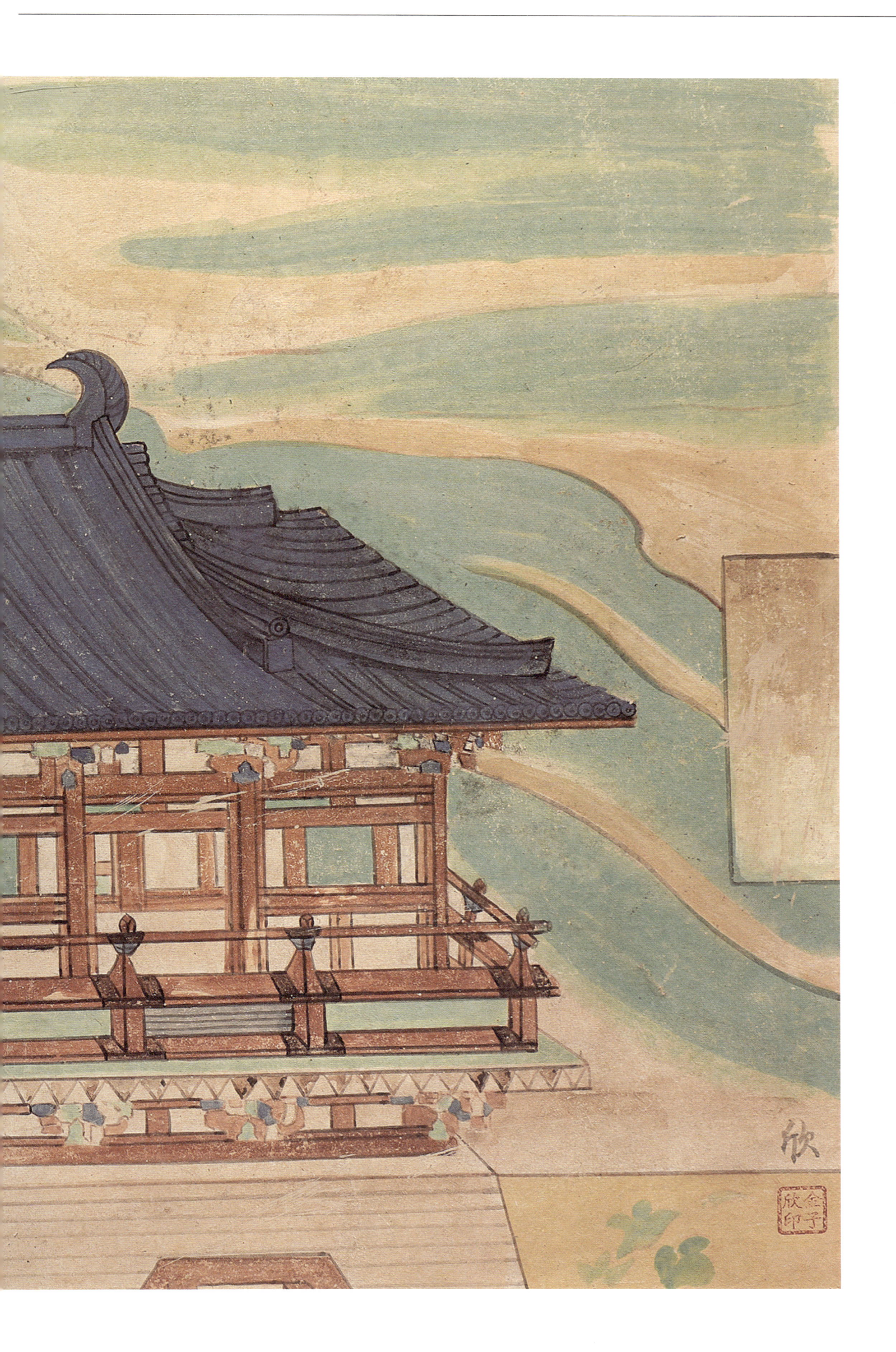

[盛唐] **莫高窟第 117 窟**
不鼓自鸣之钹 （徐海容临摹）

画中所示为打击乐器"钹"，铜制，钹体圆形，常用于吹打乐、戏曲及歌舞伴奏。演奏时，左右手相对拍打，使其发出清脆声响。

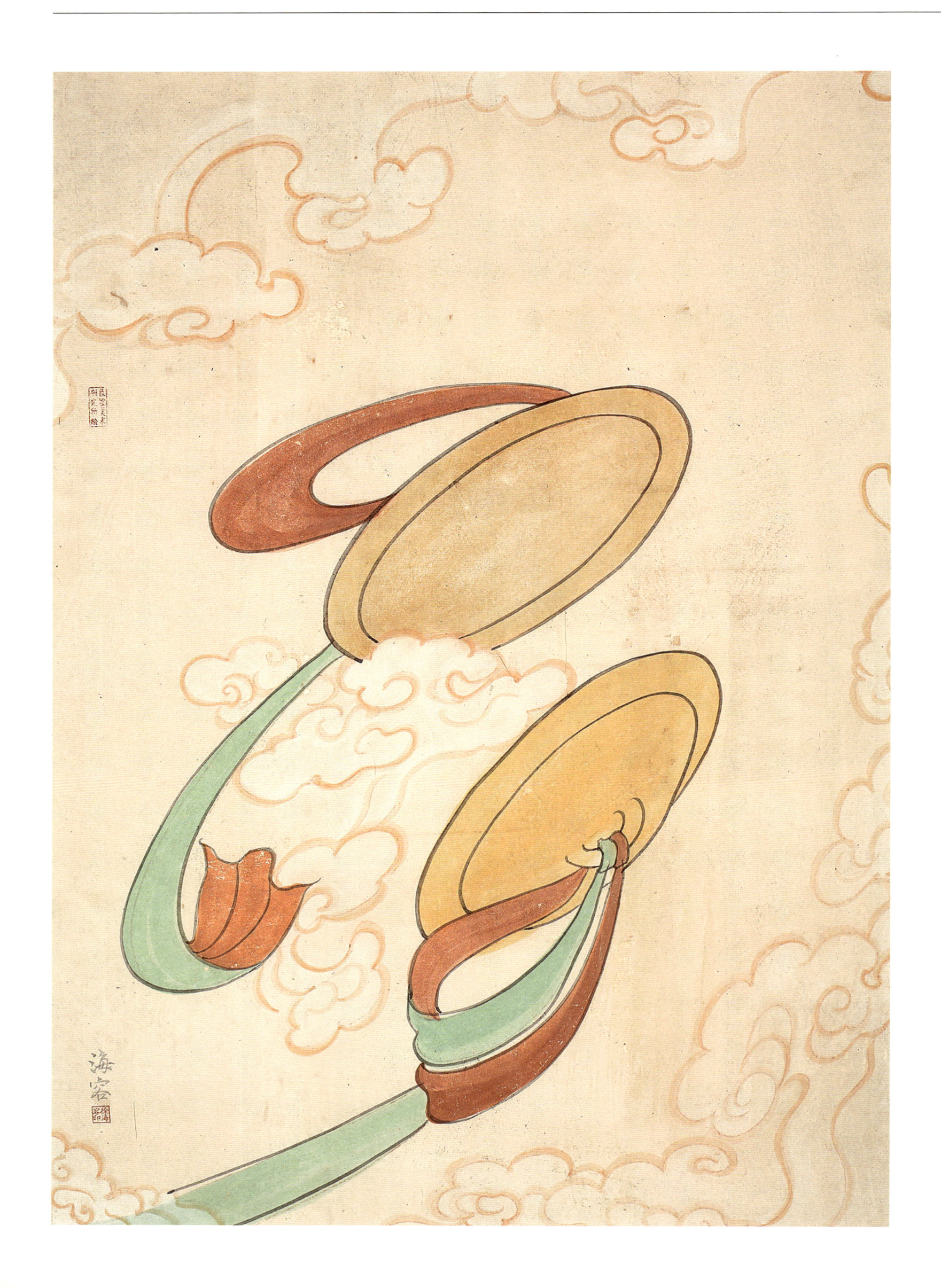

[盛唐]

莫高窟第 148 窟
不鼓自鸣之箜篌 （徐海容临摹）

画中所示为弹拨乐器"箜篌"，音色空灵，起源于美索不达米亚一带，随印度佛教文化经西域进入中原，在中国流传千年，逐渐成为中国民族乐器。

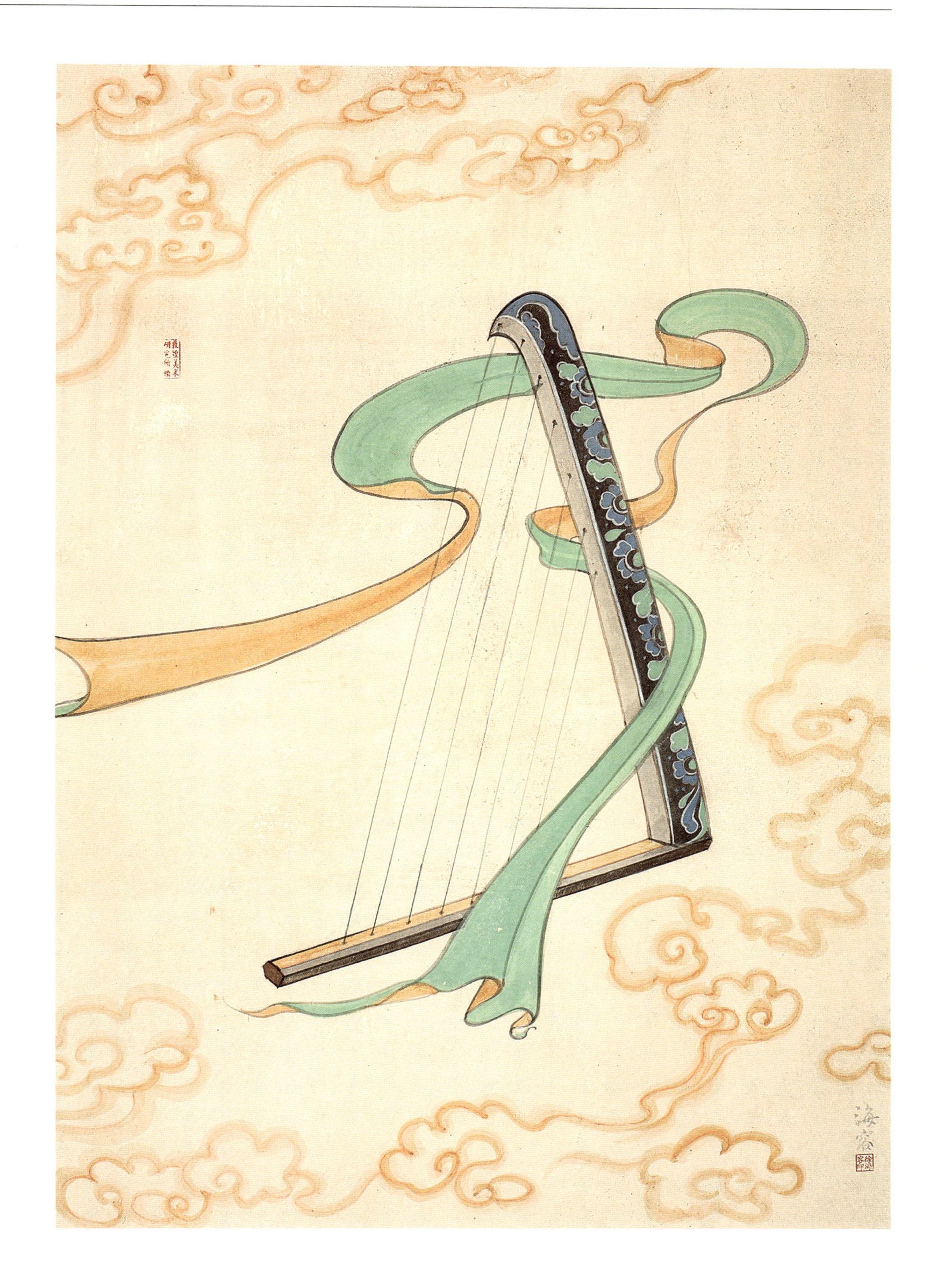

[盛唐] **莫高窟第 172 窟**
持柳菩萨 （王志萍临摹）

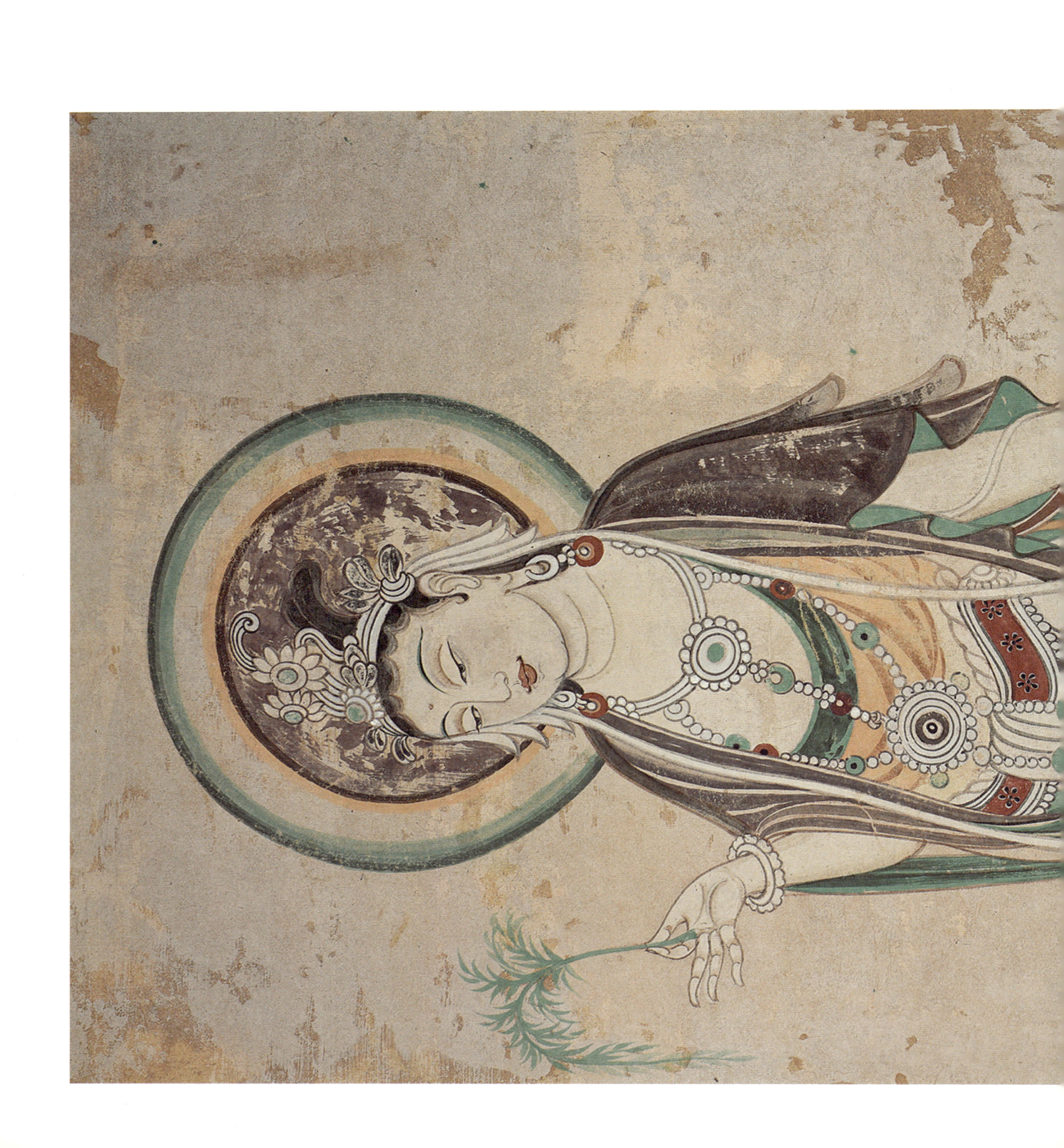

此身菩萨双脚赤裸，站立于莲花座之上，头顶圆光，戴宝冠，身着飘带璎珞，手持柳枝，体态丰腴，婀娜多姿。菩萨面如满月，眼微闭而下视，颔首低眉之间，尽显神韵。

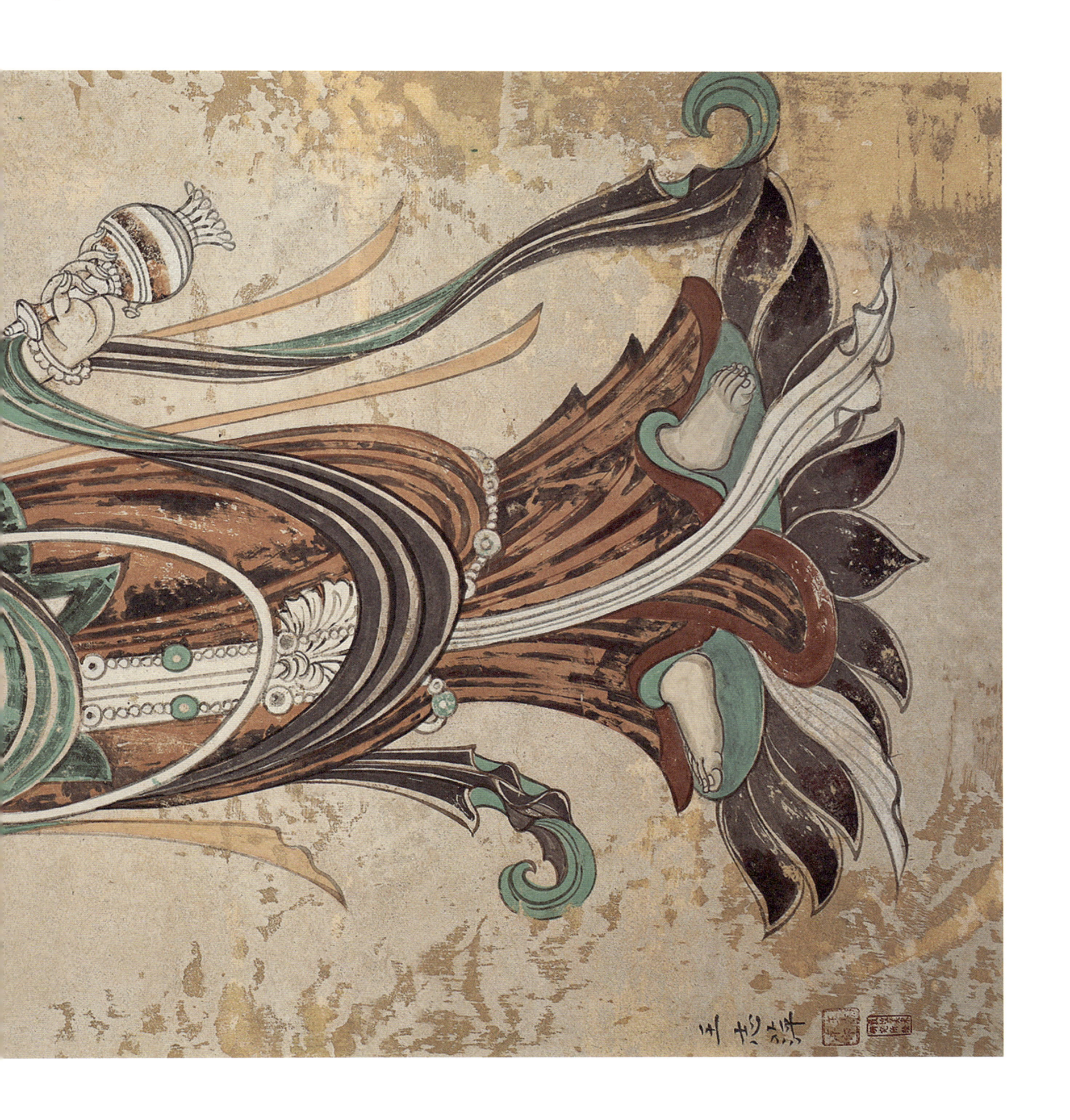

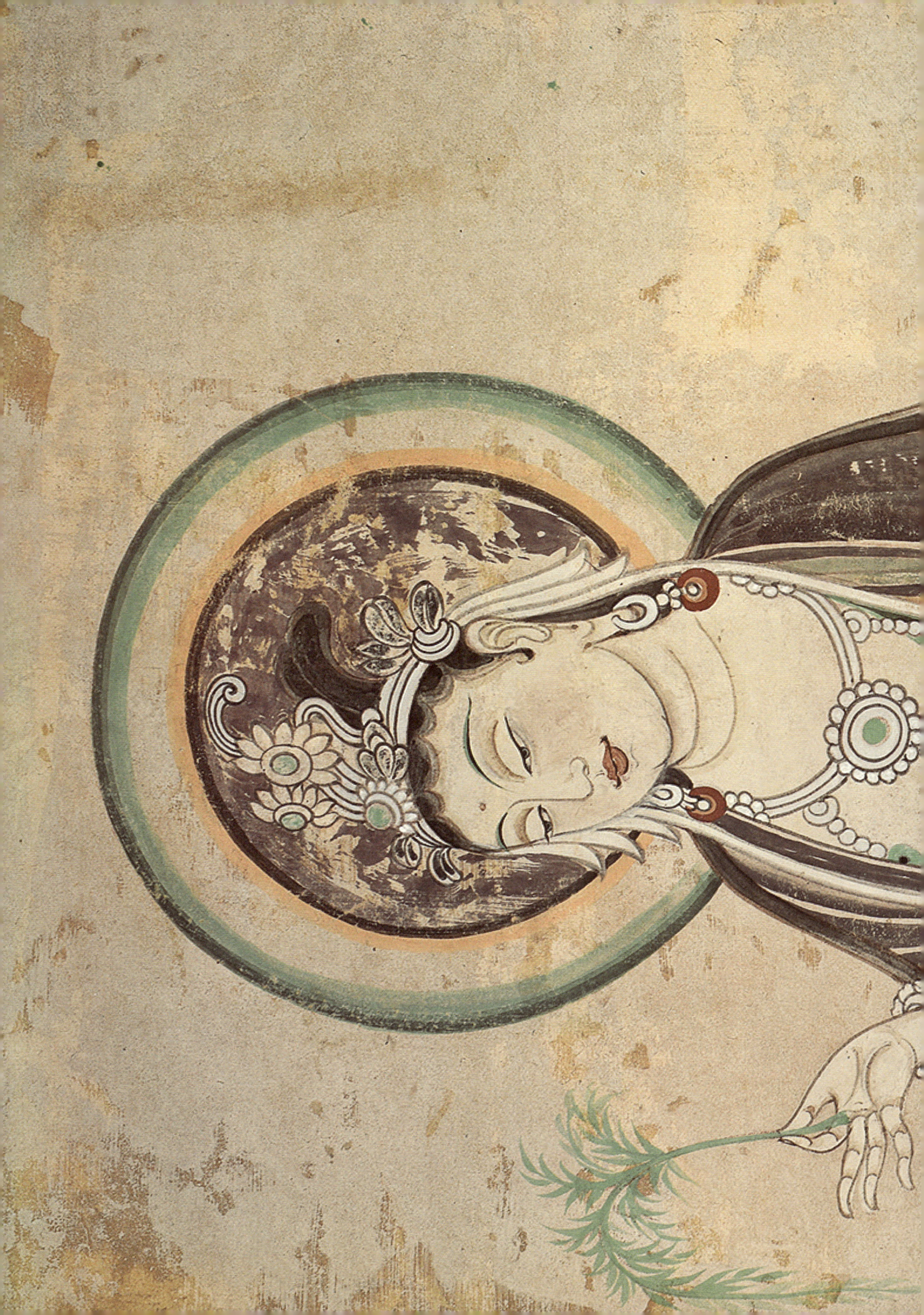

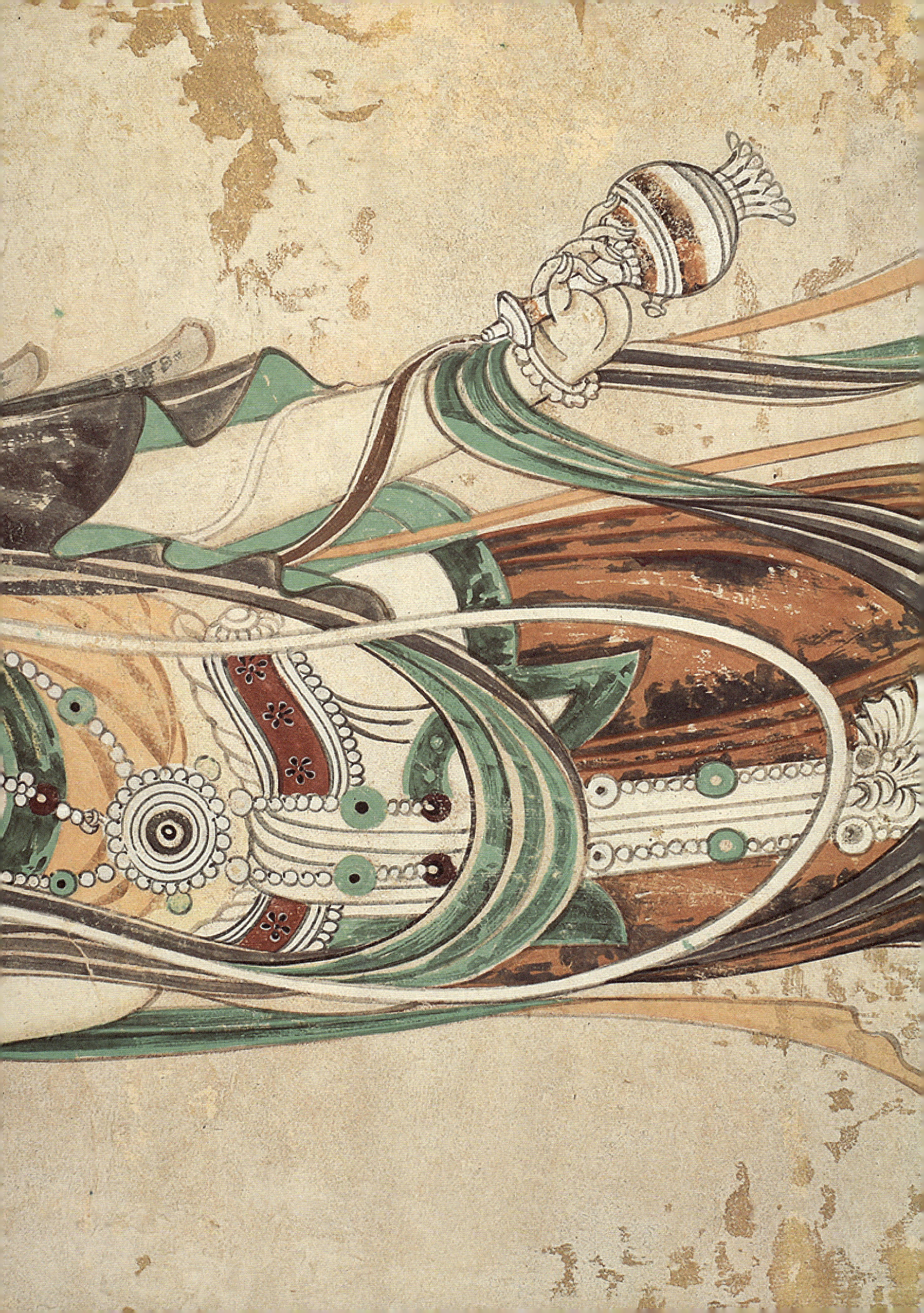

[盛唐]

莫高窟第 172 窟

双飞天 （石凌歌临摹）

画面中的飞天颀长柔美，左侧飞天体态玲珑，双手持花蕾，缓缓飞落；右侧飞天双手扶髻，身姿华美，腾空而上。一起一落，画面协调丰富，极具韵律之美。

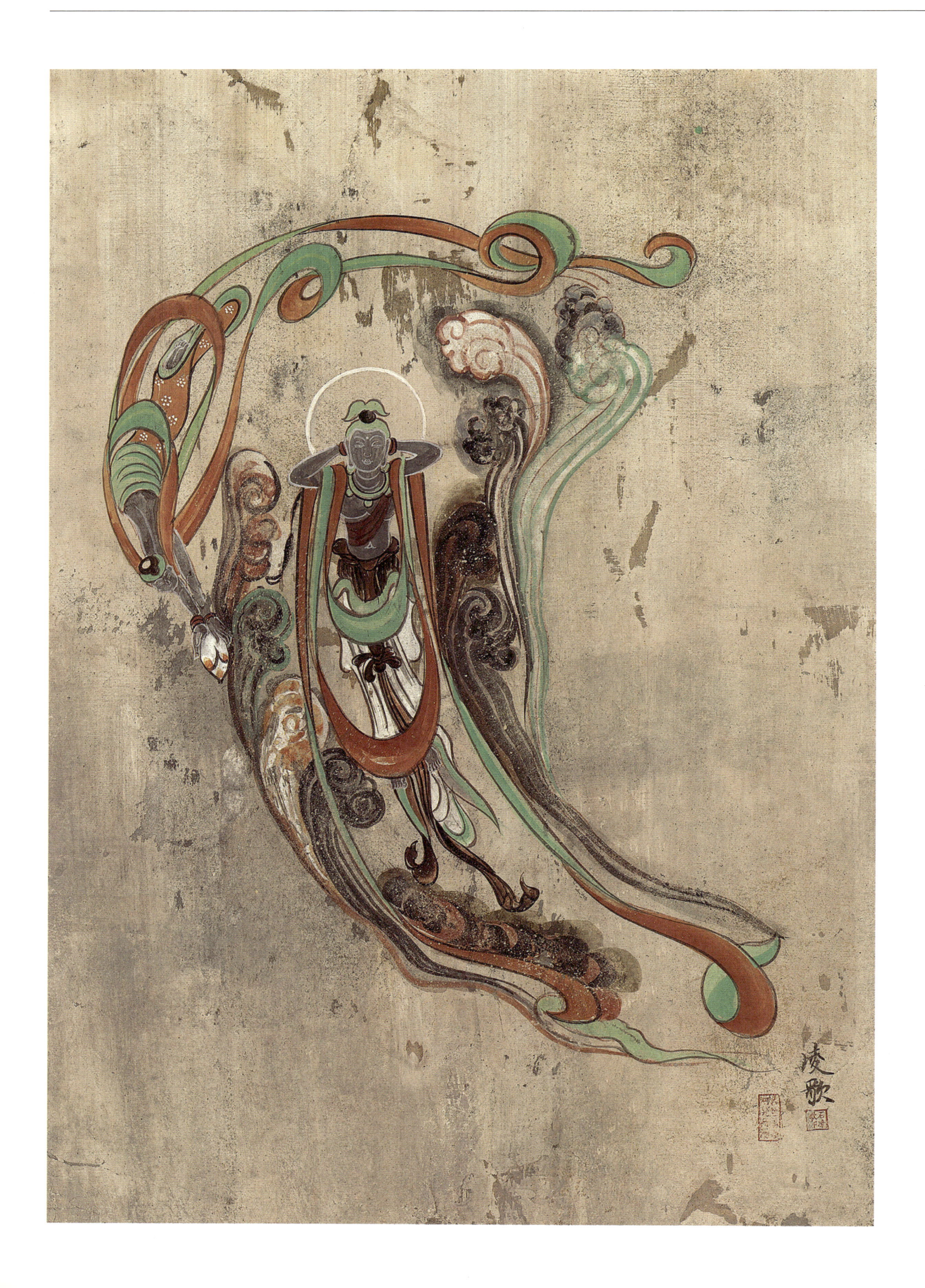

[盛唐]

莫高窟第 172 窟
托莲花飞天 （王志萍临摹）

画面中，一身飞天头戴宝冠，身姿曼妙，两手托举白色莲花，肩披青红相间的飘带，自在飞翔于苍绿大地之上，尽显洒脱飘逸之感。

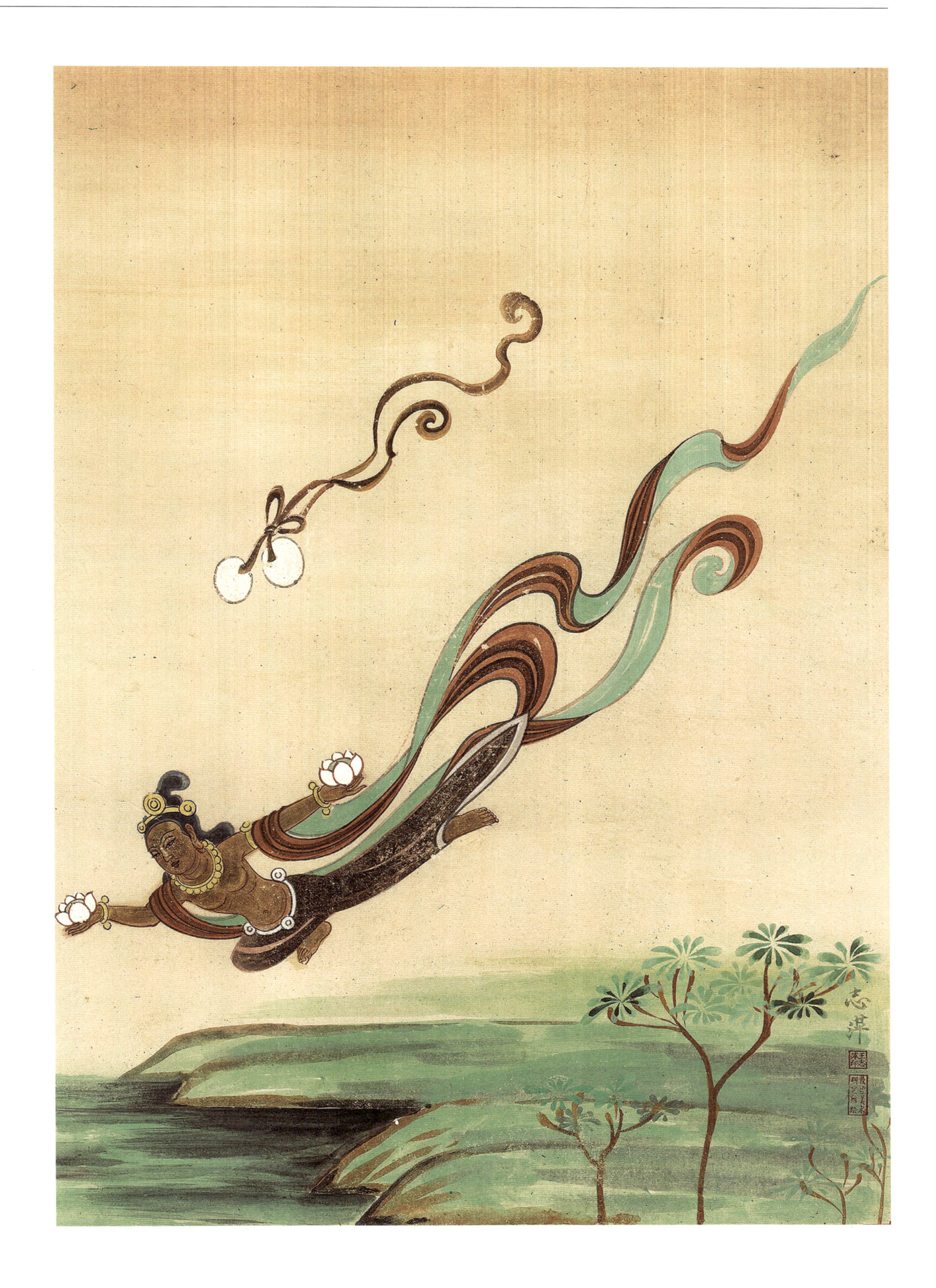

[盛唐]

莫高窟第 172 窟

腾飞 （高山再创作临摹）

此双飞天赤裸上身，着土色长裤，一身左手托莲高举过头顶，一身右手托莲高举过头顶，飘带飞扬，迎风自由翱翔。自在如风，逍遥无忧，姿态轻盈而秀丽怡目。

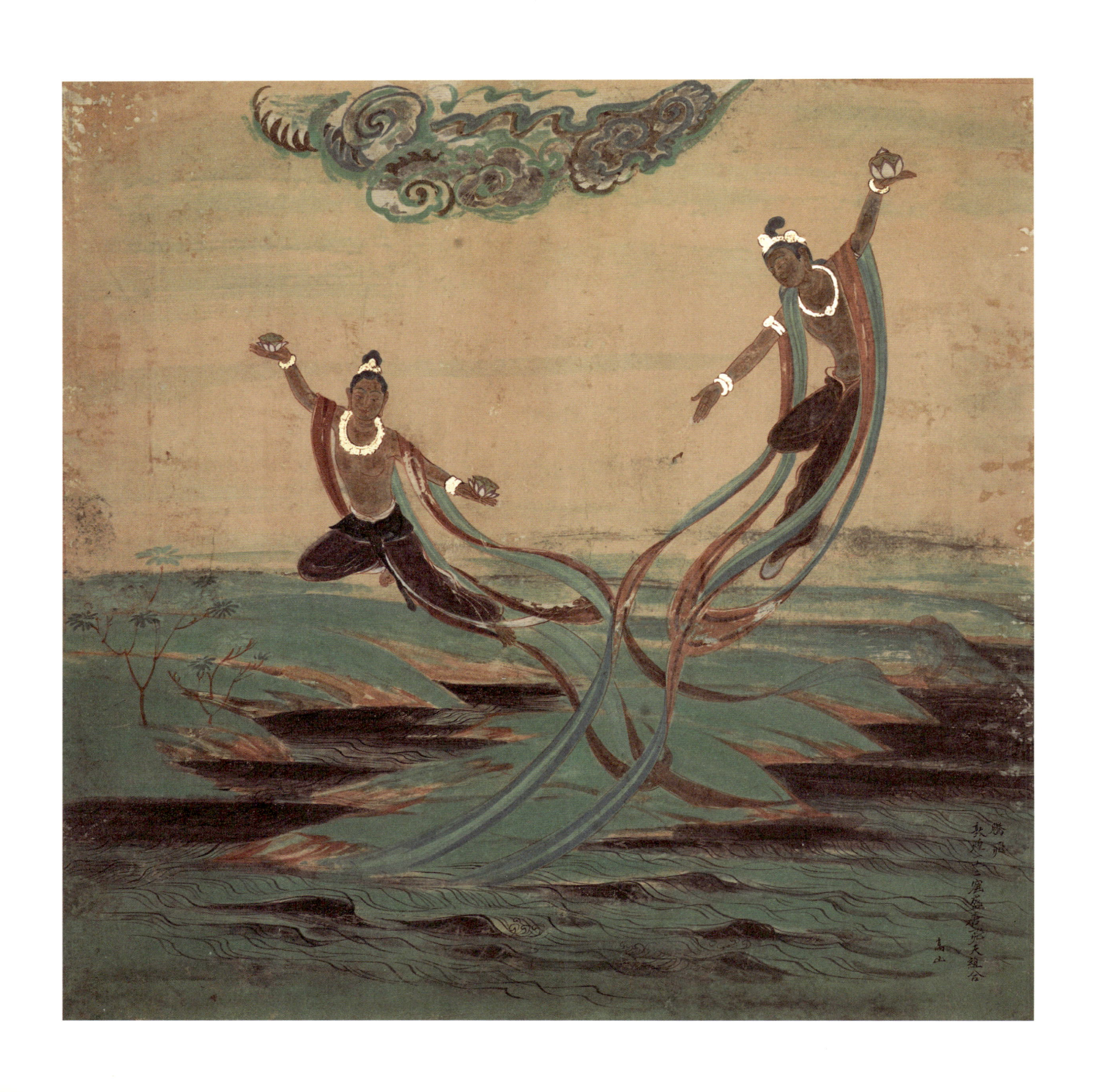

[盛唐]

莫高窟第 172 窟

城阙 （李金萍临摹）

画面中城门有三道出入口；城楼的屋顶有重檐，歇山顶的横脊、斜脊、戗脊刻画清晰，显示城门的等级较高。城门口似有送行者（一主二仆），主人正对远行者作揖告别。

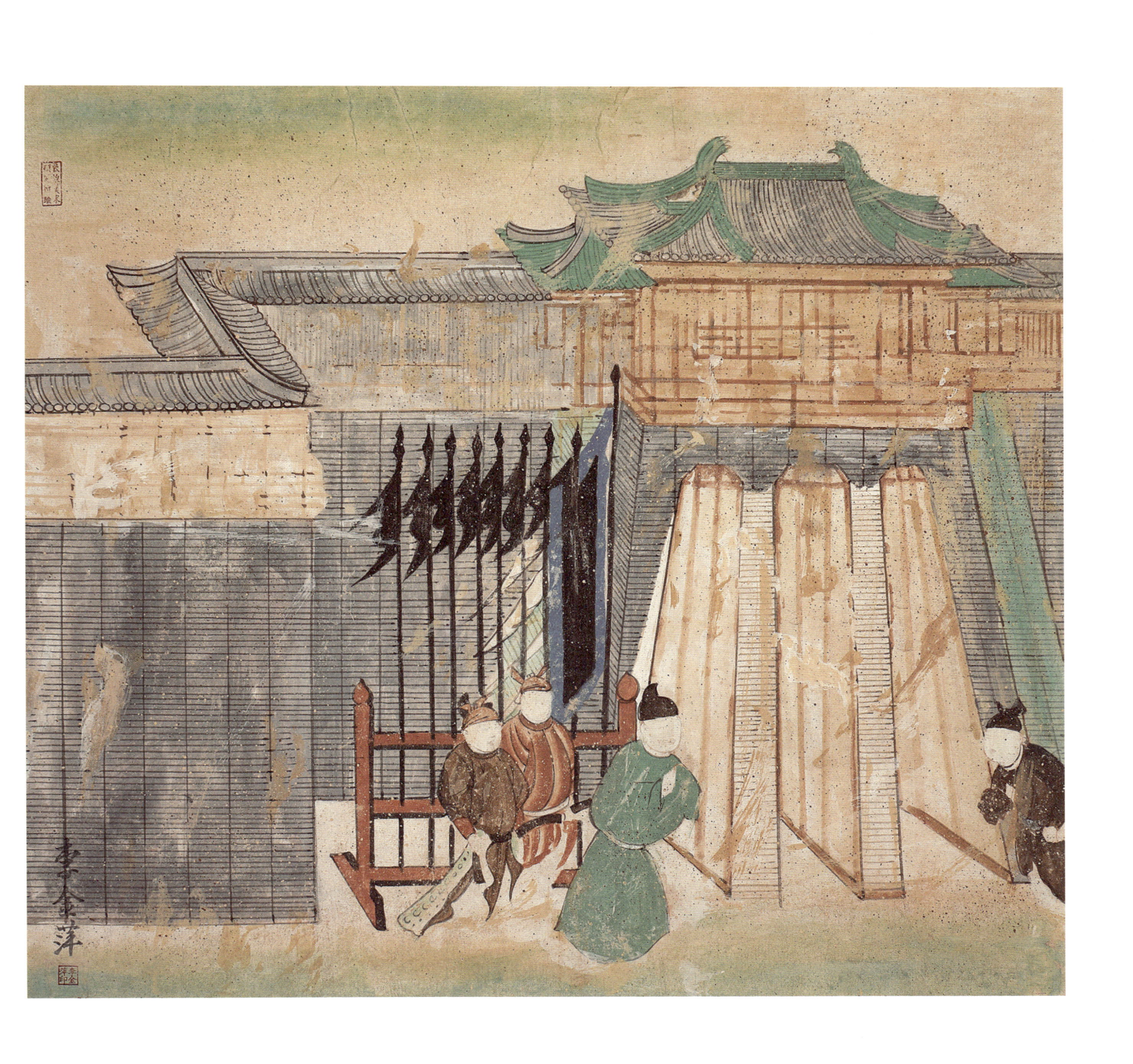

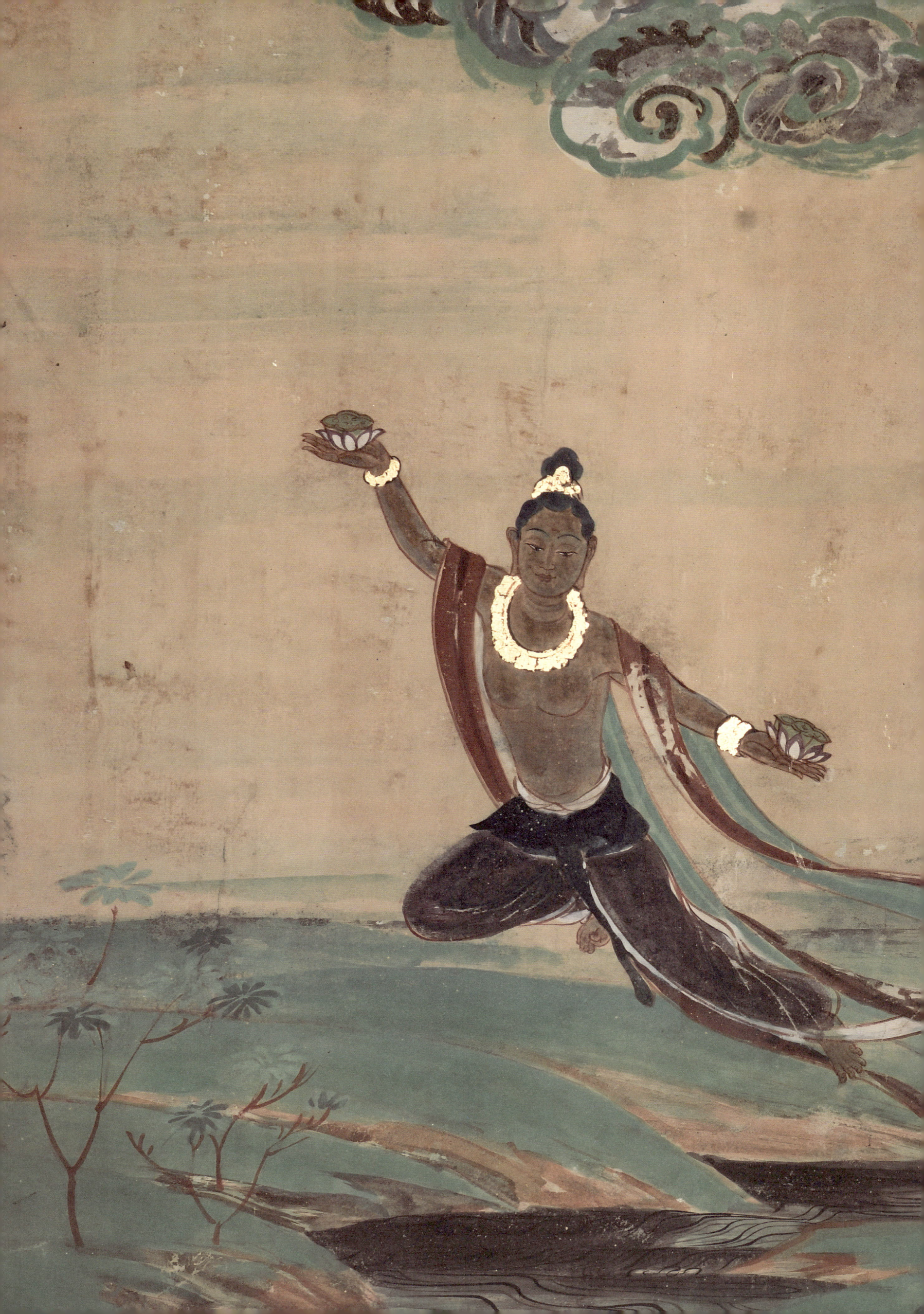

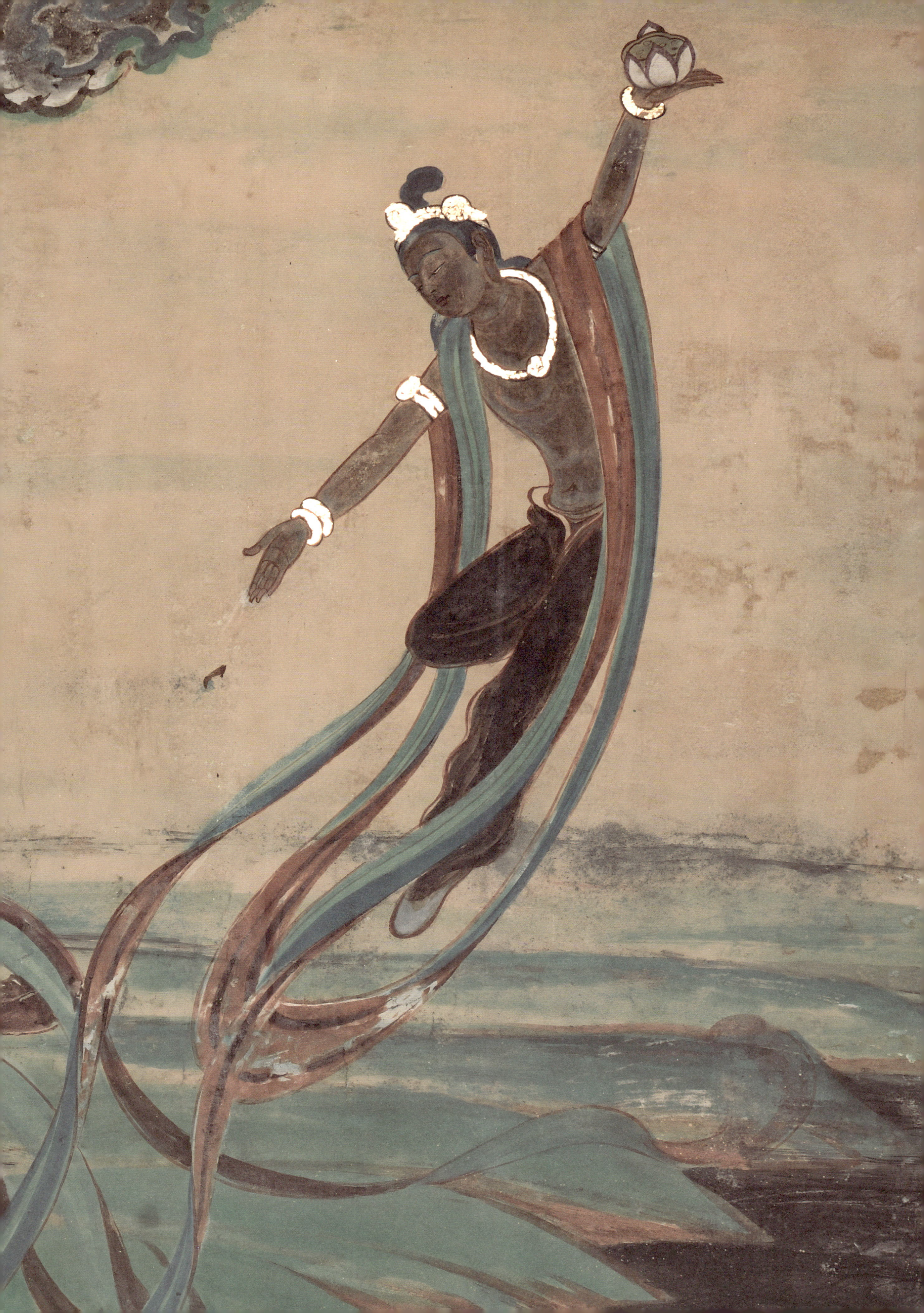

[盛唐] **莫高窟第 172 窟**
莽原 （平玲玲临摹）

画面中水势绵延千里，滔滔不绝。山石及河岸也有植被覆盖，蜿蜒曲折的河流滋养河边的树木，葱郁茂盛，翠绿的莽原辽阔无边。

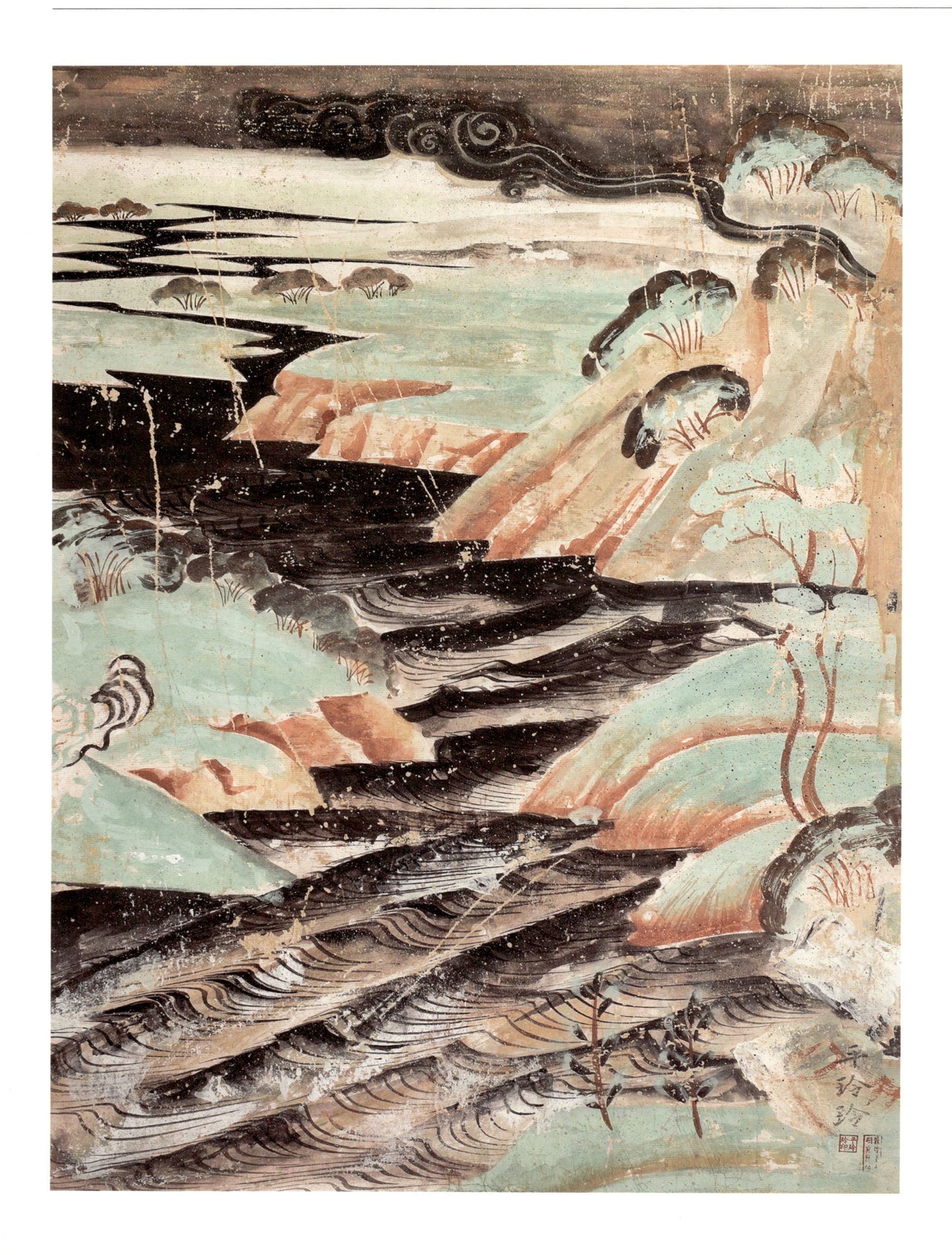

[盛唐]

莫高窟第 172 窟
高山流水 （平玲玲临摹）

画面中高山挺立在侧，远处有祥云流动。山崖边上，草木生长，树木青葱，河流绵长，水波荡漾，实属一派自然美景。

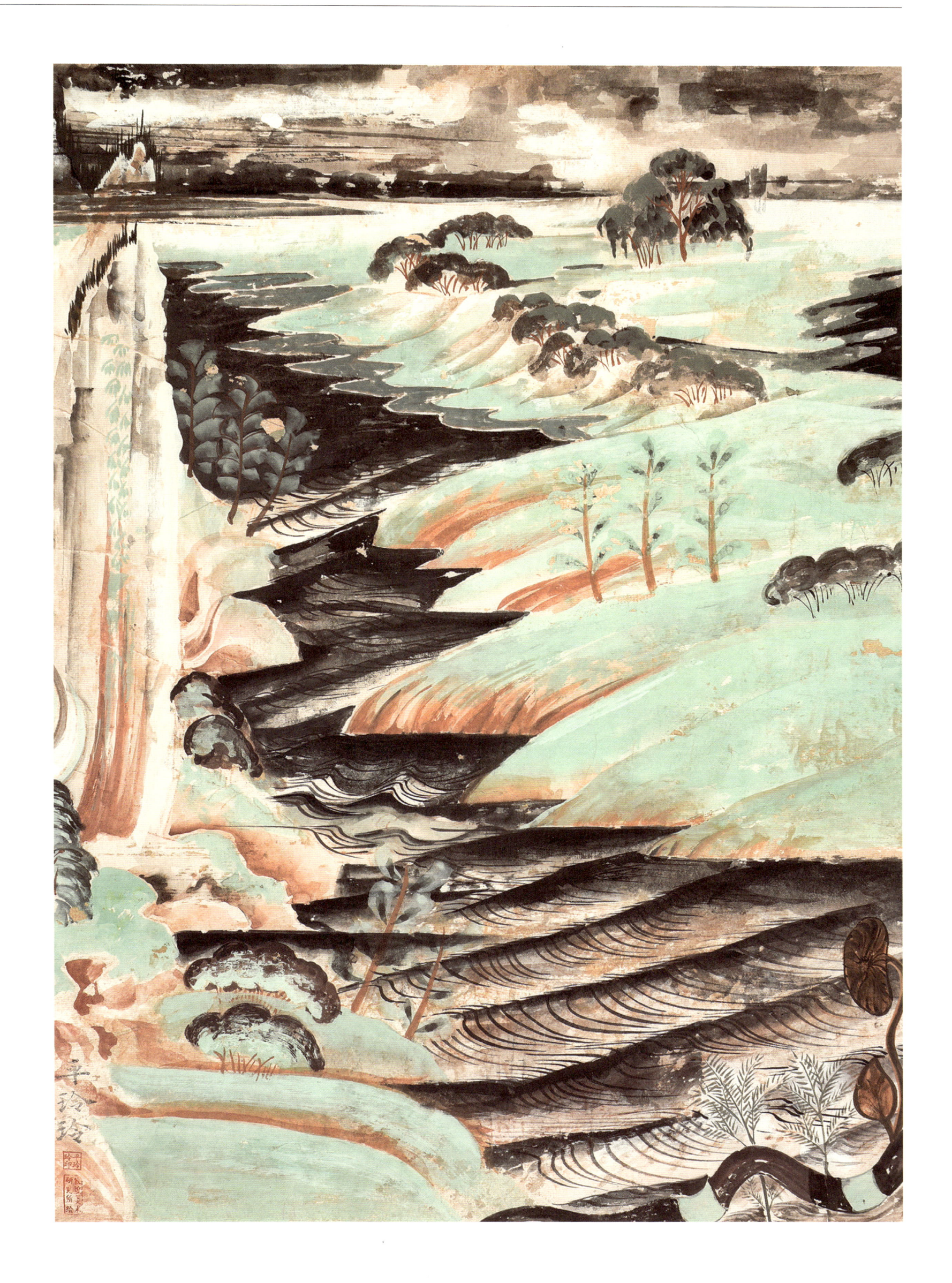

[盛唐] **莫高窟第 172 窟**
荷花 （黄茜临摹）

画面中的荷花含苞待放，荷叶垂向一侧，翠绿的茎秆交织，映射出一派生机勃勃的景象。

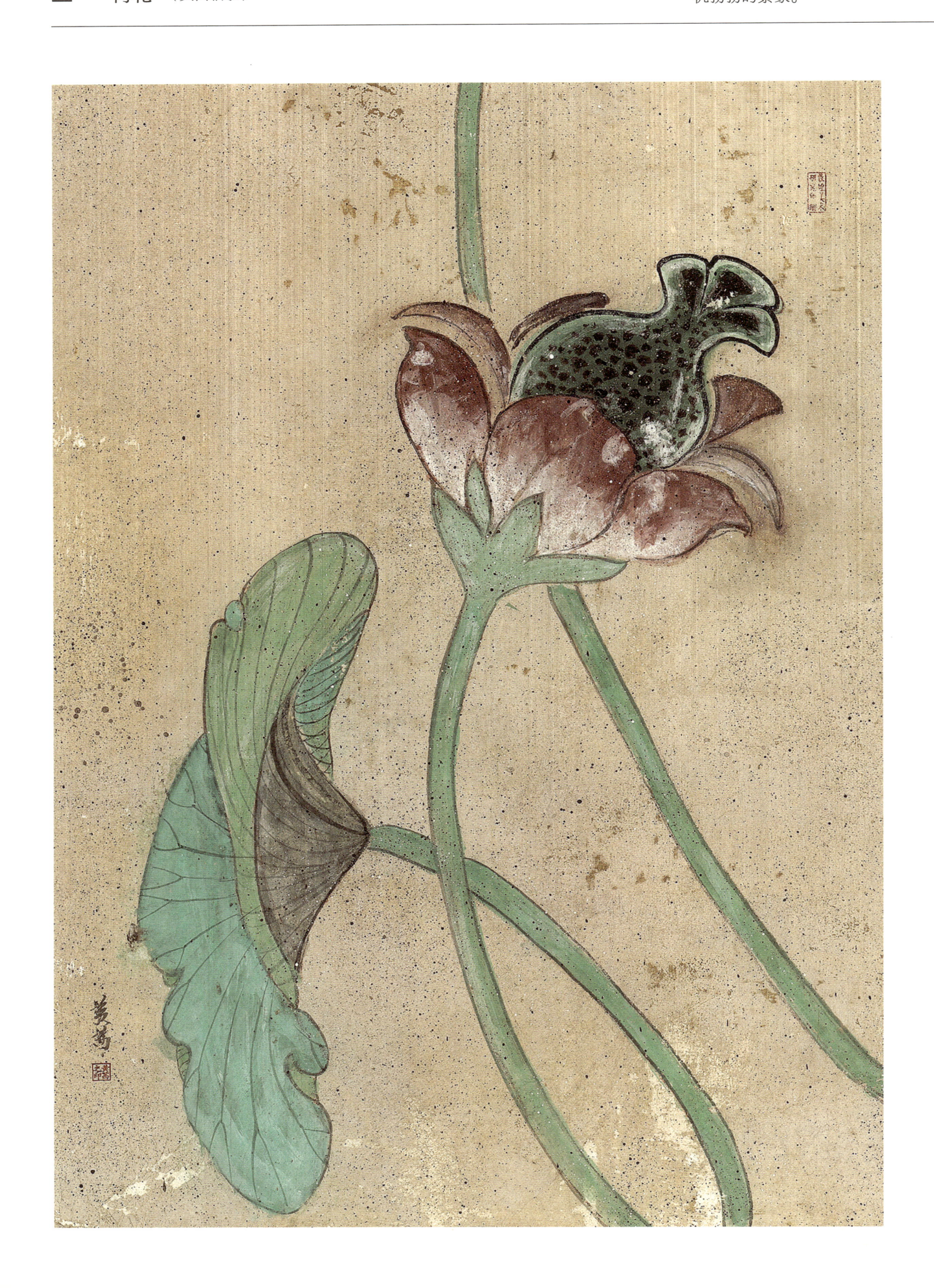

[盛唐]

莫高窟第 217 窟
医师出诊 （平玲玲临摹）

此画面描绘了医师上门看诊的情形。画面中一位妇人坐在胡床上，身侧的侍女怀中抱着婴儿，两人皆看向孩子，神情紧张；另一侍女则请医师为婴儿看诊。门口的医师手持拐杖，身后跟着一个双手捧着药箱的医童。

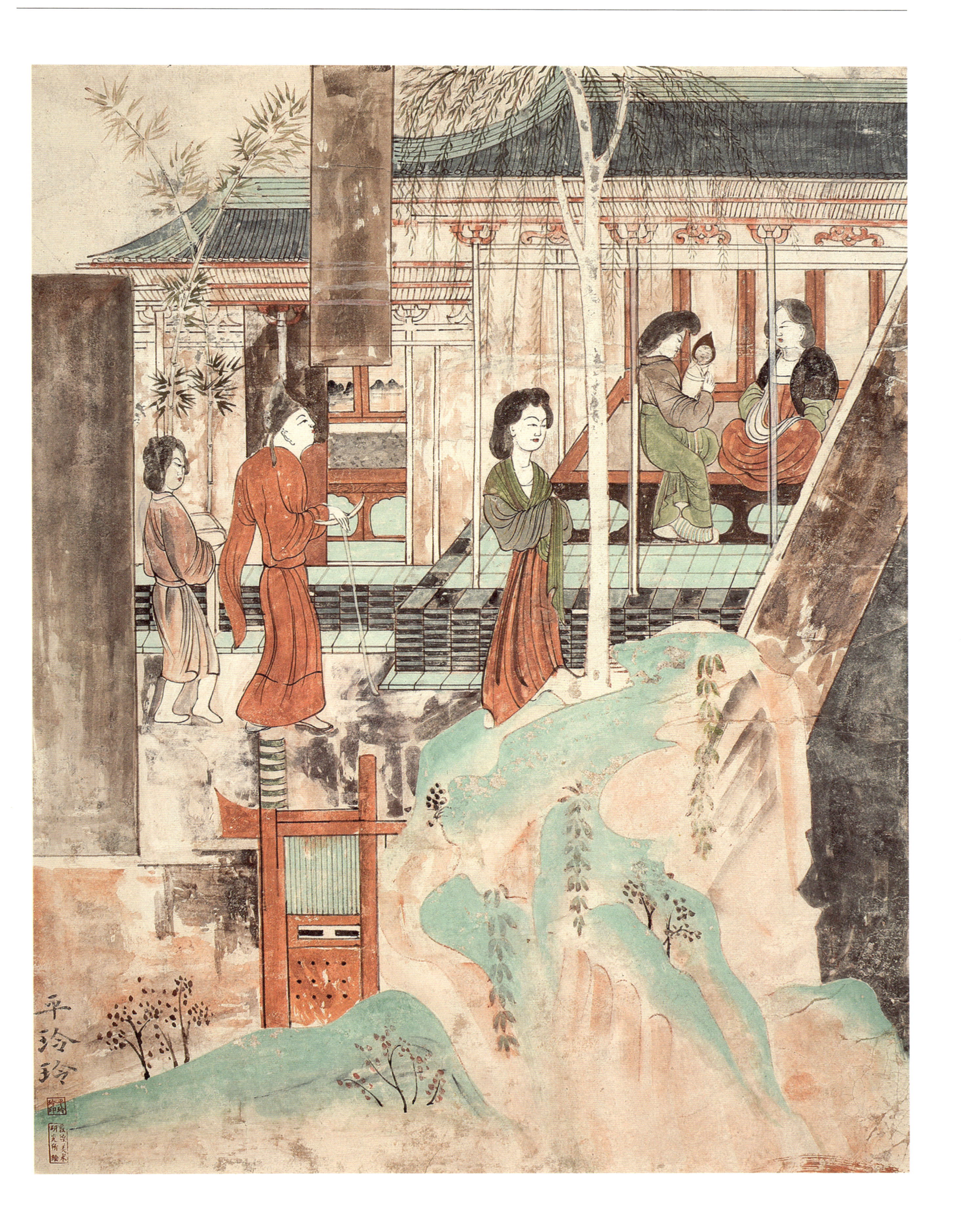

[盛唐]

莫高窟第 217 窟

菩萨头像 （王志萍临摹）

画面左下方为火焰纹。此身菩萨头戴精致花冠，柳眉细眼，唇部有蝌蚪形胡须，颈饰璎珞，目光看向一侧。

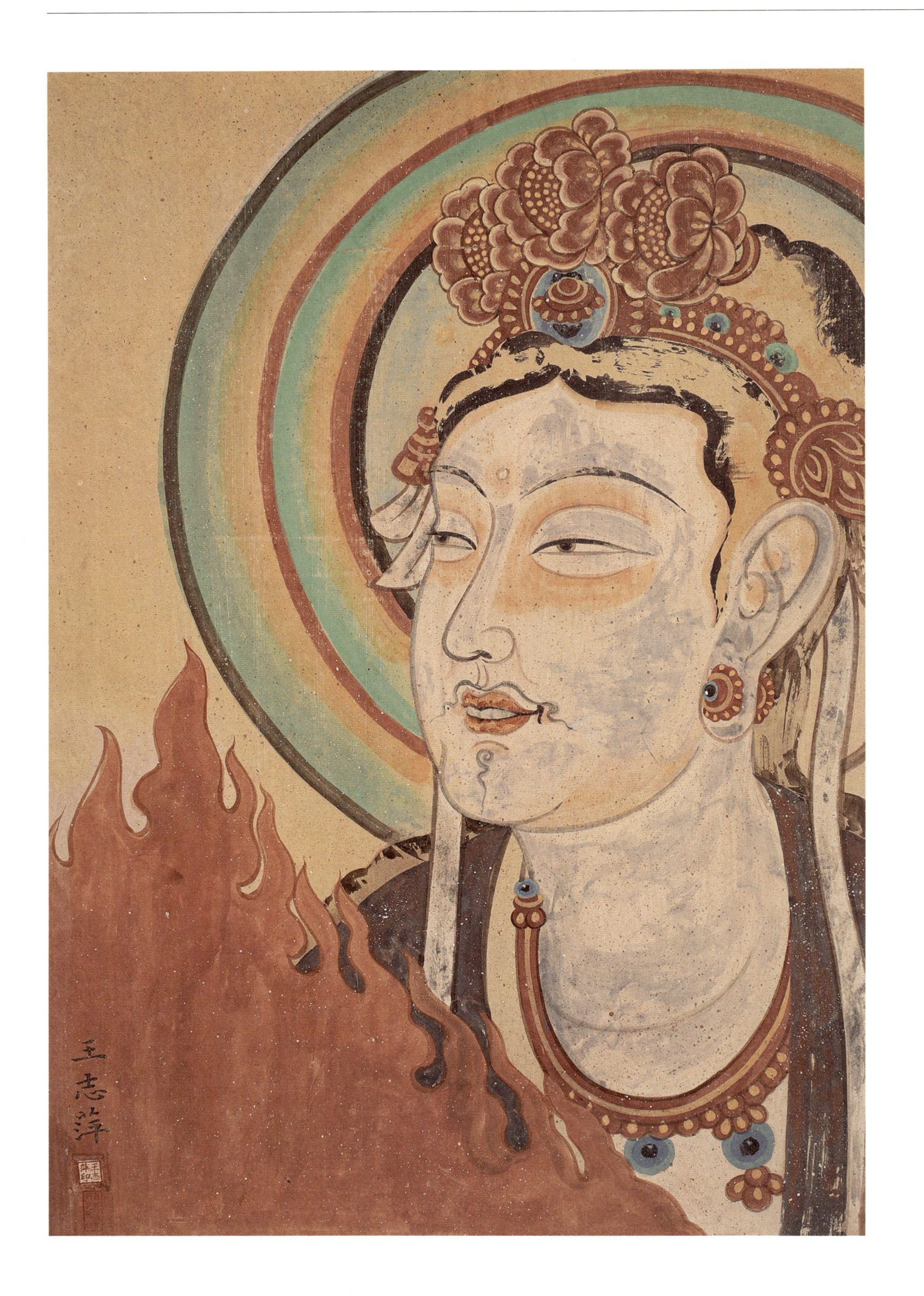

[盛唐]

莫高窟第 217 窟
说法图 （王志萍临摹）

画面中心一位主尊佛目光垂视，左右各有一位菩萨，赤脚踏莲花座，头顶华盖，华盖饰有宝珠。两身菩萨的手、颈、臂皆佩金饰，左侧的一身双手合十，右侧的一身则双手托盘面向主尊佛。

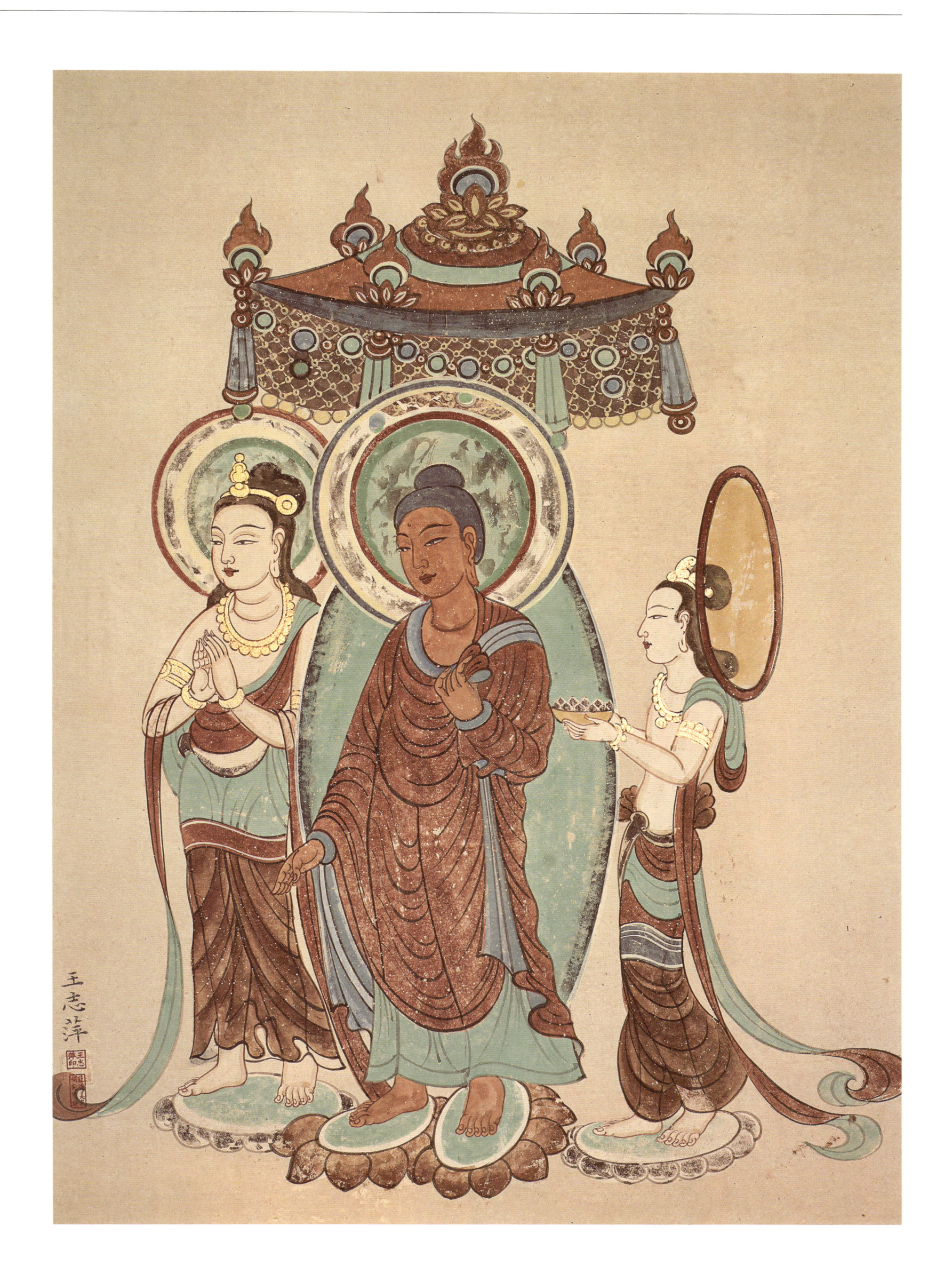

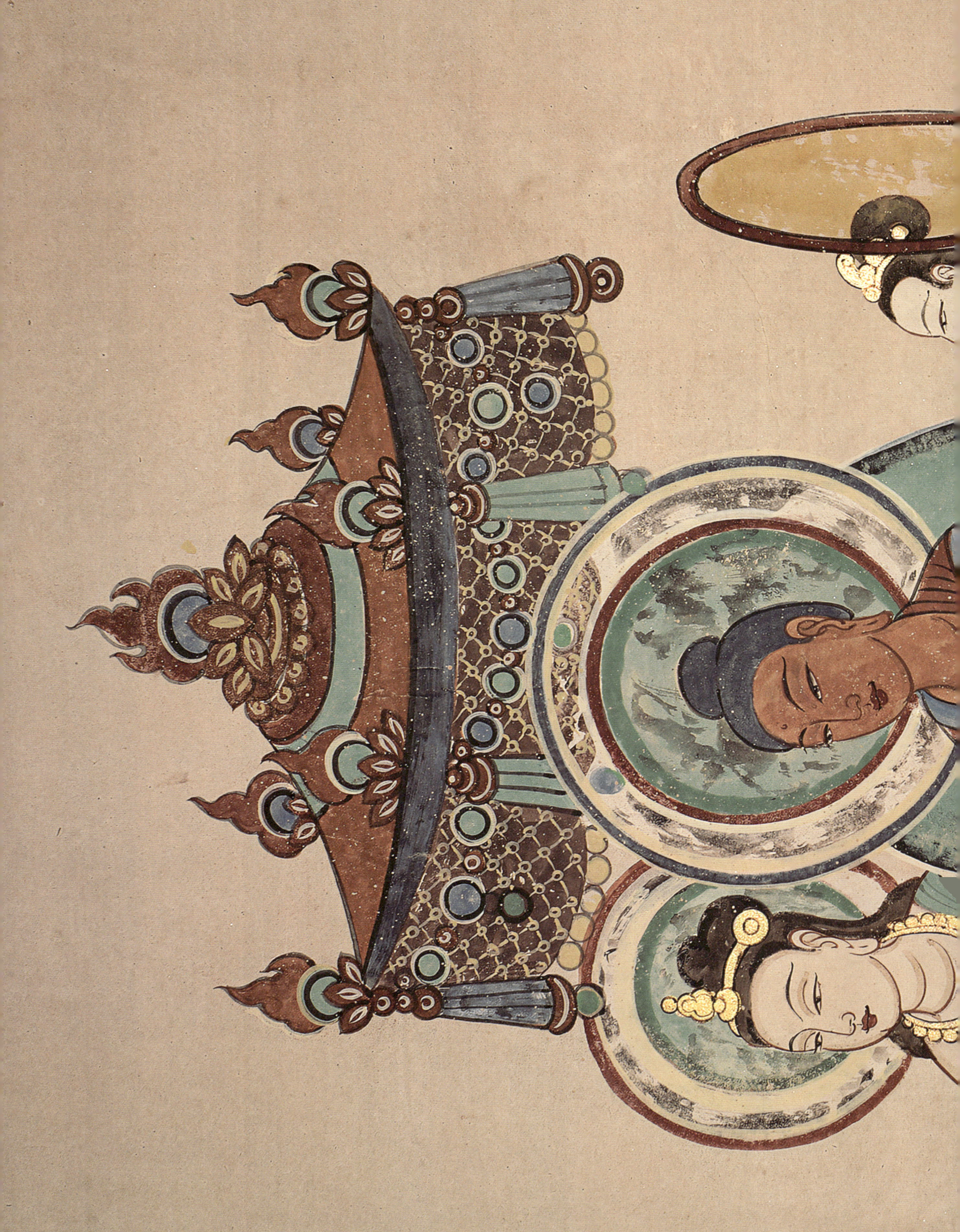

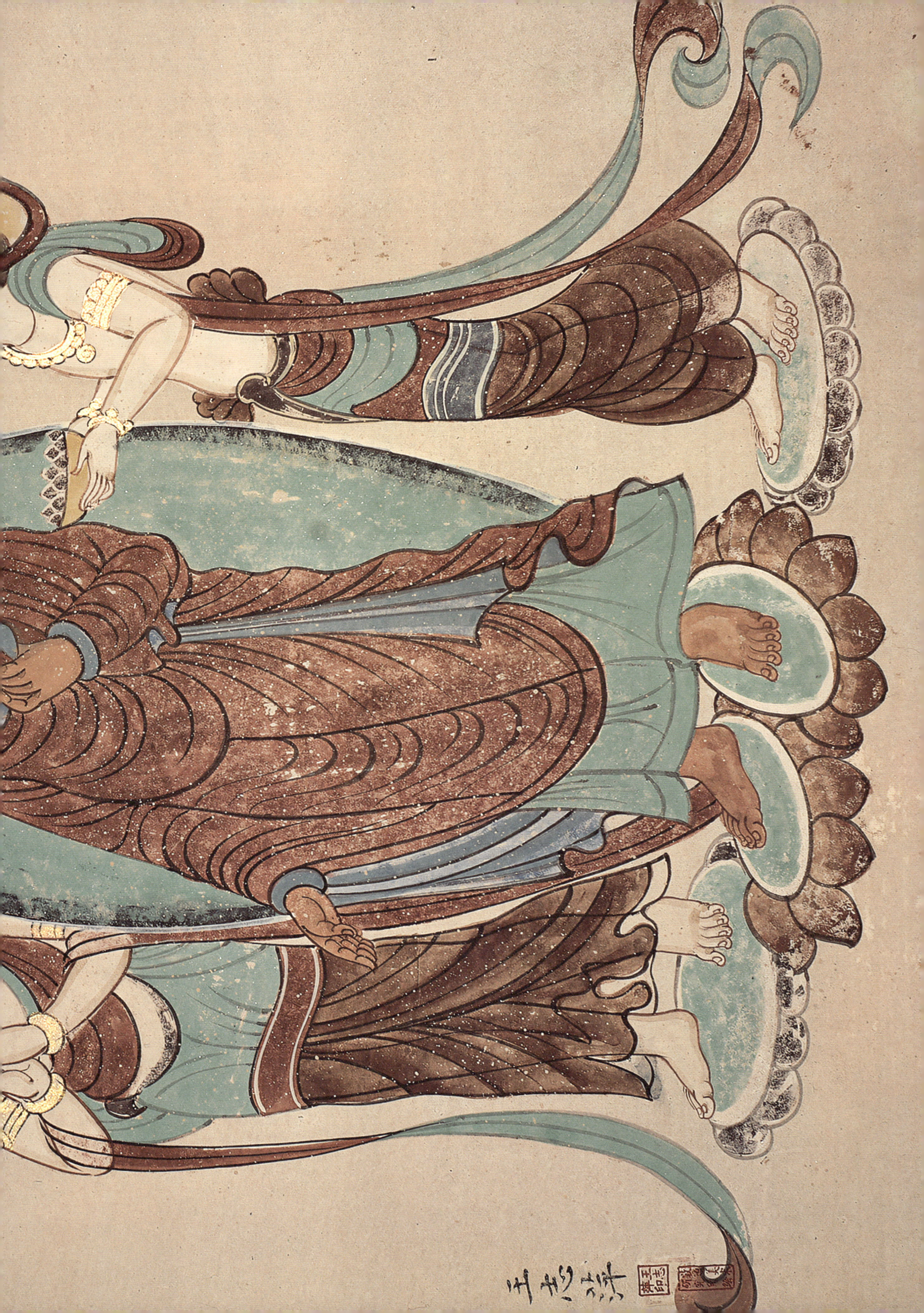

[盛唐]

莫高窟第 217 窟

西域城 （李金萍临摹）

画面中的城池建筑颇具西域风格，是法华经变中导师为引人继续前行，而以神力幻化出的一座城池，城中有两人正在绕塔诵经，十分虔诚。

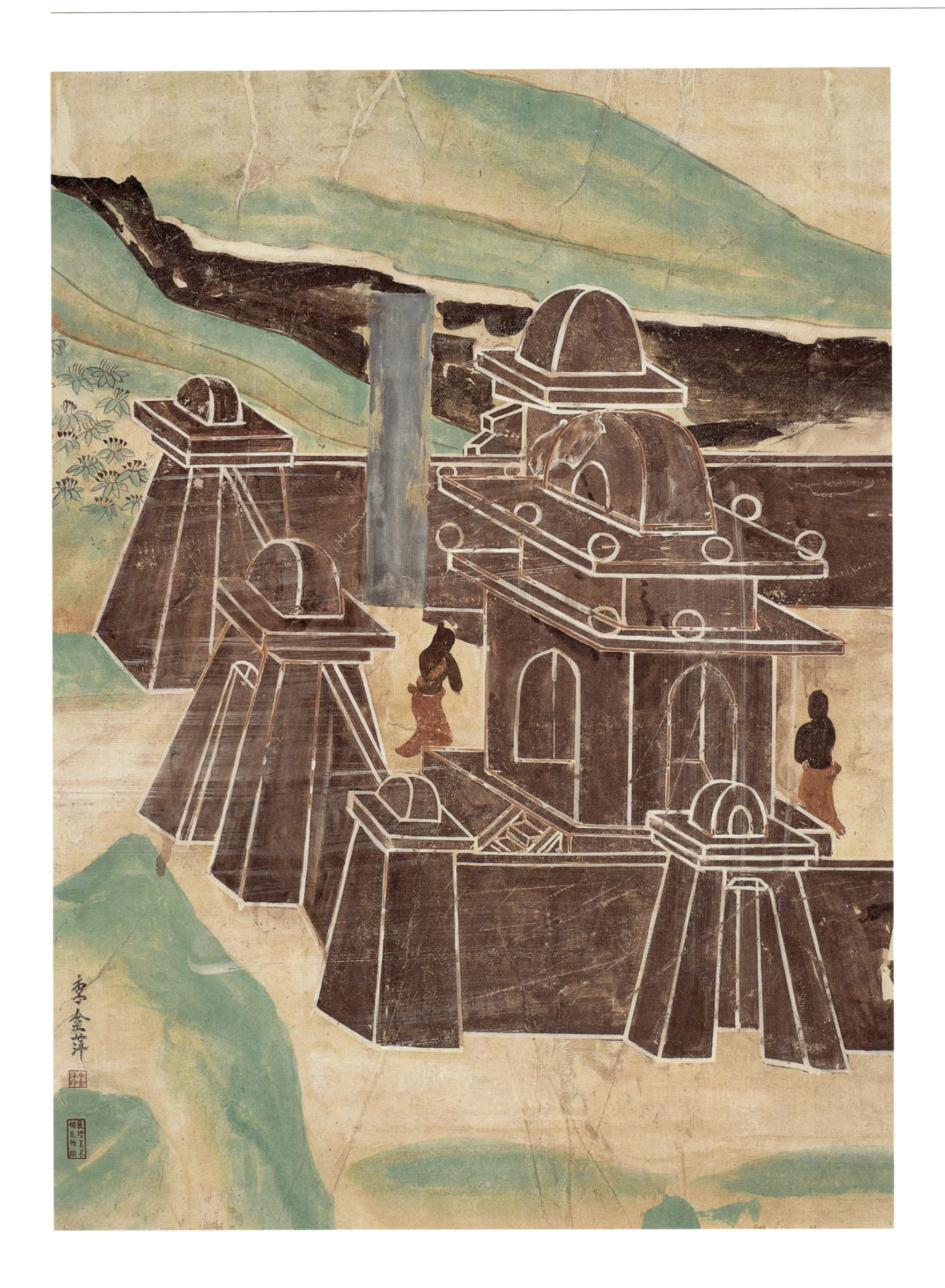

[盛唐]

莫高窟第 217 窟

四门楼 （李金萍临摹）

画面中的小楼呈正方形，四面各有一扇门，门前还有石阶，石阶前和楼身一侧各有一人。透过门向内看，还能看到墙壁上的花卉纹样装饰，楼体的房檐上也绘有花纹，十分精致。

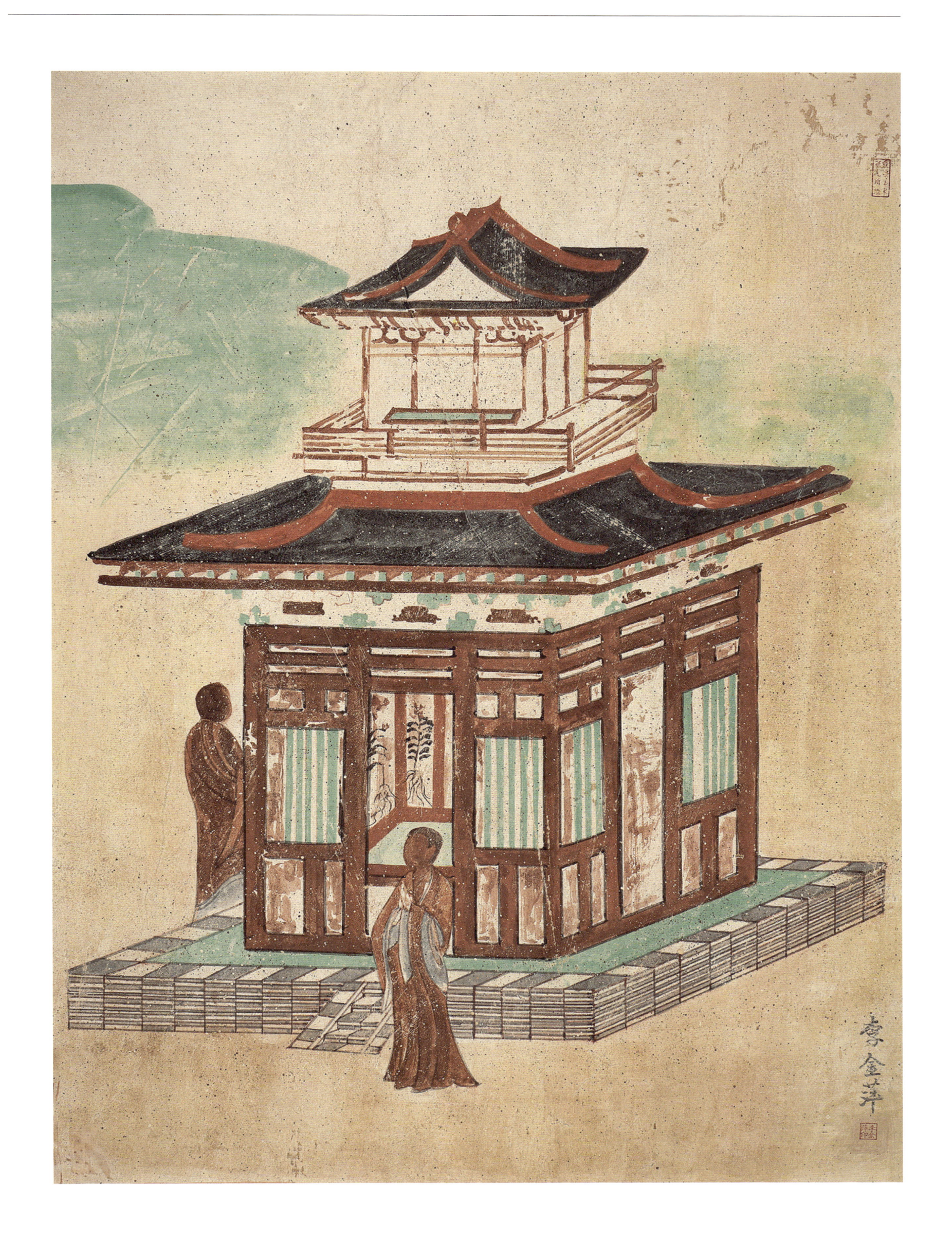

[盛唐]

莫高窟第 217 窟

净土寺院的经台 （李金萍临摹）

画面中有一绿檐灰瓦的经台建于台基之上，其为多柱式单层建制，可见经台的台身、檐壁均有琉璃花纹作点缀，精致华丽。经台外边建有城台，城台外壁镶嵌多彩方砖，结构精巧。

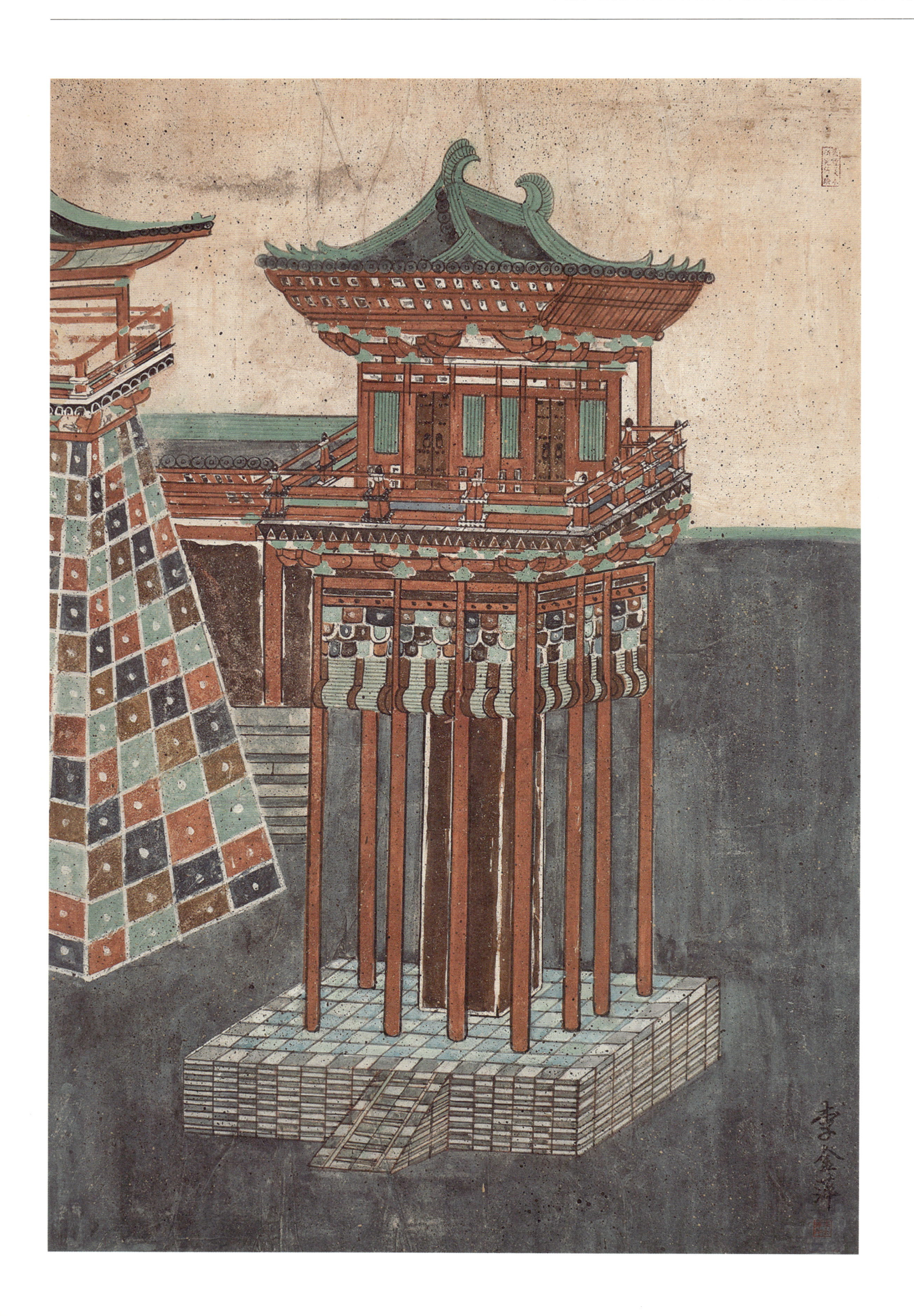

[盛唐]

莫高窟第 217 窟

单层砖石塔 （金子欣临摹）

画面中砖石塔由青蓝砖石堆砌形成塔基，层层阶梯之上有一禅定像，虽只构建了轮廓身形，但神韵已显，其双手合十，十分虔诚。砖石塔塔顶结构精巧，呈三角状，装饰花纹雕刻其中，华美大气。

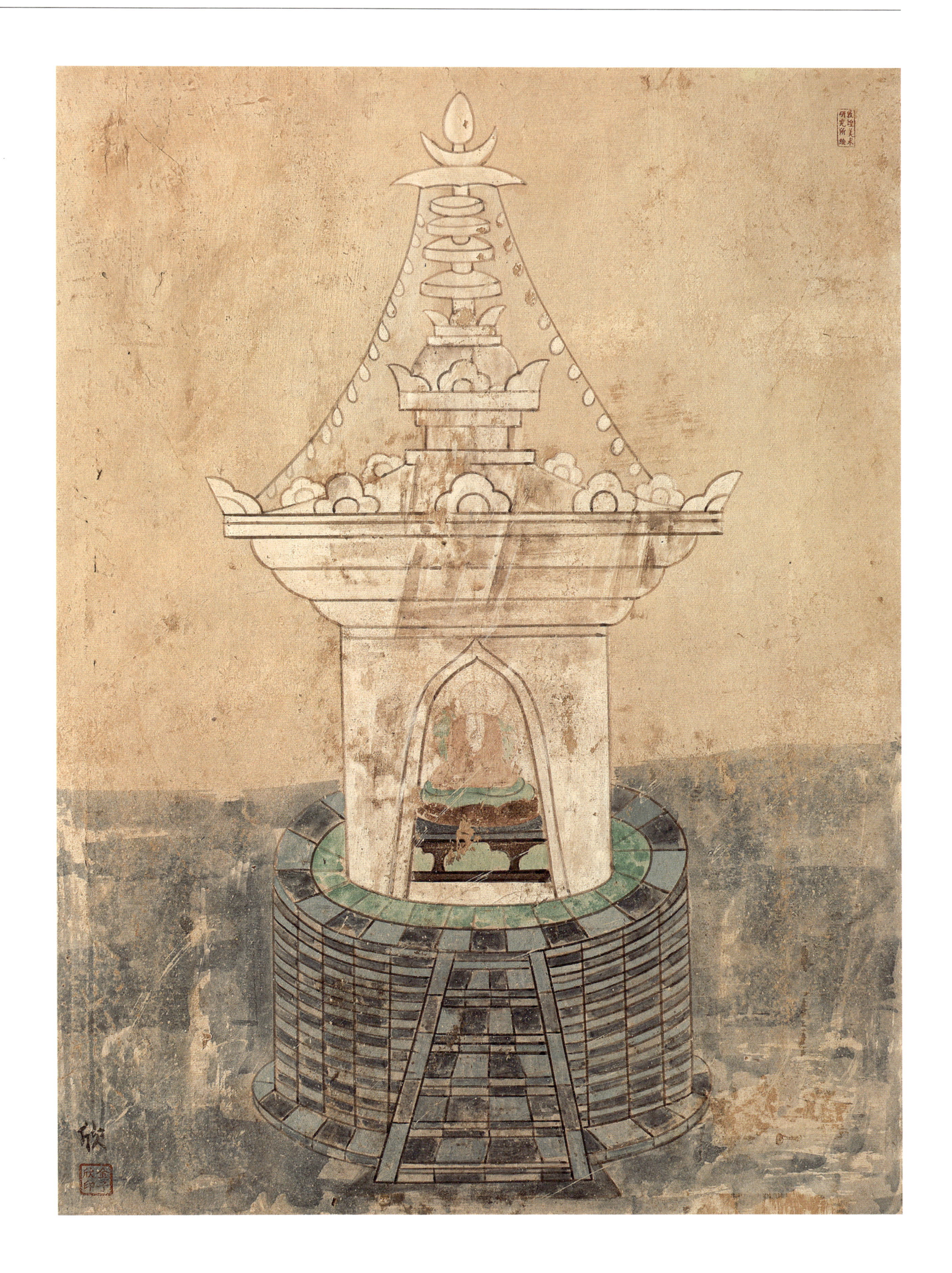

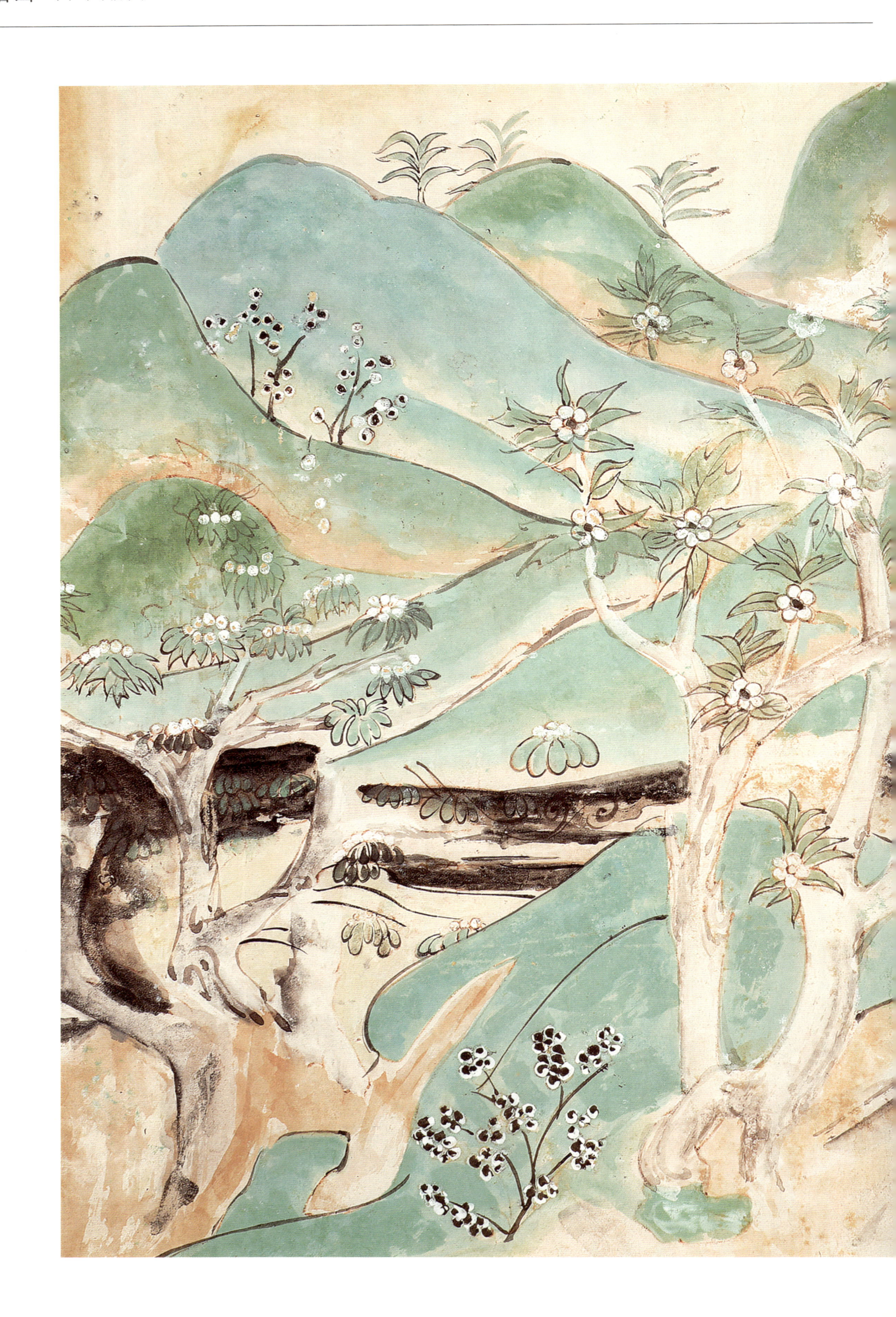

[盛唐] **莫高窟第 217 窟**
春山 （平玲玲临摹）

画面中山峦交叠，一片山清水秀之景。树木茂盛，树枝上朵朵鲜花盛开，一派生机勃勃的景象。画面上清新淡雅的色彩予人以悠然恬淡之感。

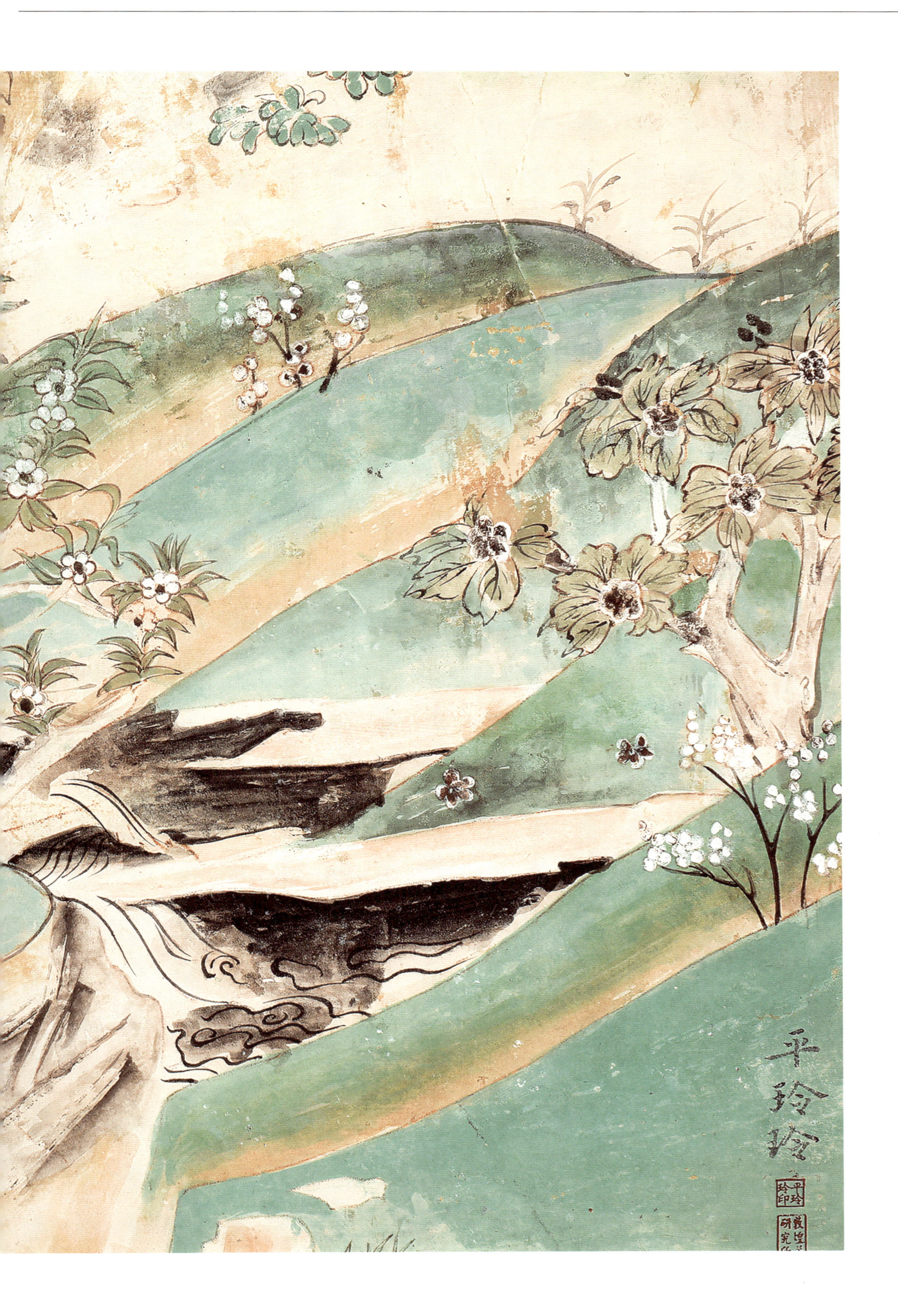

[盛唐] **莫高窟第 320 窟**
日想观 （平玲玲临摹）

此画面表现的是"十六观"中的"日想观"，画面下方有一人席地坐于崖边树下，静心修行。山崖上草木茂盛，远方的红日映照山河，落日与晚霞同晖。

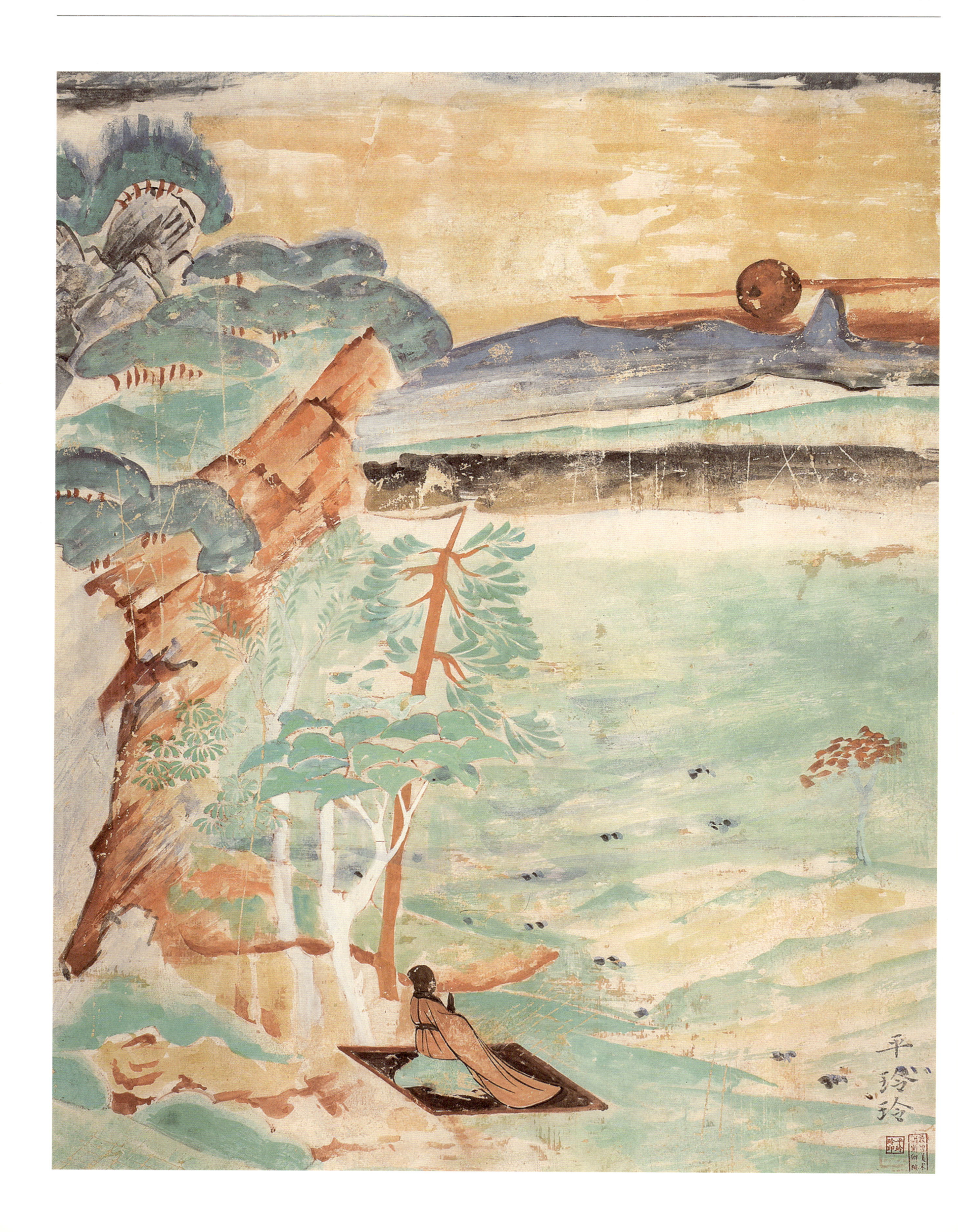

[盛唐]

莫高窟第 217 窟
绿水青山其一 （平玲玲临摹）

画面中河水蜿蜒，河流两侧青山葱郁，草木茂盛。右侧陡峭的崖壁上还有垂叶树木生长。

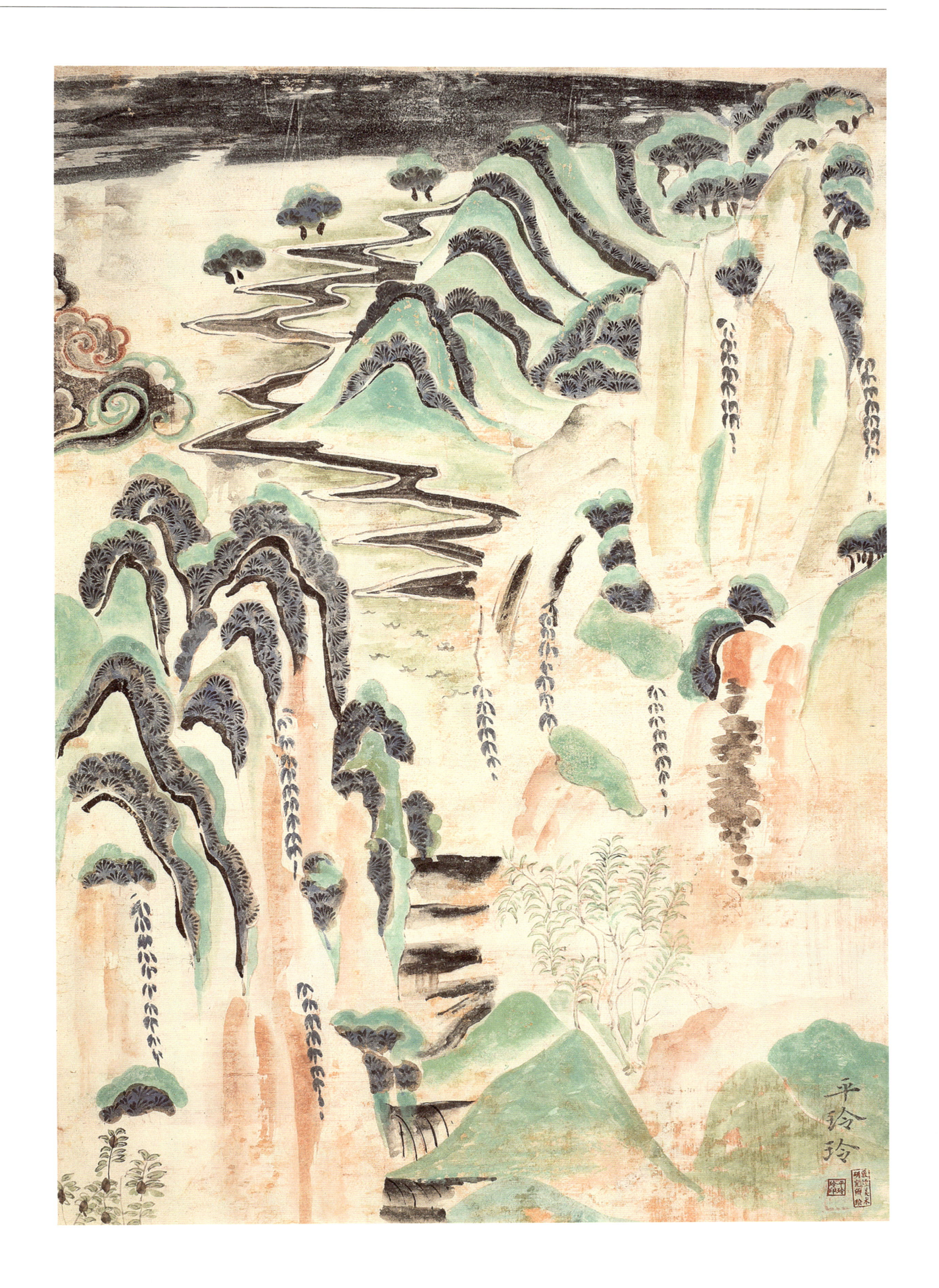

[盛唐]

莫高窟第 217 窟
绿水青山其二 （平玲玲临摹）

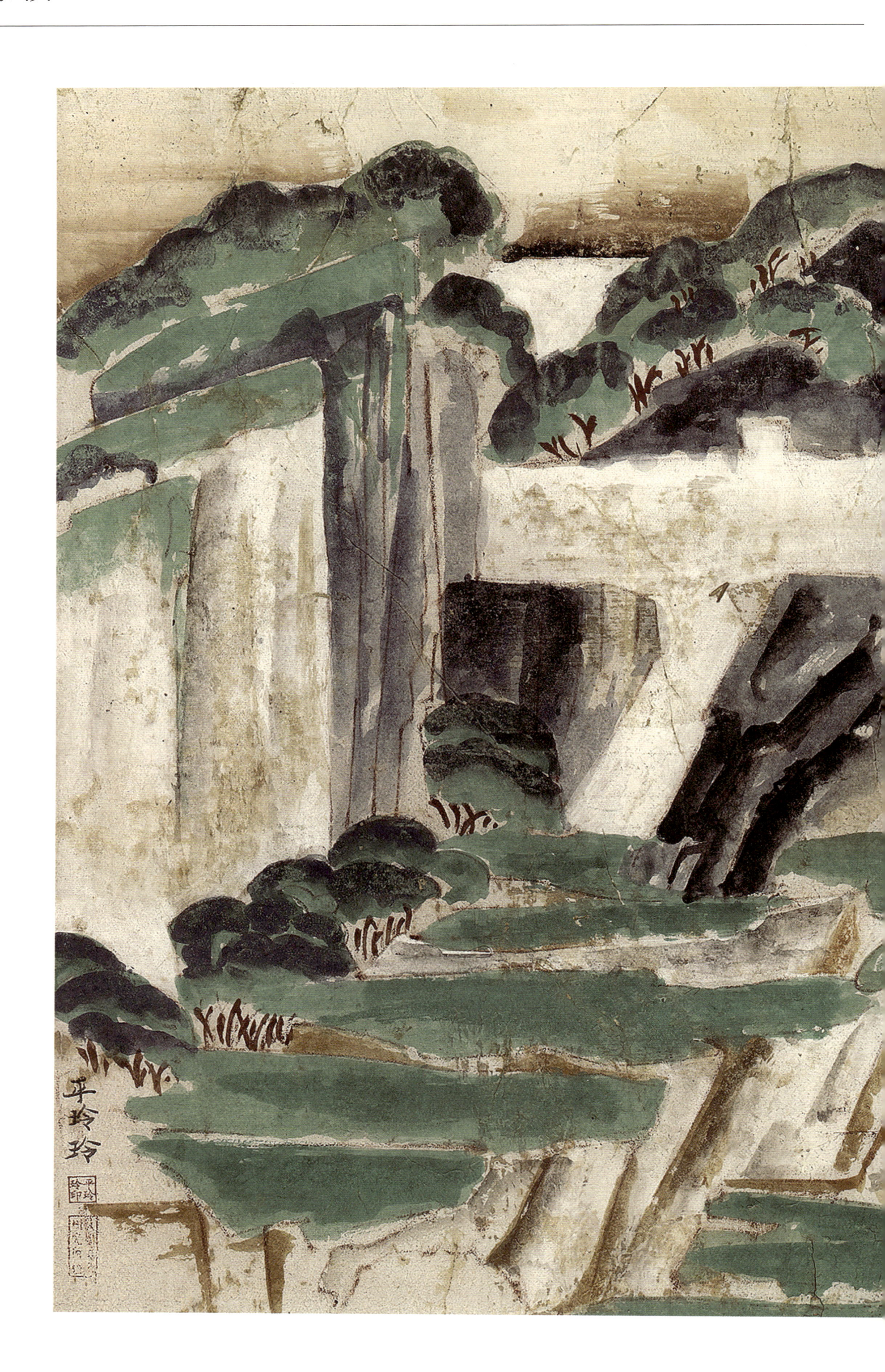

于青山中见峭壁悬崖，山石层层交叠，连绵不绝。山峰转折处，岩石向背，树木葱郁，青山绿树尽收眼底。画面色彩运用自如，石青、石绿晕染有度，浓淡协调。

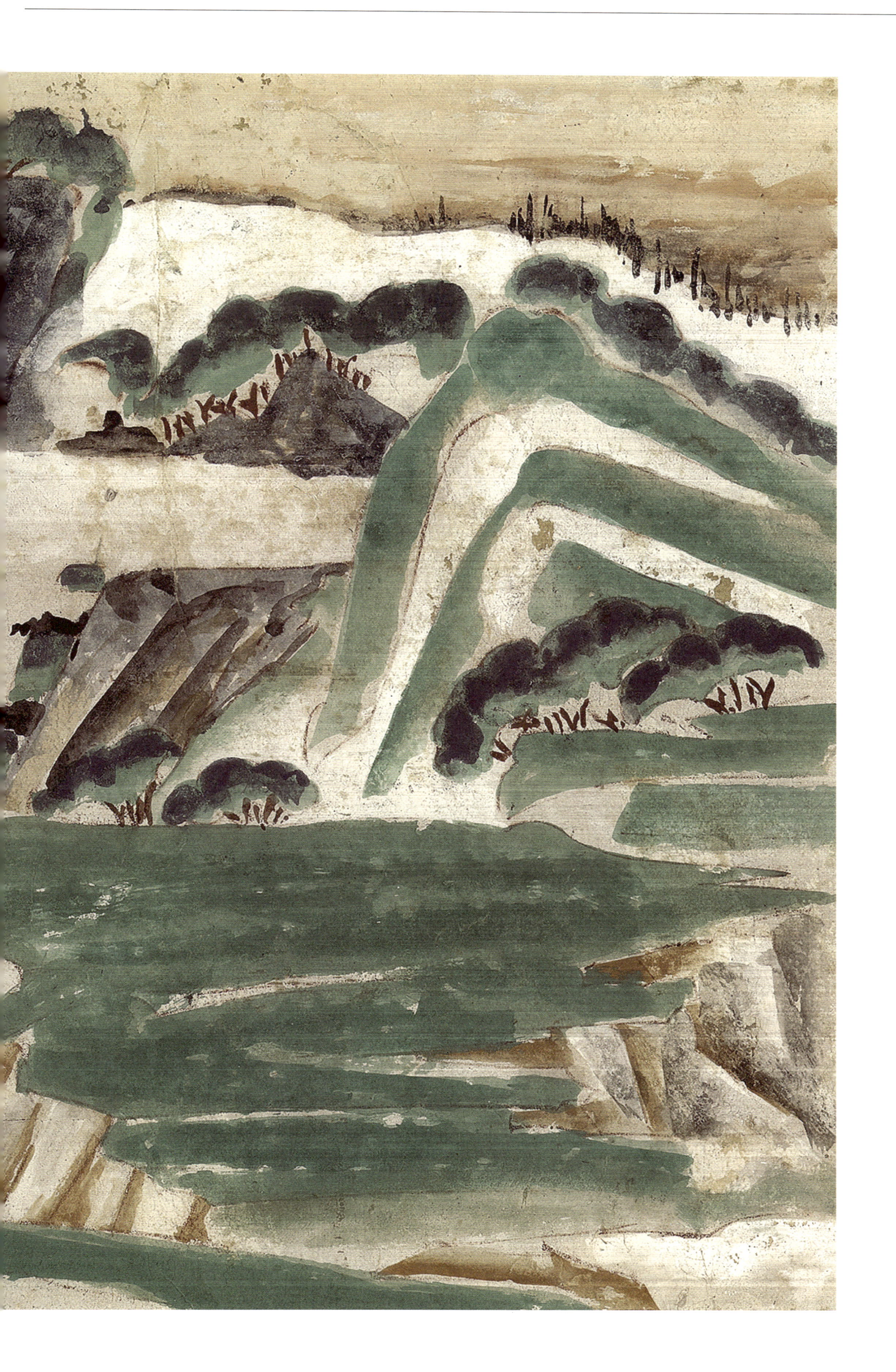

[盛唐] ## 莫高窟第 320 窟

菩萨像 （王志萍临摹）

画面中，此身菩萨头戴宝珠花冠，体形丰满，眉弯目细，颈带花链，手持梵夹，神情闲适，显蕴藉庄重之态。

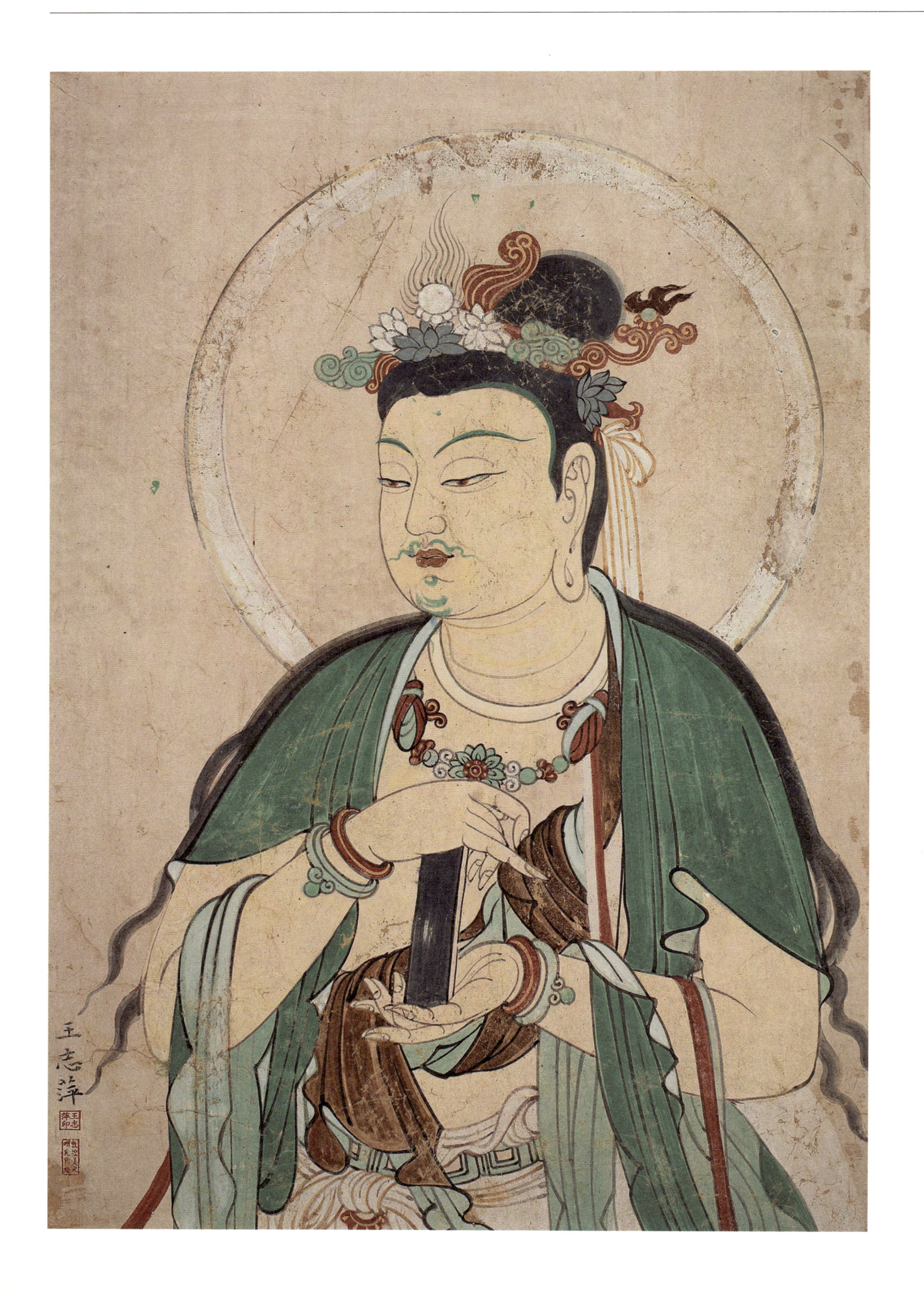

[盛唐]

莫高窟第 405 窟
供养菩萨彩塑 （高山修正临摹）

画面中的供养菩萨双手合十呈跪姿，神情十分虔诚恭敬，造型既严谨又细致，散发着一种端庄典雅的气质。整幅画面表现出菩萨在专心地聆听佛法，让人自然流露出对佛的崇拜和敬仰之心。

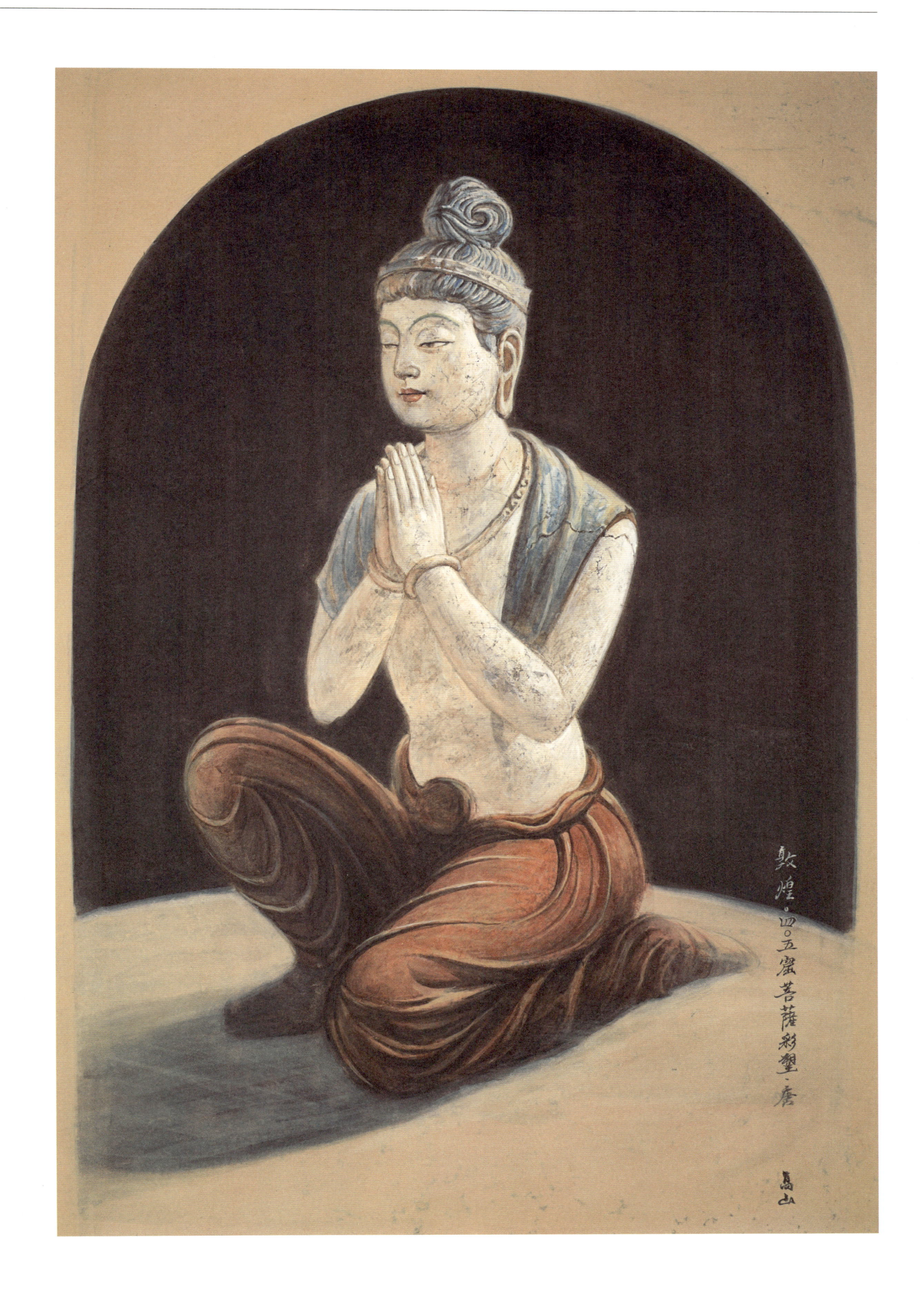

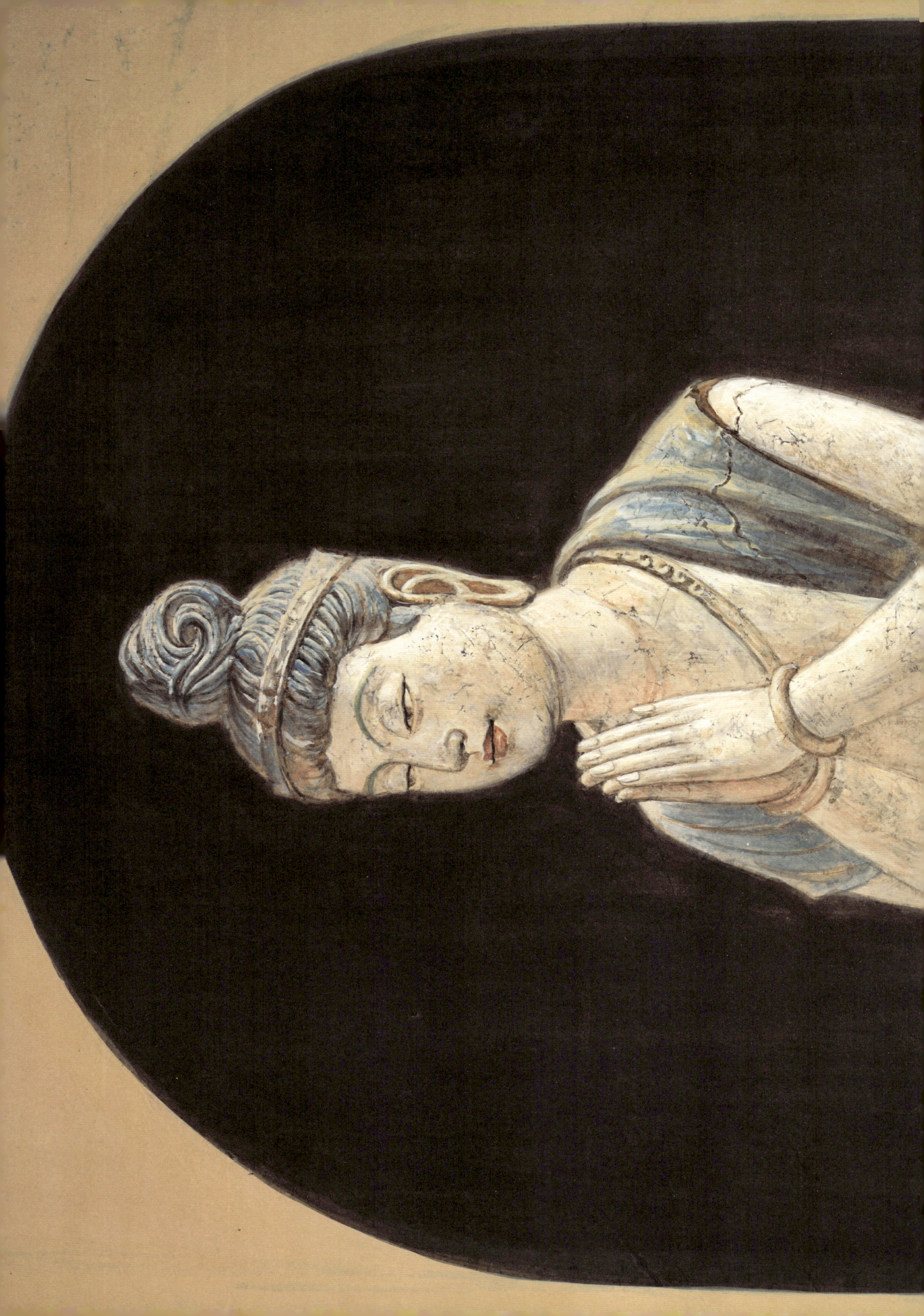

敦煌・四〇五窟菩薩彩繪・隋

[盛唐] **莫高窟第 320 窟**
大唐四飞天 （高山复原式修正临摹）

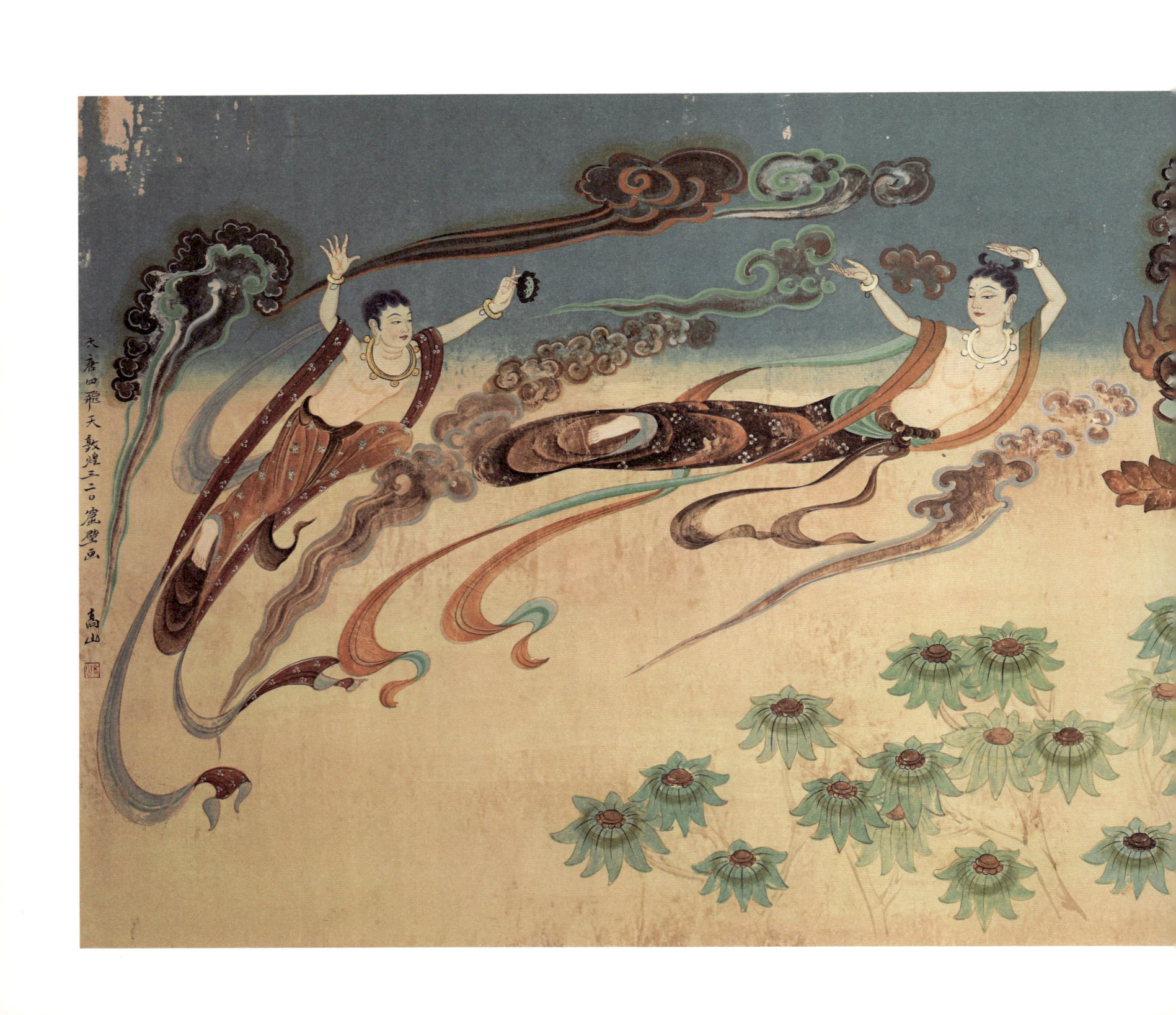

此四飞天绘在主尊阿弥陀佛的华盖上方，一前一后分拥两列，前两身对称地拥护在华盖的左右两侧，一手撒花，一手接引，身材婀娜多姿，飘带跃然有声。后面两身飞天对称紧随其后，亦作撒花接引之势，长长的飘带衬托出飞行中轻盈灵动的体态。整个画面由飞天和流云组成一幅动态的场面，加上绚丽的色彩，生动地表现了西方极乐世界的美妙境界。此四飞天展现出繁荣的大唐气象，是唐代飞天的代表作之一。

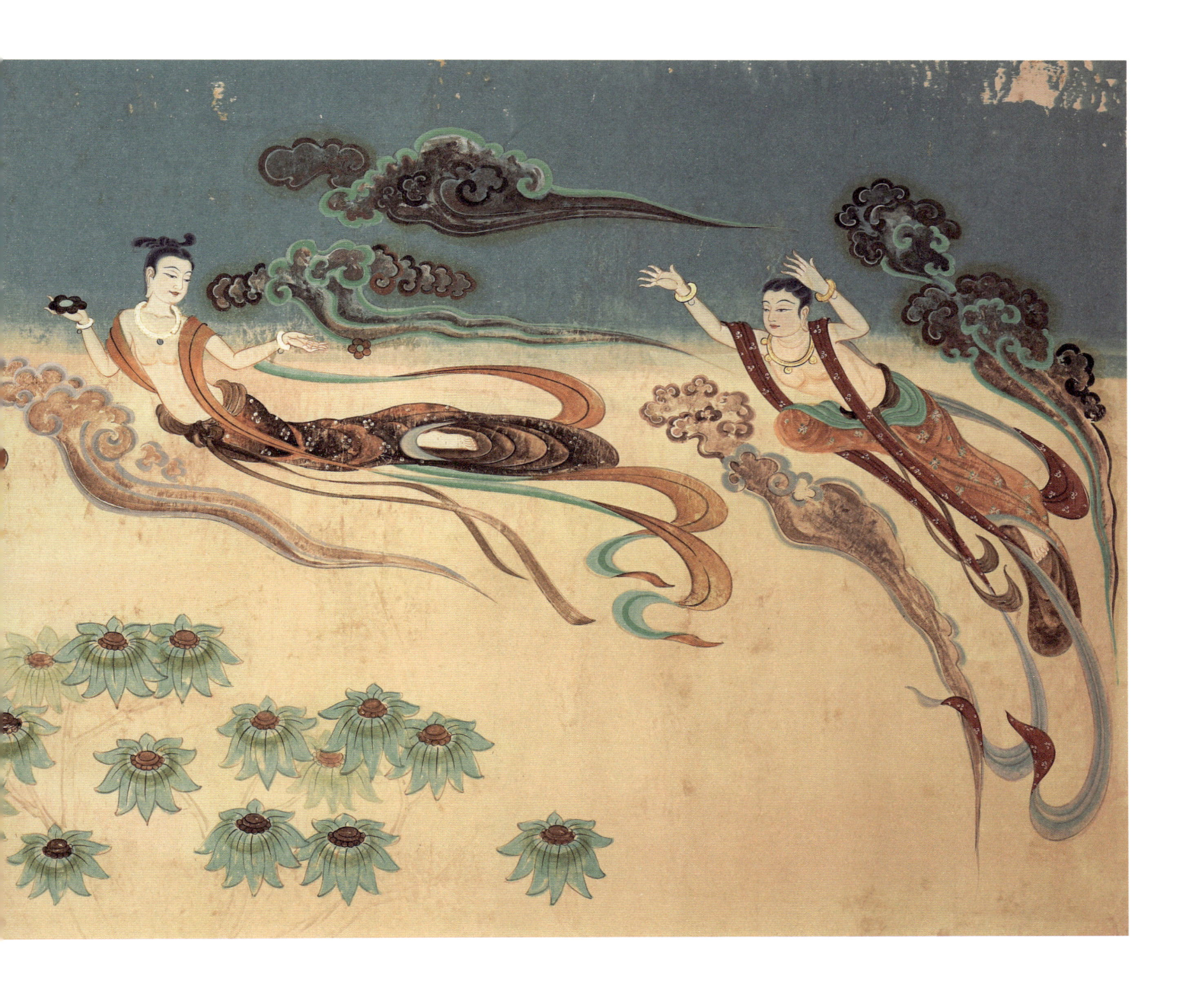

[盛唐]

莫高窟第 405 窟

持柳观音菩萨　（高山修正临摹）

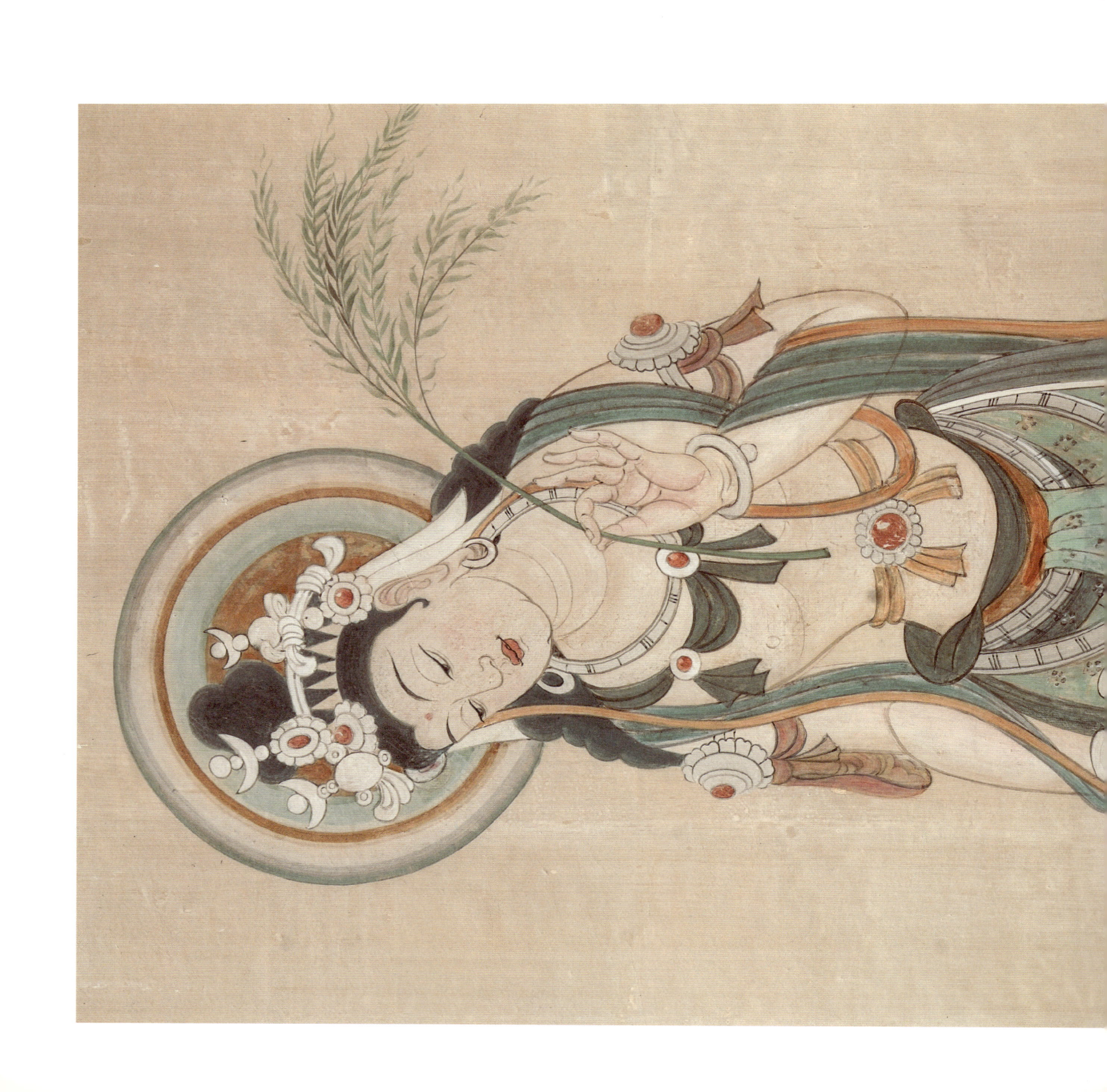

画面中的观音光脚直立，左手持柳，右手执一净瓶，观音身体微微倾斜，眼神似放在手中的净瓶上，神情悠然。画面中以绿色元素偏多，给人一种和谐宁静的感受。

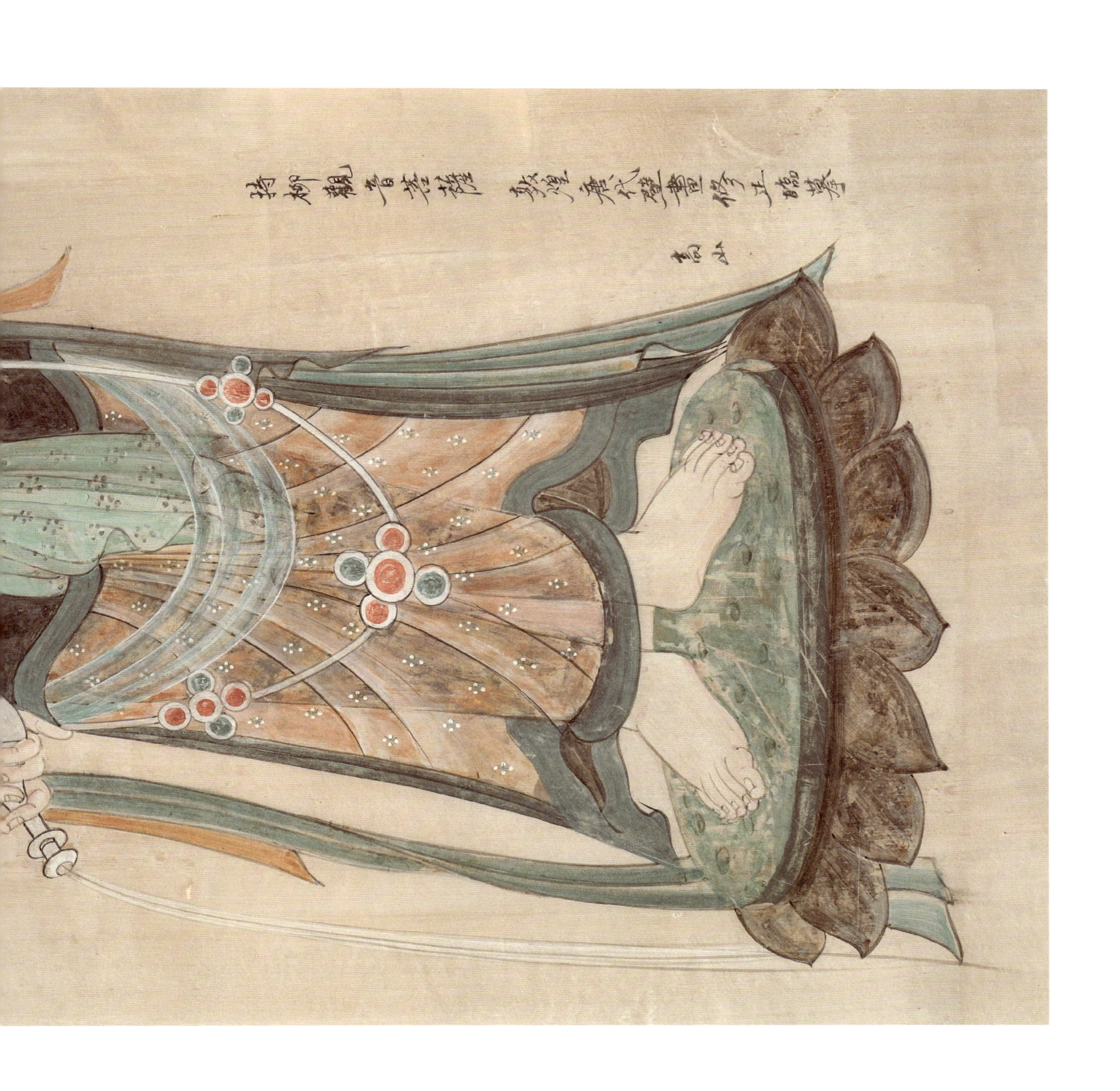

[盛唐]

莫高窟第 445 窟

南壁小殿 （石凌歌临摹）

该画描绘了佛国世界"极乐净土"的太平盛世之状，五位尊者站于殿前，屋顶鸱尾处清晰刻画拒鹊形象，笔触翔实。

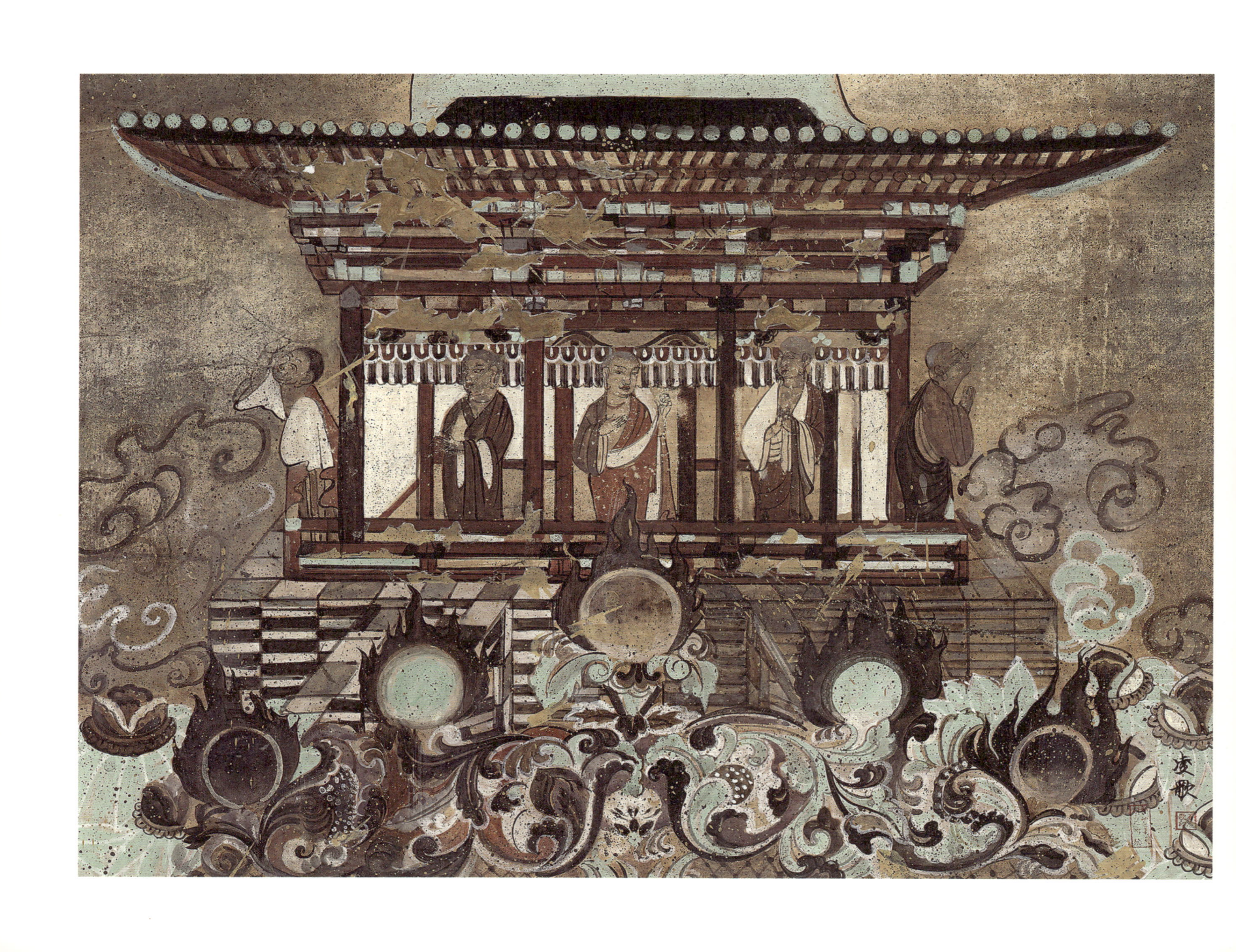

[盛唐]

莫高窟第 445 窟

男剃度 （李金萍临摹）

画面中两位被剃度者正襟危坐，剃度法师持刀做削发状，侍者或跪前捧持法具，或立侧手捧袈裟，其表情各异，或窃窃私语，或虔诚，或低眉，或安详，或冥思，形象生动逼真。

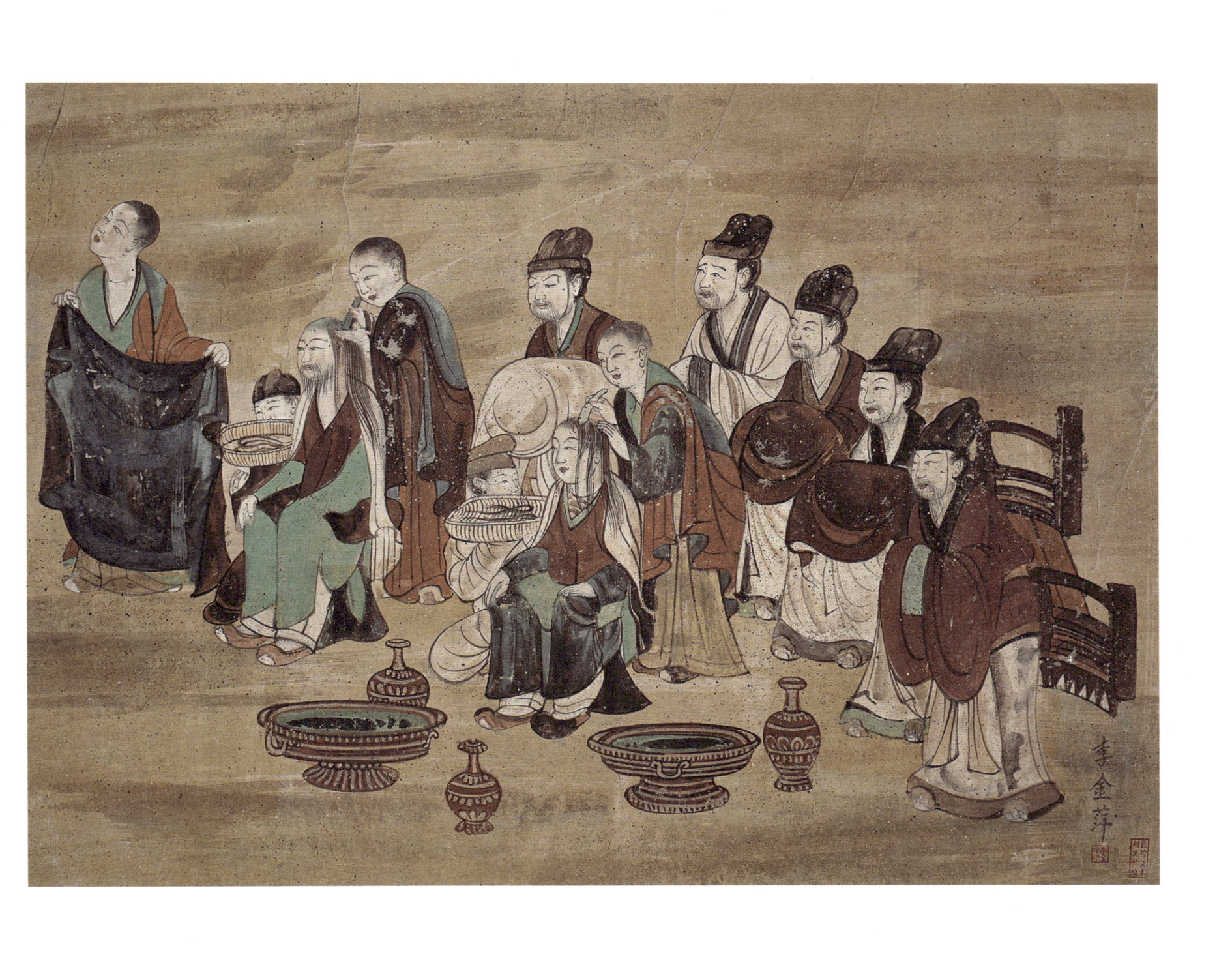

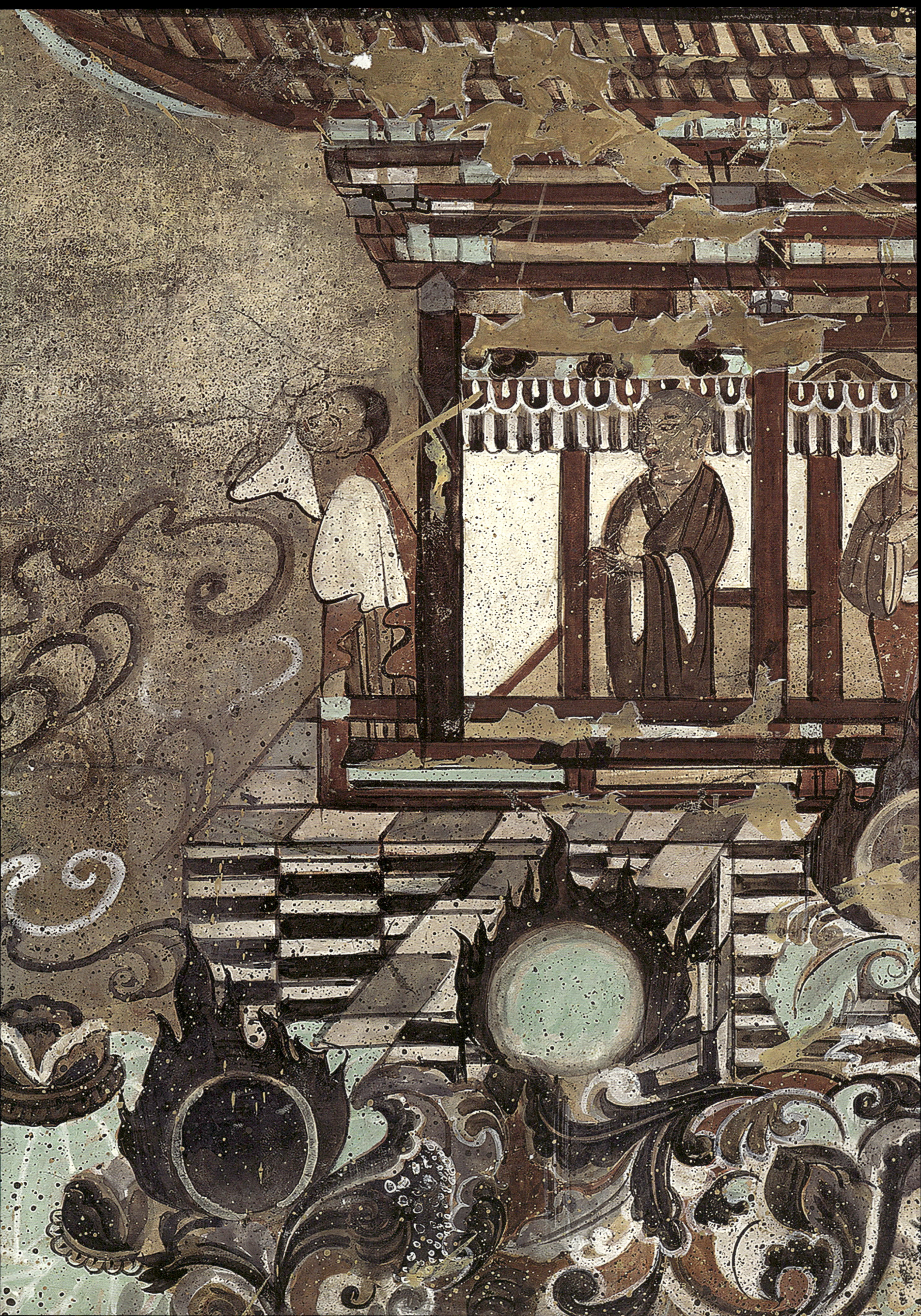

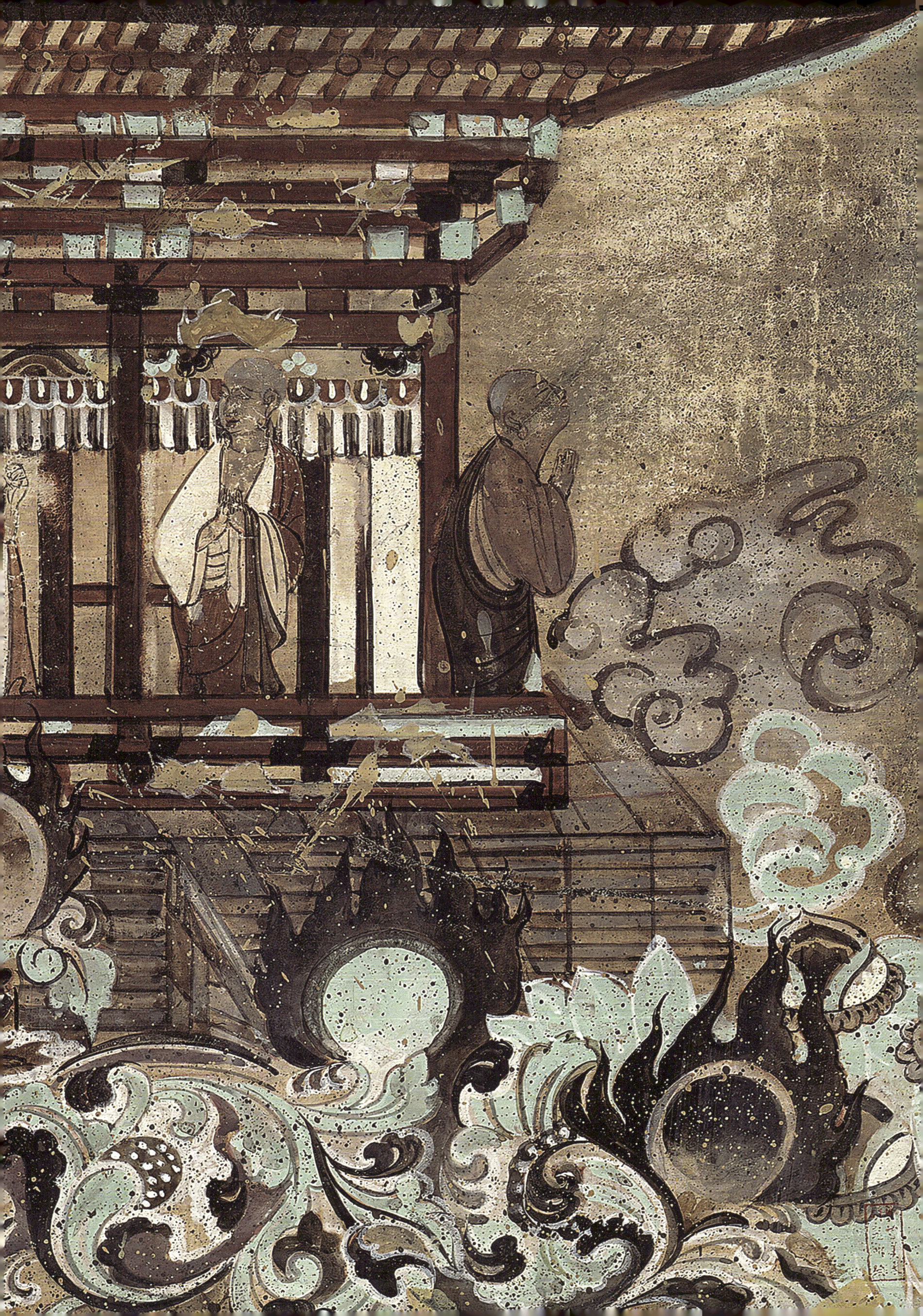

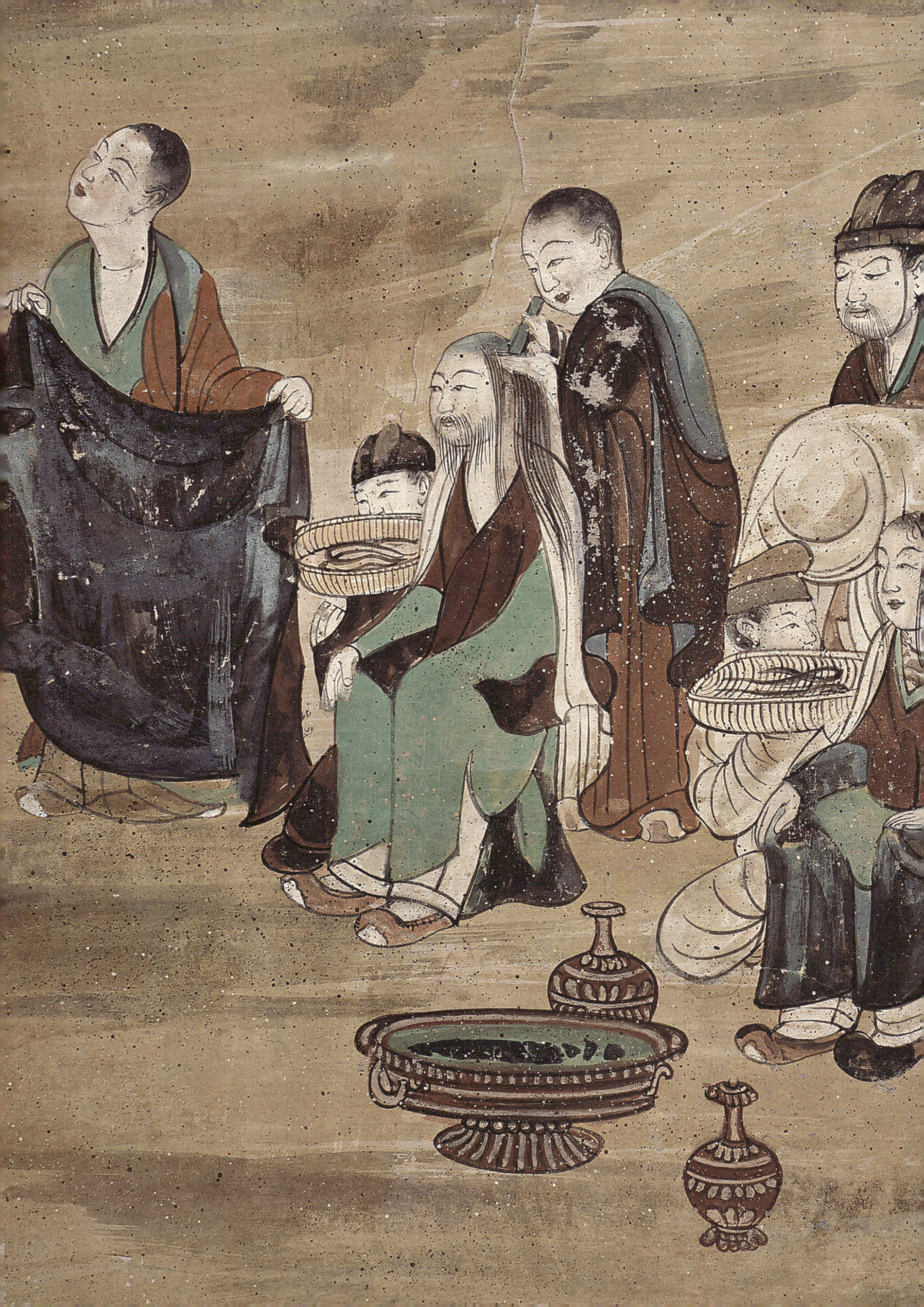

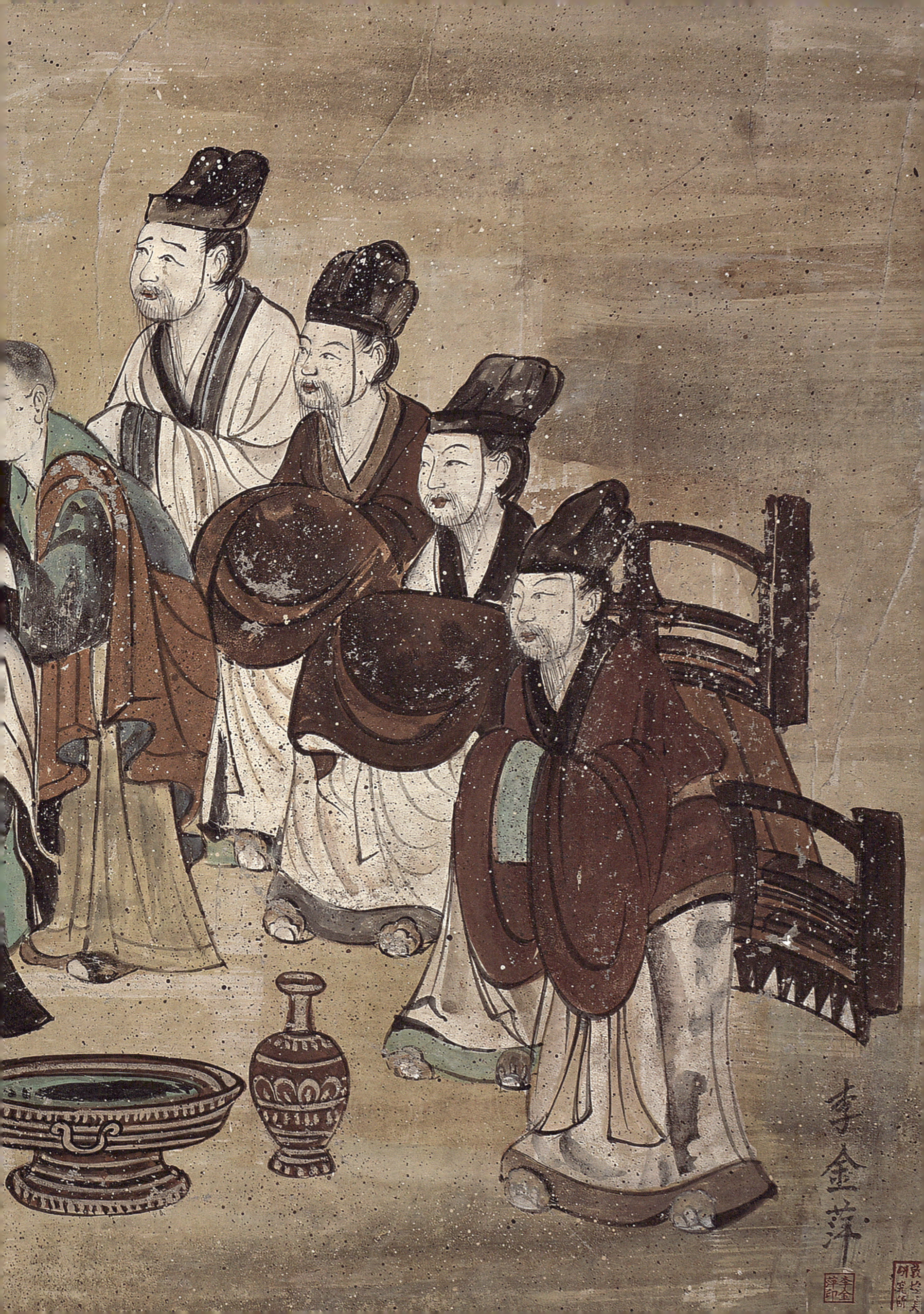

李金萍

莫高窟第 446 窟

[盛唐]

圆亭与阁道 （金子欣临摹）

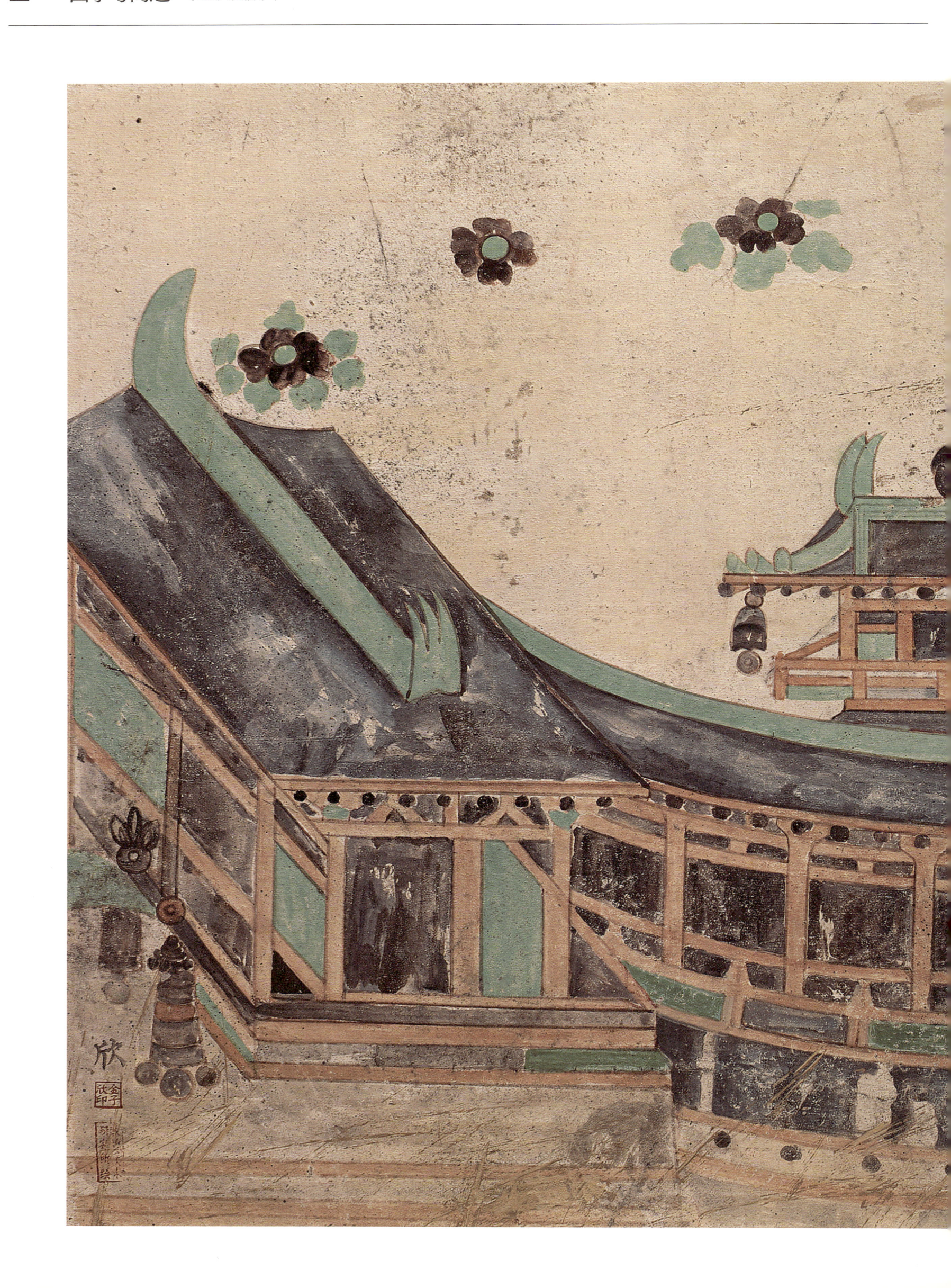

画面中圆亭为双层建造，亭为六角，设有六柱，亭角有宝珠作装饰，绿角红柱，尽显圆亭的秀美轻灵。楼阁天宇之间交错连接，布局精巧。朵朵飞花漫布于空中，给人以神秘祥和之感。

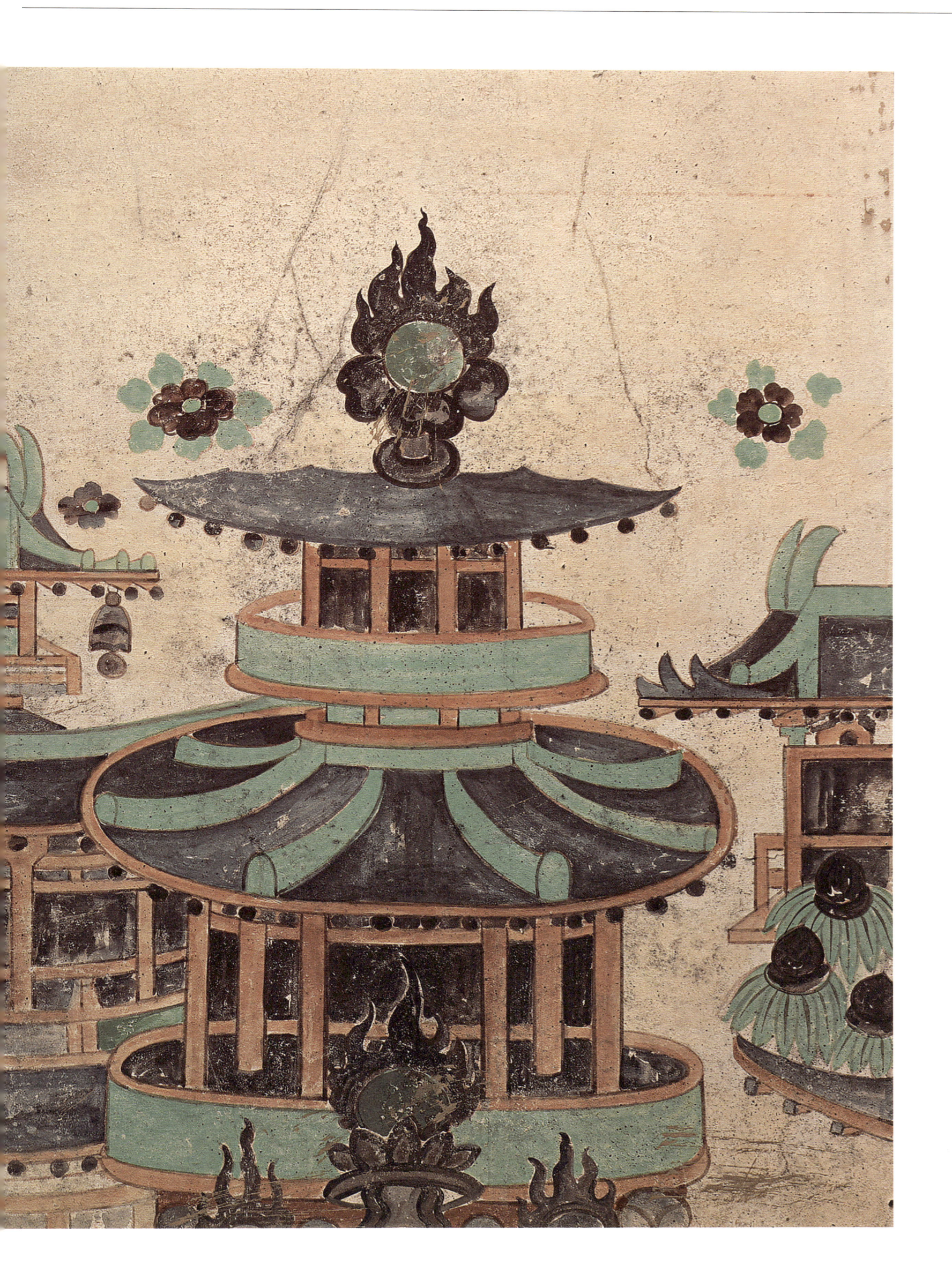

[中唐]

榆林窟第 015 窟

伎乐天（李金萍临摹）

此身伎乐天头戴宝冠，束高髻，戴金饰项圈，着长裙，飘带飞舞。一手持凤首弯琴，一手拨弦奏乐，神情恬静淡雅。画面设色典雅，赭红与石青配合协调，尽显飞天灵动之美。

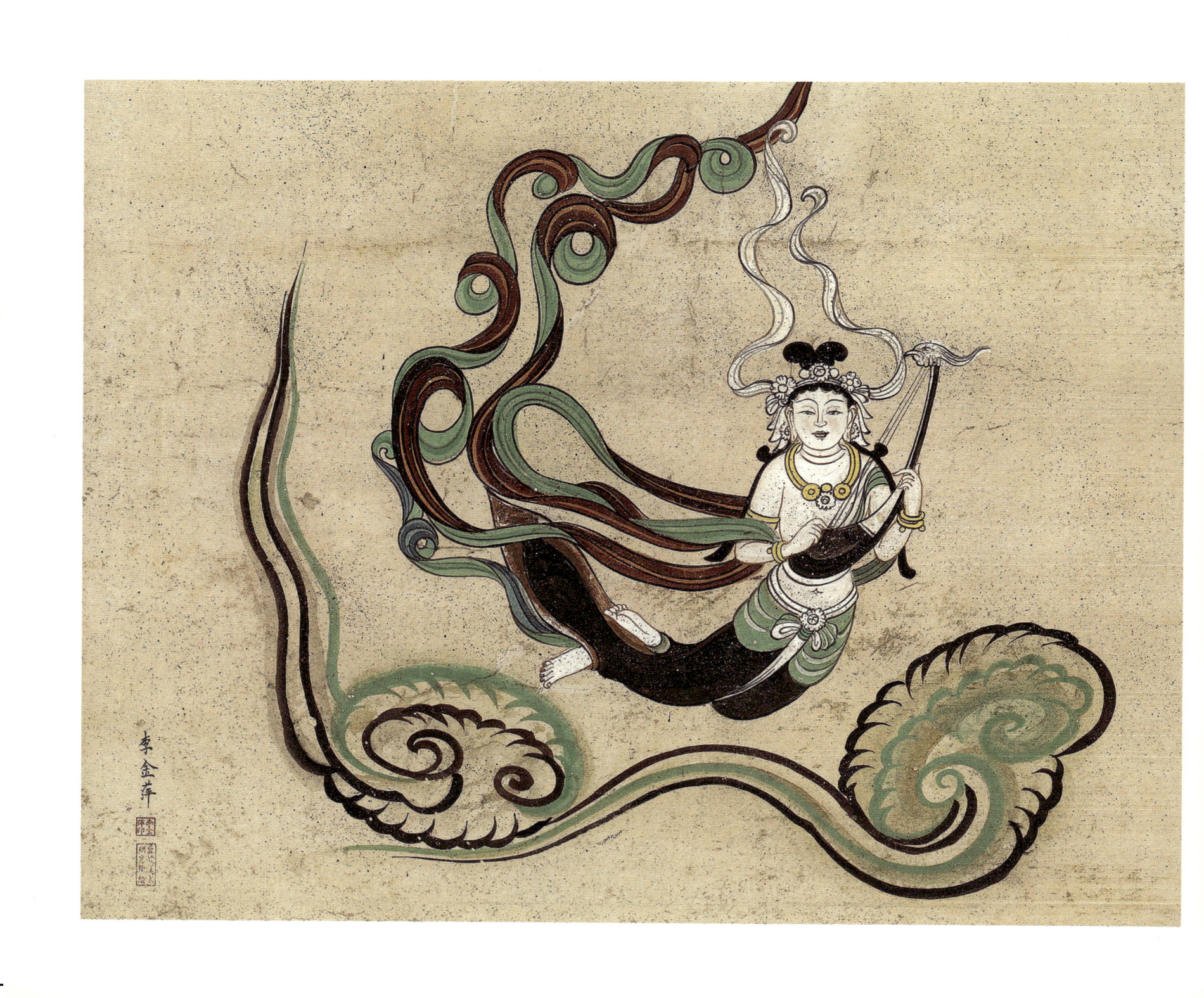

[中唐] **榆林窟第 015 窟**
击鼓飞天（金子欣临摹）

此身飞天头戴宝冠，金饰臂钏装饰于脖颈臂腕之上，富贵华丽。飞天面相丰润，肌肤白皙，极具唐代特色。其手拿鼓槌，敲打鼓面，铿锵有力。画面设色清丽淡雅，构图丰富，表现出飞翔的自由与欢畅。

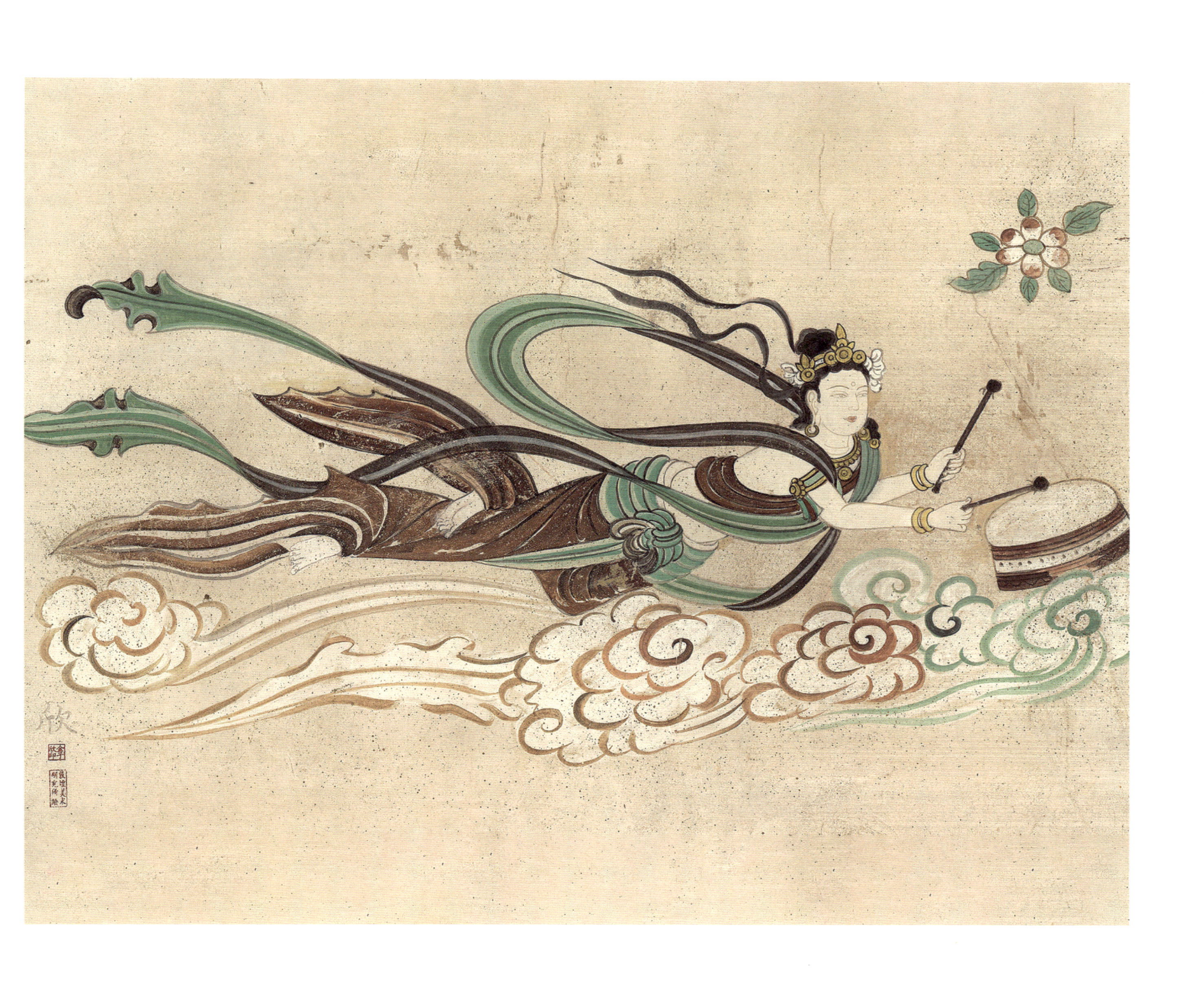

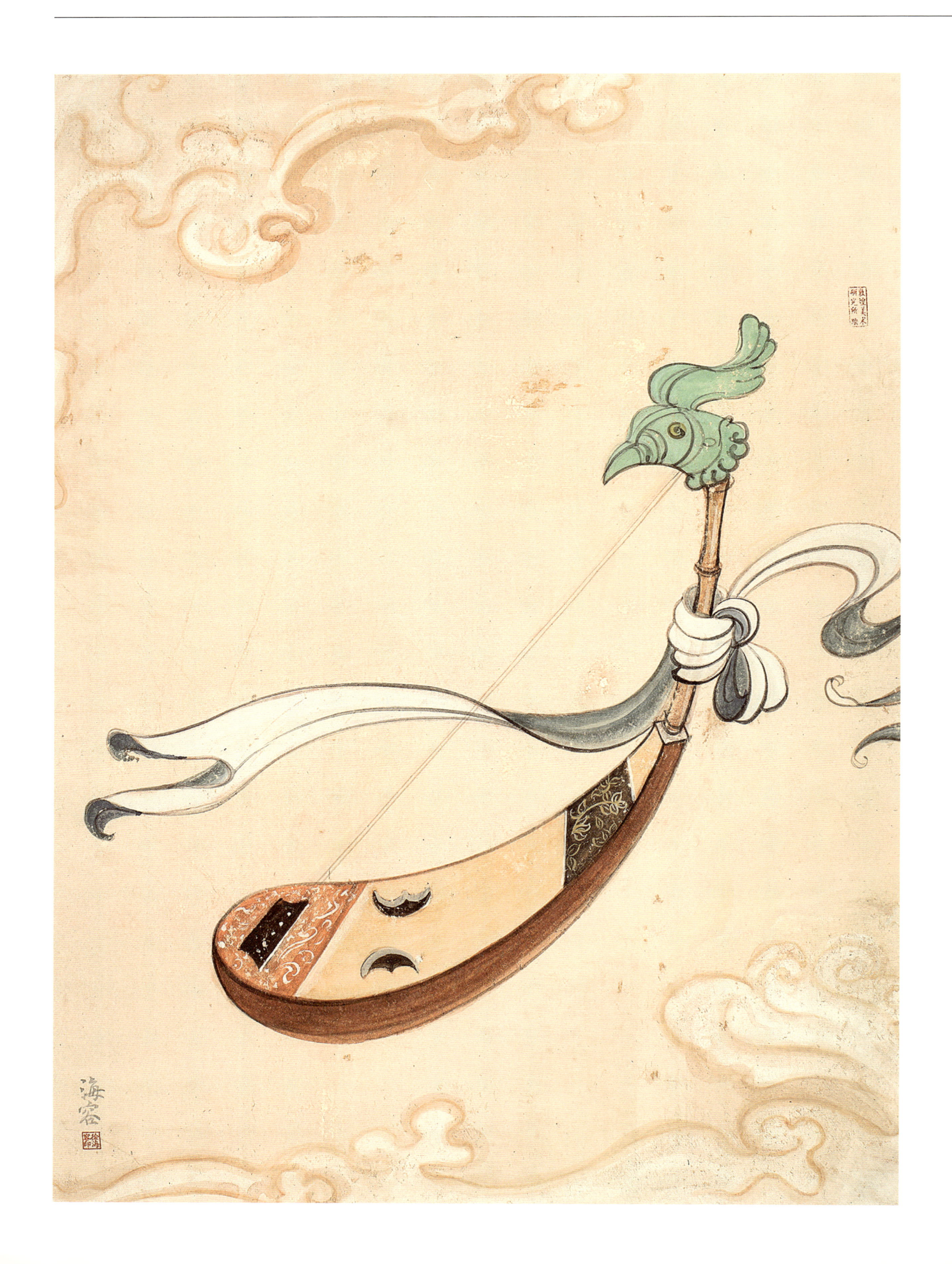

[中唐] **榆林窟第 015 窟**
不鼓自鸣之凤首琴 （徐海容临摹）

"凤首琴"因其顶部凤首装饰而得名，琴颈弯曲系彩带，似艳凤翩翩飞舞。

[中唐]

榆林窟第 015 窟
不鼓自鸣之弯颈琴 （徐海容临摹）

弯颈琴为琵琶和箜篌相结合的造型，头多为凤首装饰，共鸣箱如琵琶。弹奏时，将弯颈琴横抱于胸前，用手拨或弹，因其根本不具备弦乐器的发音构造条件，学界认为只是画师的艺术构思。

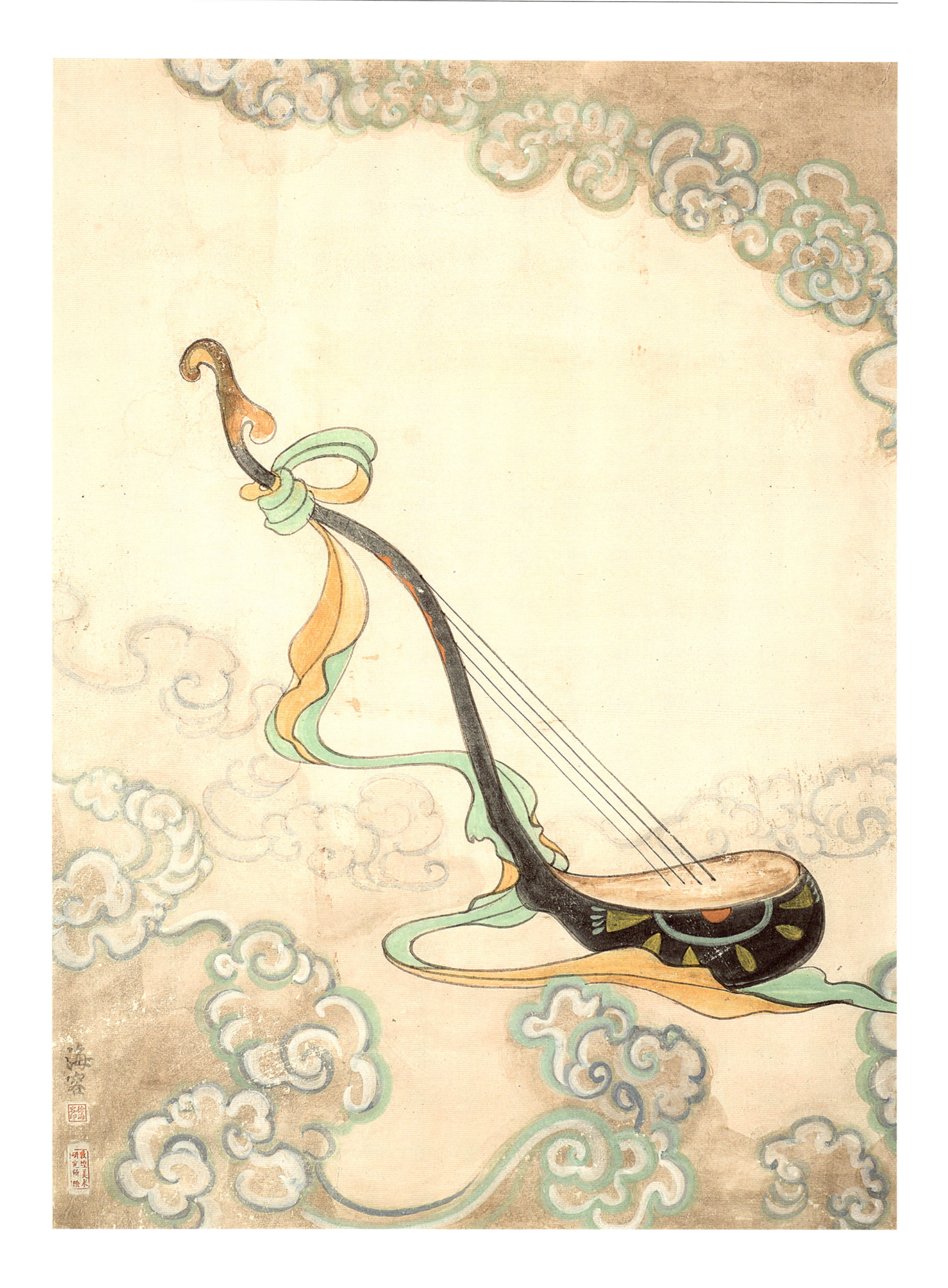

[中唐] **榆林窟第 025 窟**
弥勒经变 （高山修正复原临摹）

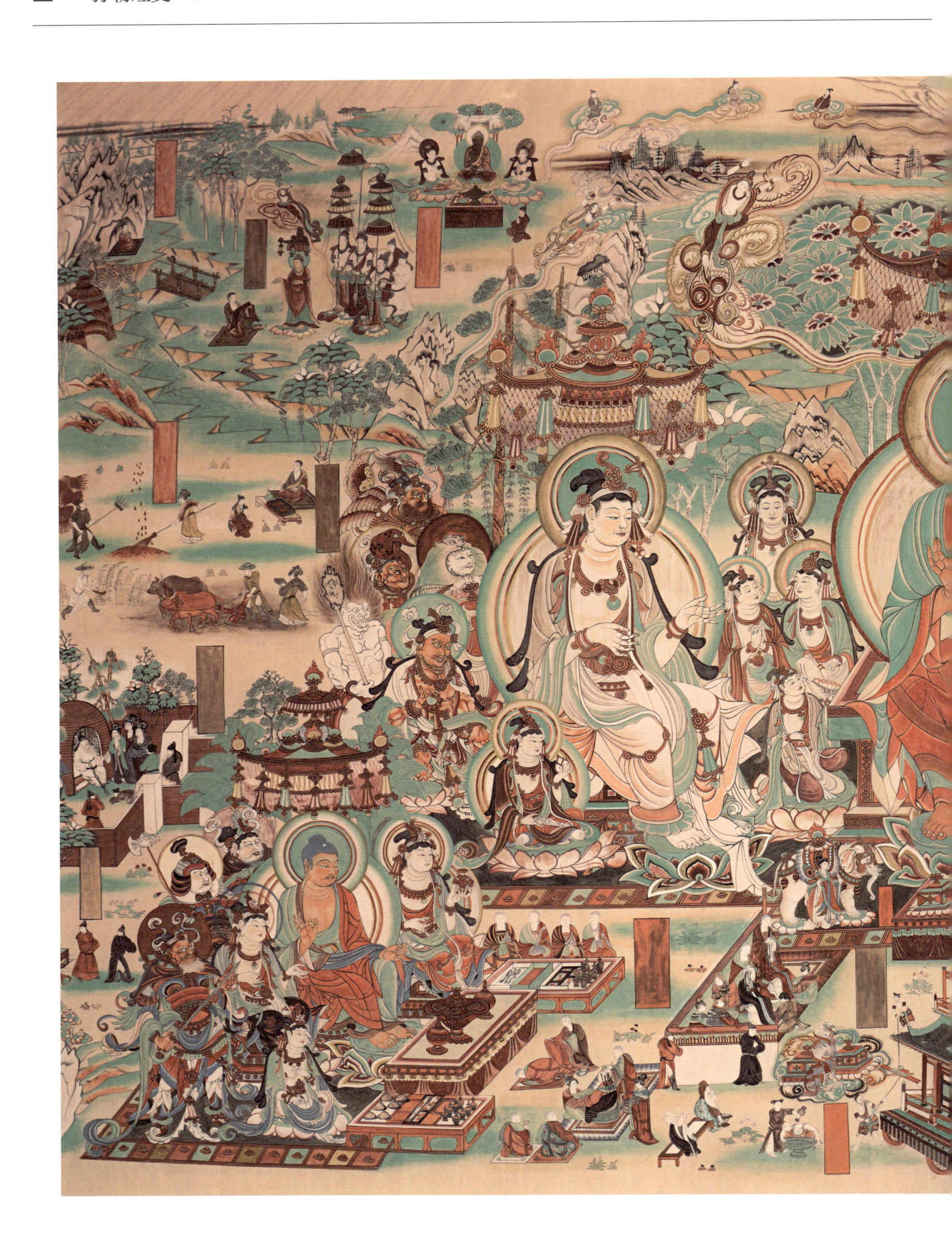

该画作是依据《佛说弥勒下生成佛经》而绘制，画面正中心展现的是弥勒在龙华树下成道后的三会说法，其他画面部分皆为世间种种美好。

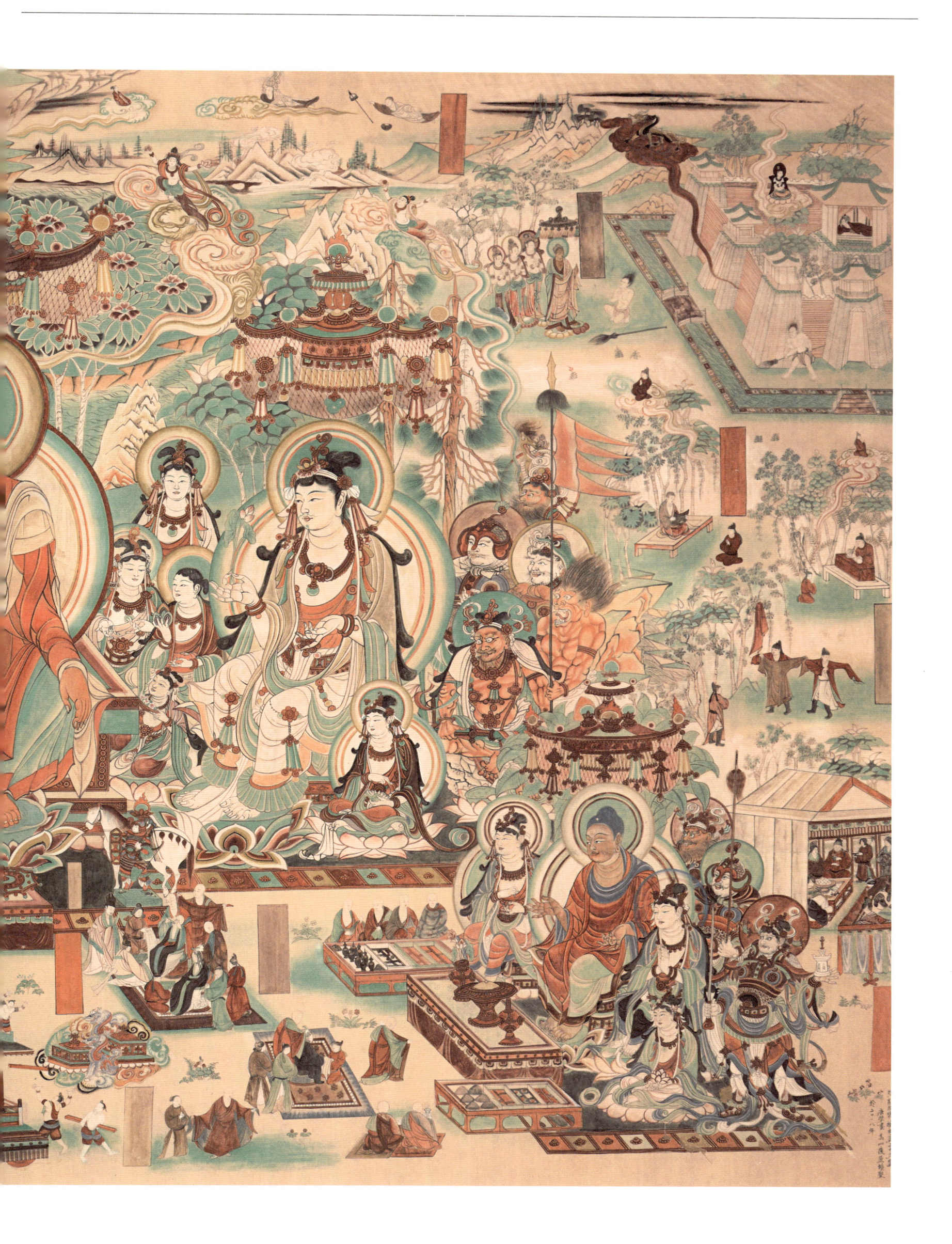

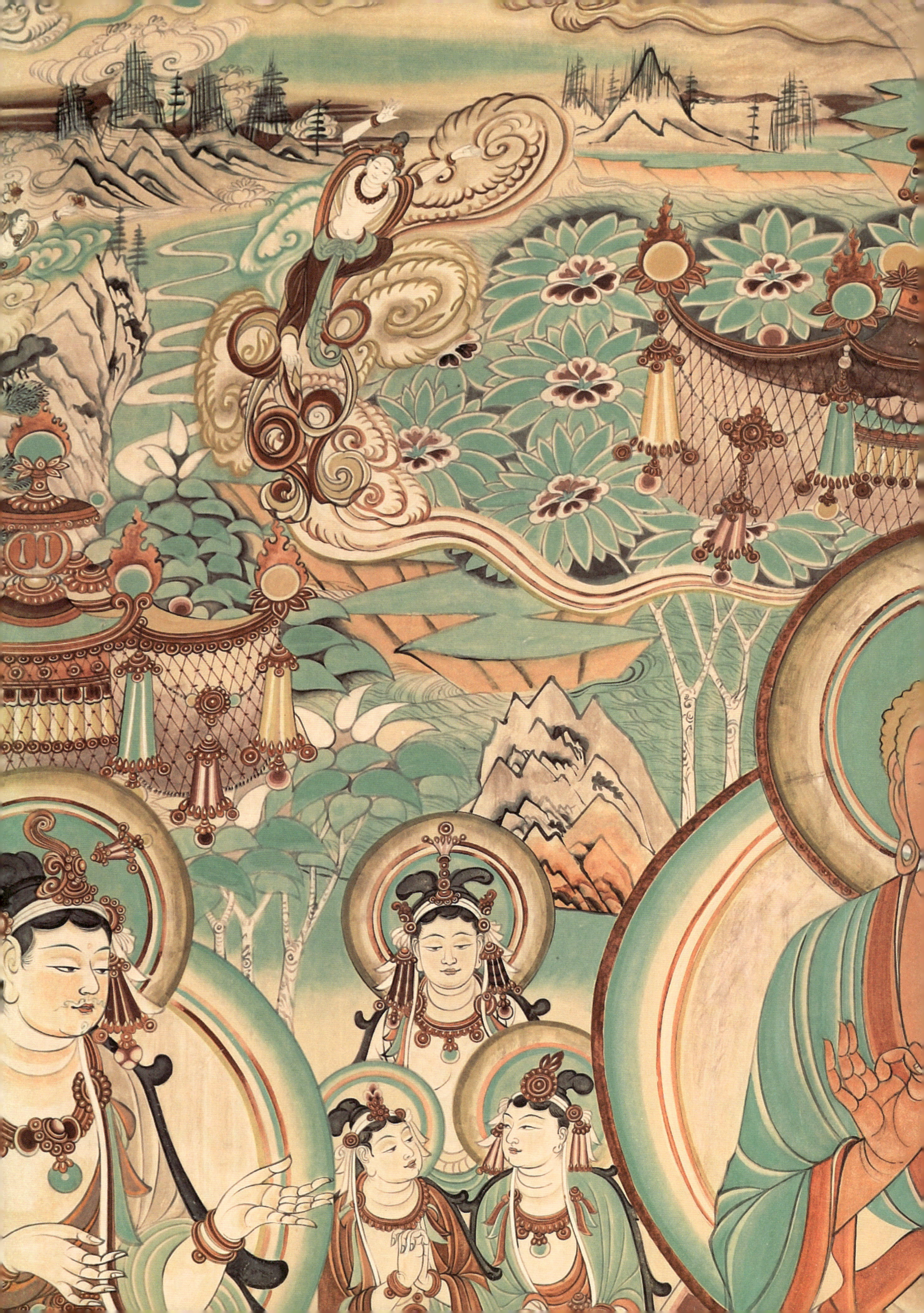

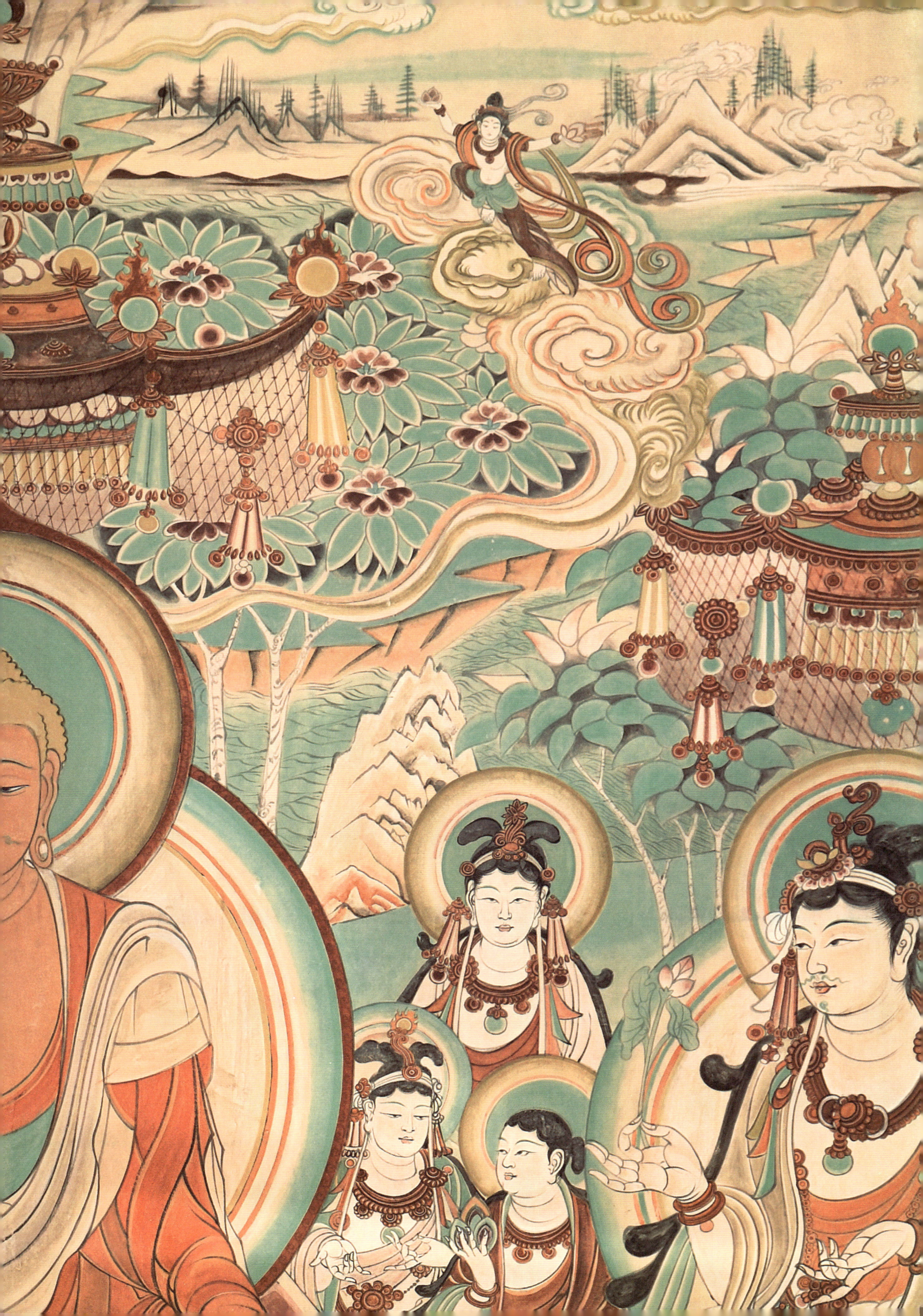

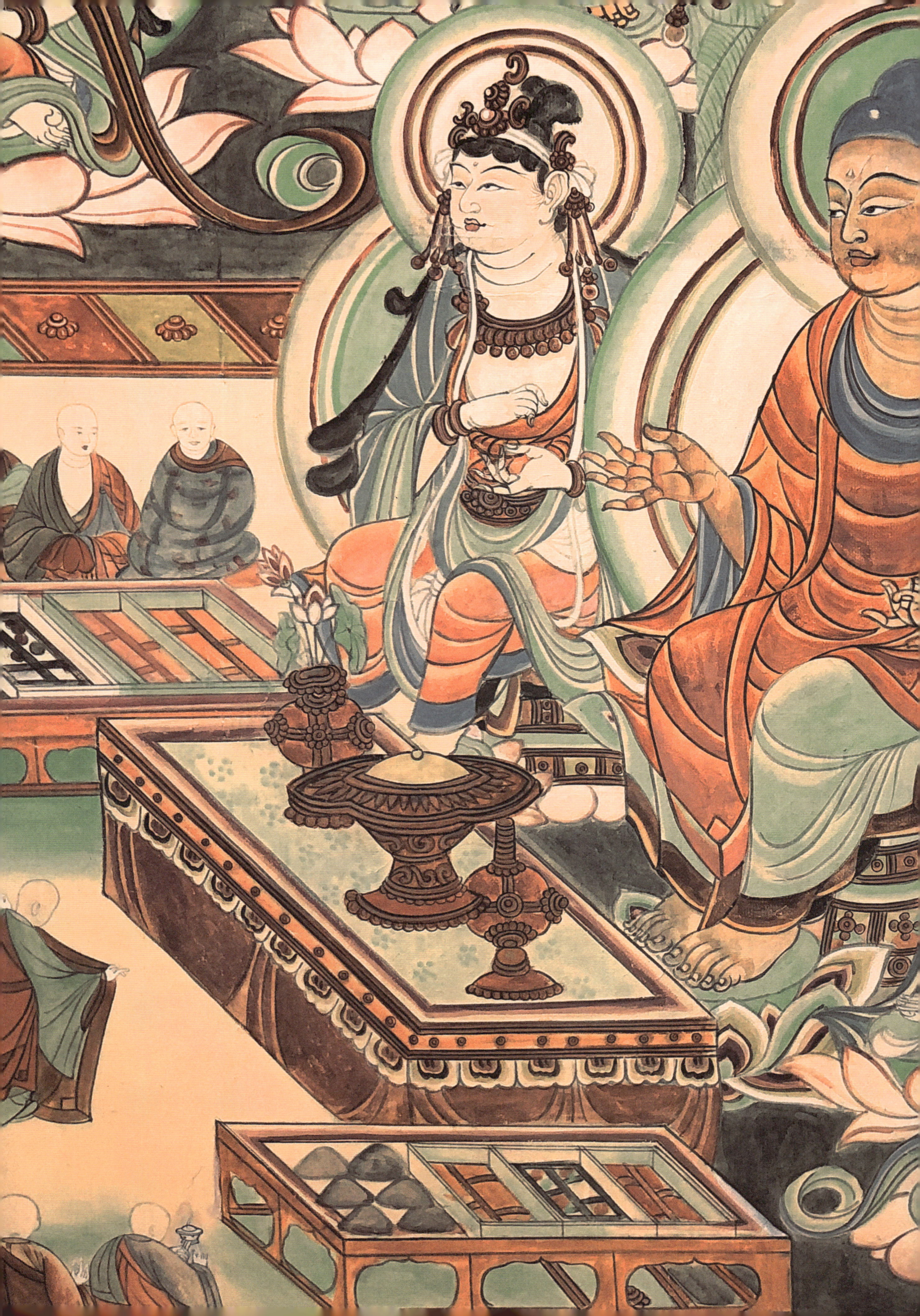

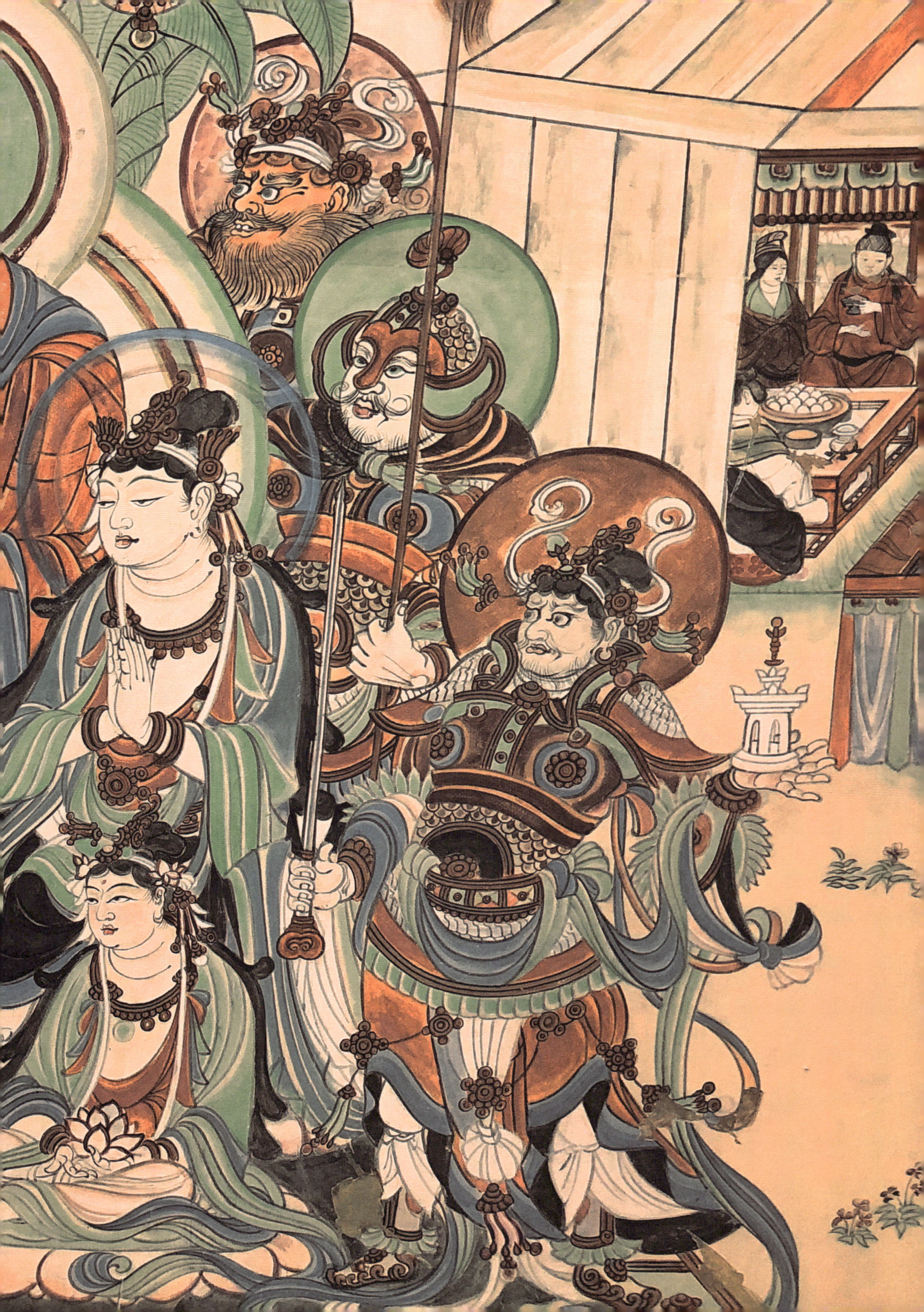

[中唐]

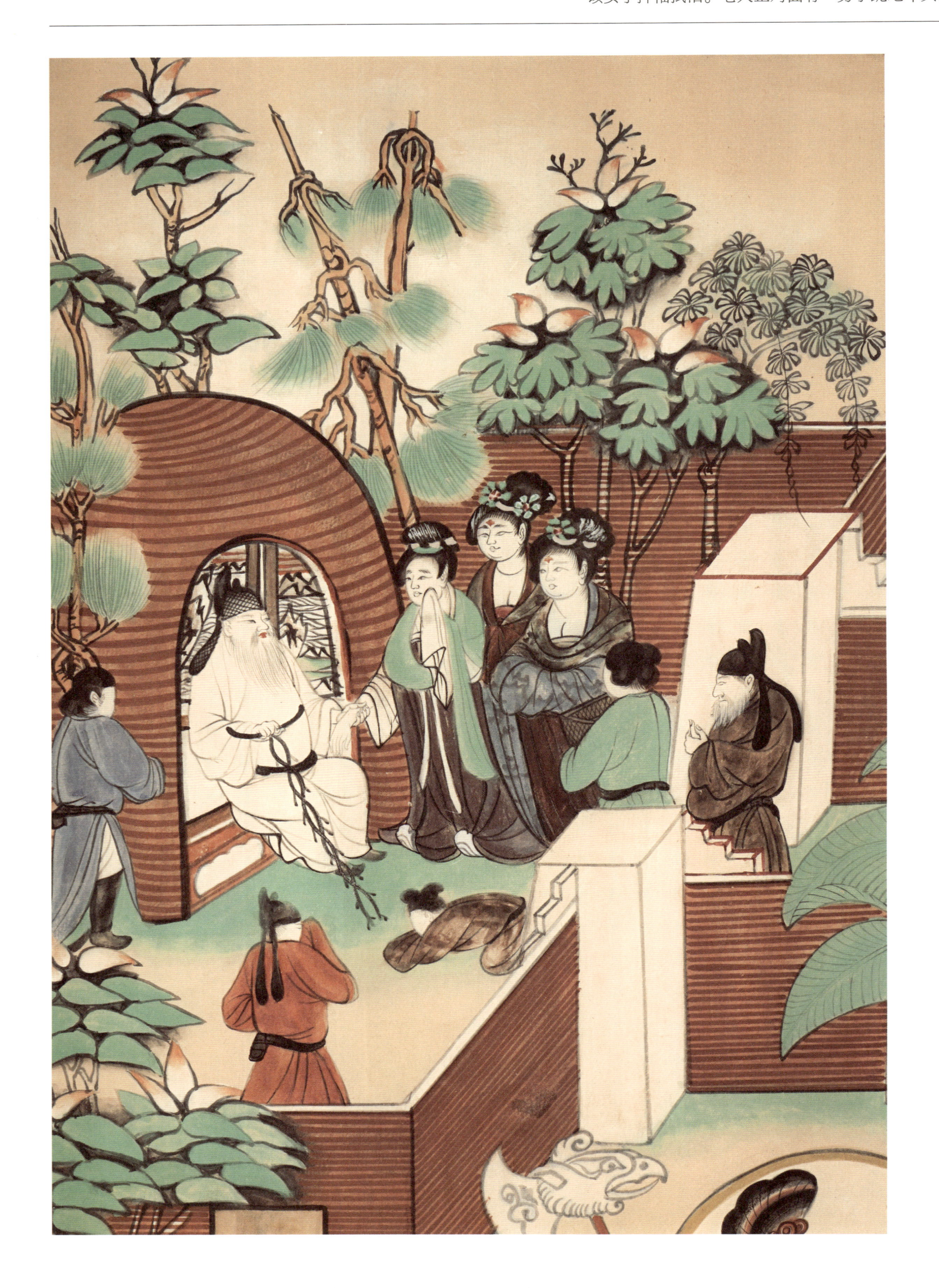

榆林窟第025窟
弥勒经变局部—入墓告别　（高山修正复原临摹）

画面展示的是一个唐朝的墓园，墓道伴着围墙，围着中间的帐房，帐房中有一老人坐在胡床上，头戴透额罗幞头，着白衫、乌靴，右手持杖，左手拉着一女子的手，该女子挥袖拭泪。老人正对面有一男子跪地叩头。

[中唐]

榆林窟第 025 窟
弥勒经变局部—五百岁始婚嫁图 （高山修正复原临摹）

该画面展现的是五百岁始婚嫁，描绘的是一帐房内发生的故事，帐内宾客对座，餐具和食物摆满婚案，头戴透额罗幞头的主宾正在接受礼拜。

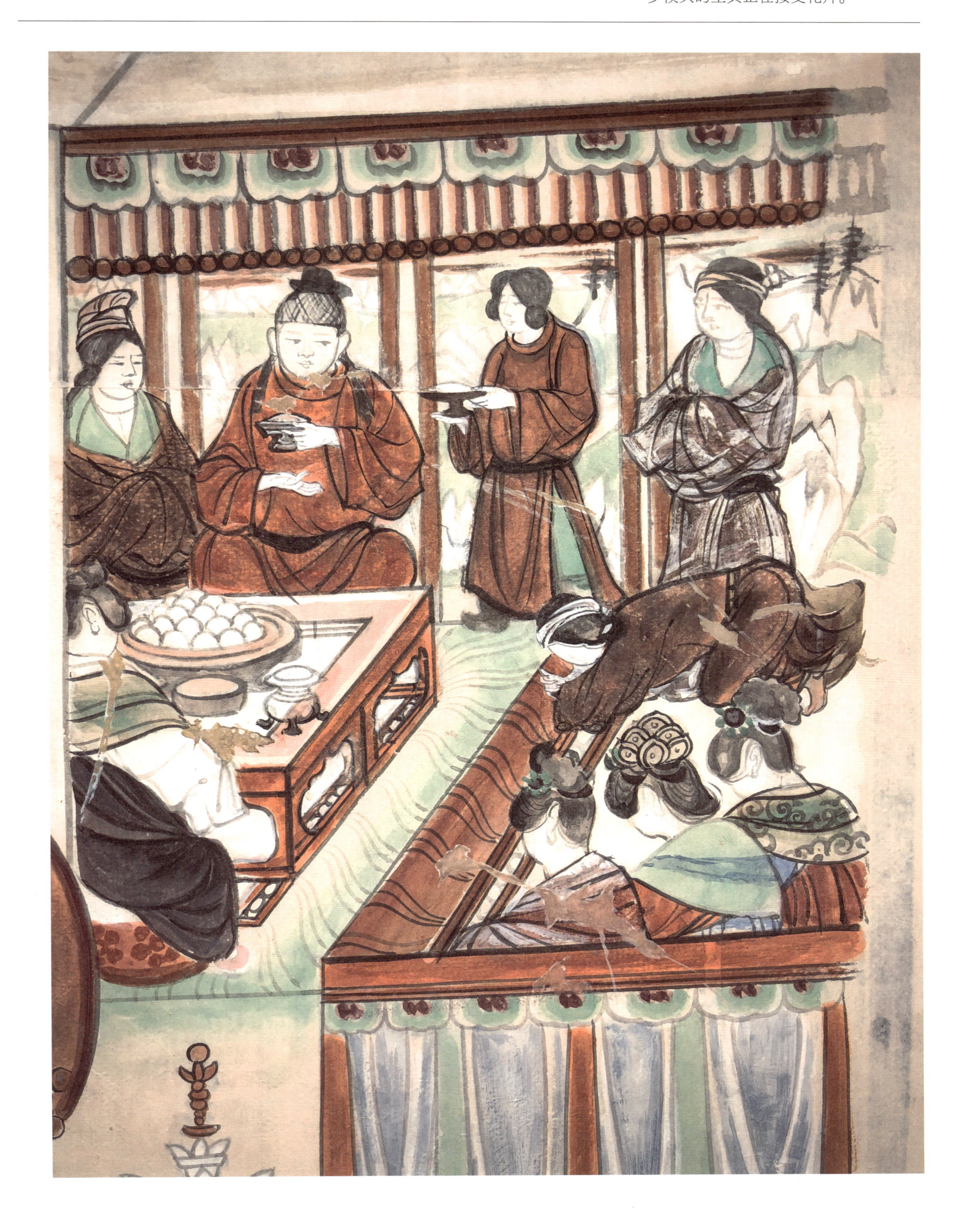

[中唐]

榆林窟第 025 窟
观无量寿经变图 （高山修正临摹）

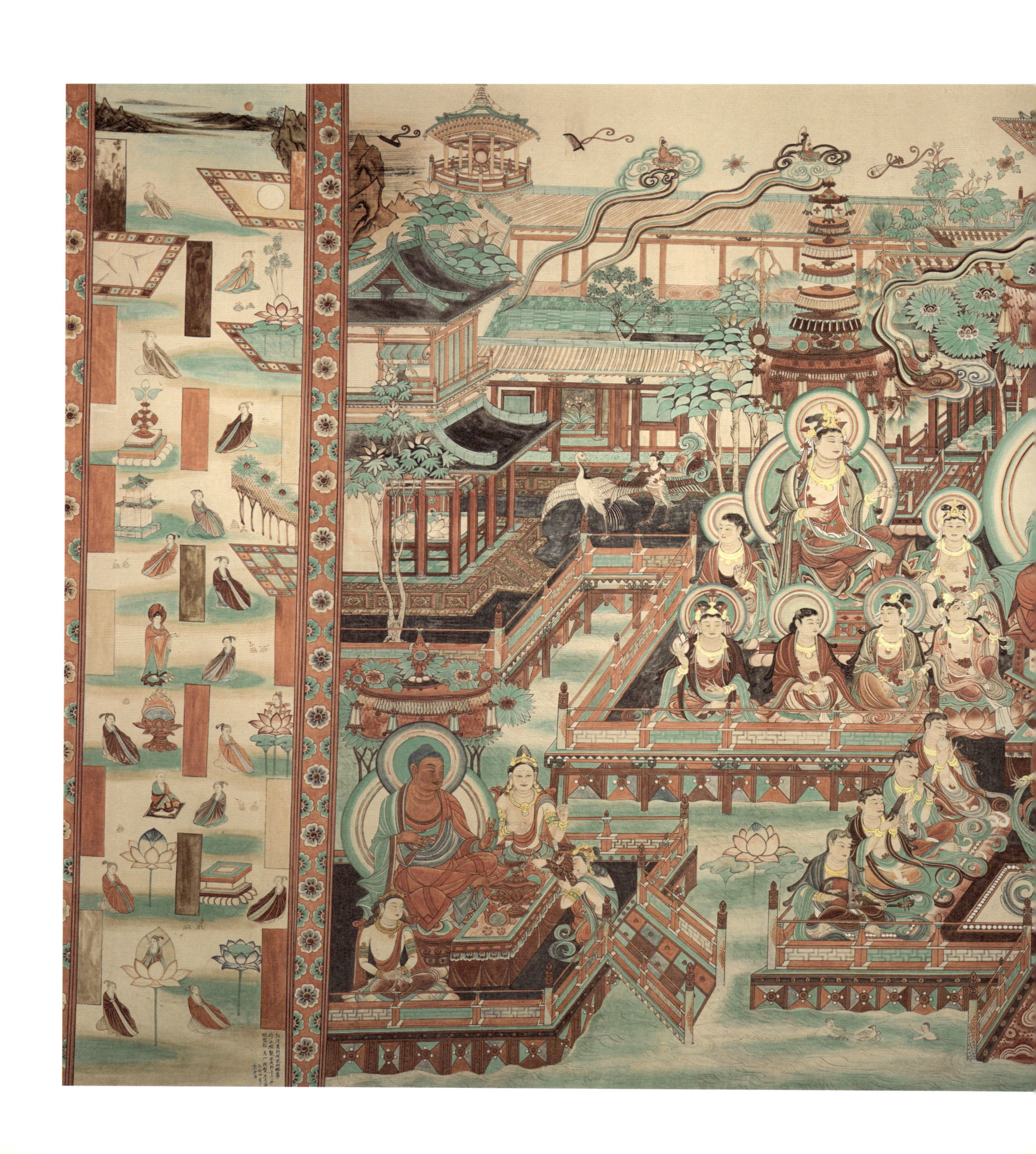

此作品为盛、中唐之际的代表作,通过成熟的技巧和高度的艺术修养,展现了唐代优秀艺术作品鲜明的民族风格。此画线条纯熟、委婉自然,线的主次、墨色的浓淡、起笔收笔、停顿转折,都与人物形体姿态和神情密切相连。敷彩以朱、绿、黄、黑、白为主色,形成温和而厚重的色彩美,特别是人物面相、肉体多以蛤粉平涂,鲜明厚重且略有光彩,色泽历千余年而不变,颇为罕见。

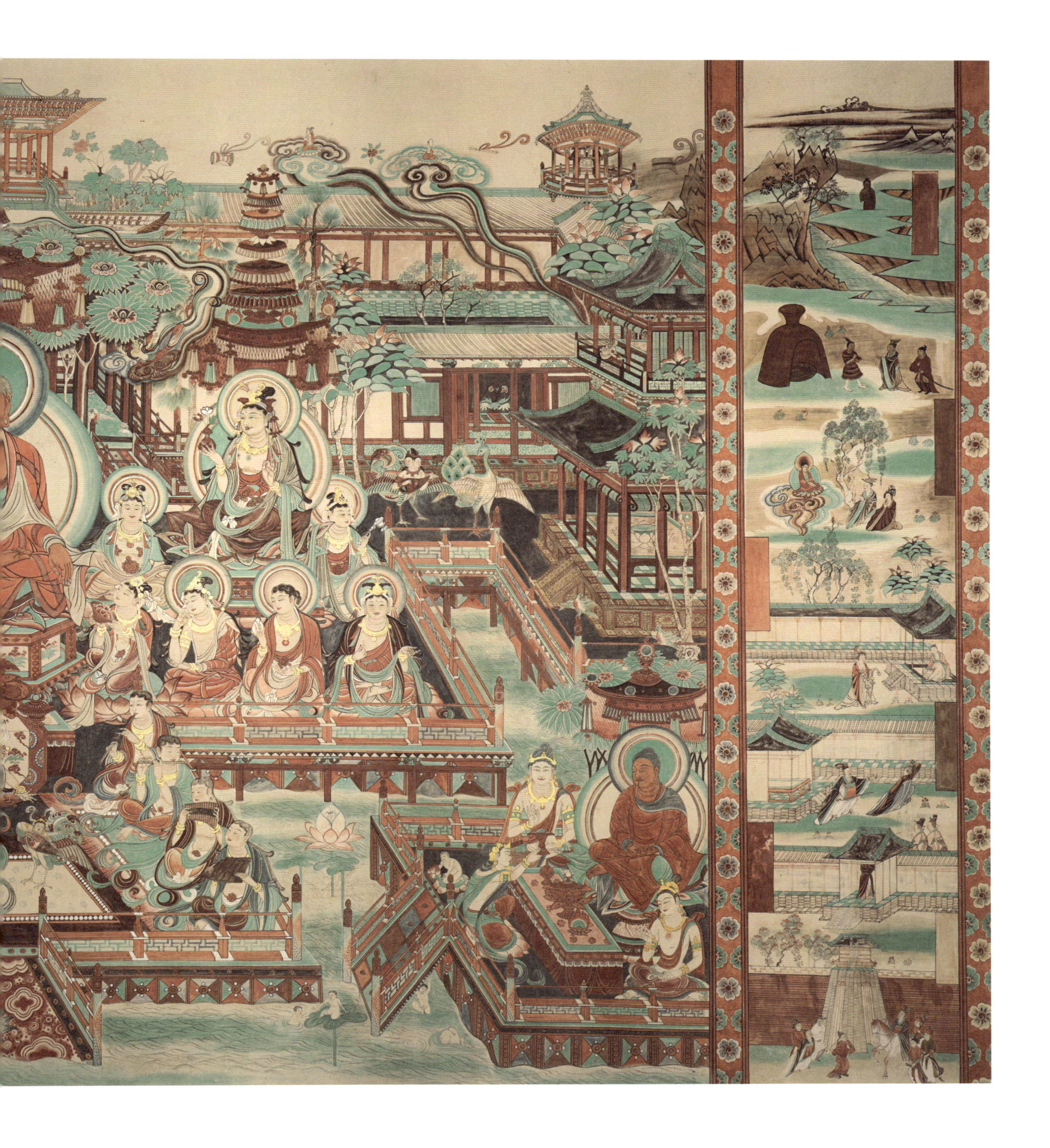

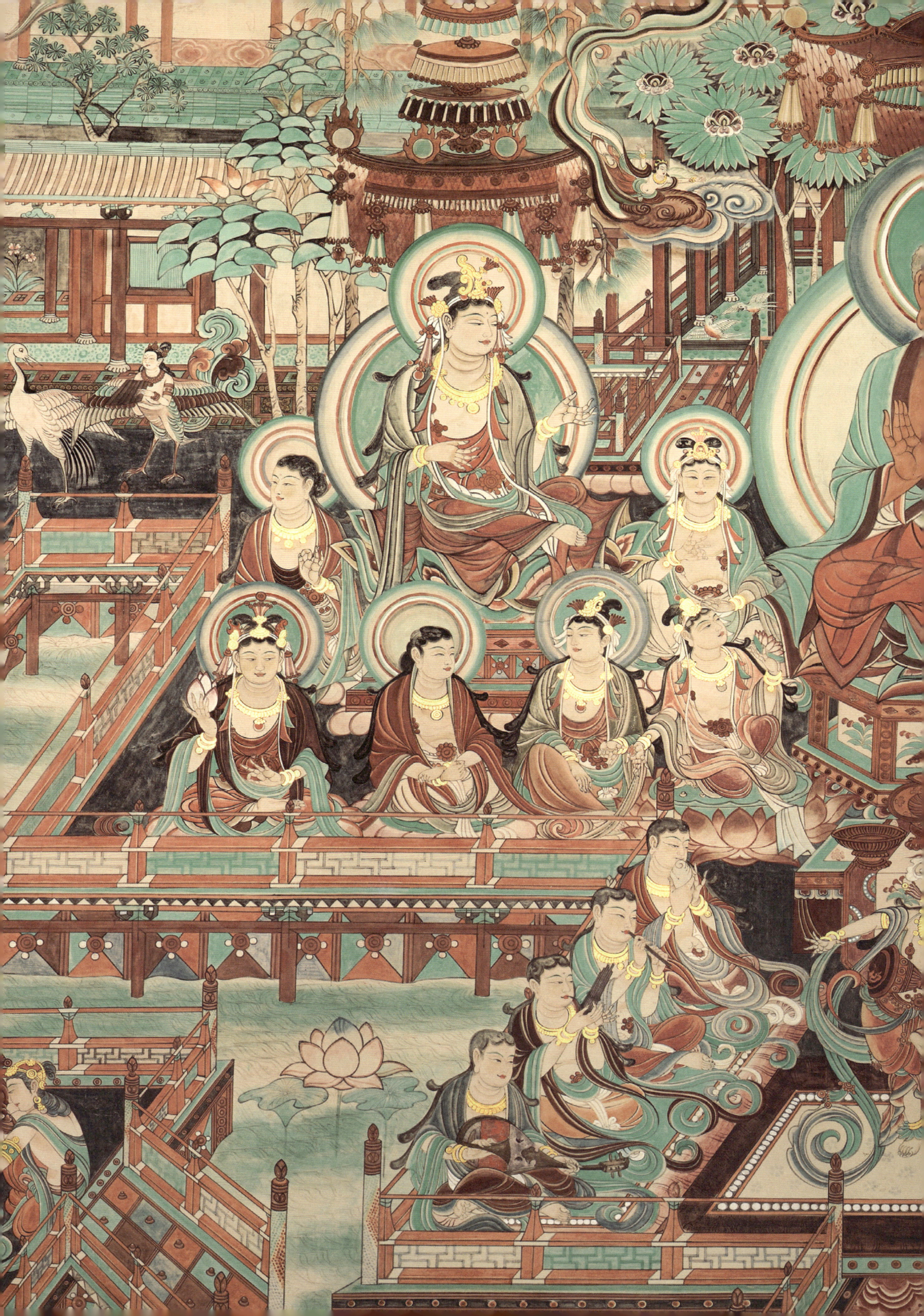

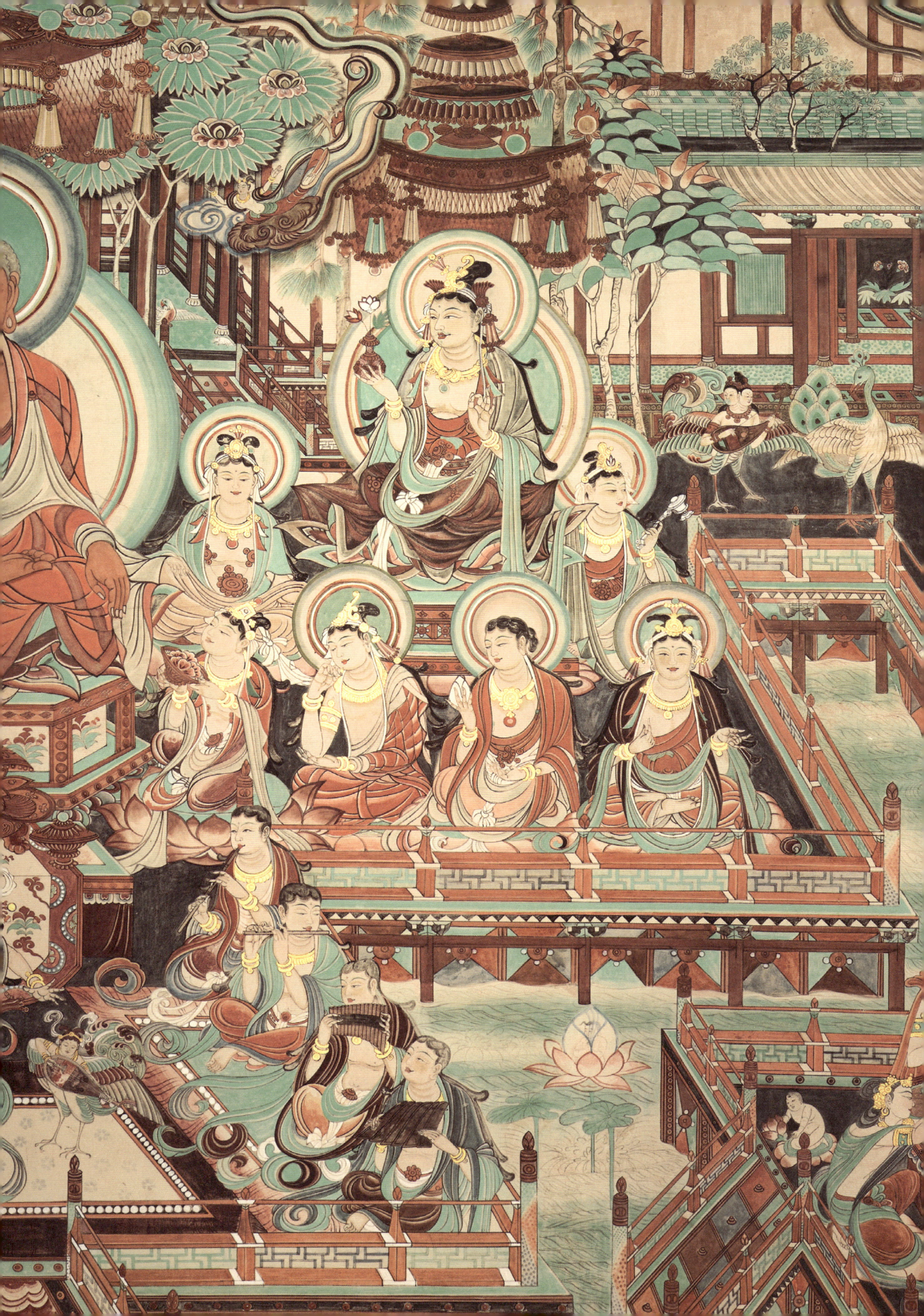

[中唐] **榆林窟第 025 窟**
观无量寿经变局部—舞乐图 （高山修正复原临摹）

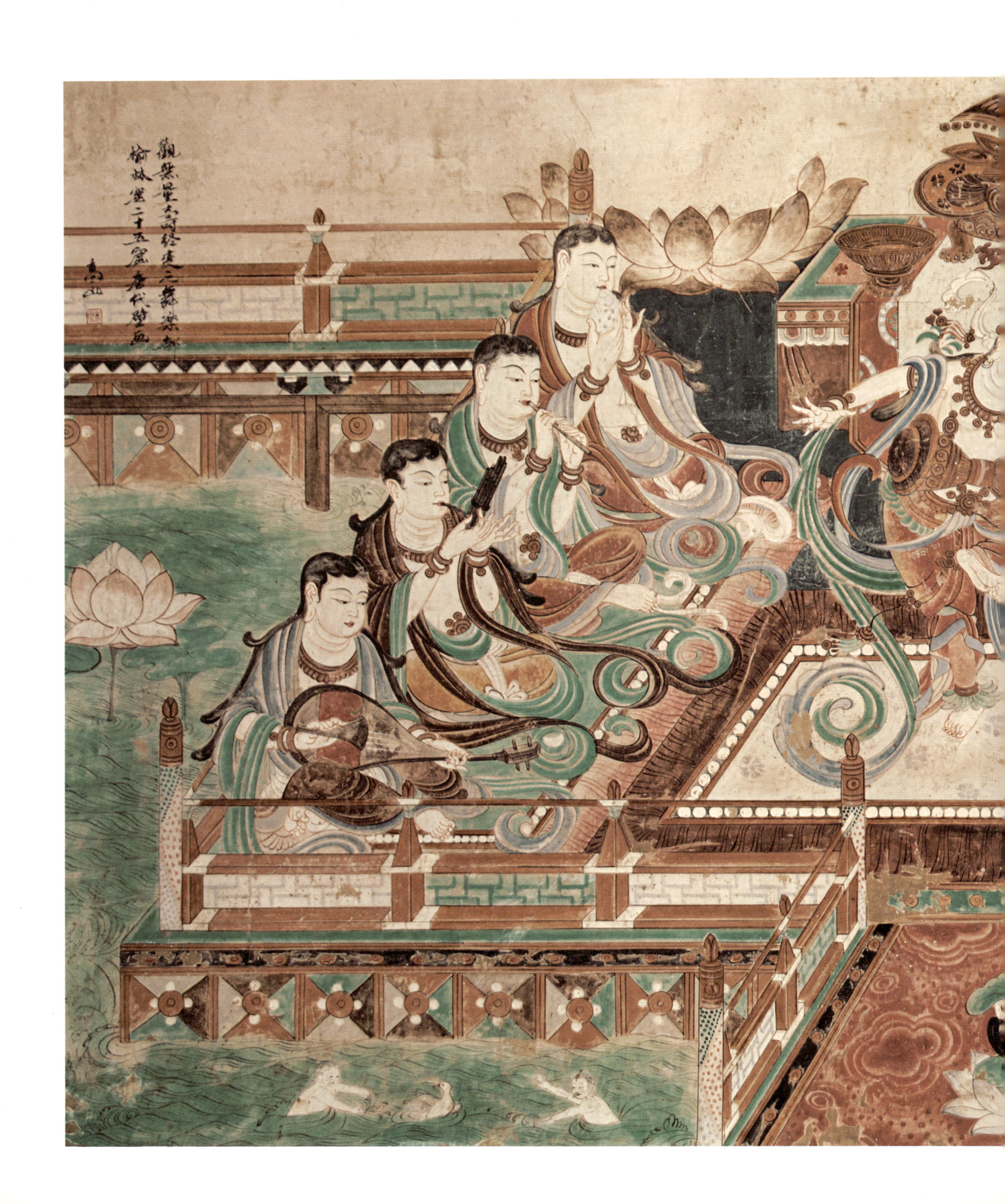

平台上乐队一边四人分列，每人手持一不同乐器演奏法乐；舞伎站在舞台正中央挥臂击鼓，踏脚而舞，巾带旋转，节奏激扬。

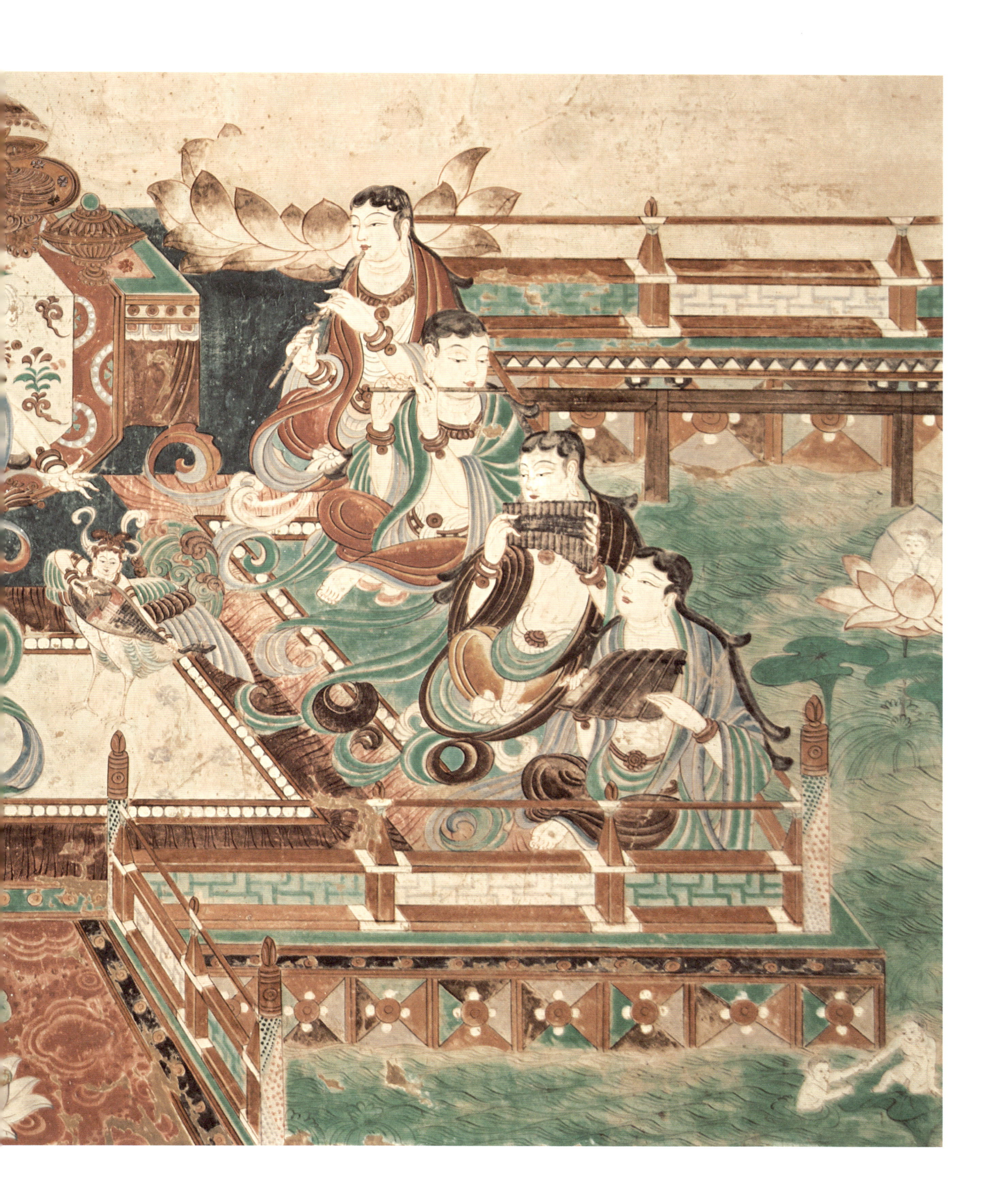

[中唐]

榆林窟第 025 窟
观无量寿经变局部 — 乐舞人 （高山修正复原临摹）

该舞者位于《舞乐图》的中央，跳的是当时被称为"胡旋舞"的舞蹈，在舞台中央旋转跳跃翩翩起舞，展示了极高的技艺，一旁的迦陵频伽（妙音鸟）也来到其身边为其伴奏。

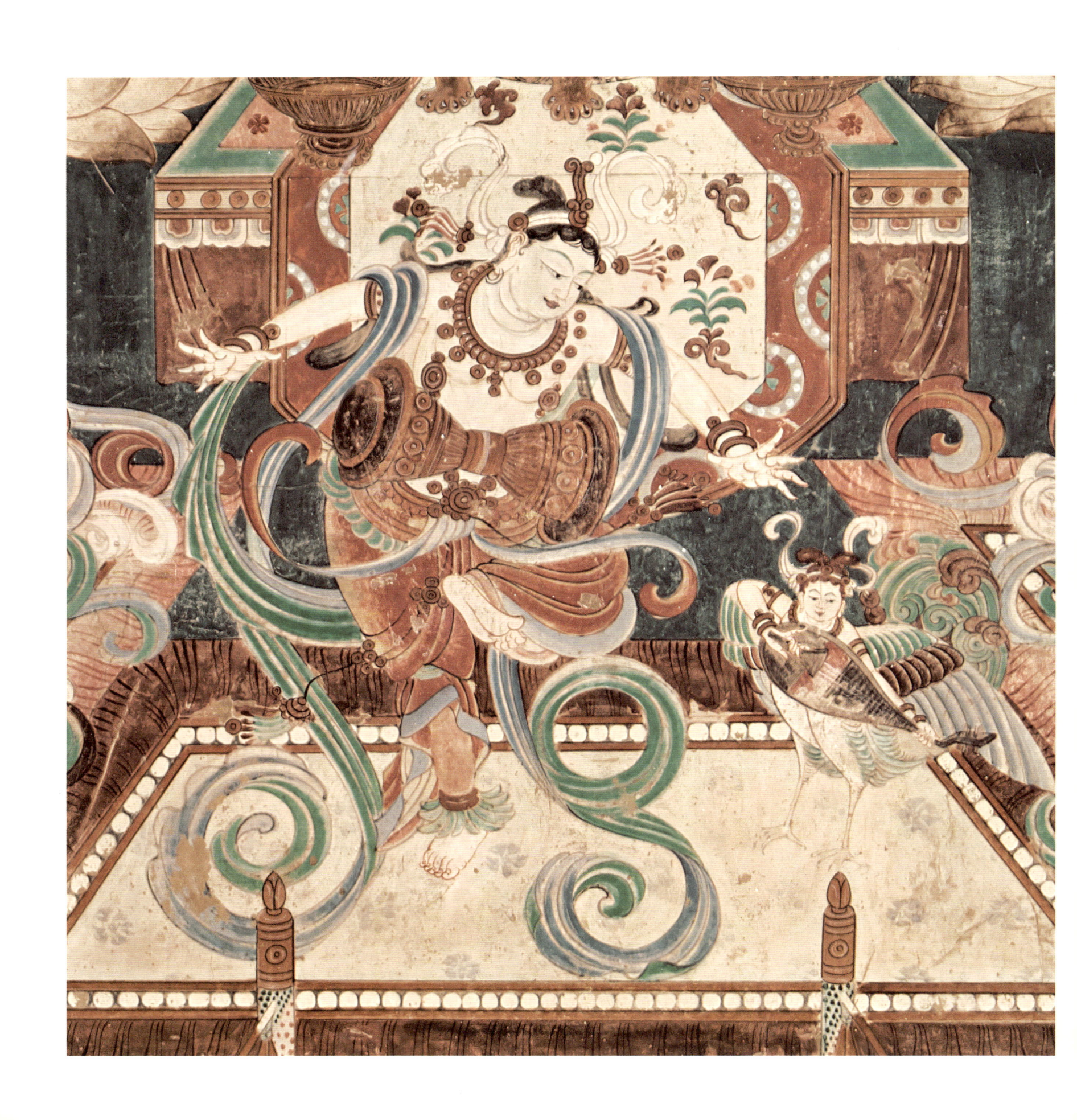

[中唐]

榆林窟第 025 窟
观无量寿经变局部—迦陵频伽 / 妙音鸟 （高山修正临摹）

迦陵频伽是佛教中的一种神鸟。据传其声音美妙动听，婉转如歌，胜于常鸟。迦陵频伽，佛教经典称"妙音鸟"，图中迦陵频伽羽毛为绿色和棕色，手抱一乐器正在演奏。

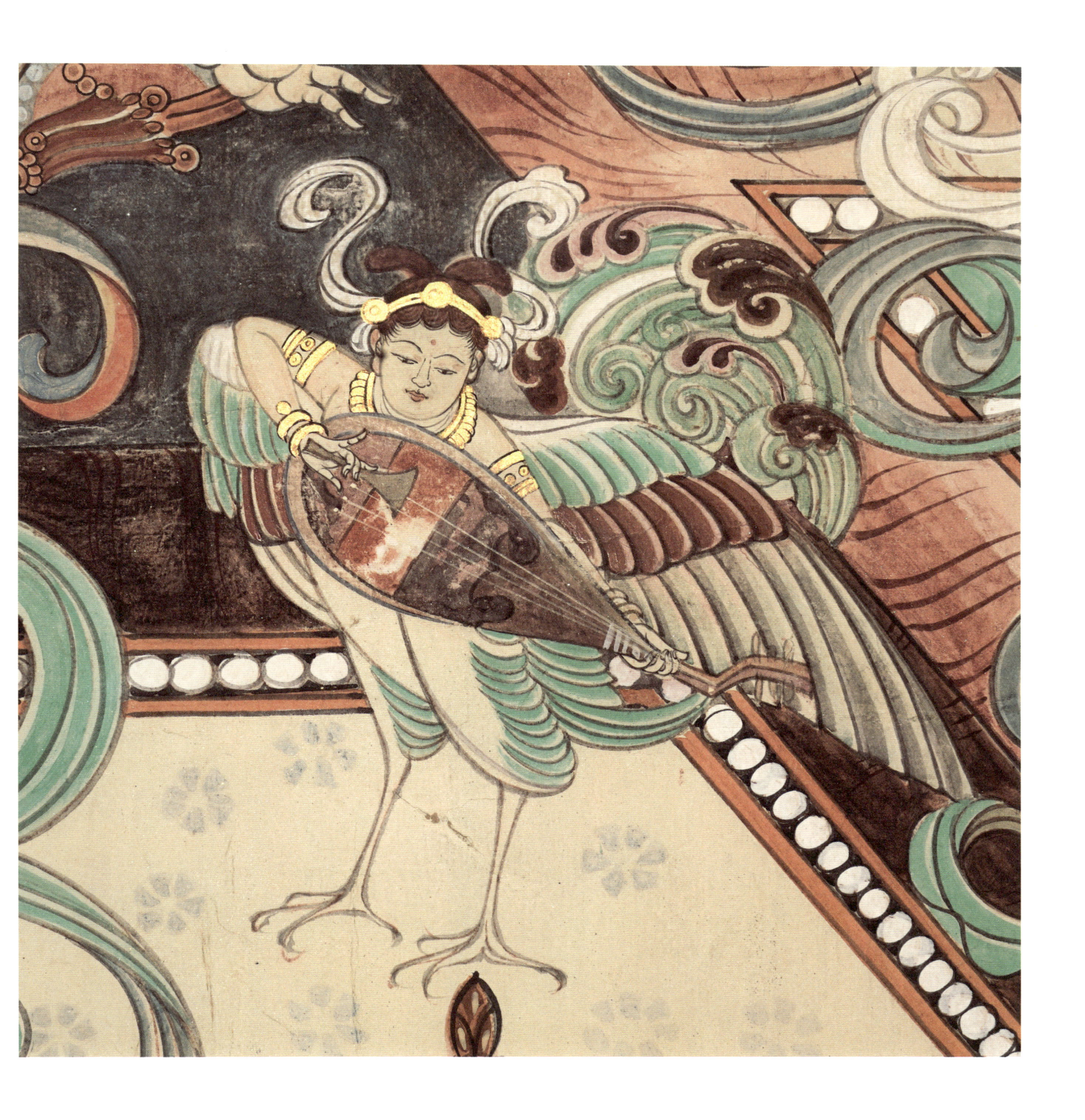

榆林窟第 025 窟

[中唐]

普贤菩萨 （高山修正临摹）

普贤菩萨头顶华盖，仪态悠闲地坐在白象上，白象低垂着象鼻子，两耳下垂，一副温顺的样子，而驭象者则高举笞杖，正在驱赶大象。

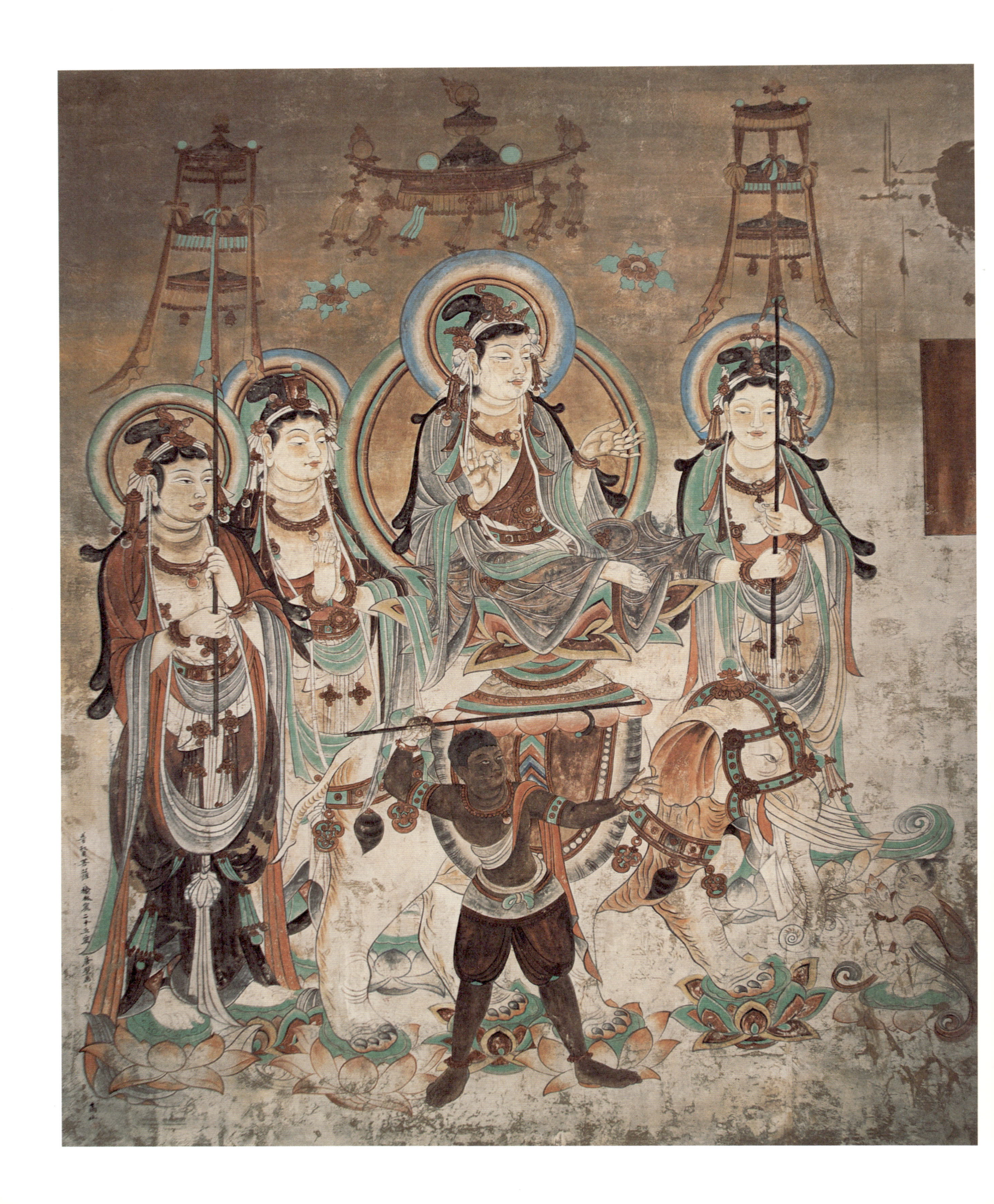

[中唐]

榆林窟第 025 窟

文殊菩萨经变　（高山修正临摹）

文殊菩萨头顶华盖，左手持如意，坐在青狮上。左右两身胁侍菩萨面含微笑，持幡随行，文殊身后还跟随一身菩萨，神情宁静。座下青狮，狮口大张，似乎正在怒吼，牵狮的昆仑奴张开双腿、双手使劲拉紧缰绳。

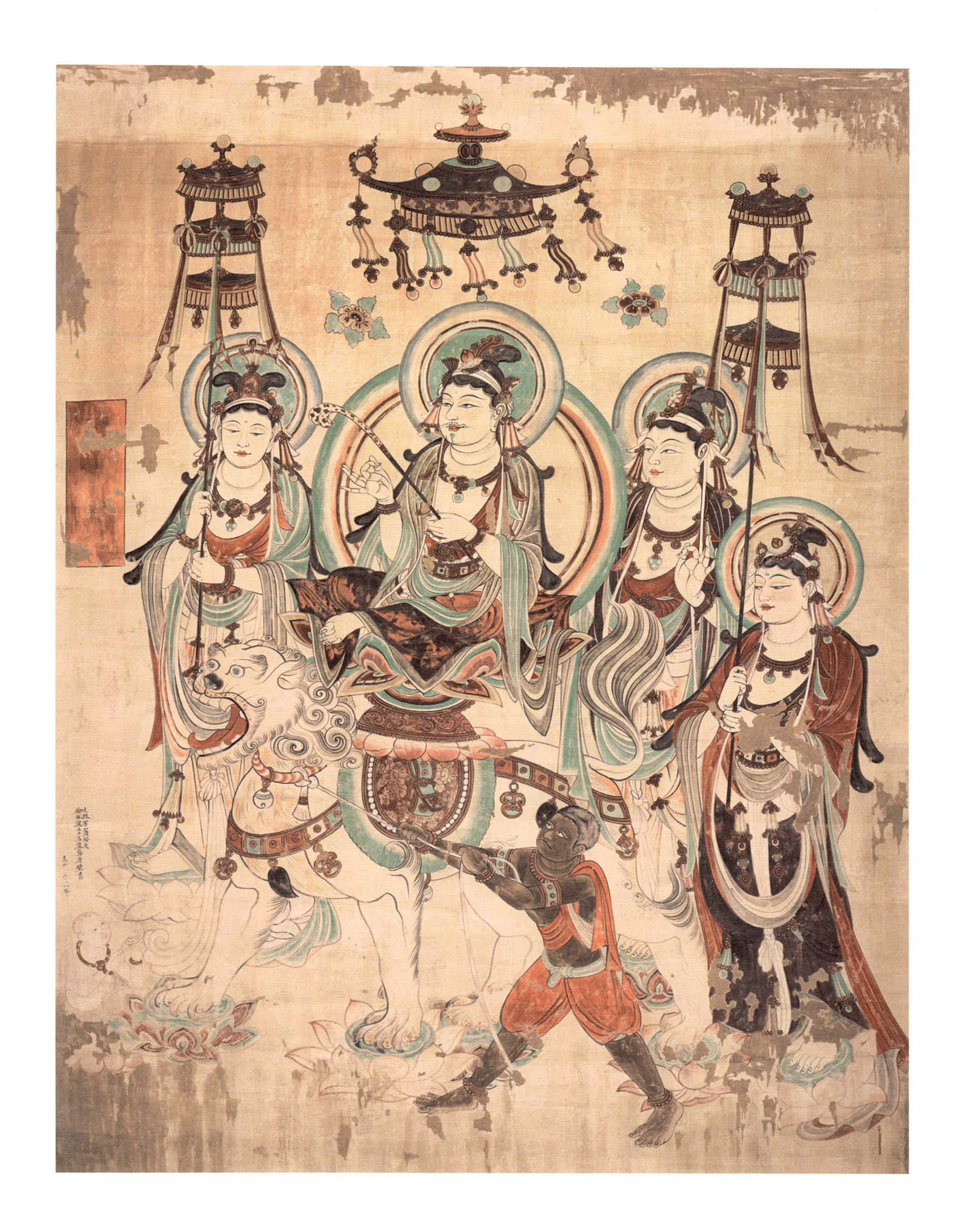

普賢菩薩 榆林窟

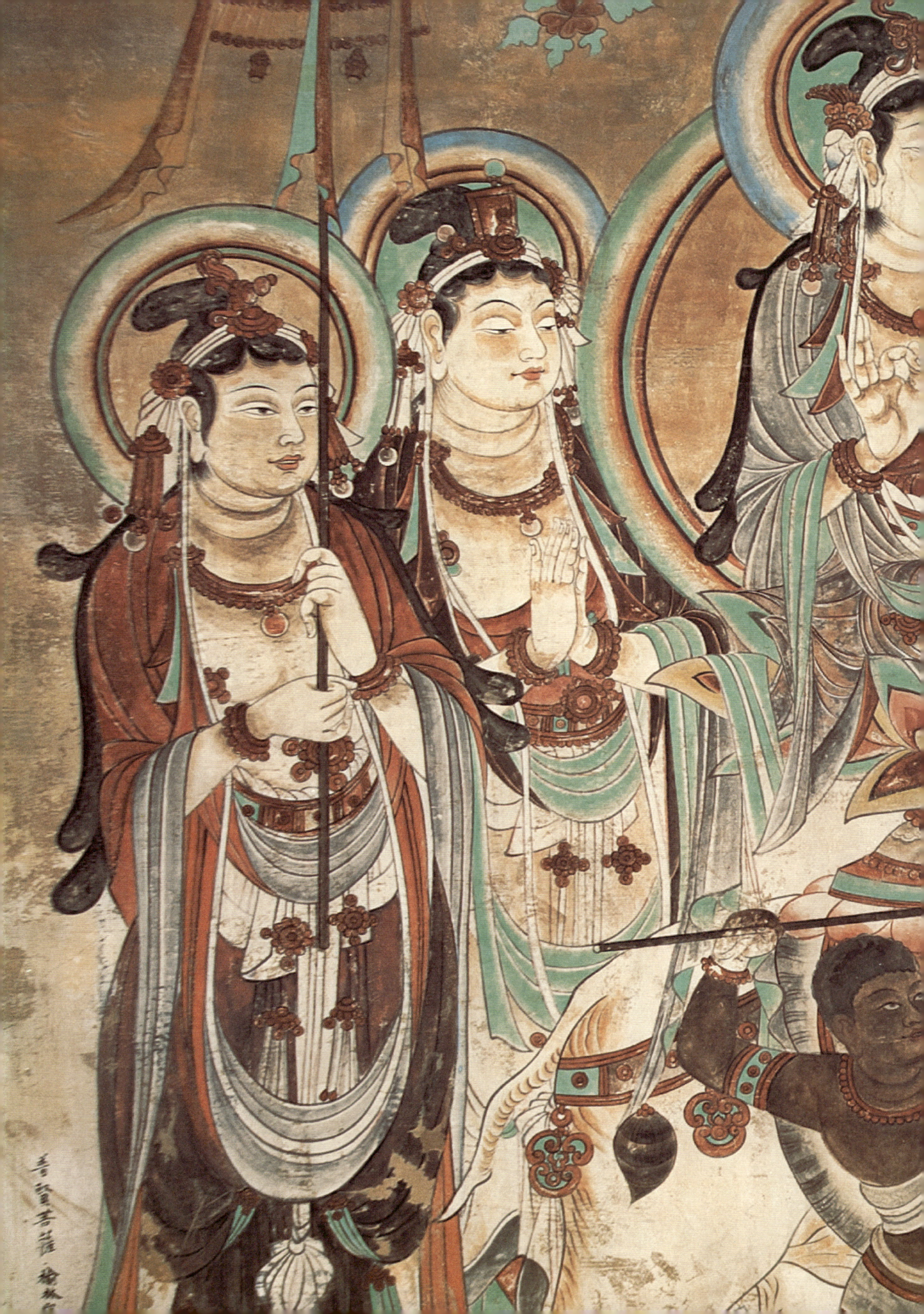

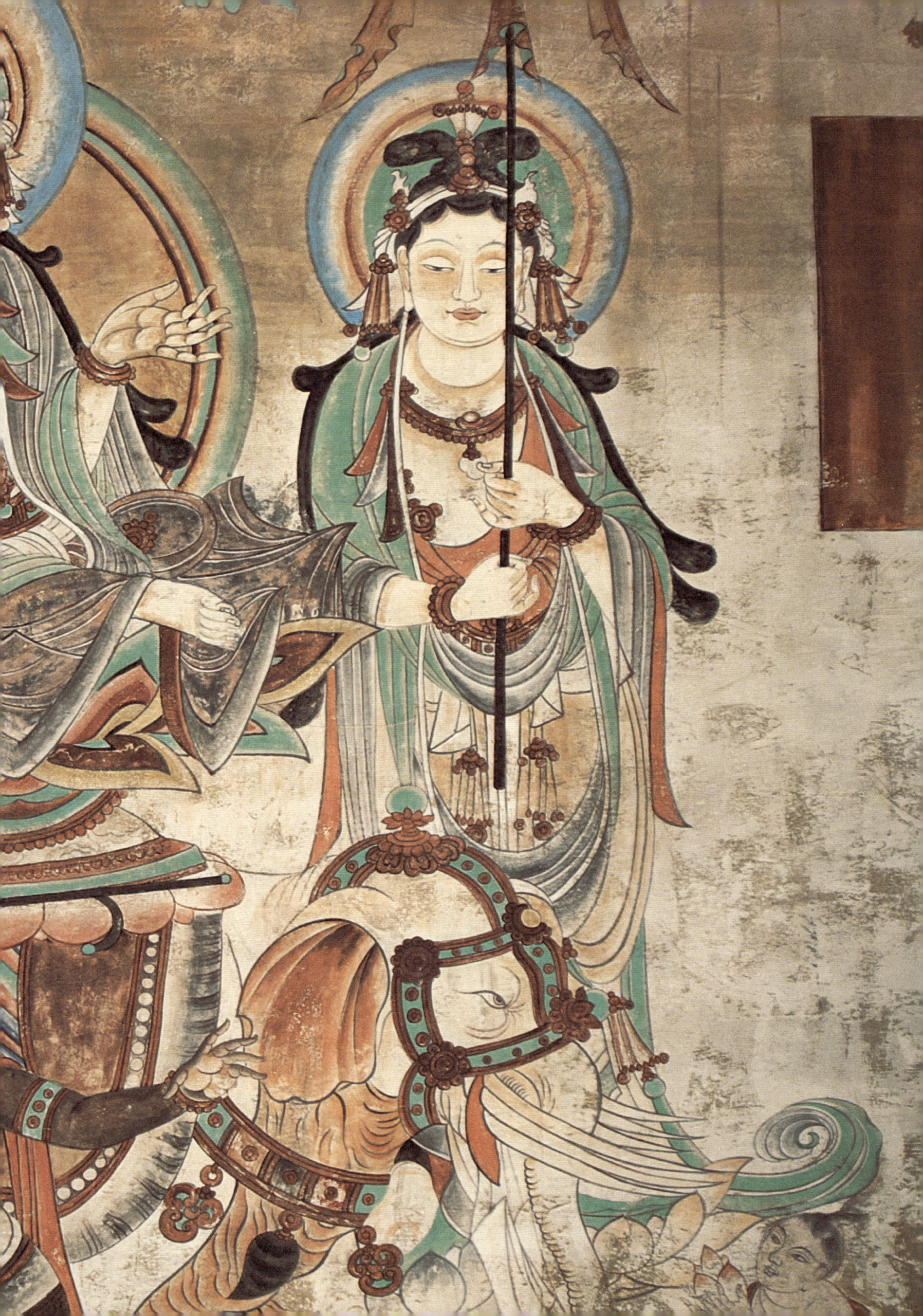

文殊菩薩経変

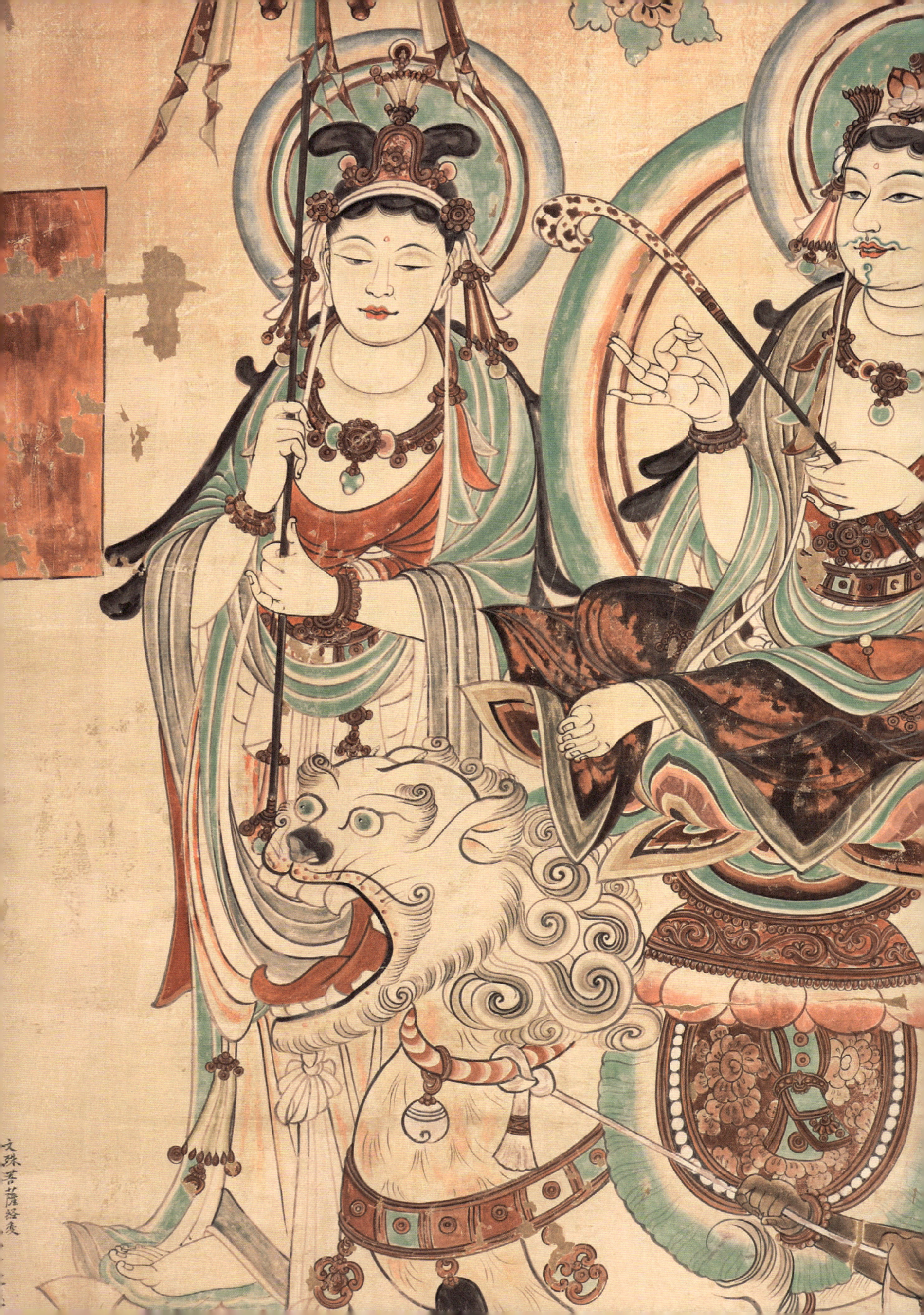

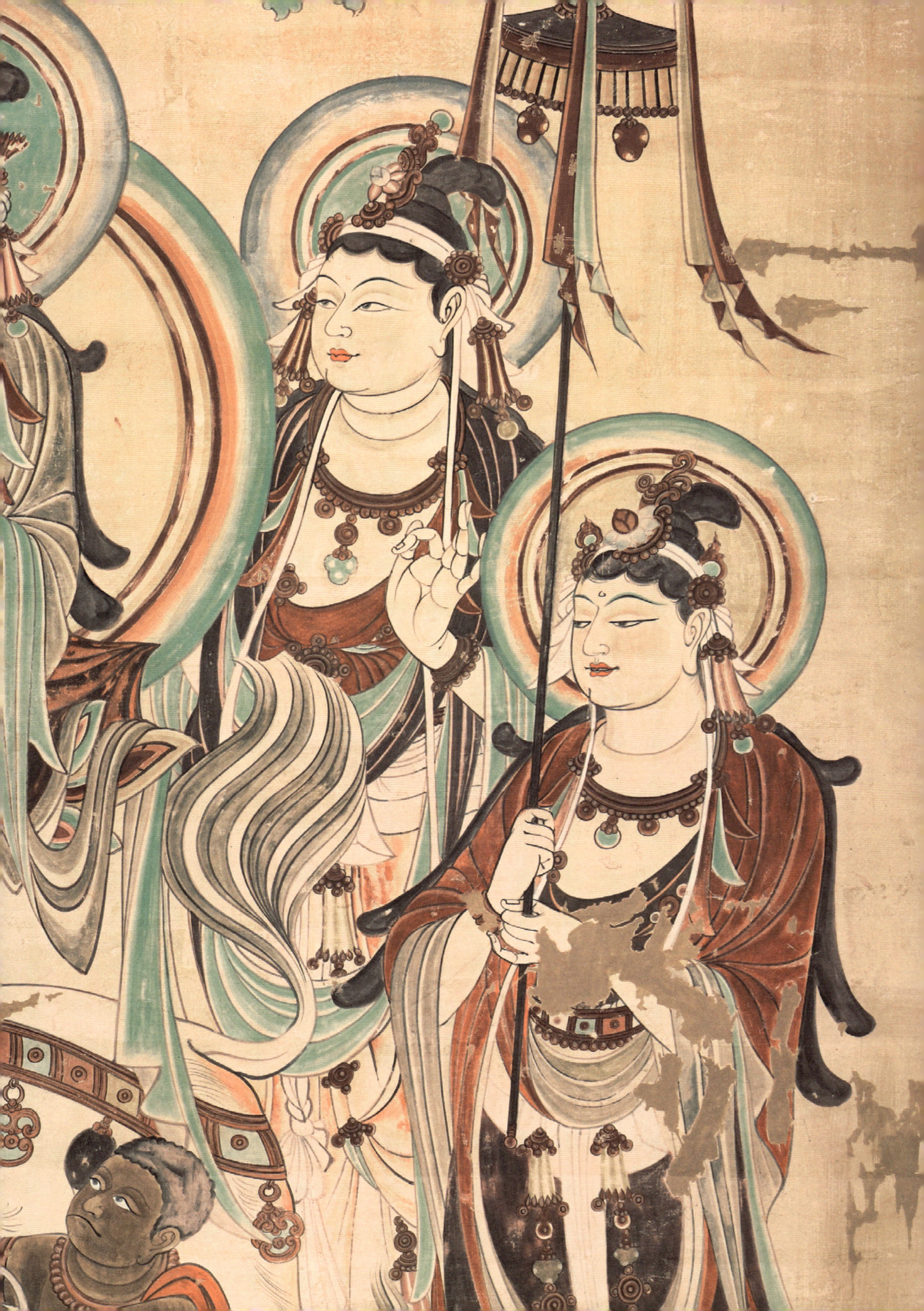

[中唐] **榆林窟第 025 窟**
药师琉璃光如来 （高山整理临摹）

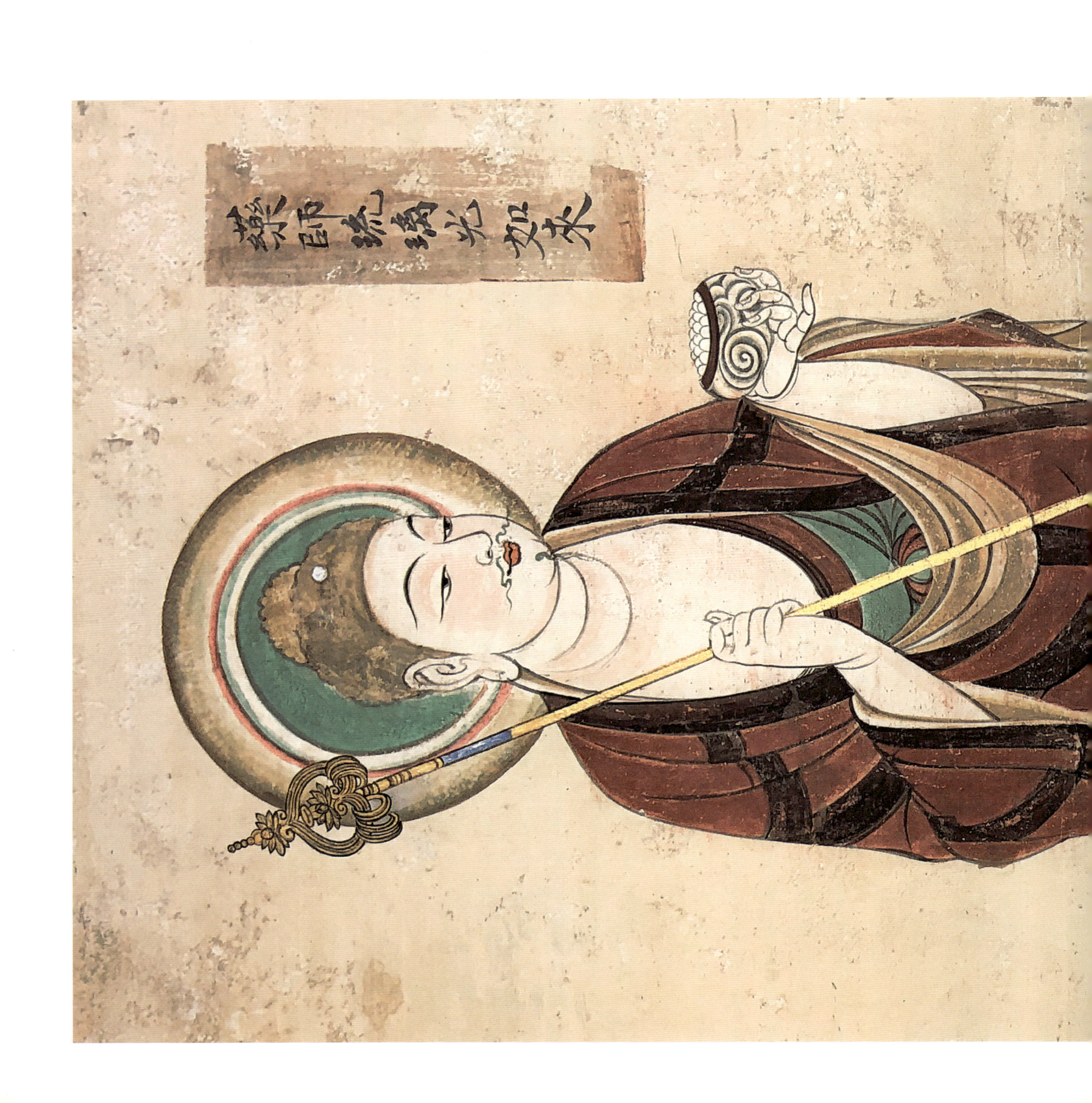

药师琉璃光如来是东方净琉璃世界之教主。此佛于过去世行菩萨道时，曾发十二大愿，愿为众生解除疾苦，使具足诸根，趋入解脱，故依此愿而成佛。住净琉璃世界，其国土庄严，如极乐国。日光遍照菩萨与月光遍照菩萨同为药师佛的两大胁侍。

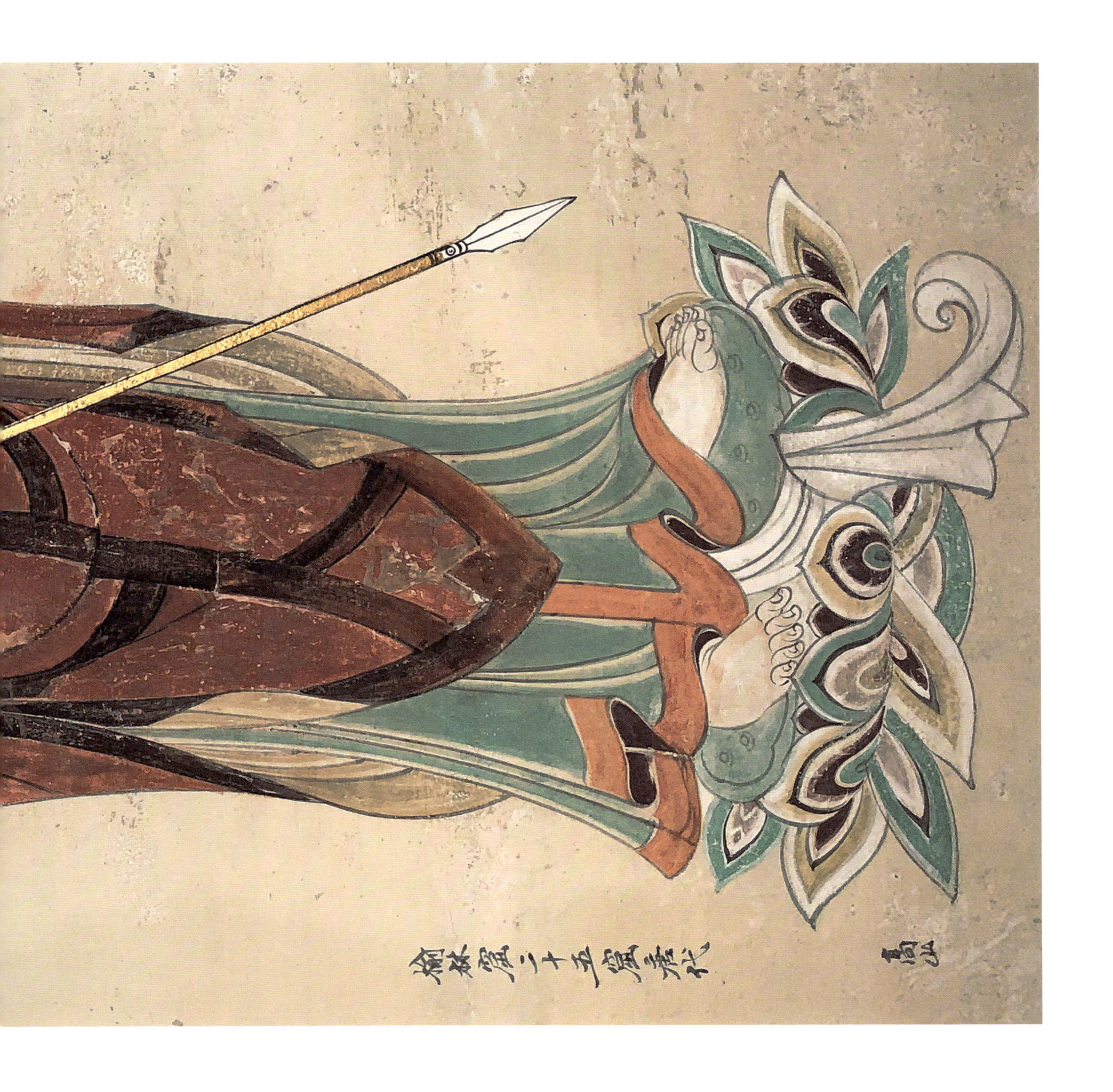

[中唐]

榆林窟第 025 窟
菩萨像 （王志萍临摹）

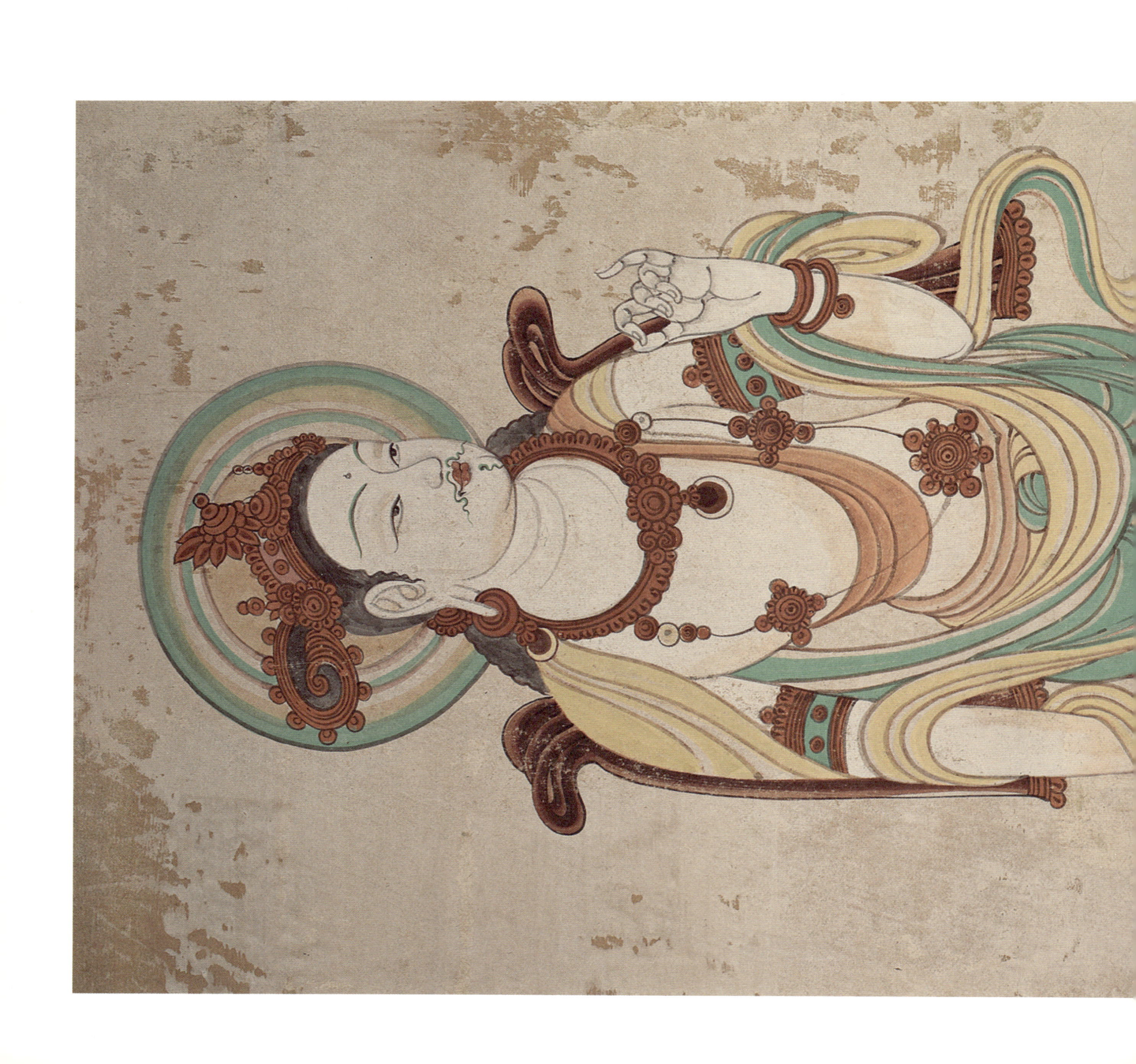

此身菩萨圆光笼罩，目视前方，面含微笑，唇部有蝌蚪形胡子，手持宝瓶，体态端正，立于莲花宝座之上。

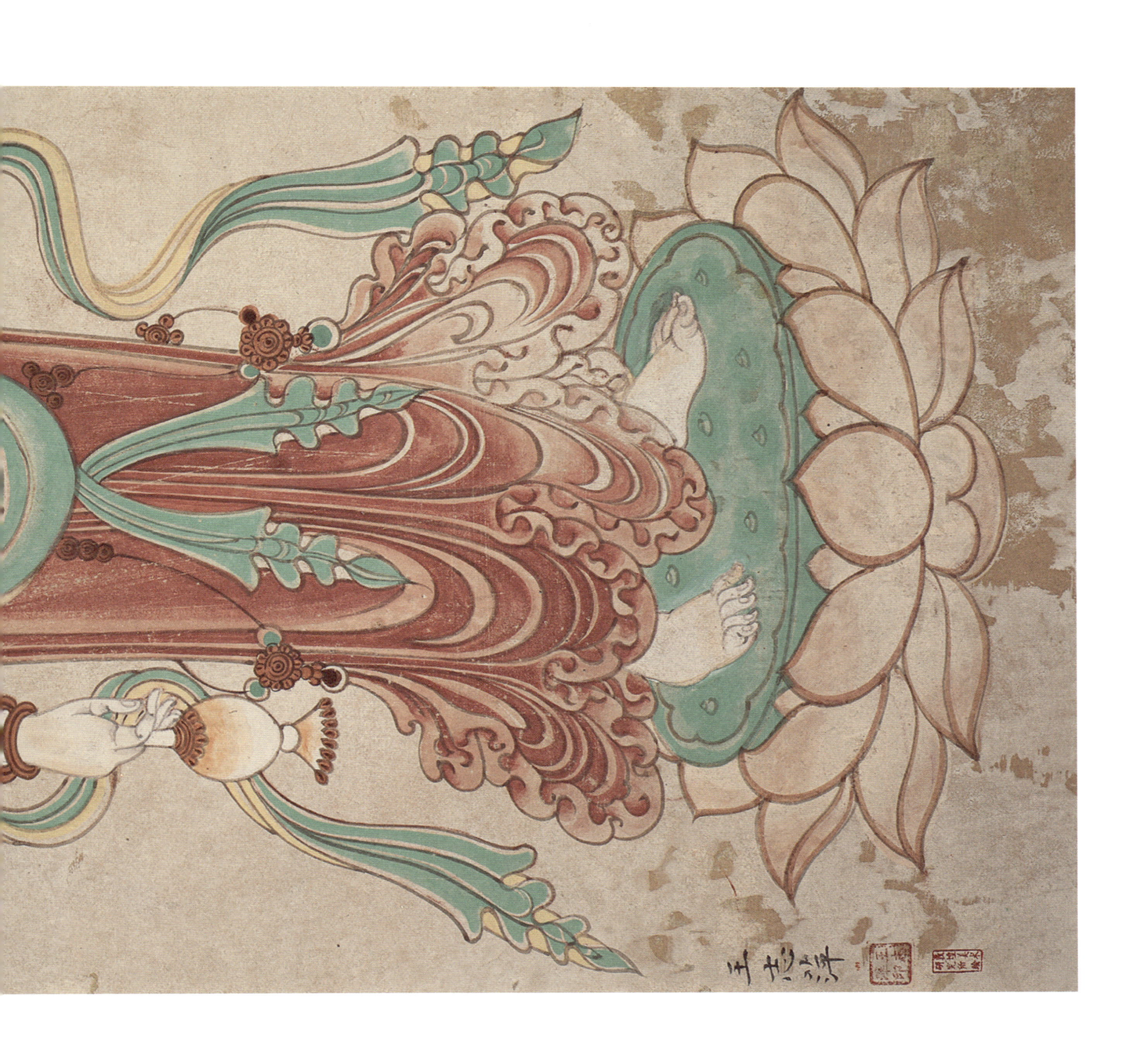

榆林窟第 025 窟

[中唐]

北方天王 （张平临摹）

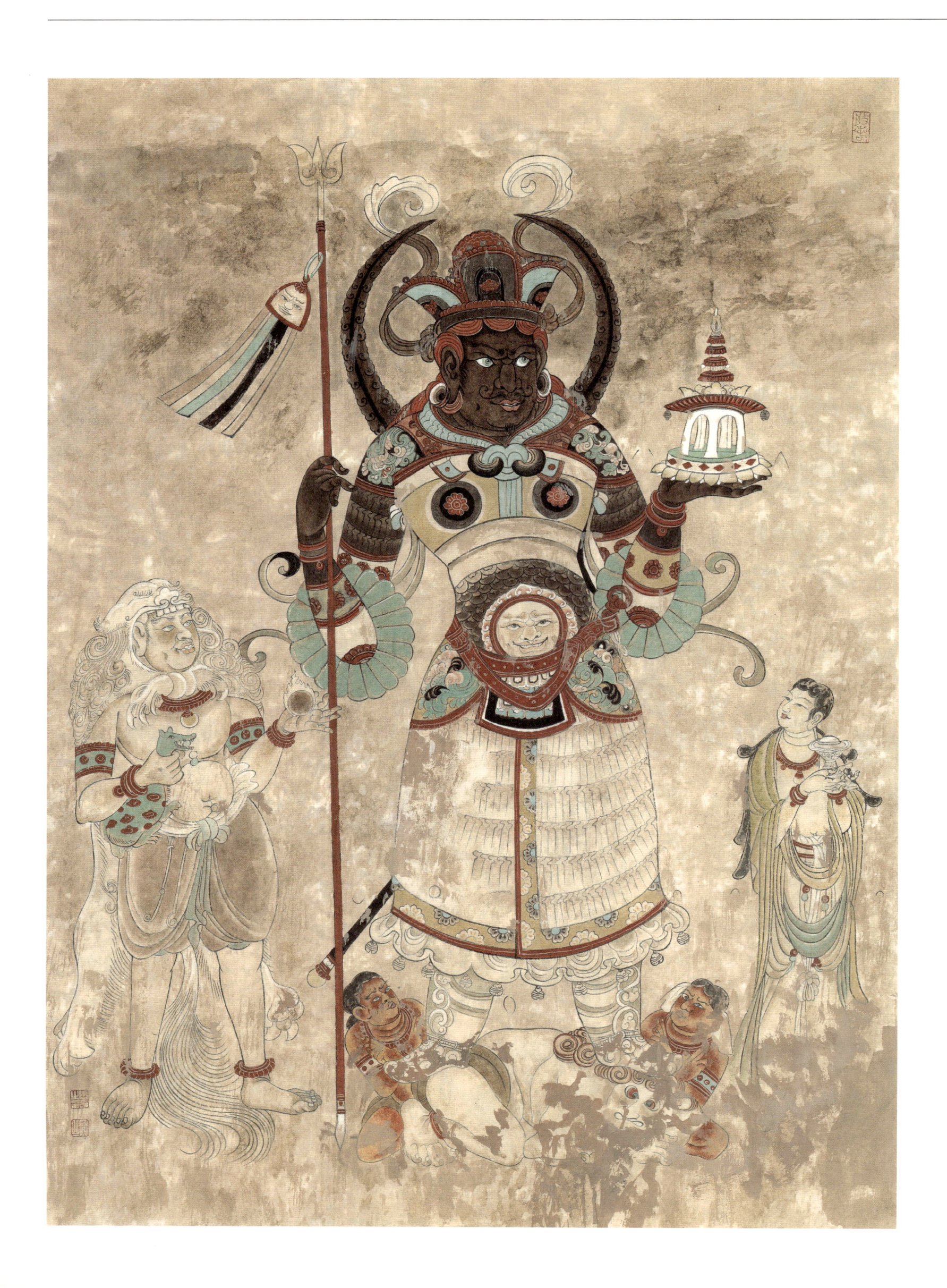

北方天王又名多闻天、毗沙门天，在我国古代受信奉甚殷，四天王中最为著名。画面中的天王，一手托塔，一手持戟，神态威严肃穆。前有天女献花，后有神将护卫，画面中的鬼蜷伏在地，被天王踩在脚下，表情狰狞，目光凶狠。右图为《北方天王》的局部特写。

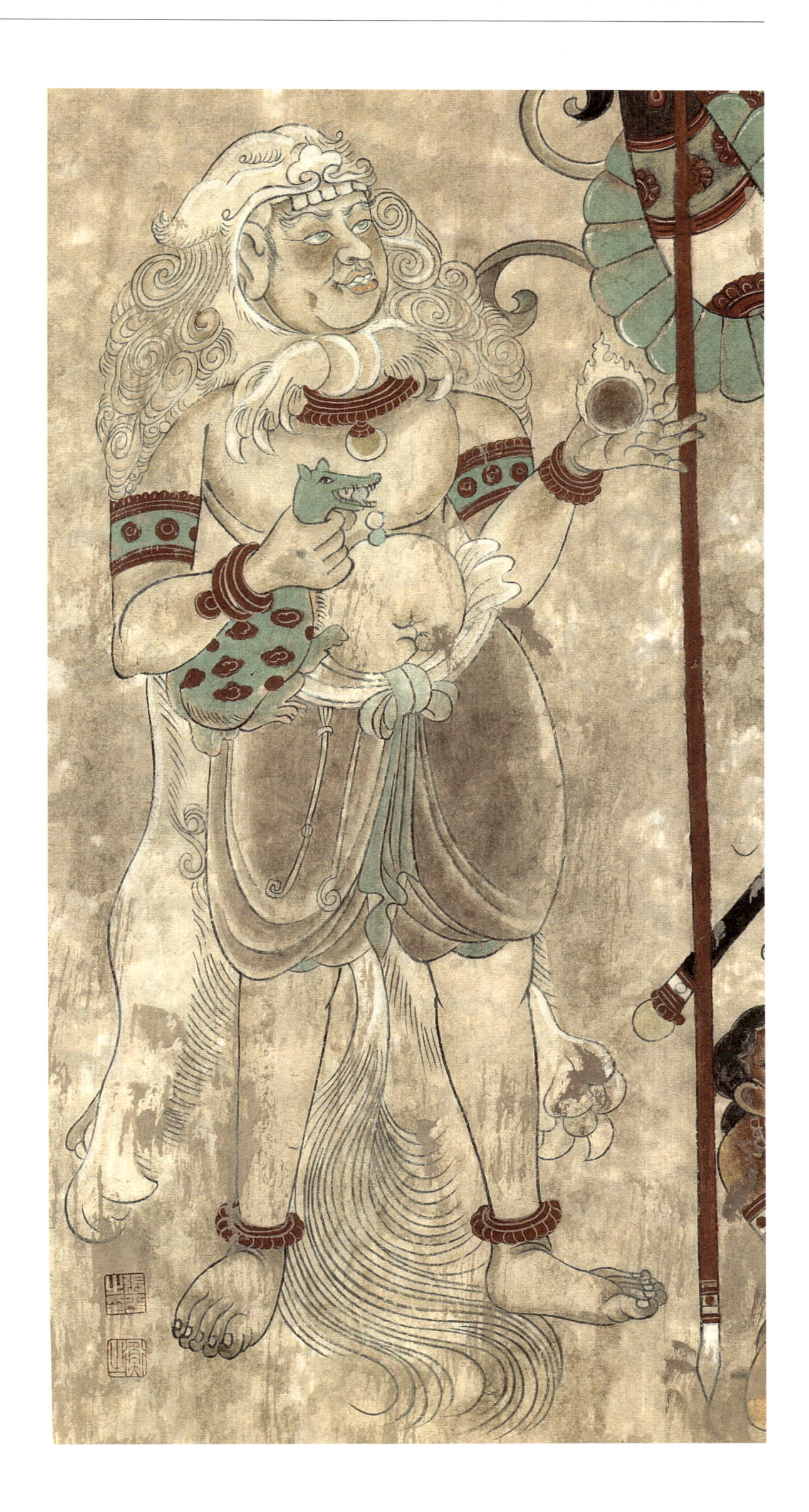

[中唐] **榆林窟第 025 窟**
南方天王 （张平临摹）

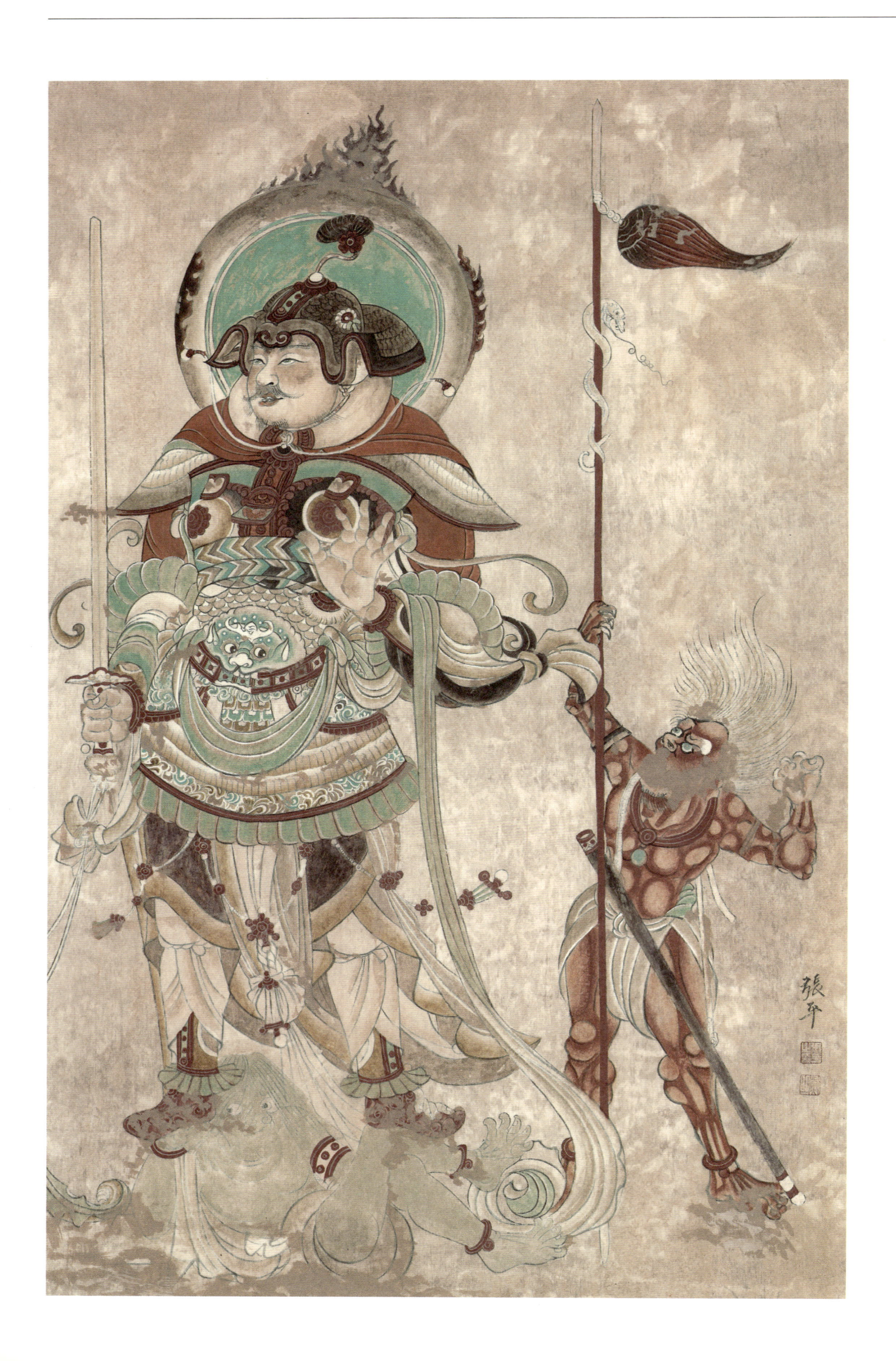

画面中的南方天王又名增长天、毗琉璃天。此天王戴头盔、着战袍，一手握剑，一手扬掌，左有持槊夜叉在侧。一只绿色的小鬼正被踩在天王的脚下，双目右斜，双腿交叉翘起。右图为《南方天王》的局部特写。

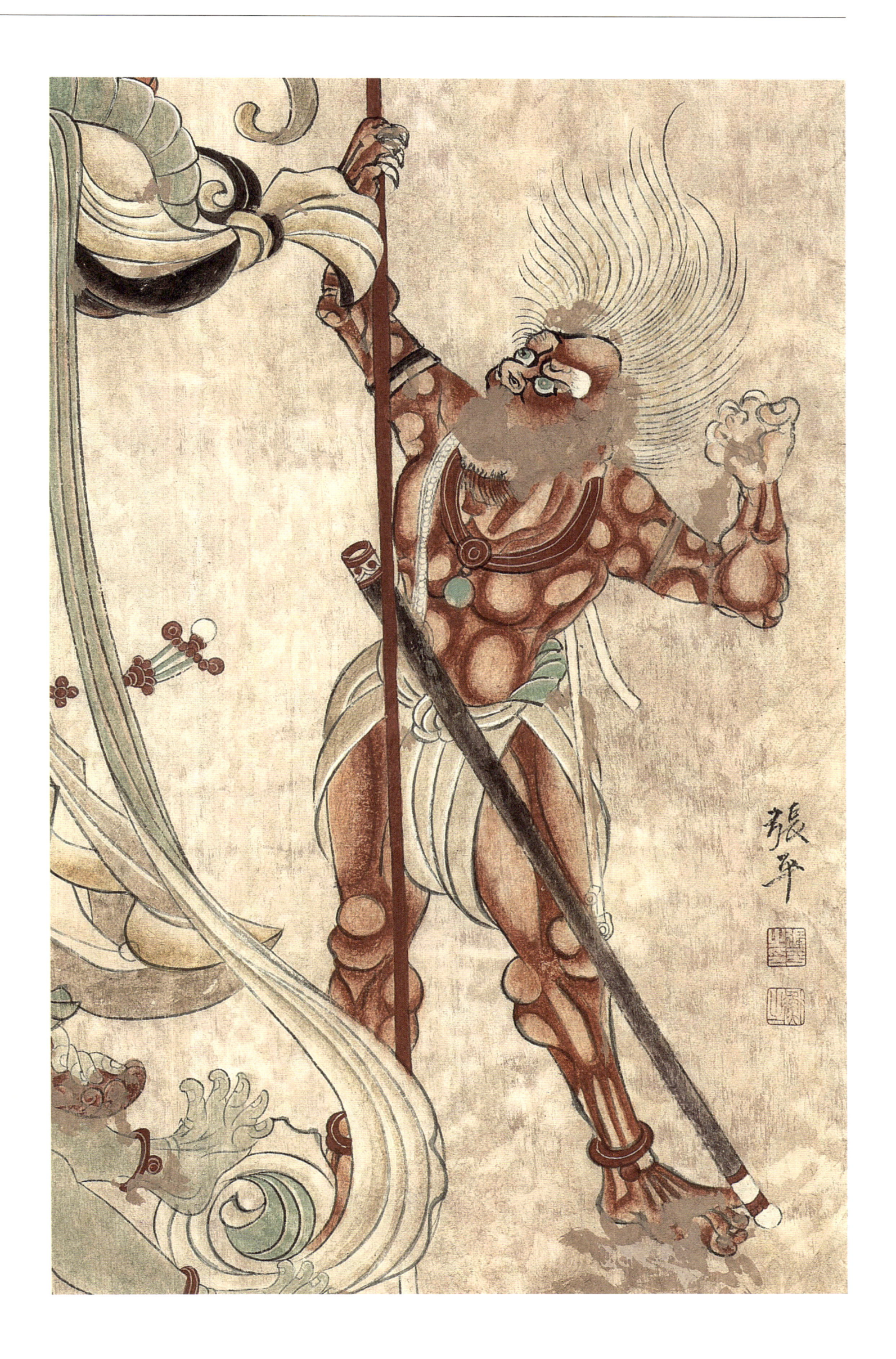

[中唐]

榆林窟第 025 窟
不鼓自鸣之排箫　（徐海容临摹）

画中所示为古典编管乐器"排箫"。排箫由一系列管子构成，管子按长短依次排列，底部用塞子堵住，由此构成独立的吹管，吹奏时会产生高低不同的音调。

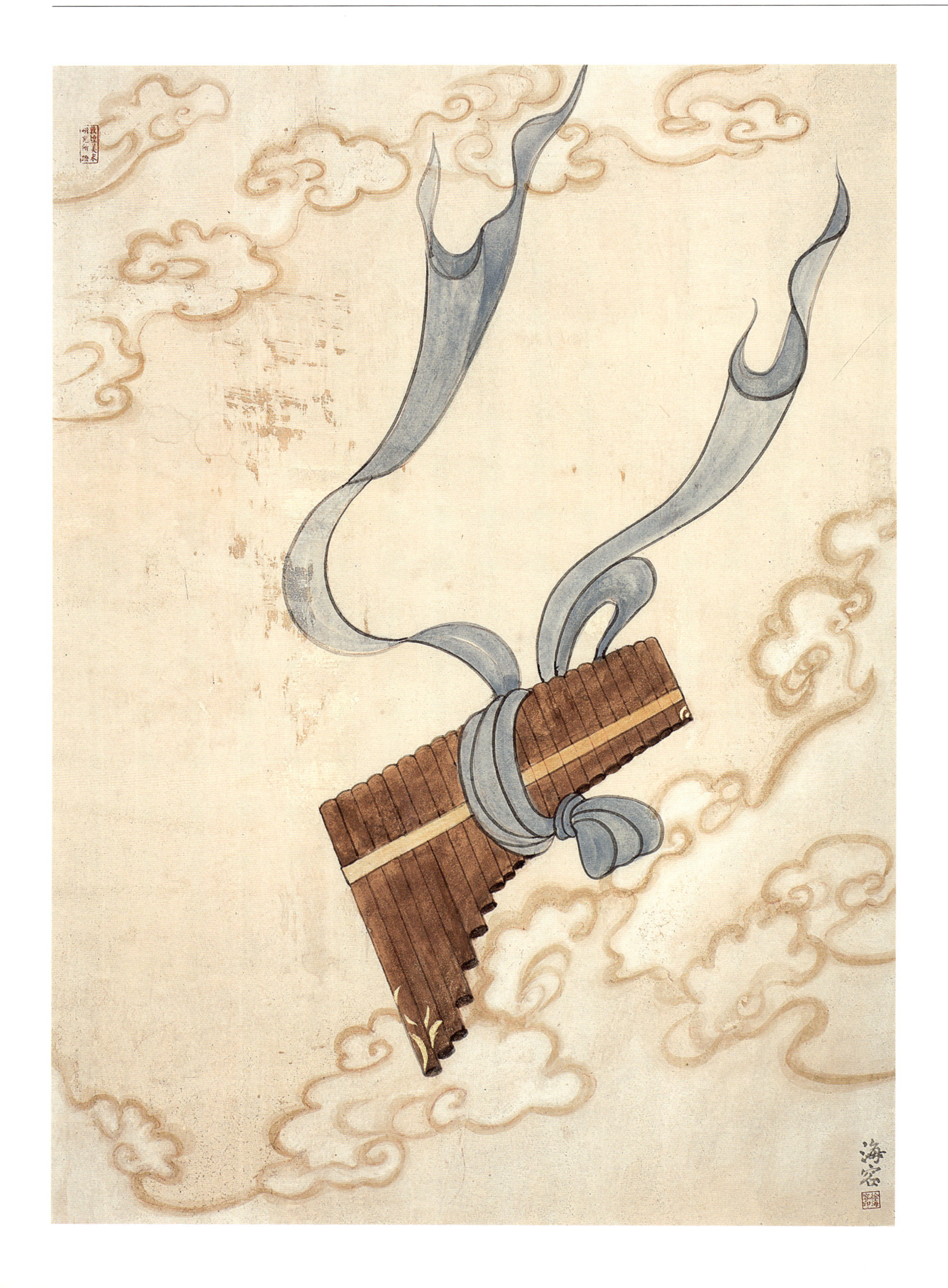

[中唐]

榆林窟第 025 窟
不鼓自鸣之腰鼓 （徐海容临摹）

画中所示为木腔乐器"腰鼓"，演奏腰鼓时，既可用双手拍打鼓面，也可用两槌击奏。腰鼓自西域传入中原，历经南北朝、隋、唐多朝，美妙绝伦，独具一格。

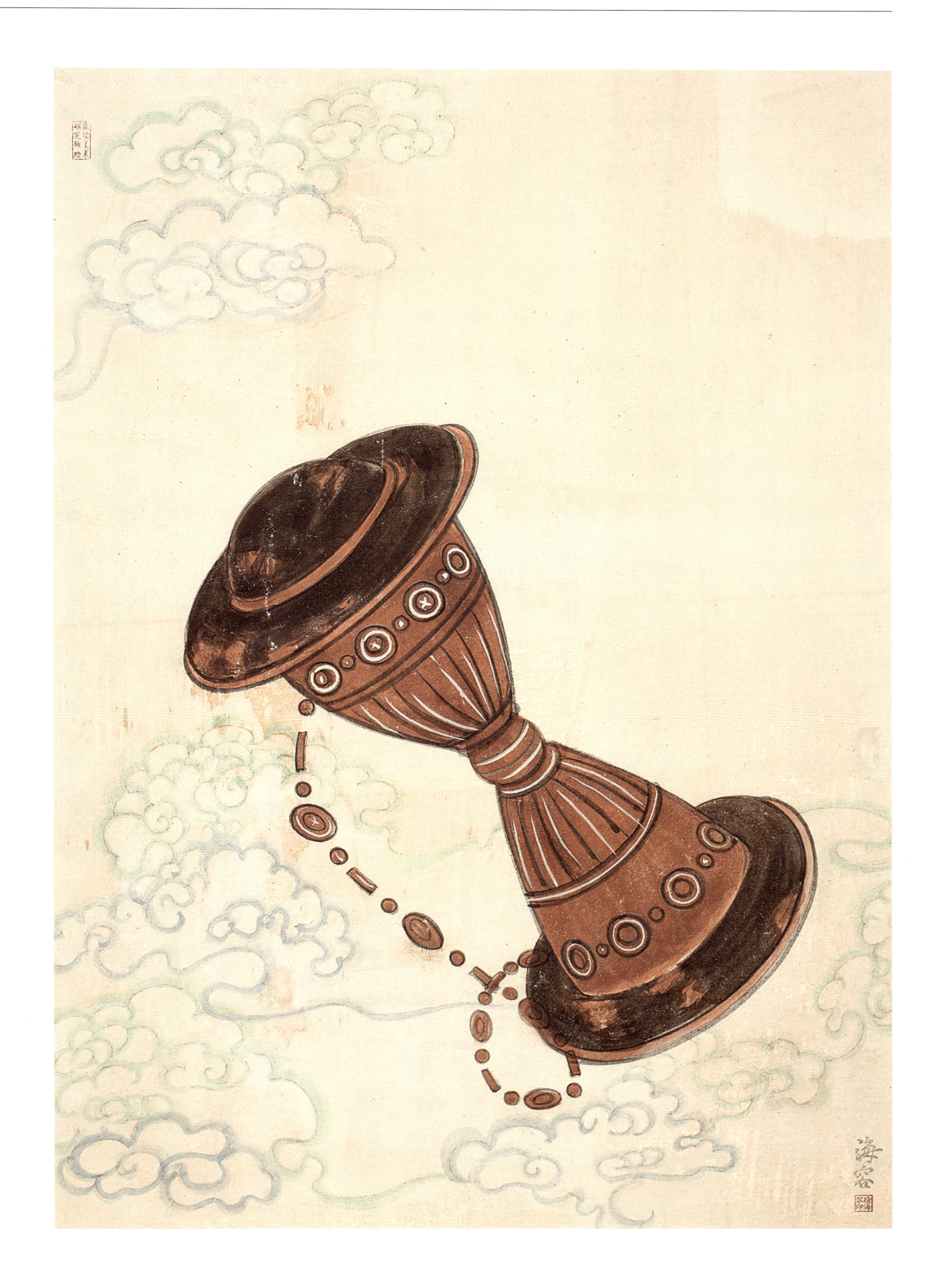

[中唐]

榆林窟第 025 窟
飞天 （王志萍临摹）

画面中，一身飞天乘朵朵祥云腾飞，巾带舒卷飞扬，神态自若，双臂张开，双手托花，有直冲云霄之势。该画线条流畅，色彩鲜明，颇具灵动之感。

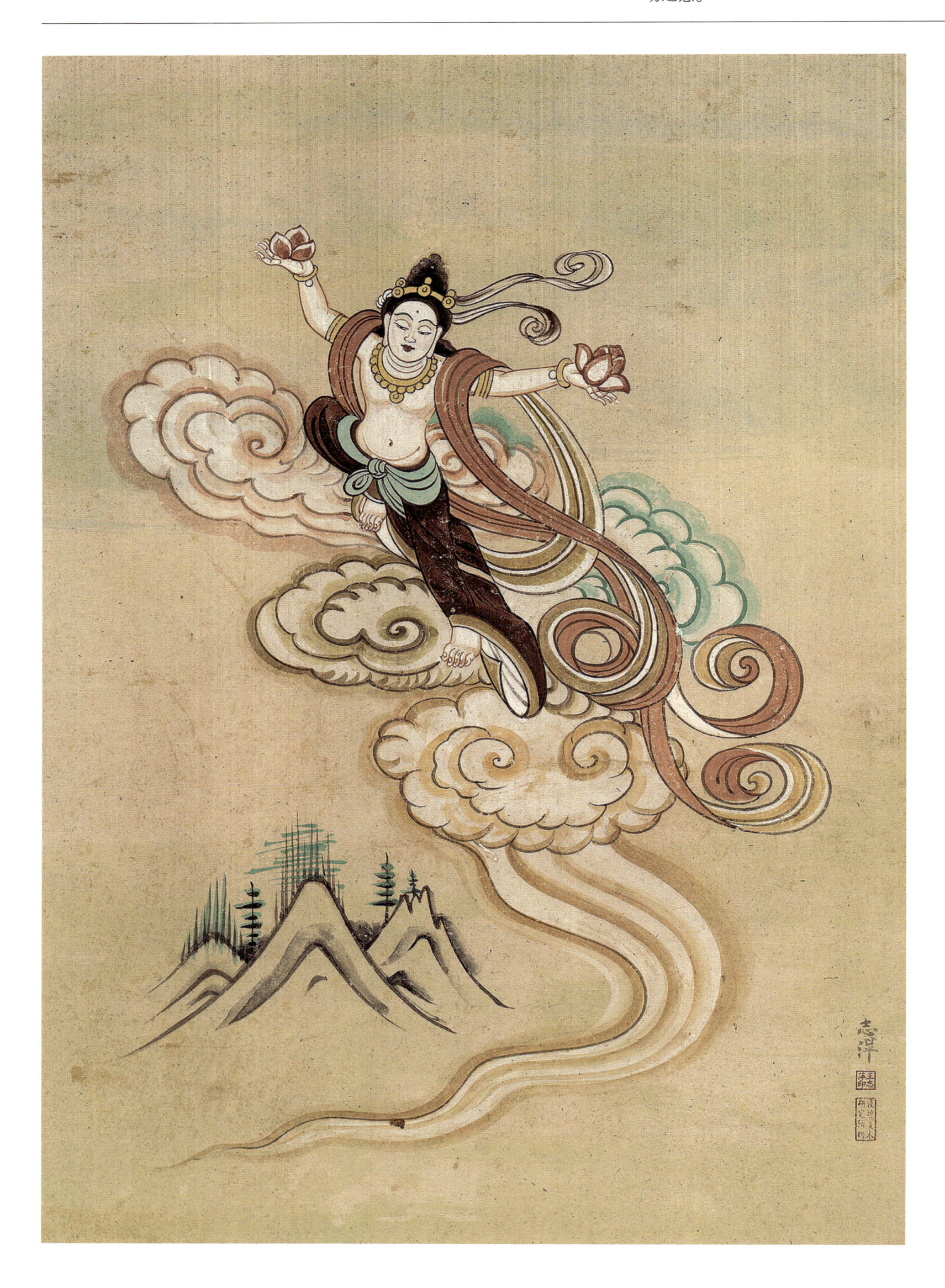

[中唐]

莫高窟第 112 窟
观无量寿经变图局部—反弹琵琶舞 （高山修正临摹）

乐舞人头束高髻，上身赤裸，身披璎珞，颈挂佩饰。琵琶置于脑后，丰腴的双臂在斜上方反握而弹，左胯重心向后提起，右脚翘起，充满无限活力。其两眼微微下垂，神态自若。

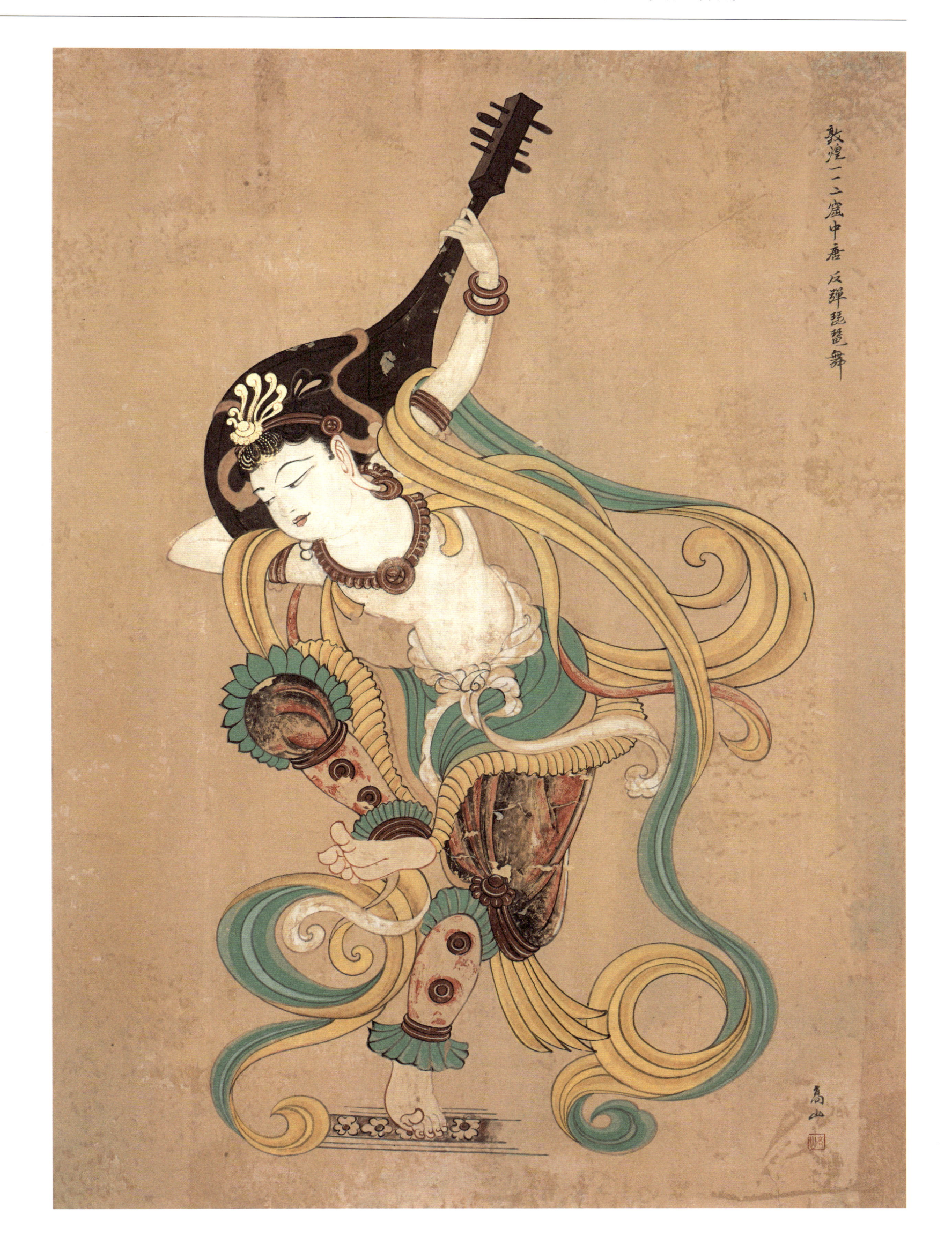

[中唐] **莫高窟第 112 窟**
飞天 （李金萍临摹）

画面中左上方一把琵琶不弹自鸣。右侧的飞天发梳圆髻，双手高举，好似伴琵琶乐音而舞，身姿曼妙，颇具灵动之美。

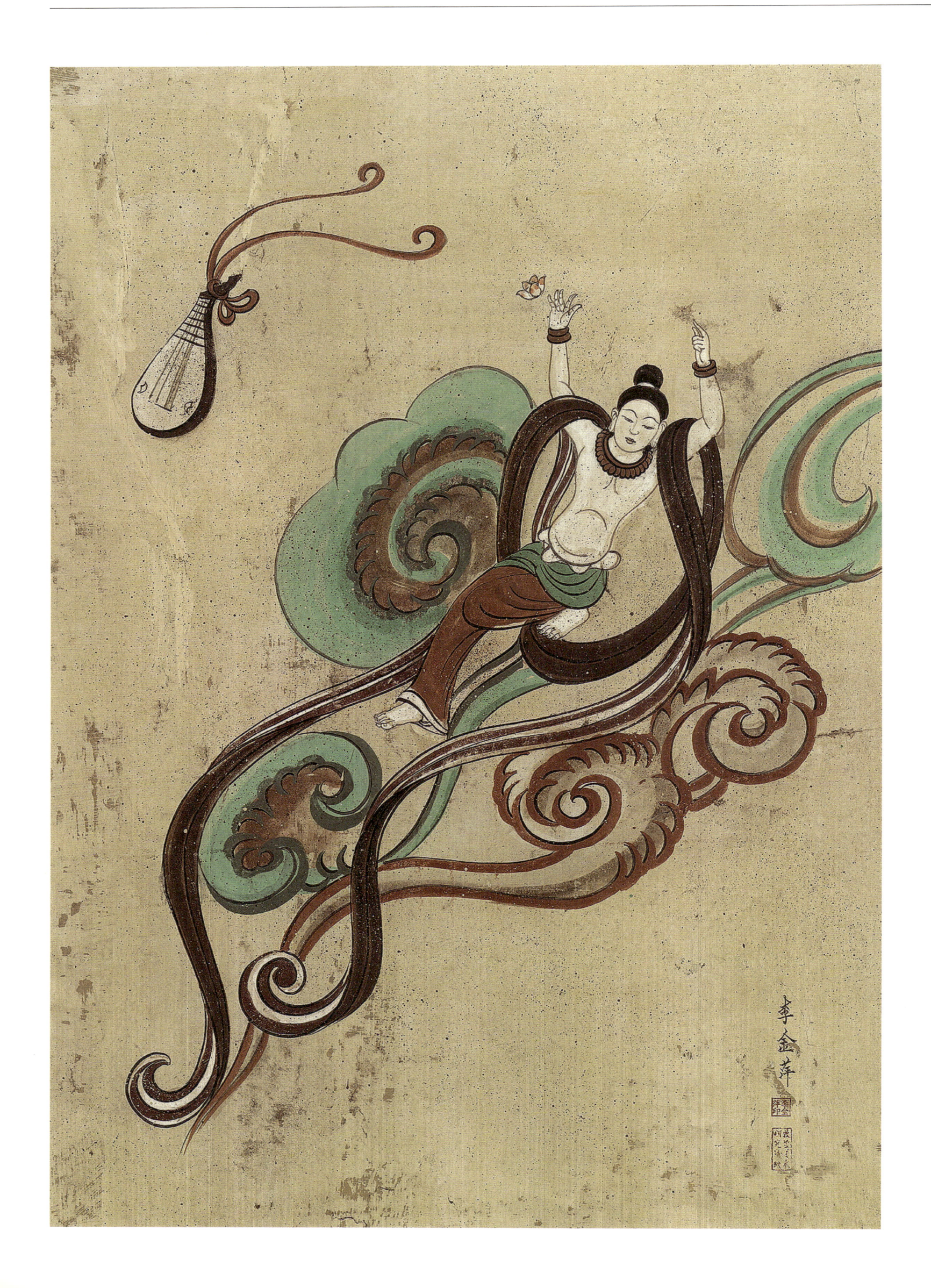

莫高窟第 112 窟

[中唐]

观无量寿经变图 （高山修正临摹）

此画线条纯熟、委婉自然，线条的主次，墨色的浓淡，起笔收笔，停顿转折，都与人物形体姿态和神情密切相连。敷彩以朱、绿、黄、黑、白为主色，形成温和而厚重的色彩美，特别是人物面相、肉体的色彩，鲜明厚重而略有光彩。

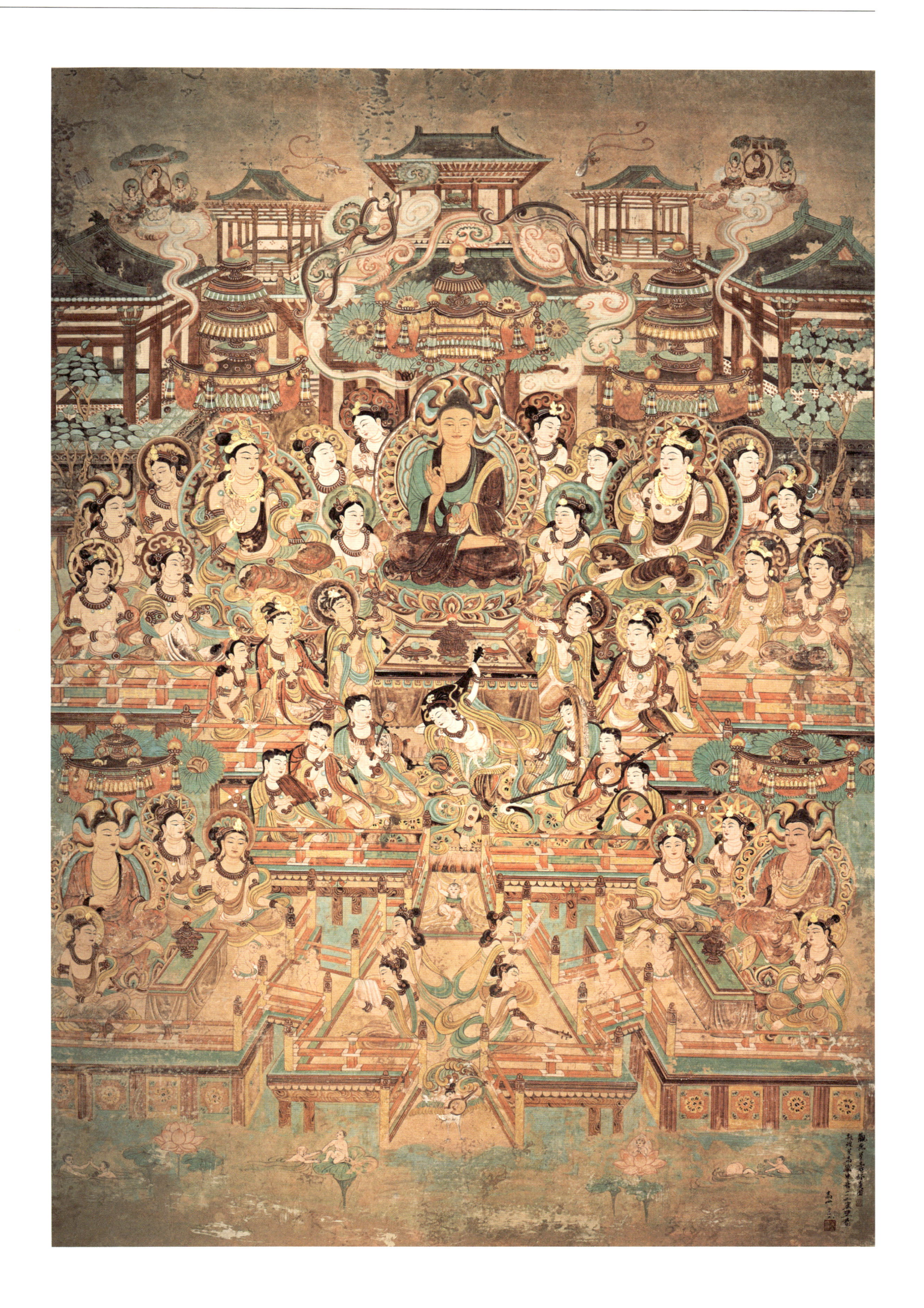

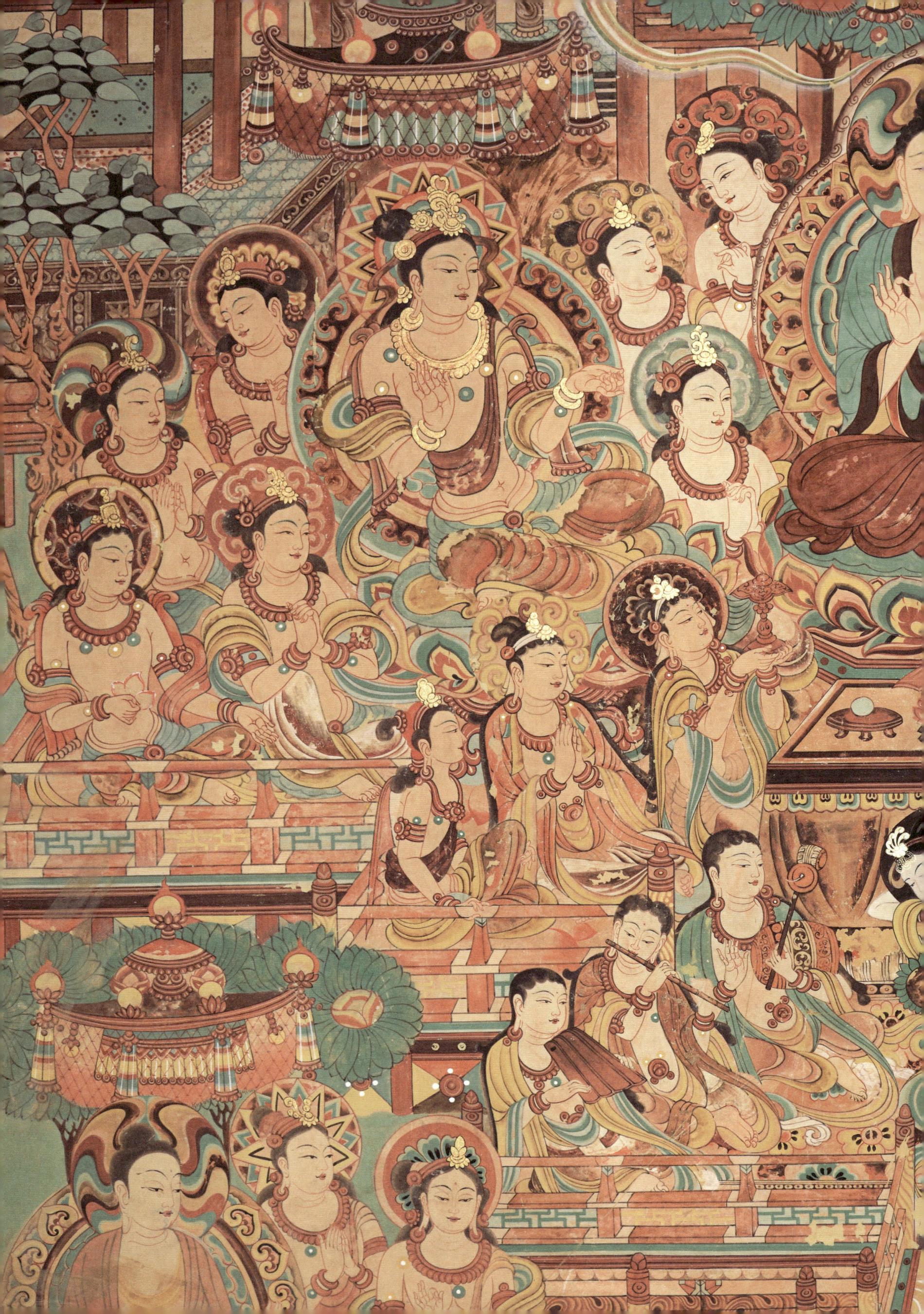

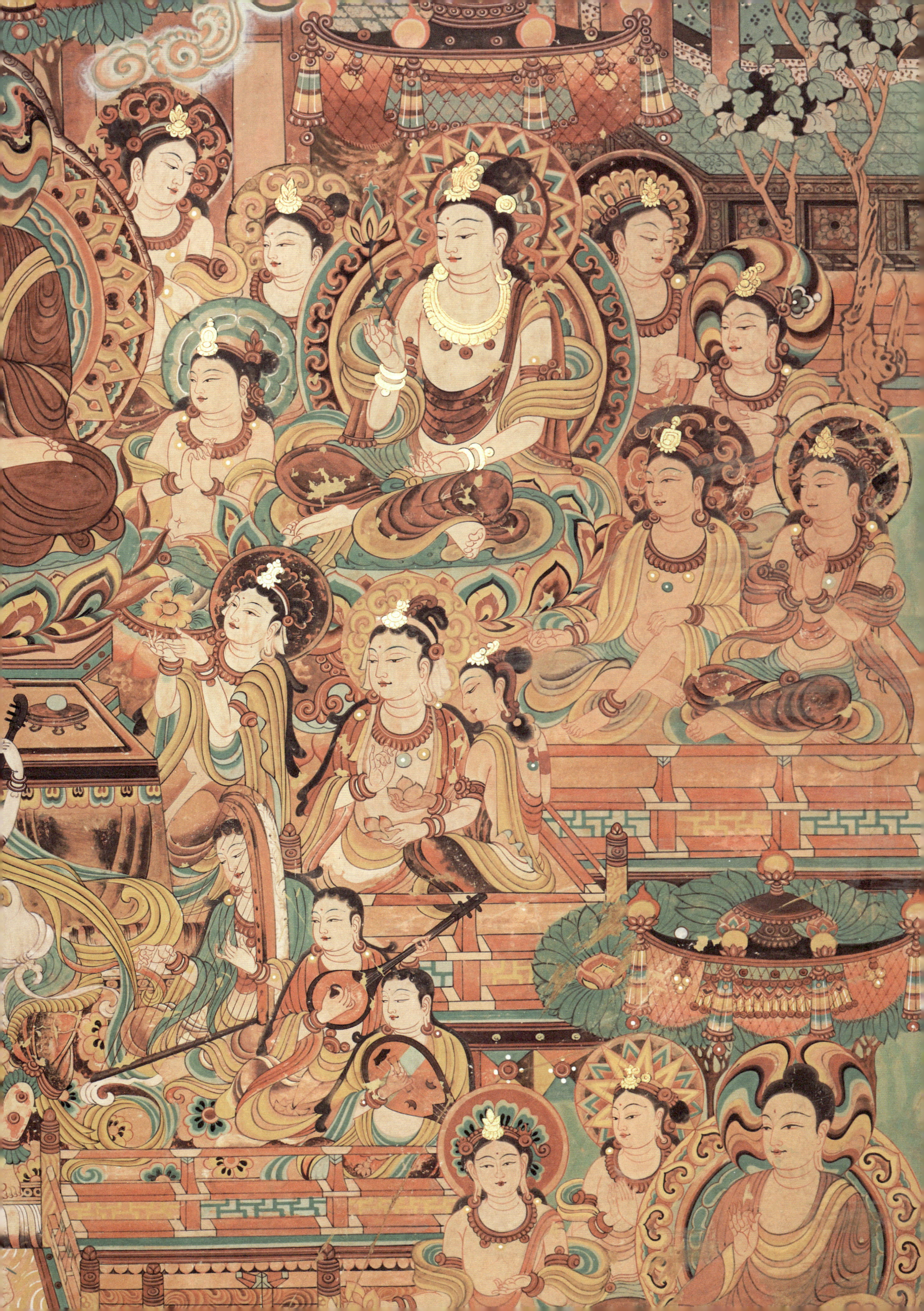

[中唐]

莫高窟第 112 窟
菩萨像 （王志萍临摹）

此身菩萨青发披肩，目光垂视，身披巾带，身佩璎珞，眉眼柔和，唇部有蝌蚪形胡子，神态平和端庄。此幅画面细节刻画细腻，人物形象传神生动。

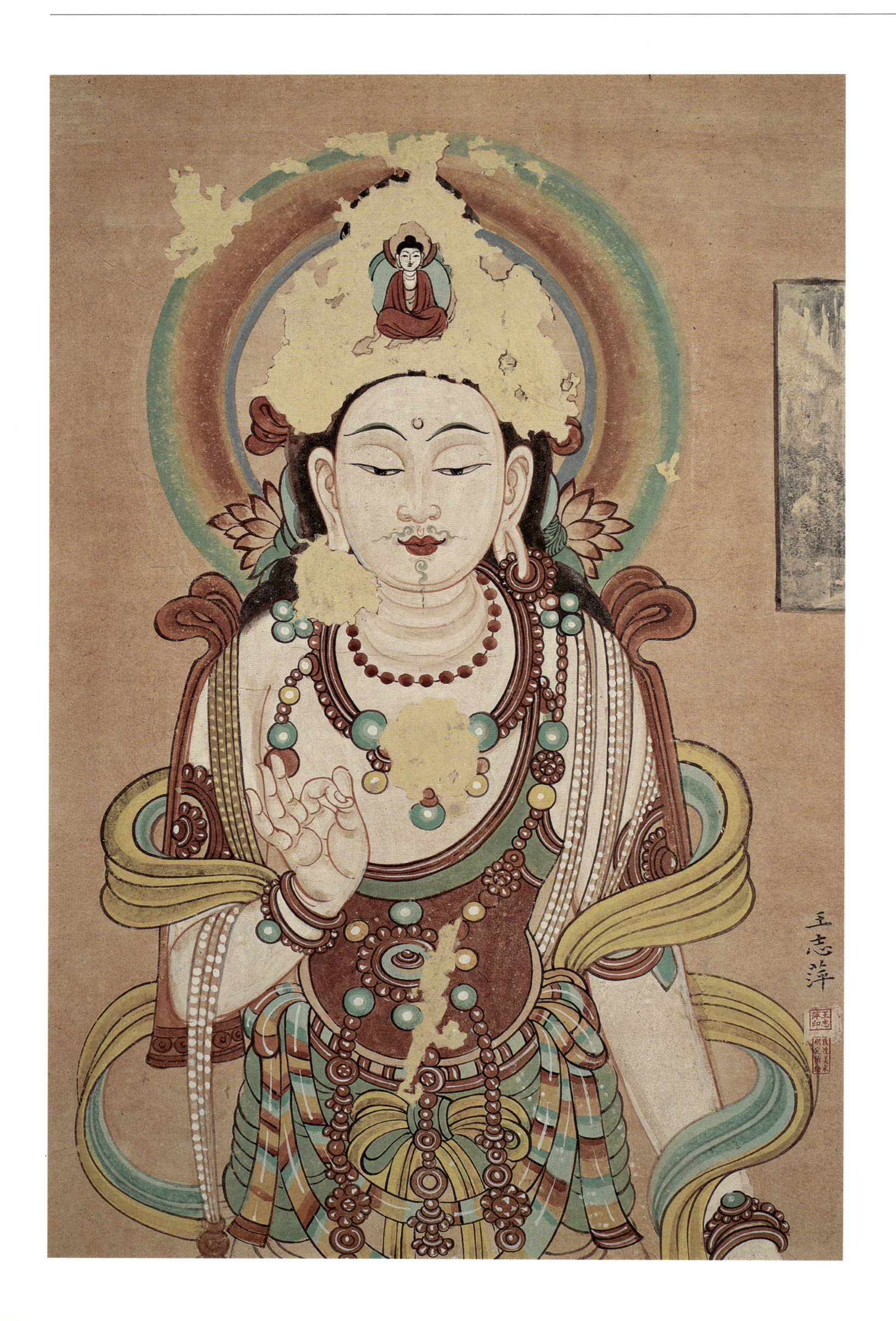

[中唐]

莫高窟第 112 窟
观音经变局部 （王志萍临摹）

画面中的观音双手合十，圆光笼罩，梳高髻，戴花冠，面相圆润，长眉细眼，棱鼻厚唇，身饰项圈、宝珠、璎珞。目光平视，神态端庄，面容慈祥。

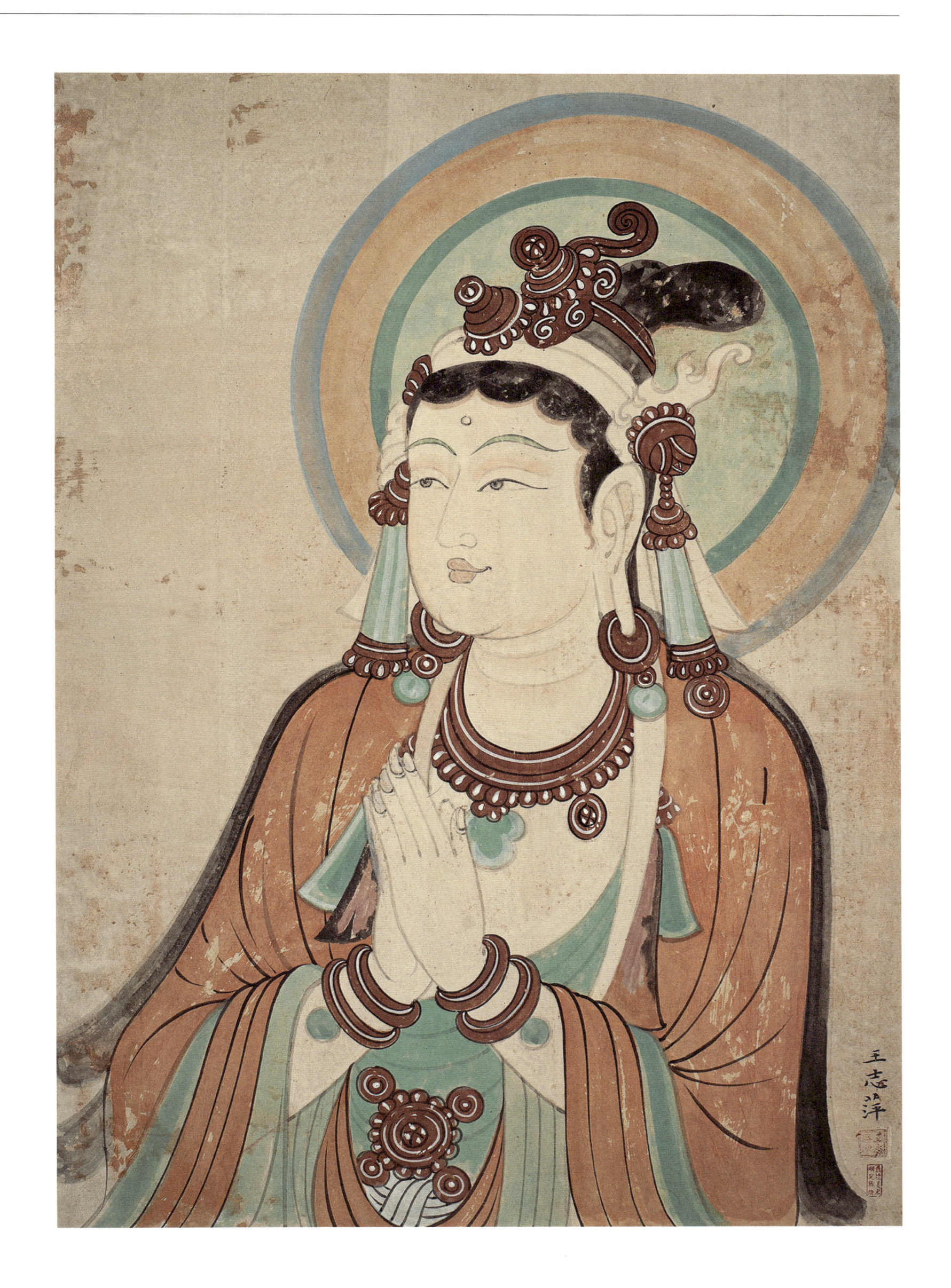

[中唐]

莫高窟第 112 窟
报恩经变之鹿母夫人故事 （李金萍临摹）

该画作为报恩经变局部，画中所示山峰层峦叠嶂，山势奇绝，主峰之外还有山水小景映衬。右上侧有一岩洞，岩洞之中有一人正盘坐修行。洞外一女子款款而行，脚下步步生莲，一人骑白马奔驰而过，极富故事性。

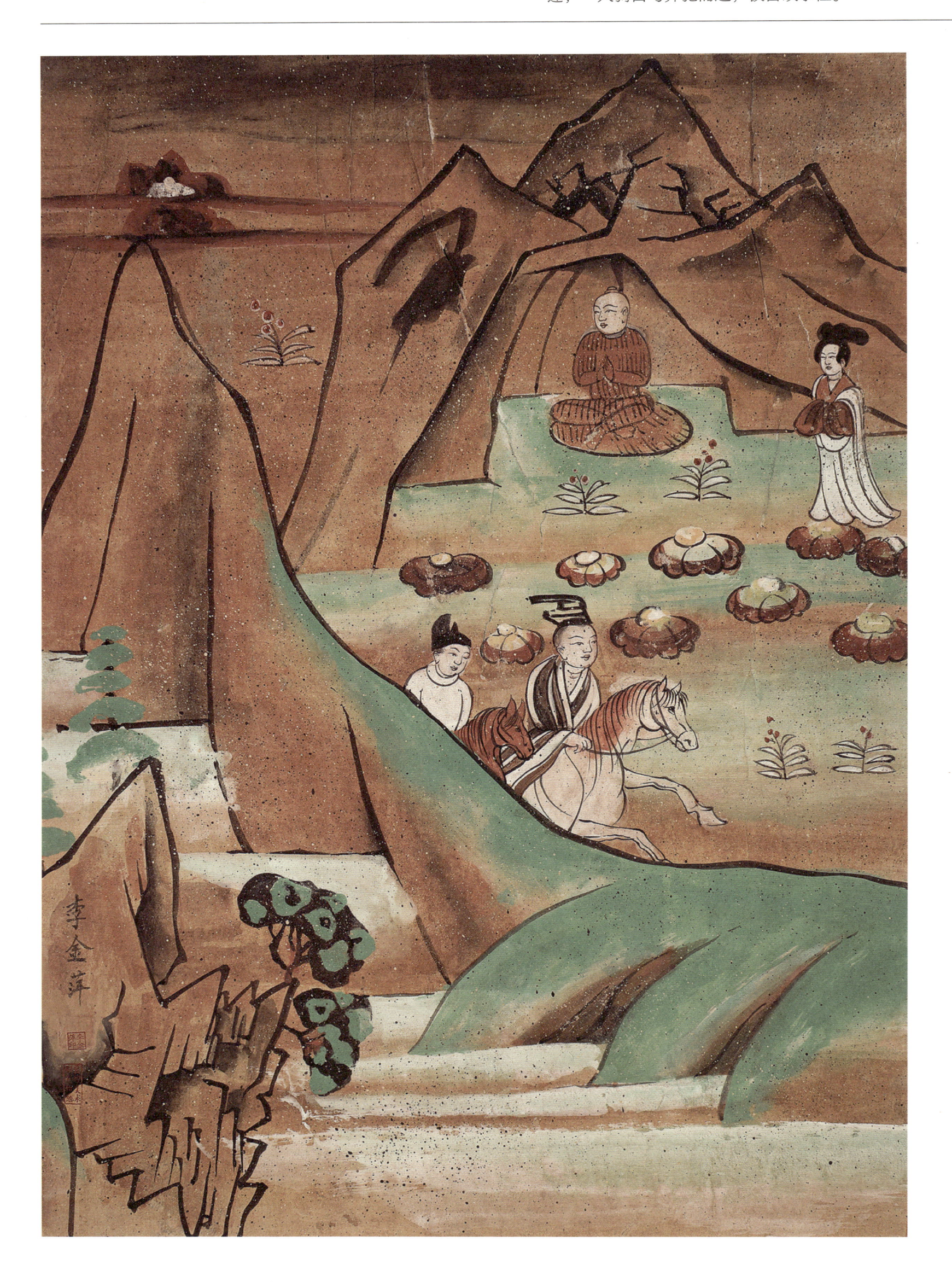

[中唐]

莫高窟第 112 窟
群童采花 （李金萍临摹）

画作中七个童子正在采花，稚气满满的孩童模样，显得画面氛围更是活泼。有的童子顽皮地爬到树上，有的则在树下嬉闹。画面十分生动有趣，在一定程度还原了当时儿童生活的场景。

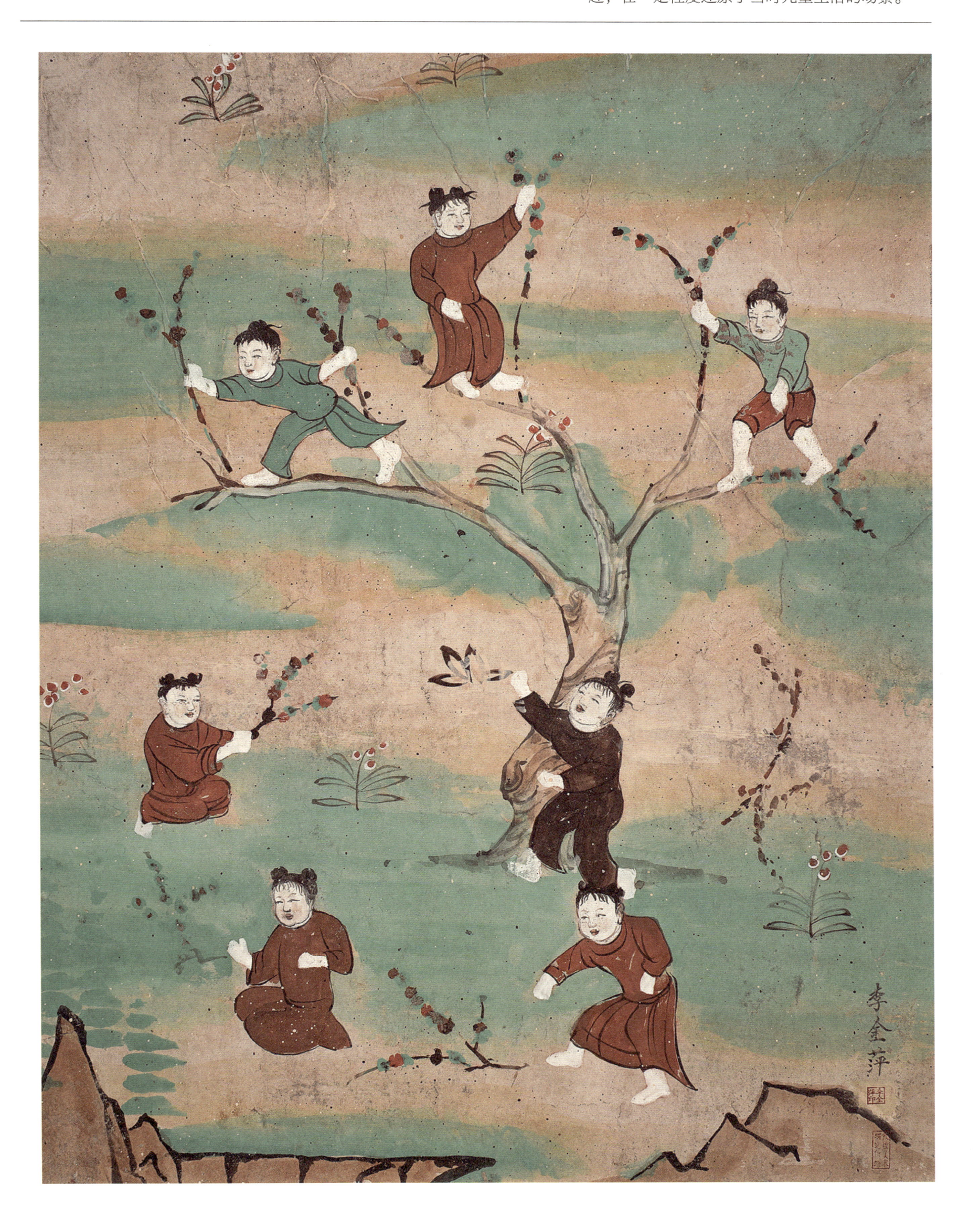

[中唐] **莫高窟第 112 窟**
不鼓自鸣之箜篌 （徐海容临摹）

图中所示箜篌在我国隋唐宫廷音乐中扮演着重要的角色。唐代箜篌形似琴瑟，一般绘有精美的边框纹路和华丽的装饰坠物，且弦数较先前增多。

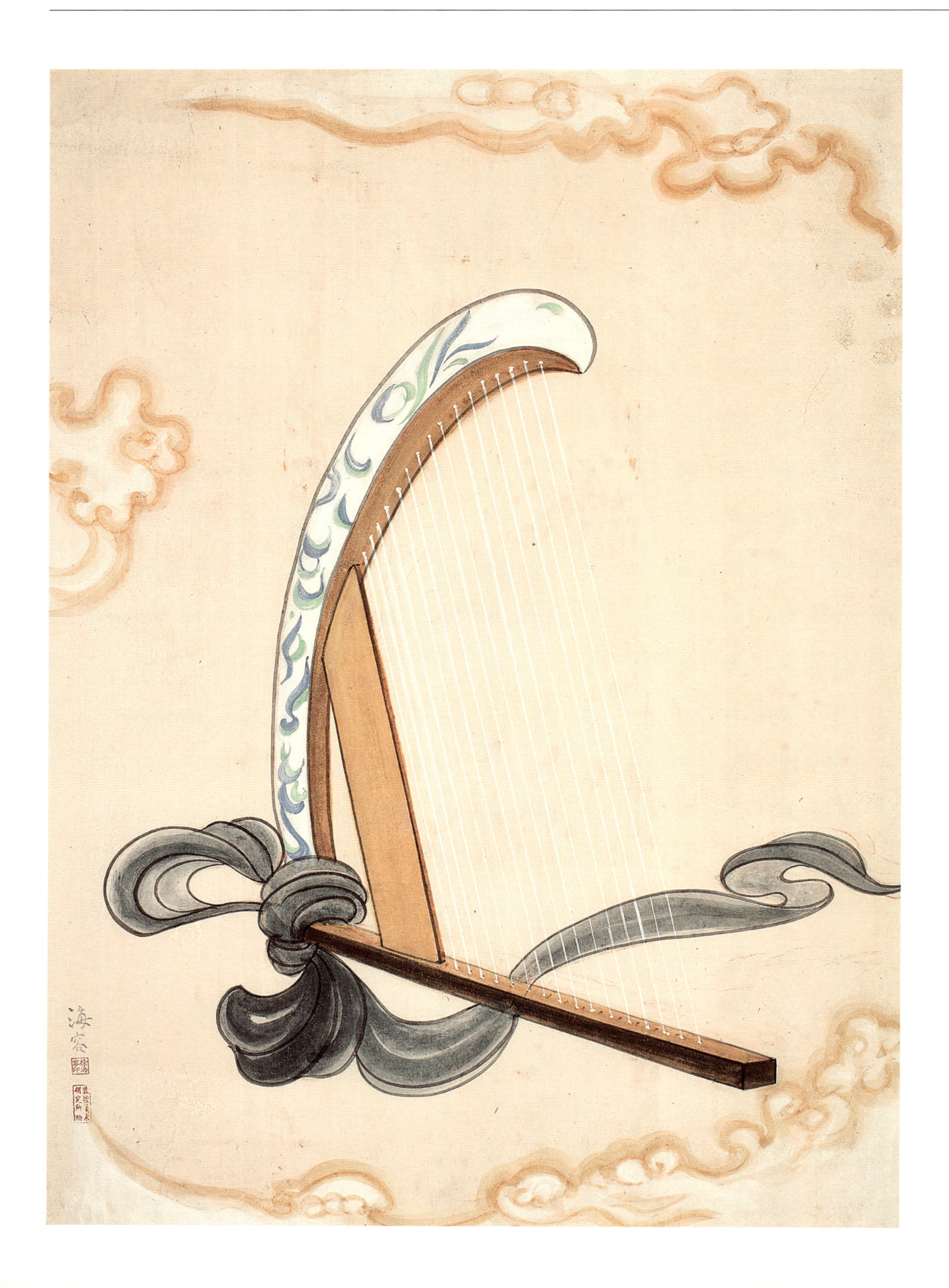

[中唐]

莫高窟第 112 窟
不鼓自鸣之鼓 （徐海容临摹）

画面中的鼓可用手或鼓槌敲击，形成复杂丰富的节奏，能够表现紧张激烈的情绪。

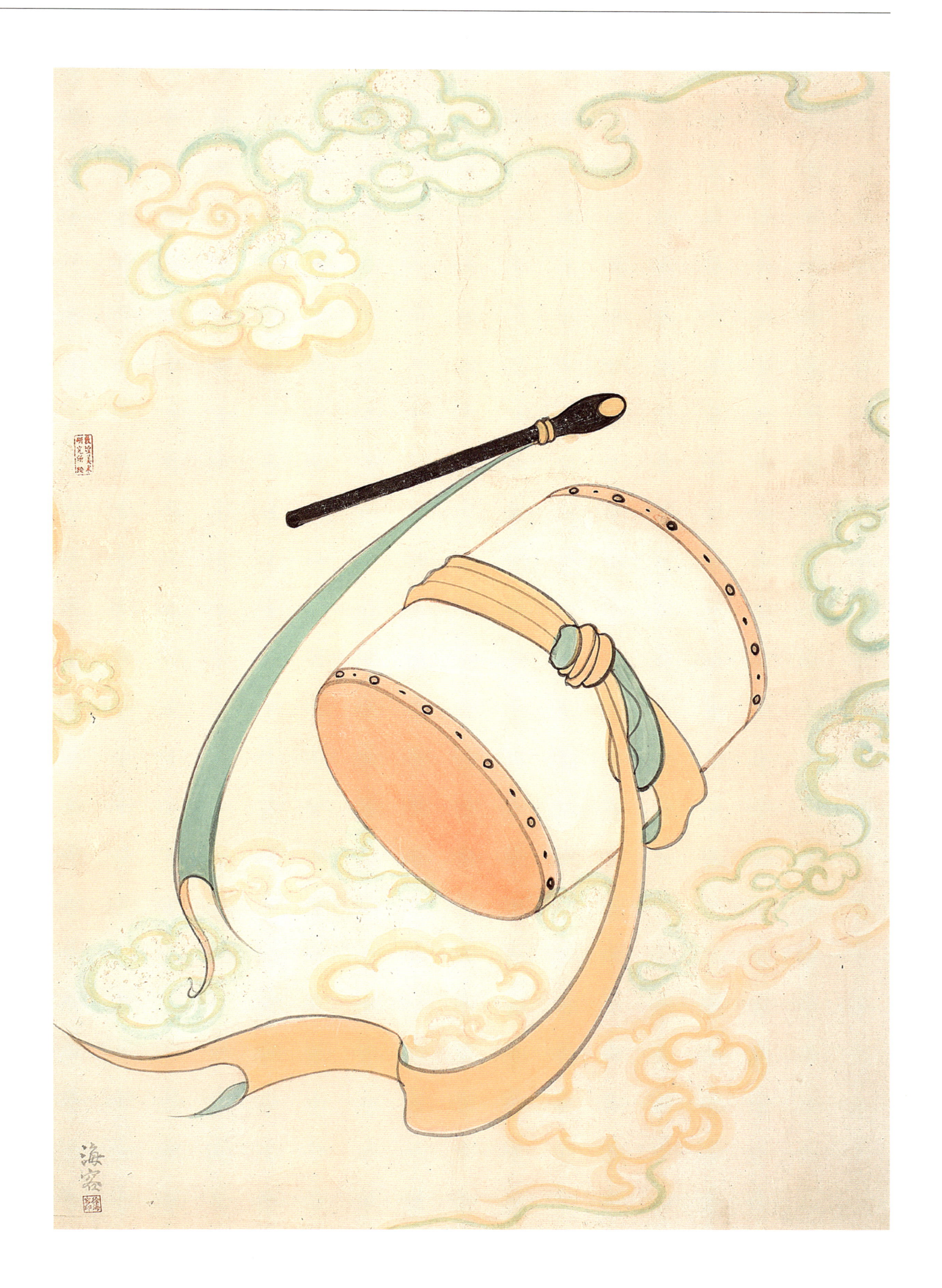

[中唐]

莫高窟第 112 窟
山中修行鹿母夫人 （平玲玲临摹）

画面左侧有一岩洞，洞中有一人正在修行。岩洞外的泉水边，有一灵兽正在低首饮水，山间遍地绿草野花，画面颇具情致。此画面也体现出中唐后期山水画风格清丽的特点。

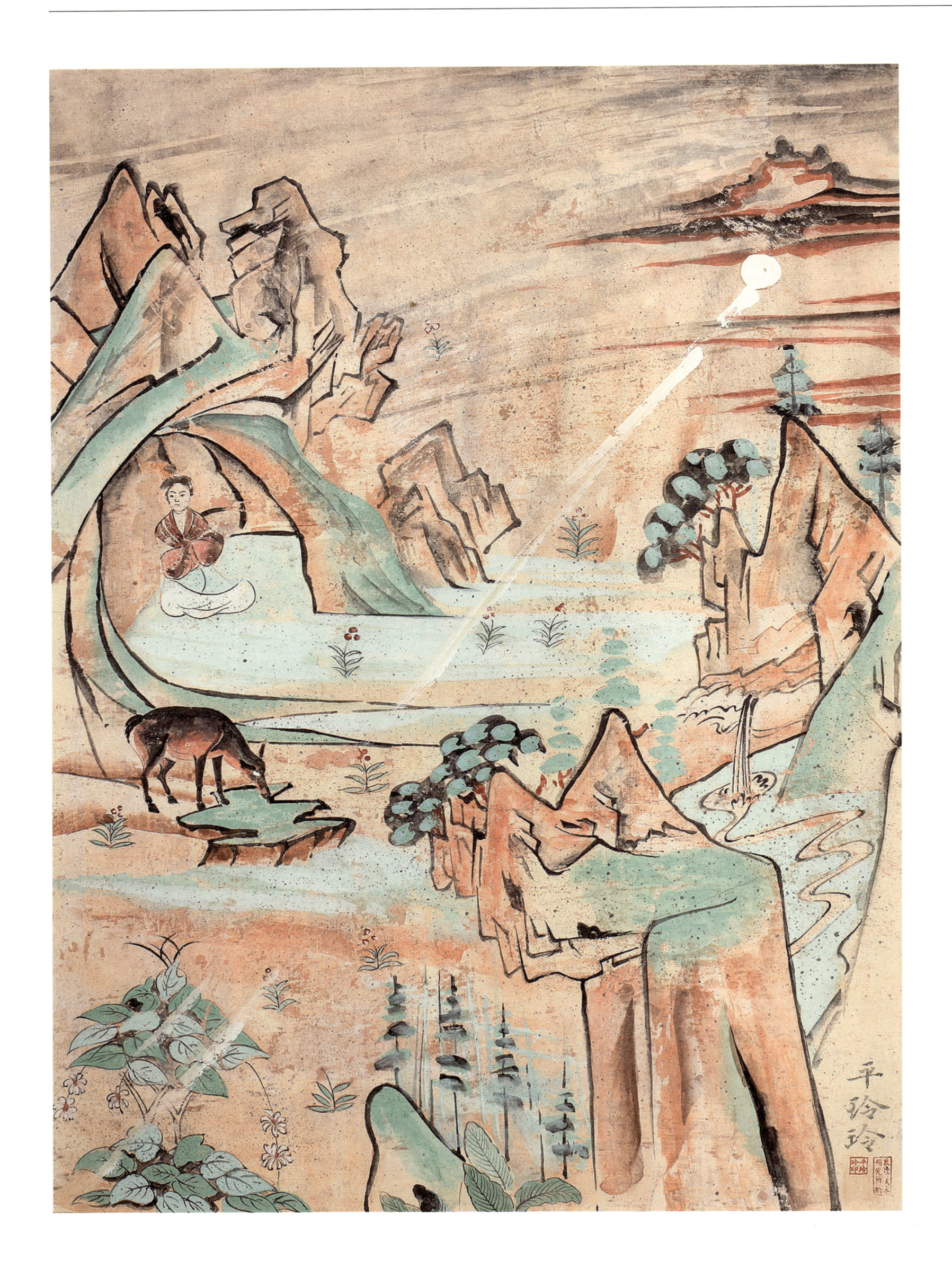

[中唐]

莫高窟第 126 窟
配殿与高台　（李金萍临摹）

下图配殿建于高台之上，面向三侧，为单层式，可见殿身形制相同，皆为红柱白墙。配殿殿顶有巾幡宝珠作饰，以示华丽。勾线虚实结合，用笔细腻，缀以点点纹理，留白之处给人丰富的想象空间。

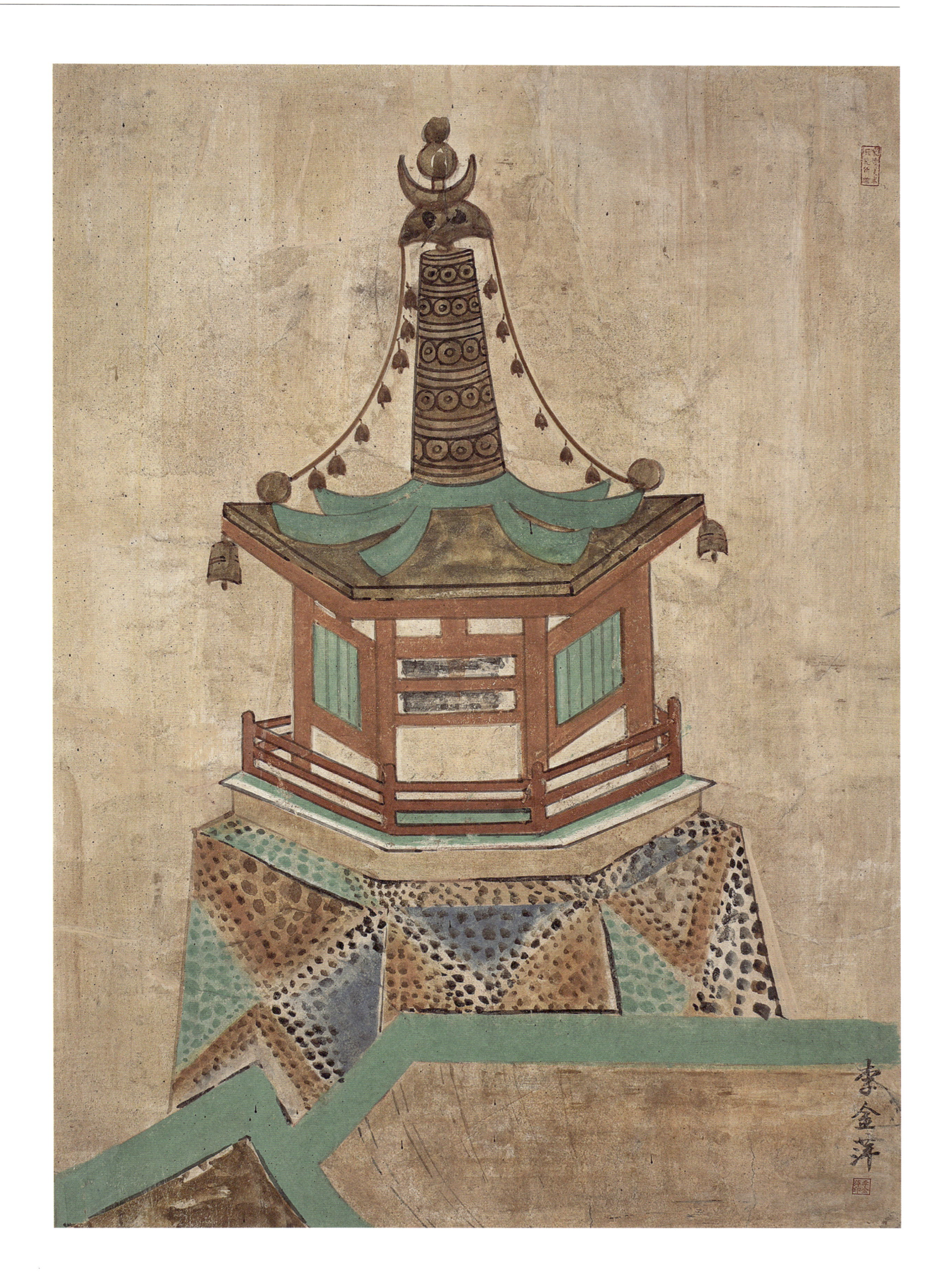

[中唐] **莫高窟第 154 窟**
文殊经变中的青山绿水 （平玲玲临摹）

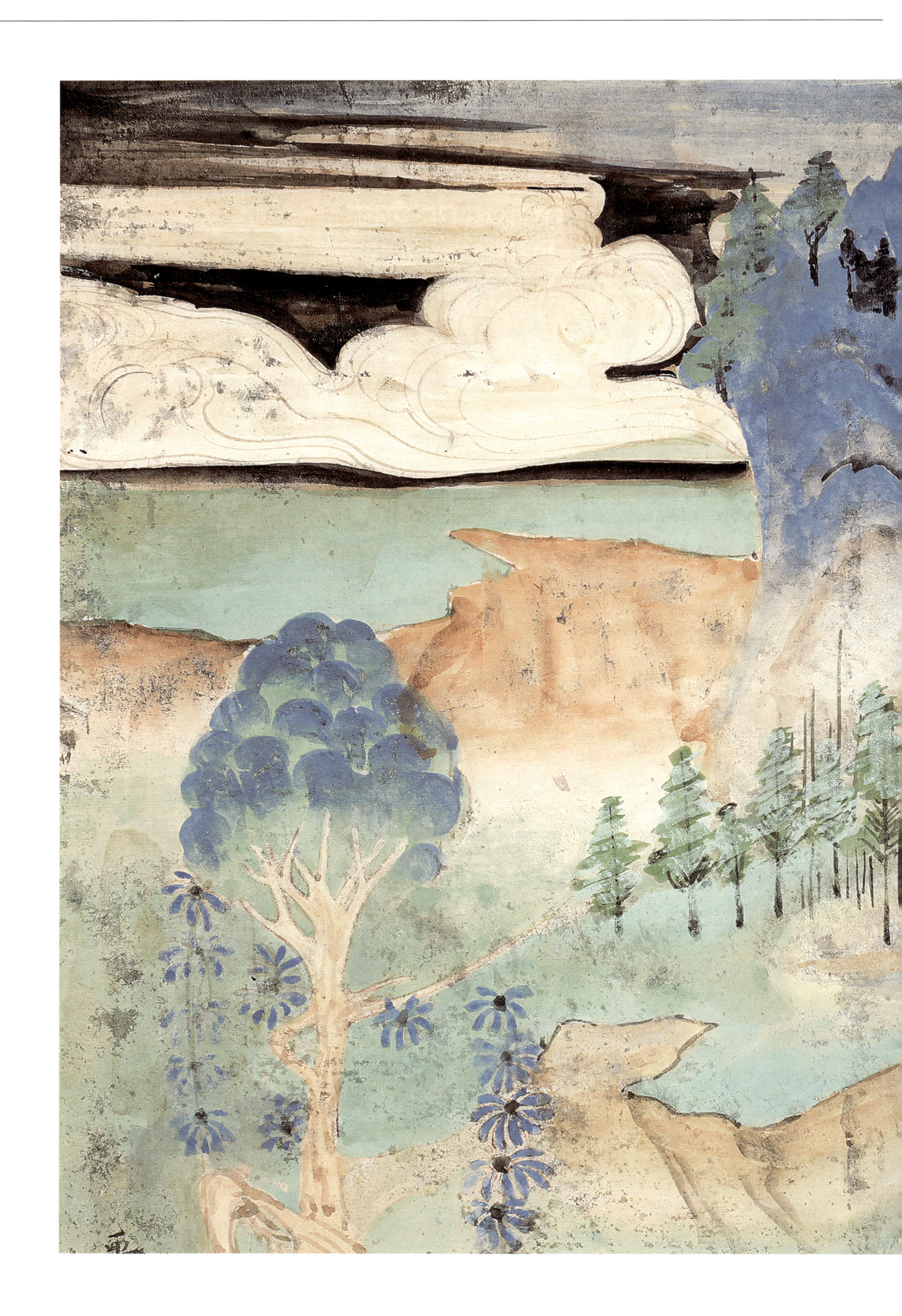

此幅山水画出自文殊经变，画中祥云浮动，重峦叠嶂，草木丛生。云雾围绕着山峰，着以清新淡雅的色彩，颇有意境。

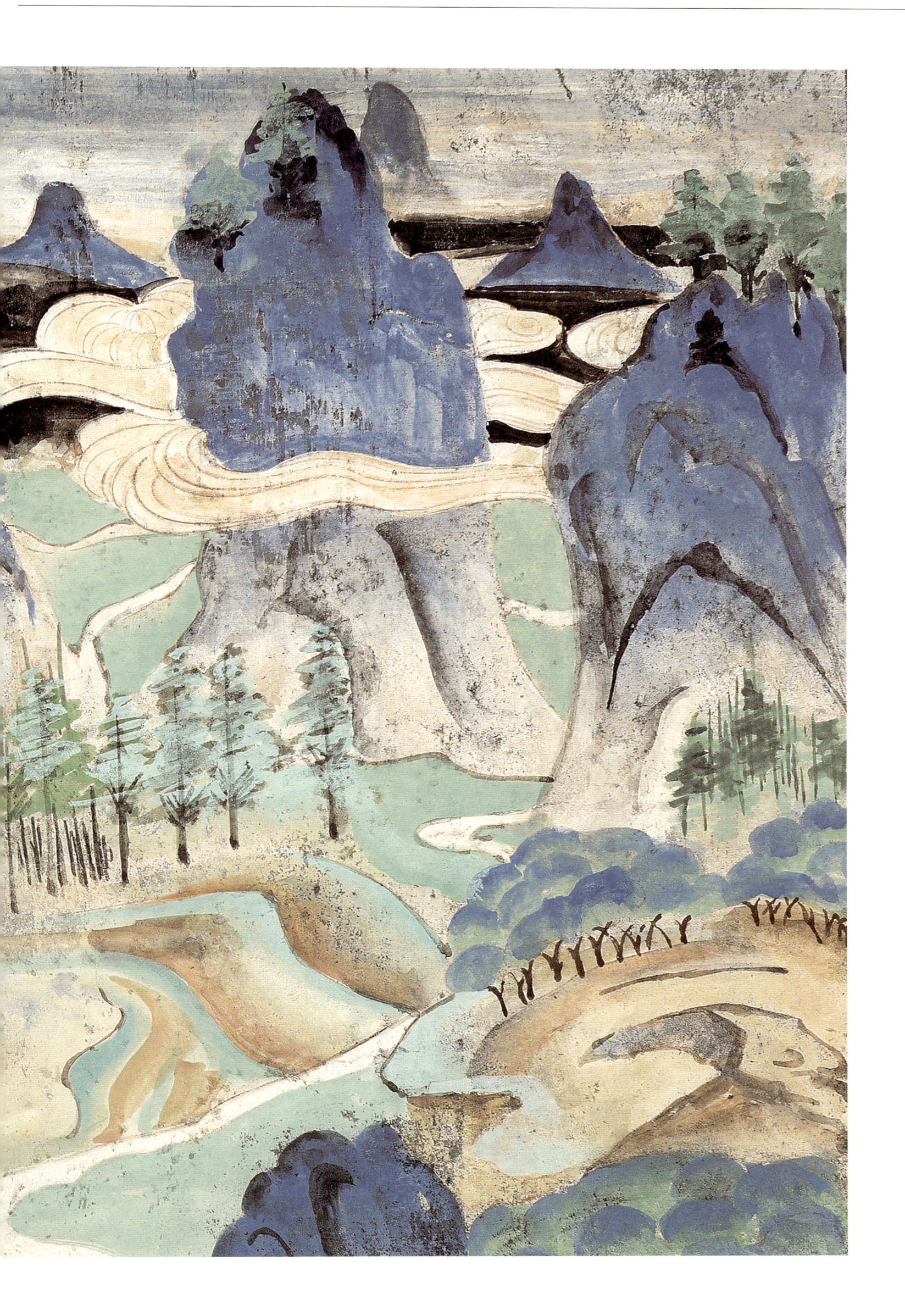

[中唐] **莫高窟第 154 窟**
金刚经变忍辱 （平玲玲临摹）

画面中一男子正在诵读《金刚经》，却突然遭到两名红衣男子攻击，其中一人手持棍棒，一人扬起手臂，挥向诵经男子。

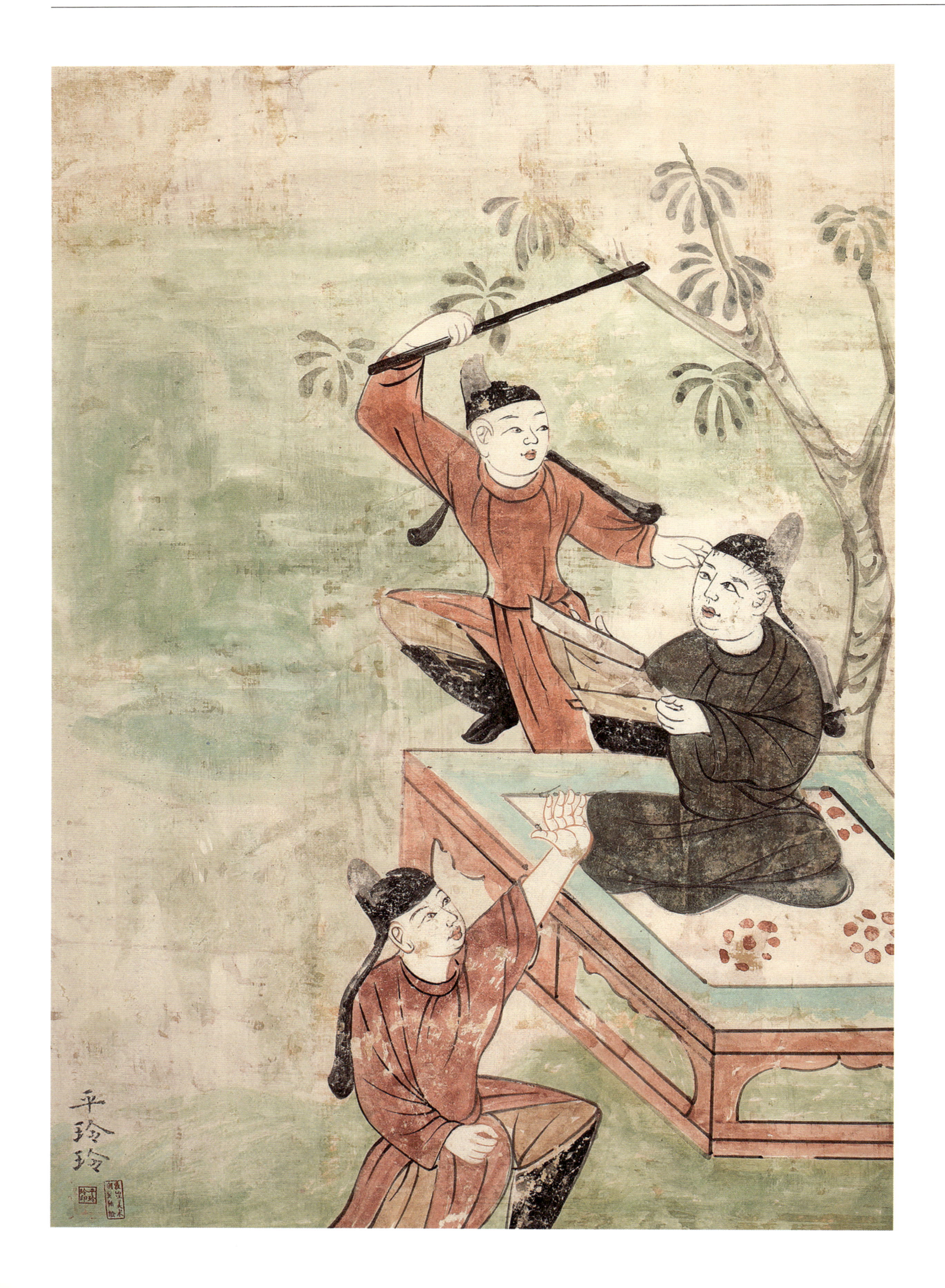

[中唐]

莫高窟第 154 窟

礼拜 （平玲玲临摹）

画面中有一僧人立于楼阁外侧一角，身前有两名男子，红衣男子双手合十跪拜僧人，黑衣男子则向僧人俯首磕头。僧人并未看向两人，而是转头，目光落在一旁。

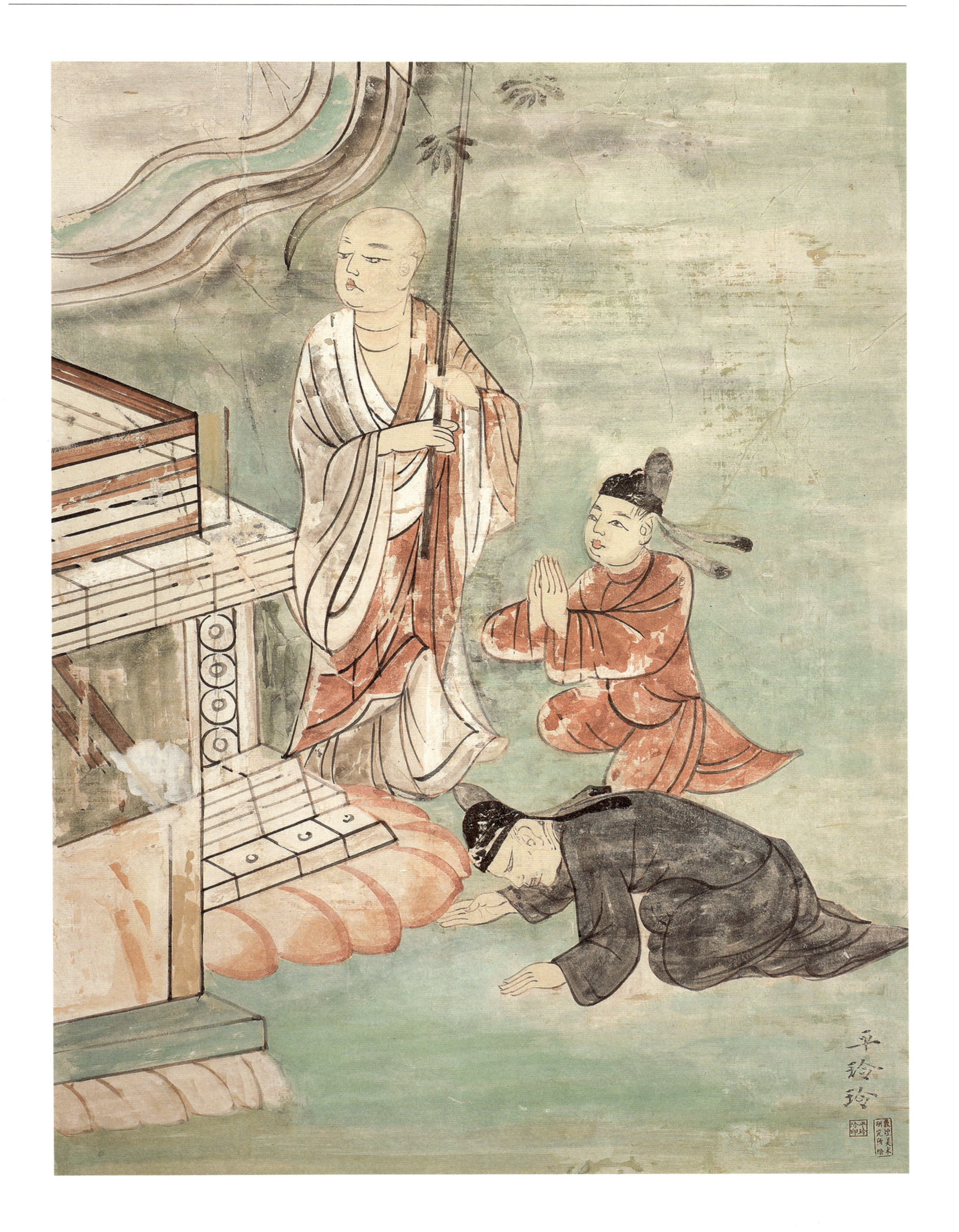

[中唐] **莫高窟第 154 窟**
恶友品之树下弹筝 （平玲玲临摹）

画面中有一男子赤脚盘坐在树下，专注地弹筝。树木枝干分成两枝，树叶繁茂。左侧有一位女子，双手合十坐在一旁，眼神低垂望向正在弹筝的男子。

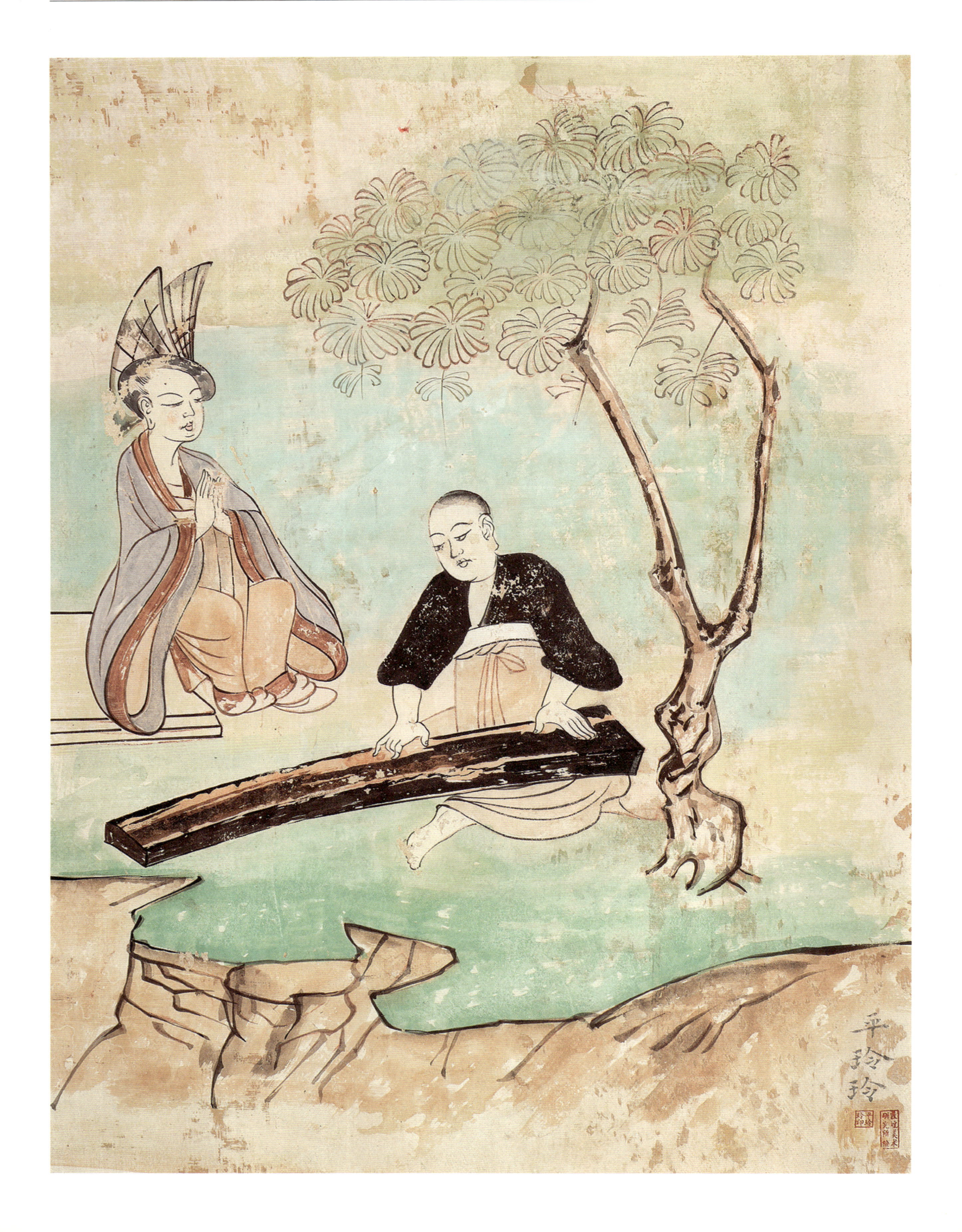

[中唐]

莫高窟第 154 窟

善事回国祈祷宝珠 （金子欣临摹）

画作中有一单层式楼阁，设有一腰檐一台基，四角绿檐向上翘起。善事跪坐于楼阁顶上，手持香炉，望向前方火焰宝珠，其神态祥和，做祈祷状。敷色上运用石青晕染，勾线细腻，笔法精巧。

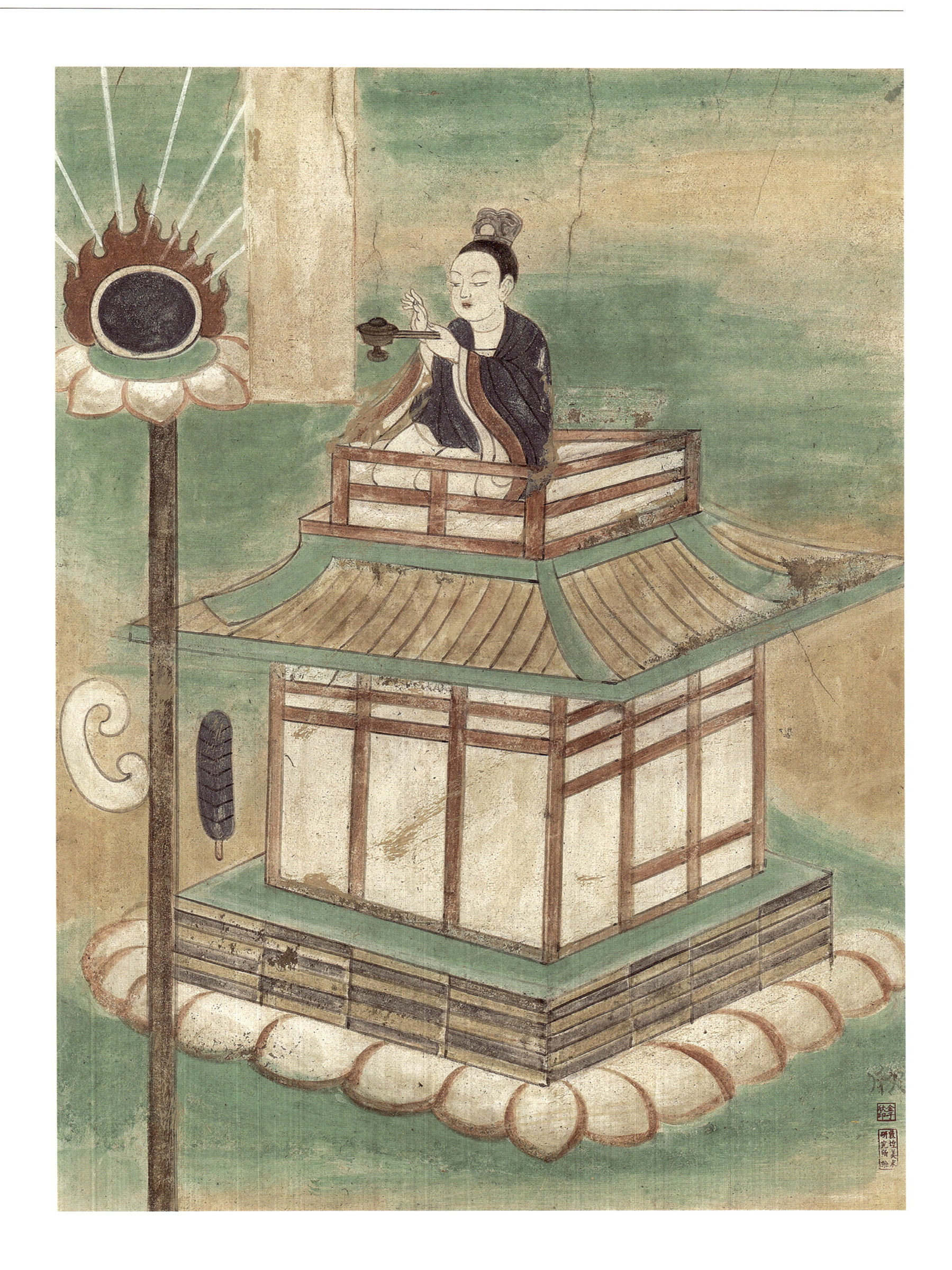

[中唐] **莫高窟第 154 窟**
不鼓自鸣之羯鼓 （徐海容临摹）

"羯鼓"为直筒形鼓乐器，在南北朝时经西域传入中国，盛行于唐开元、天宝年间。在唐代，羯鼓演奏位一般在乐队的最前处或最高处，统领全局。

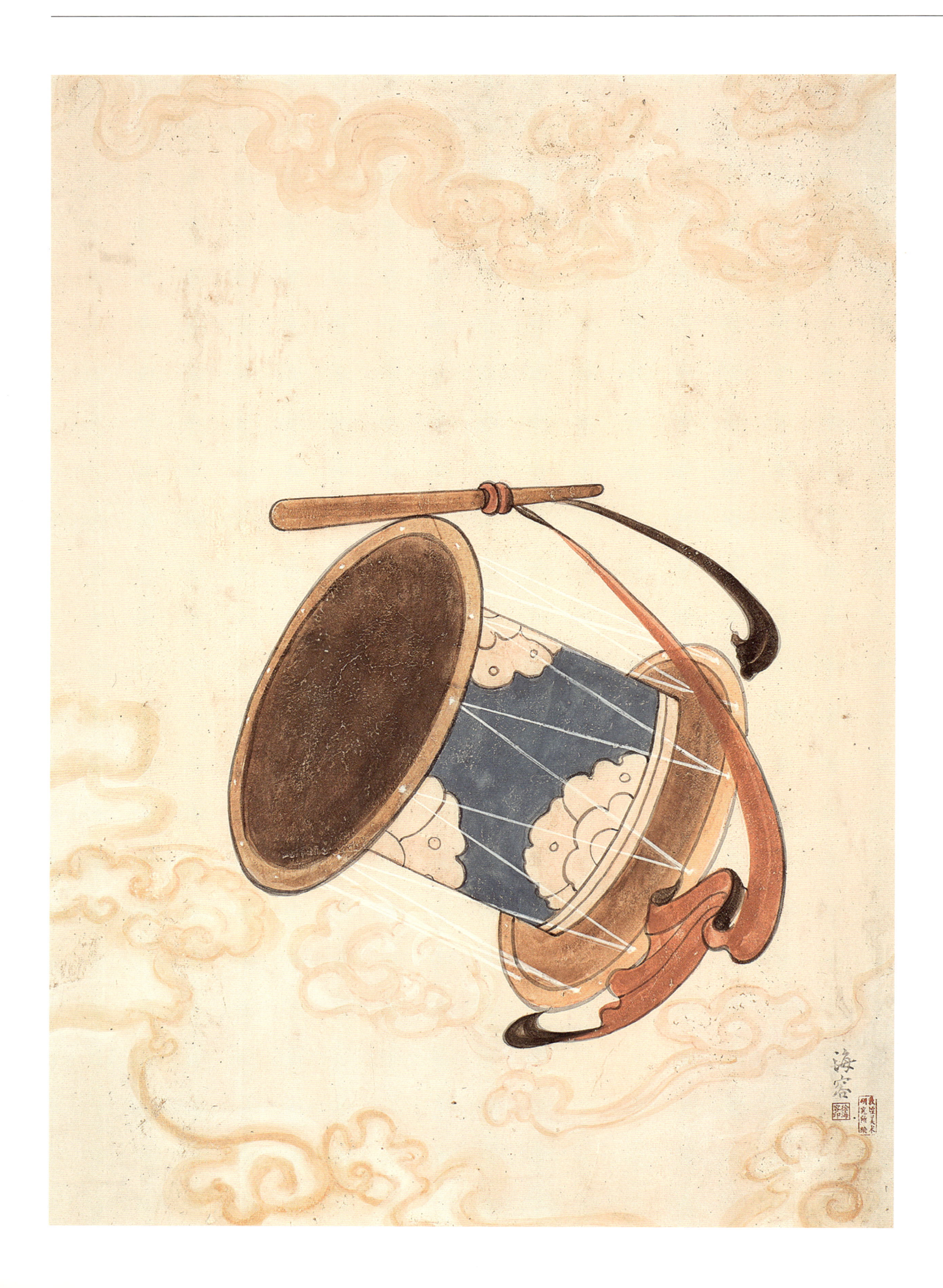

[中唐]

莫高窟第 154 窟
不鼓自鸣之铙 （徐海容临摹）

"铙"为铜制圆形对击乐器，既是碰奏乐器，也是佛教法器之一，双铙对击可发音。

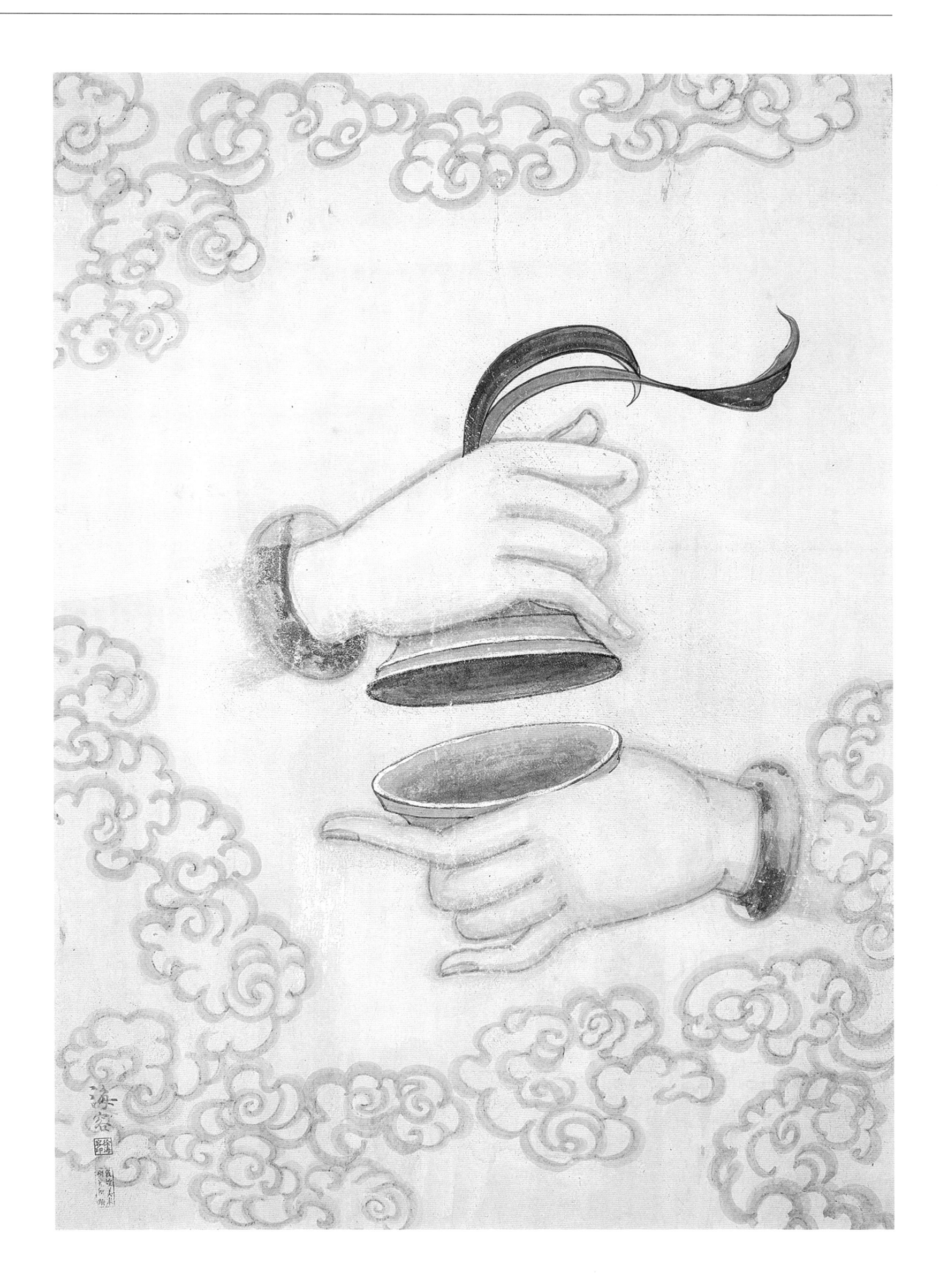

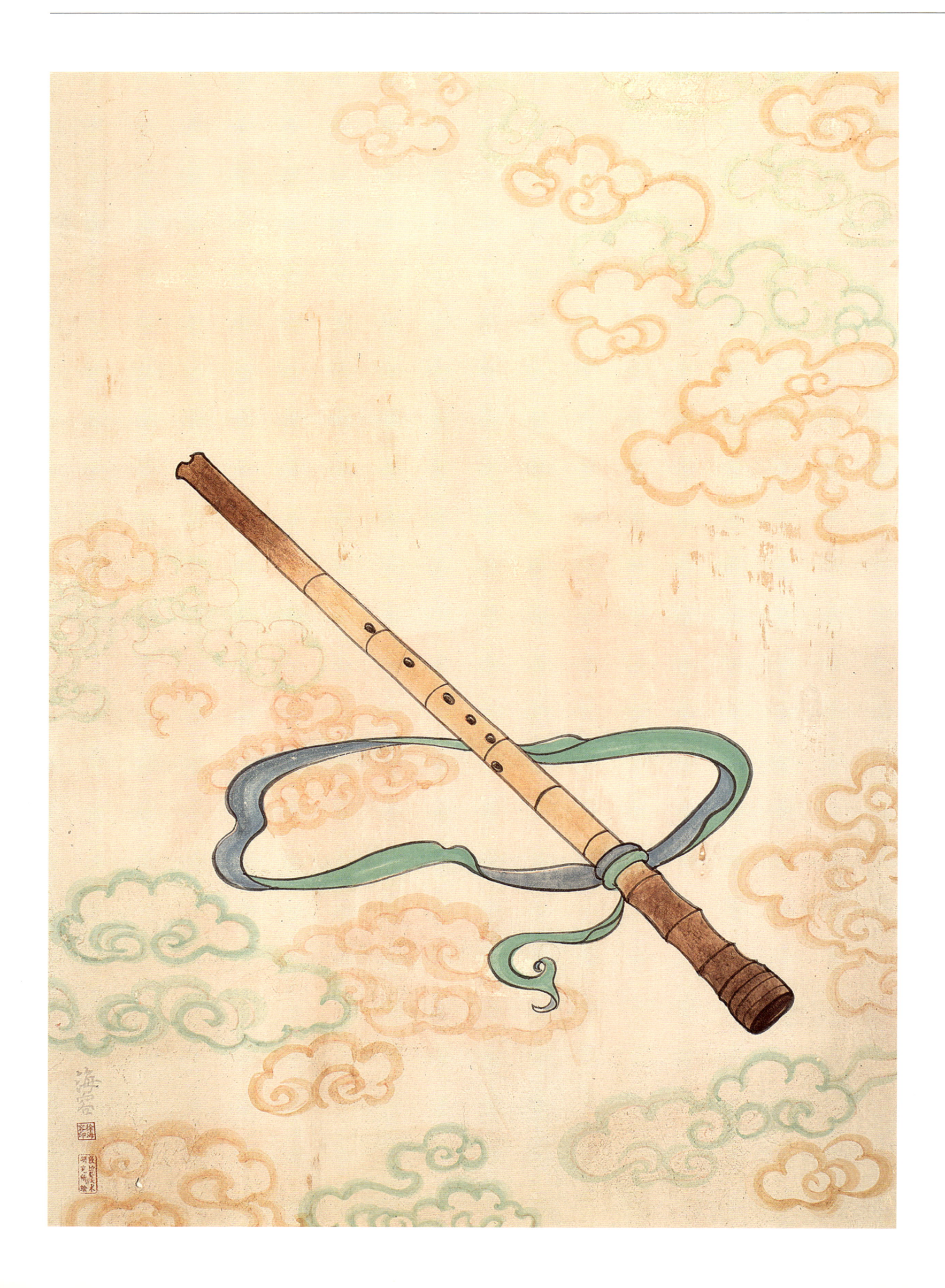

[中唐] **莫高窟第 154 窟**
不鼓自鸣之竖笛 （徐海容临摹）

"竖笛"为竖吹竹管气鸣乐器，竖笛笛身较长，通常为八孔，"六孔竖笛"是竖笛和中华传统乐器竹笛的结合体，指法与"八孔竖笛"有较大差别。

[中唐]

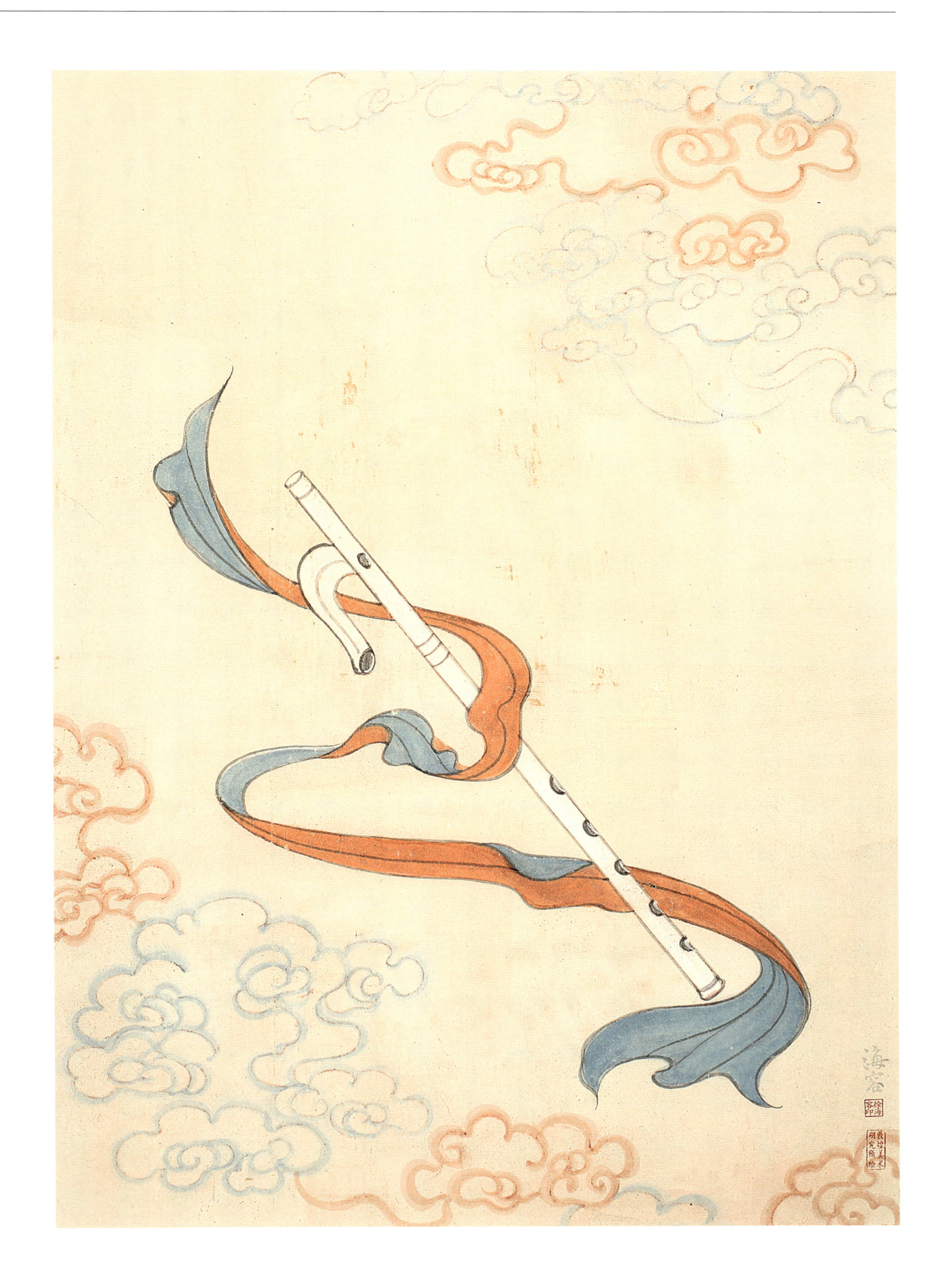

莫高窟第 154 窟

不鼓自鸣之义嘴笛 （徐海容临摹）

"义嘴笛"横笛加嘴，被飘带系着。飘带红蓝相间，横笛不奏自鸣，与背后缭绕的祥云相得益彰。

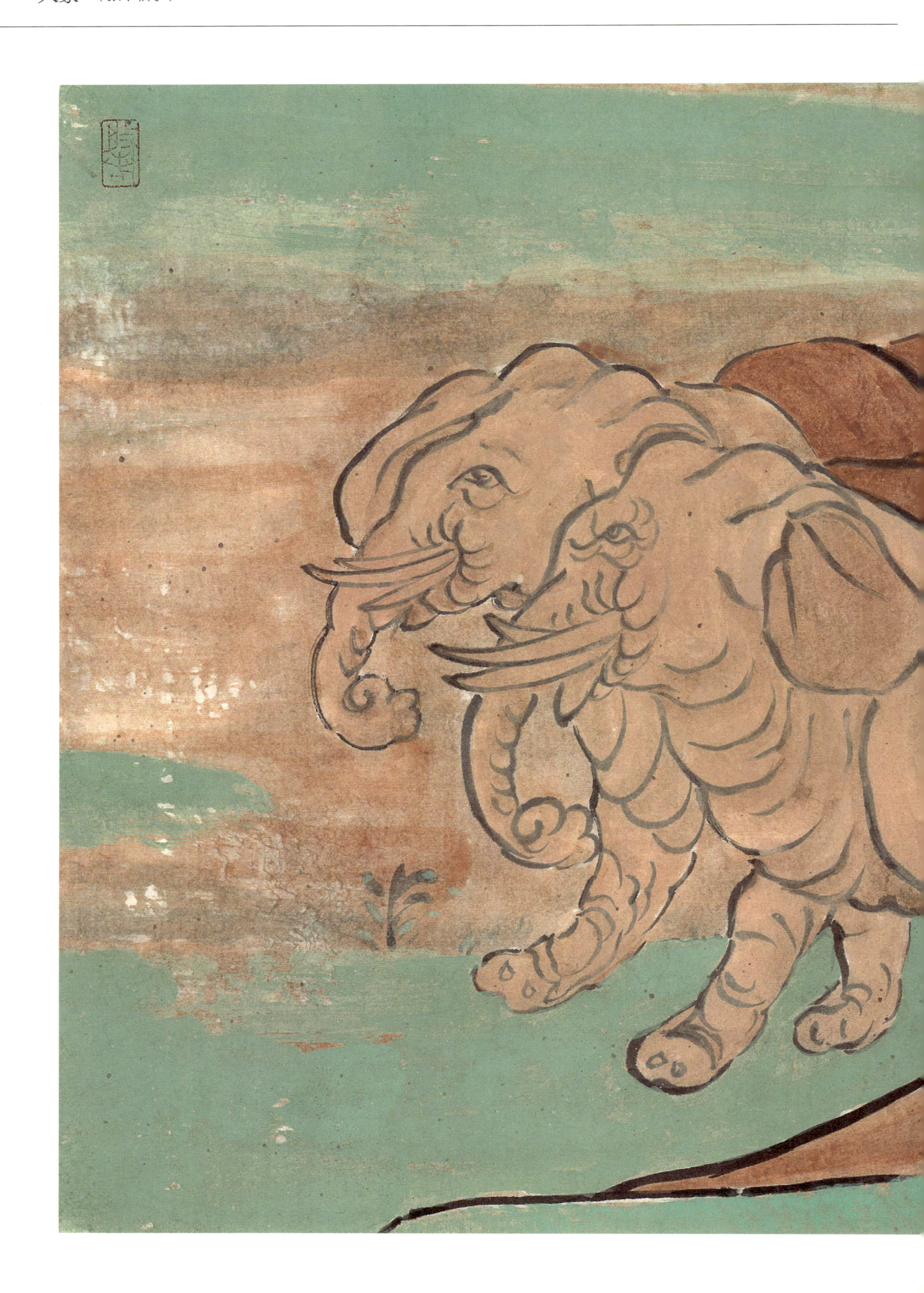

[中唐] **莫高窟第 154 窟**
大象　（张平临摹）

画面中一人挥鞭驱赶两只大象前进，大象以白描的形式绘制，线条简练，背驮赭红色水袋。

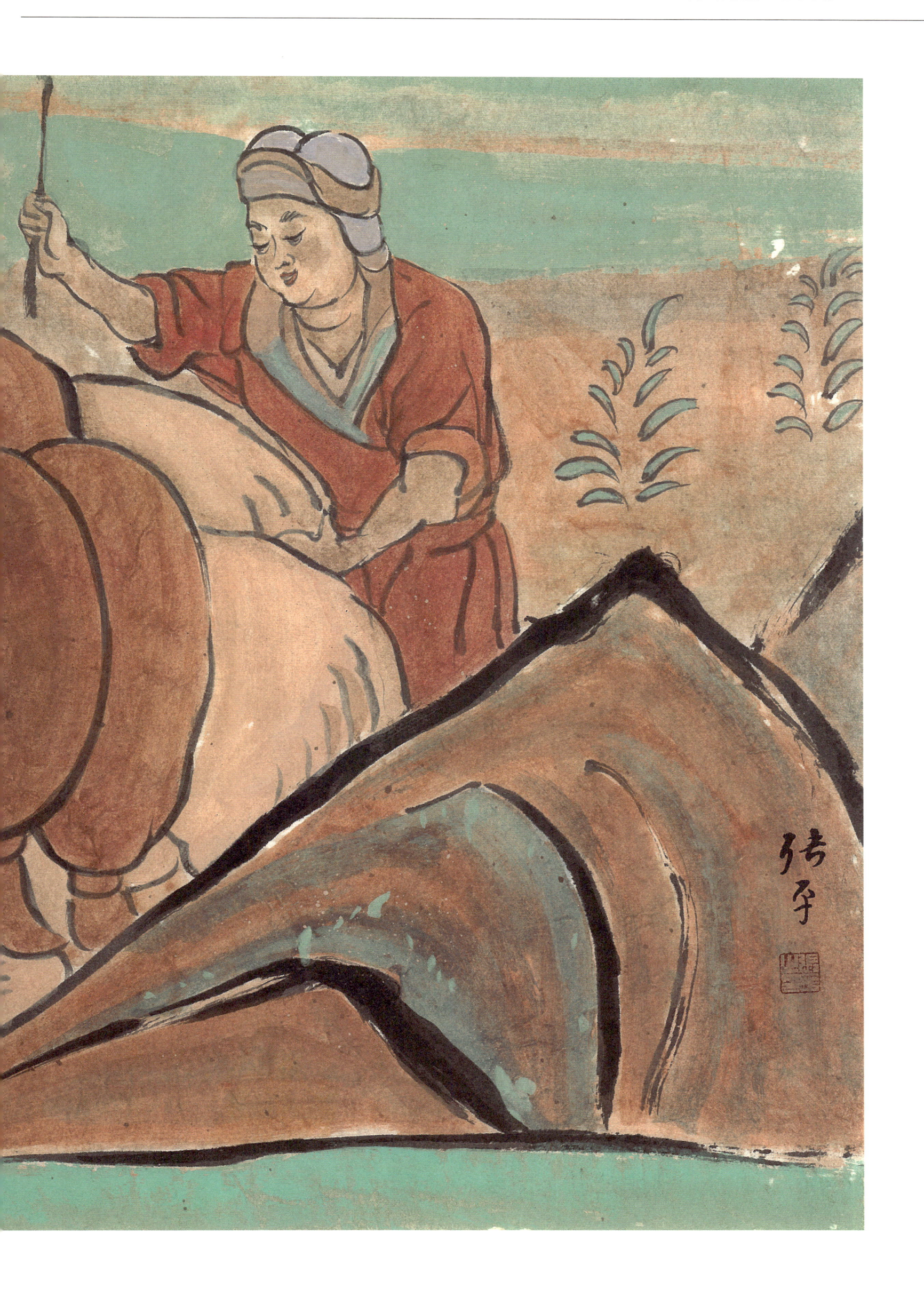

[中唐]

莫高窟第 154 窟

产女雌鹿 （张平临摹）

该画是报恩经变中鹿母夫人故事画的一部分。画面中，女婴呈跪姿，一只雌鹿正在用兽类特有的气味识别方式贴近自己产下的爱女，眼睛圆大。该画形象生动，显示人鹿之间的感人情愫。

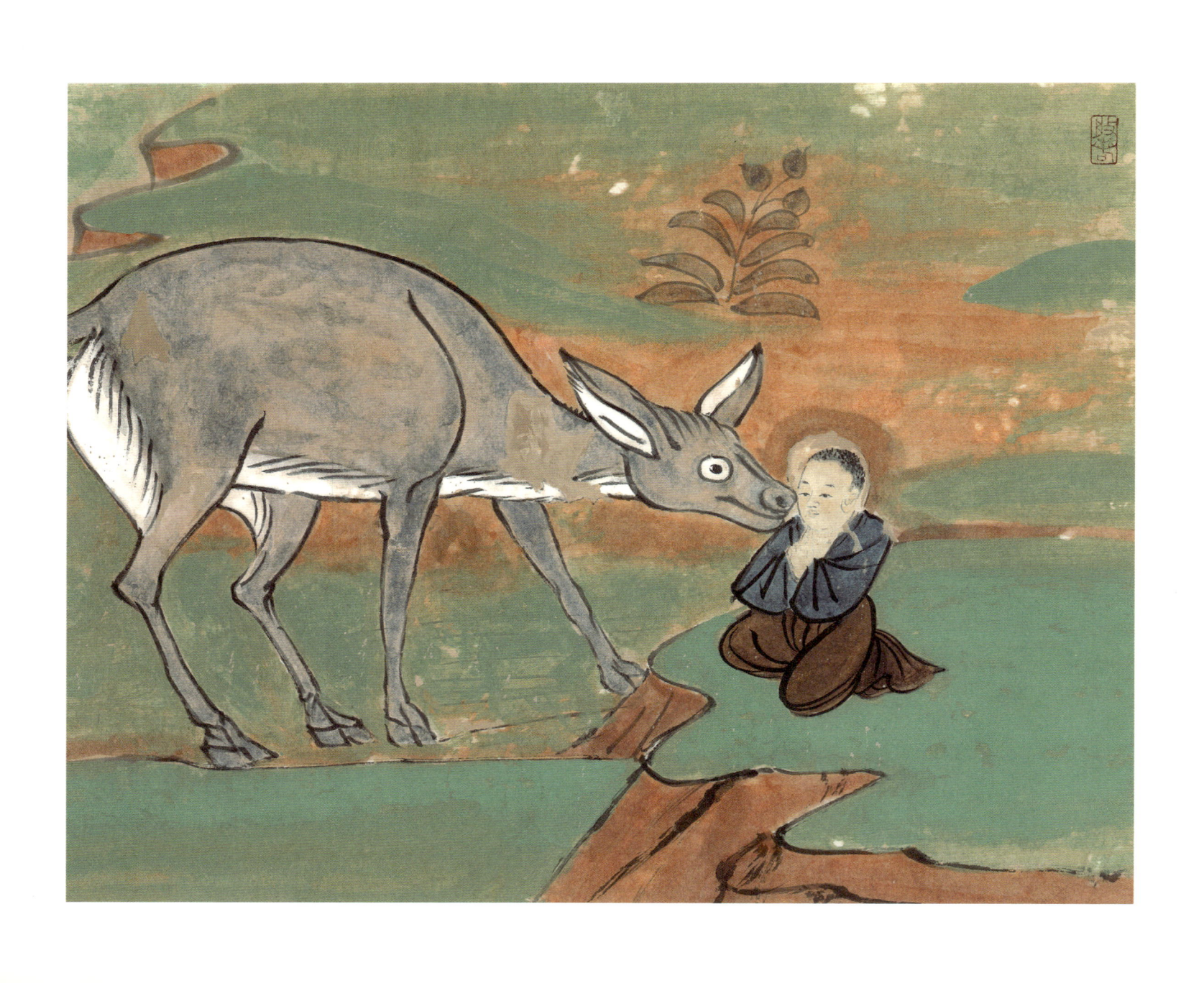

[中唐]

莫高窟第 158 窟
衔花的大雁 （张平临摹）

画面中的大雁翻越山河，从远处飞来，口中衔着一枝莲花，振翅高飞，以作供养，表示敬仰之情。

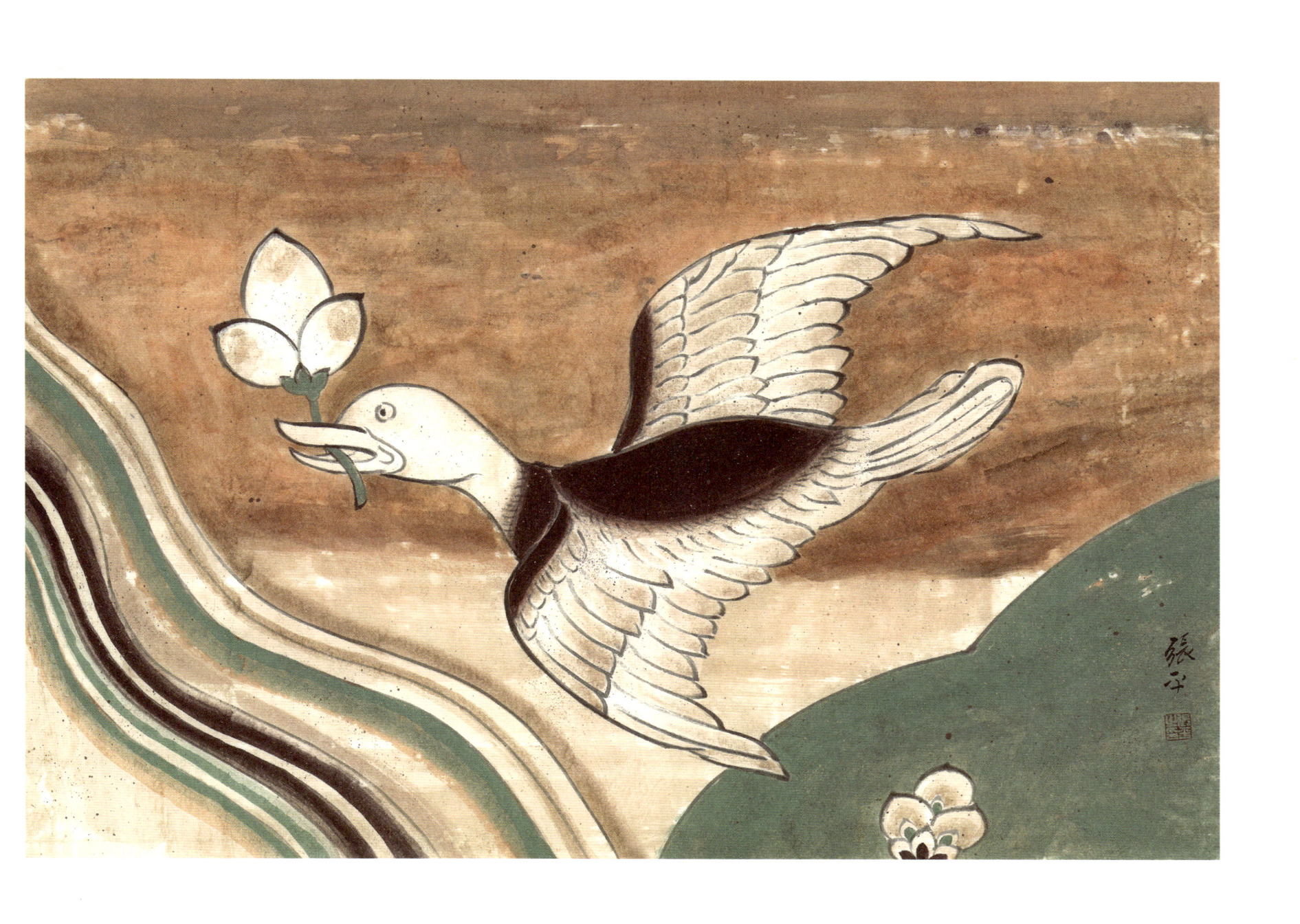

[中唐]

莫高窟第 158 窟
举哀图中的天龙八部 （张平临摹）

天龙八部即八大护法，是八个部众首领。"龙众"中的"龙"为那伽。摩睺罗伽是与天龙相对应的地龙。图中的紧那罗头顶兽首，眉头紧皱，口齿微张，面目狰狞。其天众尊者头戴花冠，头顶猛兽，高鼻厚唇，神情十分肃穆平静。

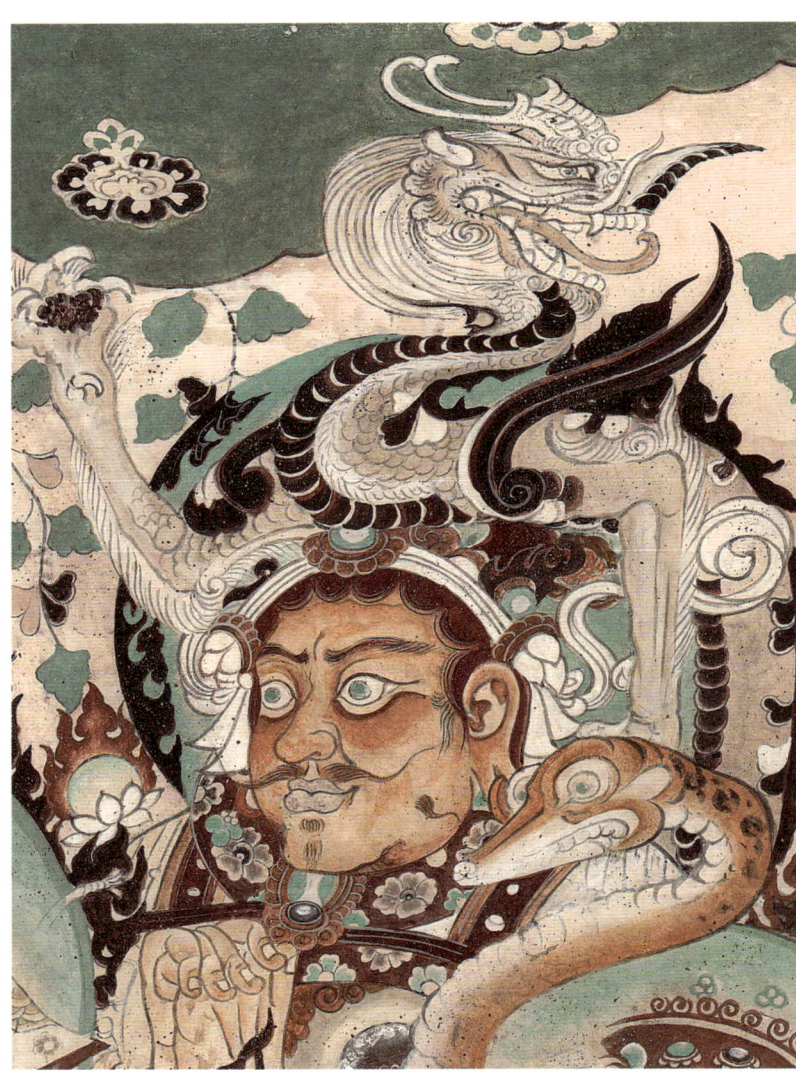

1. 龙众

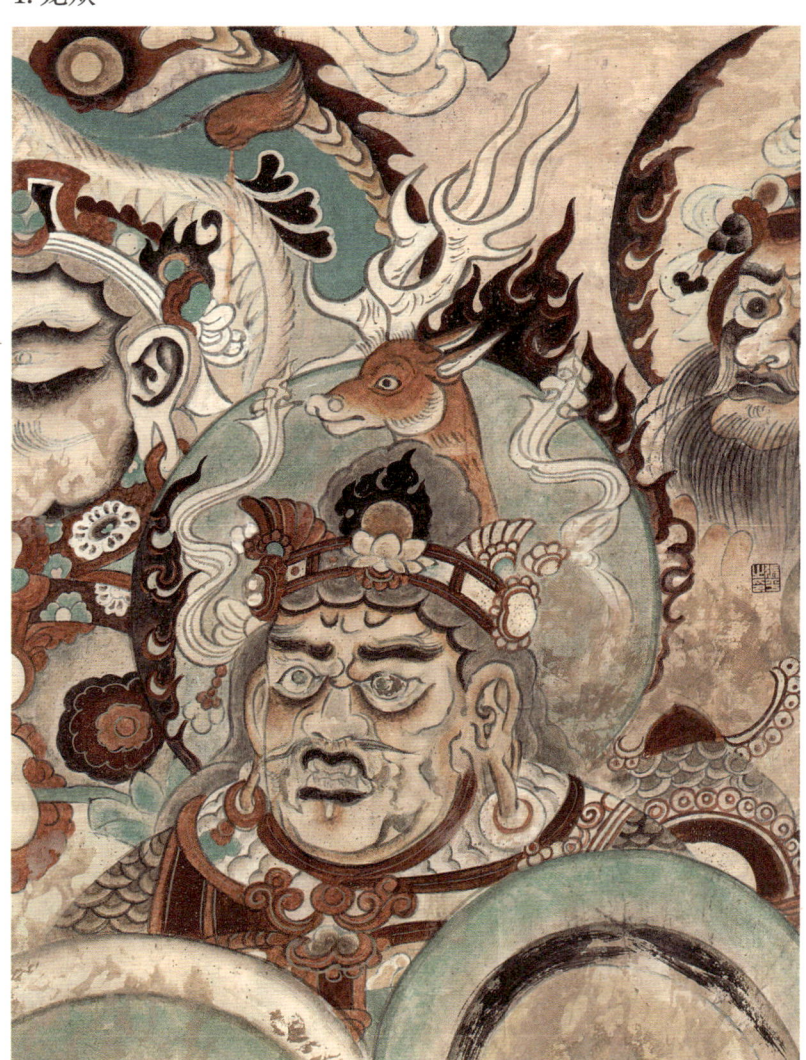

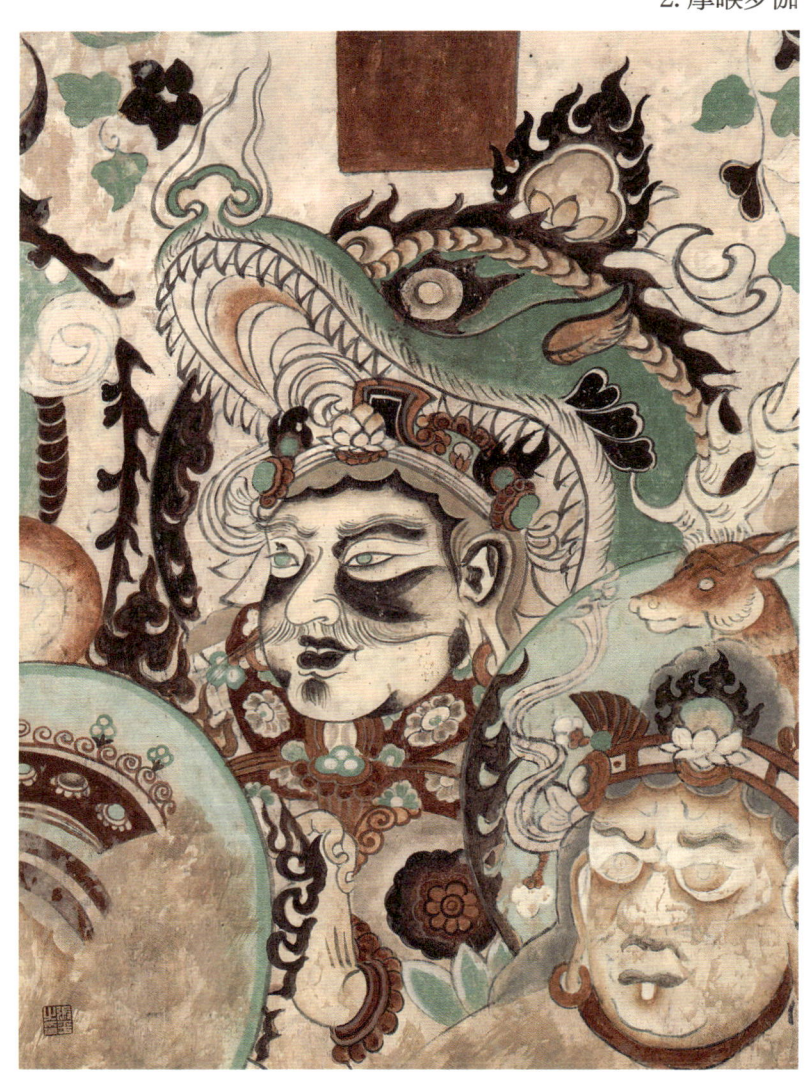

2. 摩睺罗伽

3. 紧那罗

4. 天众

图中乾闼婆头顶神鸟,眉头微皱,面相凶狠,神态威严。迦楼罗,汉译意为金翅鸟,又称大鹏金翅鸟。画面中的迦楼罗双手合十,神态肃穆。据说阿修罗生性多疑好怒,争强好胜,是凶狠好战之神。

"夜叉"本义是能吃鬼的神,又有敏捷、勇健、轻灵、秘密等意思。现在人们说到"夜叉"常指恶鬼。但在佛经中,很多夜叉受佛教化转为护法善神,夜叉八大将的任务是"维护众生界"。

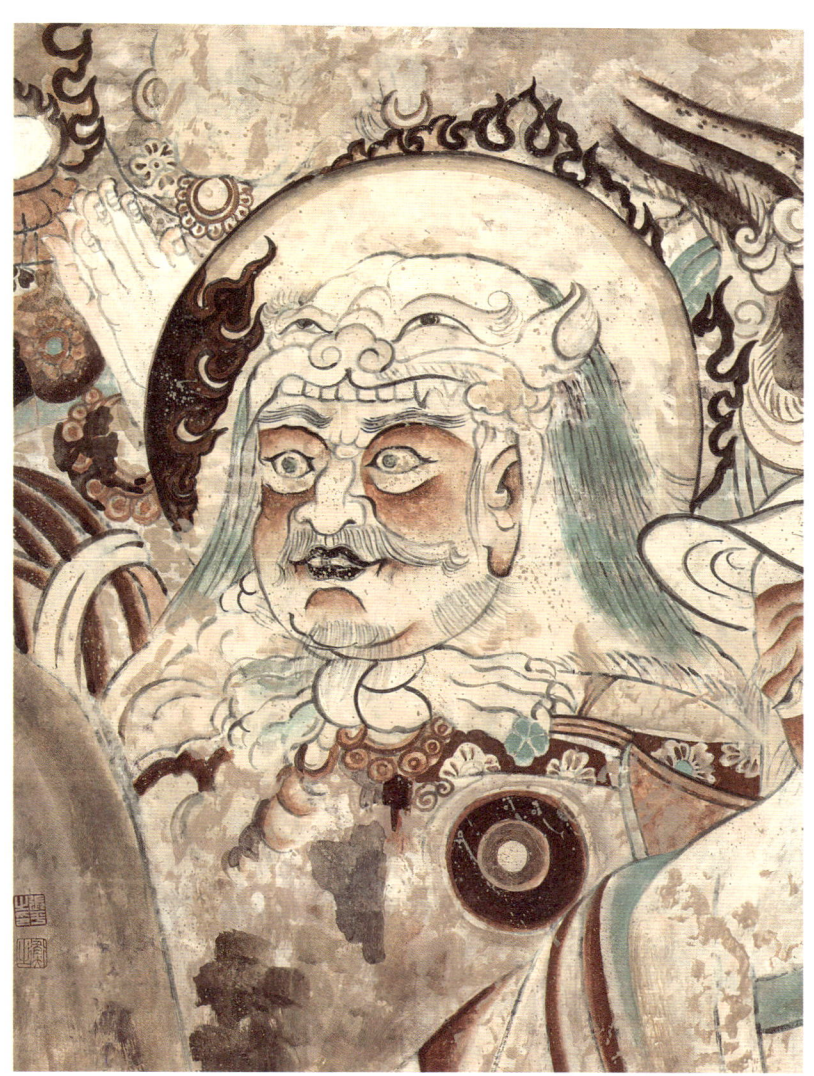

5. 乾闼婆

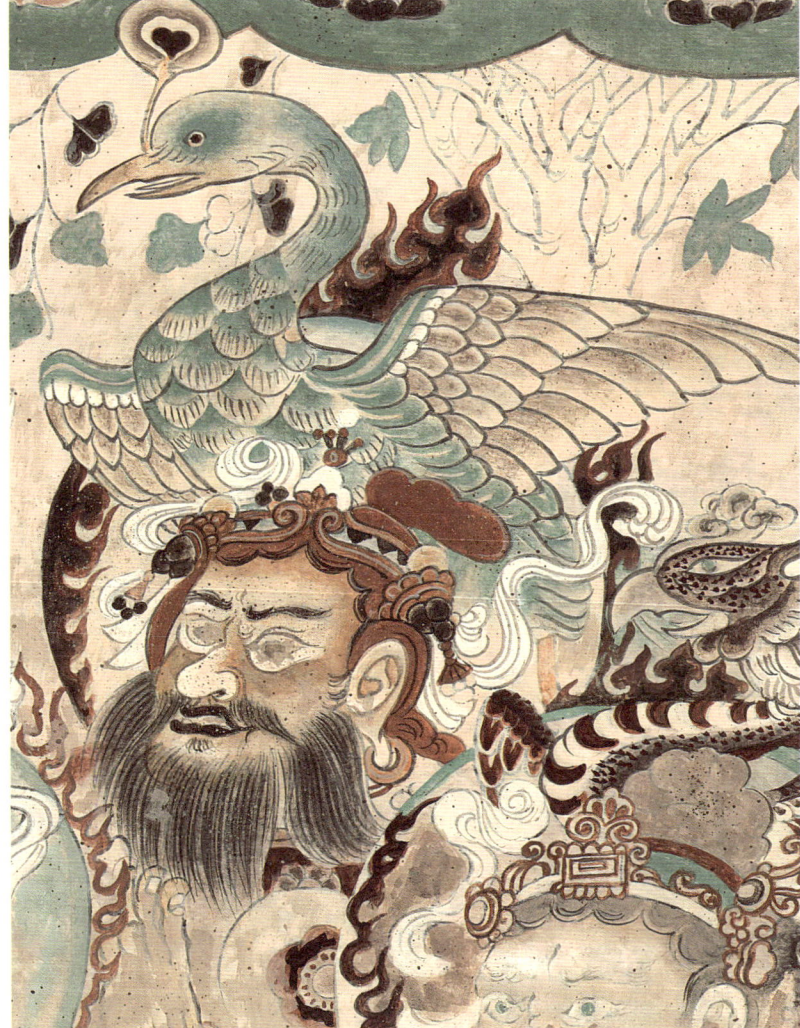

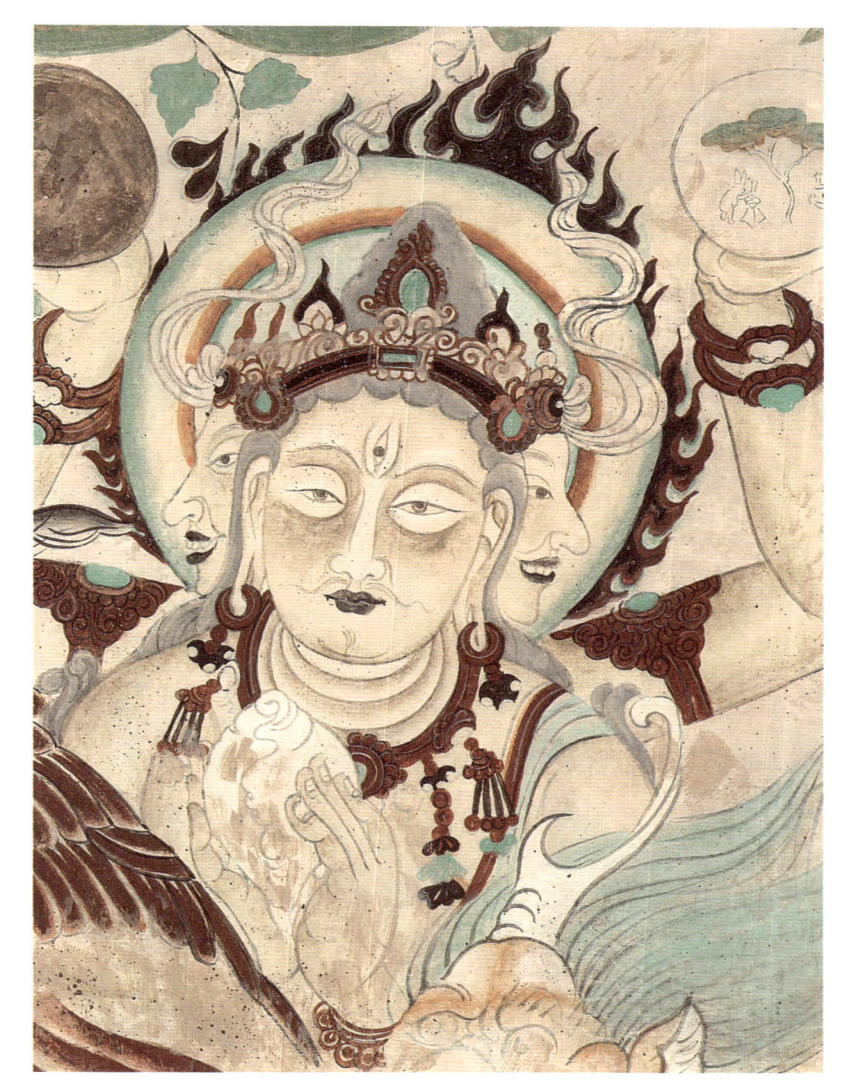

6. 迦楼罗

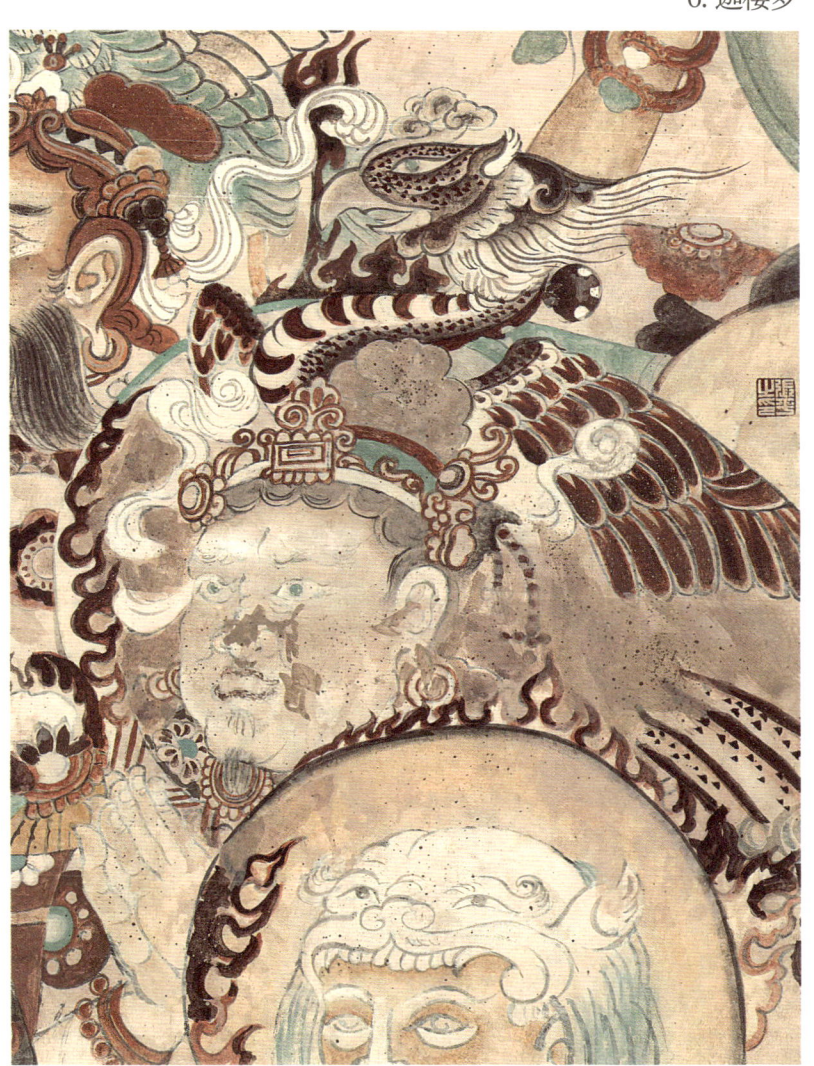

7. 阿修罗

8. 夜叉

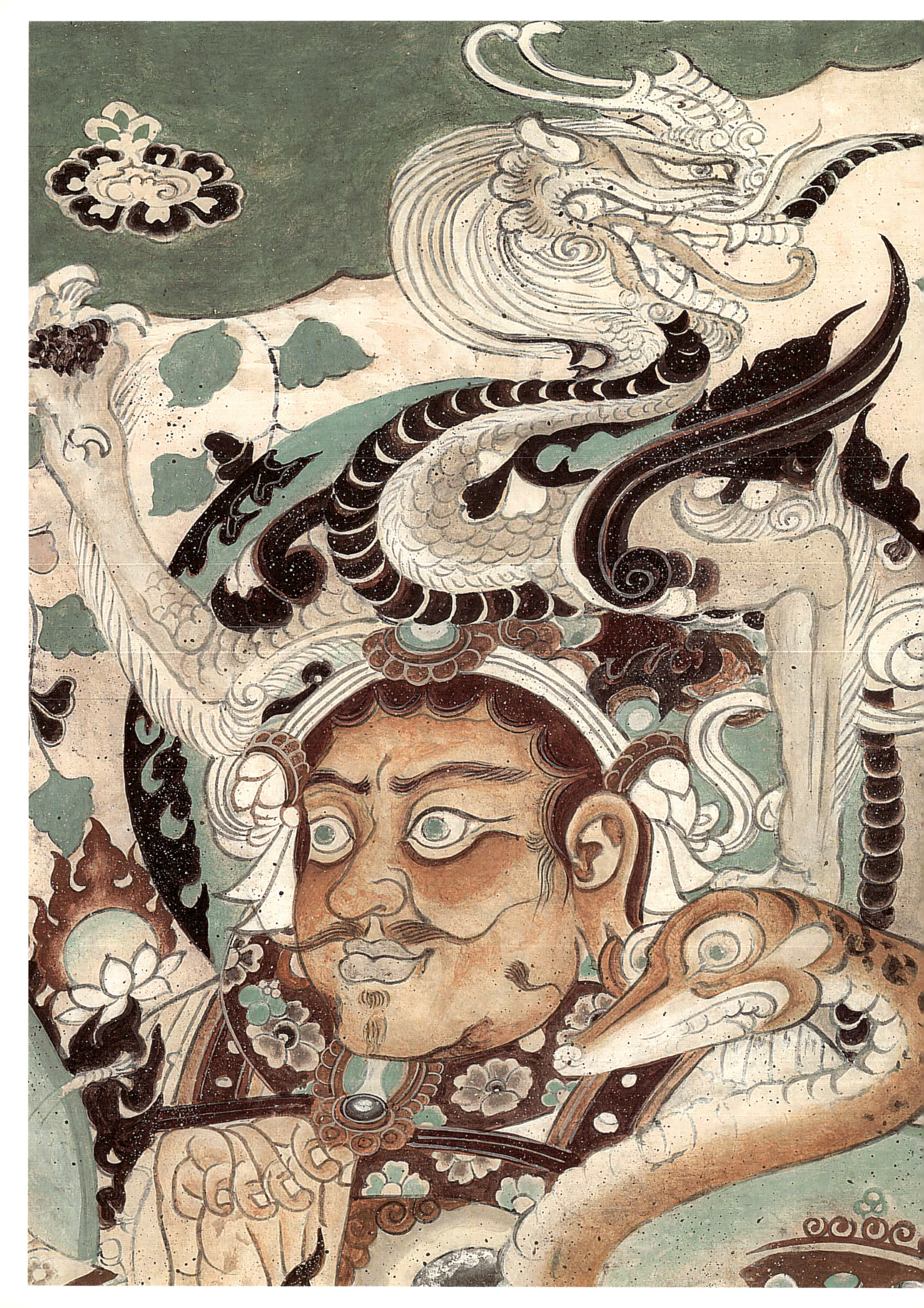

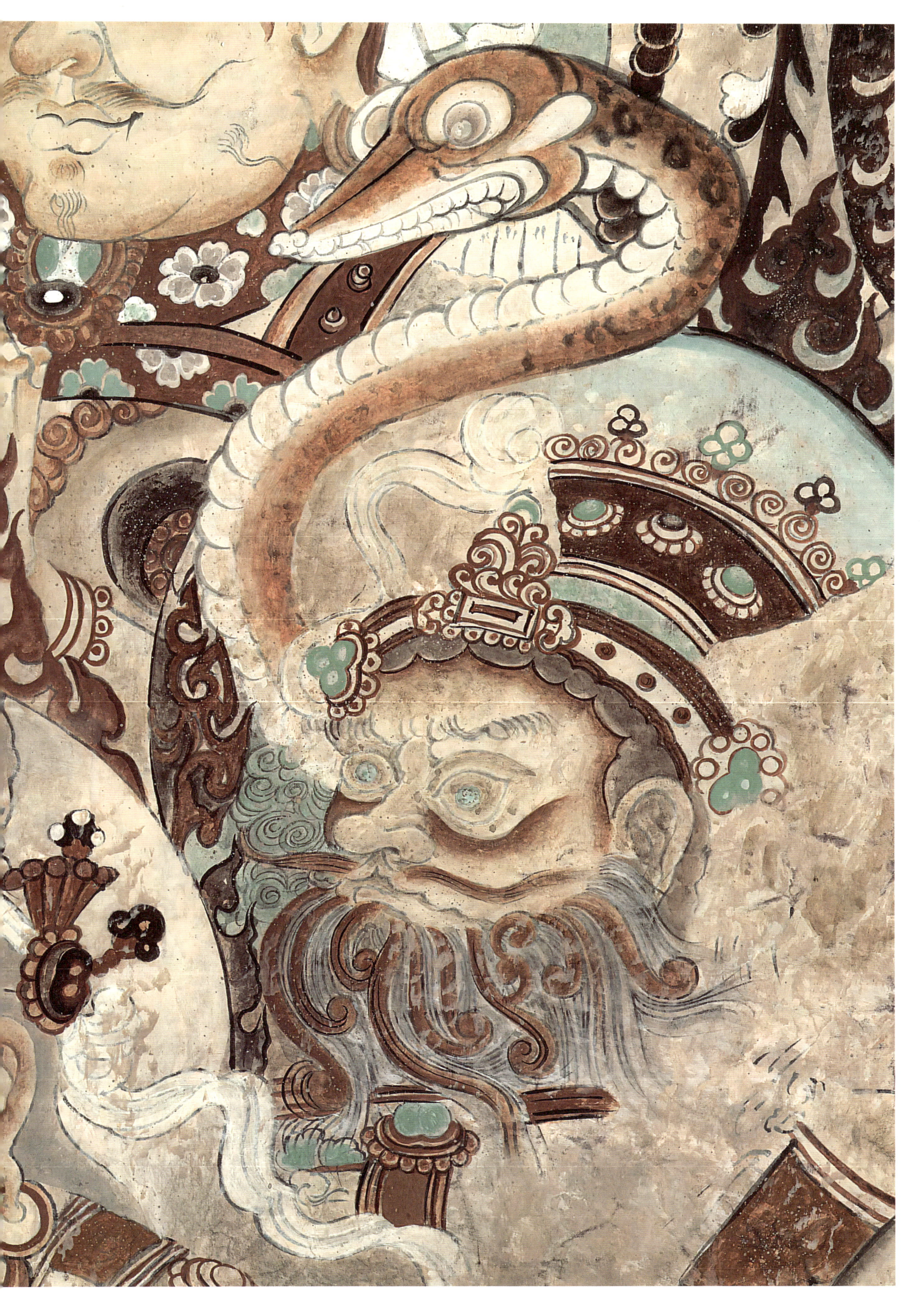

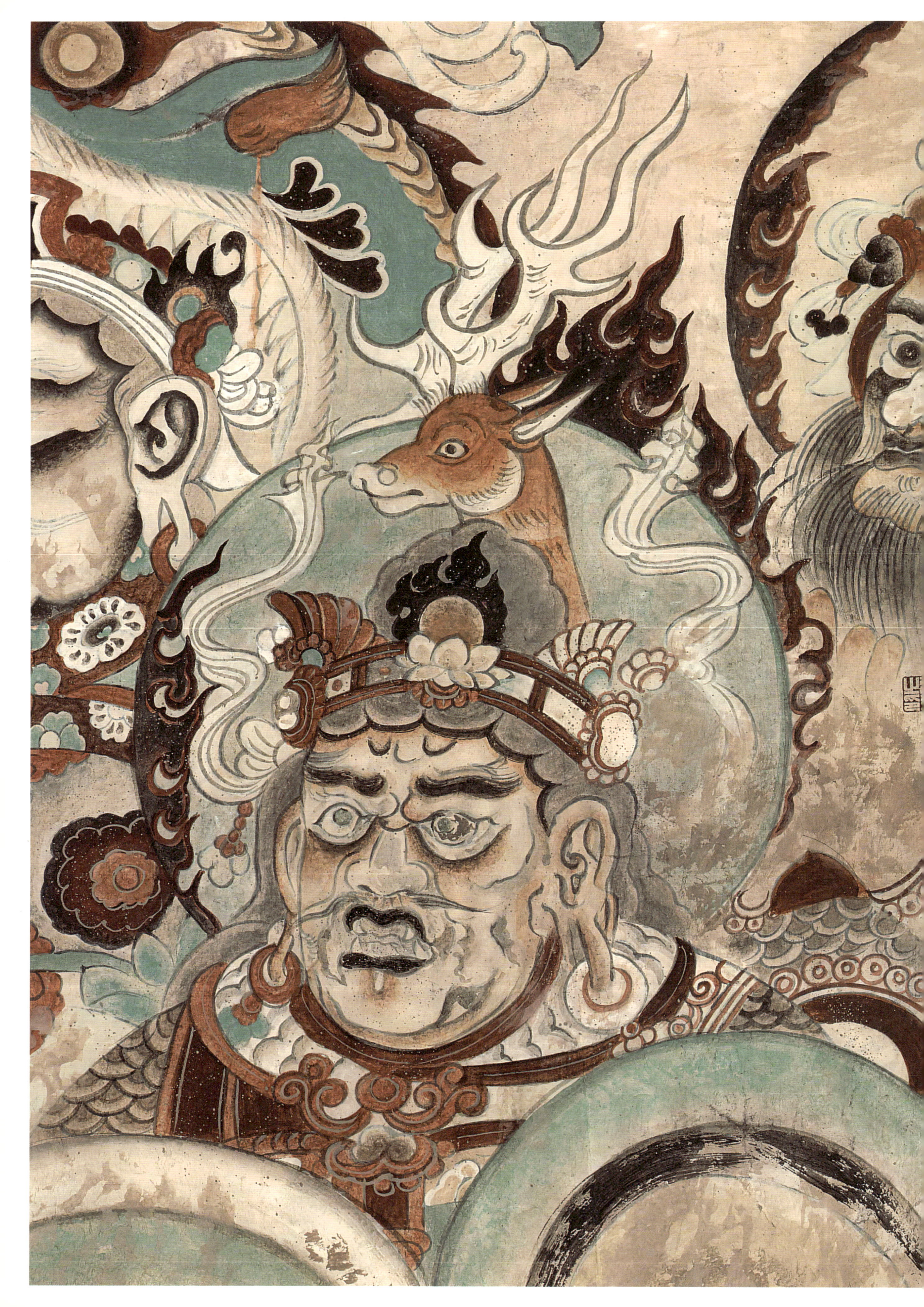

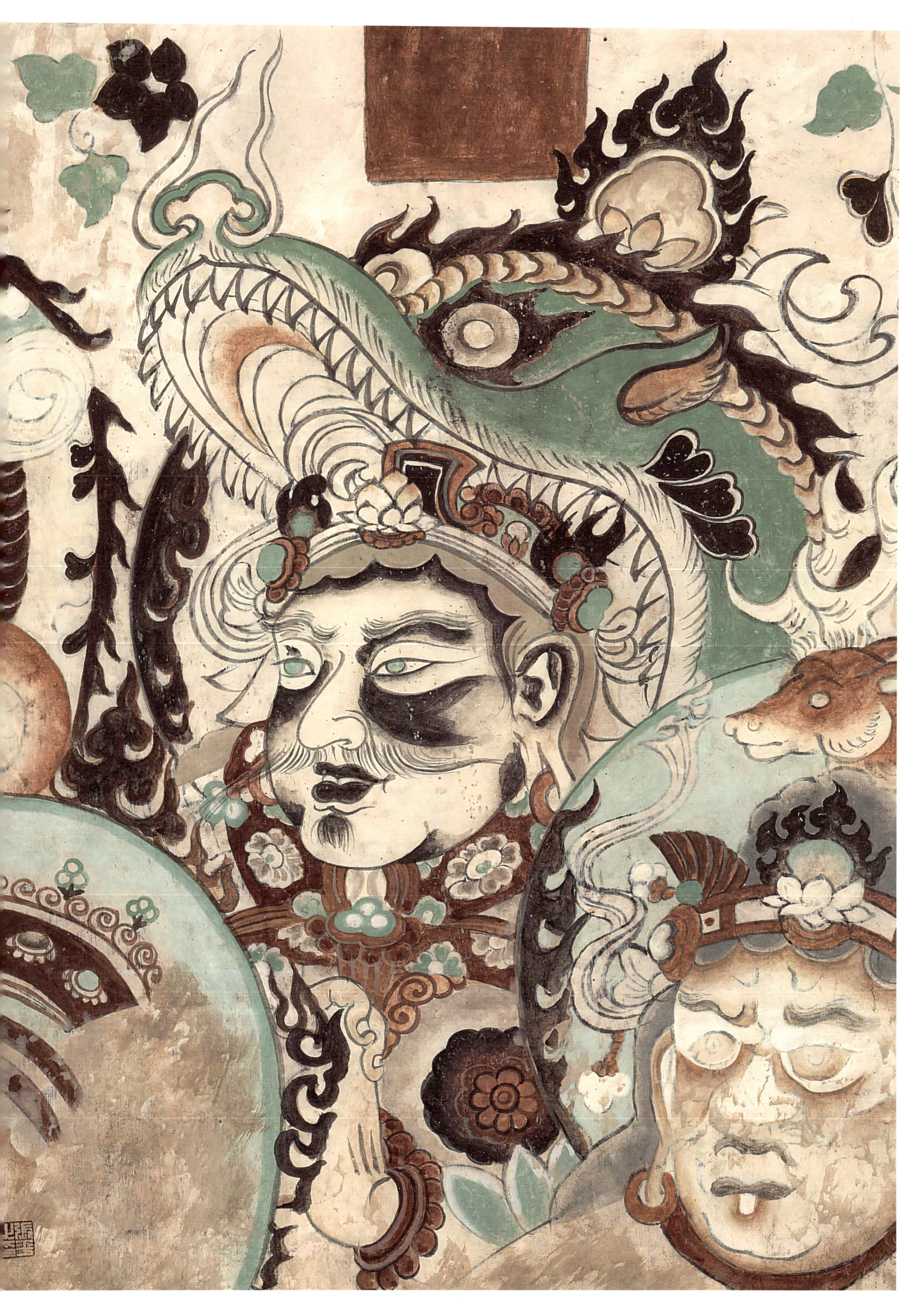

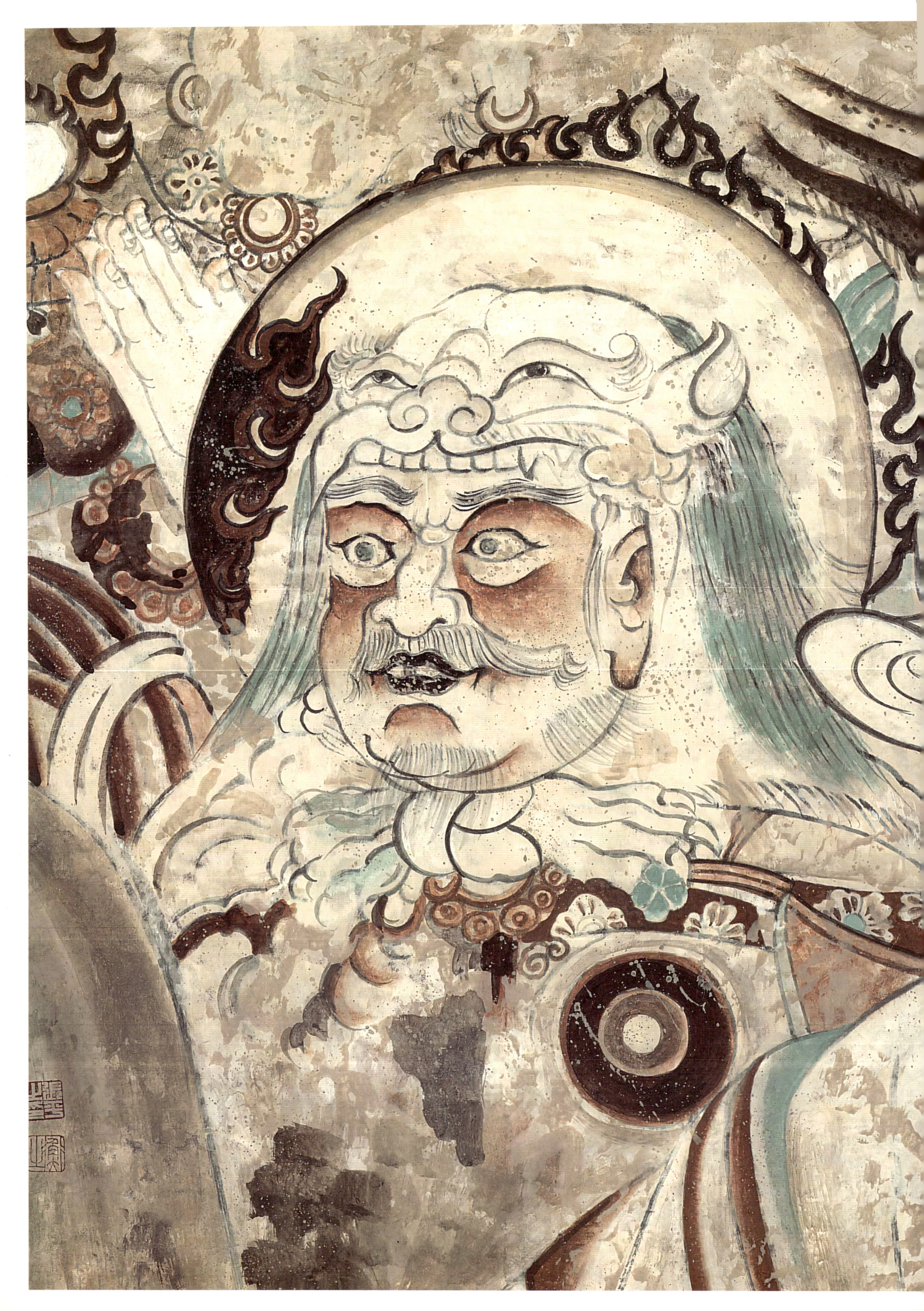

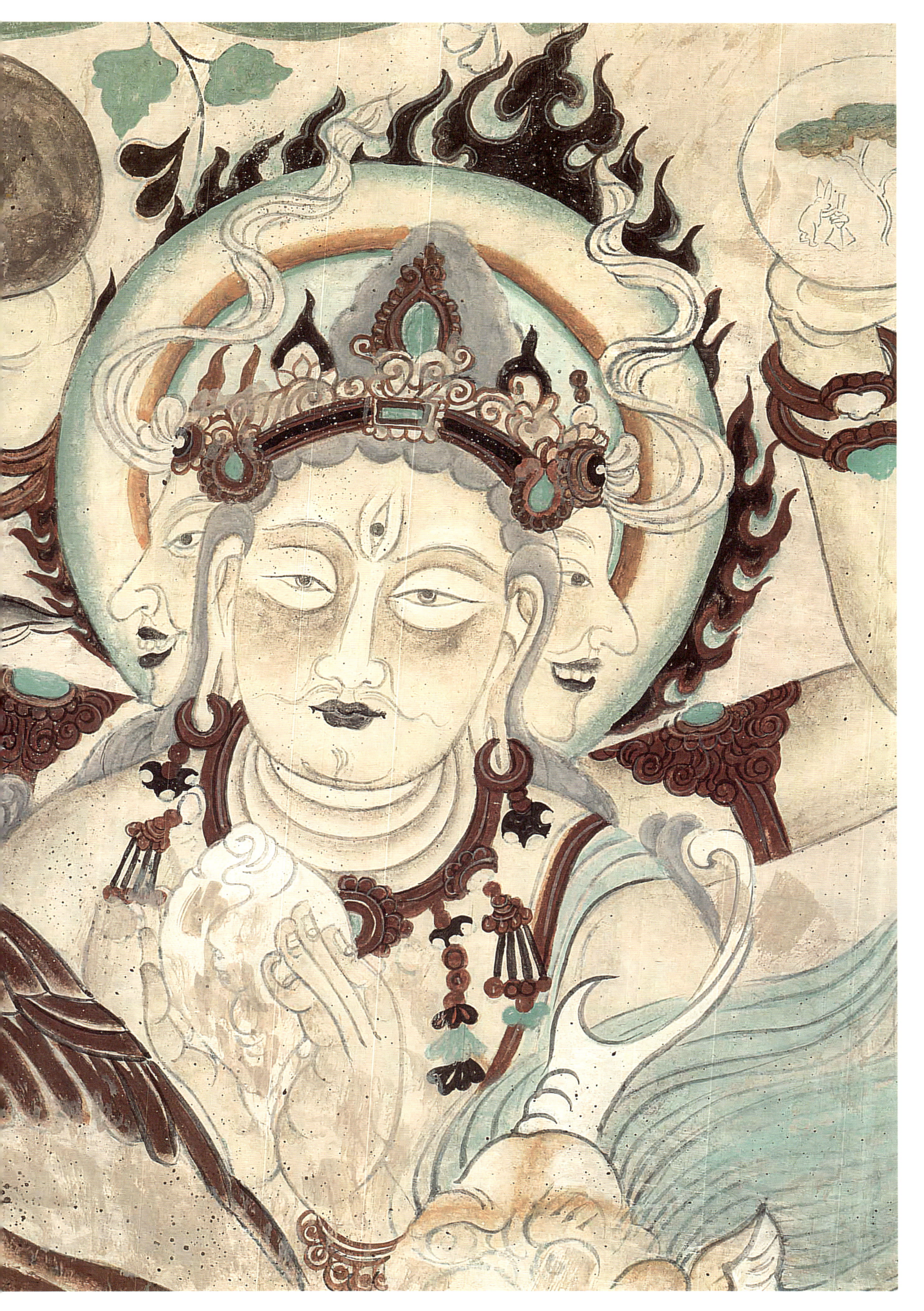

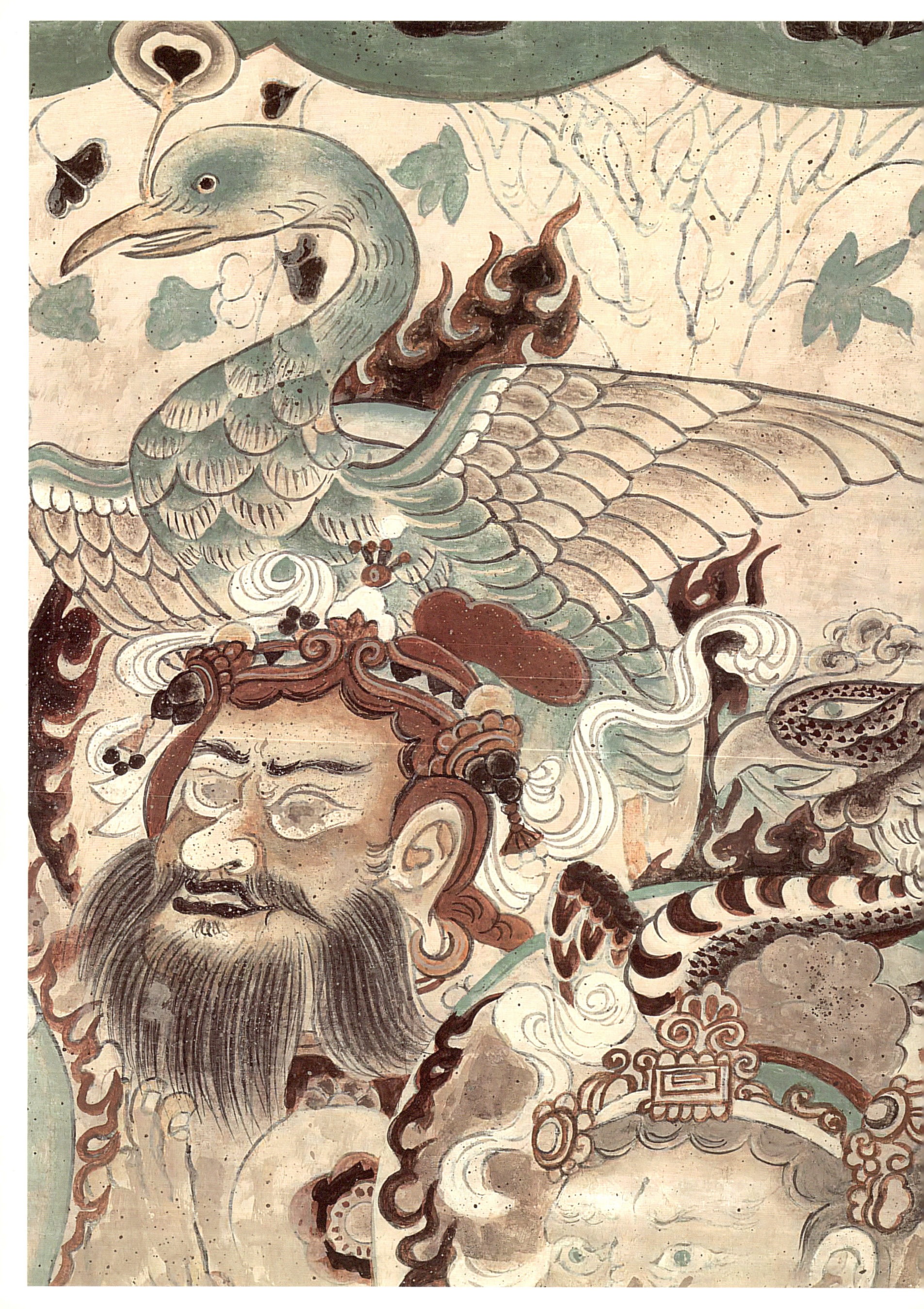

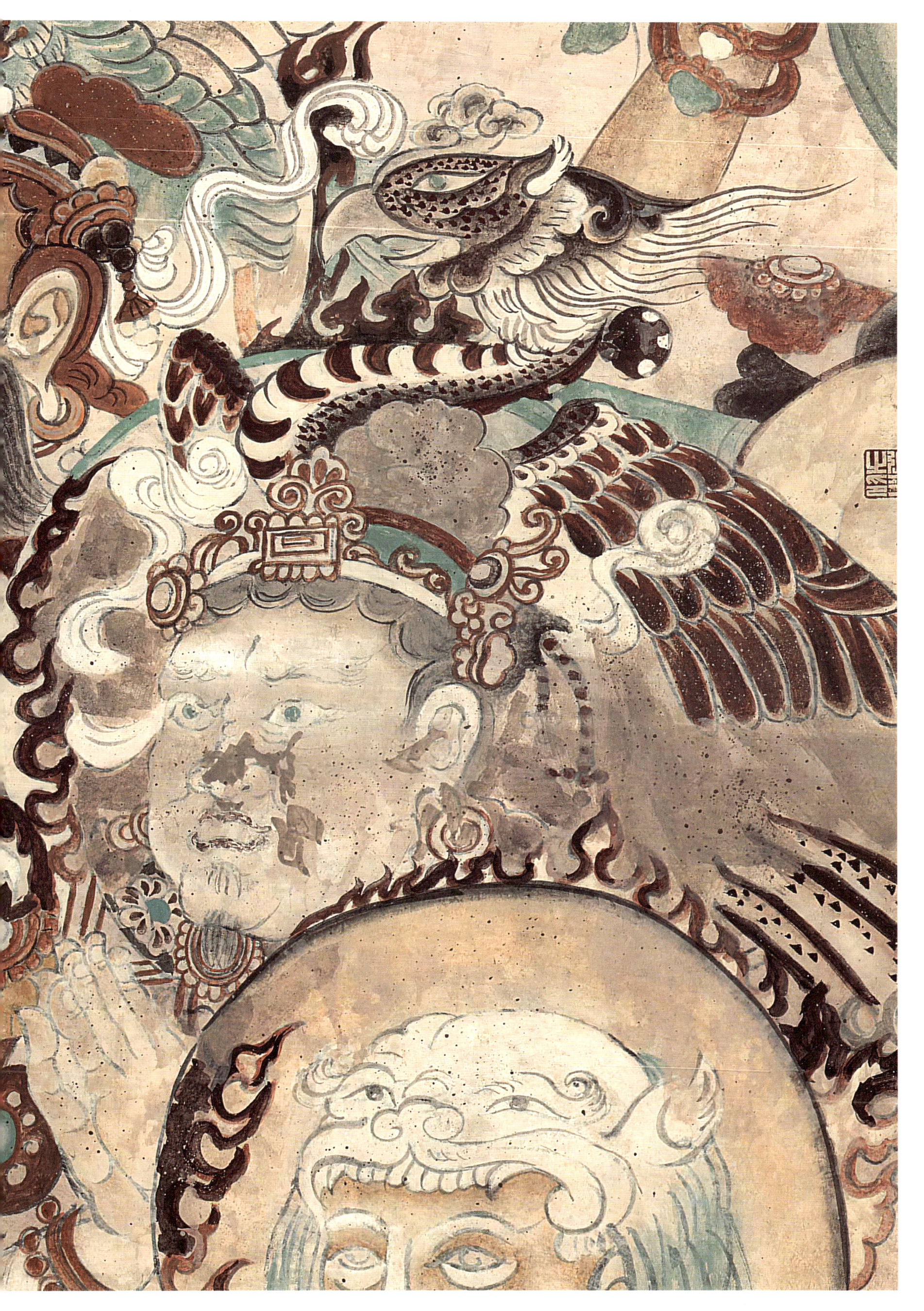

[中唐]

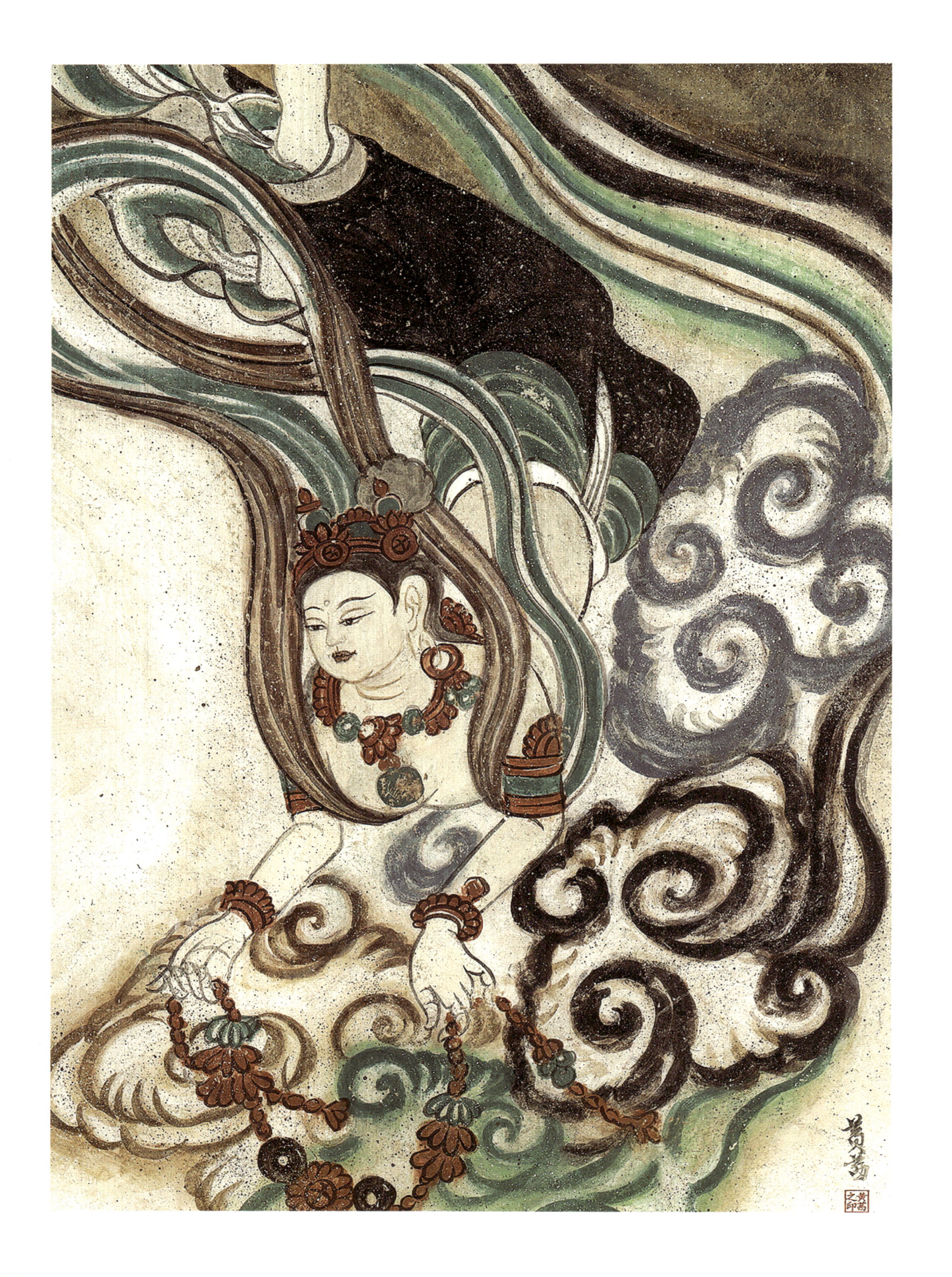

莫高窟第 158 窟
持璎珞飞天 （黄茜临摹）

画面中的此身飞天头戴花冠，昂首挺胸，双腿上扬，身饰璎珞，乘彩色祥云从天而降，双手持璎珞，虔诚献宝。

[中唐]

莫高窟第 158 窟
团花柱 （李金萍临摹）

画中所示为楼阁的一侧，虽为局部，但足可见此楼阁的精致，每一根楼柱皆饰有团花纹样，寓意美好吉祥。

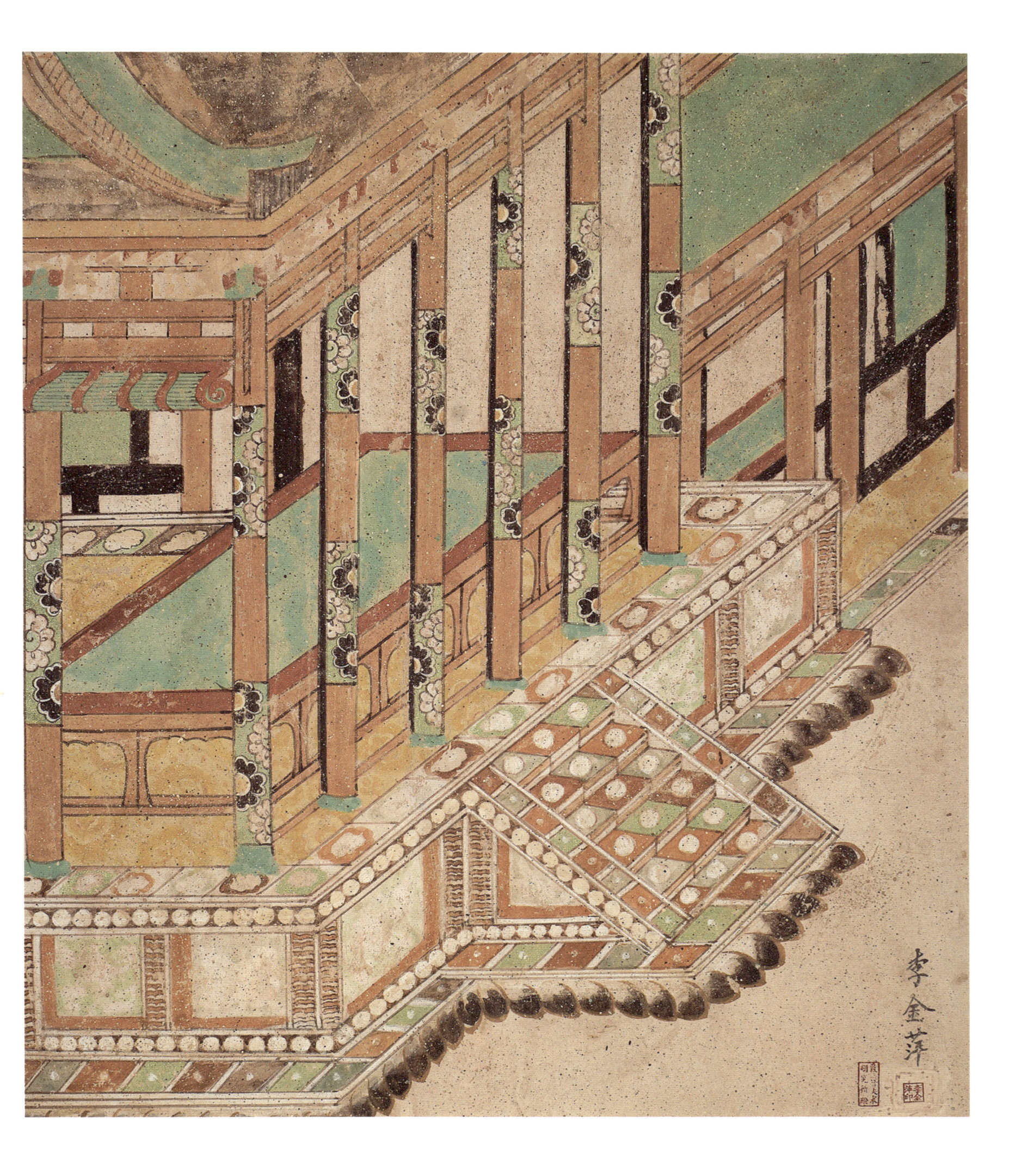

[中唐] **莫高窟第 159 窟**
双伎乐　（徐海容临摹）

画面中两身伎乐形象写实，赤脚站立于莲台之上，左侧伎乐吹奏横笛，右侧伎乐正在吹笙，站姿优美，神情专注、投入。

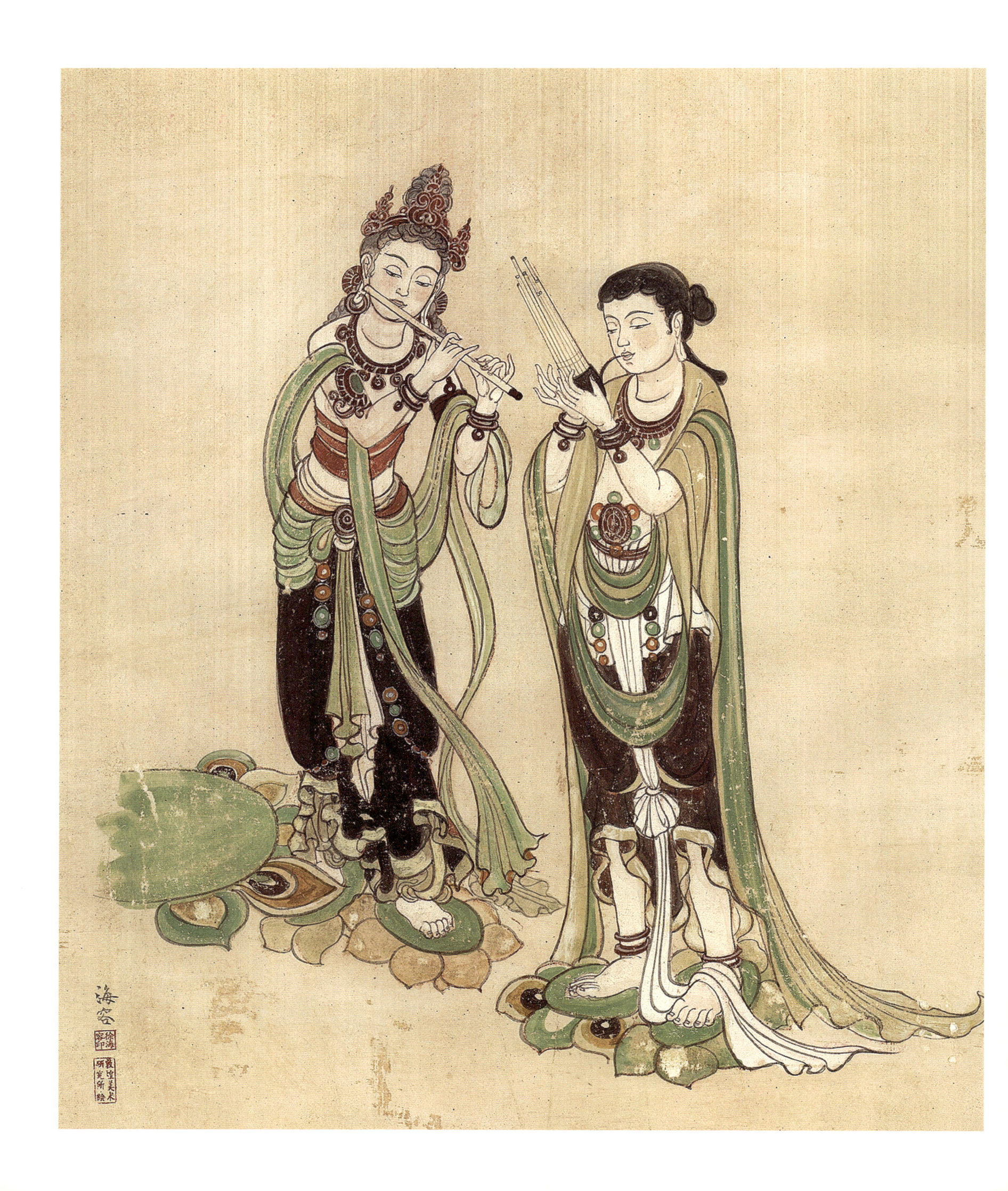

[中唐]

莫高窟第 159 窟

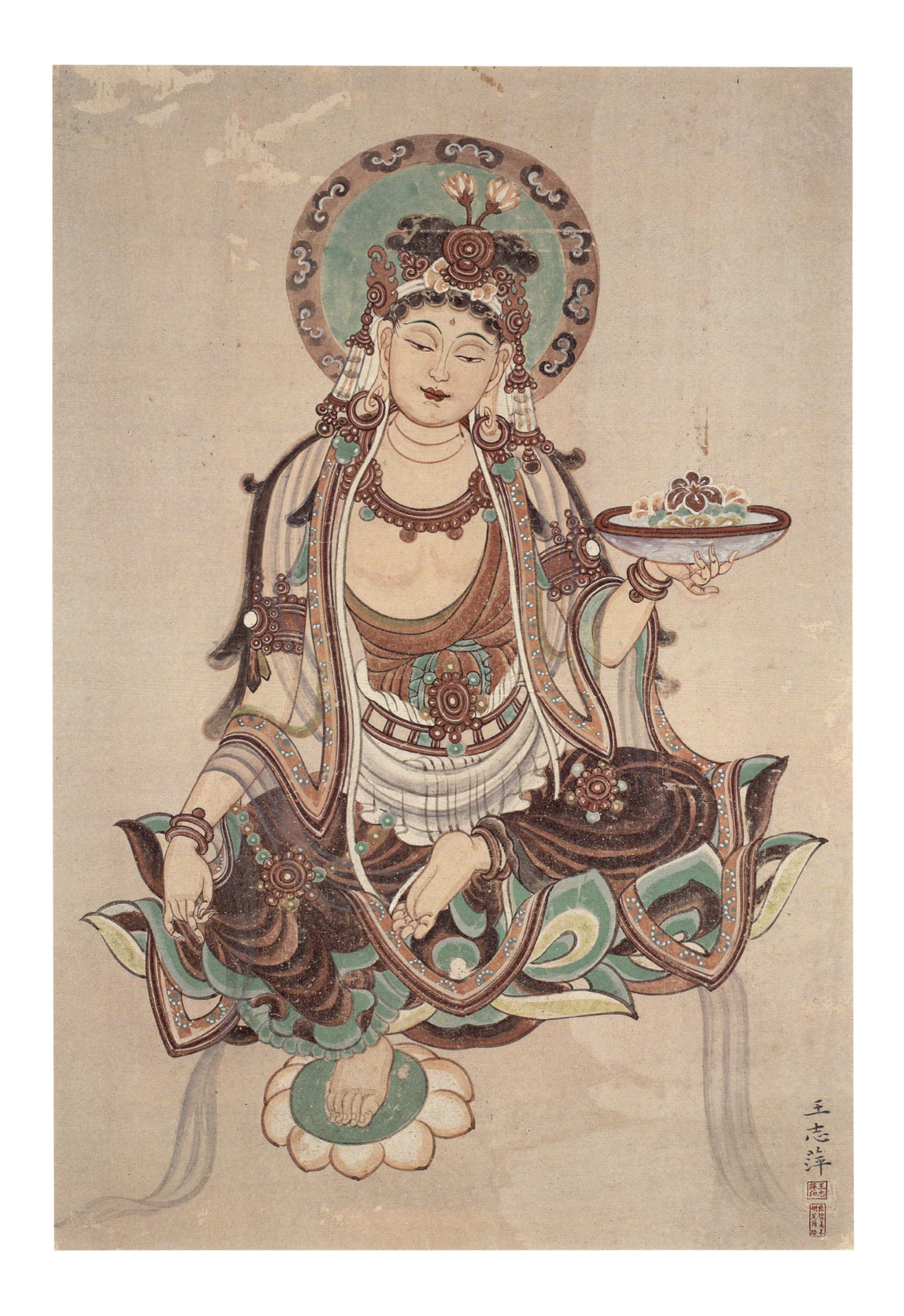

普贤菩萨 （王志萍临摹）

此身菩萨静坐于莲花座之上，身着帔巾华服，配以璎珞宝饰，雍容华贵。菩萨面目丰润，双目微闭，细眉俊目，丰鼻圆唇，若有所想。提笔勾线流畅细腻，着色典雅。

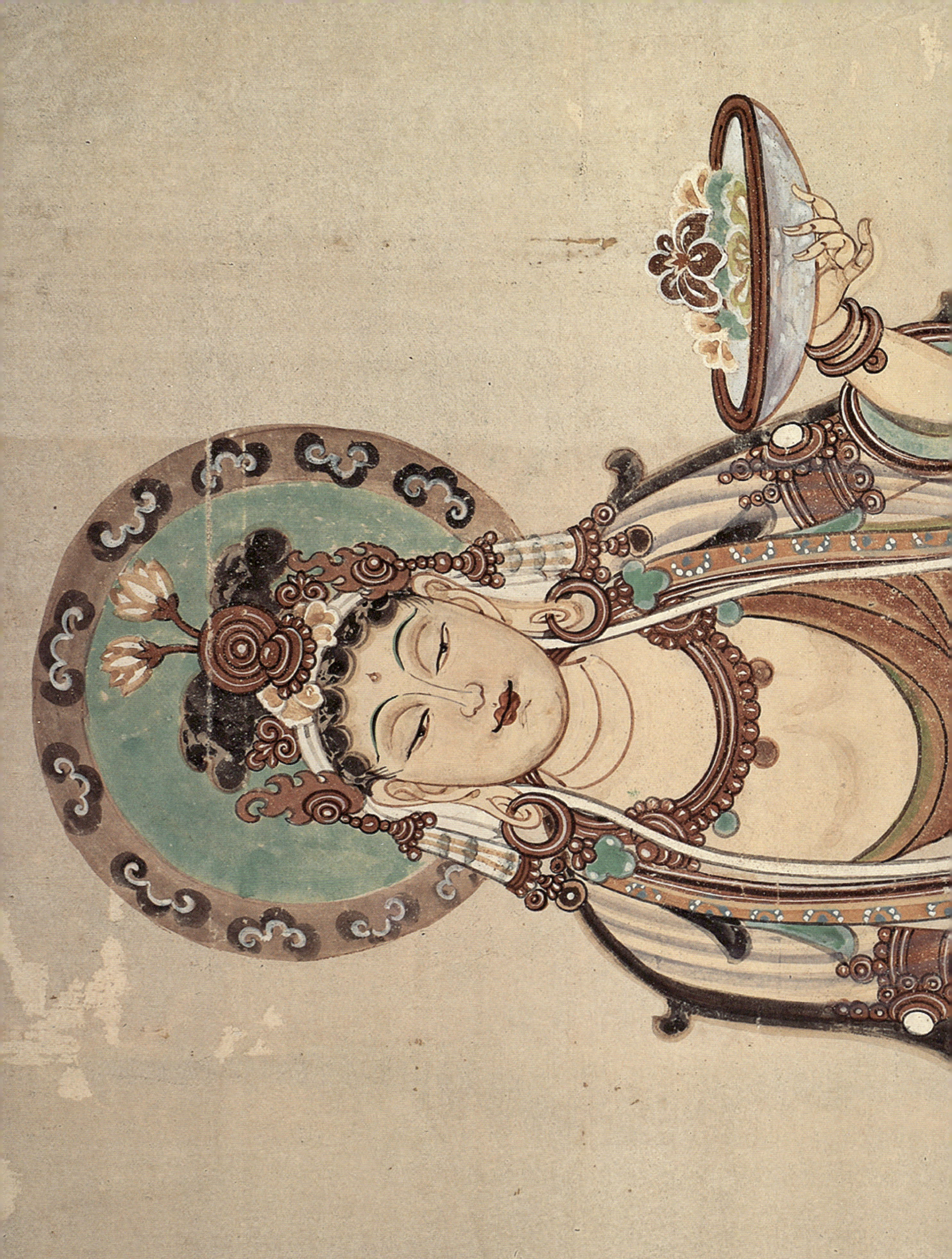

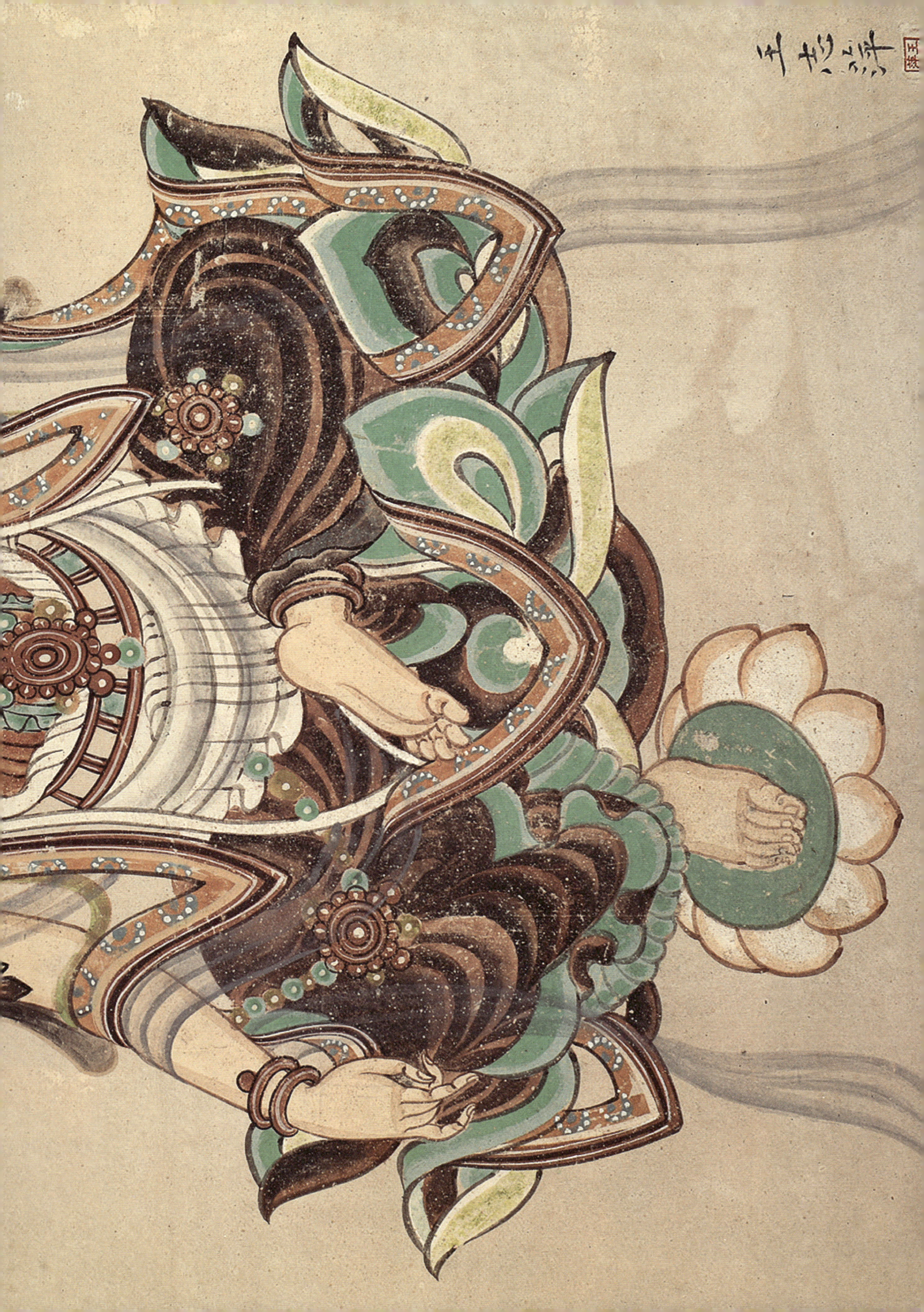

[中唐] **莫高窟第 159 窟**
文殊菩萨 （王志萍临摹）

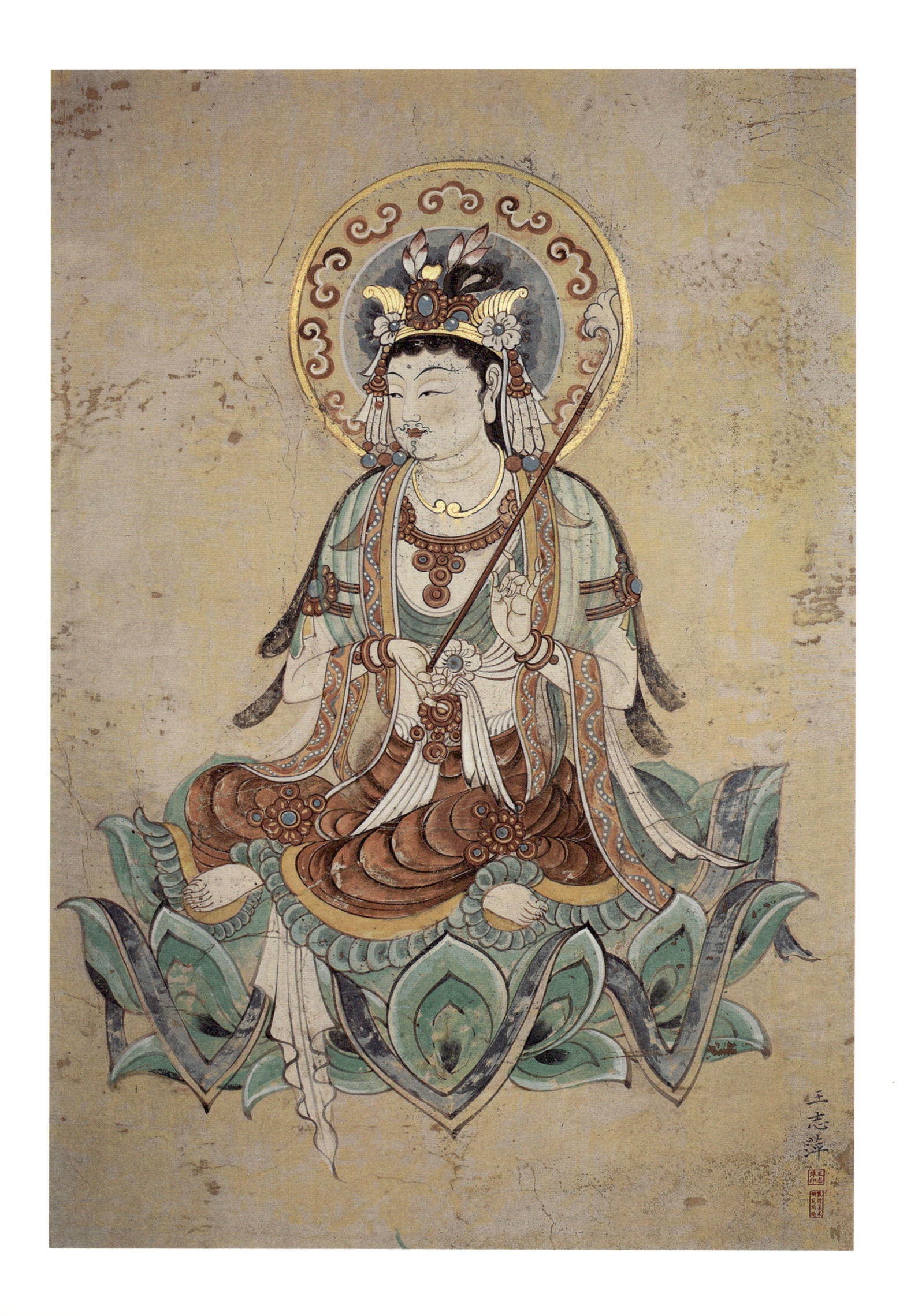

画面中的文殊菩萨结跏趺坐于莲花台上，手持如意，头戴宝冠，面和目慈，肌肤丰润，形象清秀隽丽，有着超凡脱俗的气质。

[中唐]

莫高窟第 159 窟
供养菩萨 （王志萍临摹）

此身供养菩萨单膝跪坐于莲花台上，仰首看向前上方，巾带飘逸，手臂举起，双手持器皿置于面前。本画面描绘细腻，人物姿态十分生动。

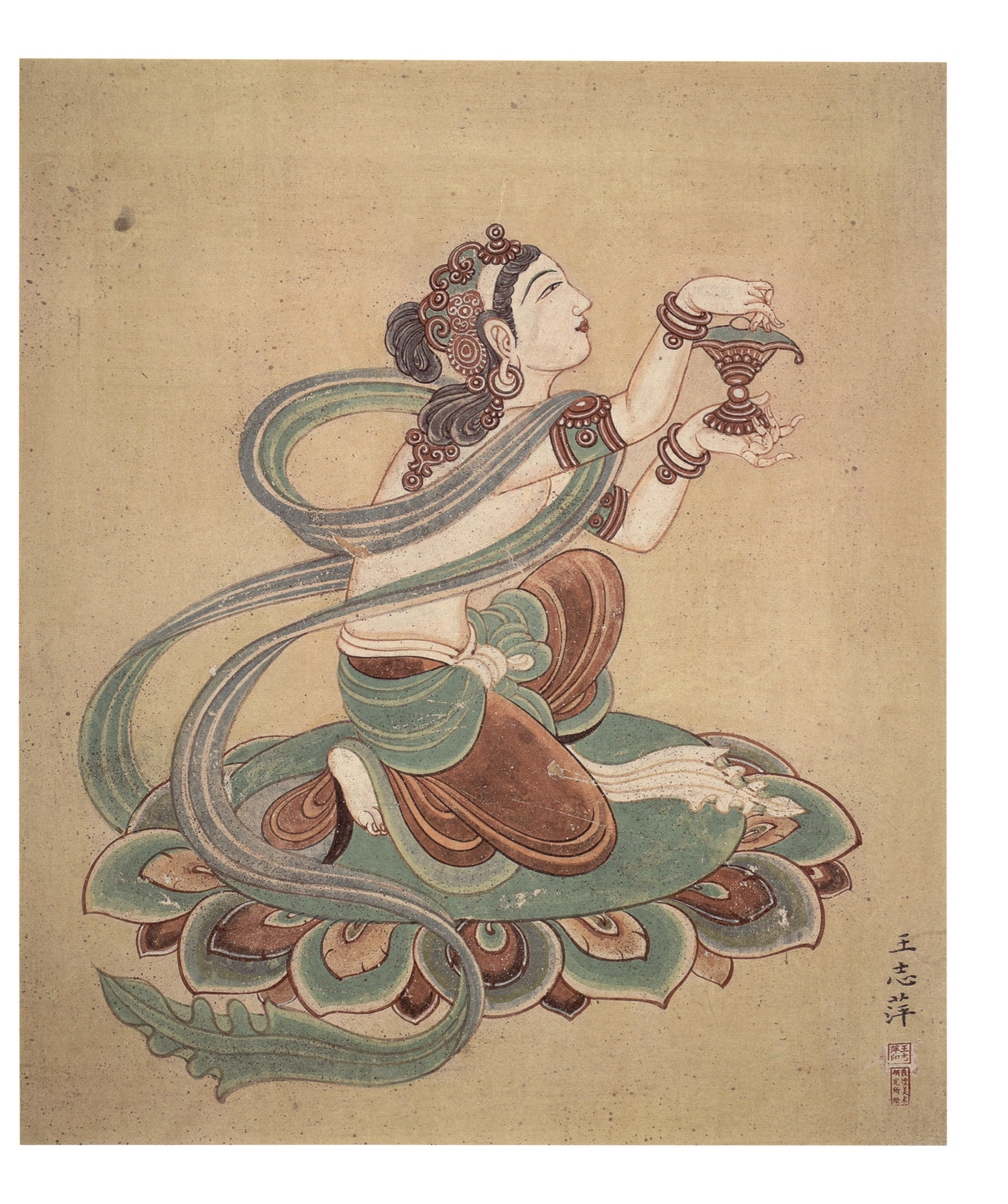

[中唐] **莫高窟第 159 窟**
迦陵频伽伎乐 （金子欣临摹）

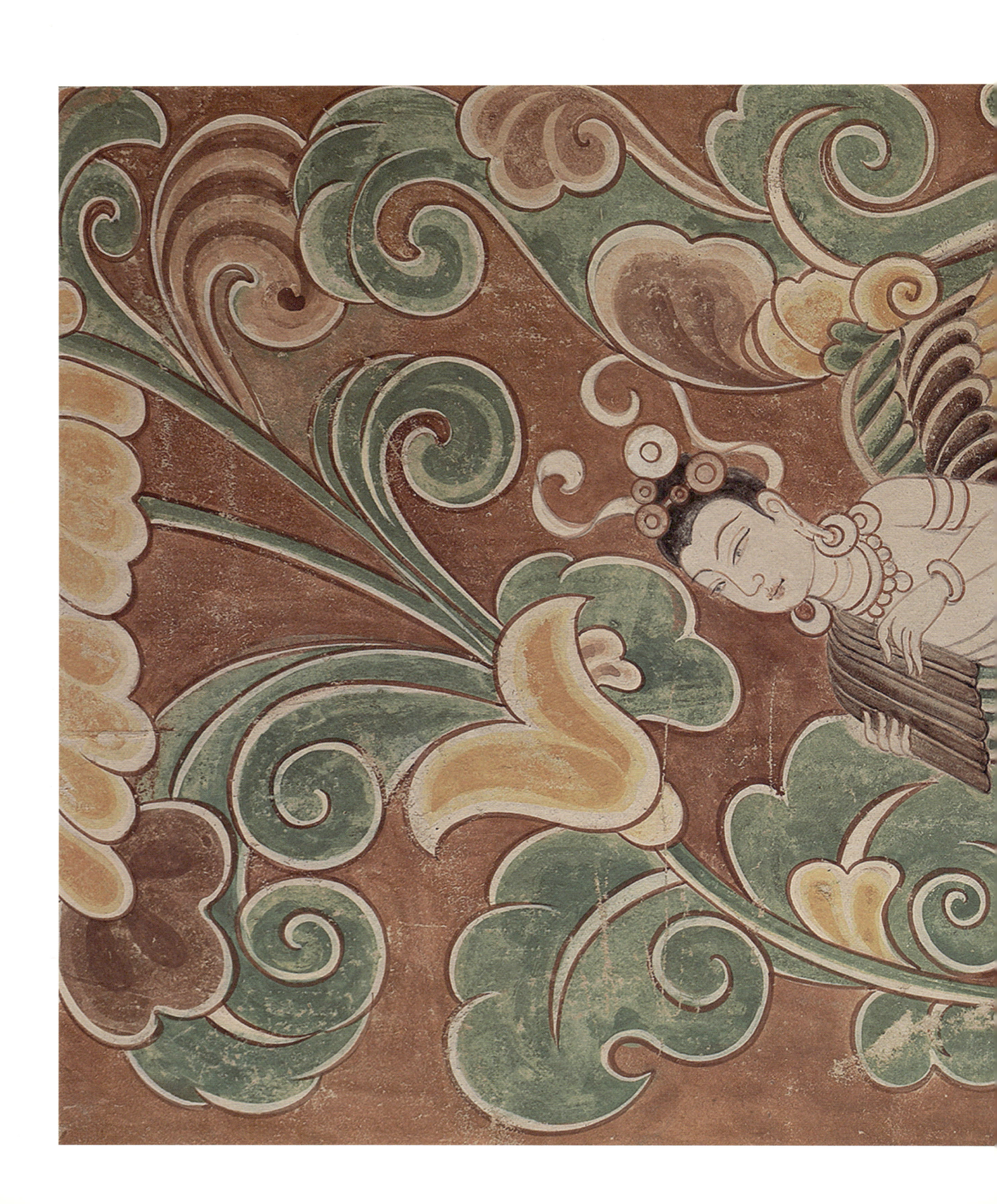

迦陵频伽人头鸟身，头顶宝冠，戴耳饰，着项圈，五彩羽翼，手持乐器，目视远方，侧身站立于花盘之上，意欲奏乐声歌。迦陵频伽四周绘有花卉草木纹样，花卉草木自由舒展，于花中奏乐，富有生命之气。

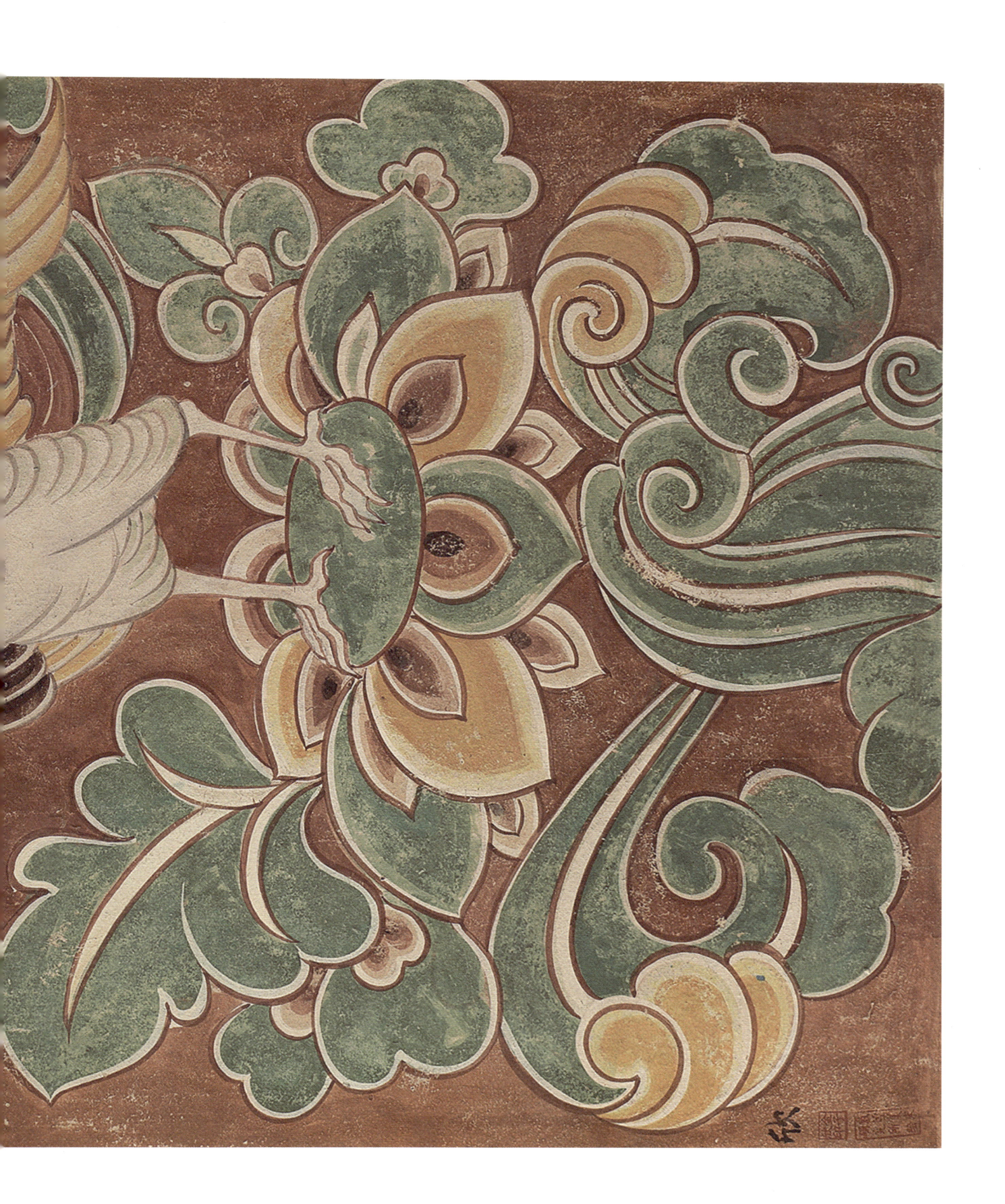

[中唐] **莫高窟第 159 窟**
维摩诘经变之吐蕃赞普礼佛 （李金萍临摹）

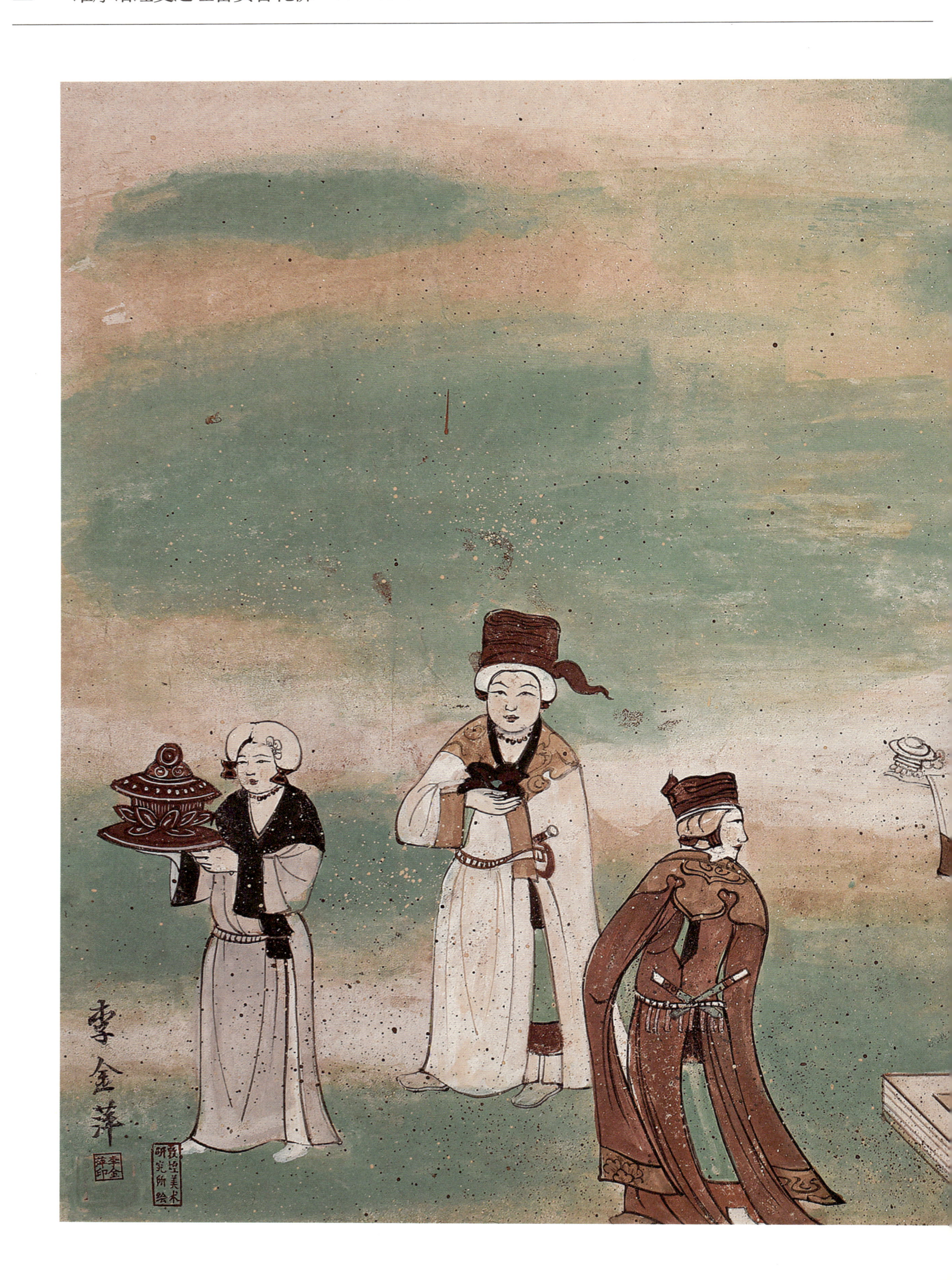

画面中吐蕃赞普身着典型西藏礼服，正与诸国王子一同听法，身边还有众多侍从陪同，有的紧随其后撑伞，有的手执香炉走在队伍前面，有的手捧鲜花。此幅画面也是吐蕃赞普崇佛的历史写照。

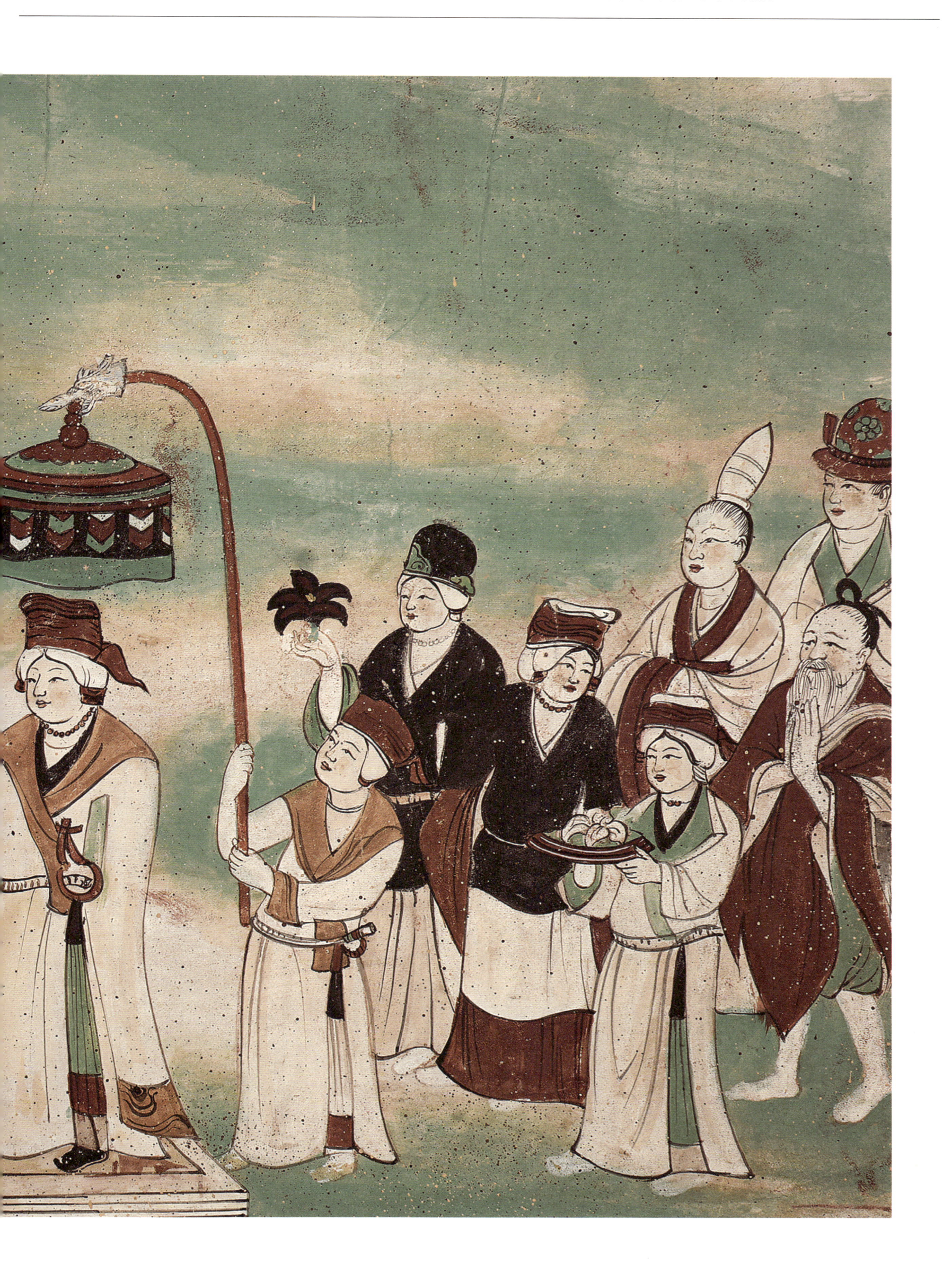

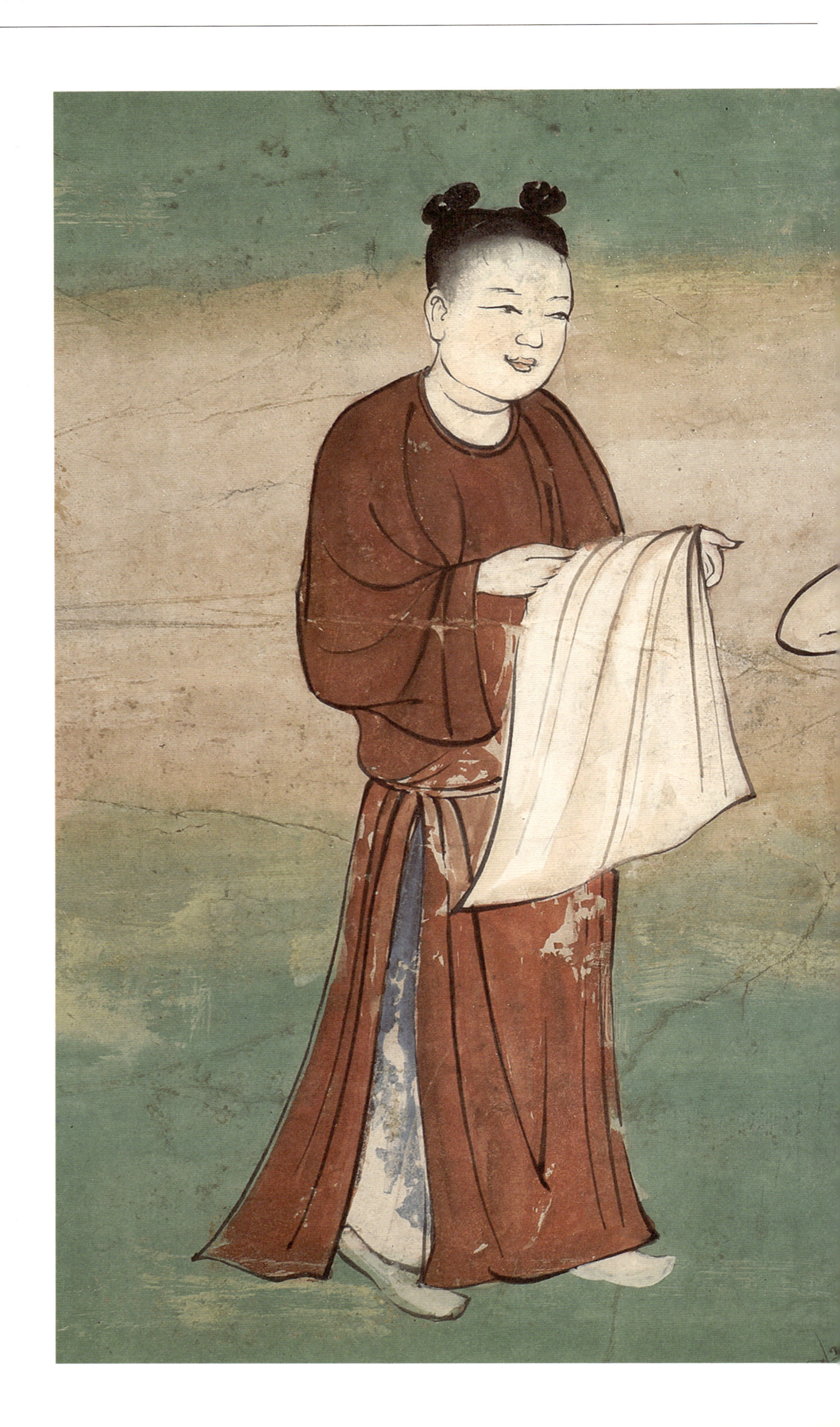

[中唐] **莫高窟第 159 窟**
净齿 （李金萍临摹）

画面中，一剃度僧人袒露上身，做蹲立状，脖间围巾，手执齿木正在净齿。旁有一沙弥着红衣，持巾侍奉在侧。

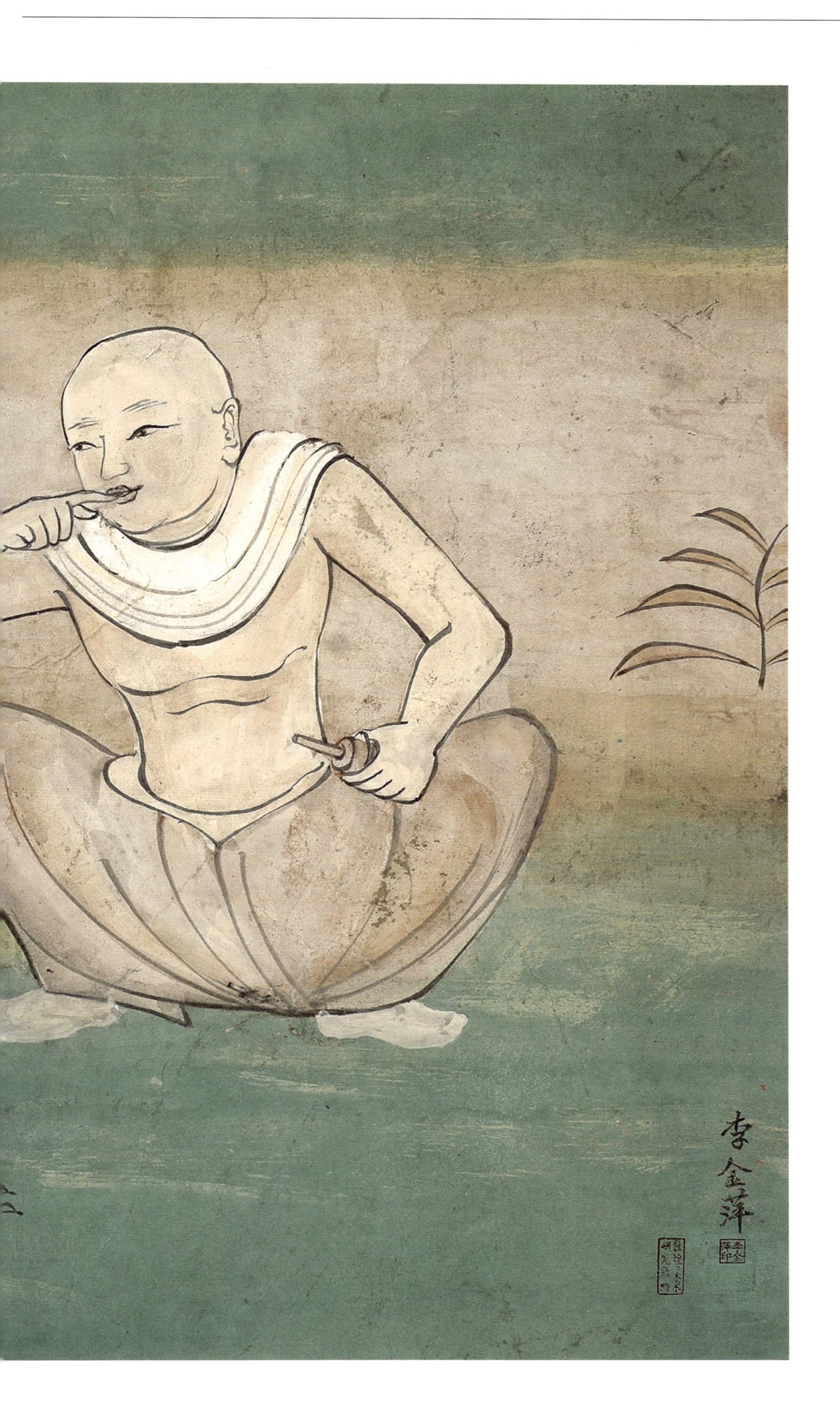

[中唐]

莫高窟第 159 窟
观无量寿经变之童子 （李金萍临摹）

童子身体赤裸，嬉戏于绿水环绕、碧波荡漾的水域中，绿水之中植有荷莲，漪漪水波中莲花朵朵绽放。画中童子左右手扶桥梯，意欲上爬，憨态可掬。红体建筑以绿水相衬，色彩浓淡适宜。

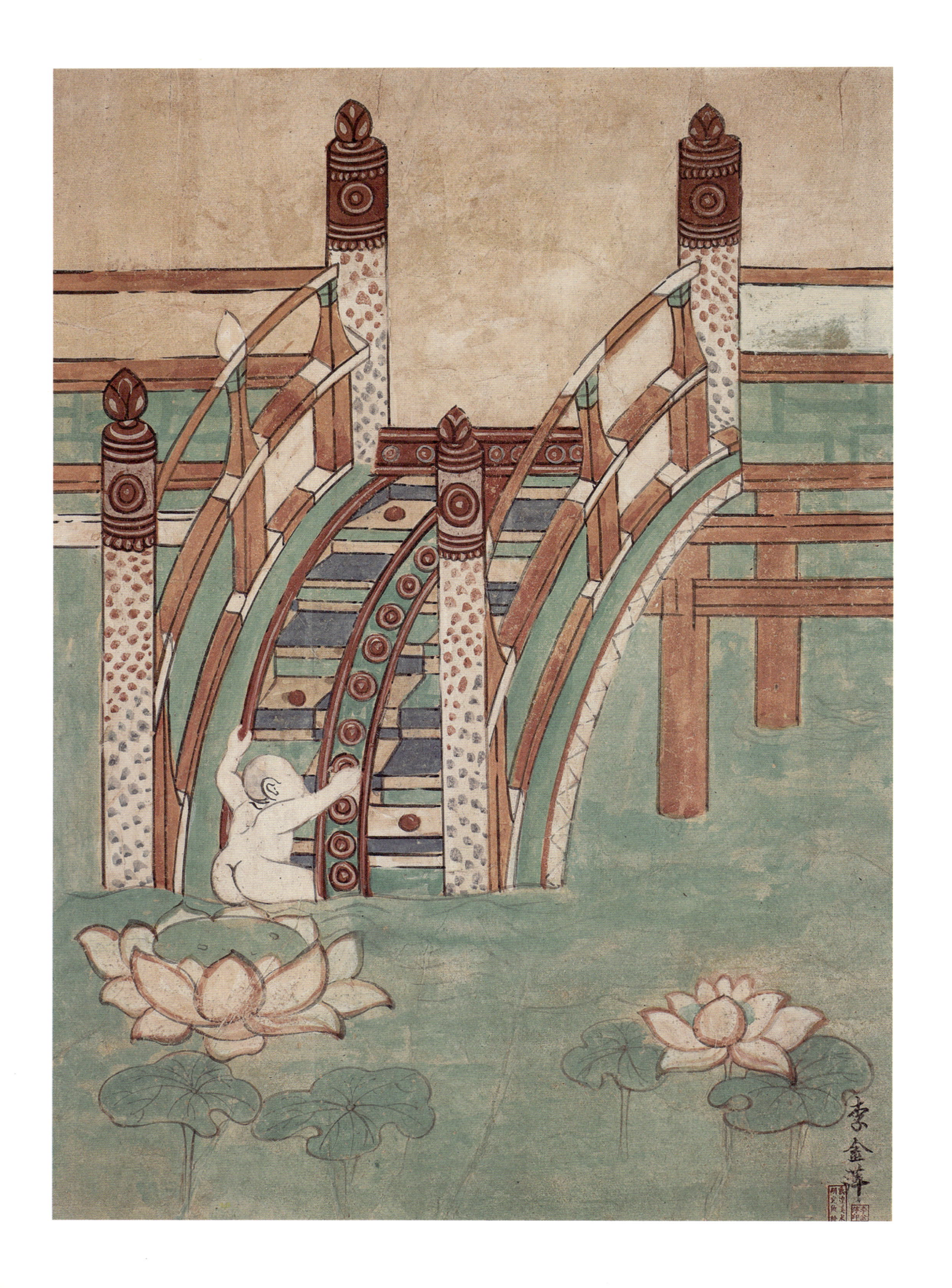

[中唐]

莫高窟第 159 窟
观无量寿经变局部建筑 （李金萍临摹）

画面所示为双层阁楼式建筑，屋角翘起，绿檐红柱，有亭台。楼殿左右有回廊，回廊外树木葱郁，绿檐与绿叶掩映成趣。整体色彩明朗，颇具清新之感。

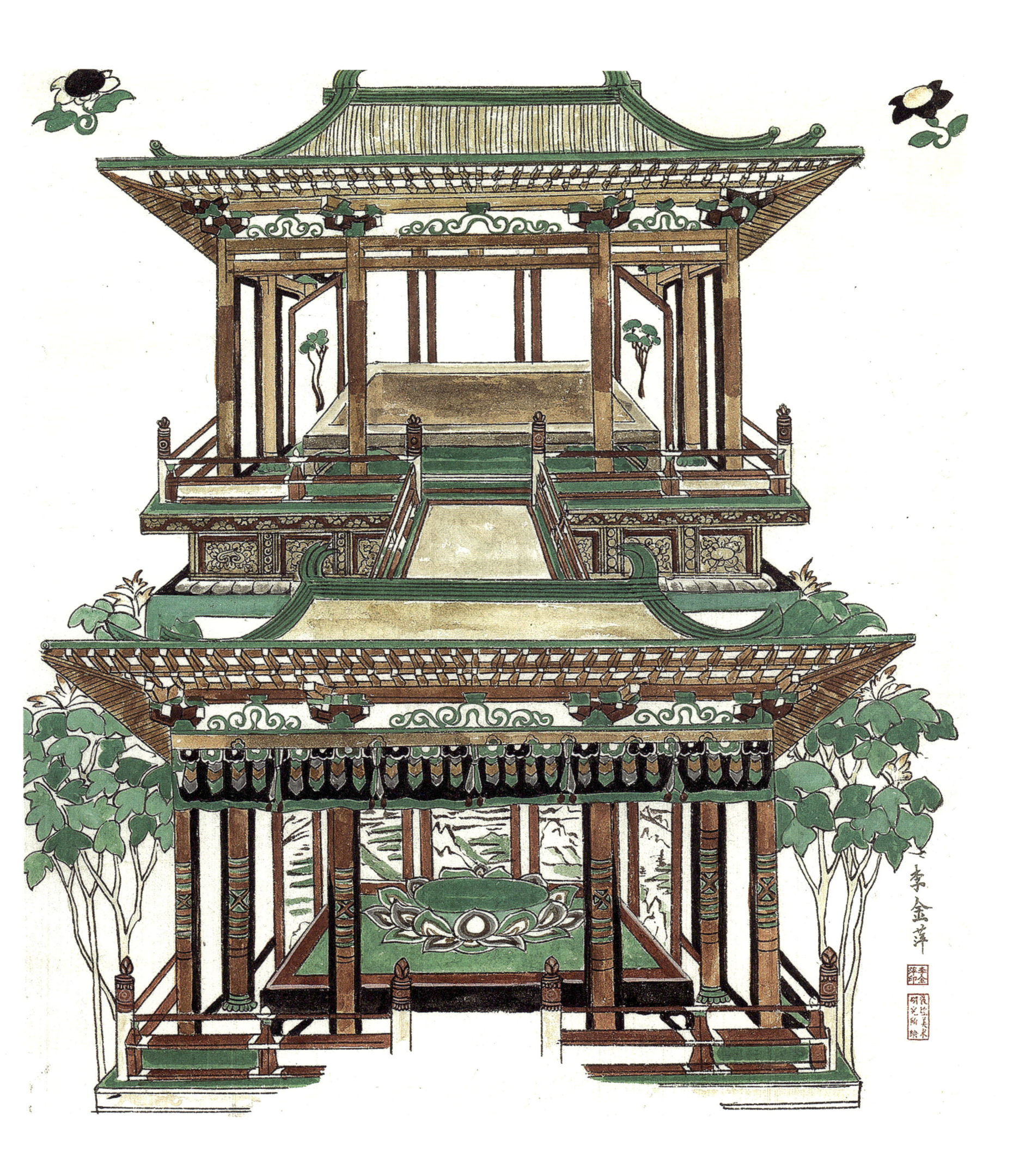

[中唐]

莫高窟第 188 窟

菩萨头像 （王志萍临摹）

此身菩萨头顶圆光，头戴宝冠，颈饰璎珞，手持莲花，雍容华贵。菩萨面目丰润，细眉俊目，丰鼻圆唇，神态祥和。线条流畅细腻，着色典雅。

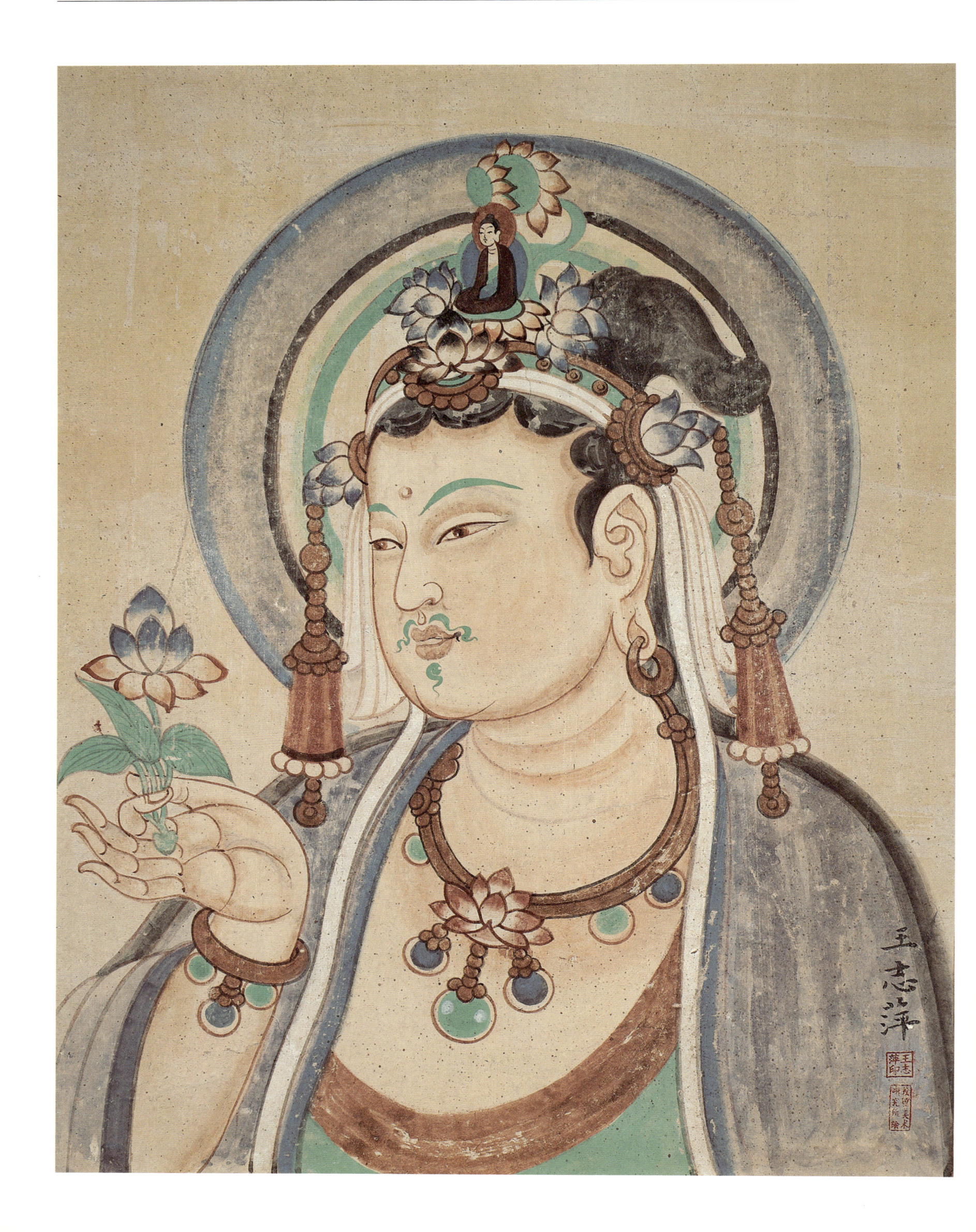

[中唐]

莫高窟第 201 窟
供养菩萨 （高山修正临摹）

画面中有两身供养菩萨，一身手持香炉，一身手托鲜果，虔诚地跪拜在莲花座上，头顶有半透明的圆光。

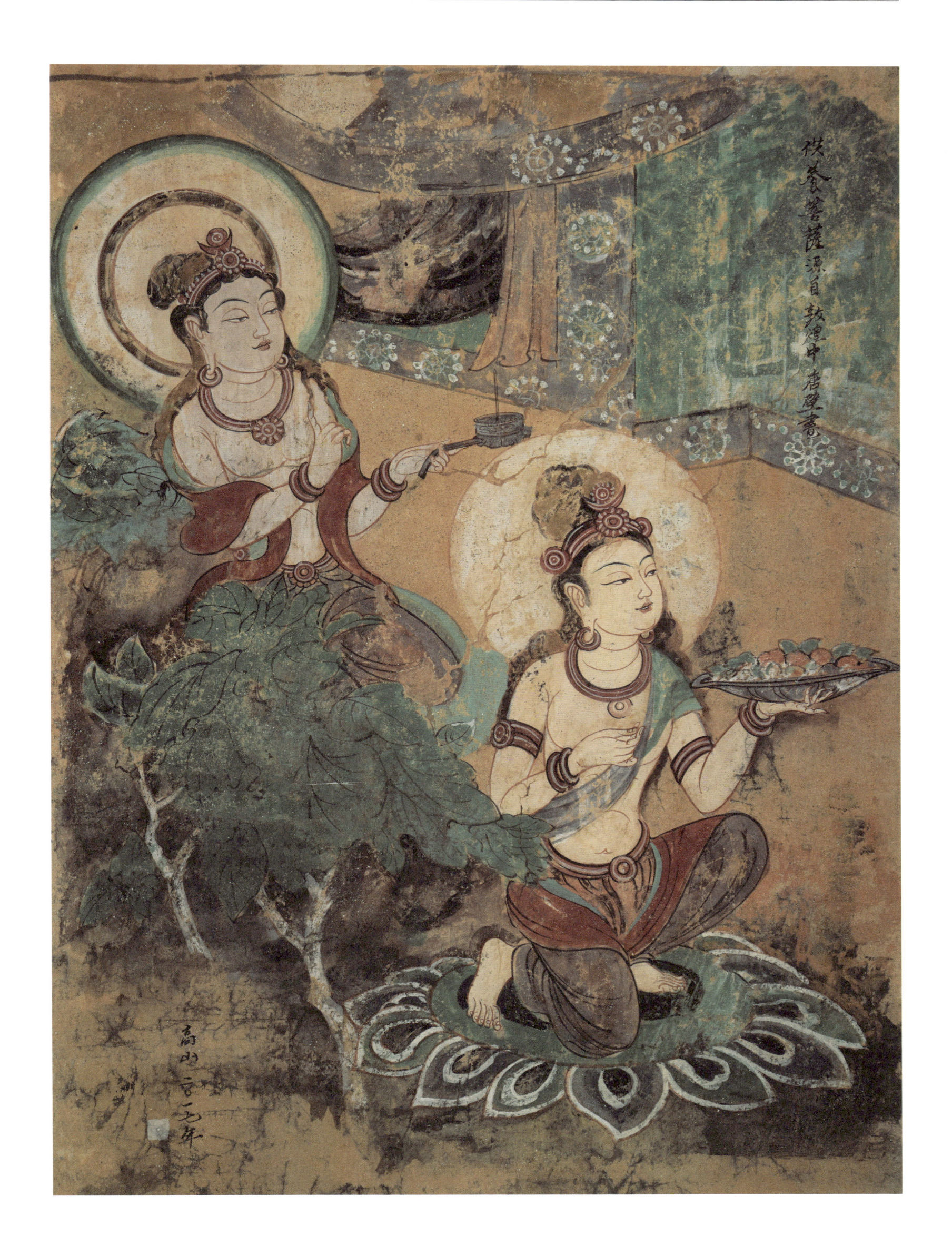

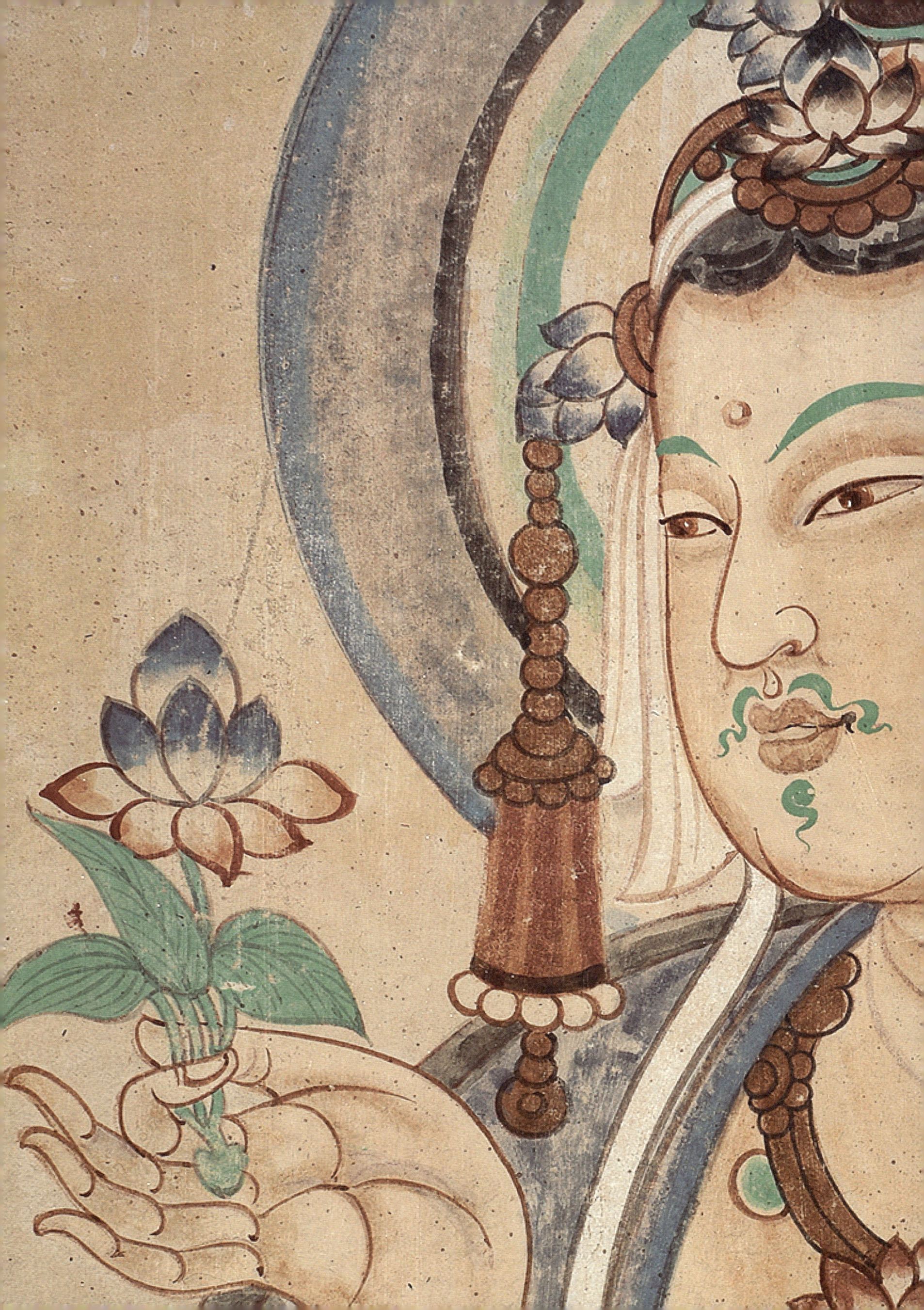

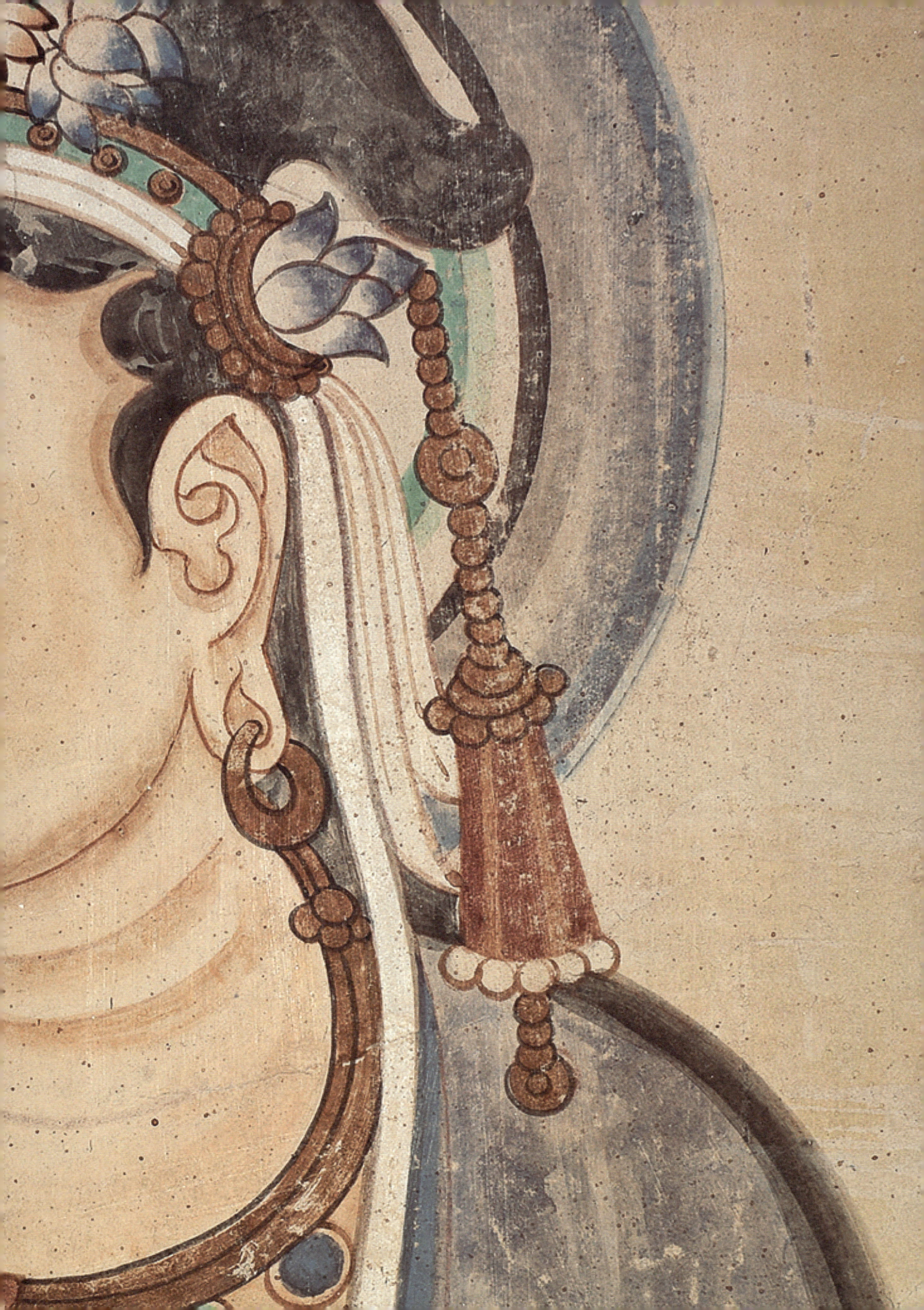

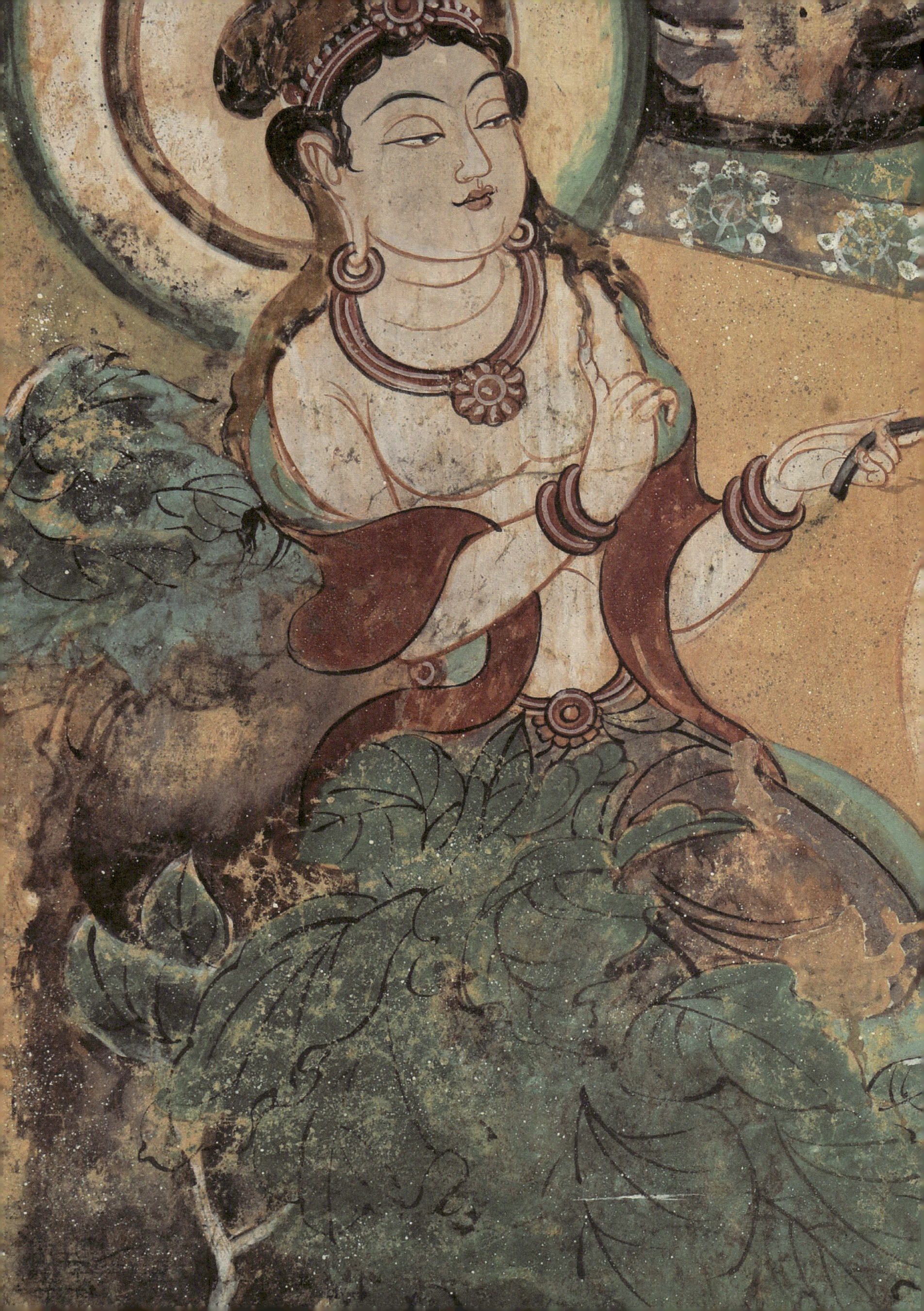

源自敦煌中唐壁畫

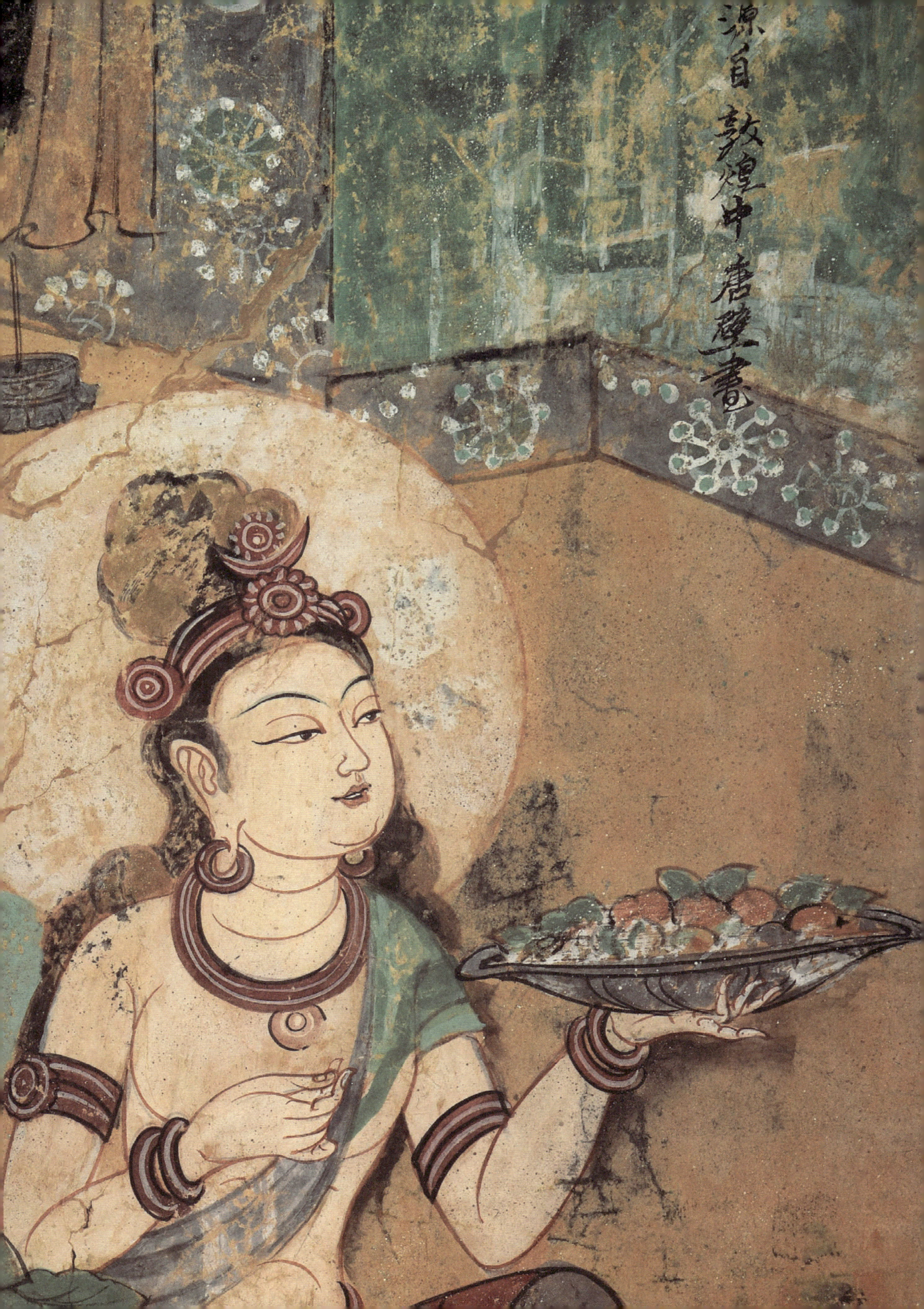

[中唐]

莫高窟第 199 窟

南无观世音菩萨 （高山复原式修正临摹）

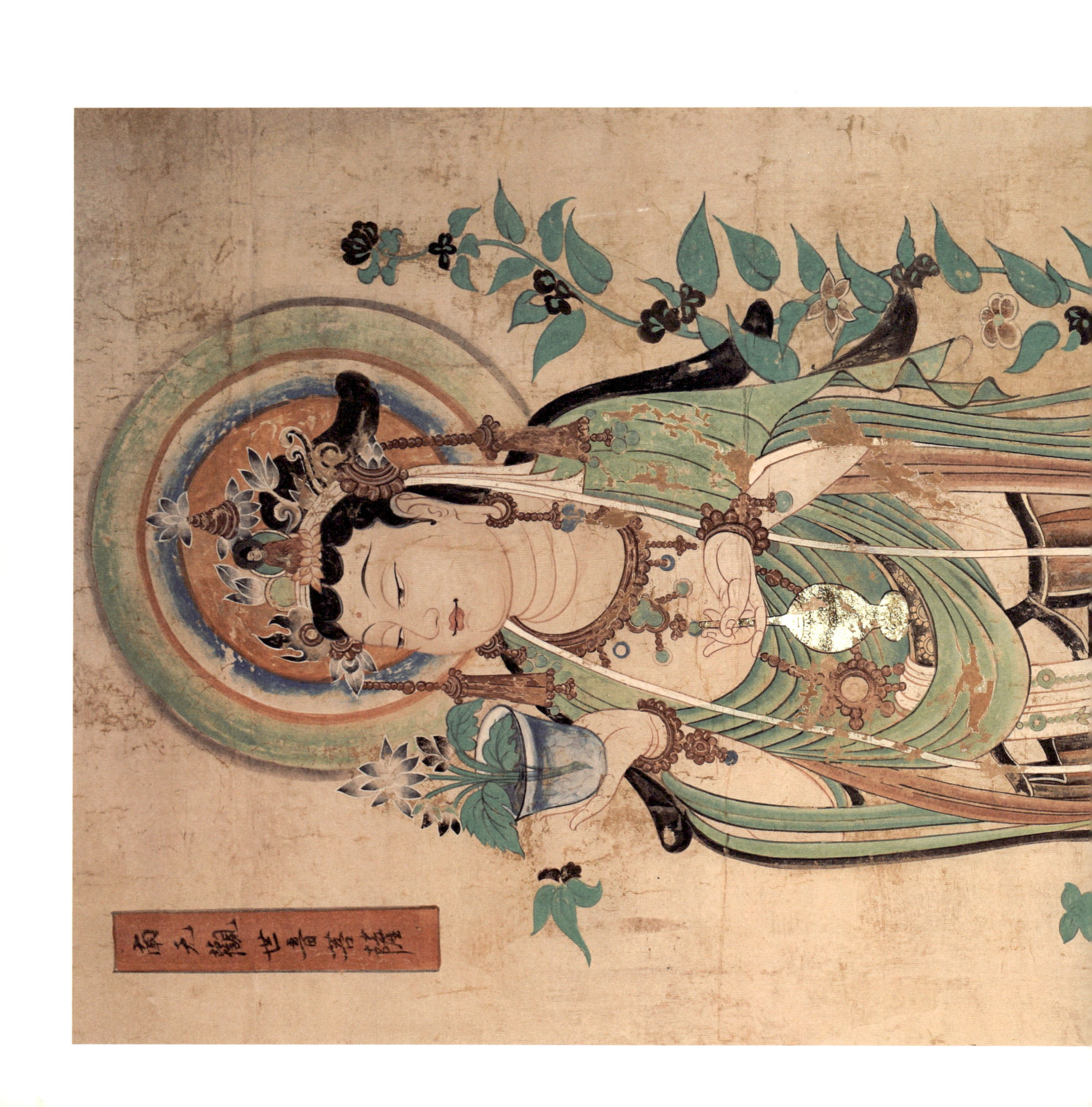

图为观音菩萨，此身菩萨面相丰润，神情潇洒，右手托盆花，足踏莲台，土红色的线条劲挺流畅，赋彩淡雅，表现出中唐的新风格。

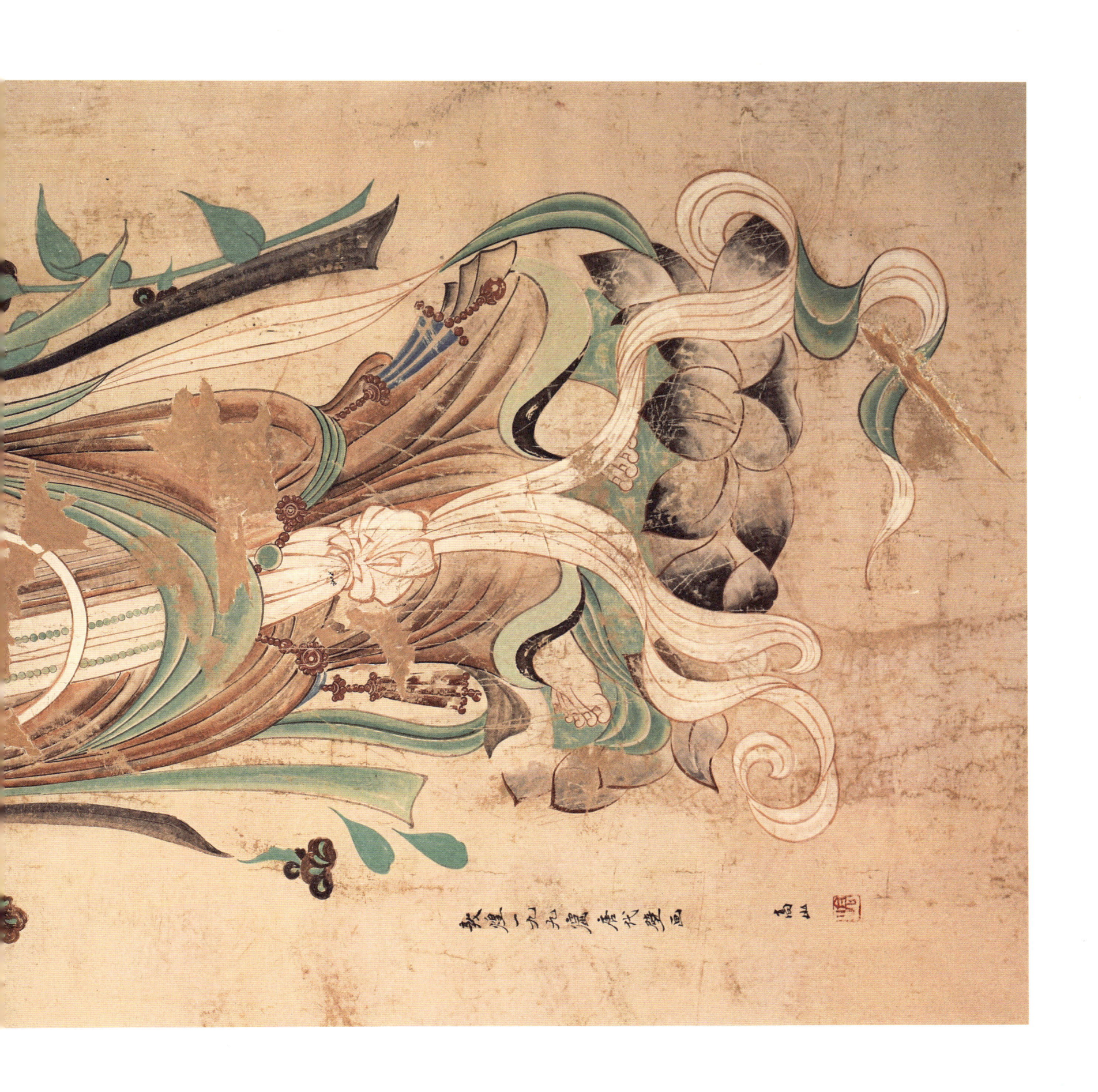

[中唐] **莫高窟第 201 窟**
说法图局部之听法菩萨 （王志萍临摹）

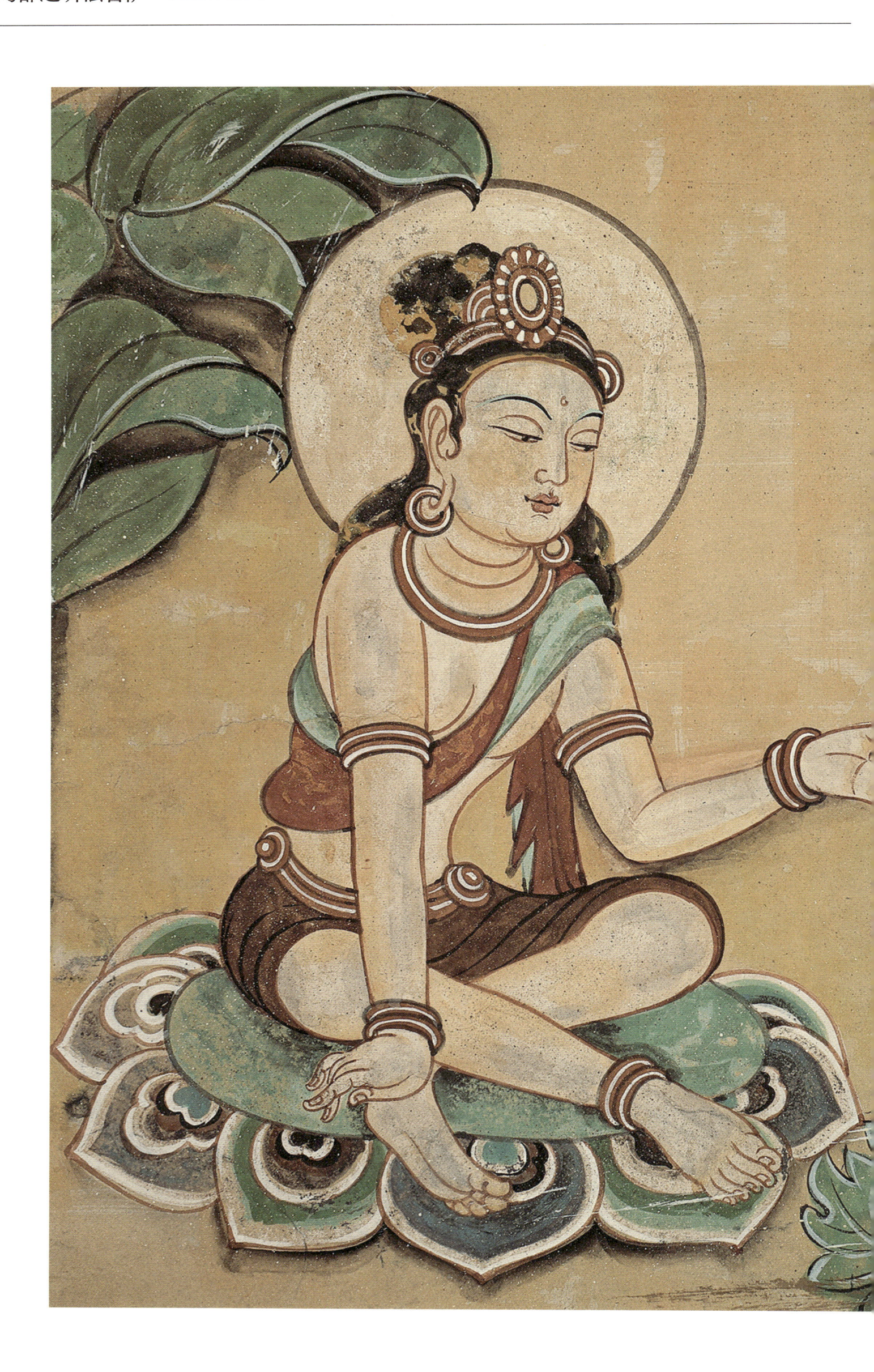

画面中两位听法菩萨，左侧的一身交脚坐于莲花座上，目光垂视；右侧的一身则目视前方。两身菩萨面部丰盈圆润，青发披肩，圆光笼罩，头、颈、臂皆饰钏环，神态安然恬淡。

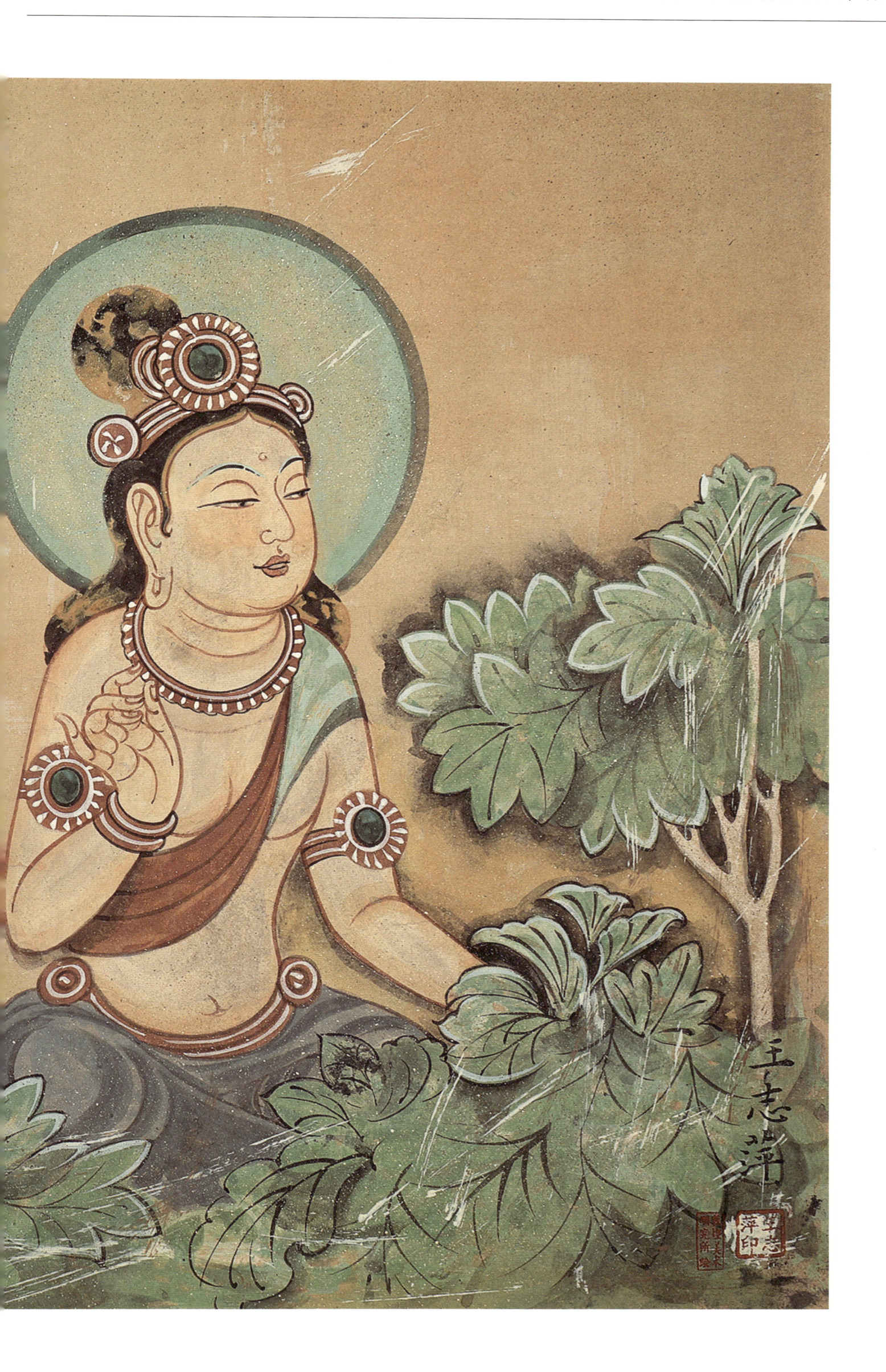

[中唐]

创作作品
听法菩萨 （高山再创作临摹）

唐朝时期的菩萨人体比例适中，姿态优美，面相多是饱满圆润，展示了东方女性的魅力。此身金发听法菩萨盘坐于莲花座之上，一手托腮，一手自然垂于莲花座上，双目前视，神态柔和。

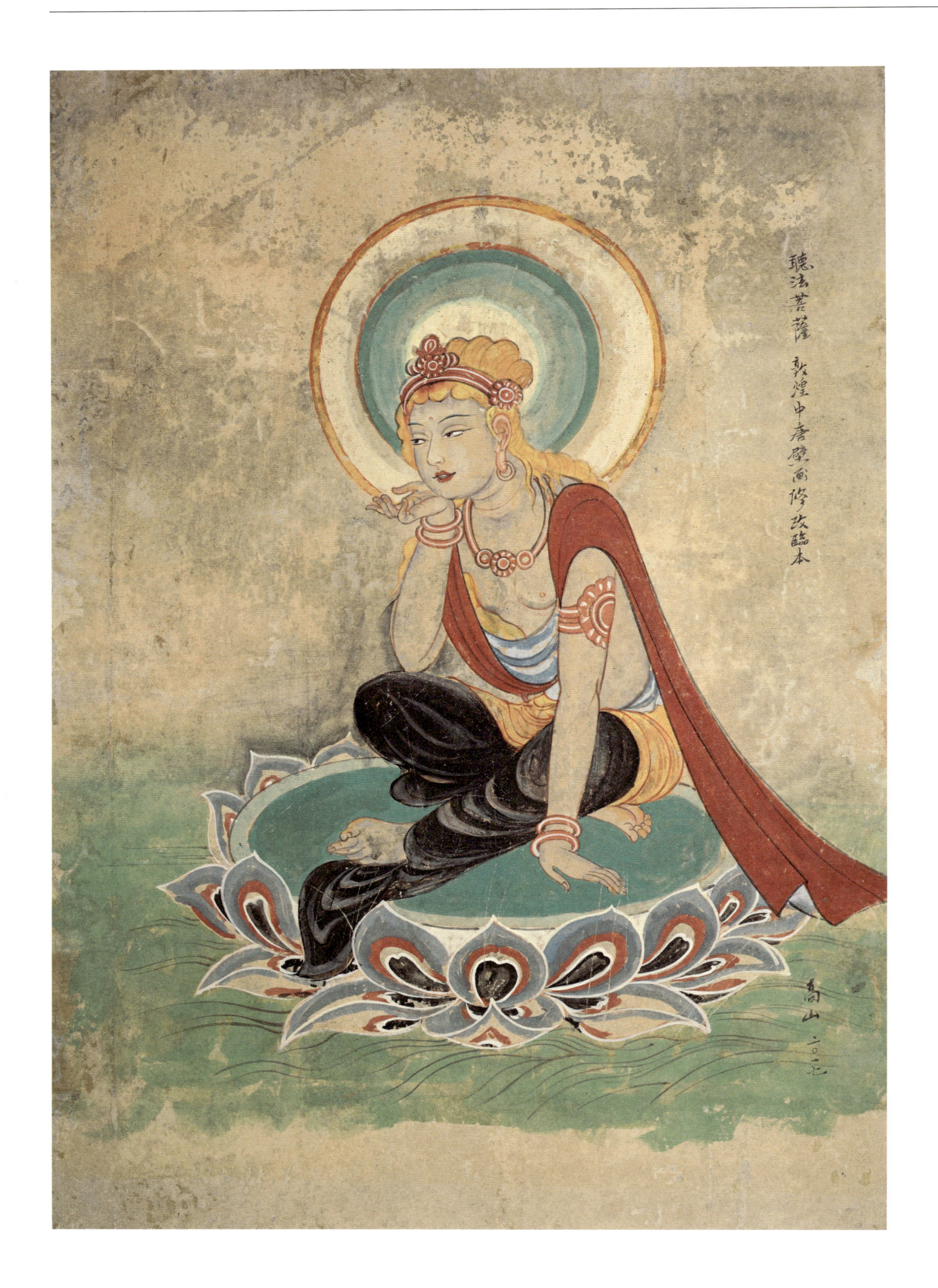

[中唐]

莫高窟第 201 窟
配殿与角楼 （李金萍临摹）

下图可见角楼与配殿交相辉映，设有廊道连接贯通，绿檐黑瓦之间植有绿树，树木枝叶繁茂，给角楼平添几分诗意。配殿与角楼周围绿水环绕，碧波荡漾，水中卧有荷莲，生机盎然。

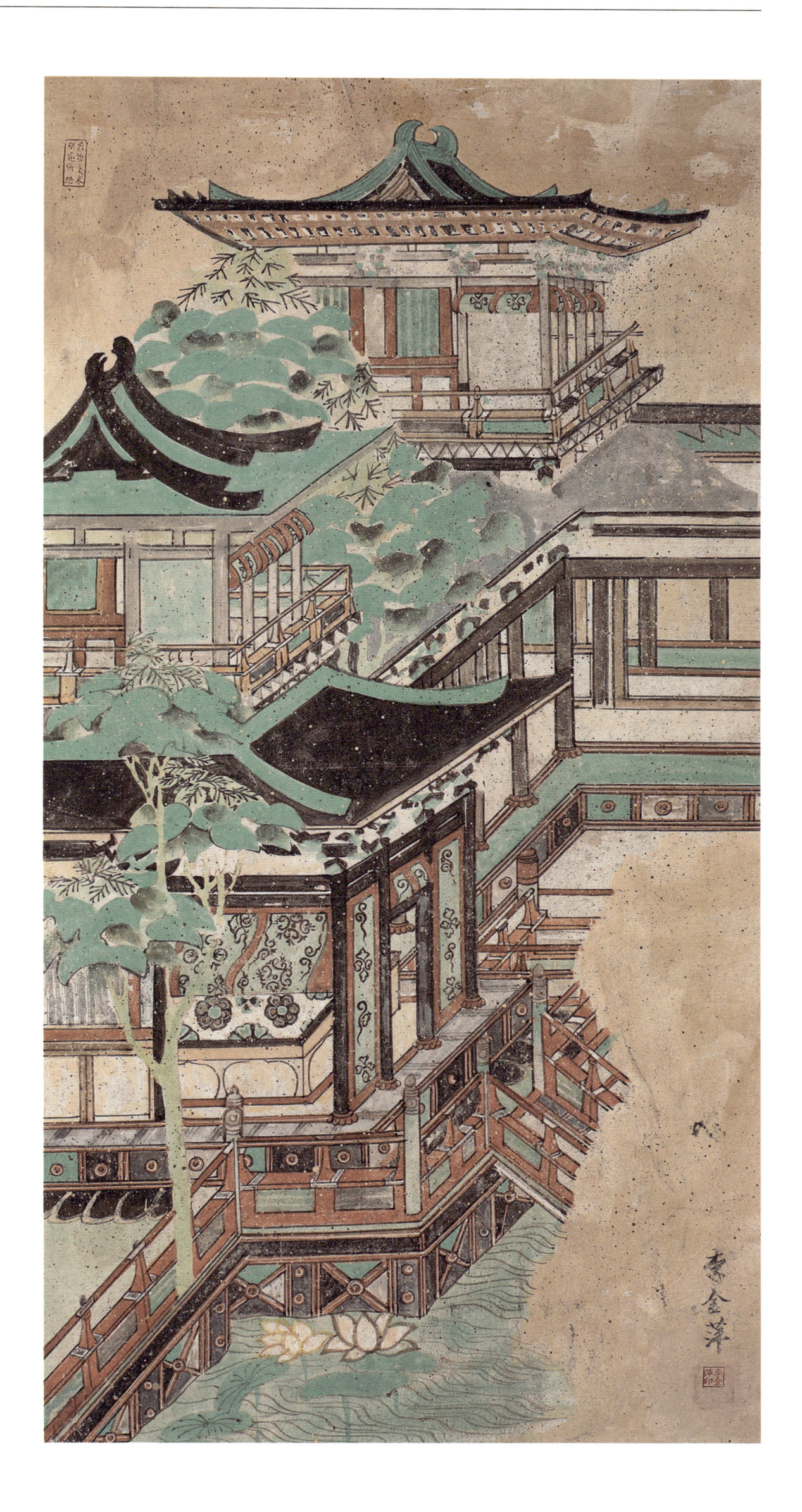

[中唐]

莫高窟第 201 窟

窟顶图案 （金子欣临摹）

窟顶中心为绿色圆心，内无纹饰，外沿绘有方格花纹、花草纹、联珠纹，纹饰精致，细节构思巧妙，规整的排列之中却不失灵韵，极具装饰艺术特征。在祥云纹饰的映衬下，画面更显流动之态。

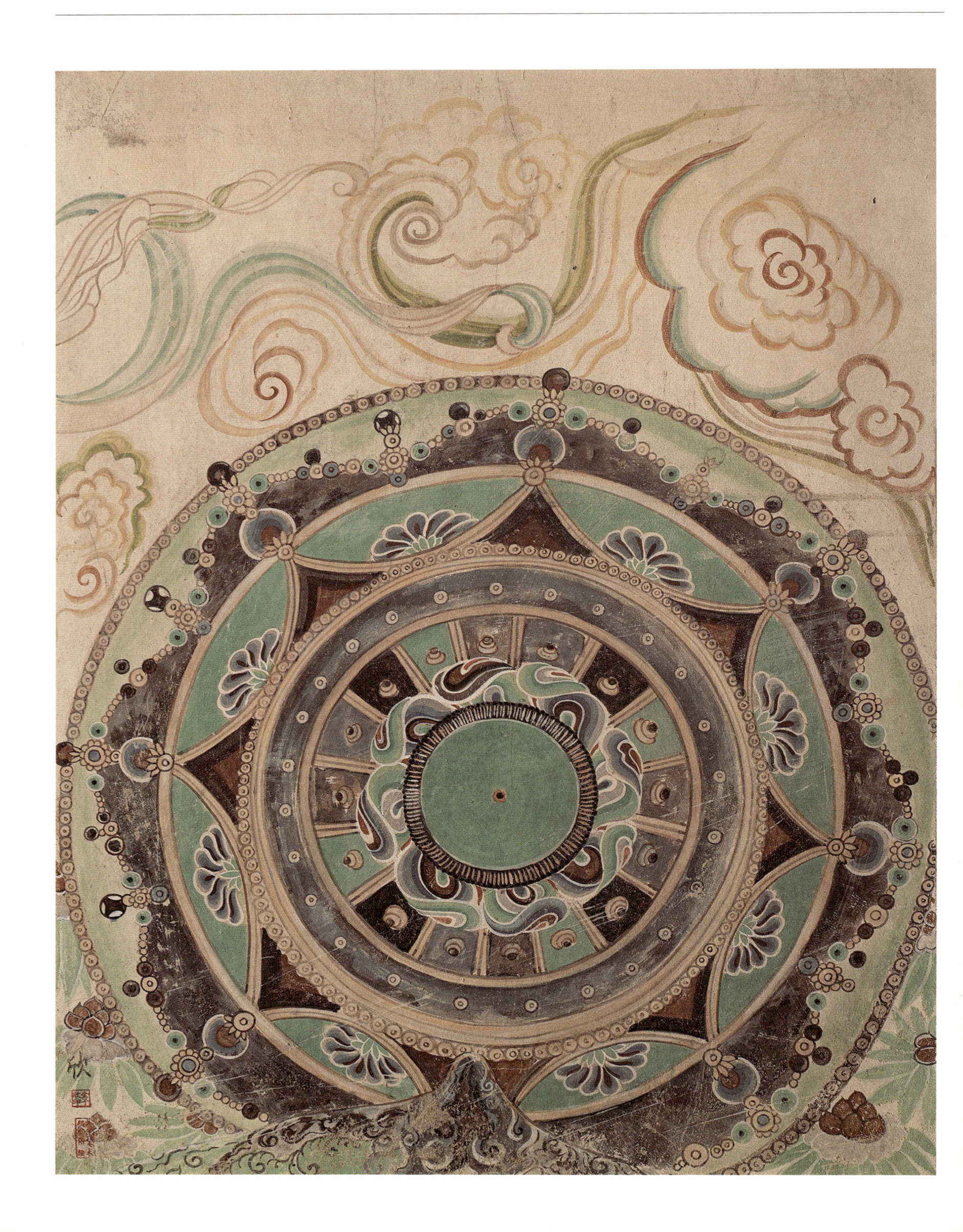

[中唐]

莫高窟第 201 窟
不鼓自鸣之阮 （徐海容临摹）

画面中为弹弦乐器"阮"，又名"长颈琵琶"，有丰富的艺术表现力，基本构造包括圆形共鸣箱、长柄、四弦。

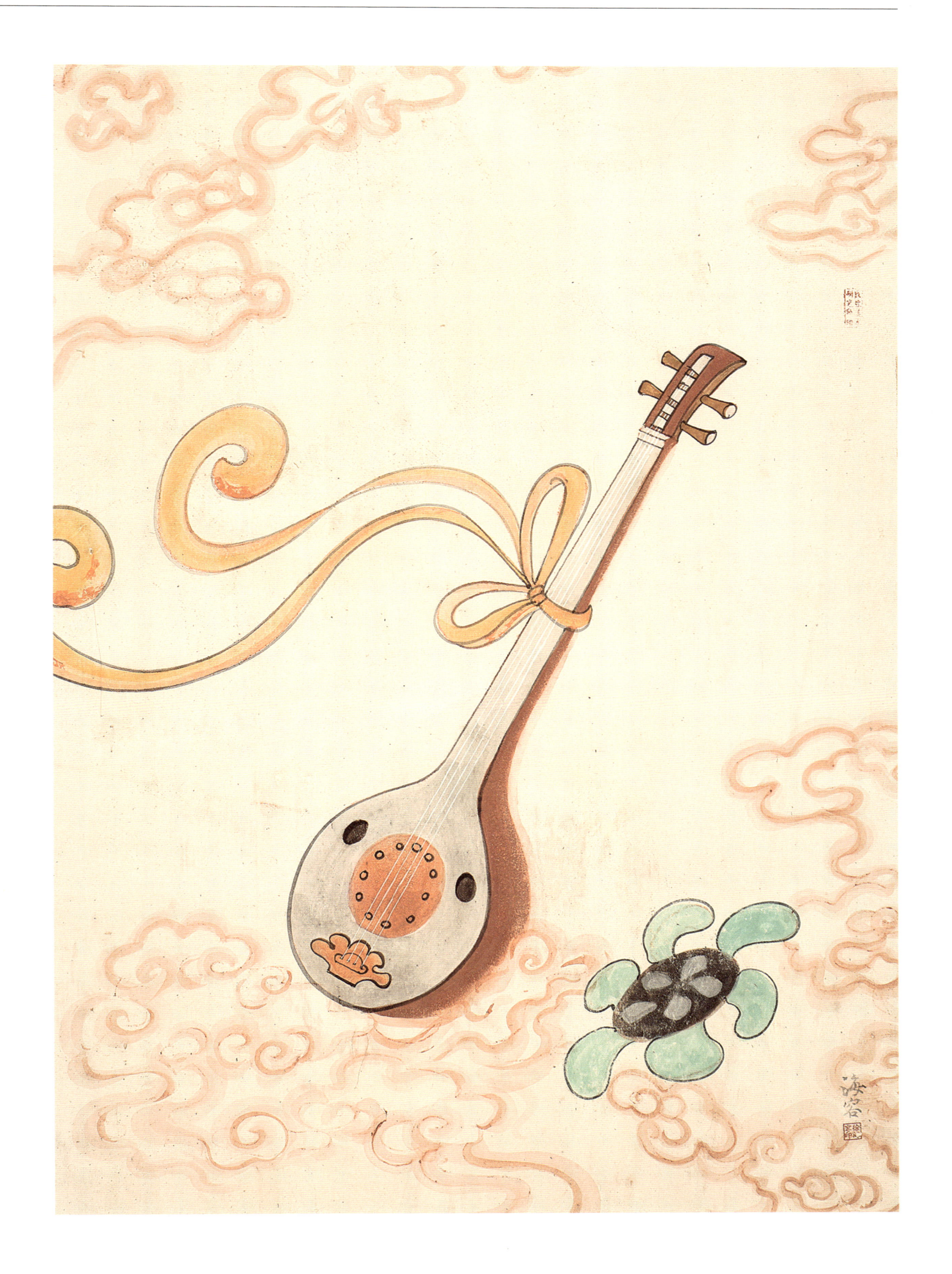

[中唐]

莫高窟第 159 窟

莲花茶花纹 （黄茜临摹）

下图以赭红、石青为主色调，色彩鲜明，对比强烈，明丽轻快。整体对称协调，勾线流畅，茶花绕叶缠枝于莲花四周，层次分明。八瓣莲花用几何状绘制，简洁规整，抽象严谨，具有很强的装饰意味。

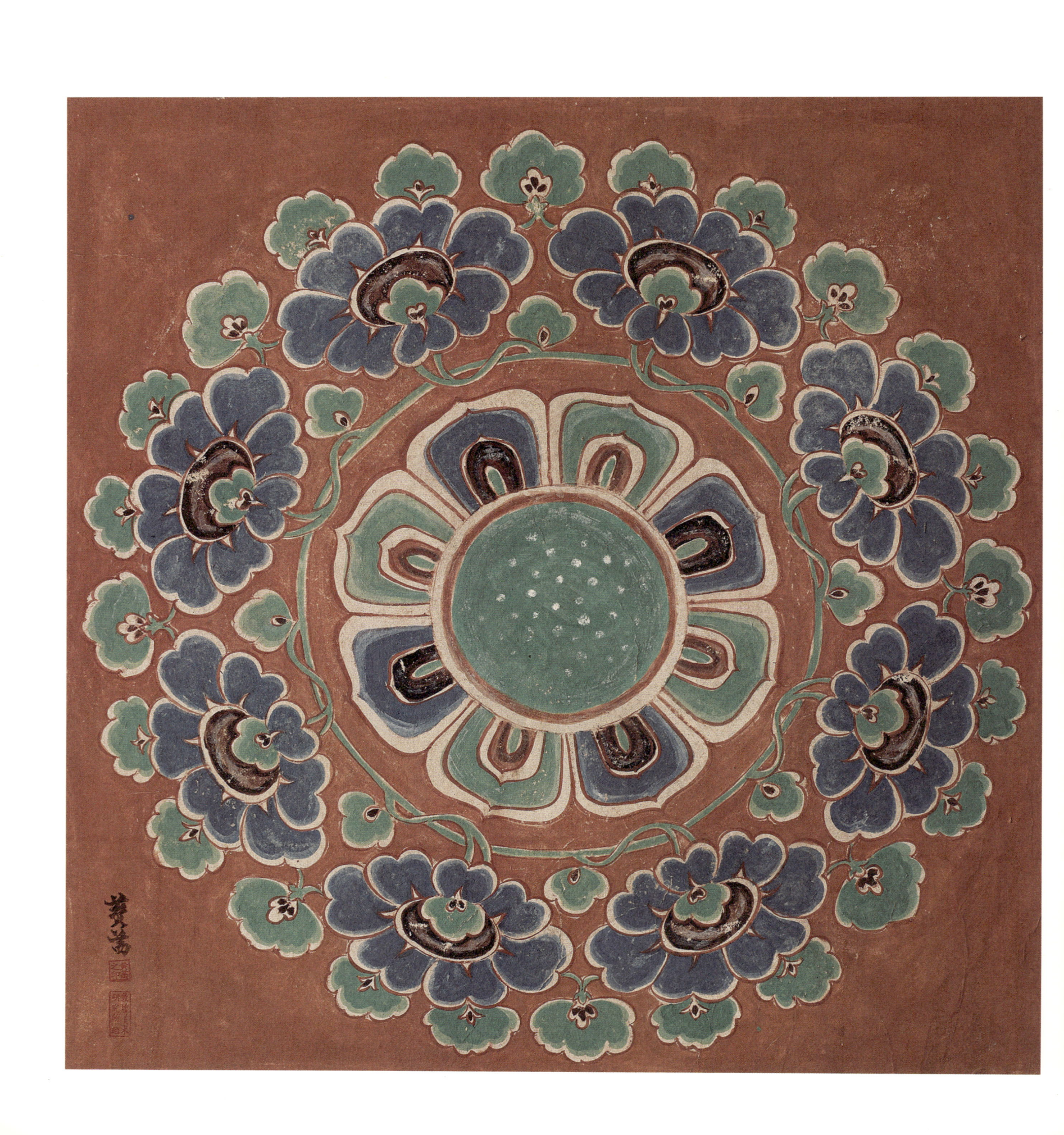

[中唐]

莫高窟第 361 窟

雁衔珠串团花纹藻井 （黄茜临摹）

画面中心一雁双脚直立，嘴衔串珠，外围团花平铺，花瓣呈几何放射状向外扩散，层次清晰，动态灵韵，具有鲜明的时代特征。用色上以土红、石青、蓝绿为主，冷暖相应，轻快明丽。布局上整体协调统一，动静结合，彰显流动之感。

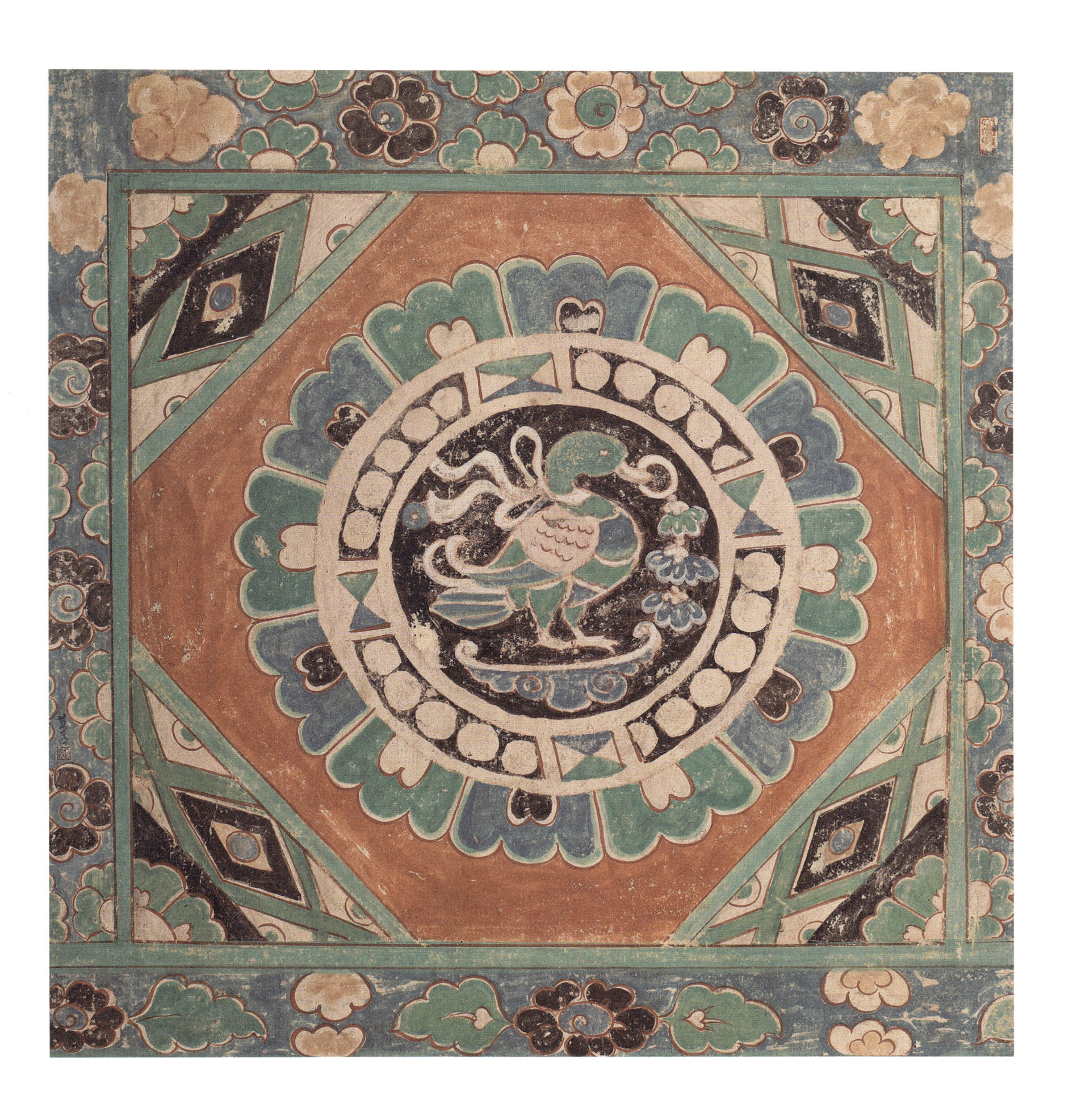

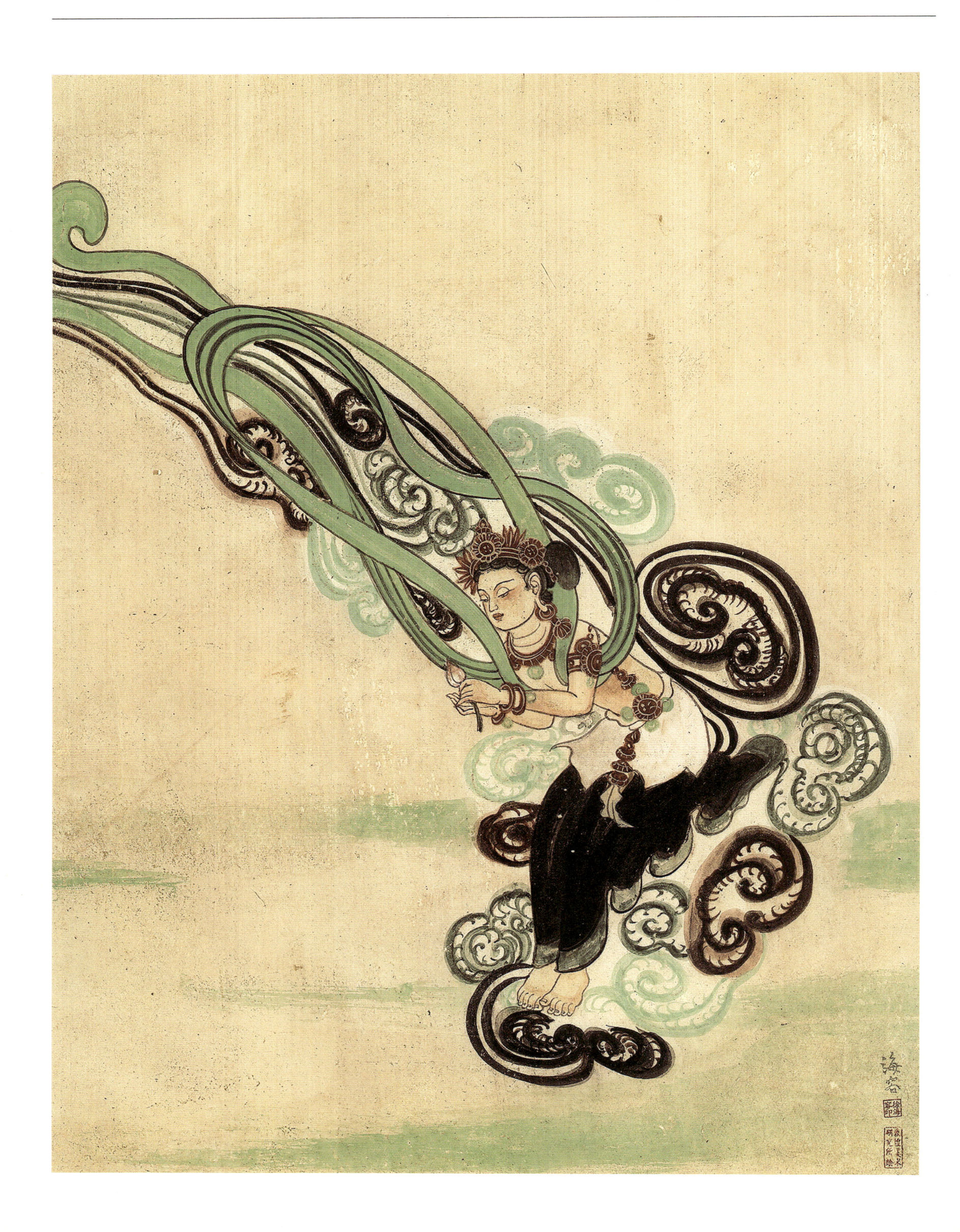

[晚唐] **莫高窟第 009 窟**
单飞天 （徐海容临摹）

如画所示，飞天身体呈直角弓曲，头戴宝冠，双手持花，双腿并拢，脚踏祥云，巾带随风飘扬，颇具灵动之感。

[晚唐]

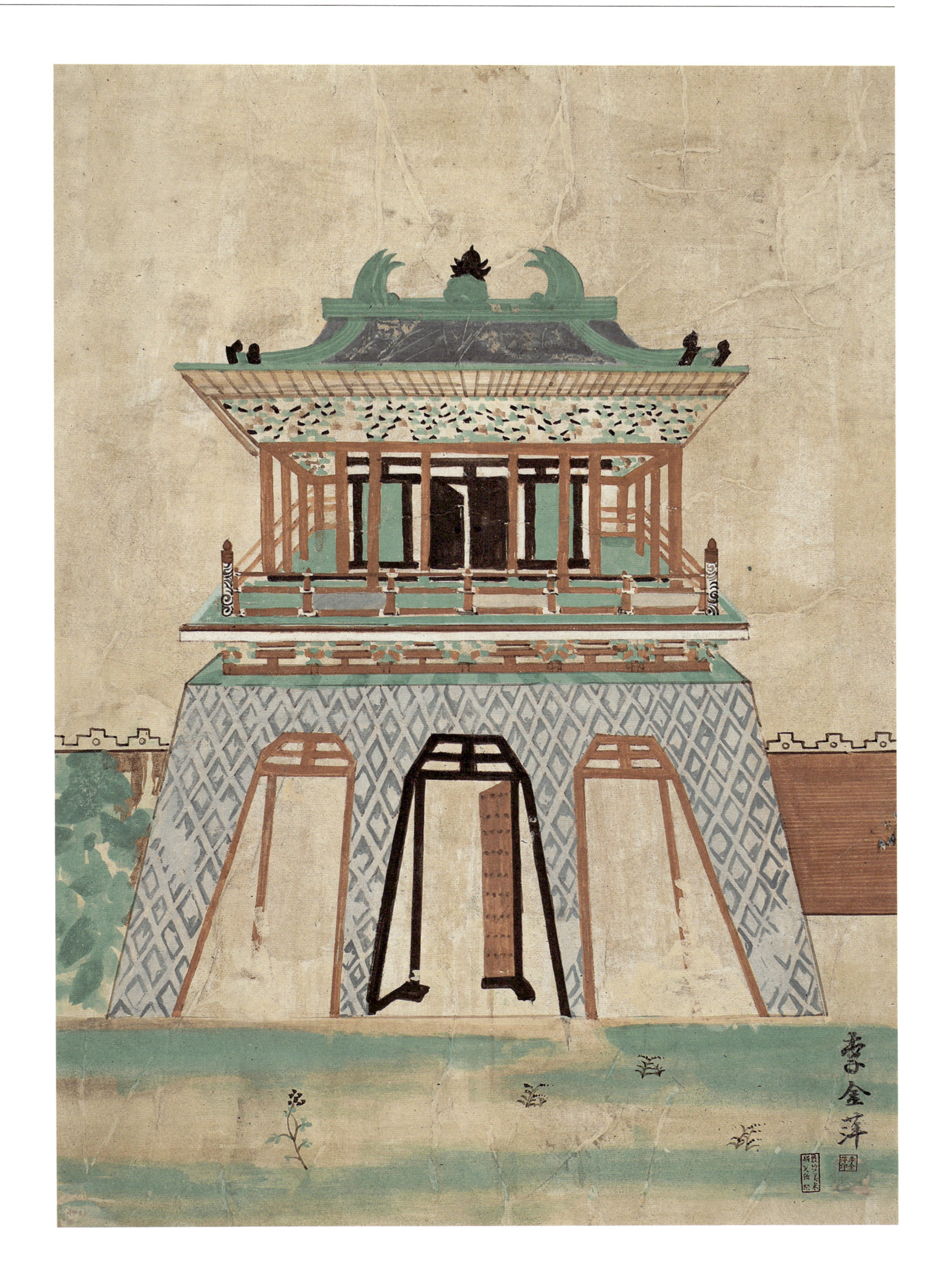

莫高窟第 009 窟

城门与城楼 （李金萍临摹）

下图城楼共有两层，三扇城门结构相似，呈敞开状。城楼两侧有绿树红墙，楼顶绿檐蓝瓦，檐角上翘，庄重典雅。整体上布局对称，笔法细腻，设色浅淡，以土红、石青为主色调，富有唐代艺术特色。

[晚唐] **莫高窟第 009 窟**
山羊 （张平临摹）

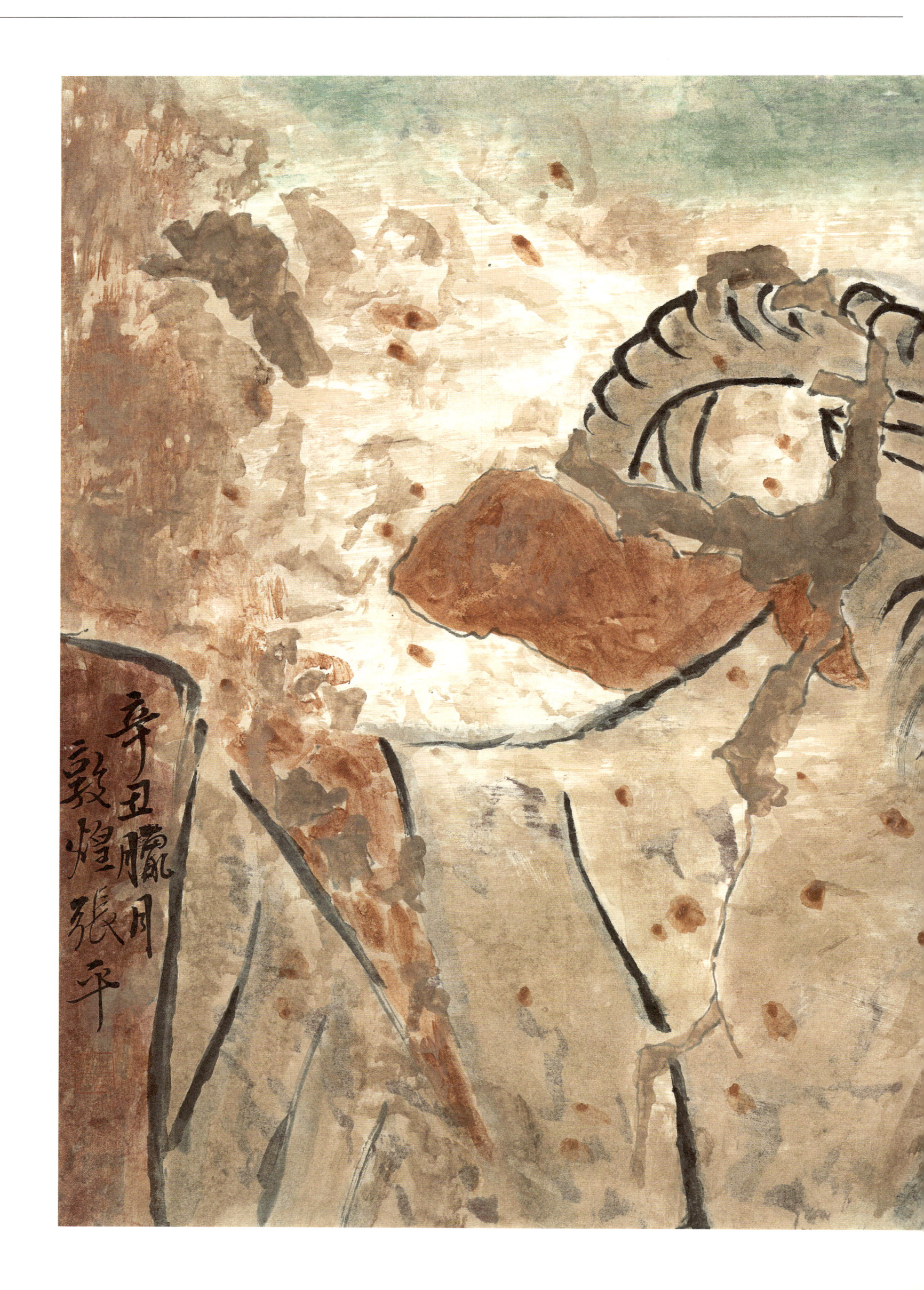

此画面中的山羊出自楞伽经变中猎户卖羊的场景,山羊的表情无辜从容,此时还并不知道自己接下来将被卖给屠户。

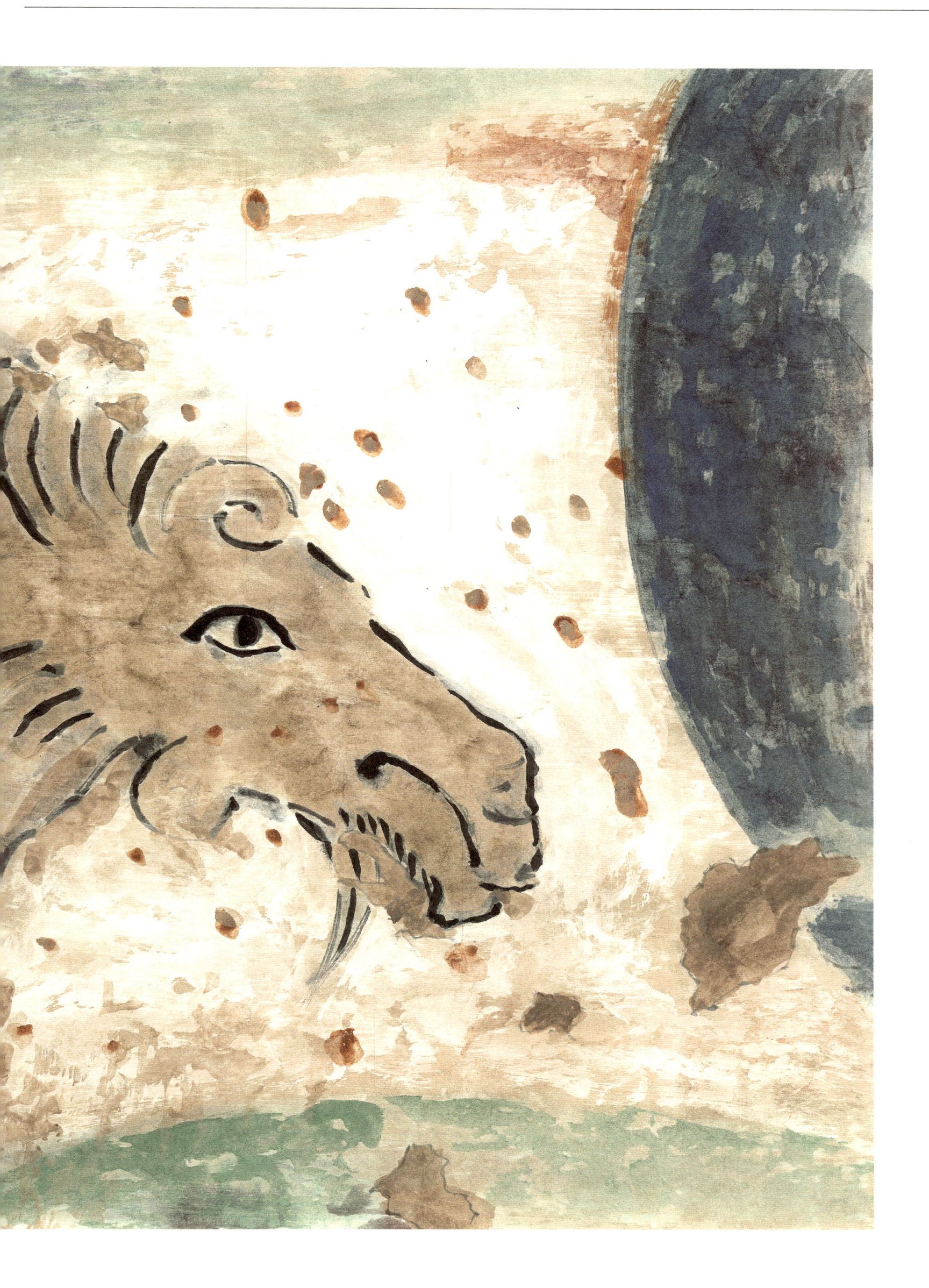

[晚唐]

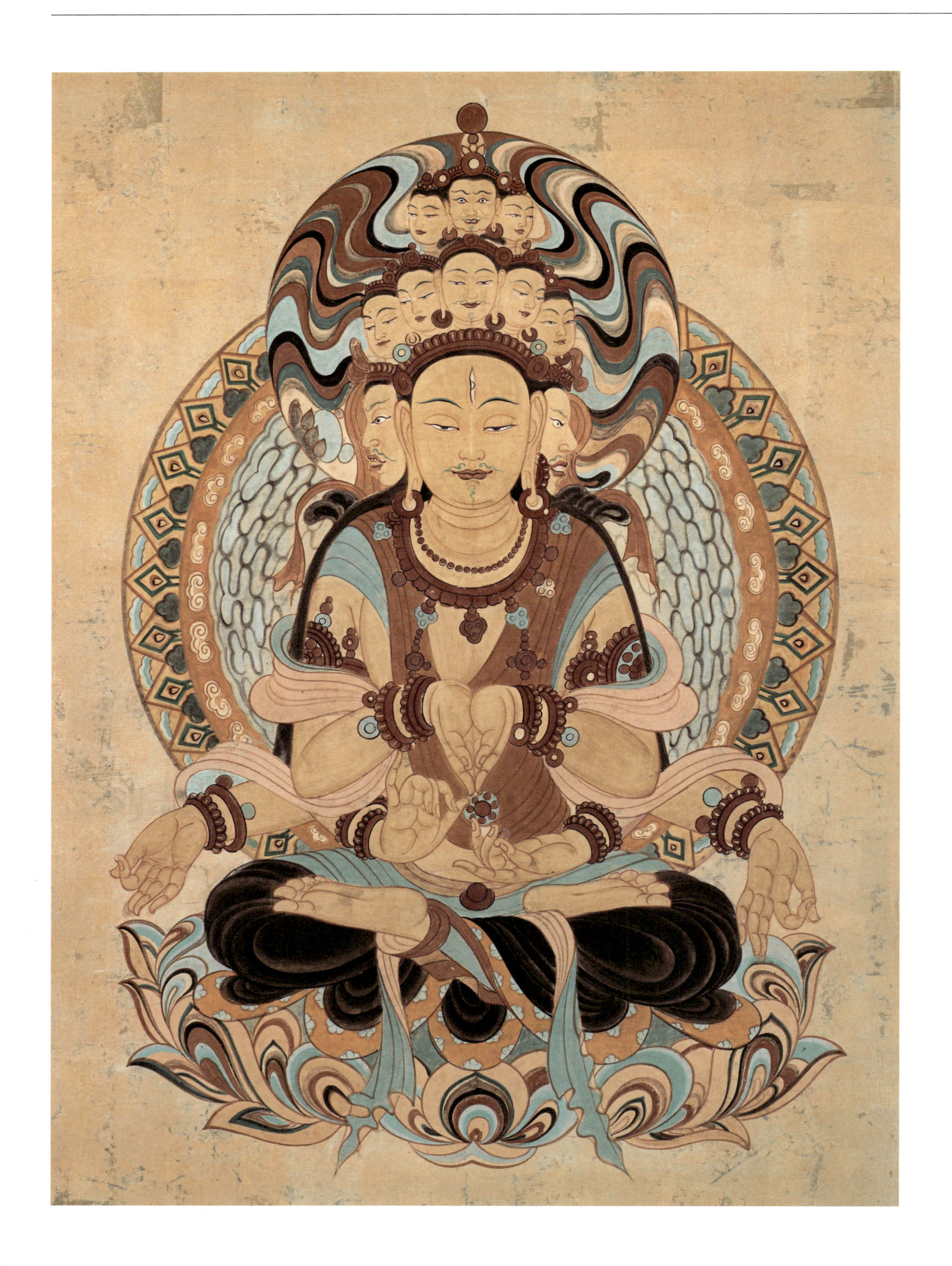

莫高窟第012窟

十一面观音　（高山修正临摹）

此身观音六臂三目（本面），主面两旁分别为威怒相与笑怒相，其余为寂静相。菩萨上二手合掌下垂，中二手作说法印，下二手施与愿印，跏趺坐于莲花宝座上。背倚谷纹宝石背屏，身光多纹样三重，头光辐射状火焰纹。

[晚唐]

莫高窟第 012 窟
婚嫁图 （平玲玲临摹）

画面描绘了晚唐时期的婚嫁场景，画面左侧为参加婚宴的宾客，高朋满座。右侧人群中，俯身跪地的男子是新郎，身边低首作揖的是新娘，两位新人前方放置的是彩礼和镜子，渲染出一派热闹喜庆的氛围。

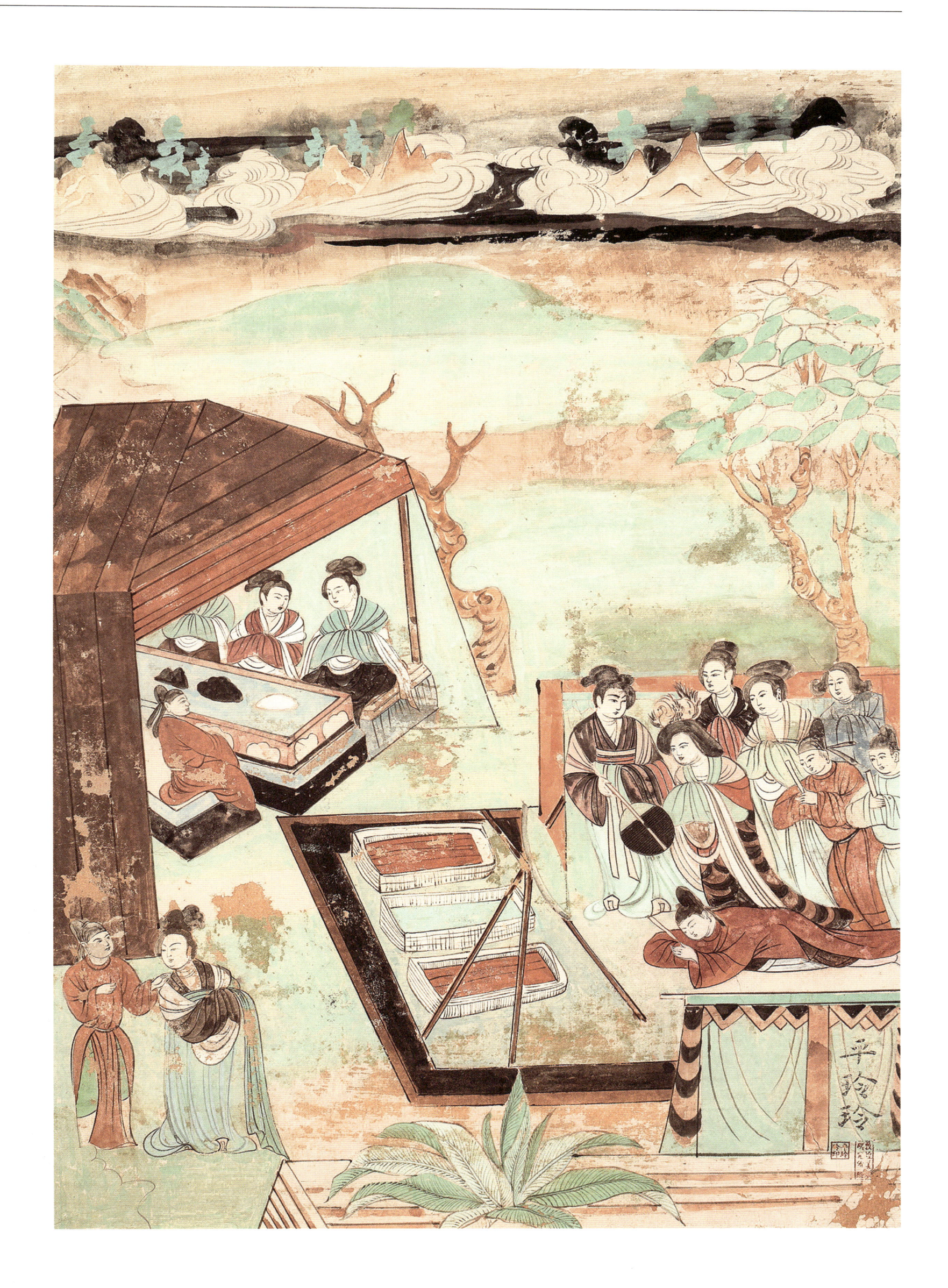

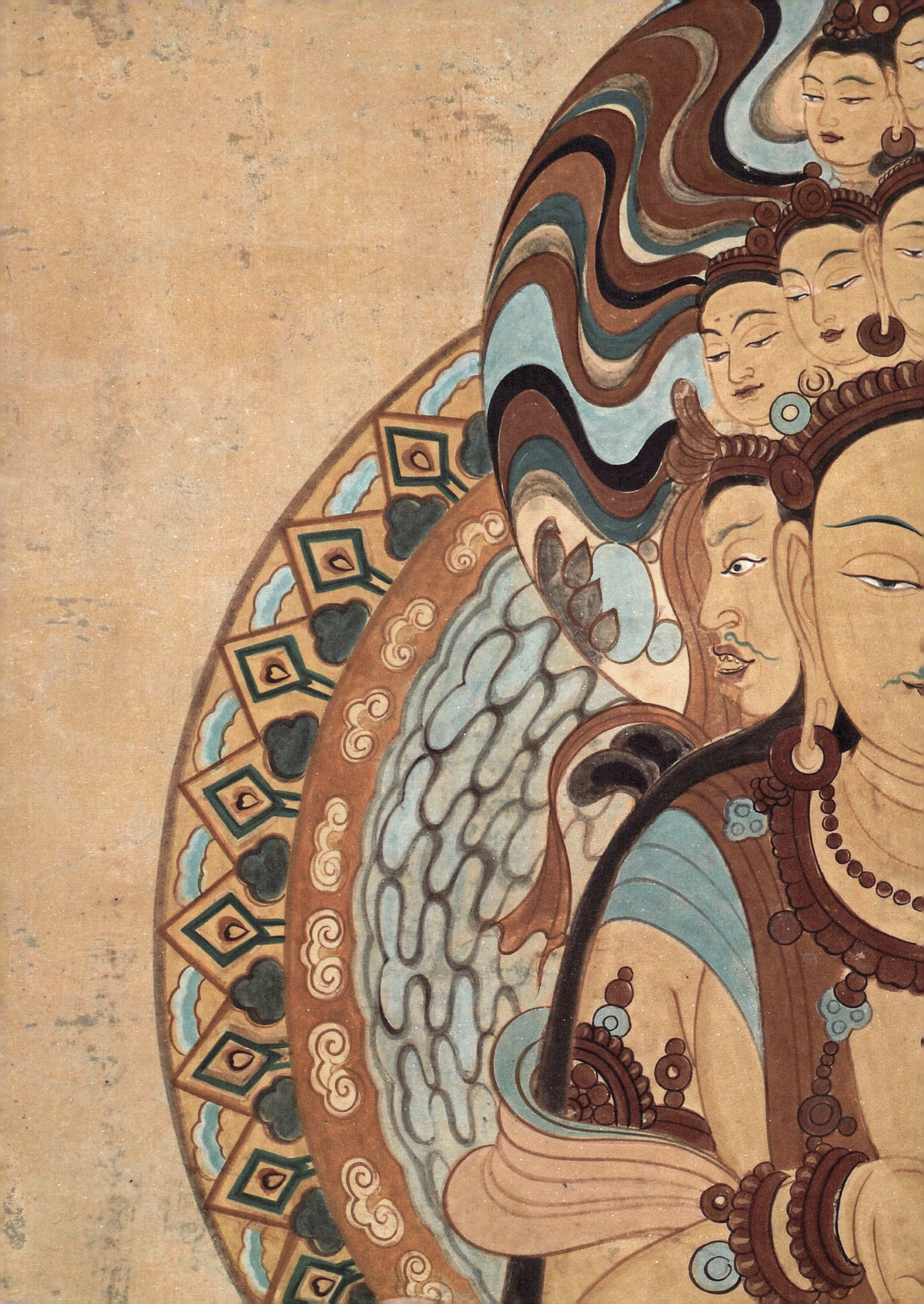

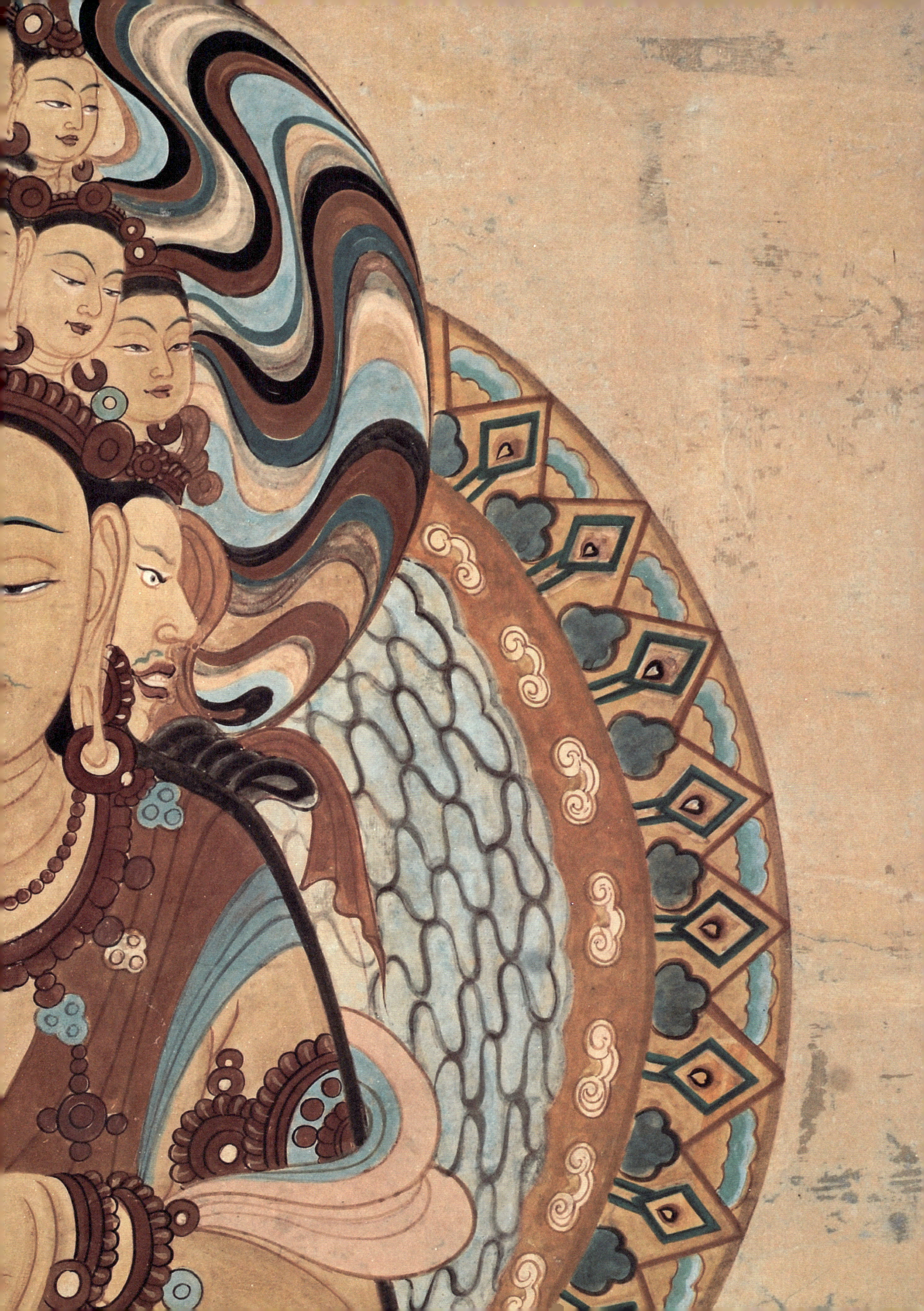

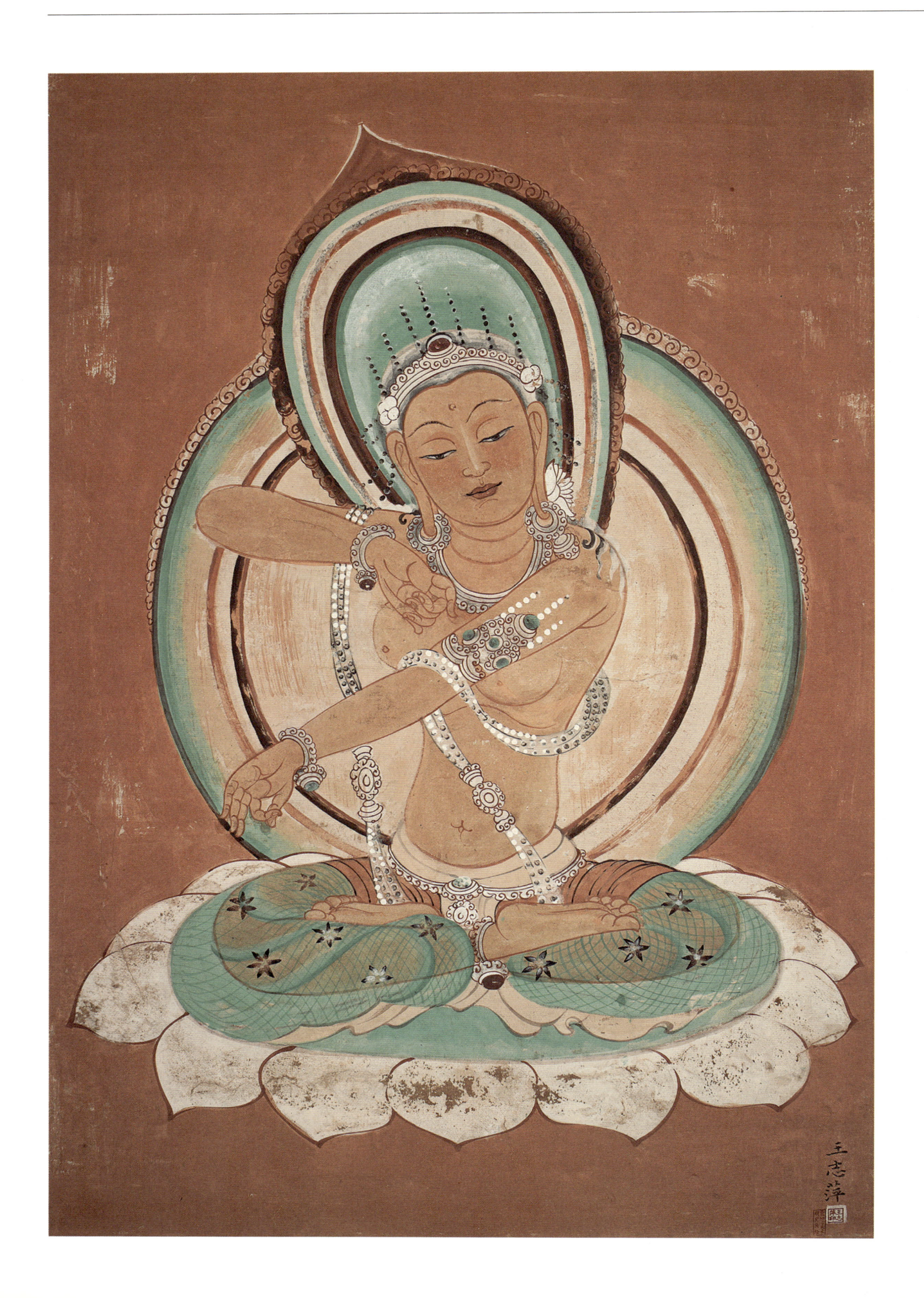

[晚唐] **莫高窟第 014 窟**
金刚母变之供养菩萨 （王志萍临摹）

画面中的供养菩萨盘坐在莲花座之上，身后圆光笼罩，身饰宝珠，耳垂至肩。此身菩萨体形苗条，面相秀气，造型秀雅，神情含蓄。

[晚唐]

莫高窟第 014 窟

双飞天 （王志萍临摹）

如画所示，祥云之上，两身飞天呈单膝跪姿，一身手持香炉，目视前方；一身手托果盘，微微颔首。两身飞天的巾带都随风飘动，静态之中呈现动感。

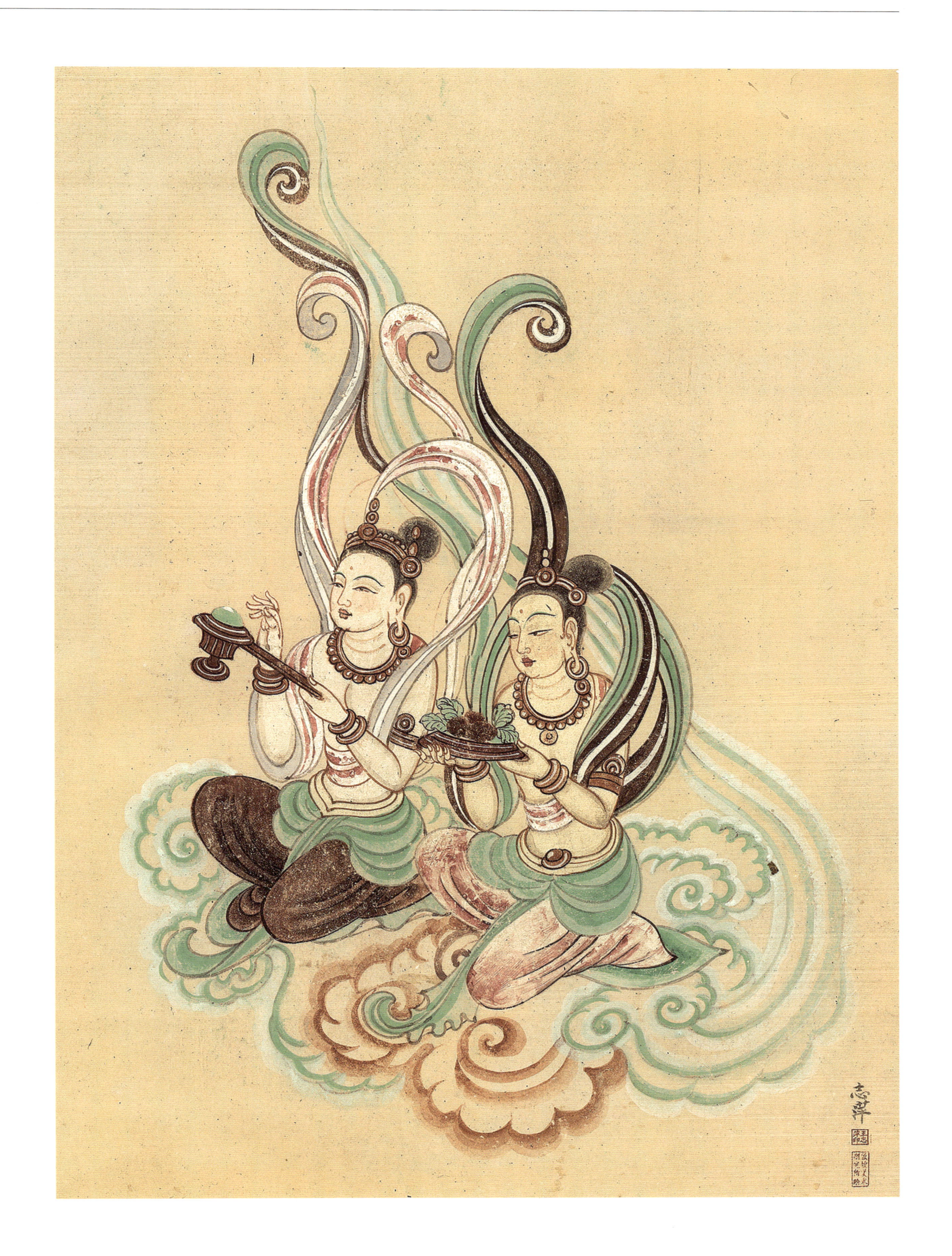

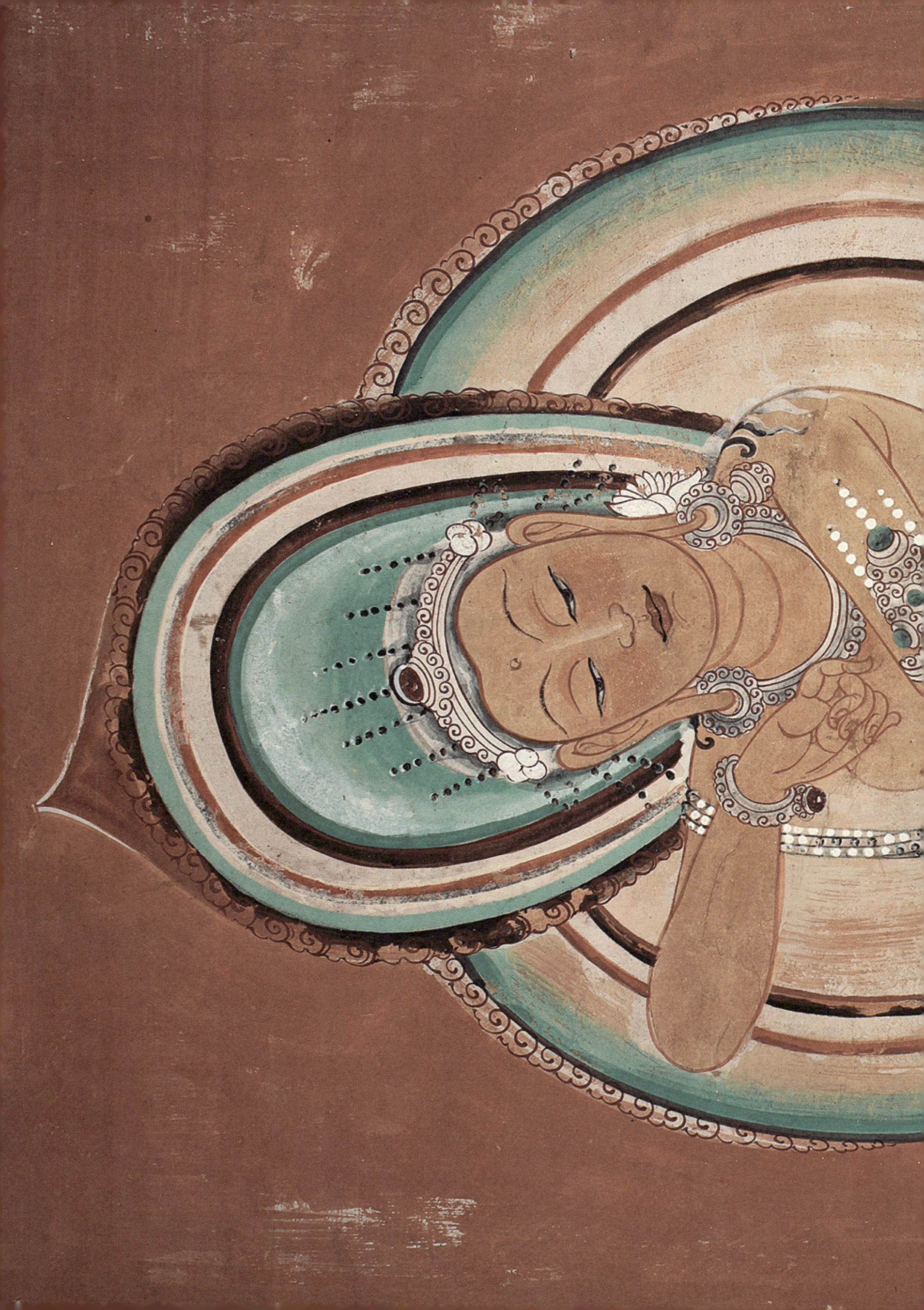

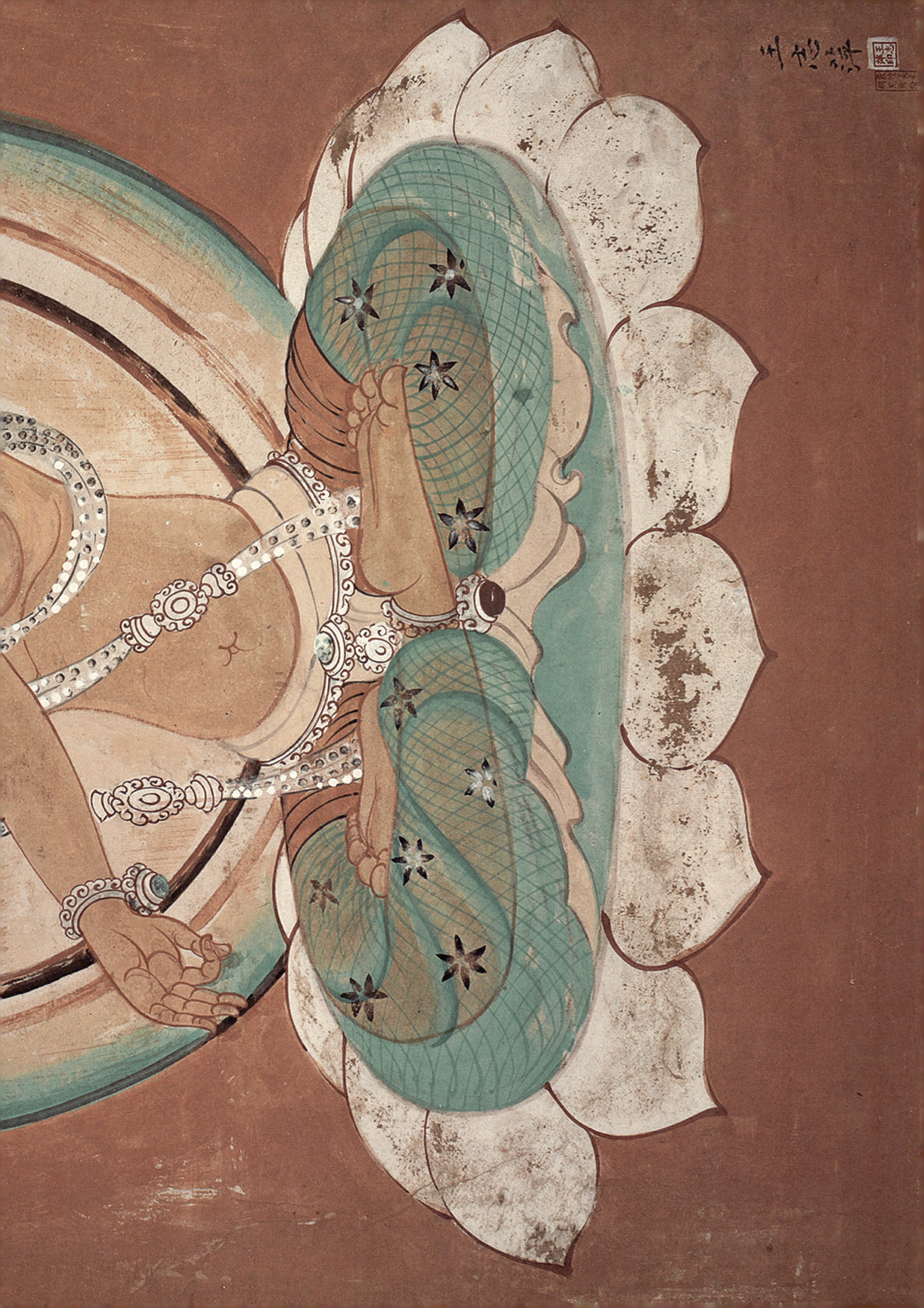

[晚唐] **莫高窟第 085 窟**
菩萨像 （王志萍临摹）

画面中的菩萨目光垂视，双手合十，发挽高髻，长眉细目，面部丰润，眉眼勾勒细腻，神情娴雅，身披巾带，仪态端庄，充满沉稳恬静的气息。

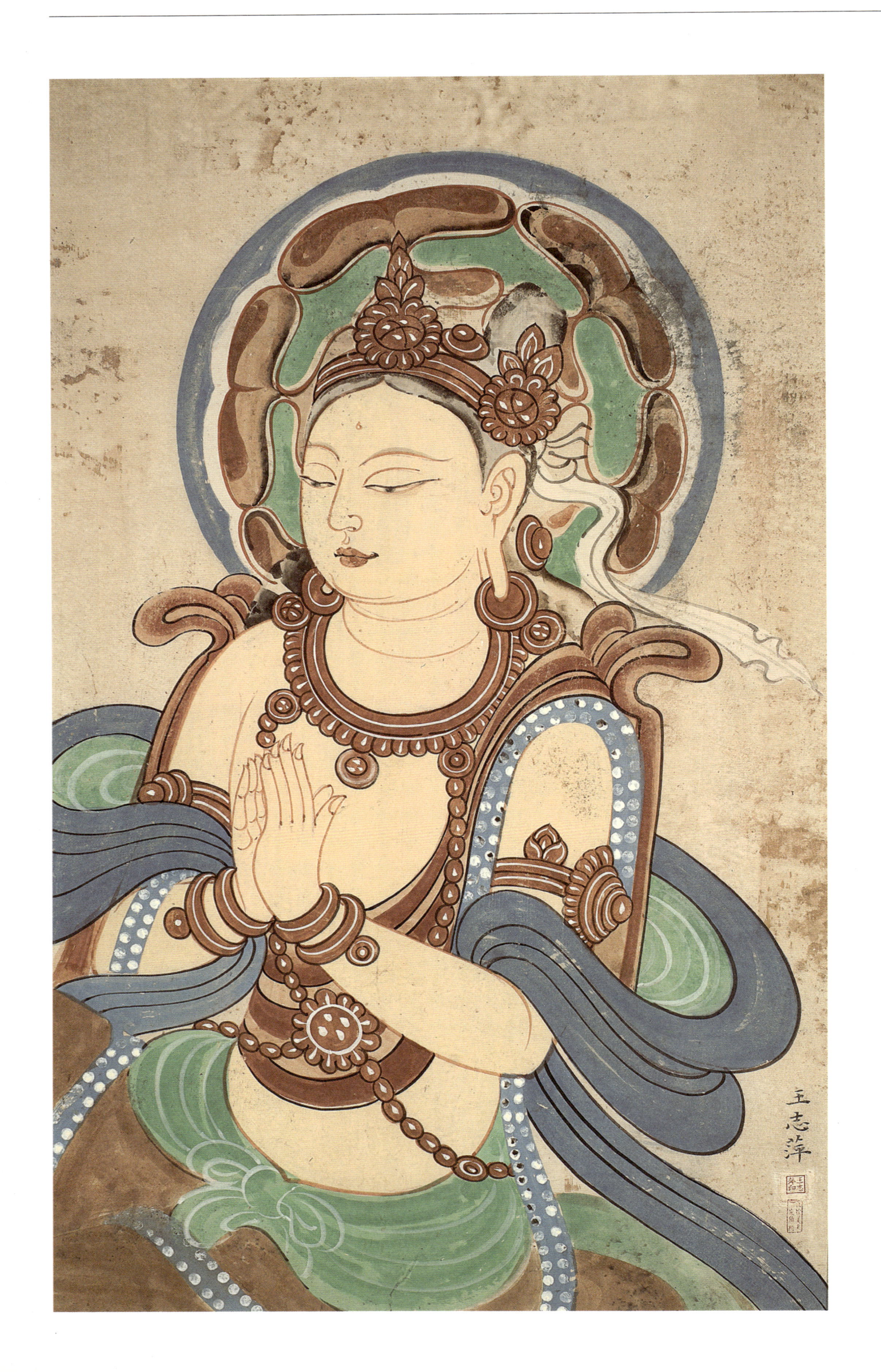

[晚唐] **莫高窟第 085 窟**
八角钟楼 （李金萍临摹）

下图八角钟楼为二层楼阁式，塔基上建有阶梯，可见上下层塔身共有檐柱八根，腰檐修饰华美。整体用色明快清丽，具有明显的时代特征，青红对比鲜明，清新和谐。

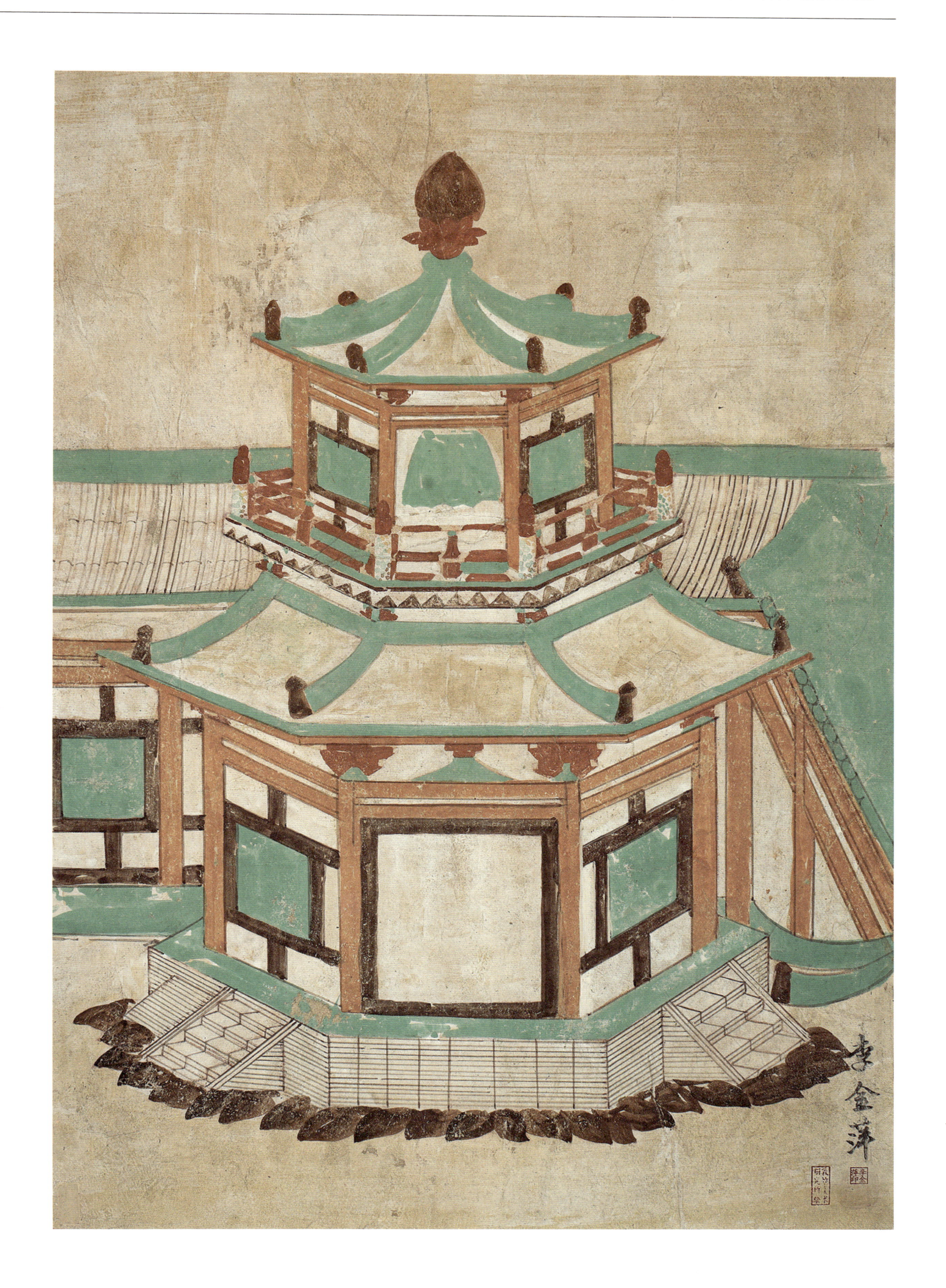

[晚唐] **莫高窟第 085 窟**
缠枝千佛纹边饰局部 （金子欣临摹）

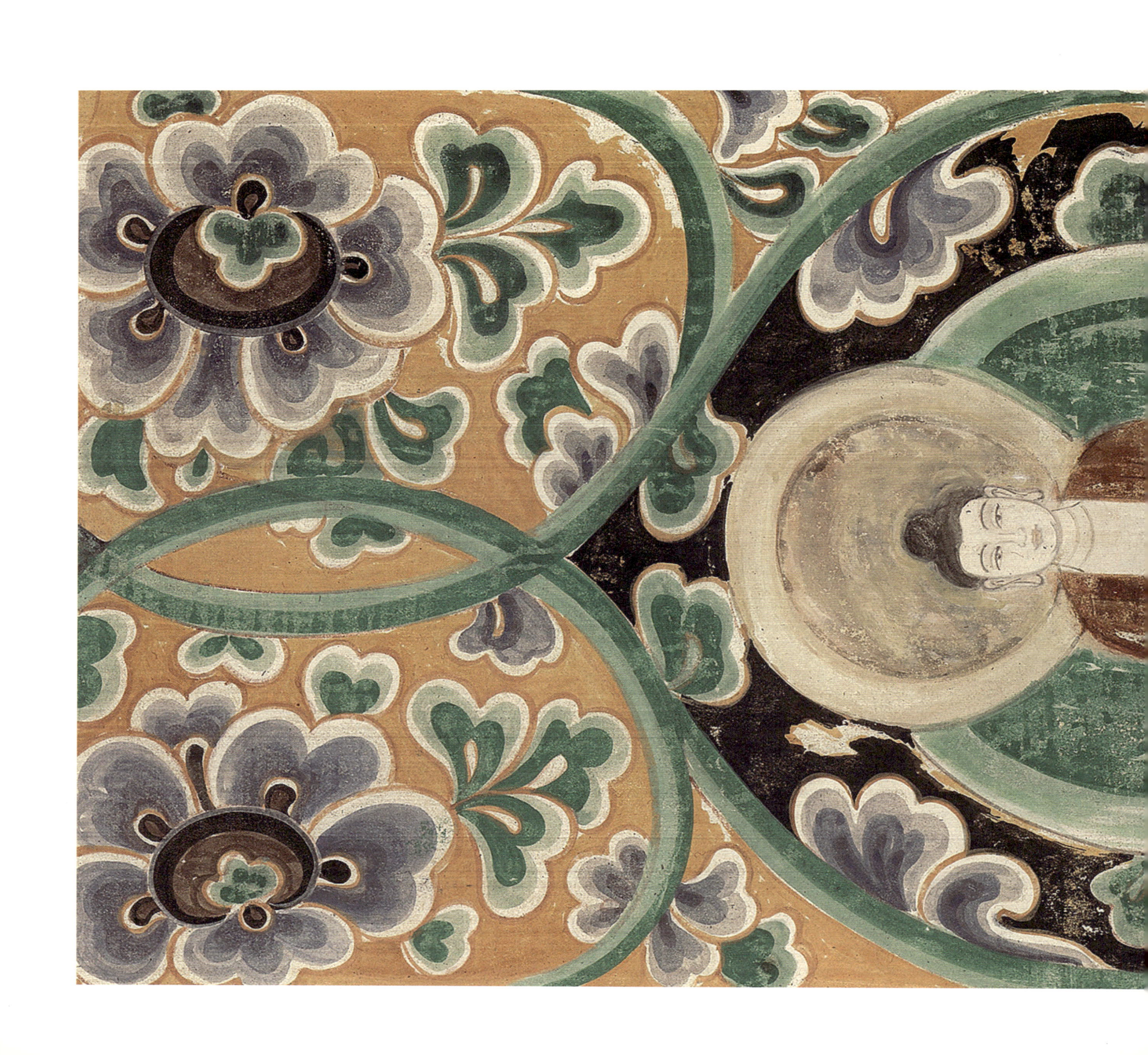

画面中缠枝千佛纹呈双枝对波形，叶纹花枝平面铺展，自由舒张，既有大叶对称排列，也有小叶随意伸展，千佛纹饰在连续排列中呈现流动感。中心内设小坐佛，两侧花纹优美细腻，设色淡雅，富有装饰性。

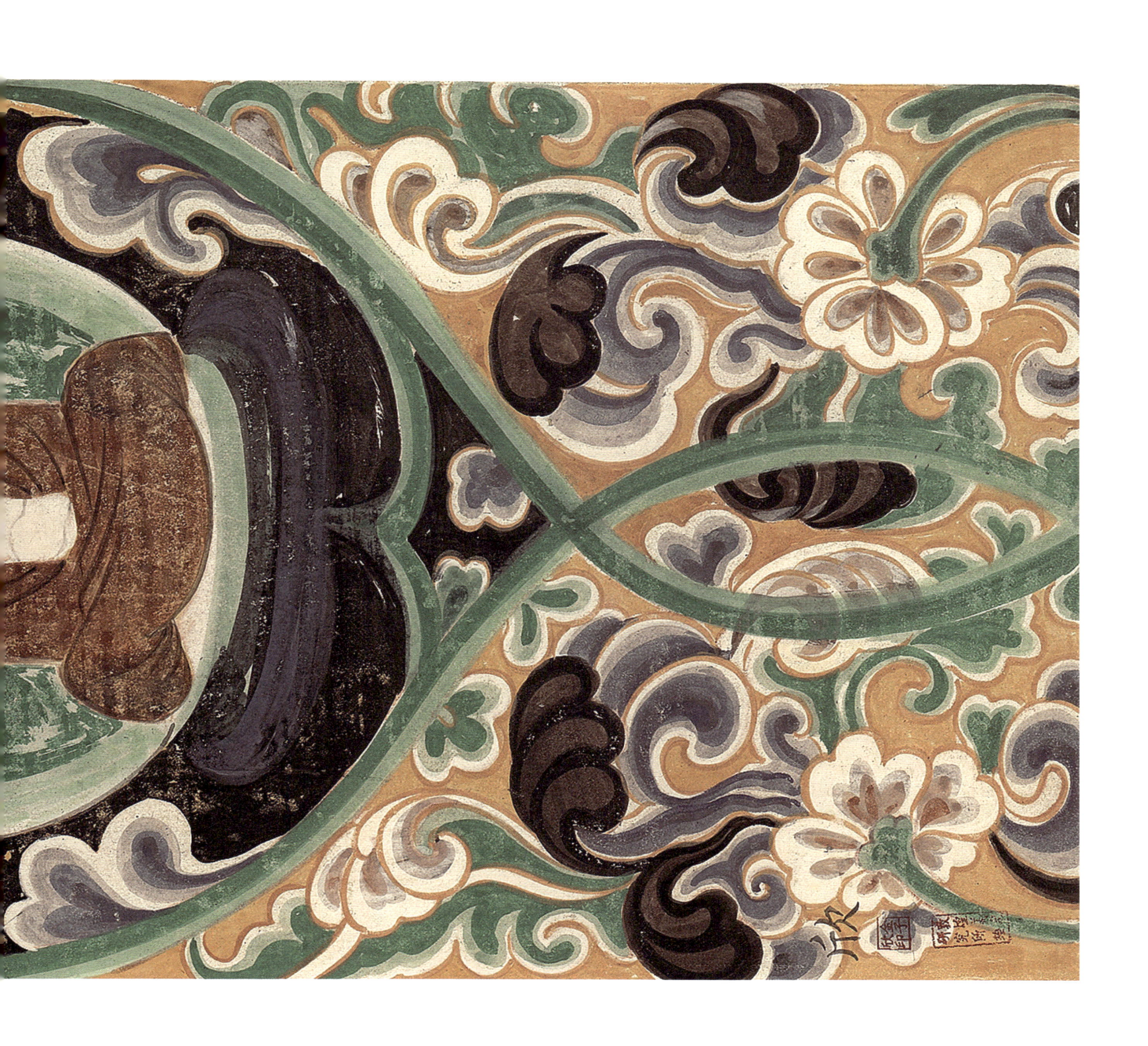

[晚唐] 莫高窟第 085 窟

南壁大殿 （石凌歌临摹）

如画所示，佛作说法印，袒露胸部，跏趺于莲台之上，左右两侧胁侍菩萨亦盘坐于莲台之上，头戴宝冠，双手合十，认真聆听。整体画面精致细腻，用色考究。

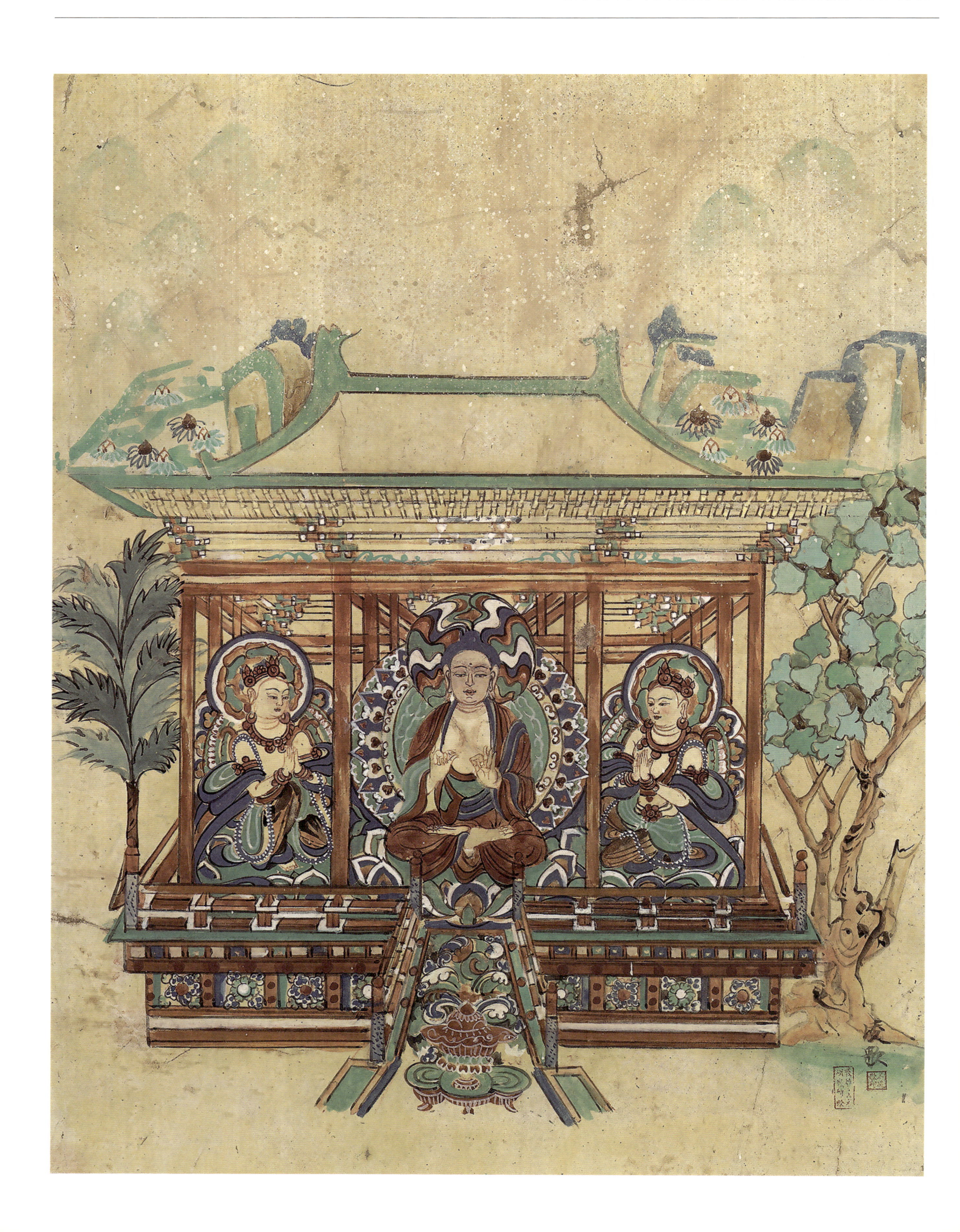

[晚唐]

莫高窟第 138 窟

裹兜肚的童子 （李金萍临摹）

下图中有一体态丰腴的女子，细眉弯眼，面带笑容，双手抱一童子，童子双臂张开，身着锦衣，笑容满面，活泼可爱。女子下方为两个裹兜肚的童子，年纪一大一小，面色红润，携手嬉戏。

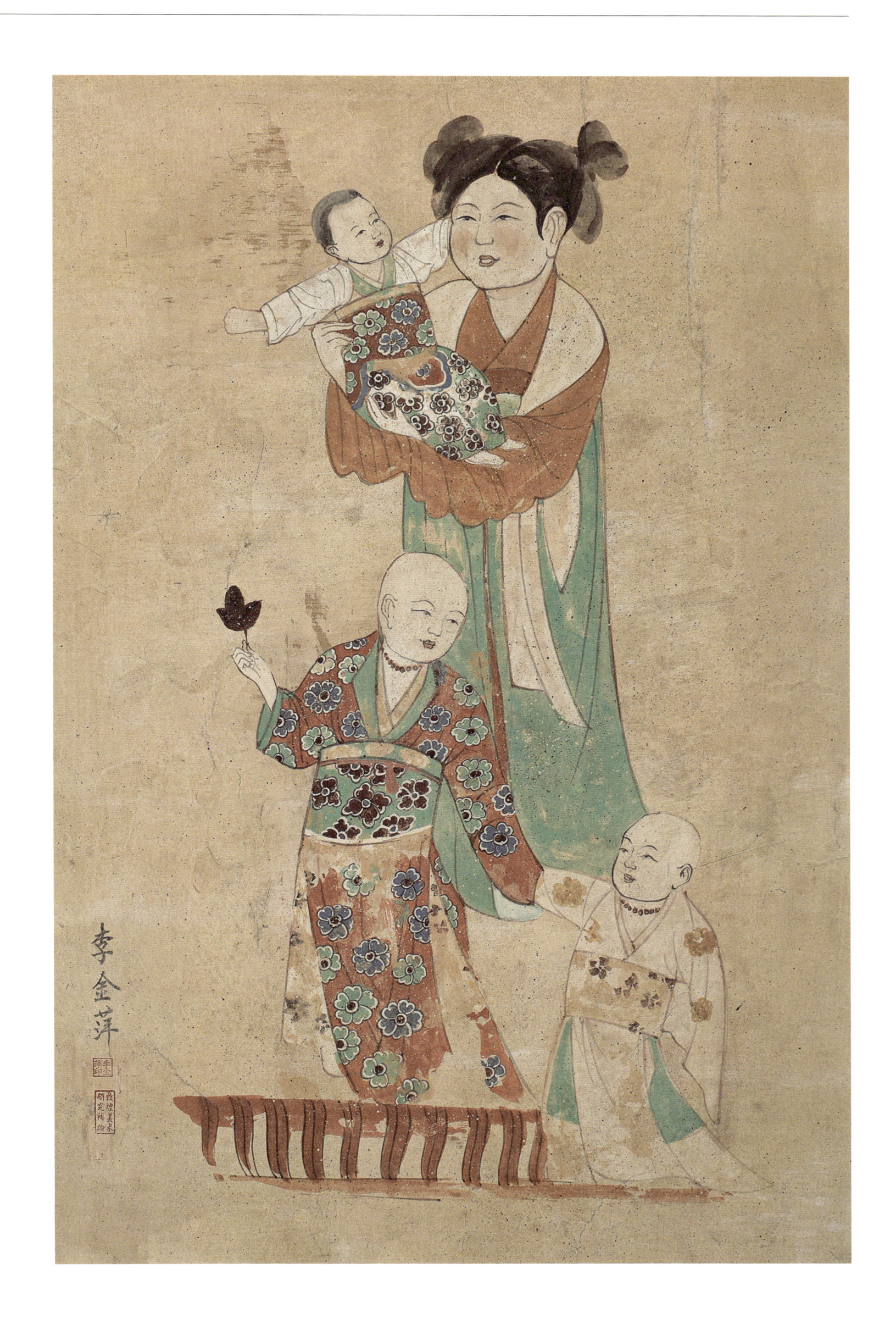

410

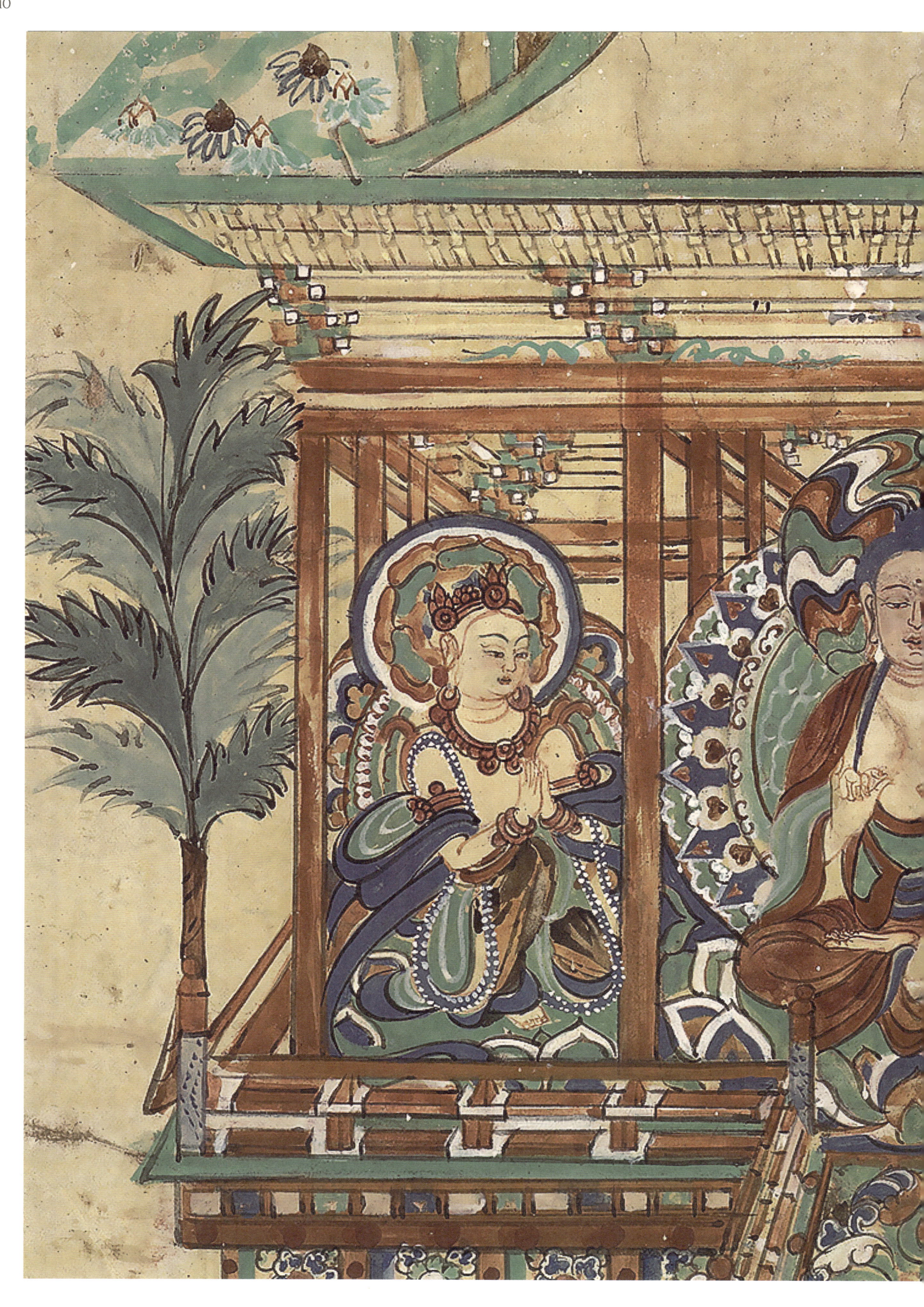

411

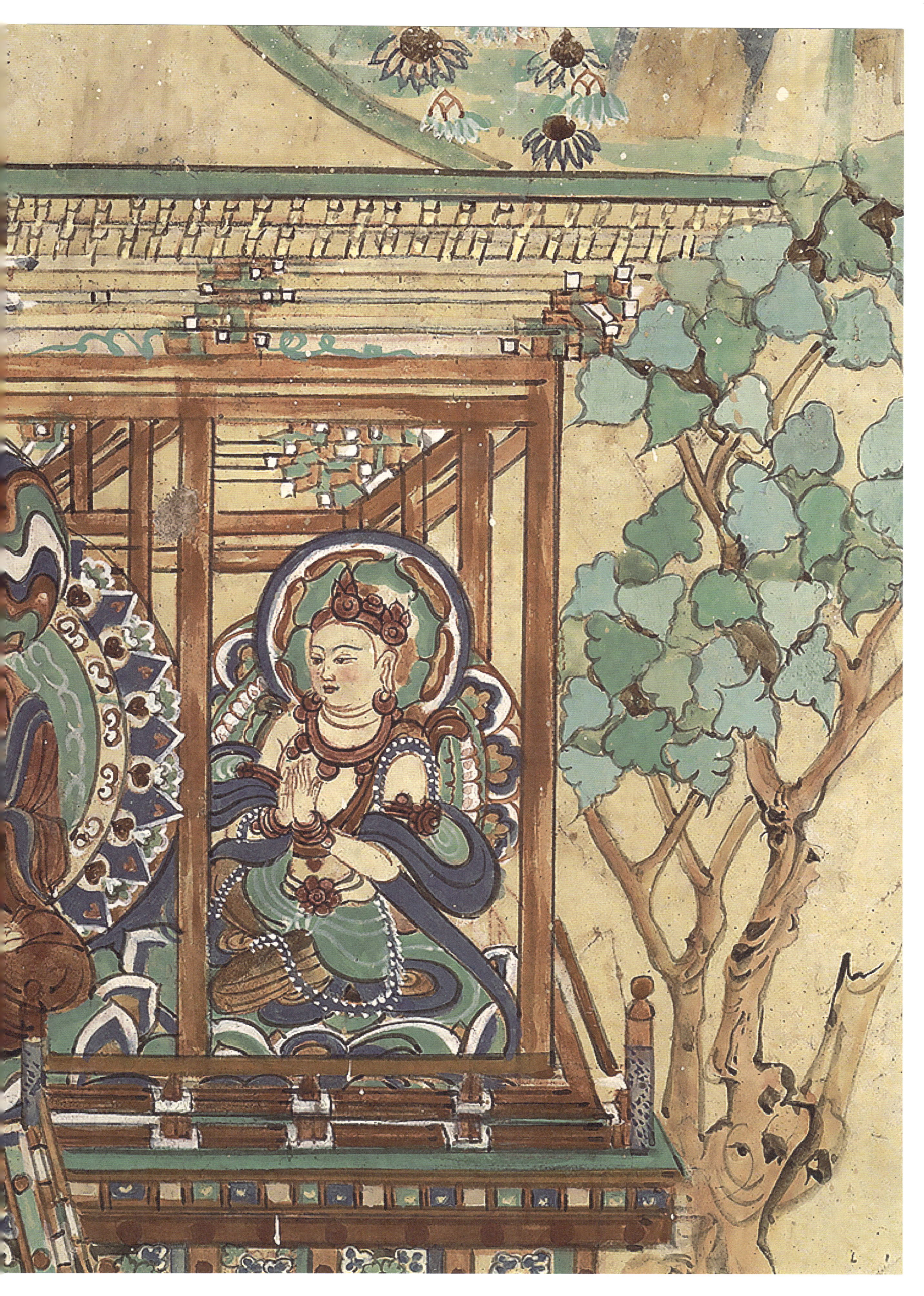

[晚唐] **莫高窟第 144 窟**
索家供养像 （李金萍临摹）

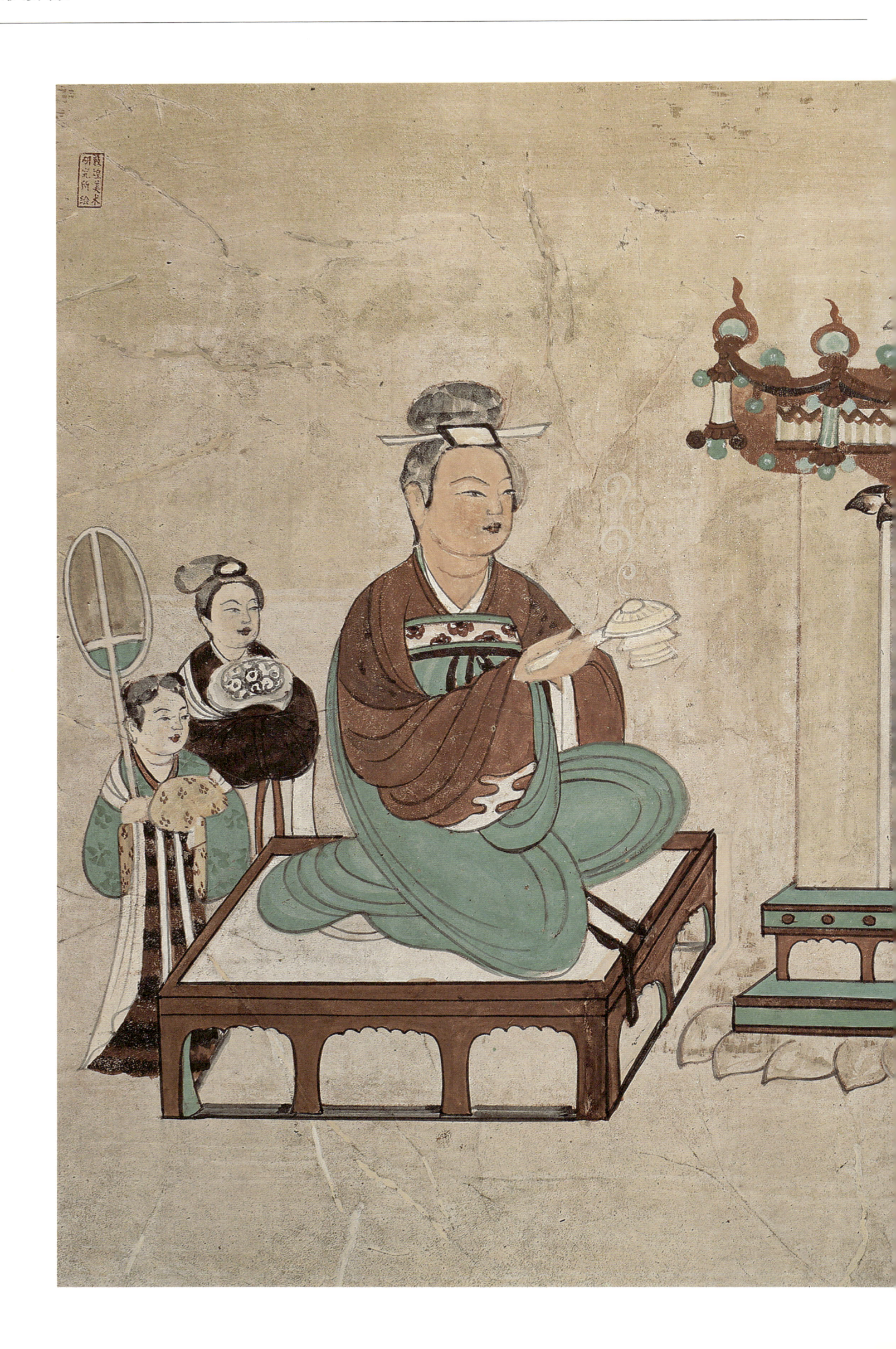

画中的索氏供养人乃是古代敦煌豪族，两人相对跪坐在胡床上礼佛，手中各执一香炉，身后有侍女、随从。男供养人头戴幞头，着大袖红袍衫、束腰；女供养人头束高髻，着长裙。

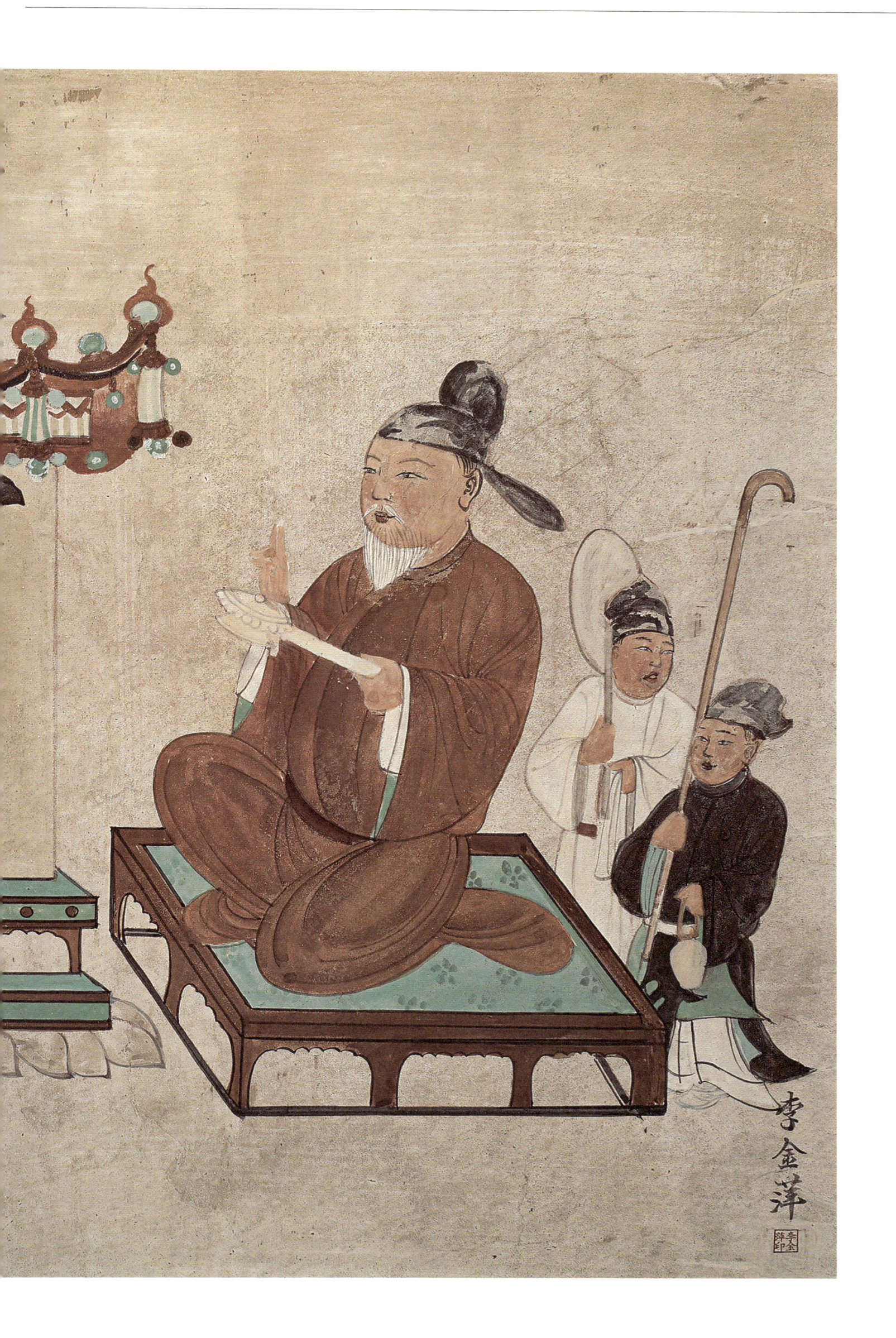

[晚唐] **莫高窟第 156 窟**
出行图 （平玲玲临摹）

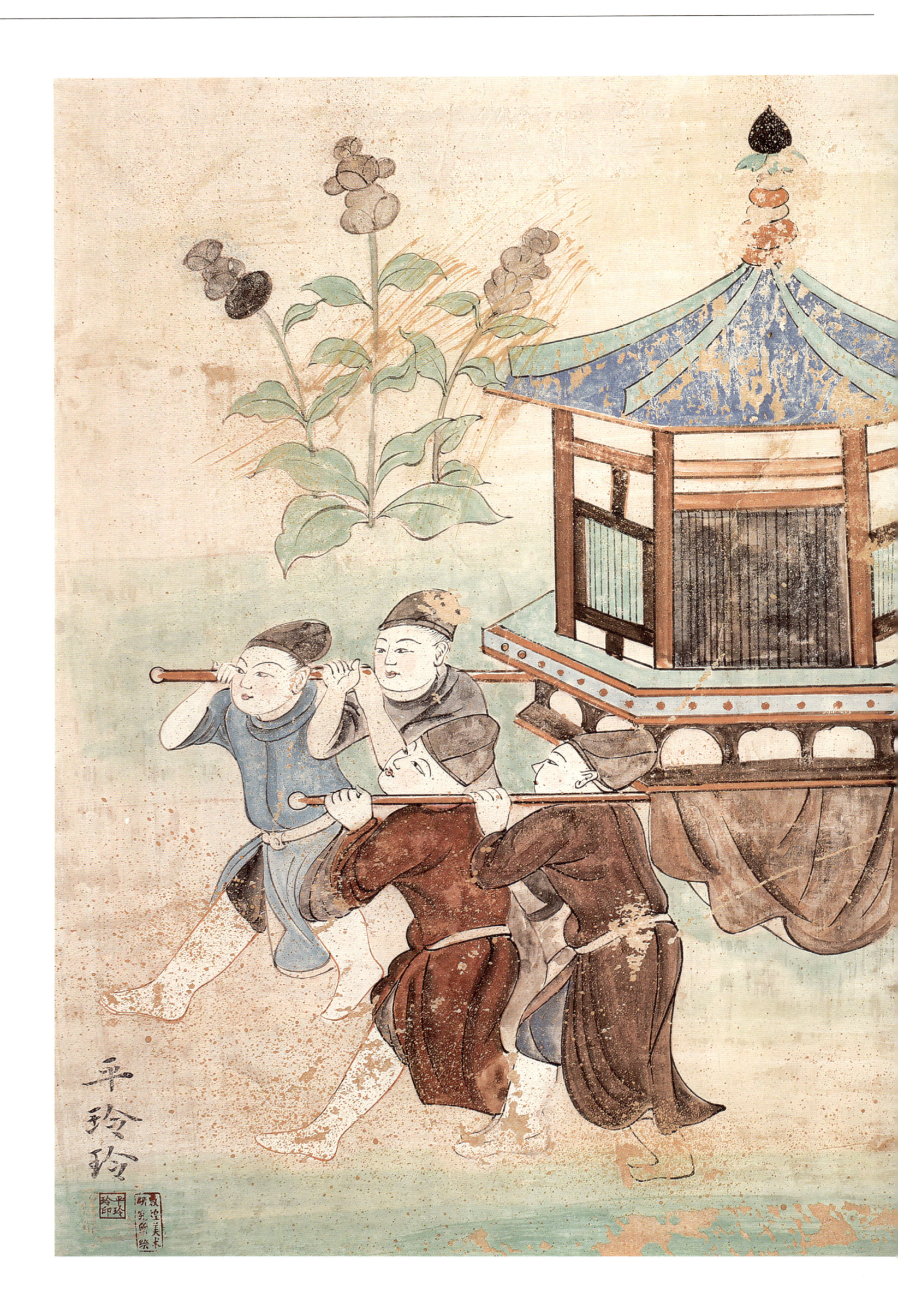

画面中的众人抬着肩舆，向前行进。"肩舆"指用肩膀抬起的车厢，是轿子的前身。此画面反映出唐代的交通发展极盛。

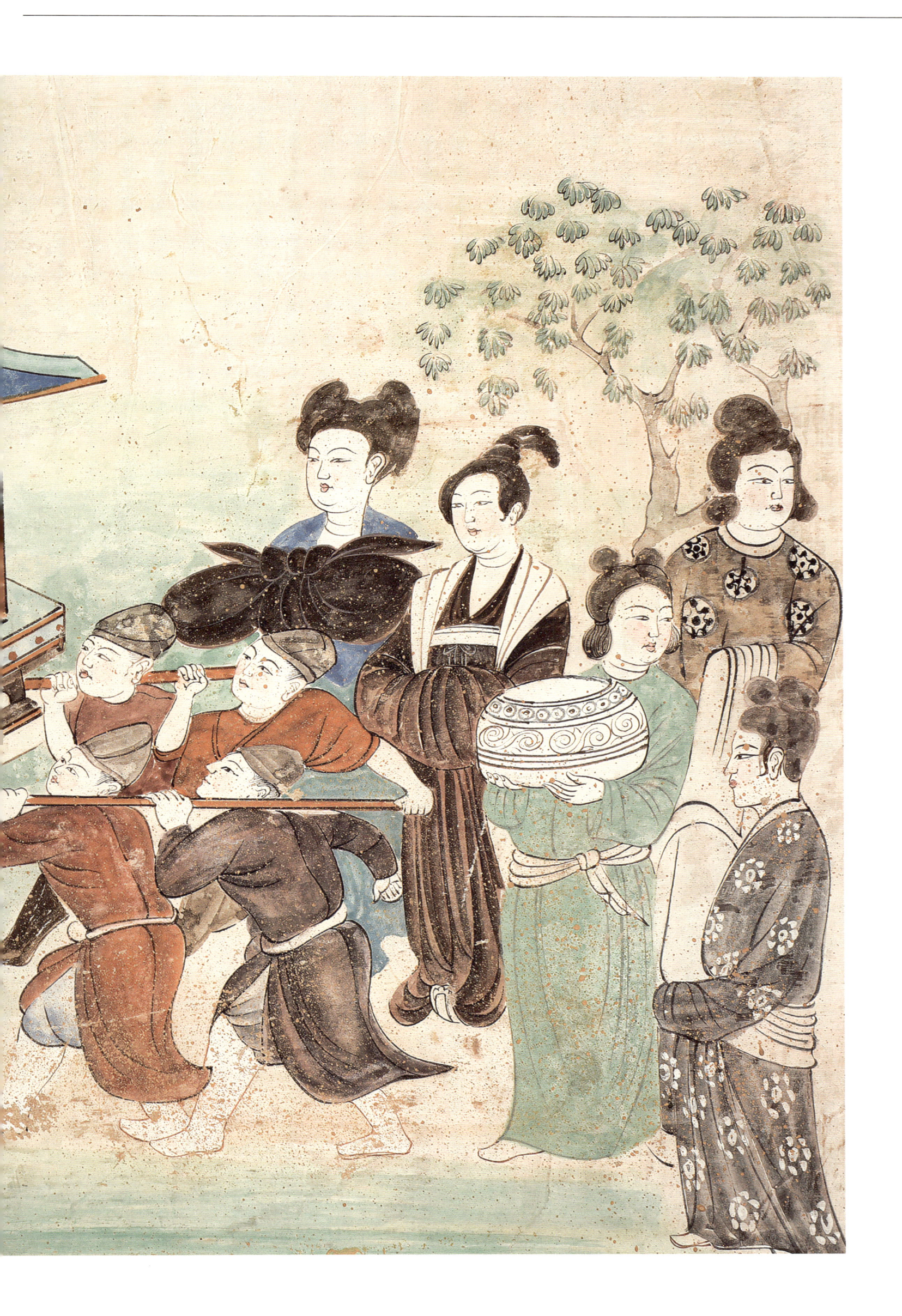

[晚唐] **莫高窟第 156 窟**
不鼓自鸣之角 （徐海容临摹）

"角"，弯角状，原是西北少数民族乐器，在汉代流入中原，应用于宫廷鼓吹乐中。角音色粗犷，常用于军队以振奋士气。

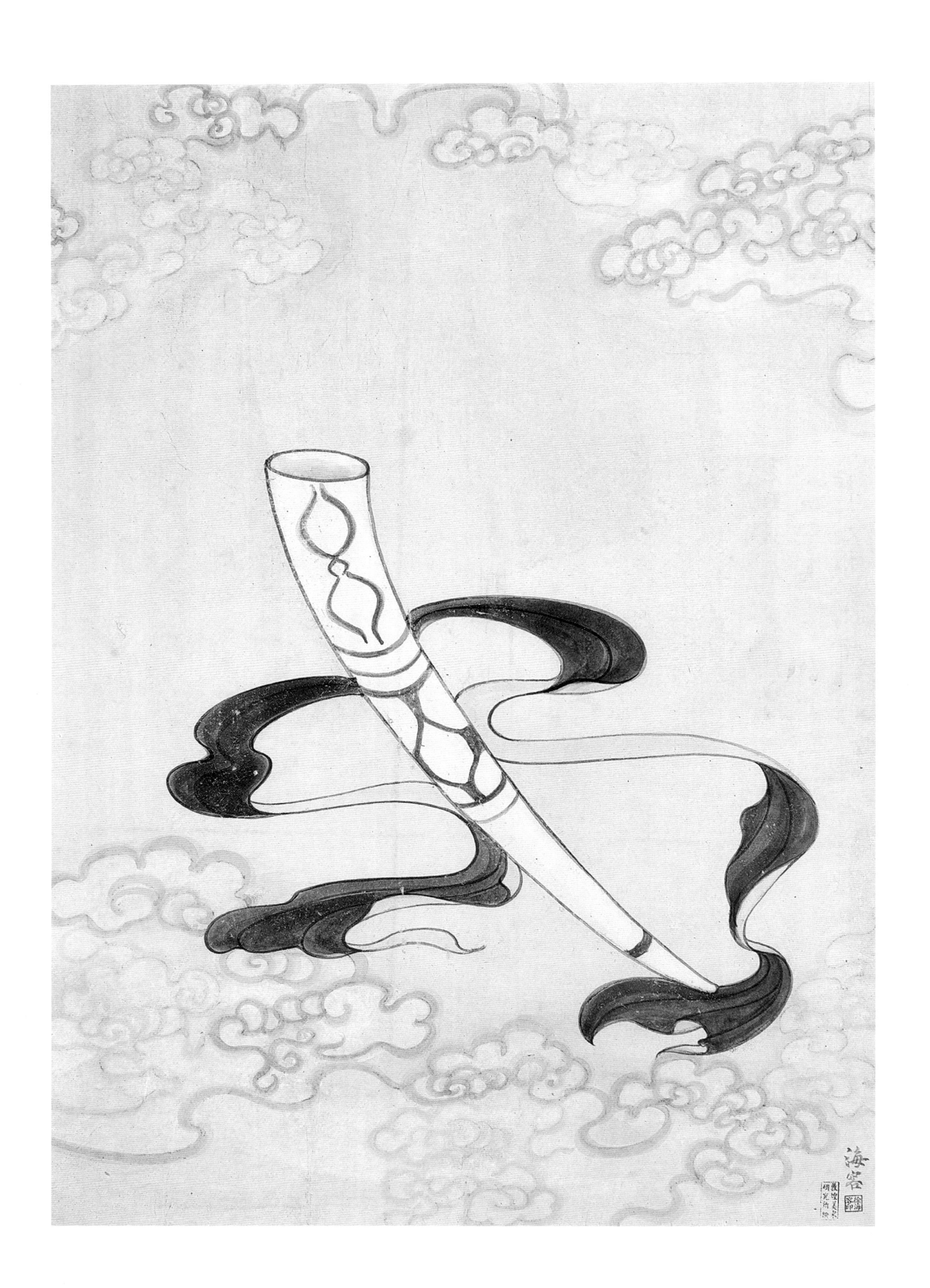

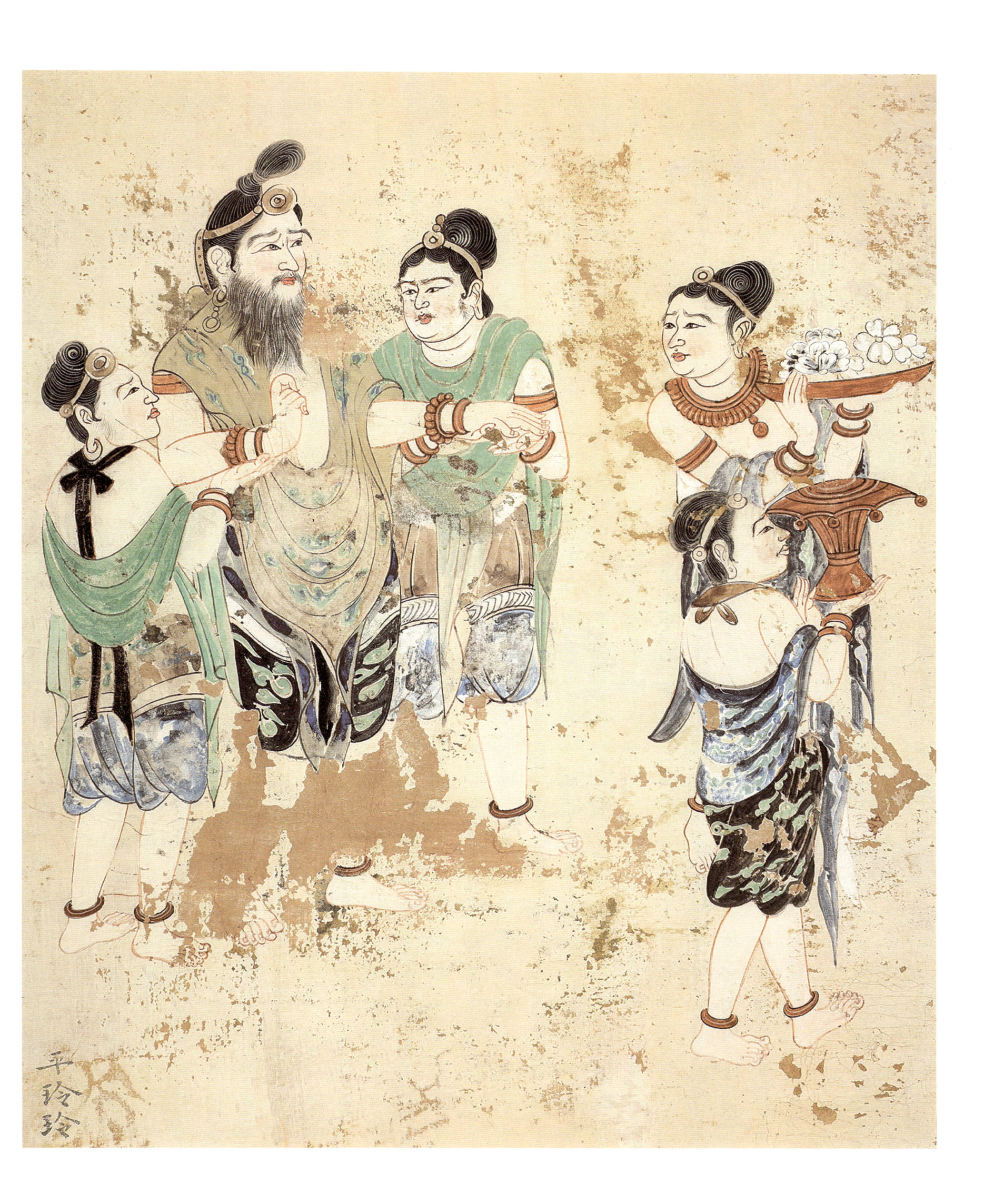

[晚唐] **莫高窟第 194 窟**
异域王子 （平玲玲临摹）

画面中一位异域王子前来听法礼佛，王子眉眼微皱，蓄着络腮胡，面唇红润，佩戴耳饰，装扮极具异域风格。王子与众侍从皆赤脚，身边两位侍从在侧搀扶，前方还有两位侍从手捧供品，其中一位回头看向王子。

[晚唐] **莫高窟第 194 窟**
园中宝树 （黄茜临摹）

绿地之上生有一棵宝树，其树形呈伞状，枝繁叶茂，富有生命之气。可见树枝上绿叶繁茂，叶为锐角状，层次分明。叶下饰有红网宝盖，彰显宝树之富美。用色以青绿、赭红为主，清新雅致，超然脱俗。

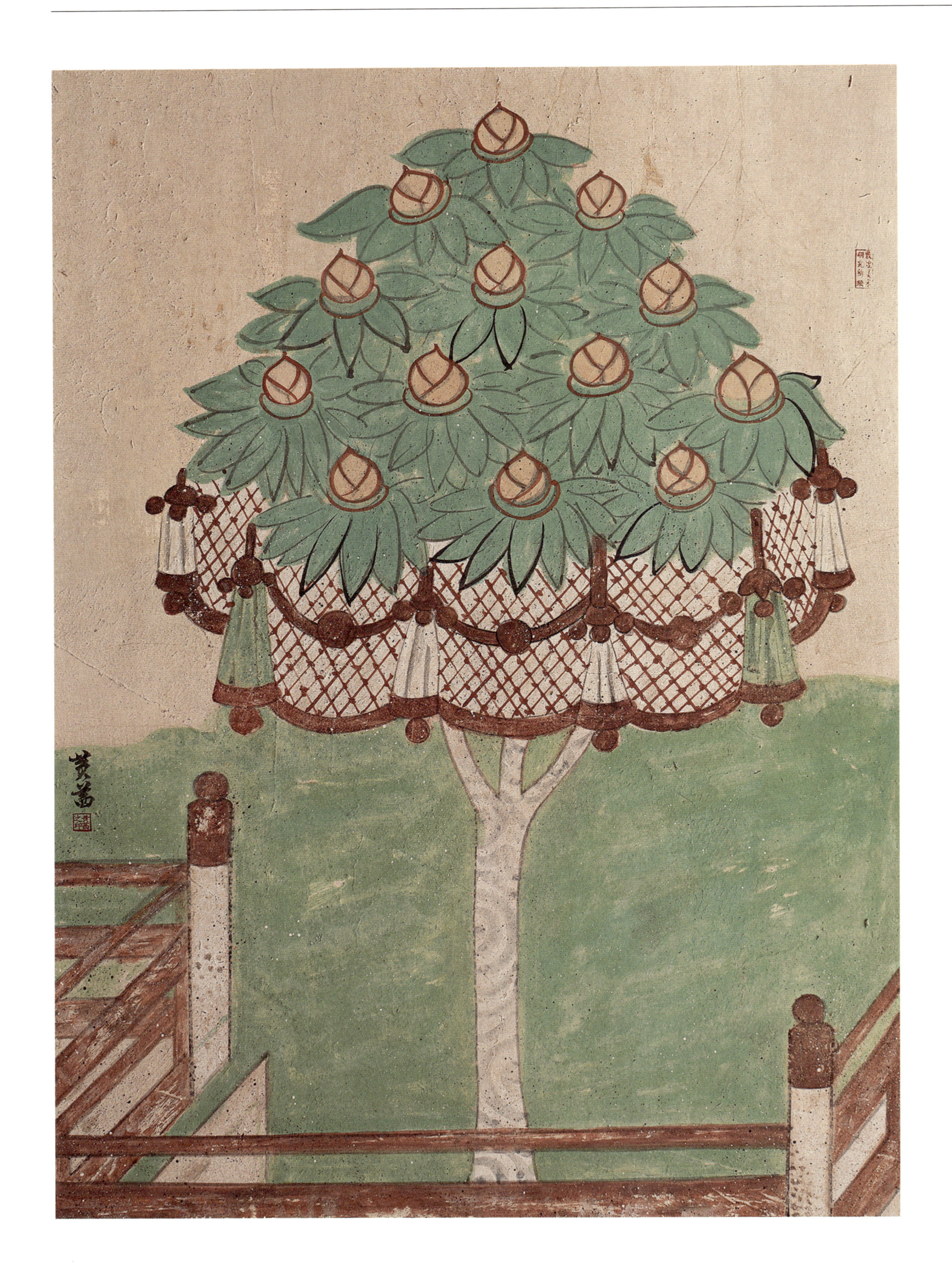

[晚唐]

莫高窟第 196 窟

侧行大势至菩萨 （高山修正临摹）

大势至菩萨头戴宝冠，宝冠上有定瓶，这是大势至菩萨的重要标志。飘逸的披帛衣衫形成画面动感效果。衣饰繁复，色彩亮丽，披帛绕肩沿臂而下，侧身目视前方。

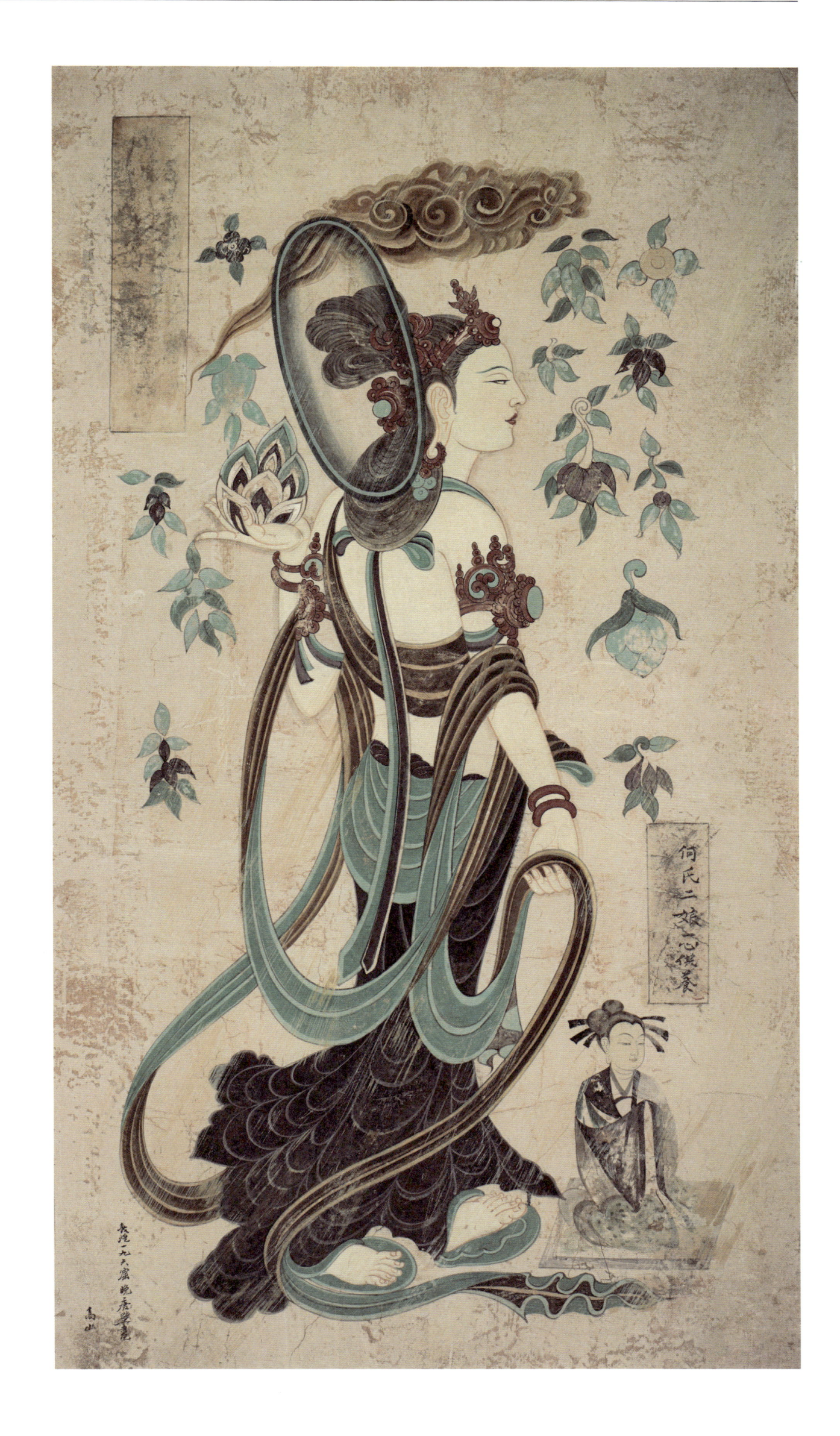

莫高窟第 196 窟

[晚唐]

外道魔女其一 （张平临摹）

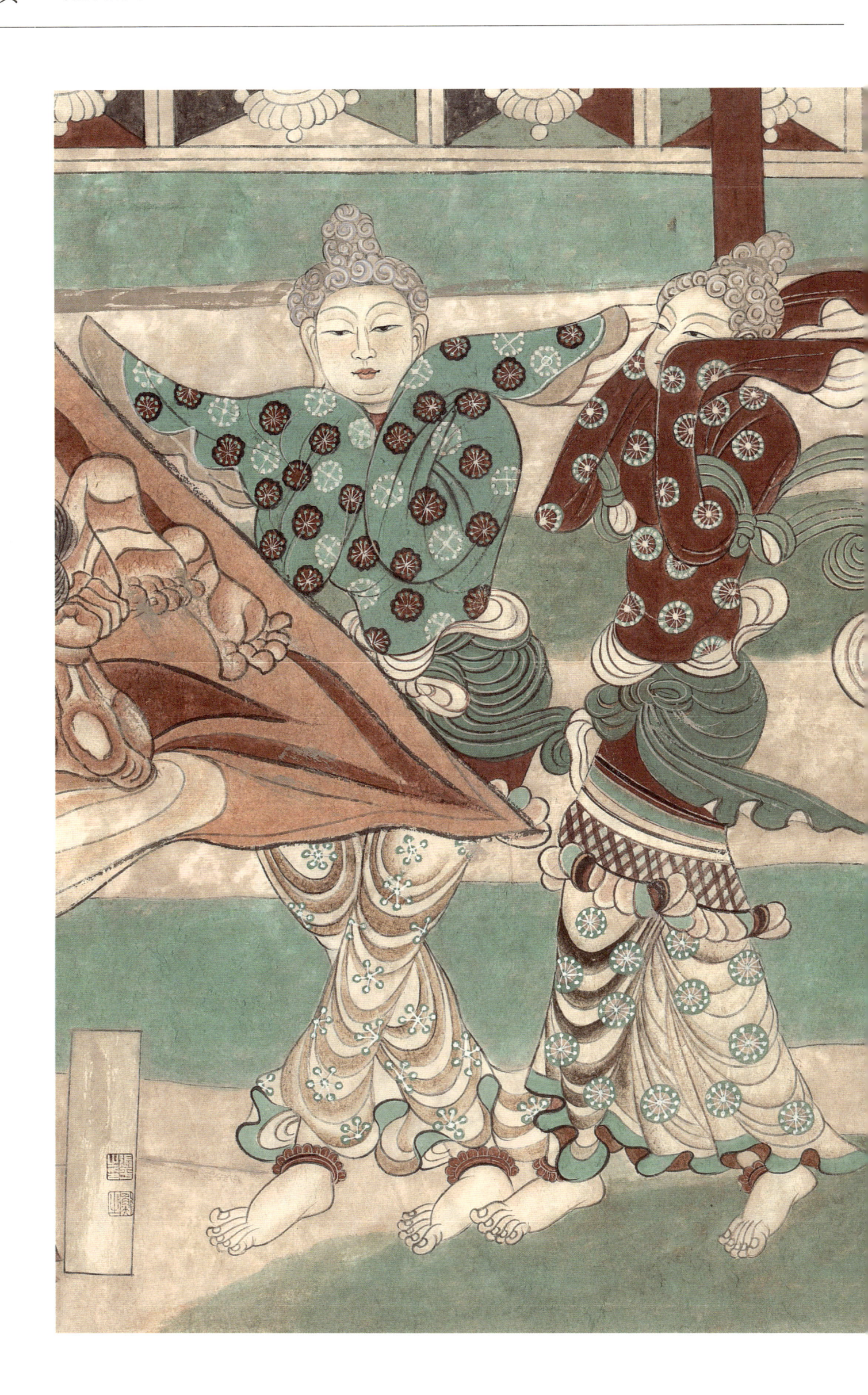

画中的外道魔女正舞弄身姿，忽而狂风吹来，裙袍乱飞，脂粉失色，瑟缩战栗，窘态百出。

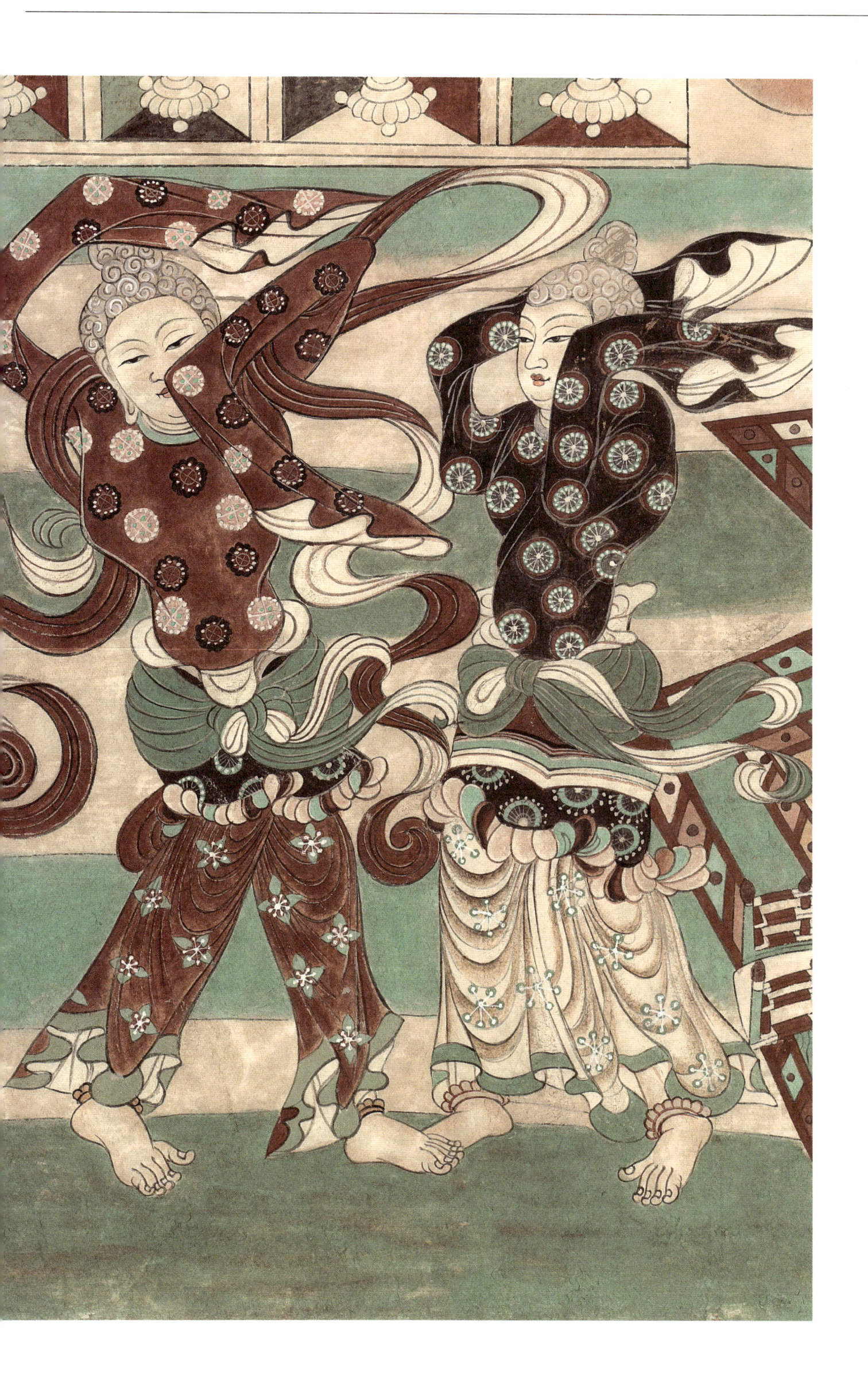

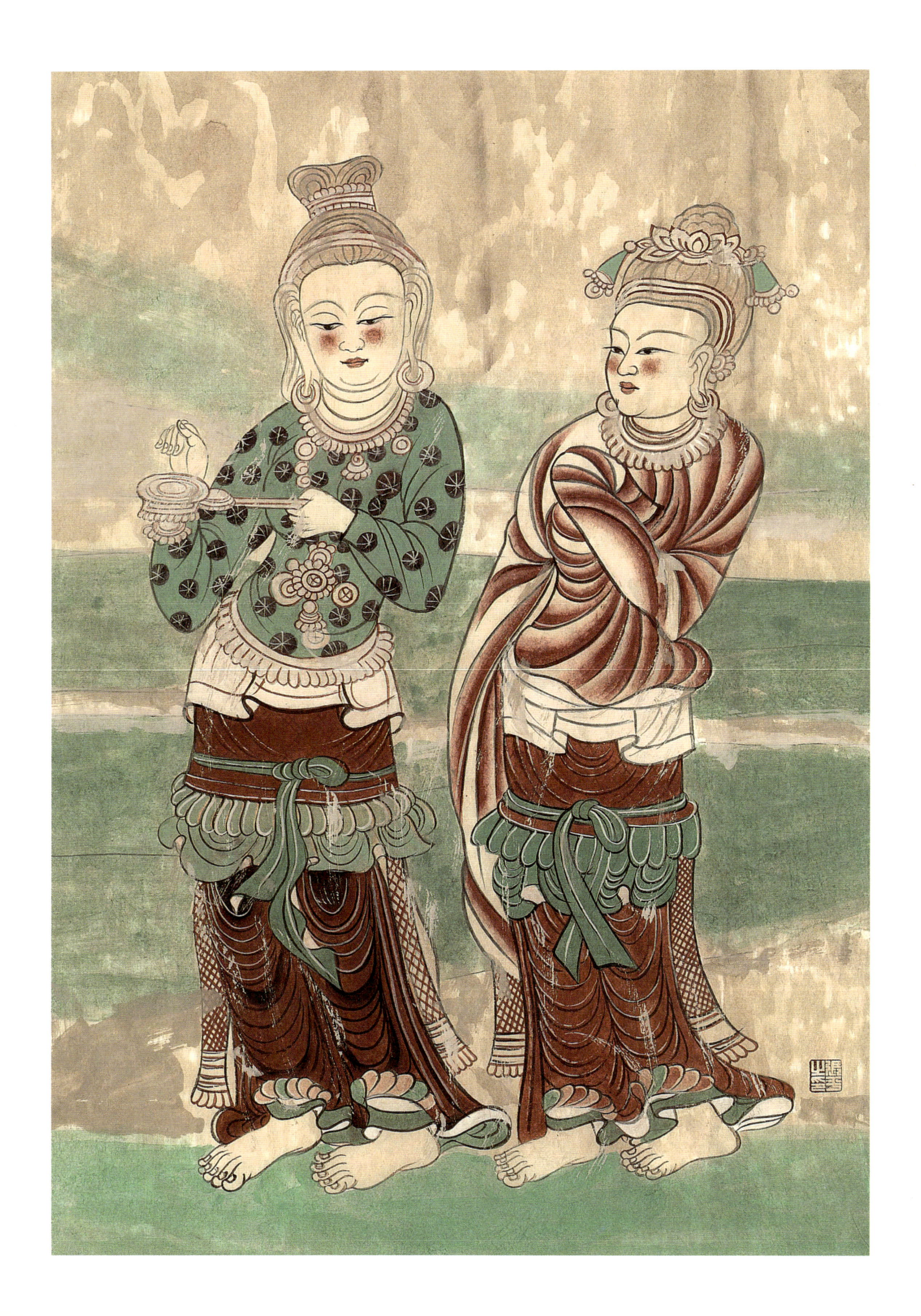

[晚唐] **莫高窟第 196 窟**
外道魔女其二 （张平临摹）

画面中的两位外道魔女细眉长眼，面颊红润，衣着华丽，点朱唇，佩耳饰，发梳高髻，颈饰璎珞，赤脚立于狂风之中。

[晚唐]

莫高窟第 196 窟

外道魔女其三 （张平临摹）

此画面中的外道魔女面唇红润，高鼻垂耳，赤脚盘坐在地，舞弄衣袖，衣饰花纹精致。

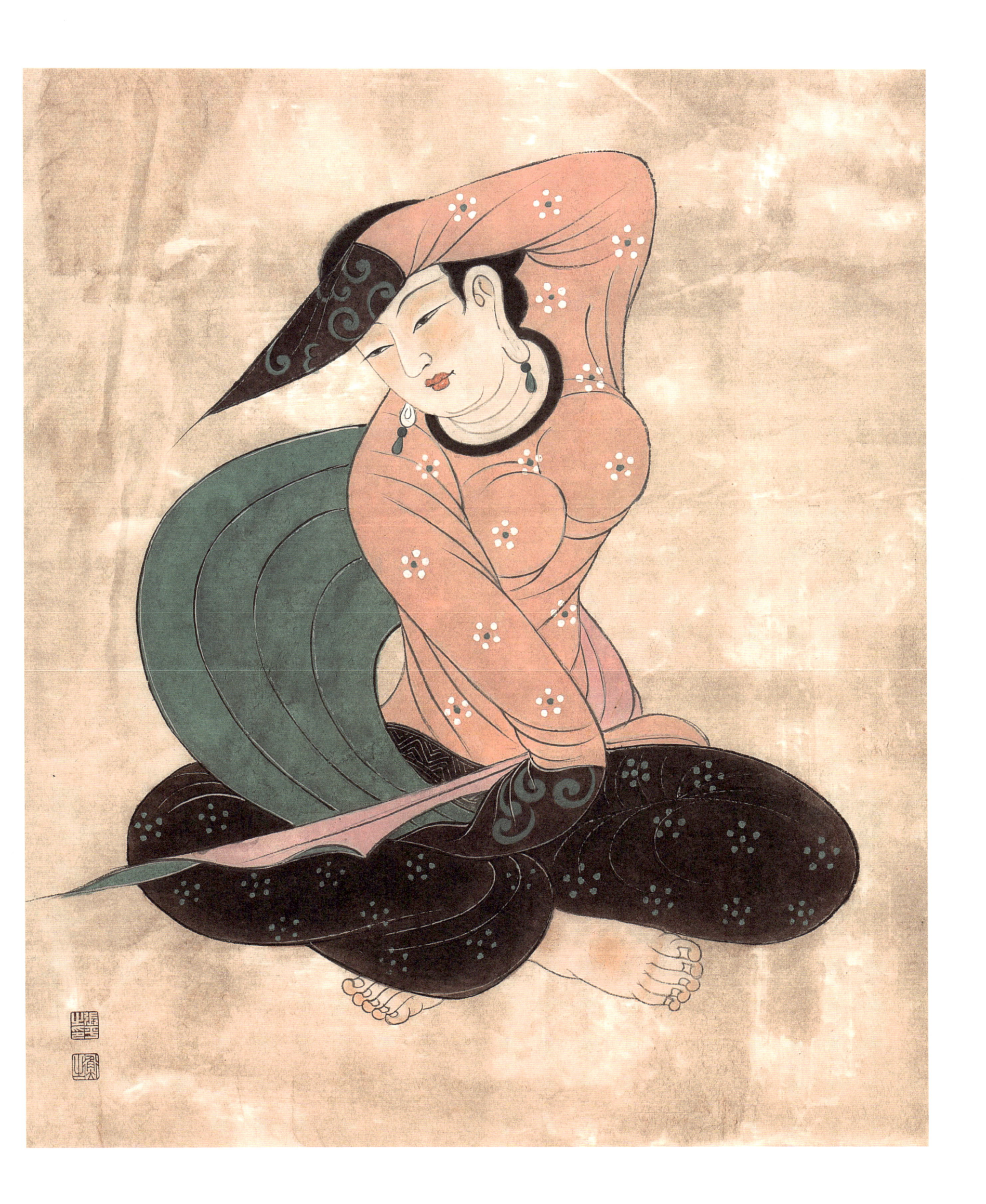

[晚唐] **莫高窟第 459 窟**
红毛猎犬　（张平临摹）

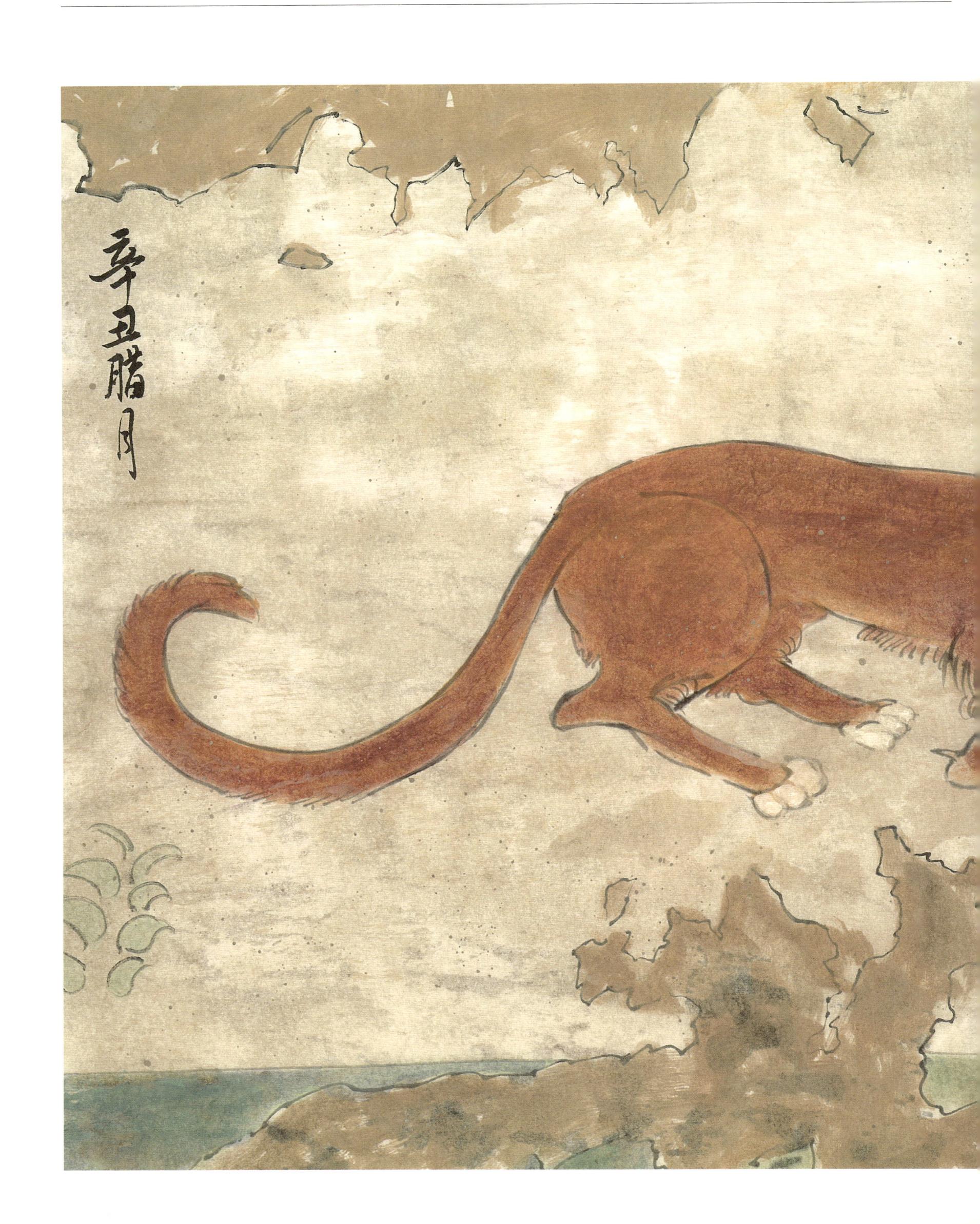

该画面源于楞伽经变,当时牲畜遭到猎杀,佛教戒律被破坏。画面中,红毛猎犬眼睛发光,爬卧在地上。

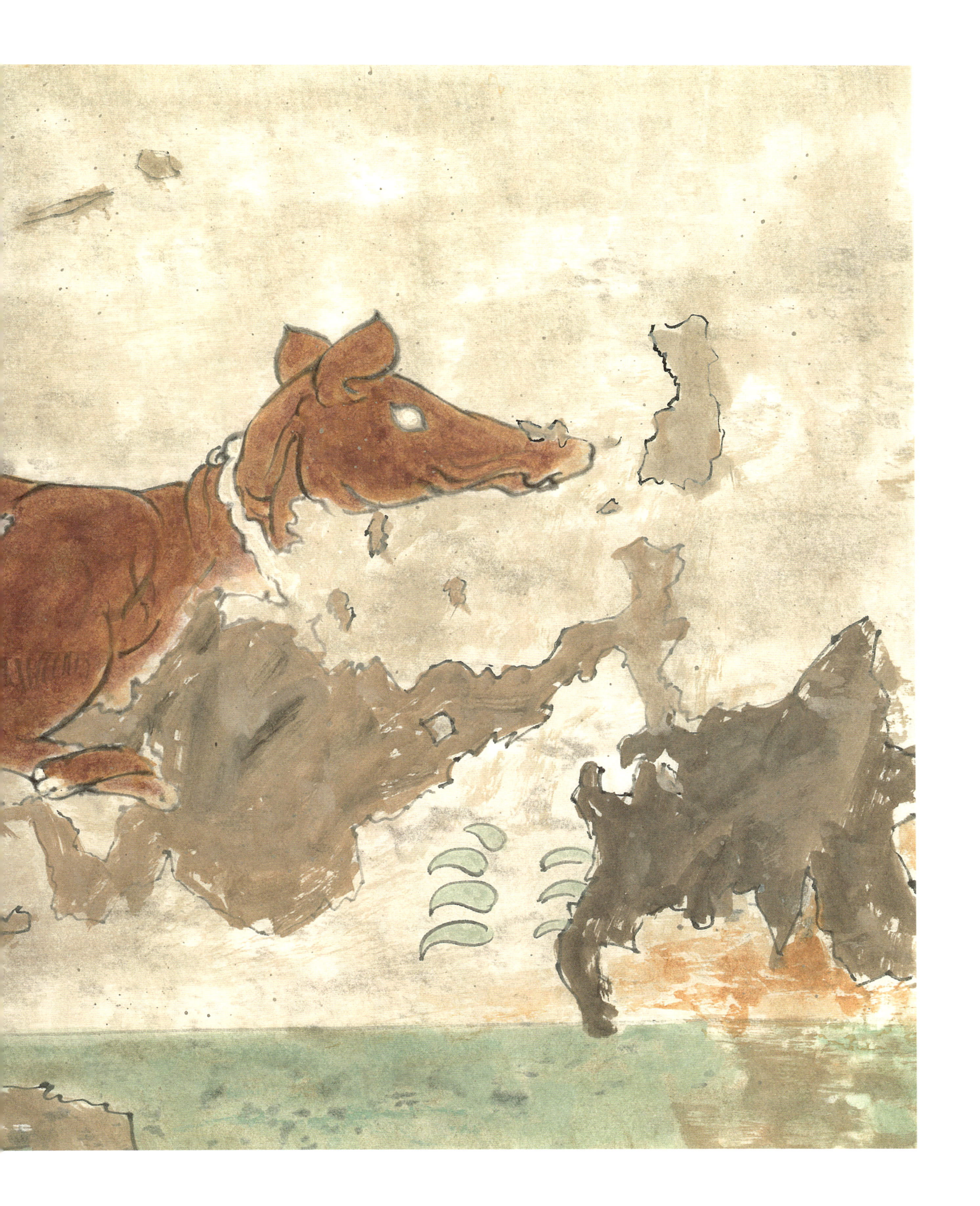

[晚唐] **藏经洞第 017 窟**
绢画地藏菩萨 （王志萍临摹）

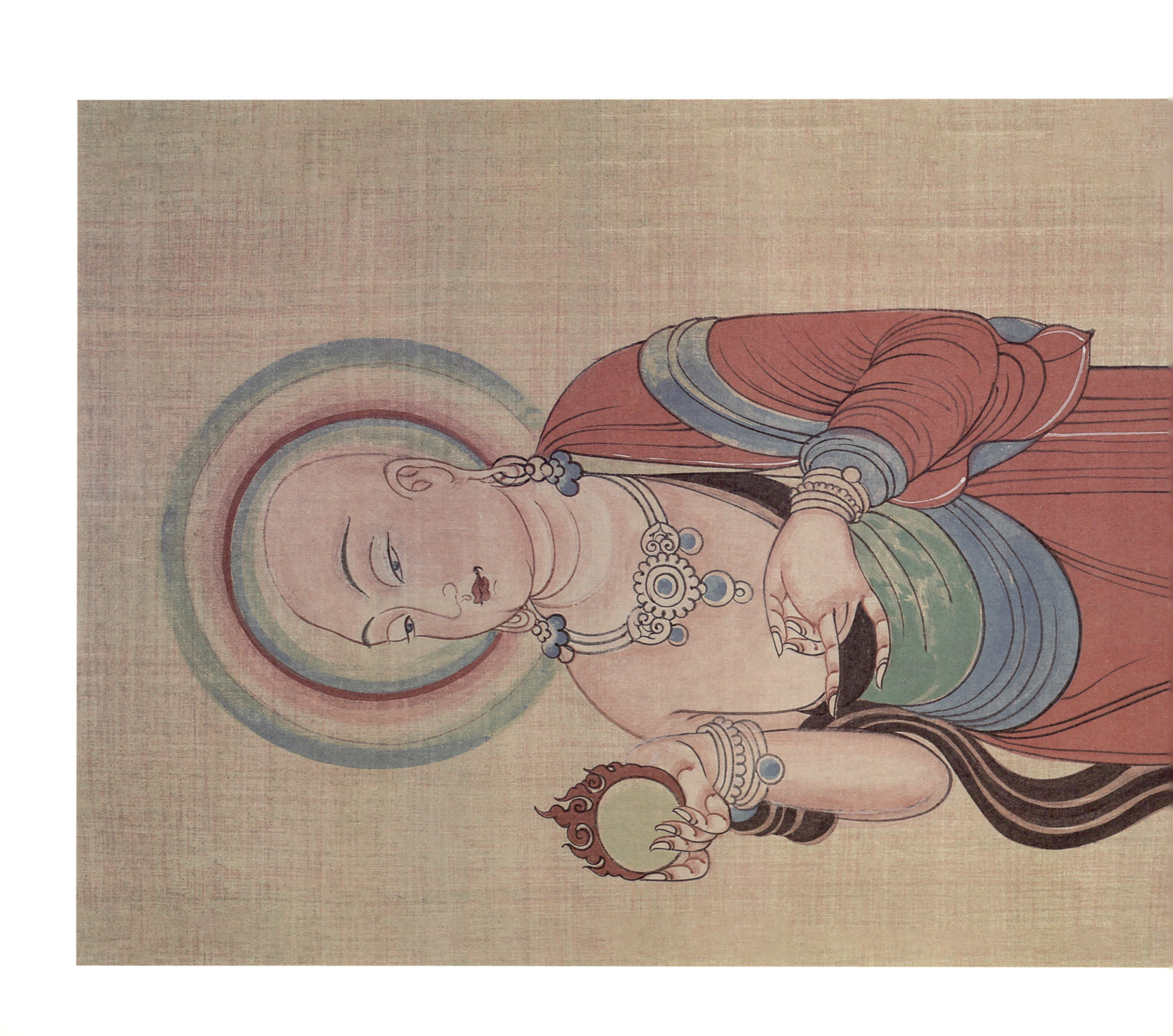

地藏菩萨以僧人装束示人，赤脚踩在莲花台上，身披红色袈裟，头部有圆光笼罩，腕饰手镯，颈佩璎珞，戴耳饰，面唇红润，体态丰腴，颇具唐代风格。

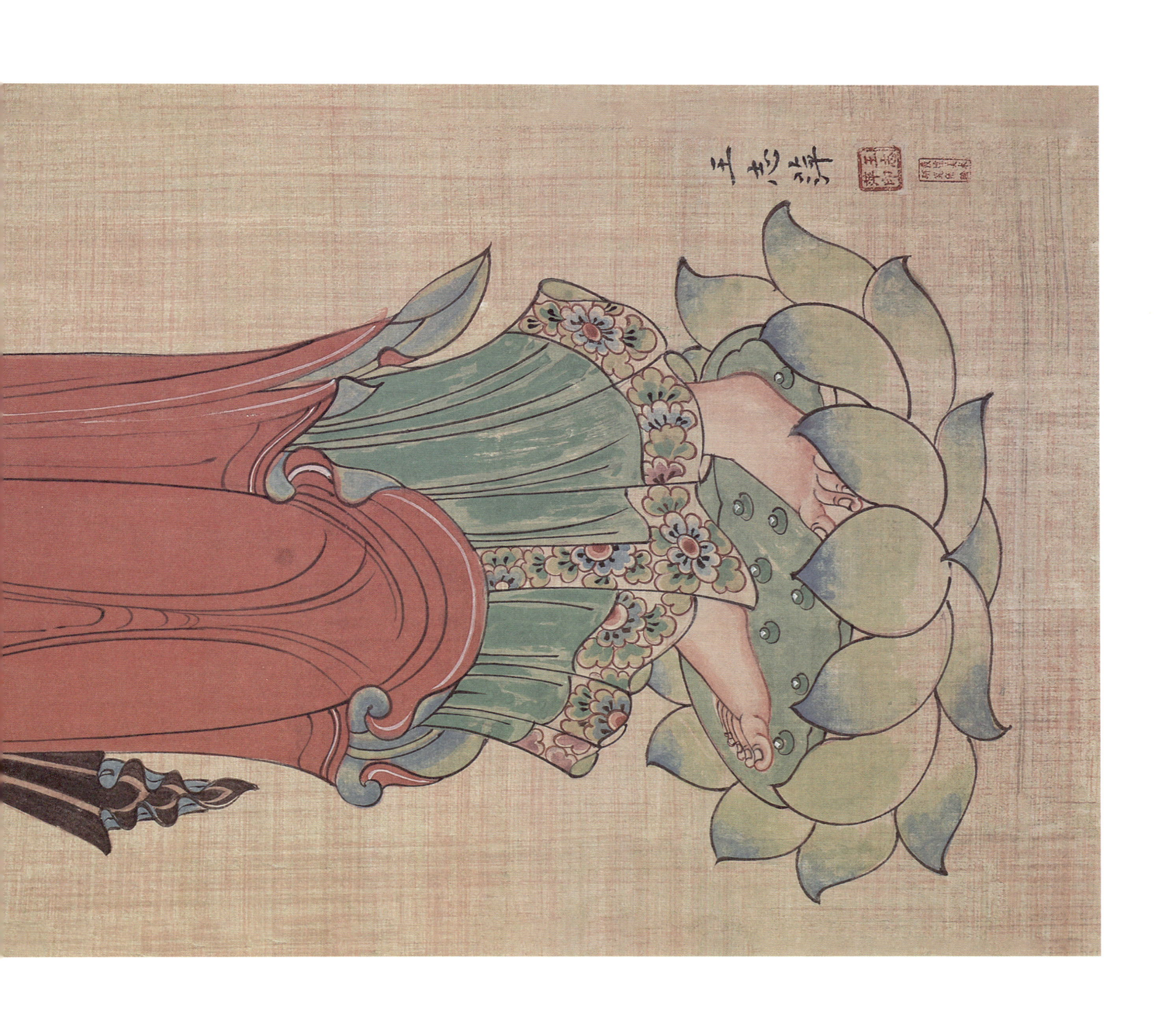

[晚唐]

藏经洞第 017 窟

普贤菩萨 （王志萍临摹）

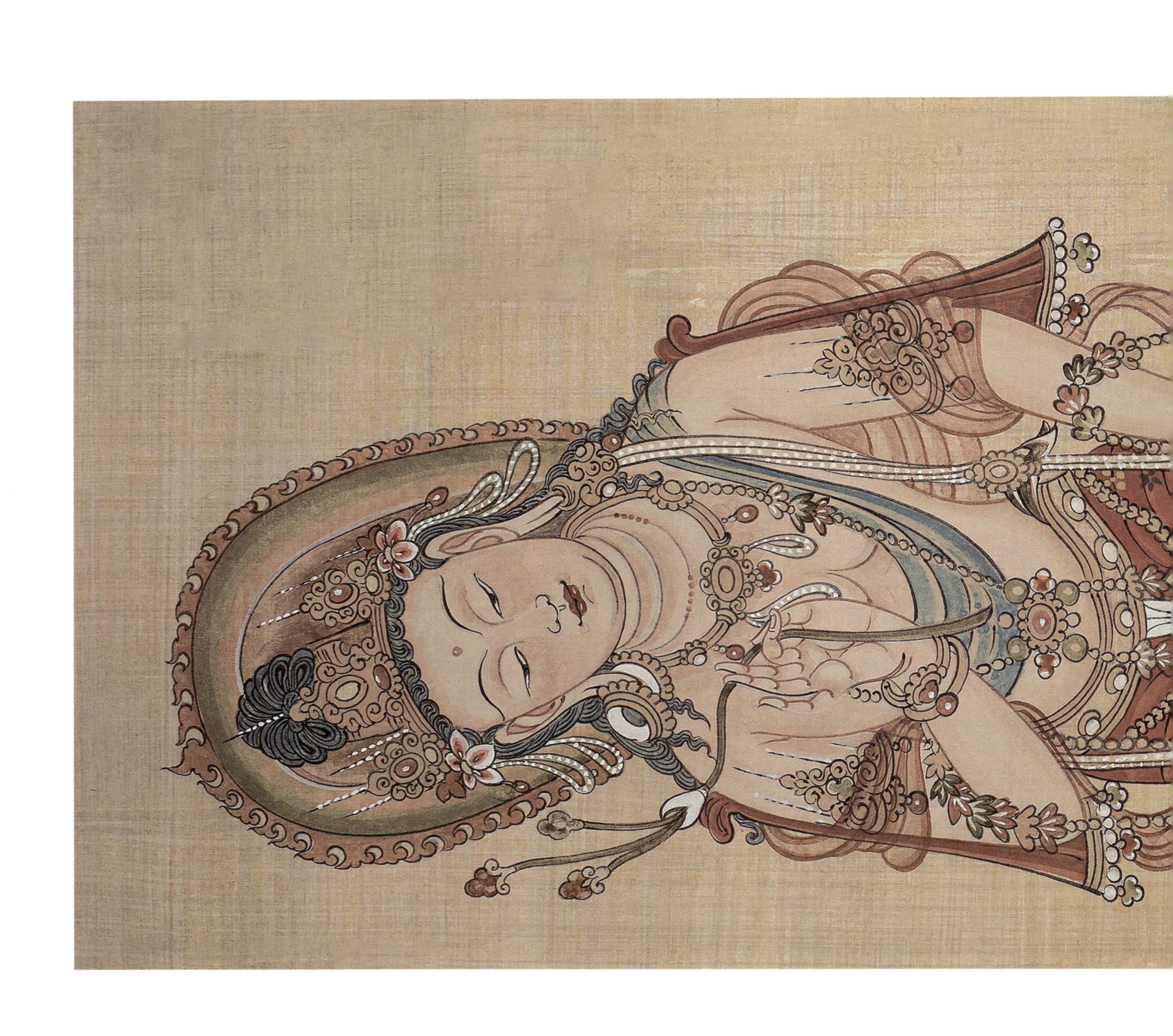

普贤菩萨头戴宝冠，颈饰璎珞，佩臂钏，戴手镯，衣着华丽。上身披红纱，下身着半裙，赤脚站在莲花台上，目光低垂，神态慈祥。

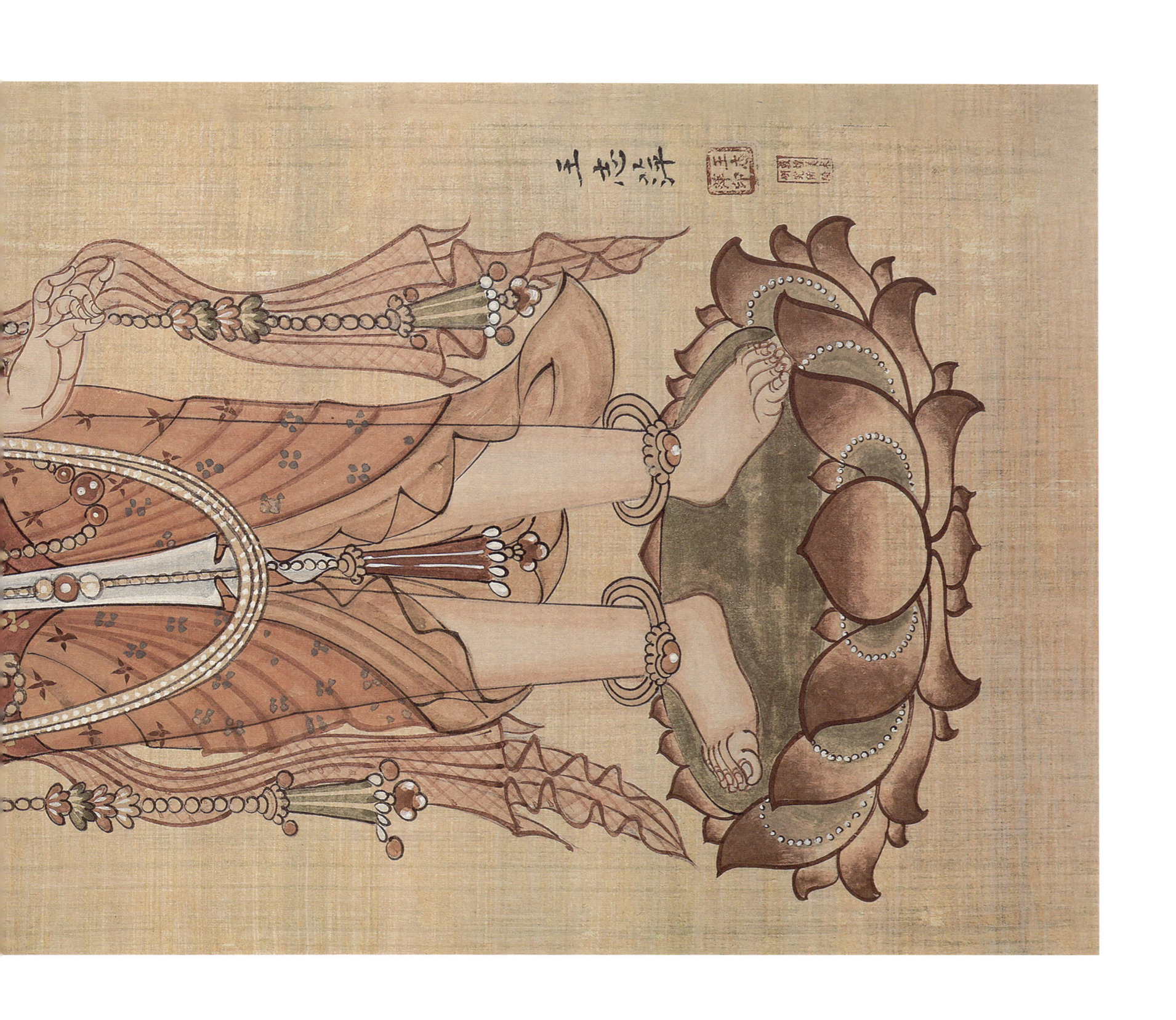

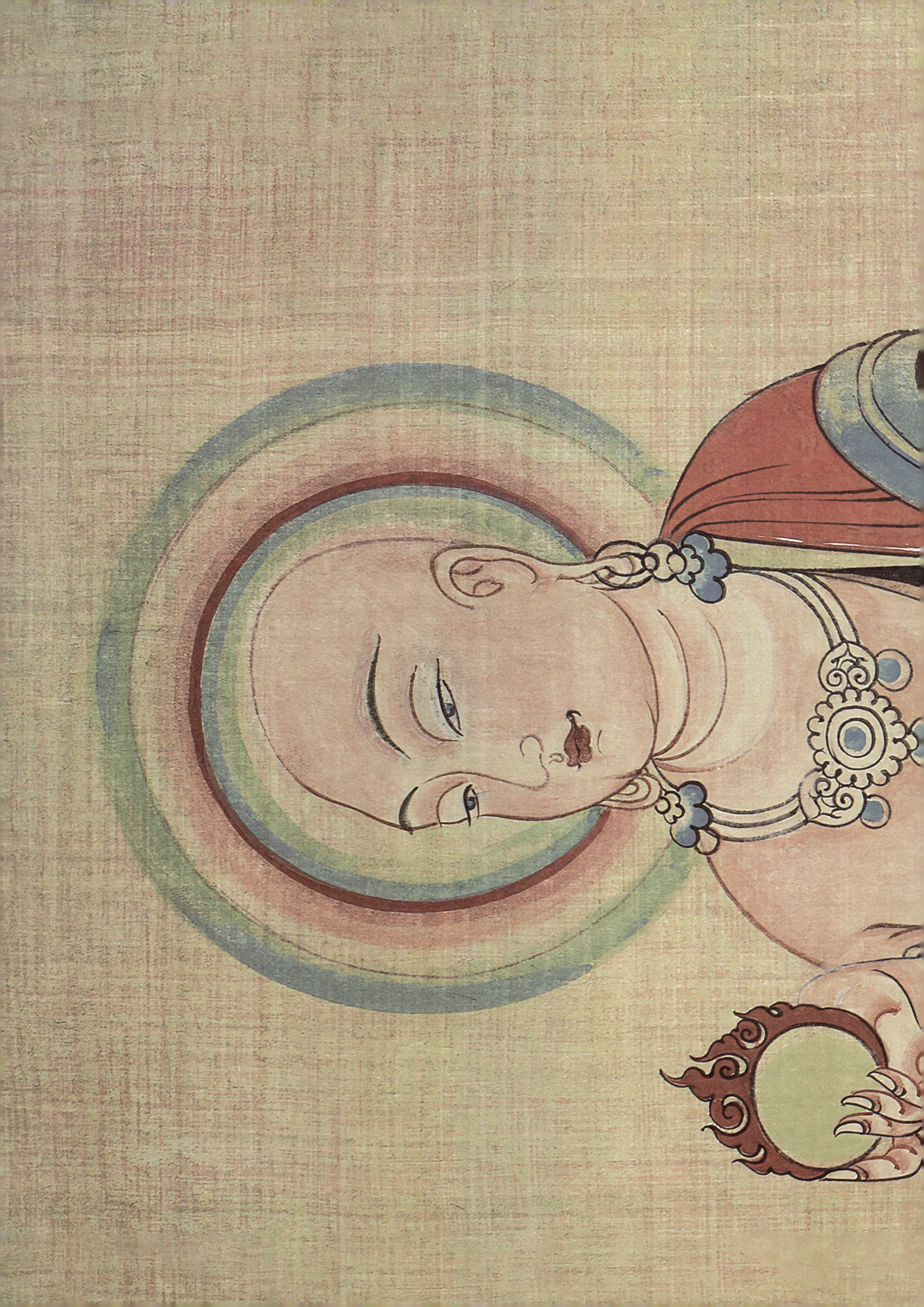

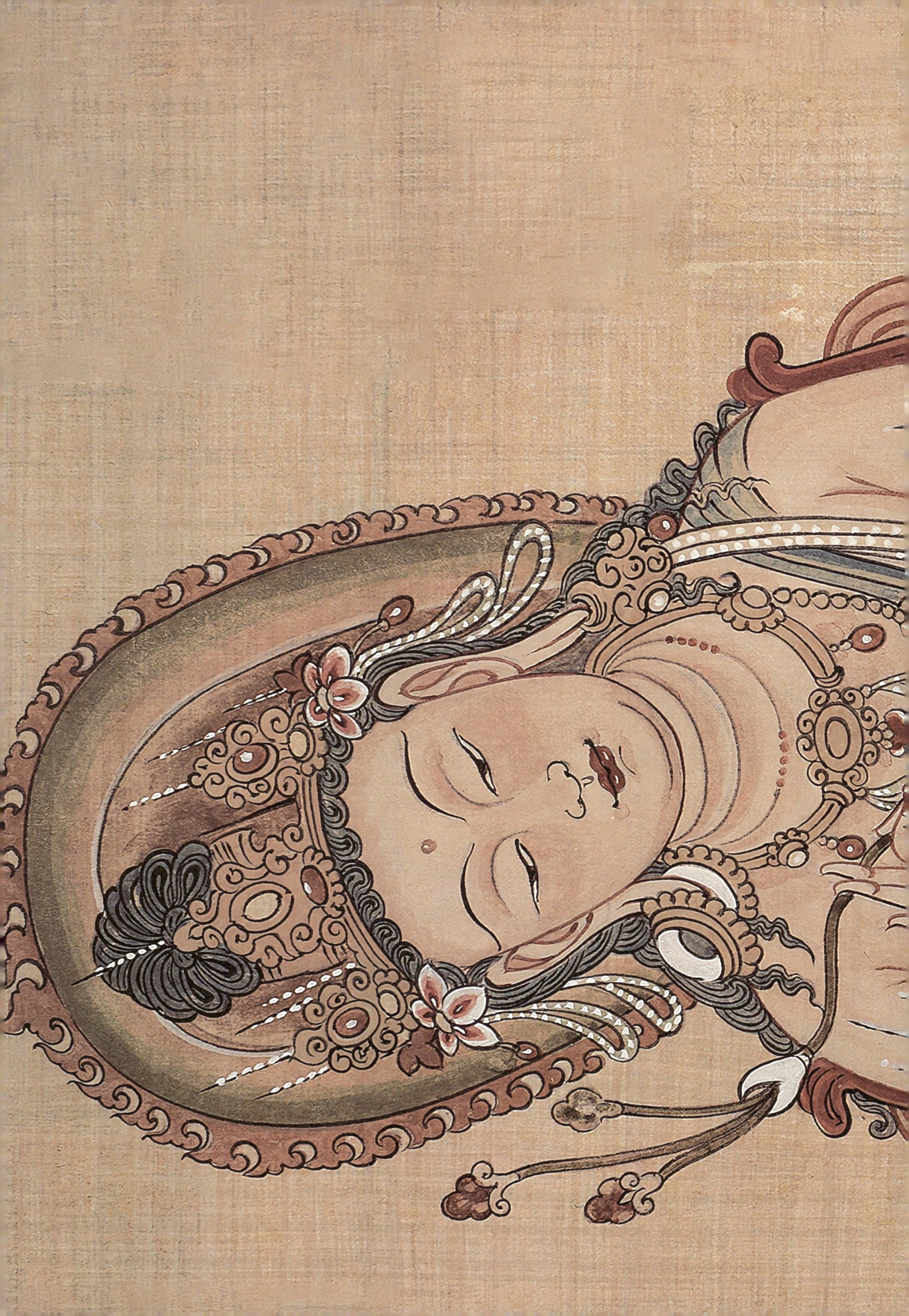

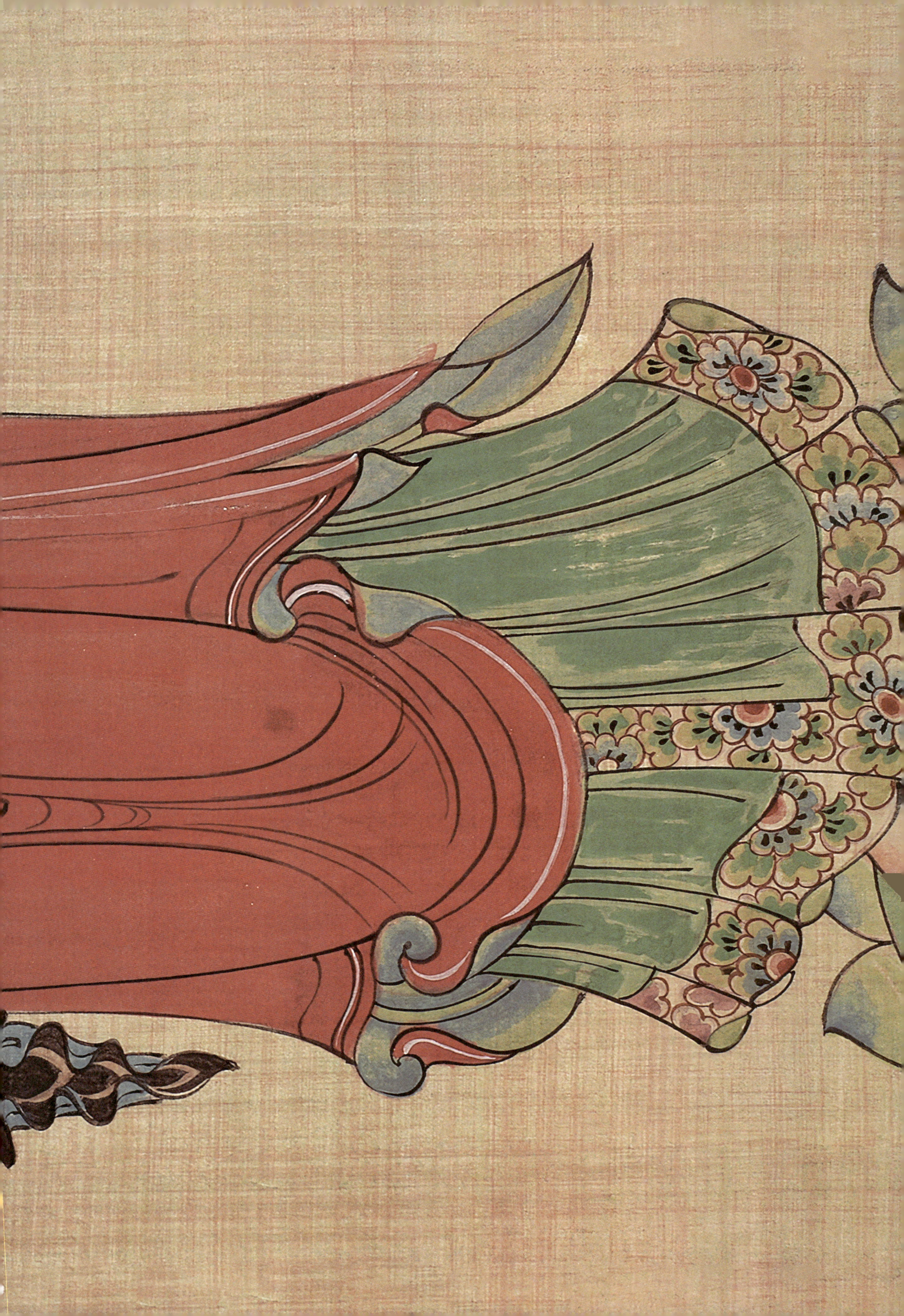

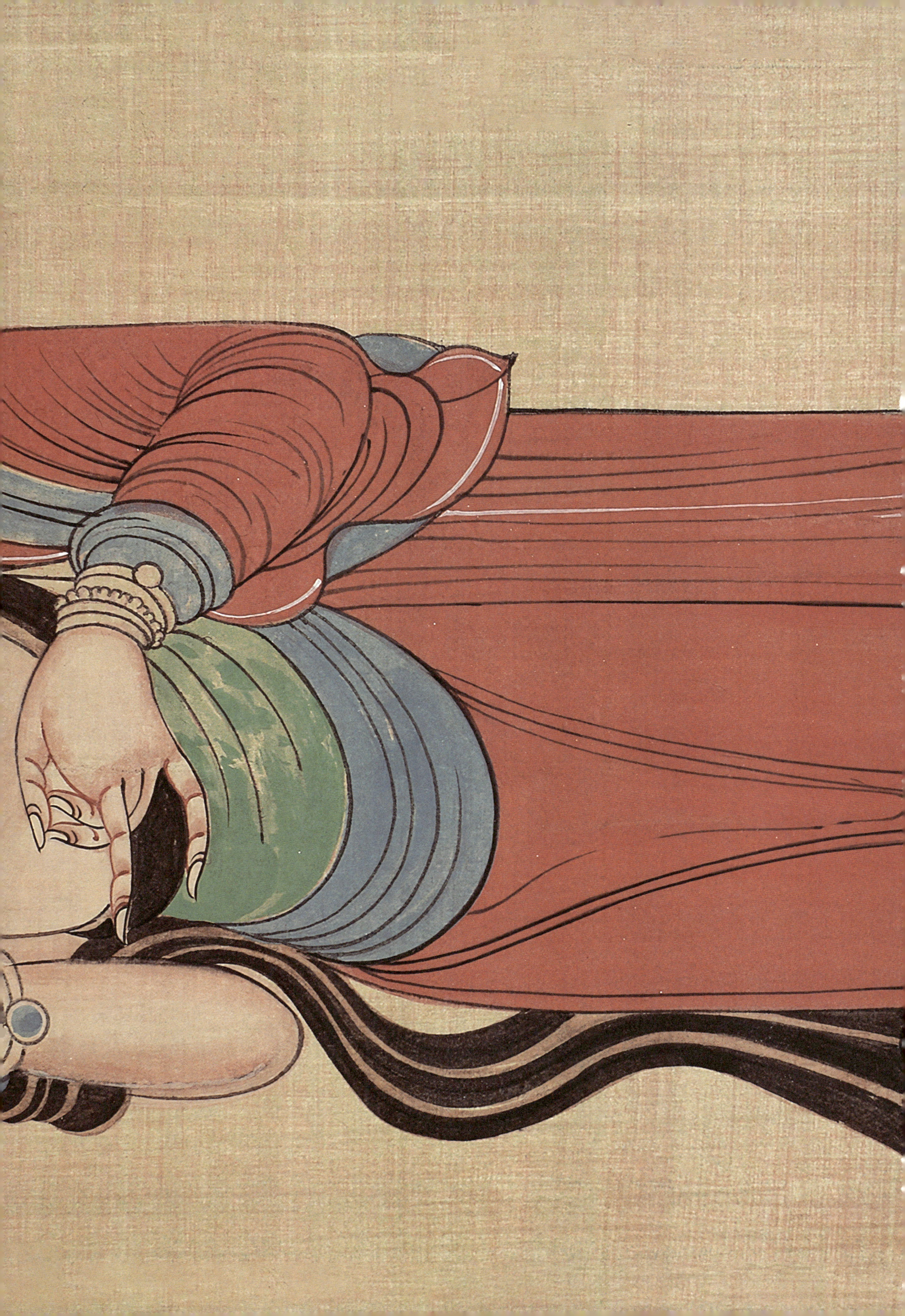

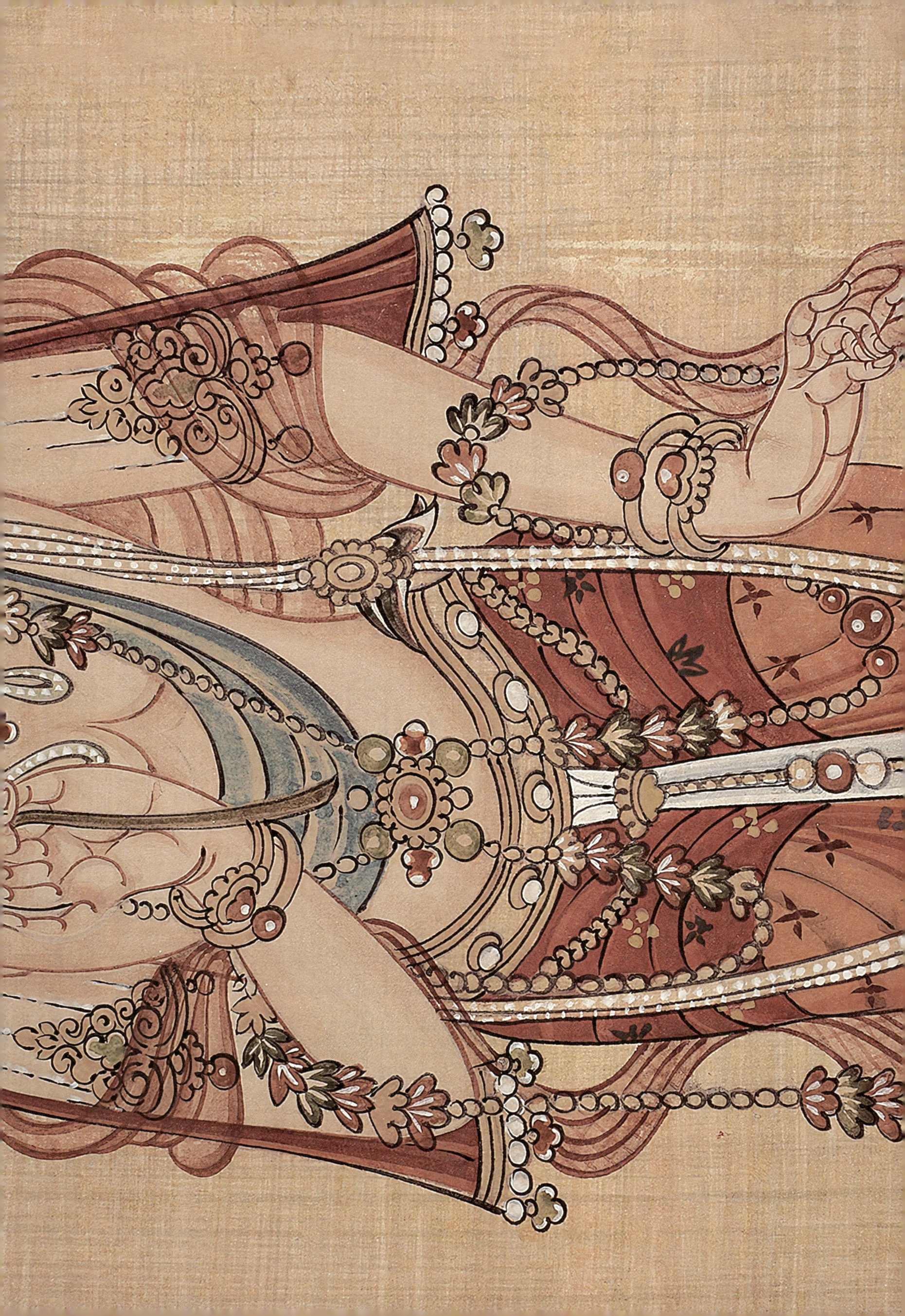

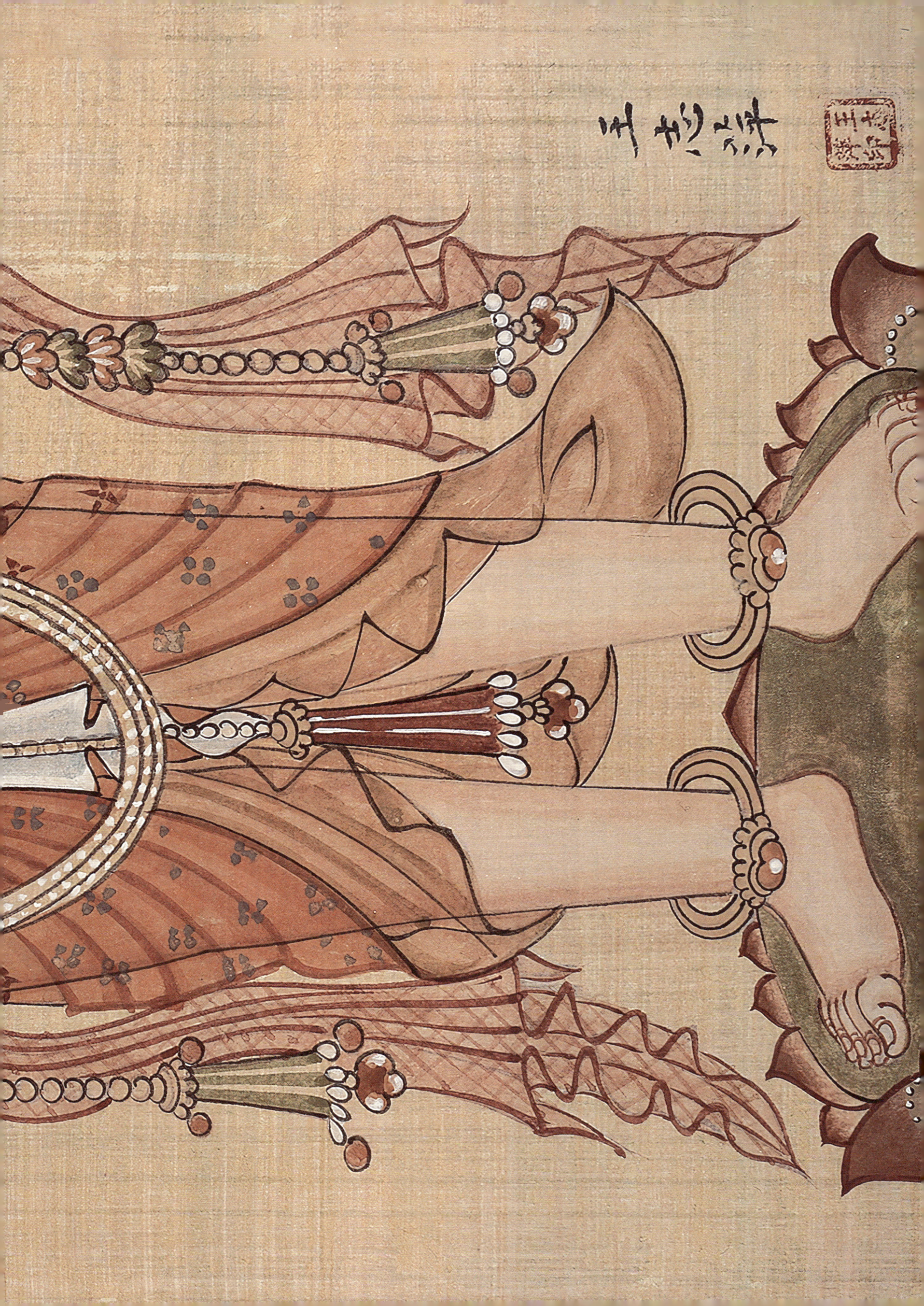

[中唐] **藏经洞第 017 窟**
洪辩大和尚法像彩塑 （高山临摹）

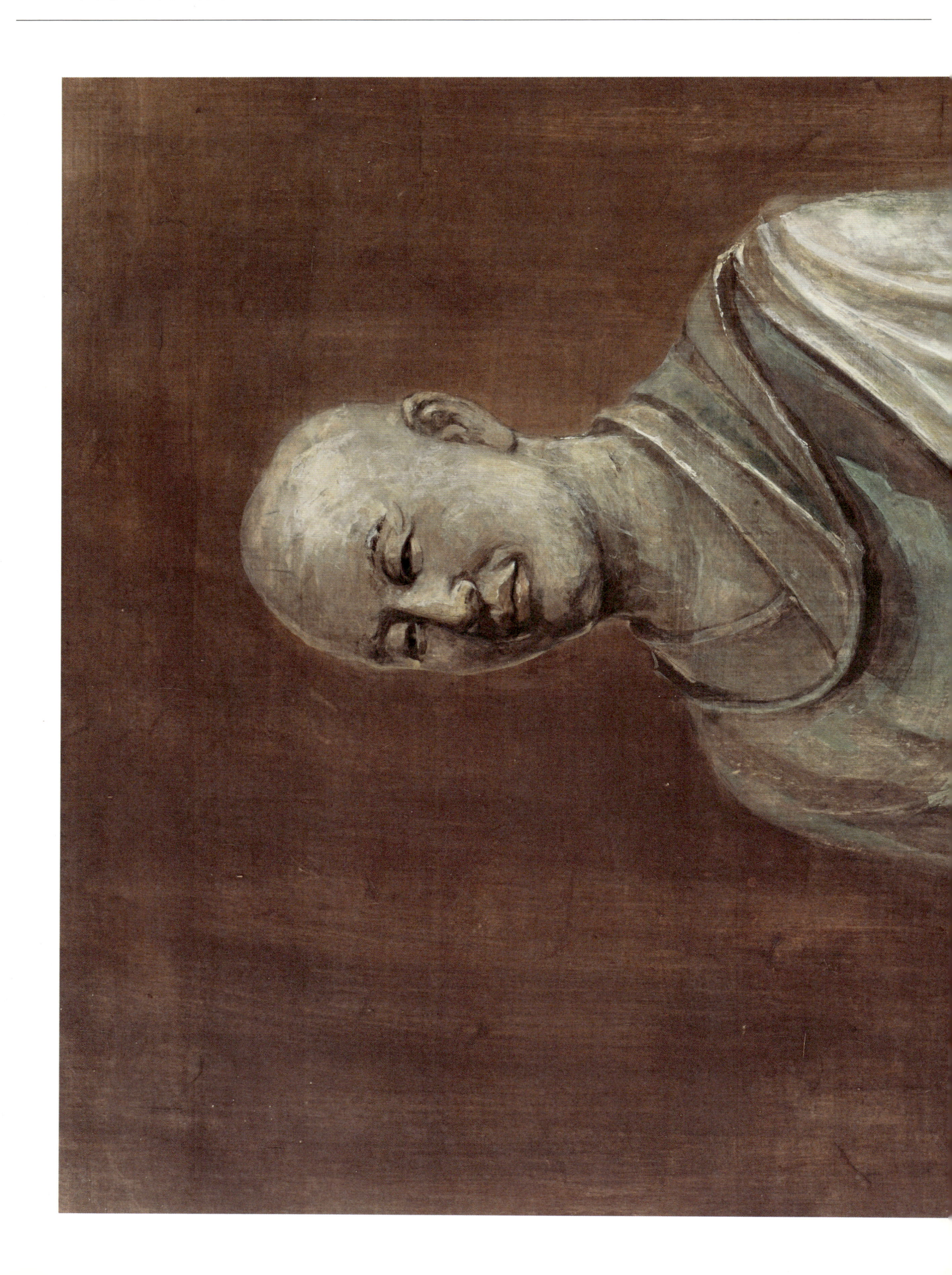

洪辩和尚是敦煌僧人，幼时出家，天资聪颖，潜心苦修多年，终成一代名僧。画面中的洪辩和尚面容慈祥，神情和善，盘腿而坐，虔心修行。

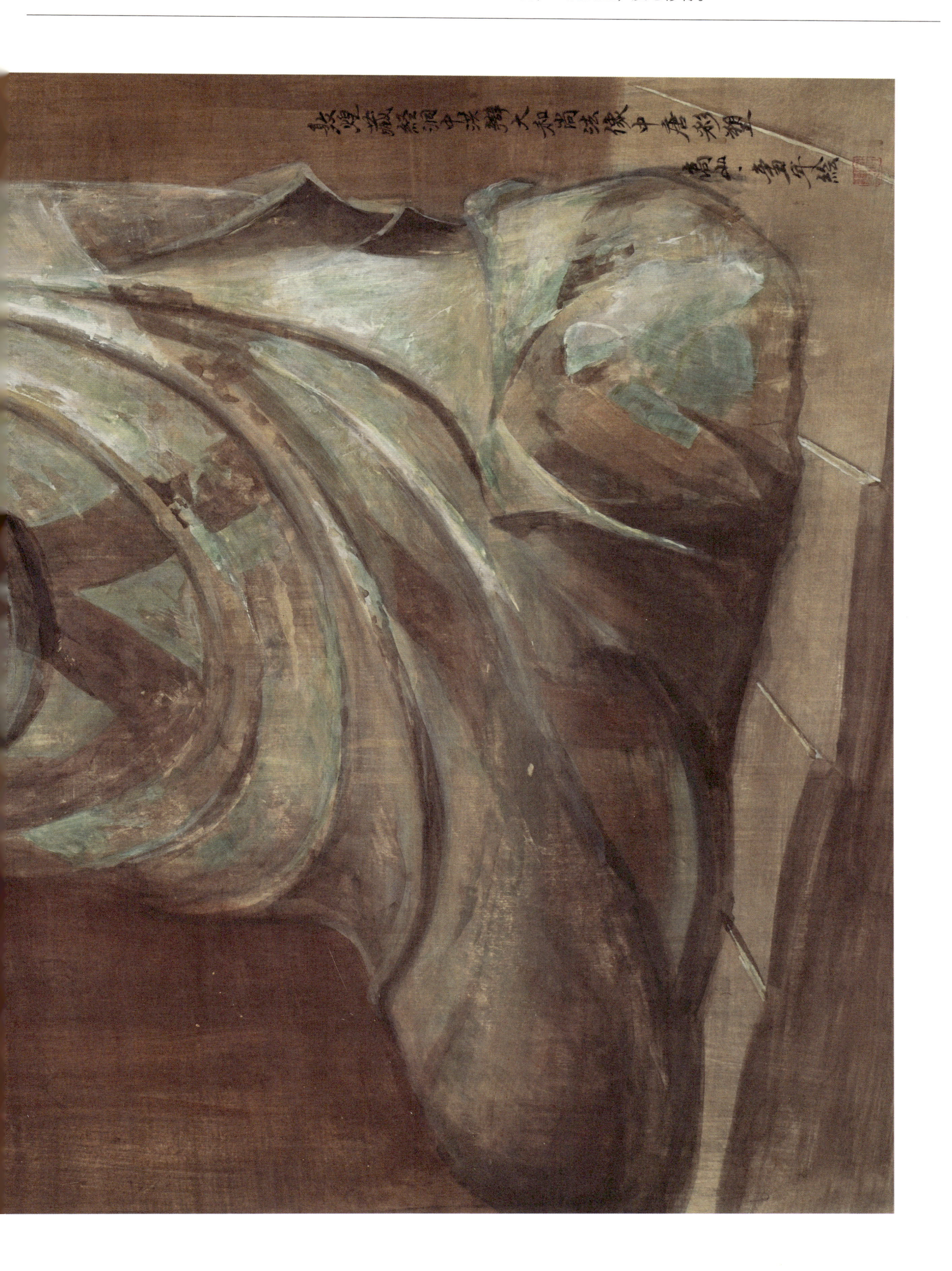

五代

[五代] **榆林窟第 013 窟**
单飞天 （徐海容临摹）

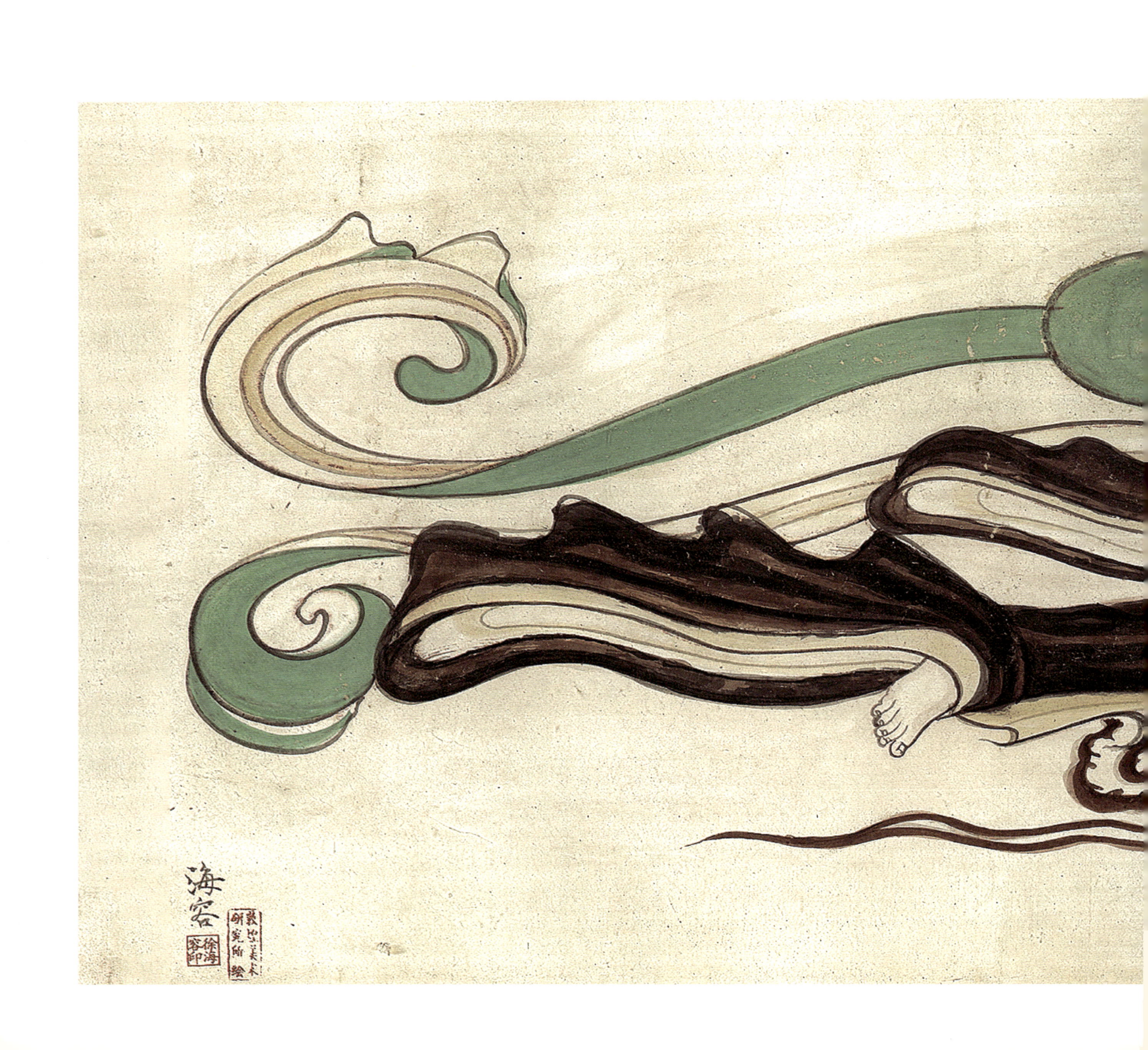

如画所示，飞天头戴宝冠，面容饱满，左手拈花蕾，右手捧莲花，体态丰盈，衣裙飘曳，乘祥云腾飞，温婉优雅。

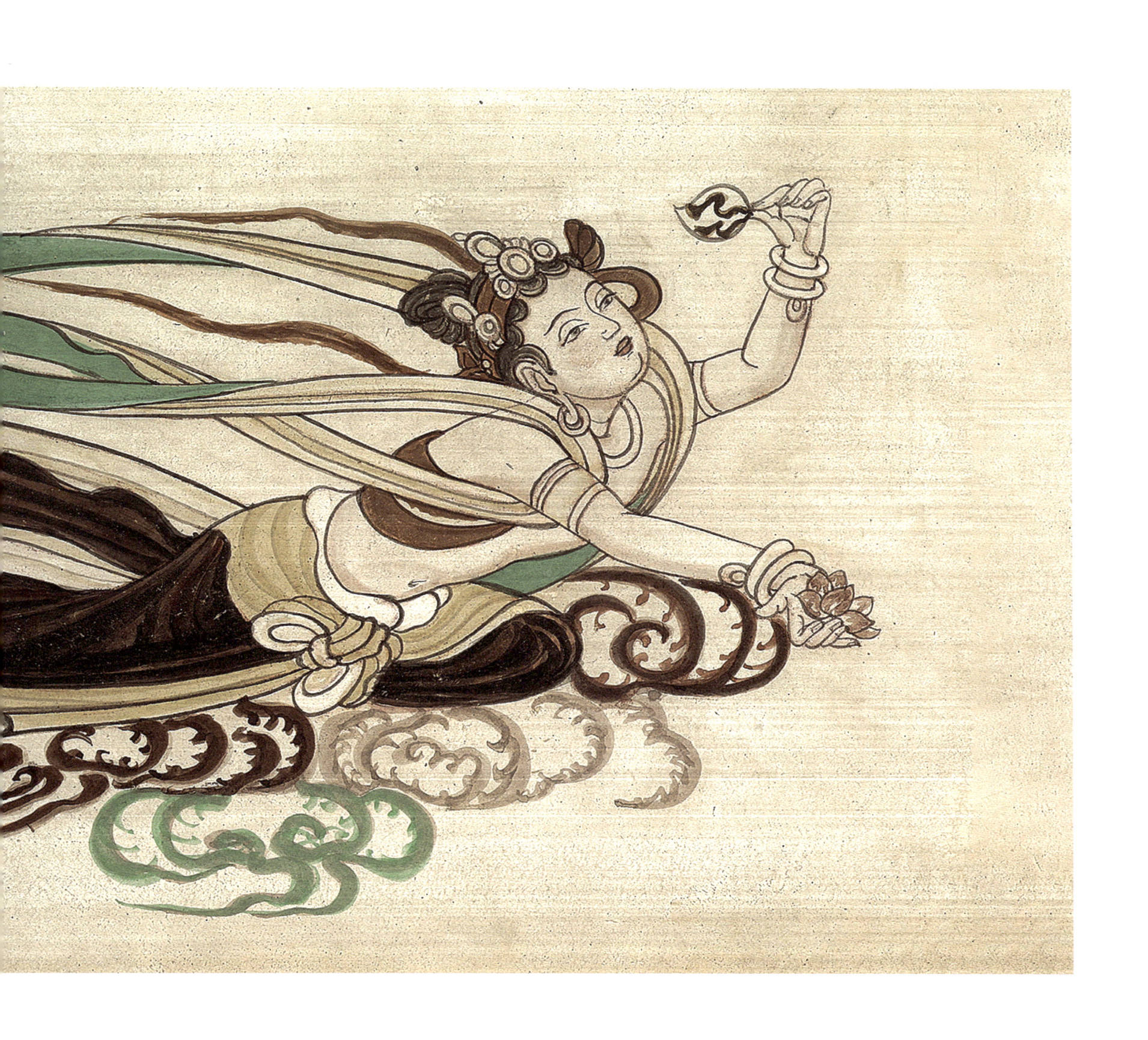

[五代] **榆林窟第 016 窟**
飞天 （李金萍临摹）

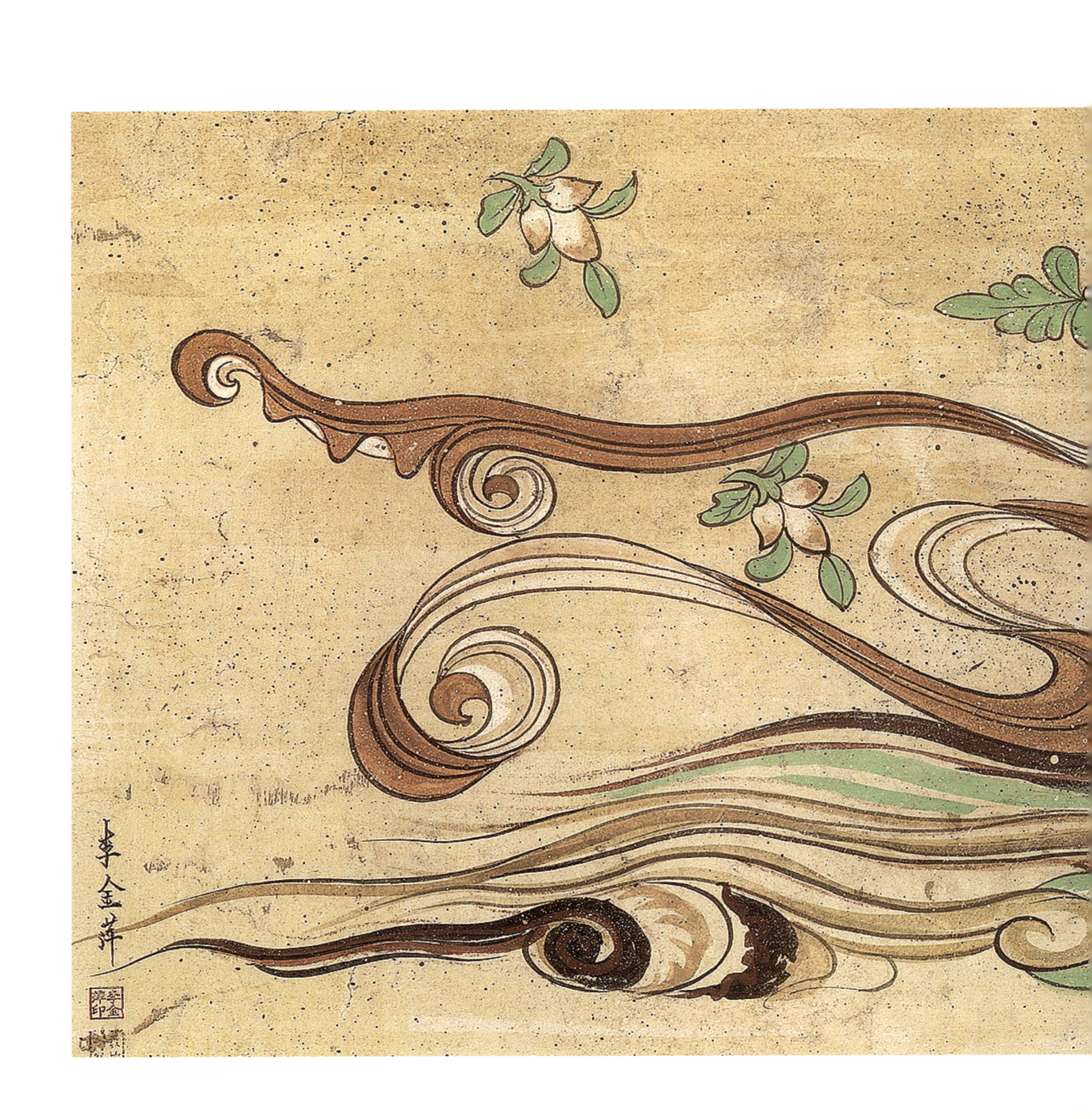

下图飞天束一发髻,面目丰润,双眼向下微闭,端庄祥和,其手弹箜篌,身披飘带,着长裙,"飘拂升天行"。祥云携繁花,萦绕于飞天四周,飞天轻盈如燕,颇有仙气。画面设色淡雅清丽,给人宁静、祥和之感。

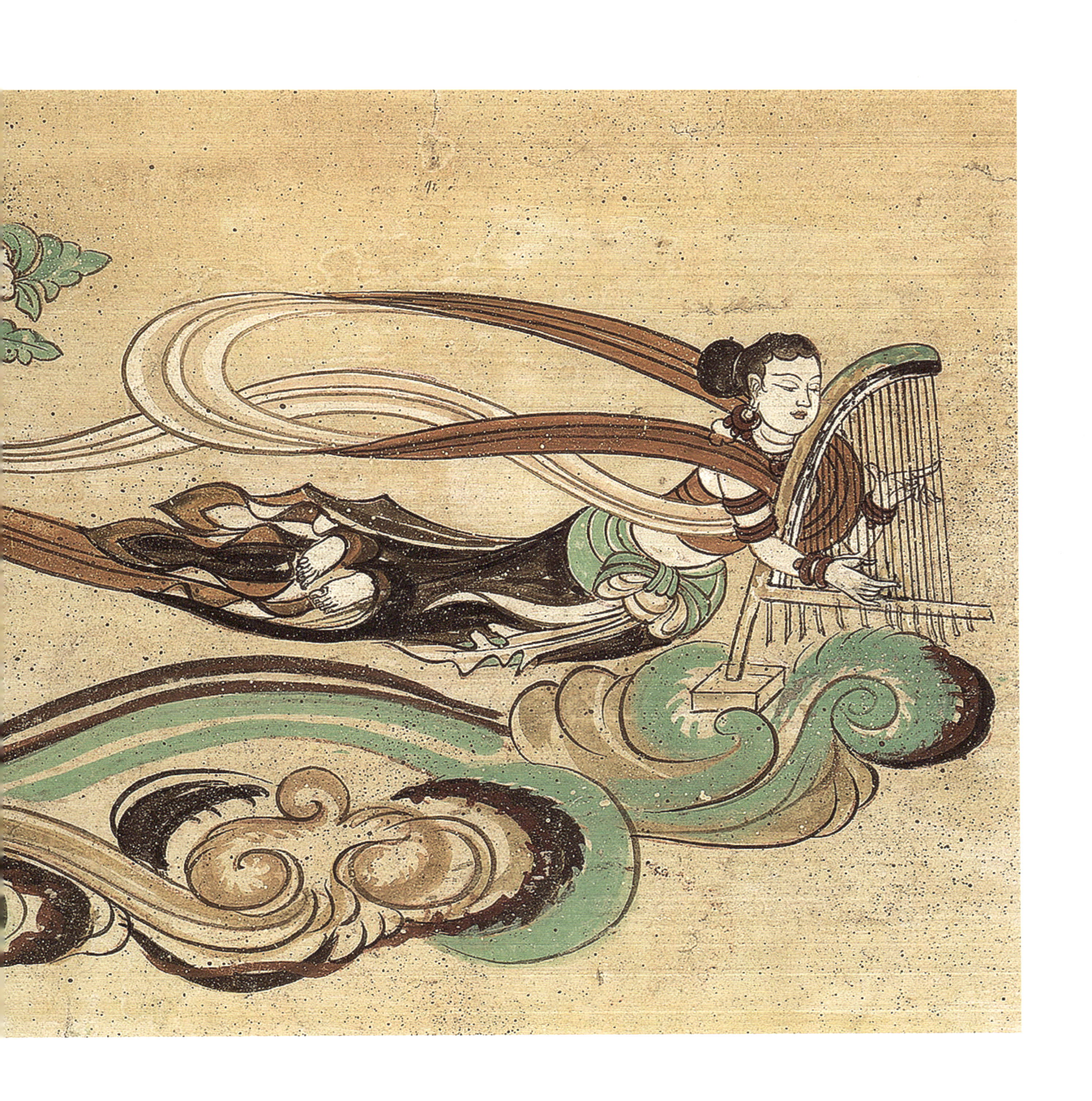

[五代]

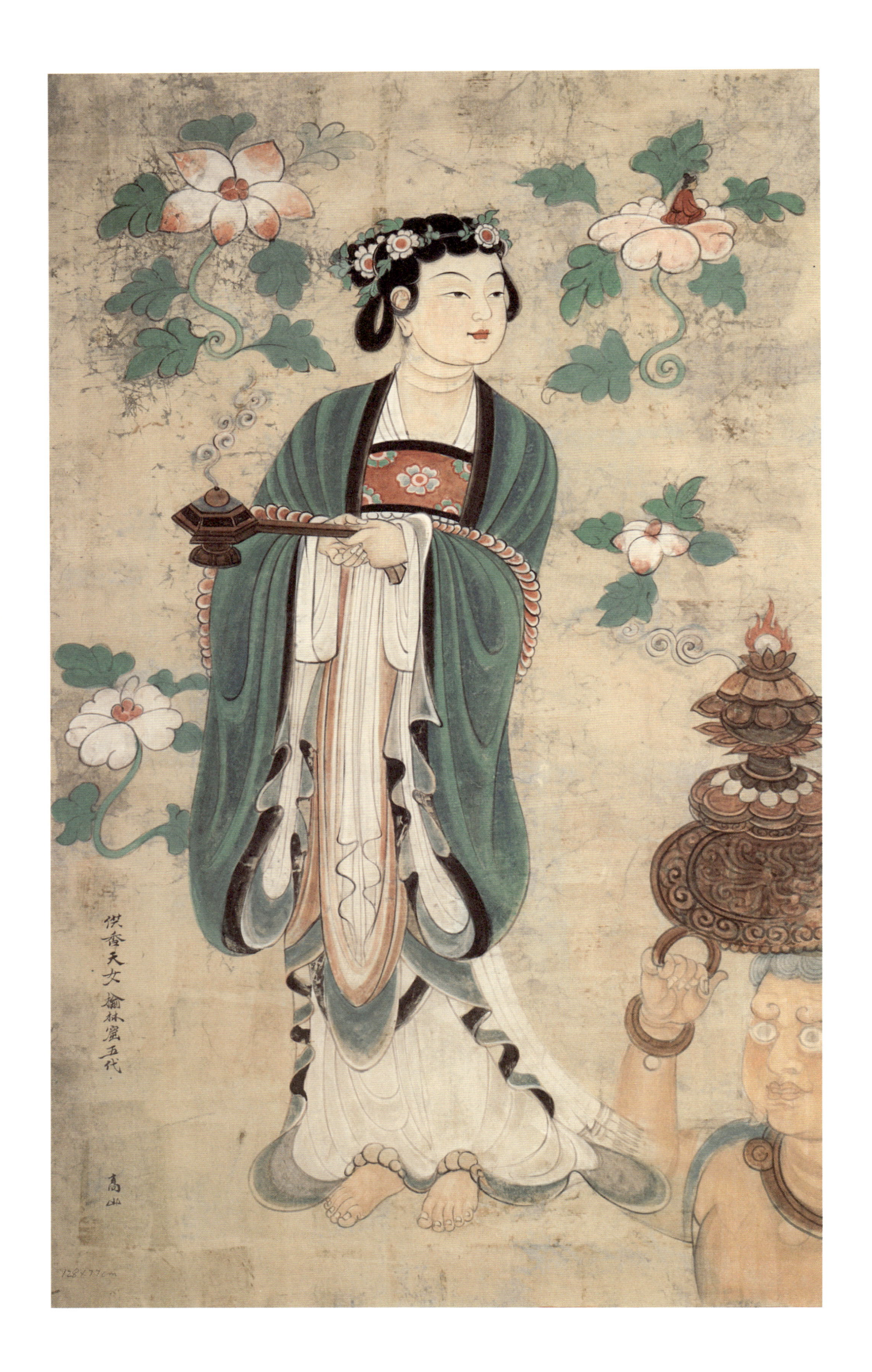

榆林窟第 016 窟

供香天女　（高山修正临摹）

图中天女双手持一香炉，身着白色汉服裙，外披绿色纱衣，身体微曲，头戴花饰，眺望远方，身边有一个棕色香炉，背景颜色较素，有四朵粉色花。

[五代]

榆林窟第 016 窟

大蛇 （张平临摹）

该画是劳度叉斗圣变中的一部分。画面中，体形巨大的蟒蛇紧紧缠绕在树干上。蟒蛇面色凶悍，怒目圆睁，口张得极大。依据变文文字所述，该大树由劳度叉化作而成，而大蛇由舍利弗化身而成。

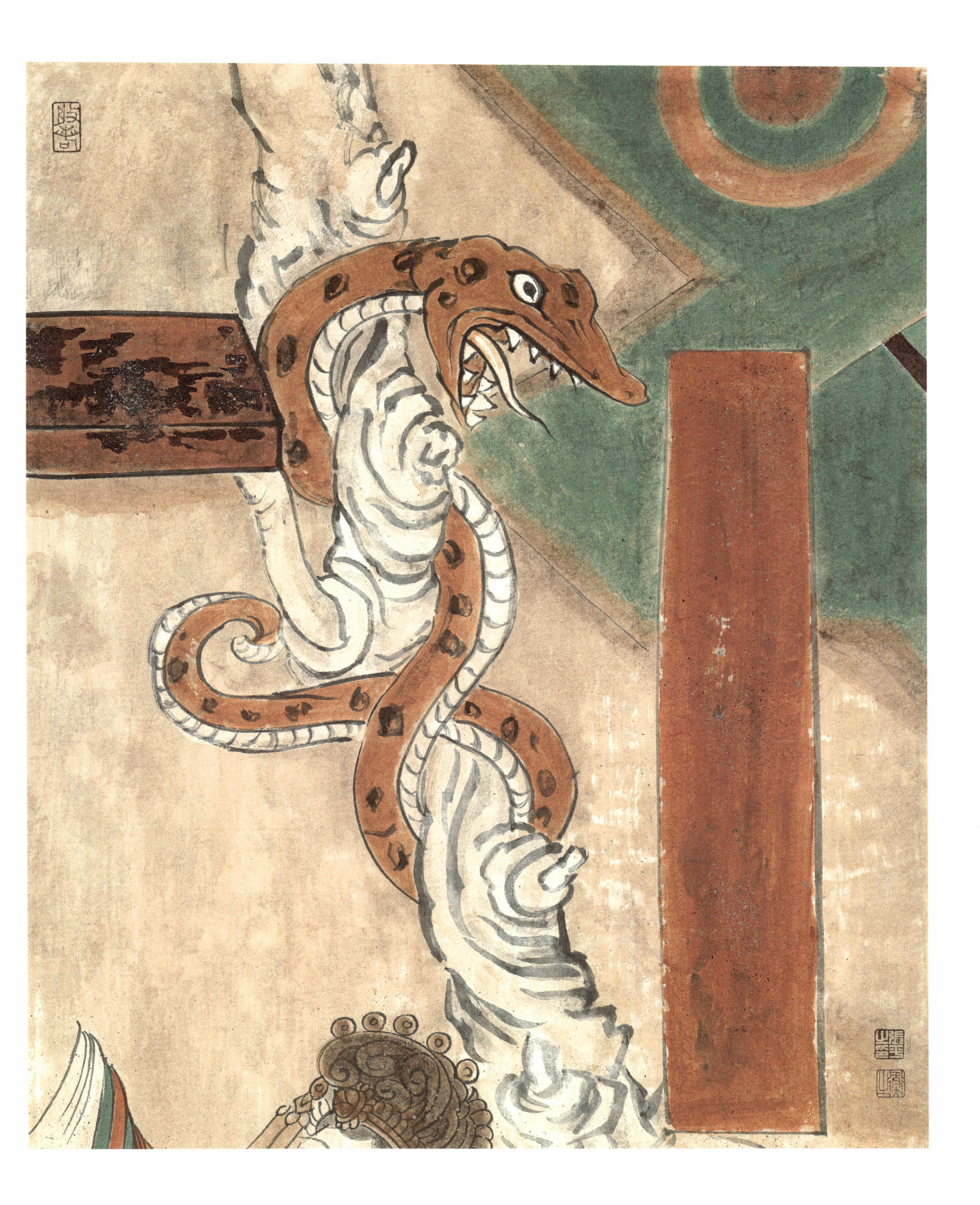

[五代]

榆林窟第 020 窟

贺礼者 （李金萍临摹）

下图为古代婚礼时情景。帐内有四人，其女子头梳发髻，面相椭圆，细眉长眼，丰鼻圆唇，神态端庄，站立于穹庐内。帐外宾客来来往往，相互弓身屈膝，互行拜礼，热闹非凡。敷色以赭红色为主色，给人喜庆愉悦之感。

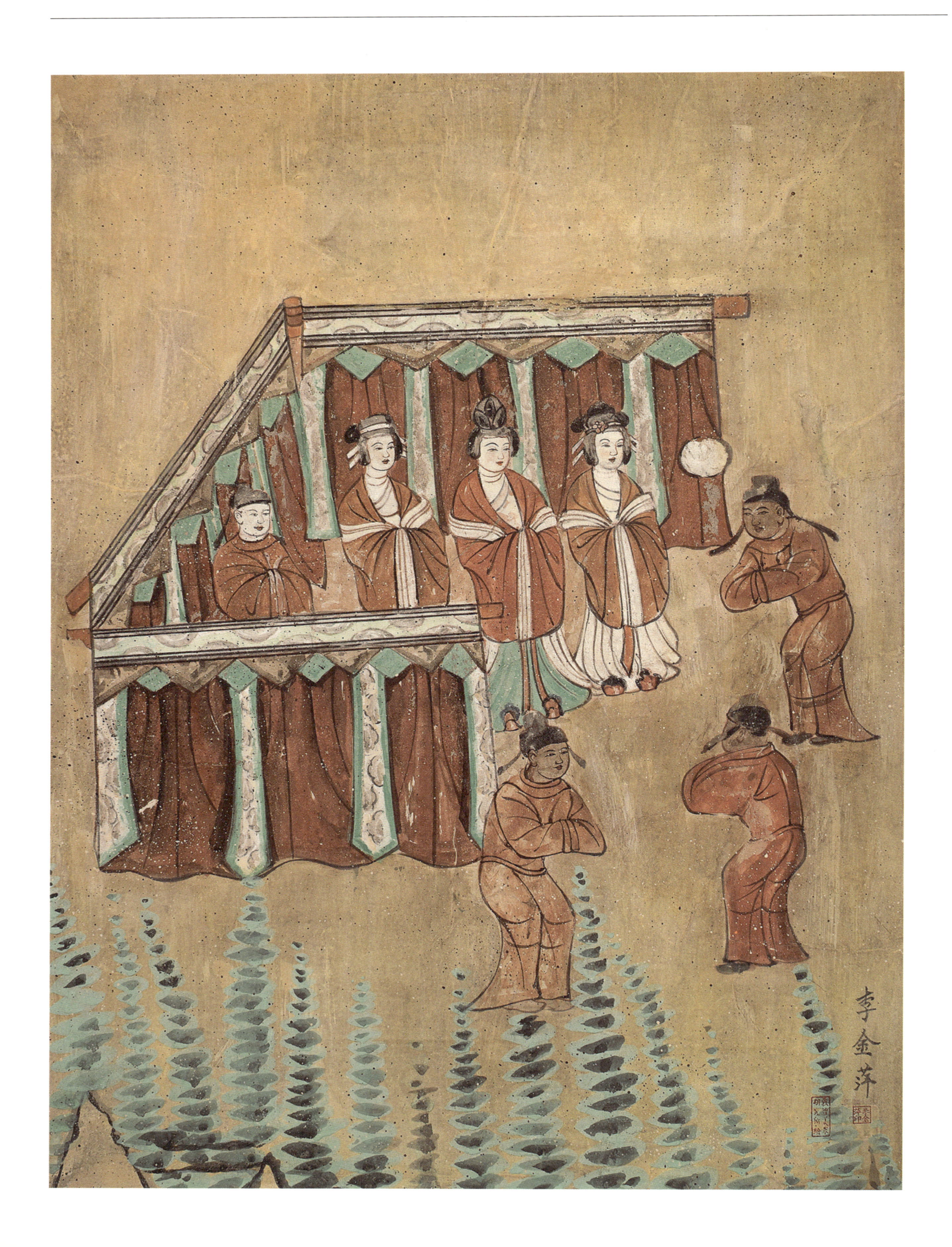

[五代]

榆林窟第 032 窟

钟 （徐海容临摹）

画中所示为汉族打击乐器"钟"。钟被挂置在由十三根木棒组成的立体木架之上，摆位和谐，体现庄重之感。画面背景由红、绿两种颜色的祥云图案点缀，使得整体画面庄严又显得活泼。

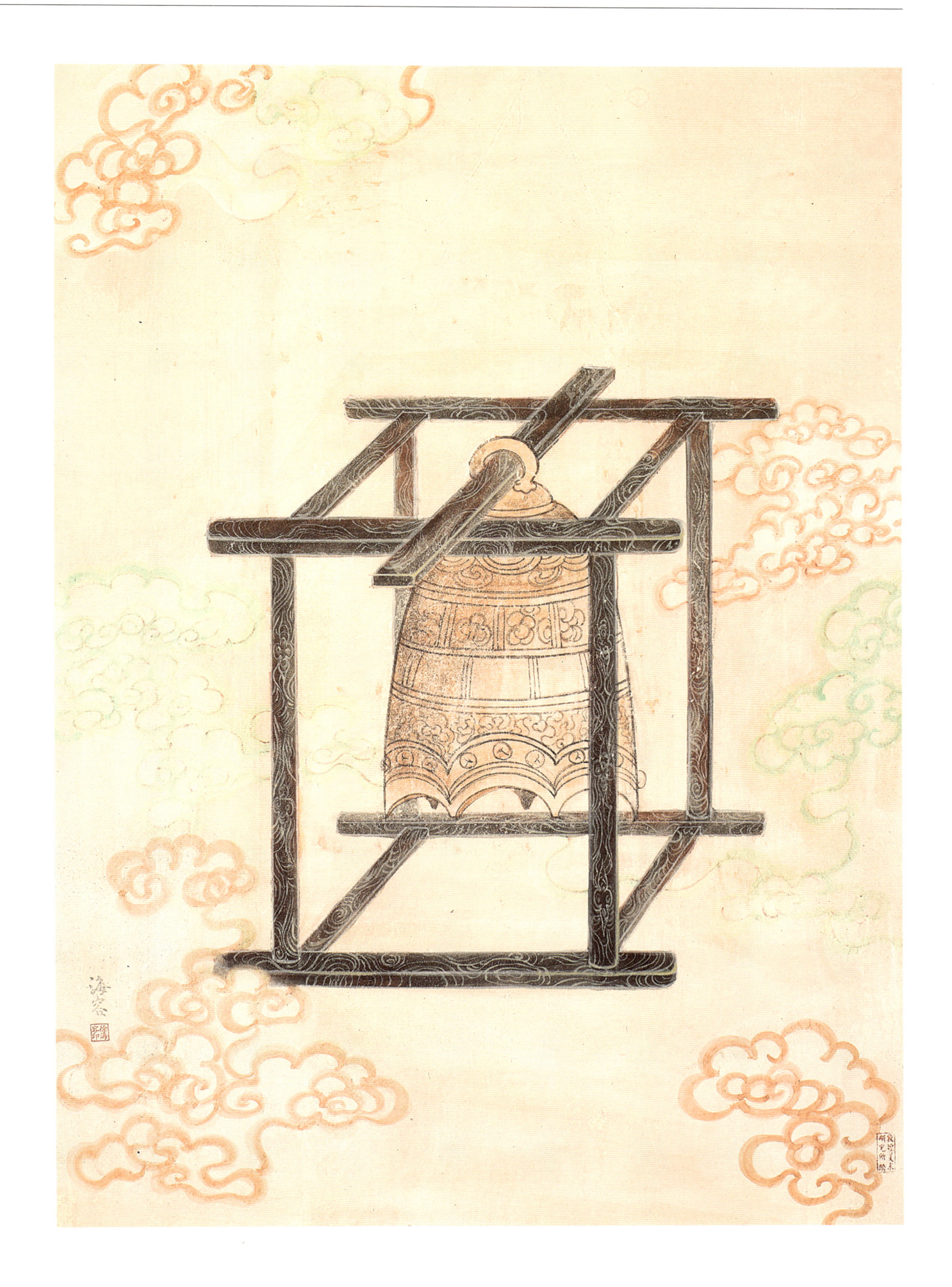

[五代]

榆林窟作品—回鹘时代

罗汉与沙弥 （高山再创作临摹）

图中罗汉坐在石凳上，双手持一长木杖，木杖夹于两膝之间。罗汉目光向下，嘴角轻抿，垂垂老矣但面容慈善。右侧沙弥双手持一白瓶，身体面向侧面站立，似在供奉。

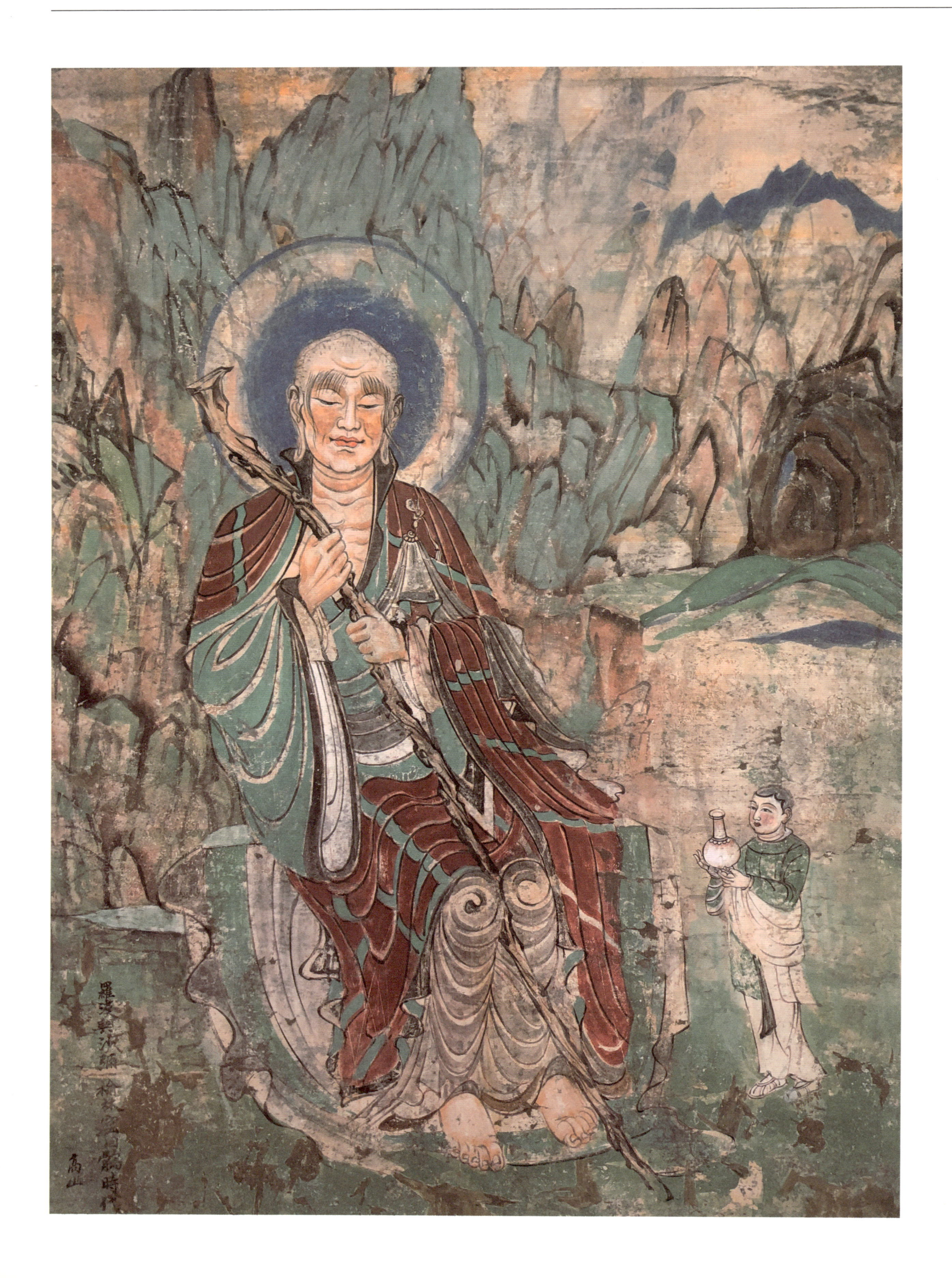

[五代]

莫高窟第 036 窟
观音经变局部 （王志萍临摹）

画面中的观音目光低垂，神情安详，手持莲花置于面前，仪态端庄，眉眼勾勒细腻传神，气质安然沉稳。

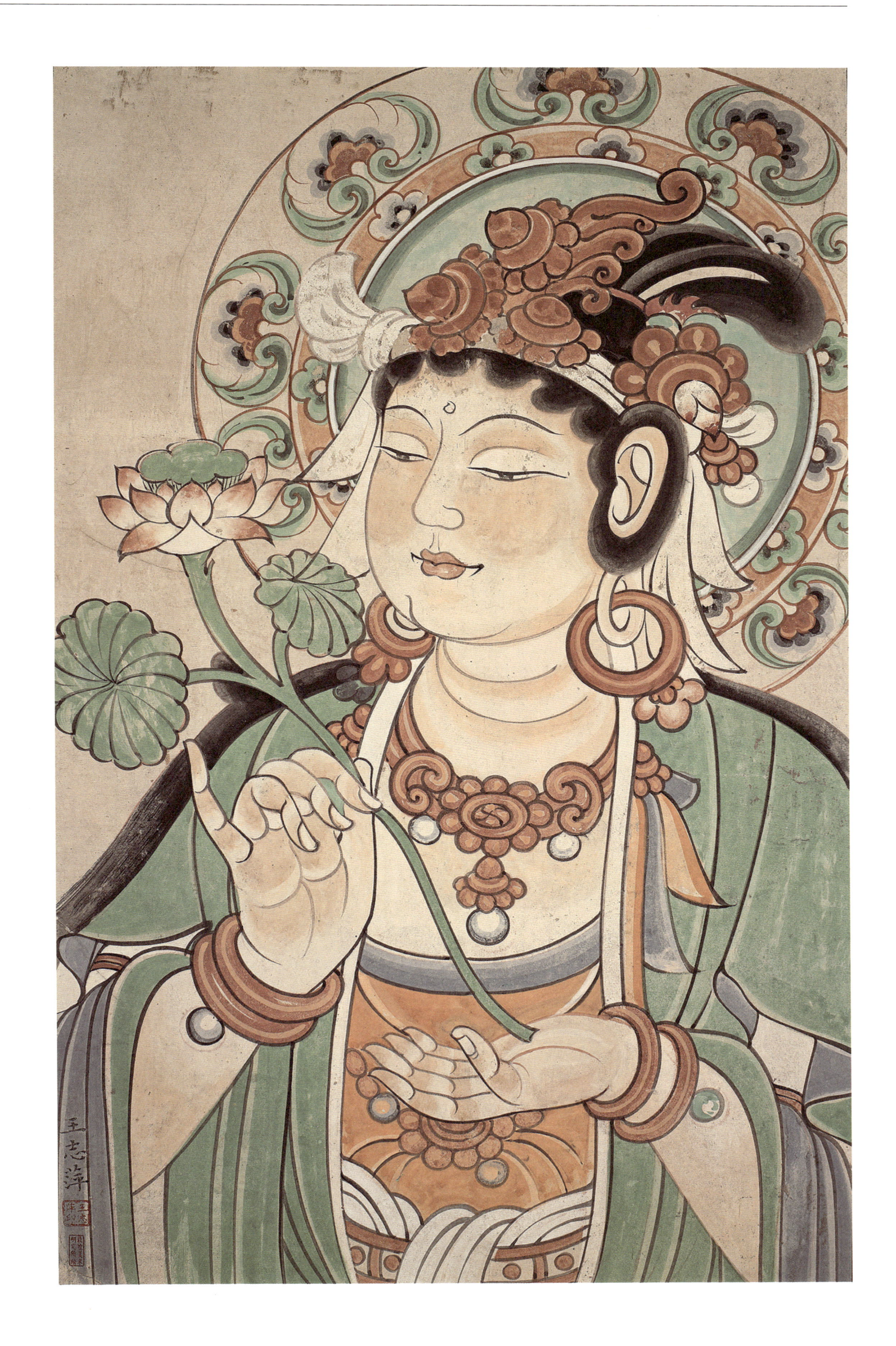

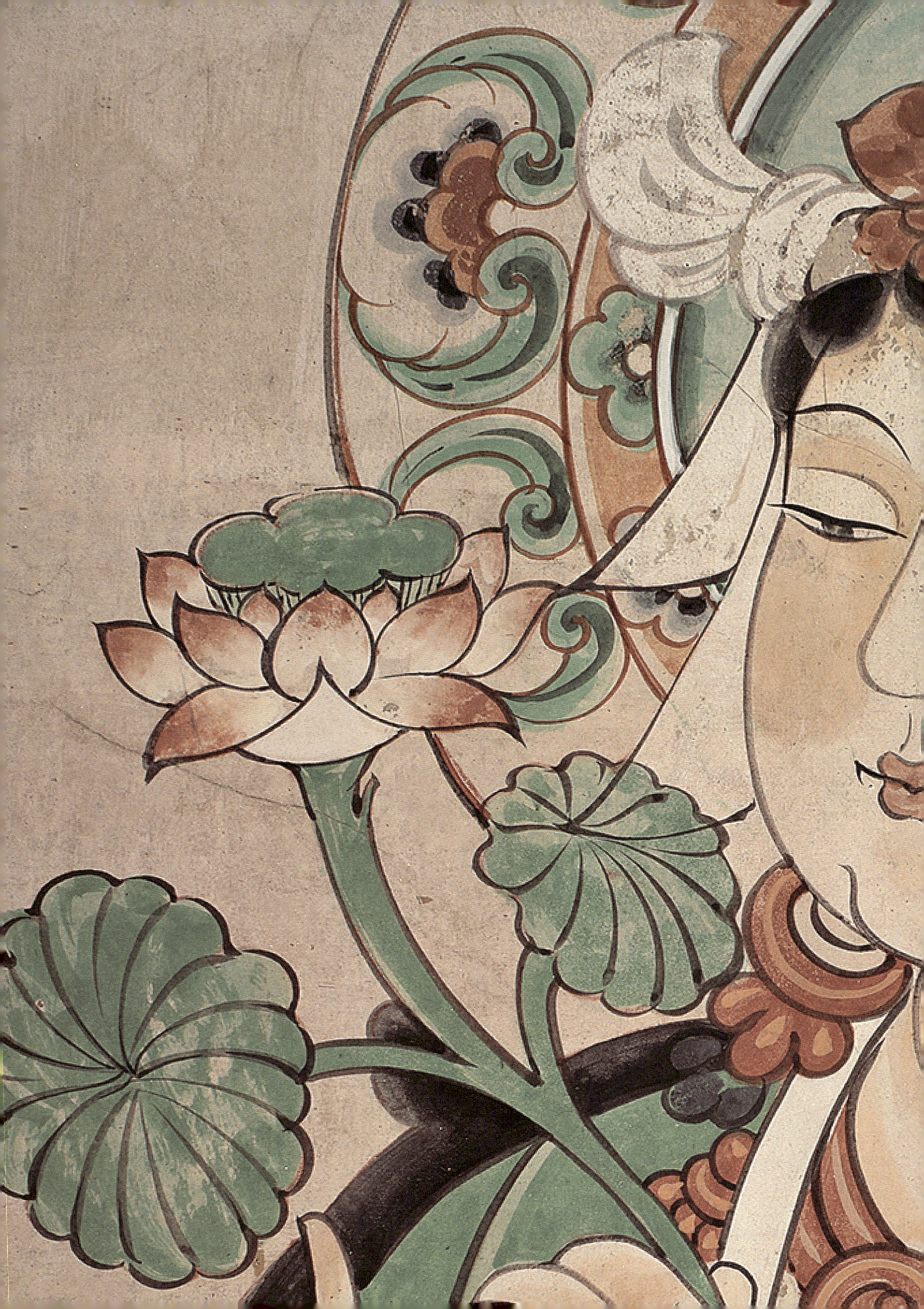

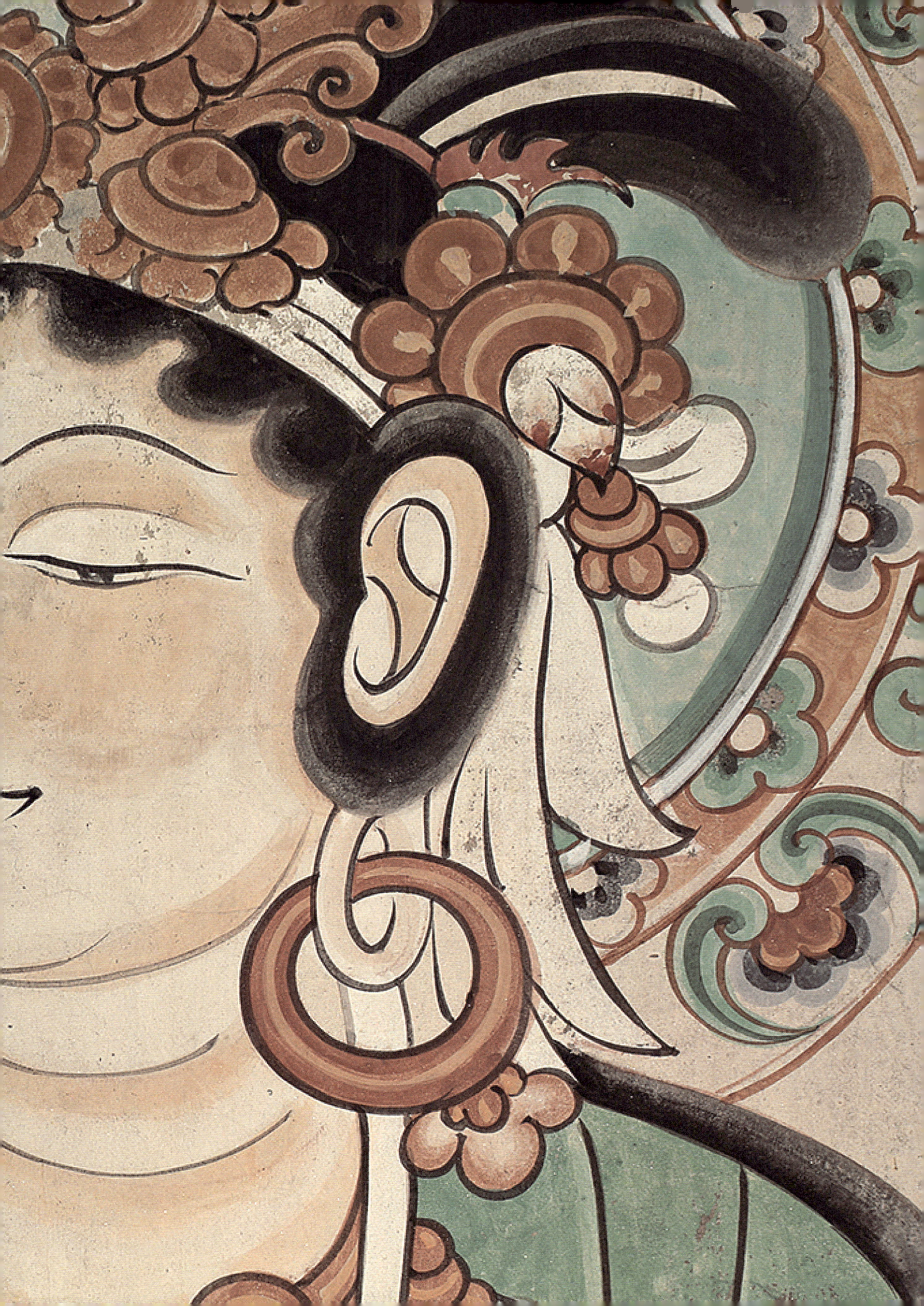

榆林窟

[五代] 持瓶观音 （高山修正临摹）

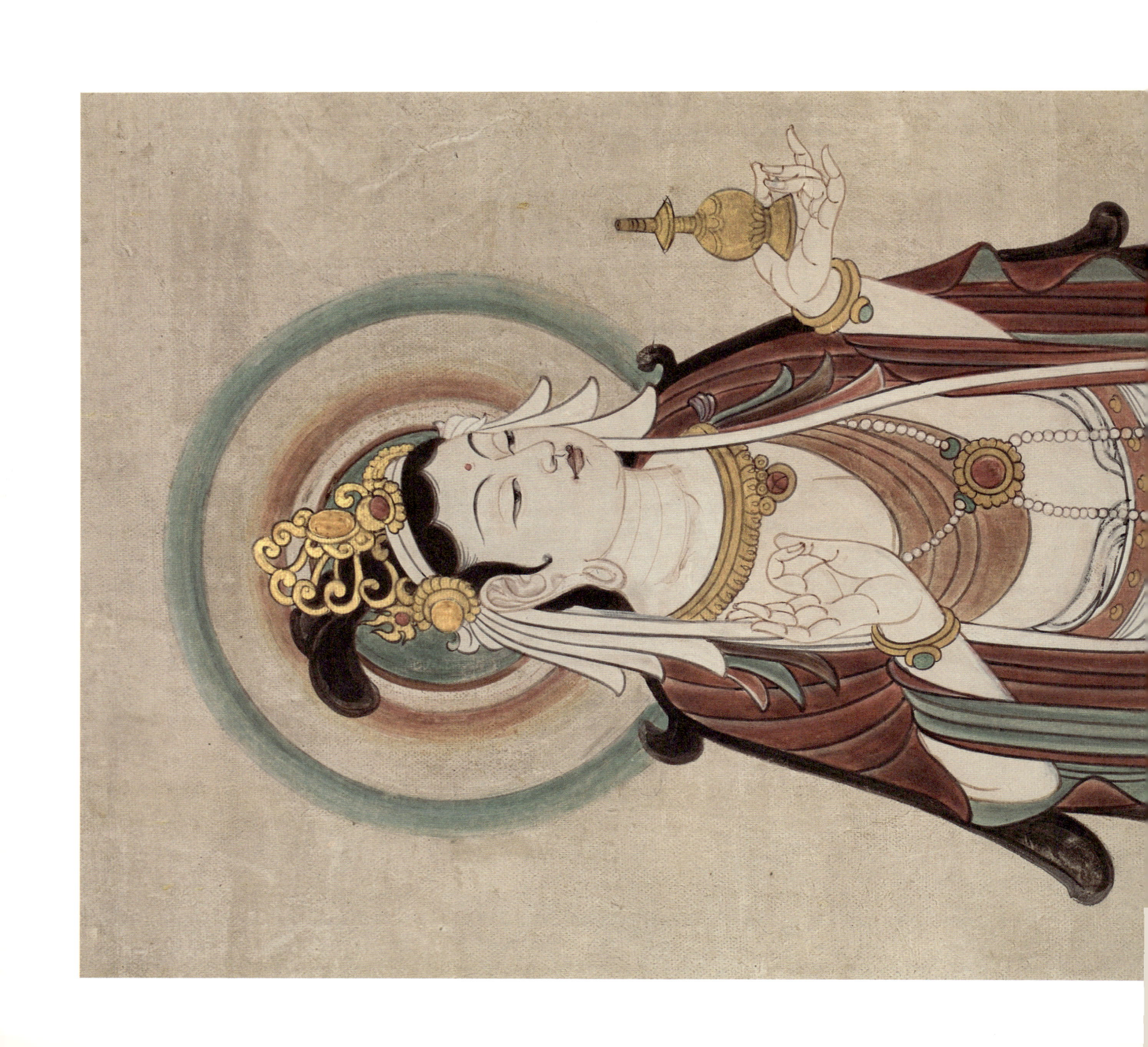

图中观音手持装有甘露的金瓶，身披红色纱衣，头上、颈部均佩金饰，站于莲花台上，双目凝视手中的金瓶，神态十分慈祥。

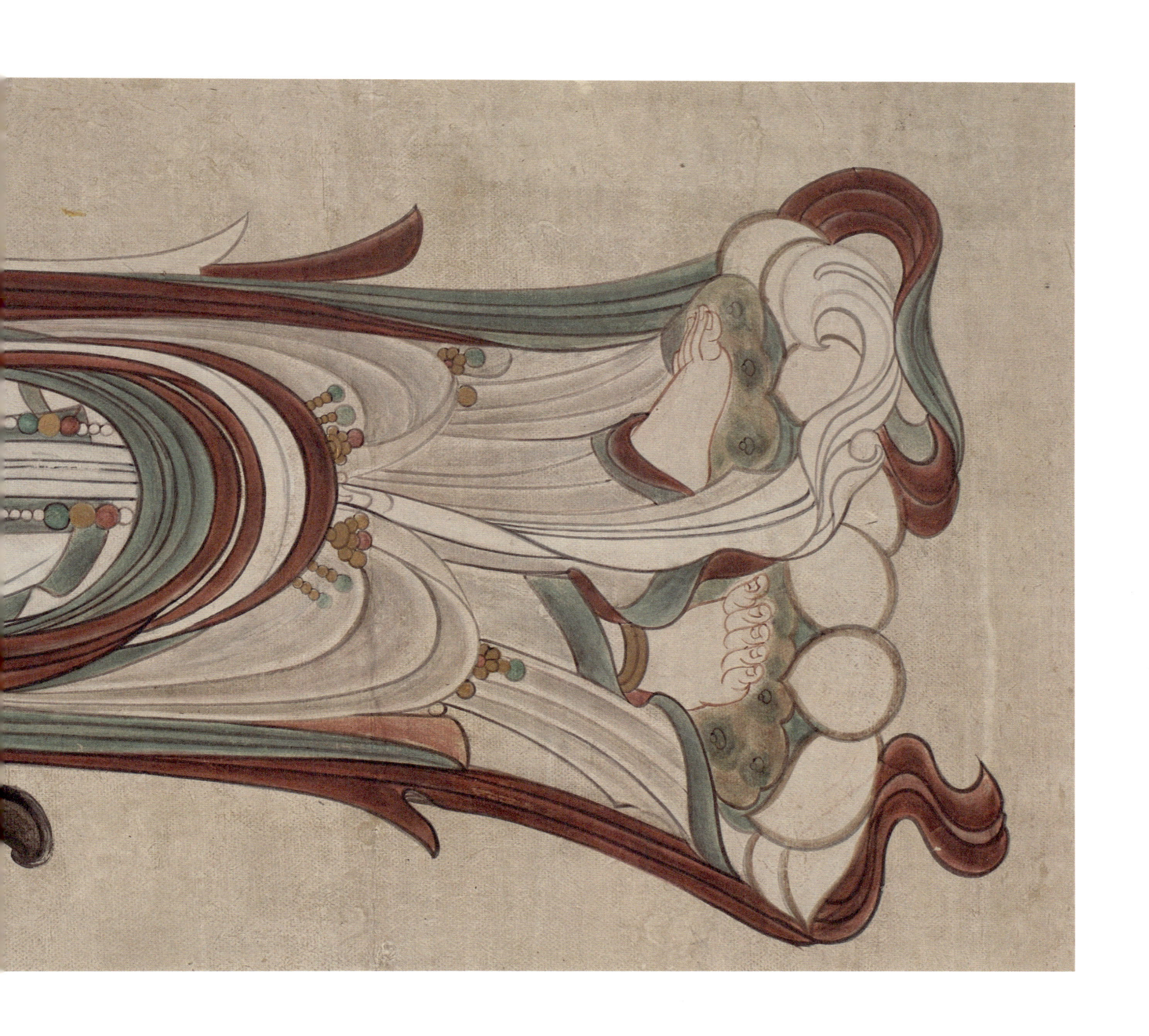

[五代] **莫高窟第 061 窟**
五台山局部—送供使 （平玲玲临摹）

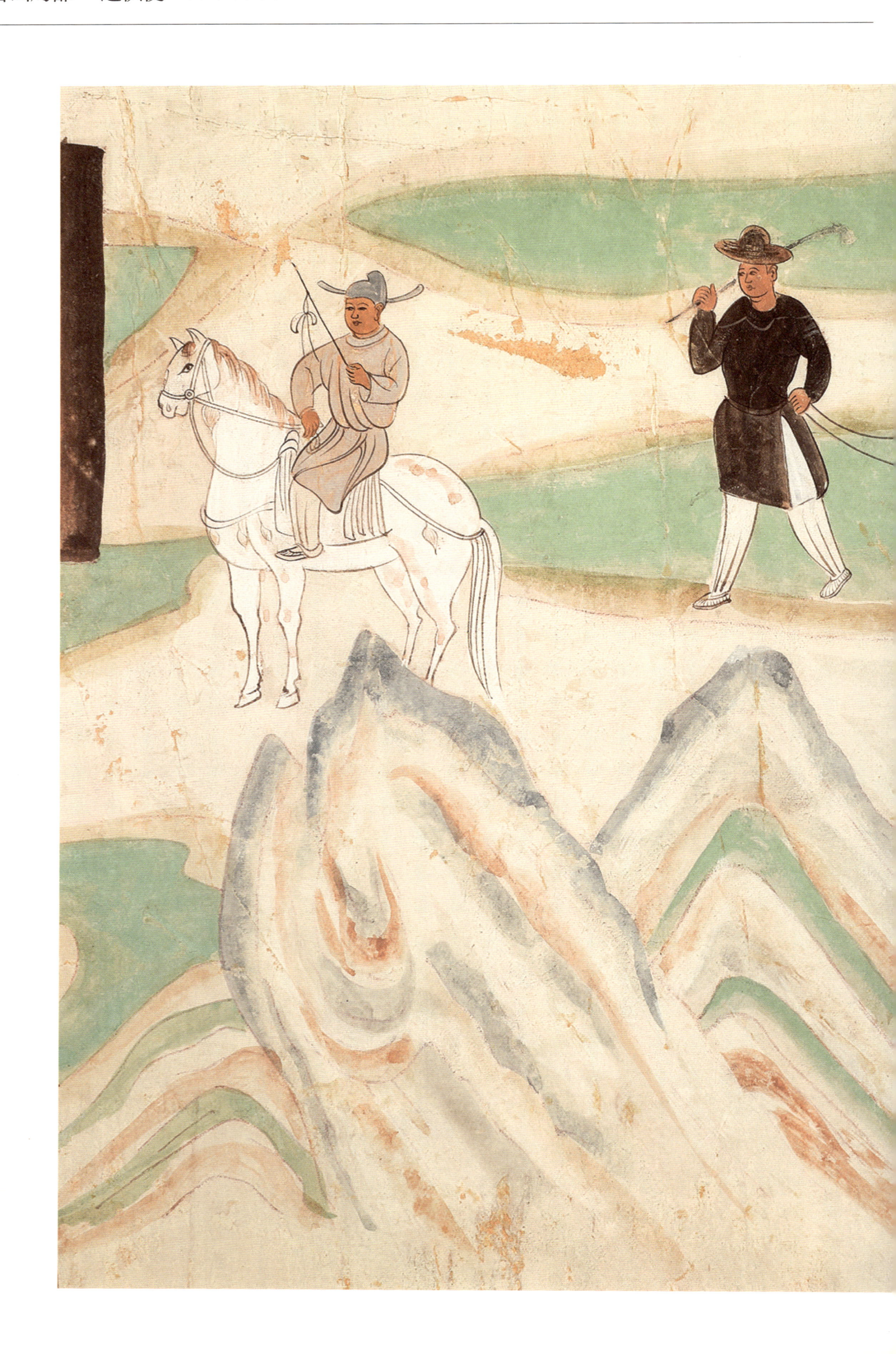

此幅画面左侧负责运送供品的使者骑着白马向五台山行进，身后的随从牵着三峰骆驼经过小桥，步行跟随在使者身后，骆驼驮着供品。画面右下方还有一家小店，店门口有两名男子正在做工。

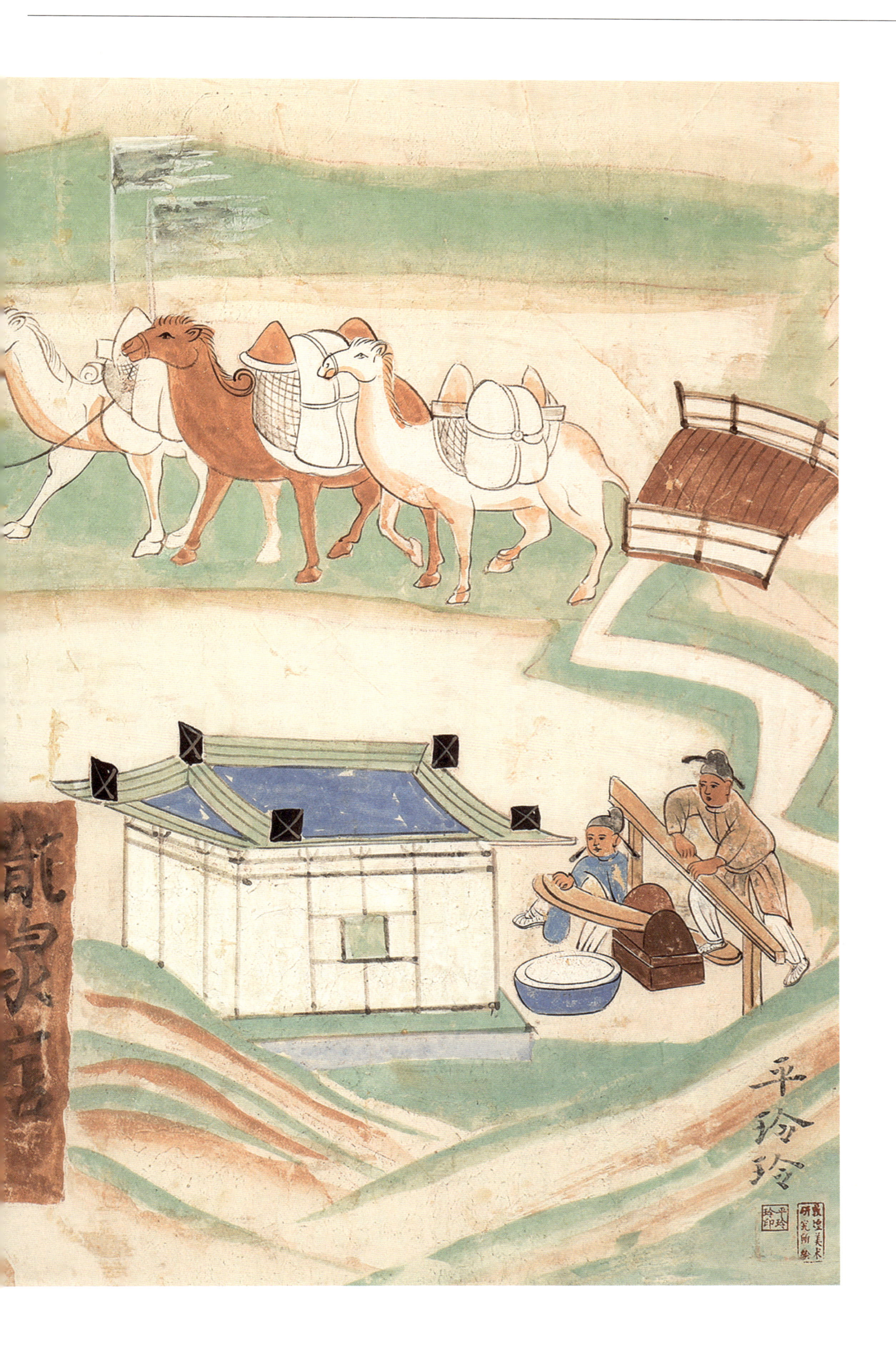

莫高窟第 061 窟

[五代]

五台山局部—八角塔院　（李金萍临摹）

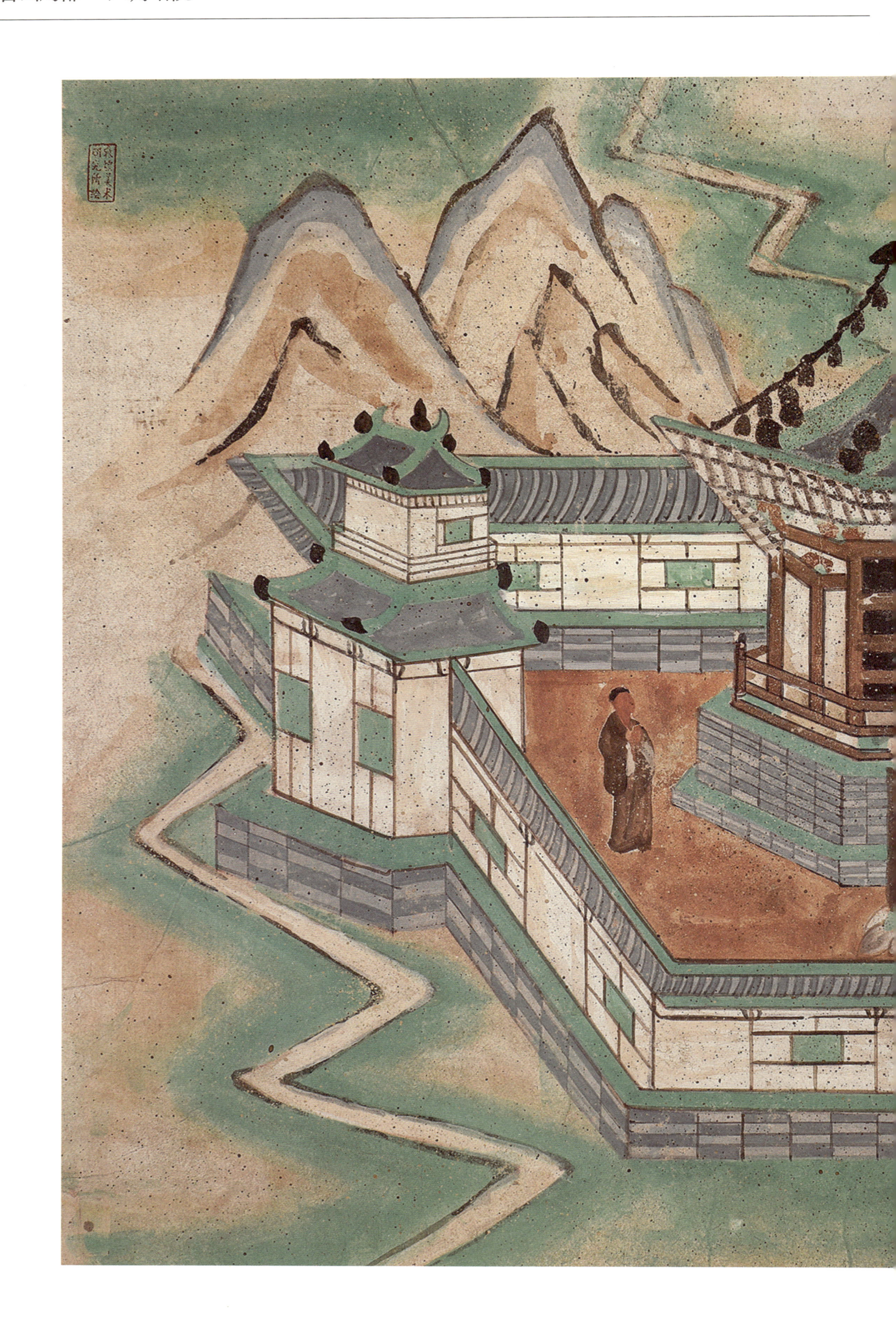

画面中八角塔楼建于青山之下，外有院墙保护围绕，内有两人，一人在左一人在右，黑发长衫，双手合十，虔诚供奉。整幅画以石青、土红为主色，色感柔和优美，大面积运用石青色晕染，给人以清新、和谐的感受。

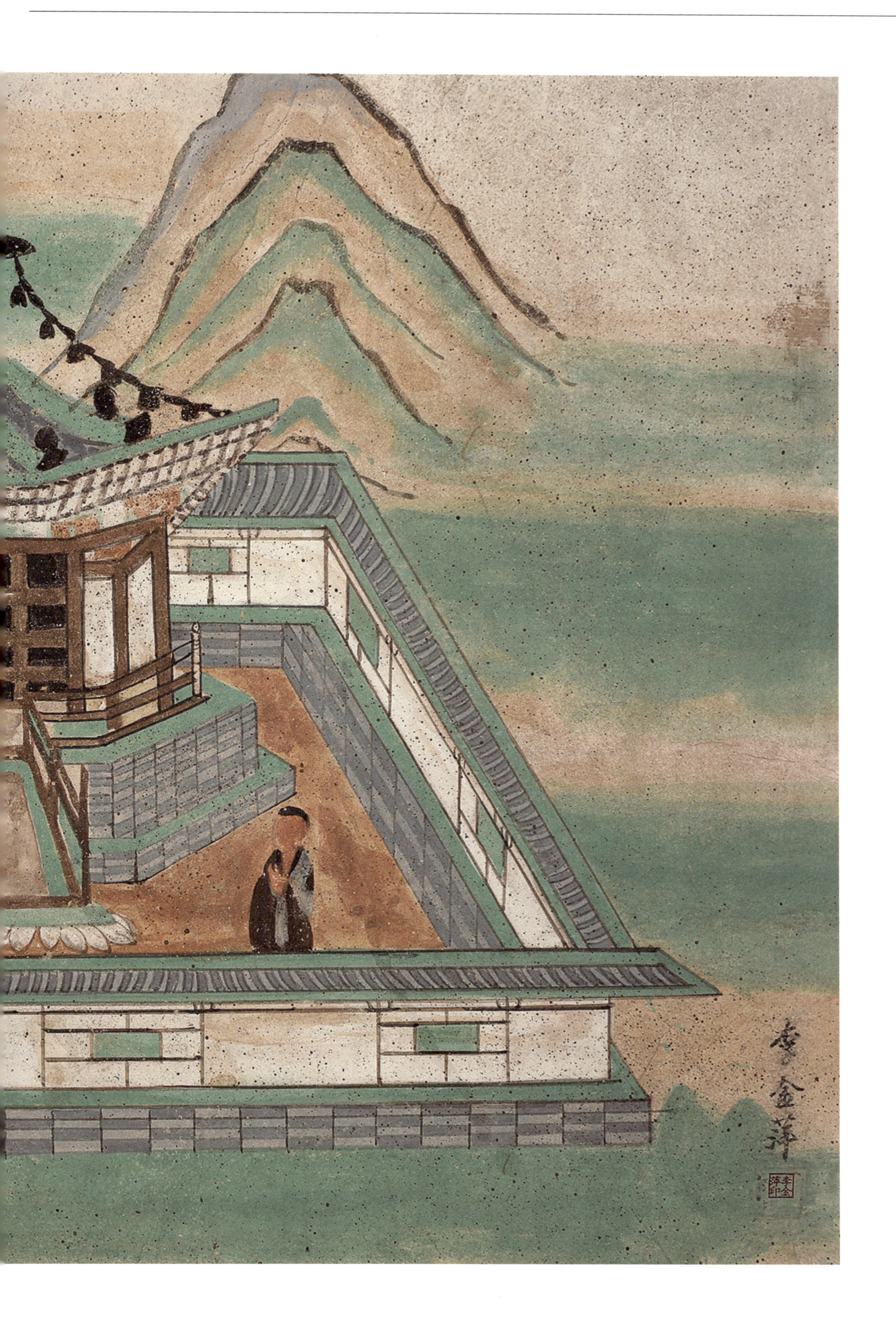

[五代] **莫高窟第 061 窟**
勾栏百戏 （李金萍临摹）

这幅画讲述了古人于勾栏之中奏乐杂耍的场景，其中有人吹笛，有人吹奏排箫；或站立，或盘坐，神采奕奕。其于青山之间纵情演绎人间百态，富有人间烟火气。

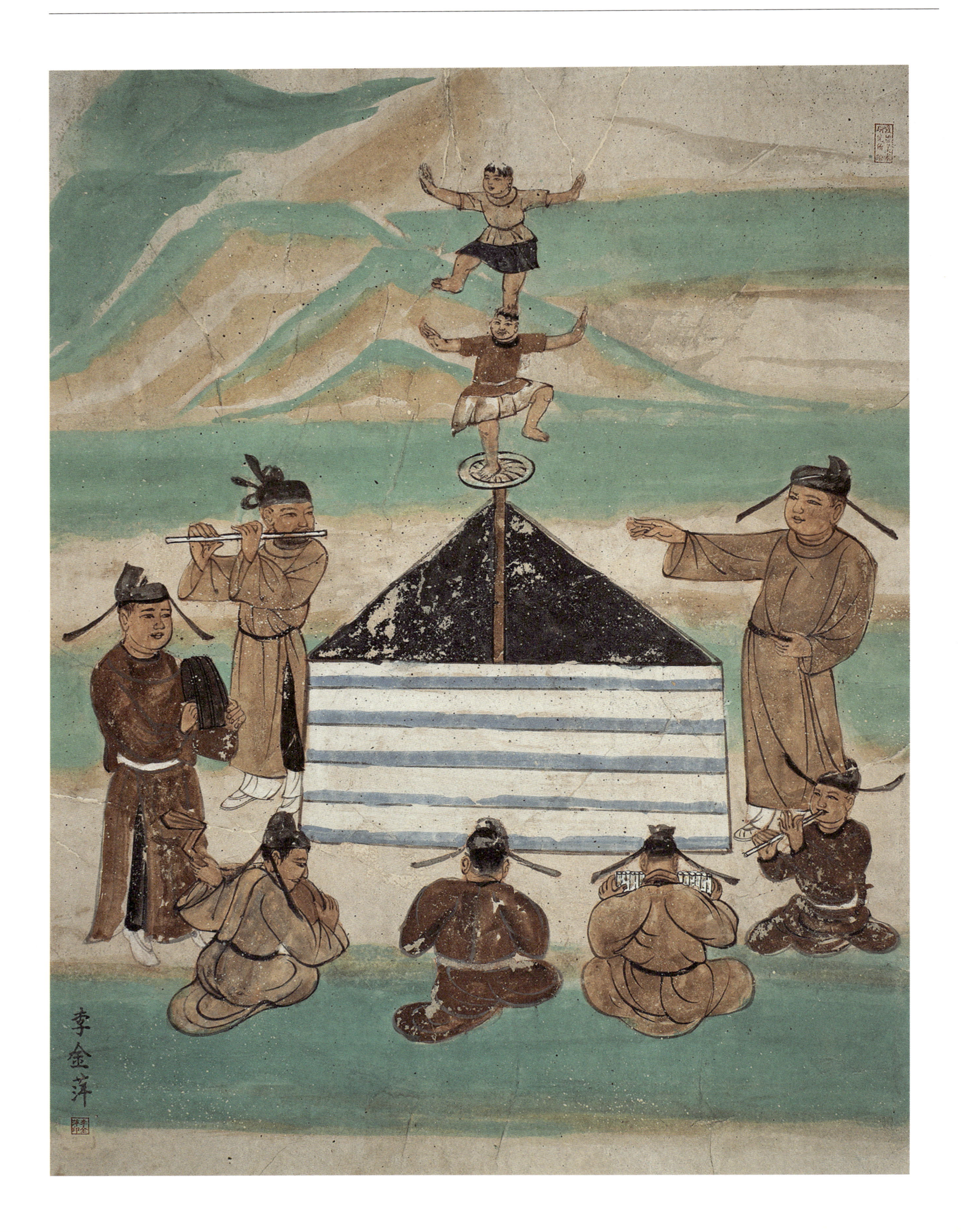

[五代]

莫高窟第 061 窟
塔式大殿 （李金萍临摹）

图中所示大殿，外观形似一座塔，线条繁复，色彩丰富，整体装饰颇多，有诸多花草纹样点缀在楼柱、墙壁、房檐等处，细节精致，显得十分华丽。

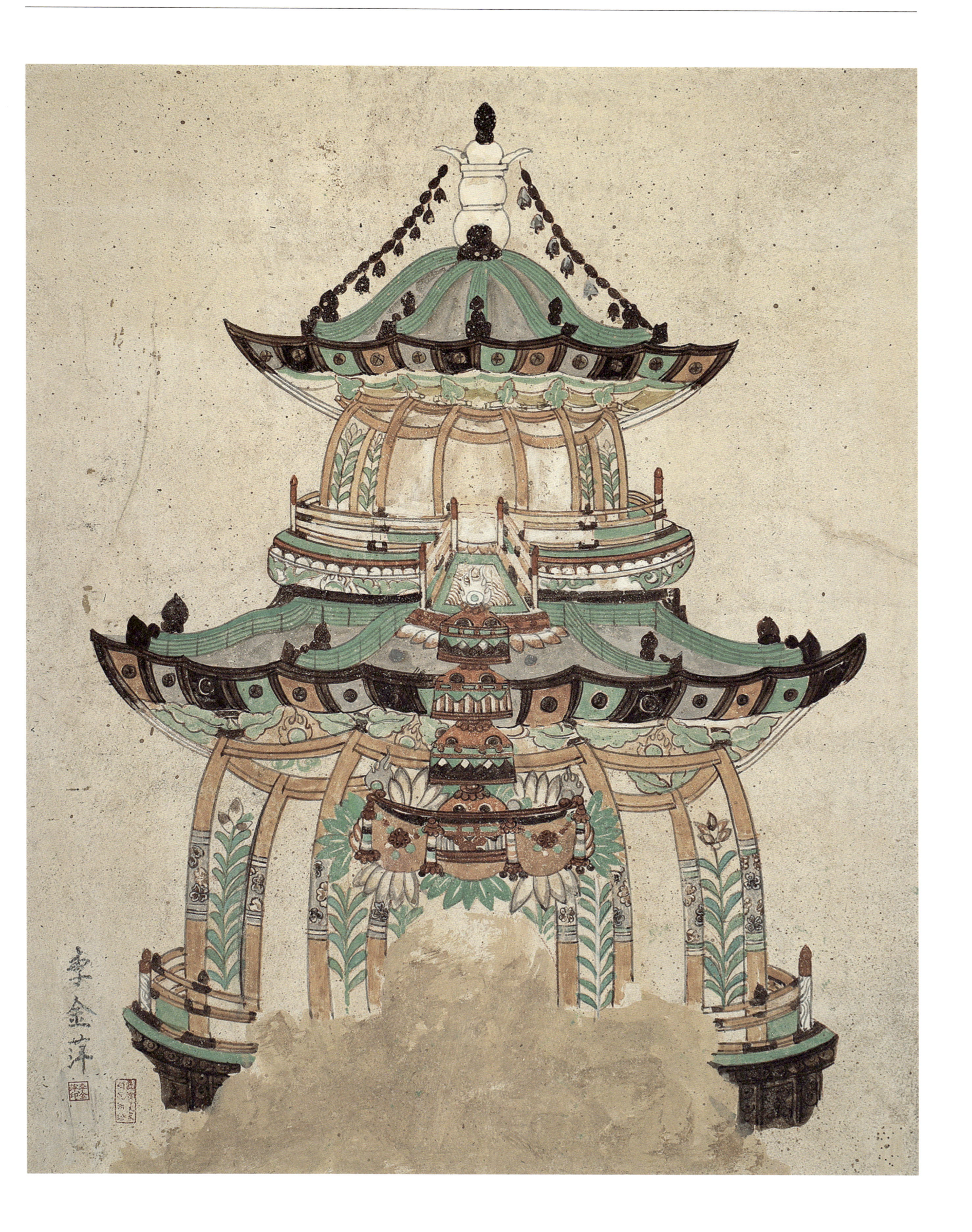

[五代]

莫高窟第 061 窟
牛车 （李金萍临摹）

牛车是古代人们出行时的一种代步工具。可见画作中牛车车顶罩有一张大帷幔，帷幔饰有花纹，秀丽精致。车舆描绘细腻，装饰富丽堂皇，有一车夫手牵牛，牛体形健硕，矫健有力却十分温顺，与车夫驱车前行。

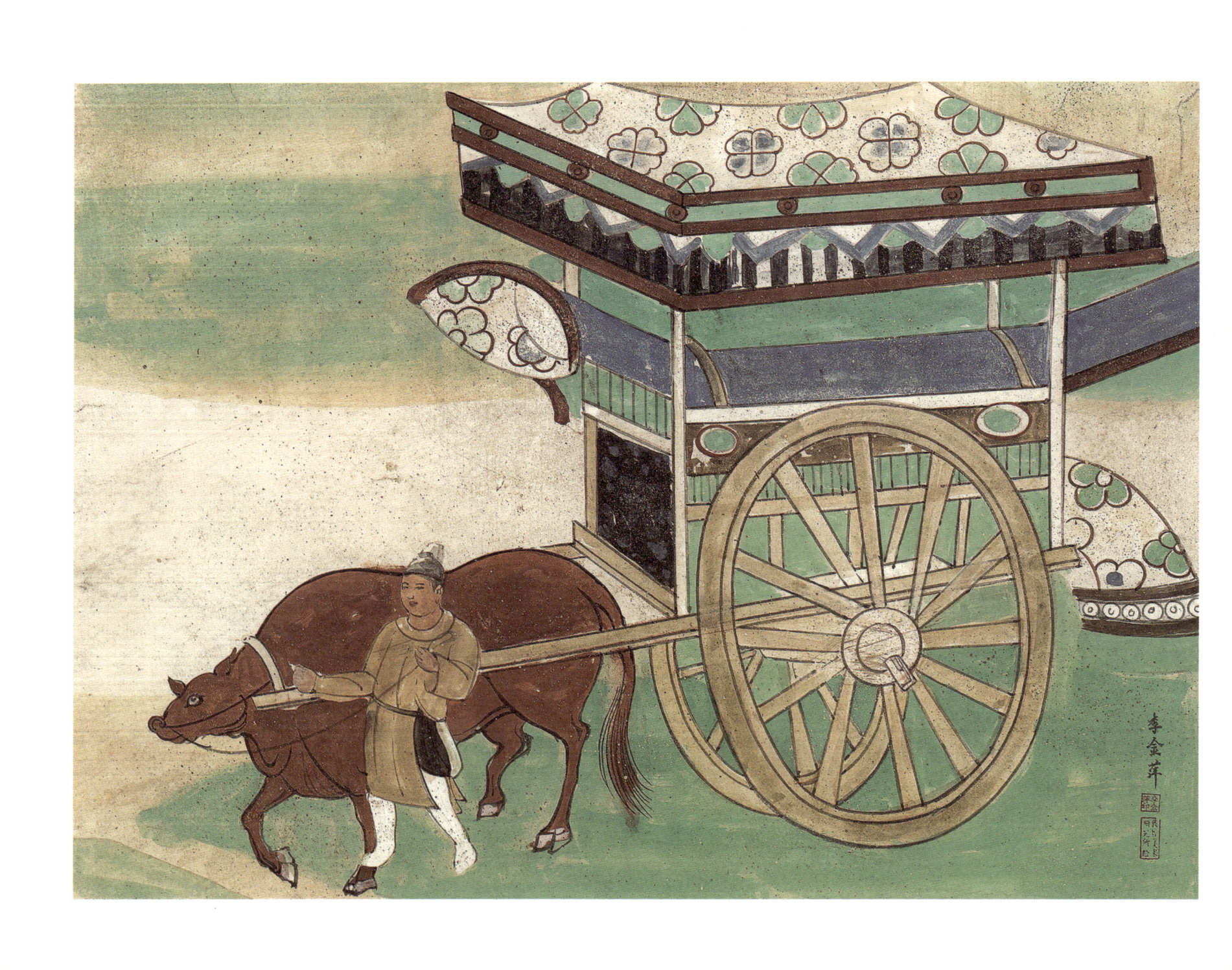

[五代] **莫高窟第 061 窟**

芒种扬场 （李金萍临摹）

下图一女子头梳发髻，戴白色双簪，着长裙，手持簸箕，向下撒种；一男子着长衫长裤，手拿农具翻土，覆盖种子。两人配合默契，勤劳农耕。色彩上运用石绿晕染，黑色勾线，细描人物轮廓形象，富有生气。

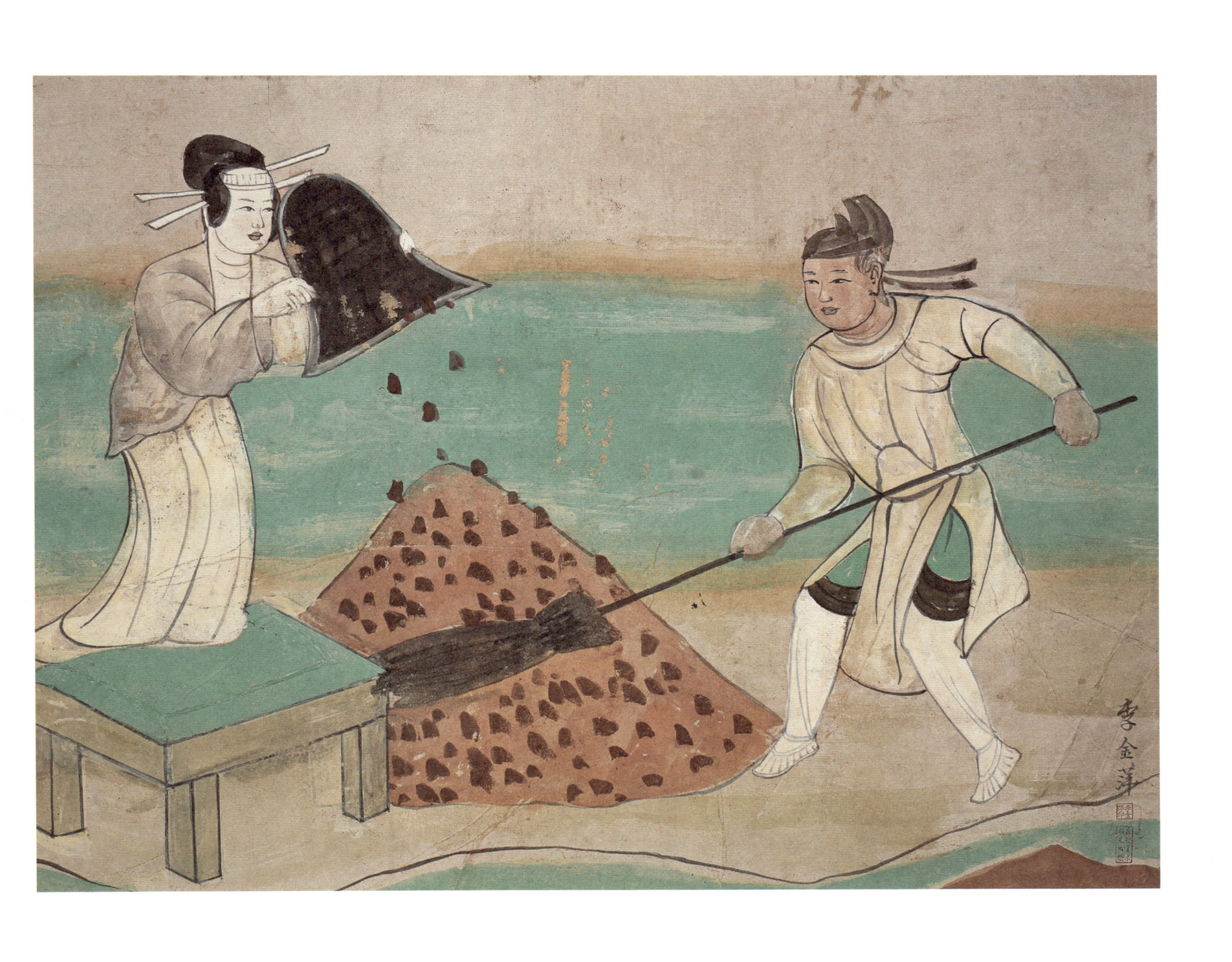

[五代]

莫高窟第 061 窟

花草图 （黄茜临摹）

画面近处重峦叠嶂，不远处的亭台顶部花草茂盛绽放，映射出社会繁荣之景。

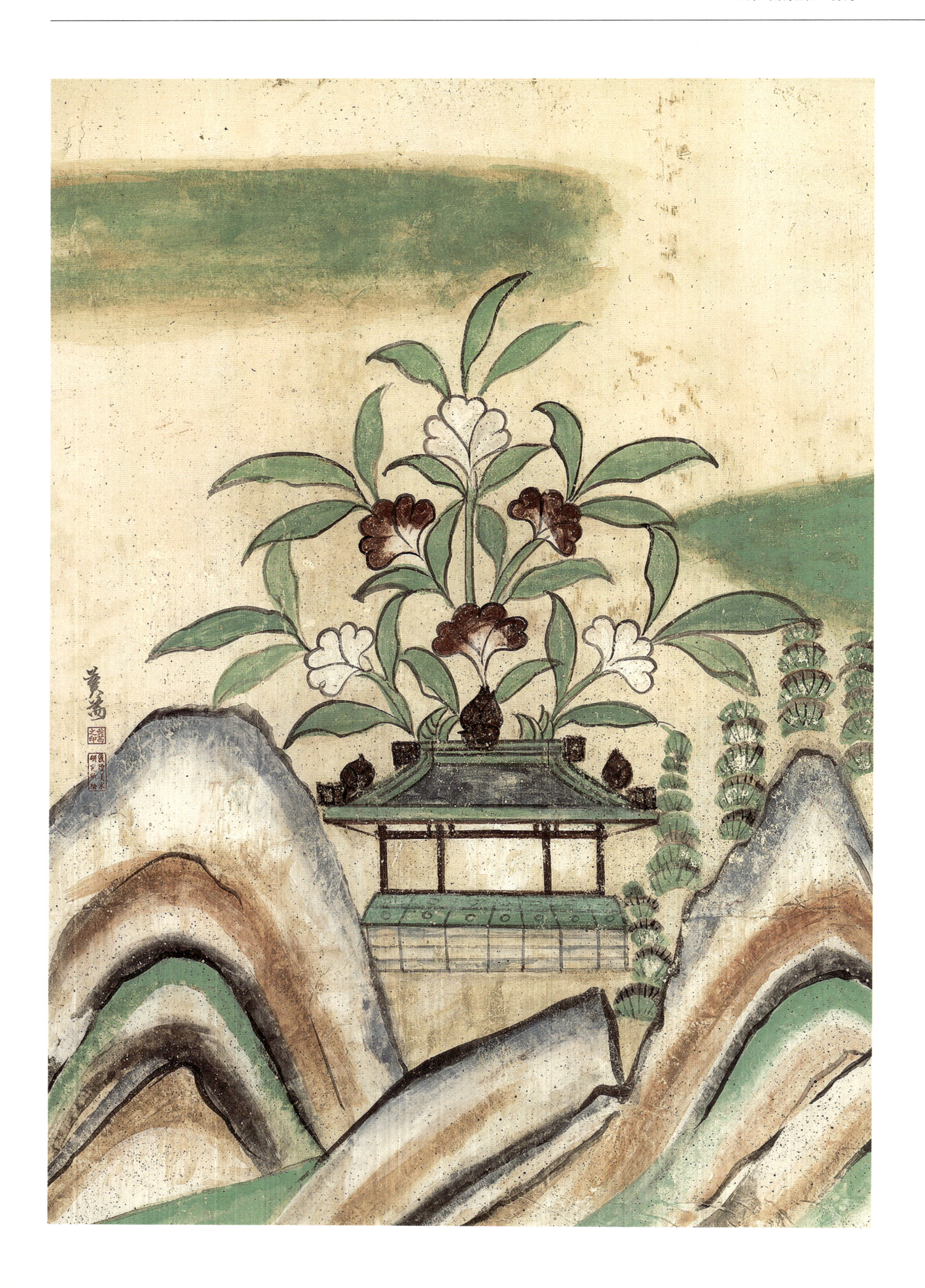

[五代] **莫高窟第 061 窟**
树 （黄茜临摹）

画面中的绿地上有一棵枝叶繁茂的大树，树干挺拔有力，下笔遒劲，彰显自然的灵韵秀美与勃勃生机。

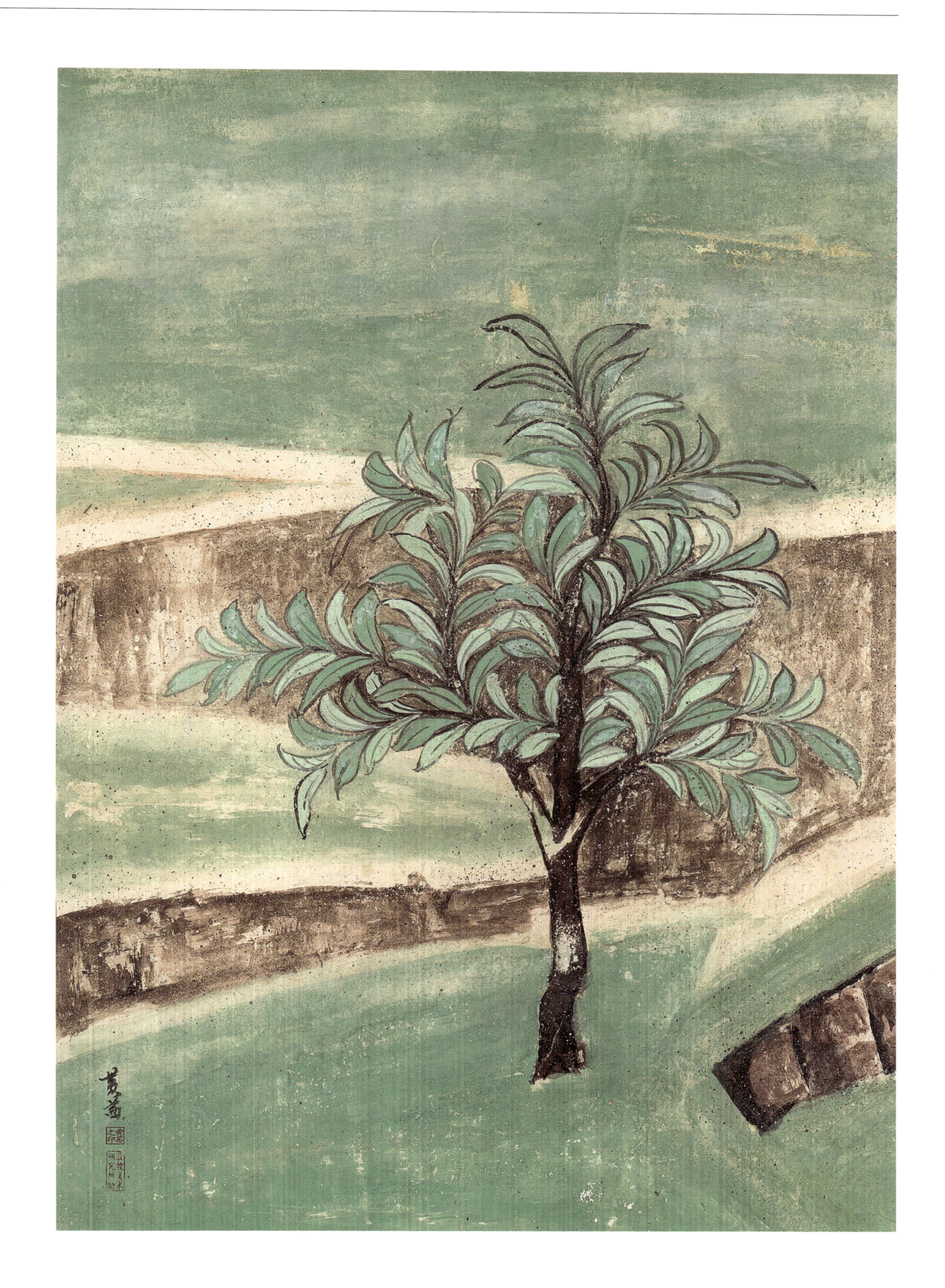

[五代] **莫高窟第 061 窟**
荷花牡丹图 （黄茜临摹）

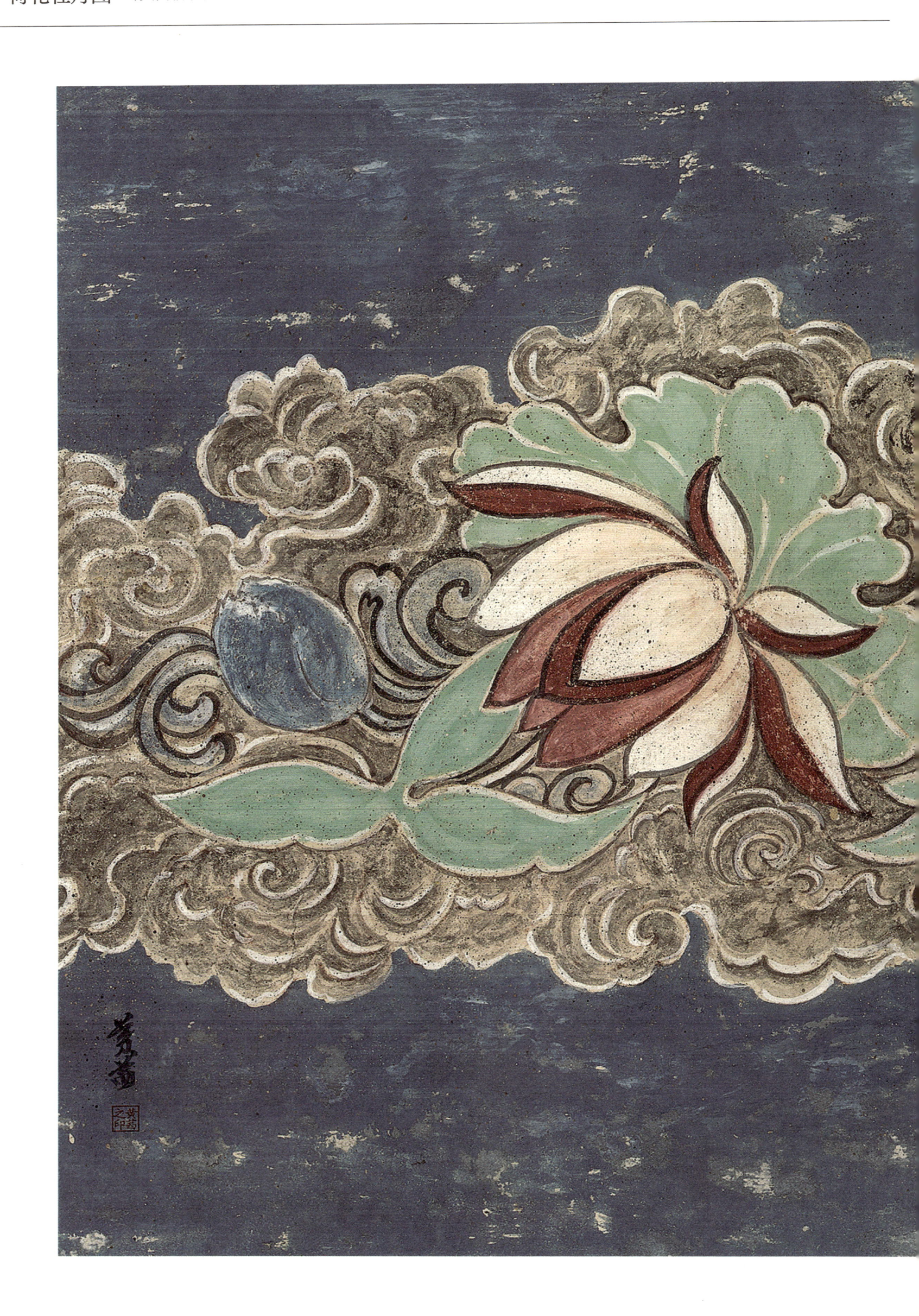

画面中的荷花与牡丹相映，花瓣花叶色彩搭配得当，线条流畅自然，描绘出花朵盛放的状态，颇具灵动之感。

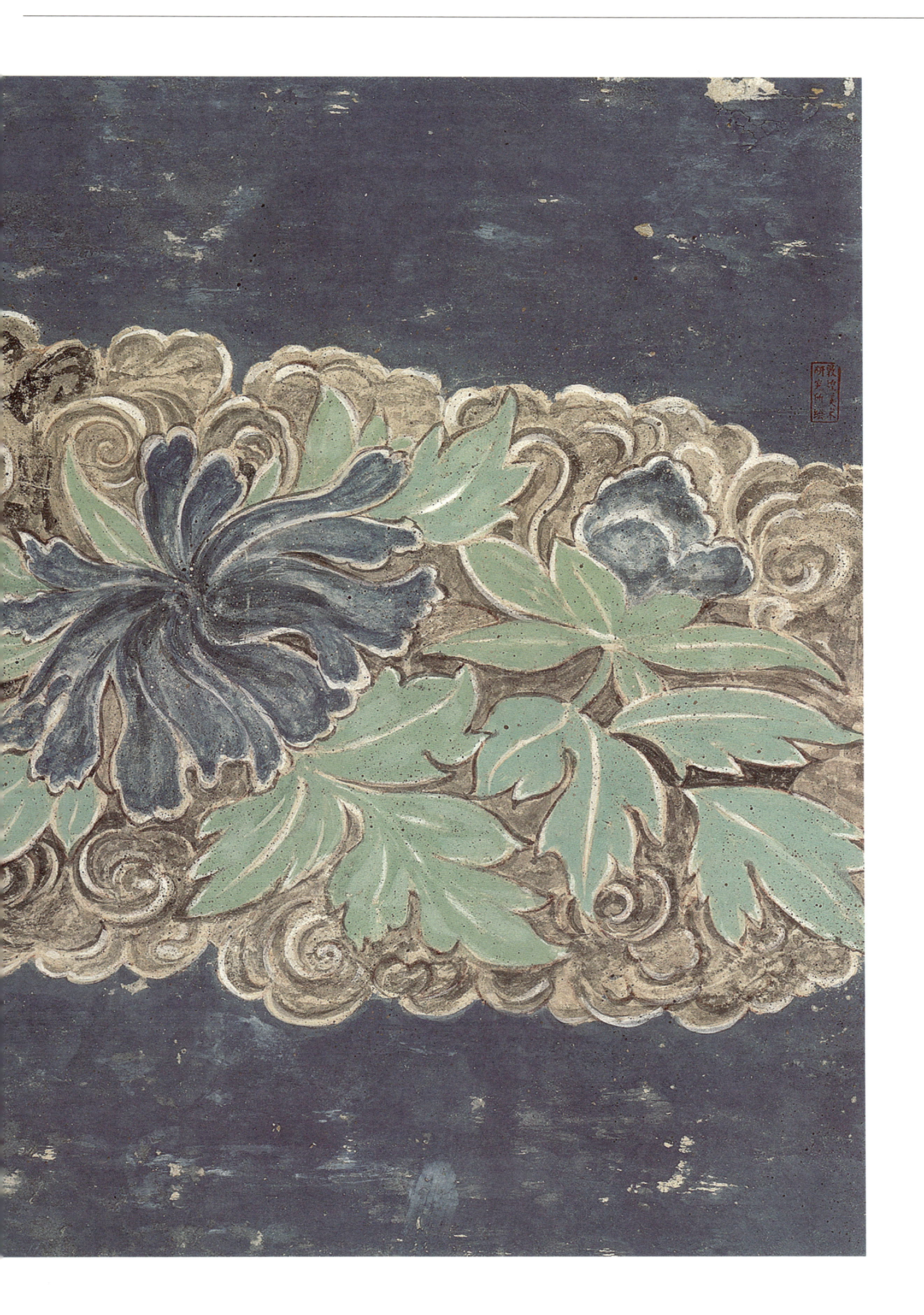

[五代] **莫高窟第 061 窟**
璎珞垂幔 （金子欣临摹）

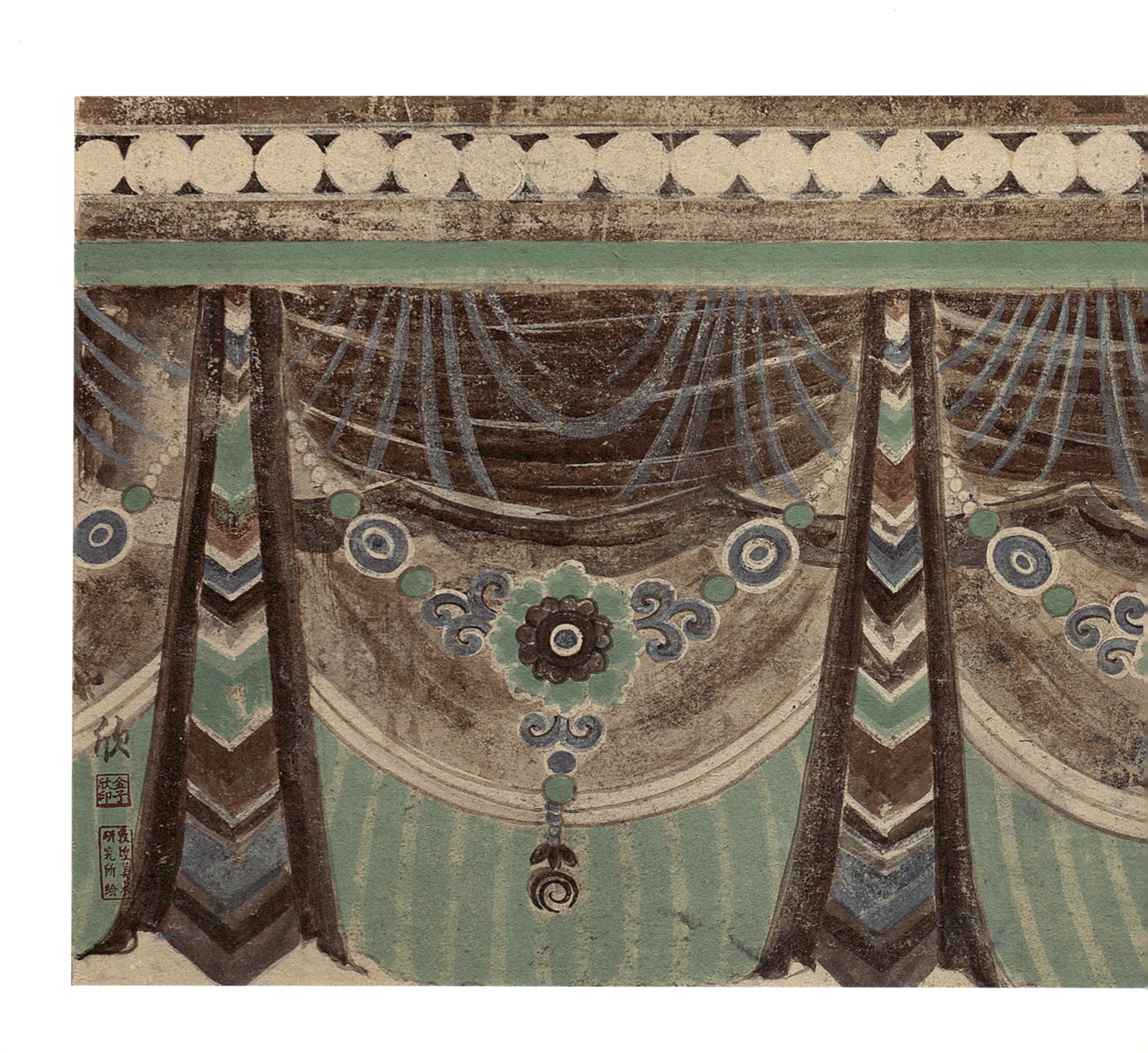

图中色彩总体偏冷色调，海蓝、赭色、青绿三色交叠，烘托晕染，给人以淡雅明丽之感。以莲饰为心，青绿辉映，海蓝衬托，体现挂饰垂坠感。帷幔上端的赭色布料上，衬之以珍贵璎珞，尽显典雅大方。

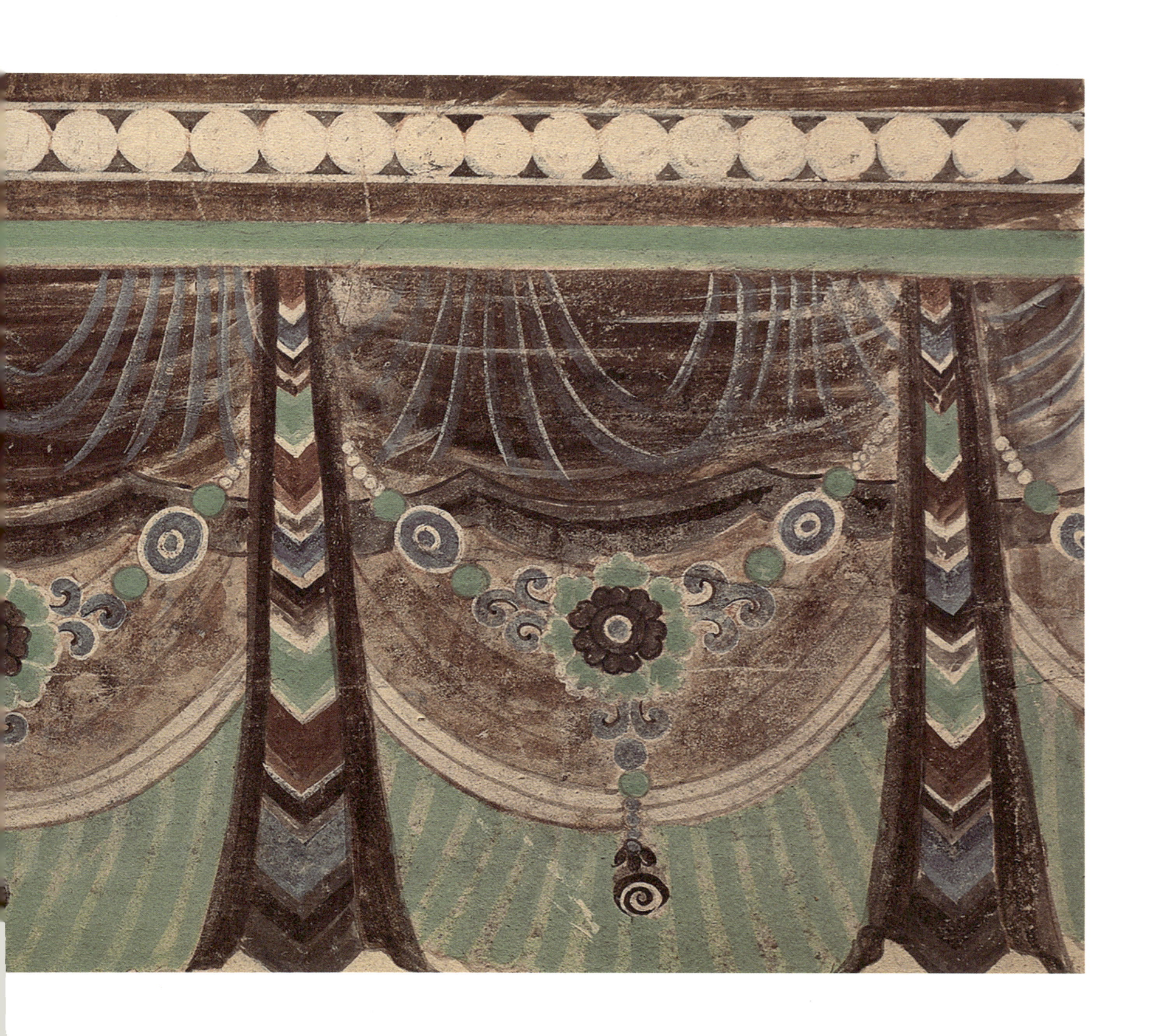

[五代] **莫高窟第 061 窟**
凤纹边饰 （金子欣临摹）

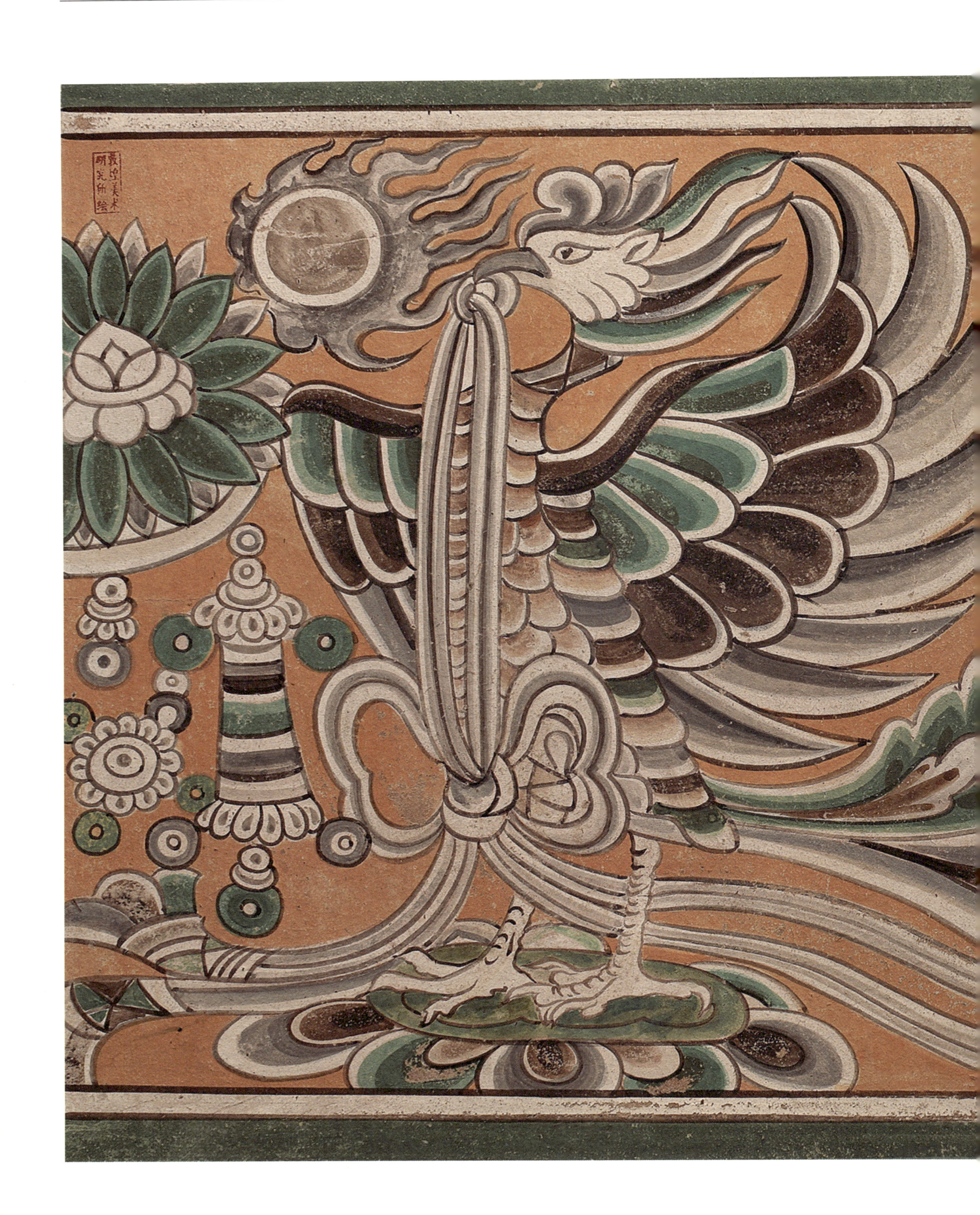

此图为凤鸟祥纹，自古就有吉祥之意。一凤鸟侧身轻盈地站立于花盘之上，挺头展翅，尾羽呈波状上翘样态，神采奕奕，灵韵十足。四周花草纹样，交错连接，缱绻绽放，富有流动之气。用色鲜艳明快，浓淡相宜。

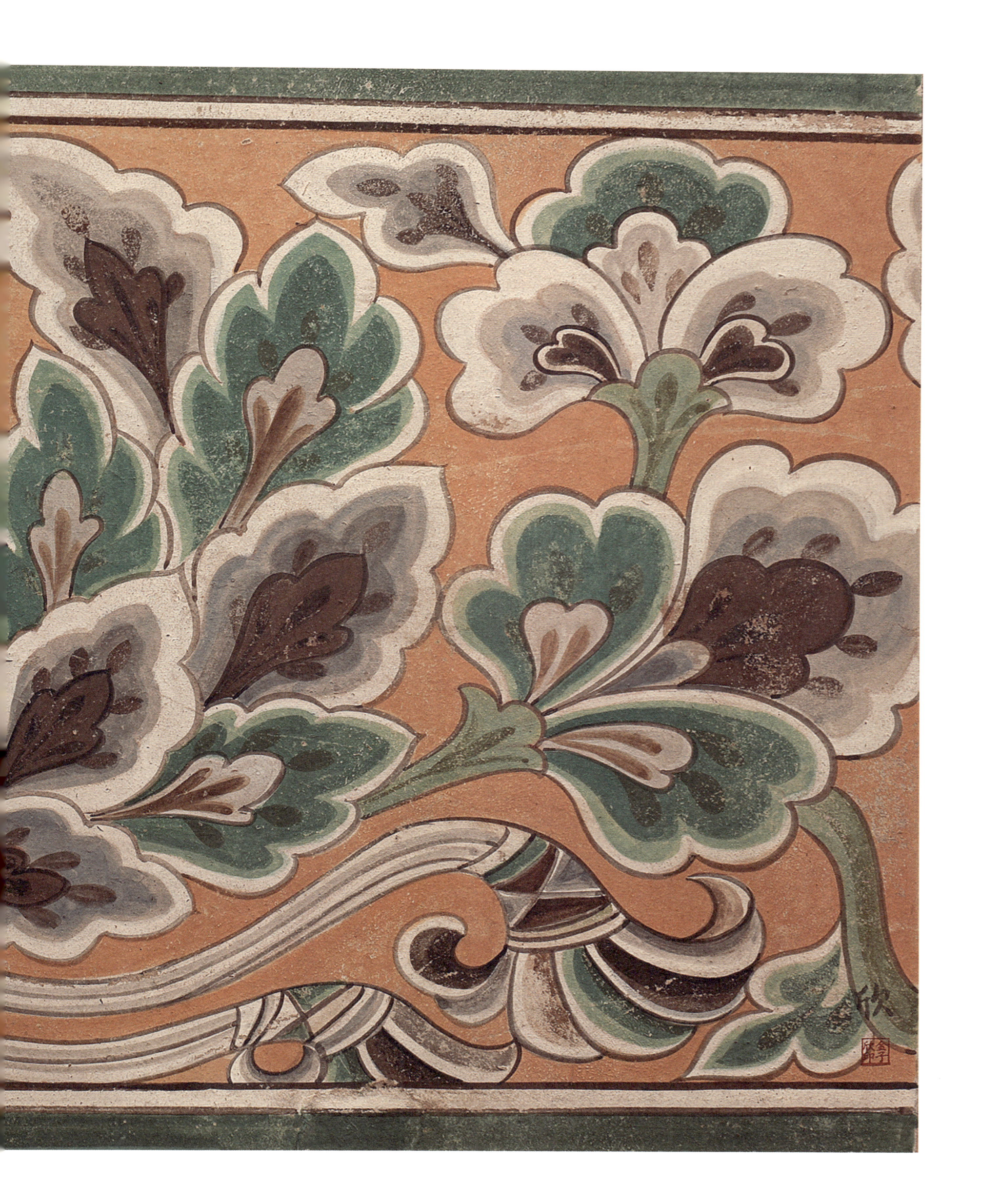

[五代]

莫高窟第061窟
金牛宫、巨蟹宫 （张平临摹）

金牛宫是黄道十二宫的第二宫，在画中的圆形星宫内，金牛正缓缓踱步，画面线条的虚实、粗细勾勒得当。巨蟹宫是黄道十二宫的第四宫，画中的巨蟹虽然绘制简略，但是蟹身与蟹足清晰可辨。

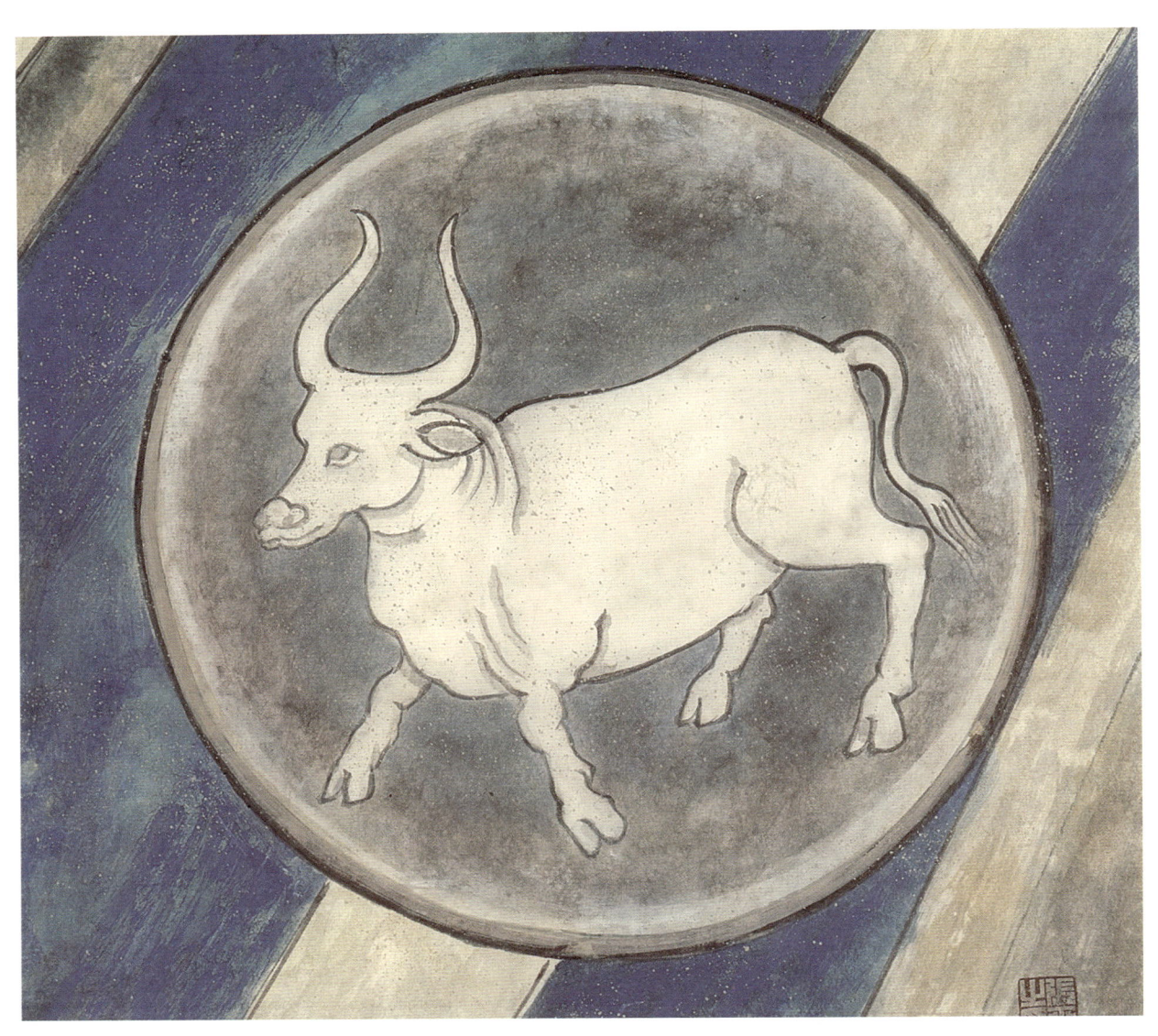

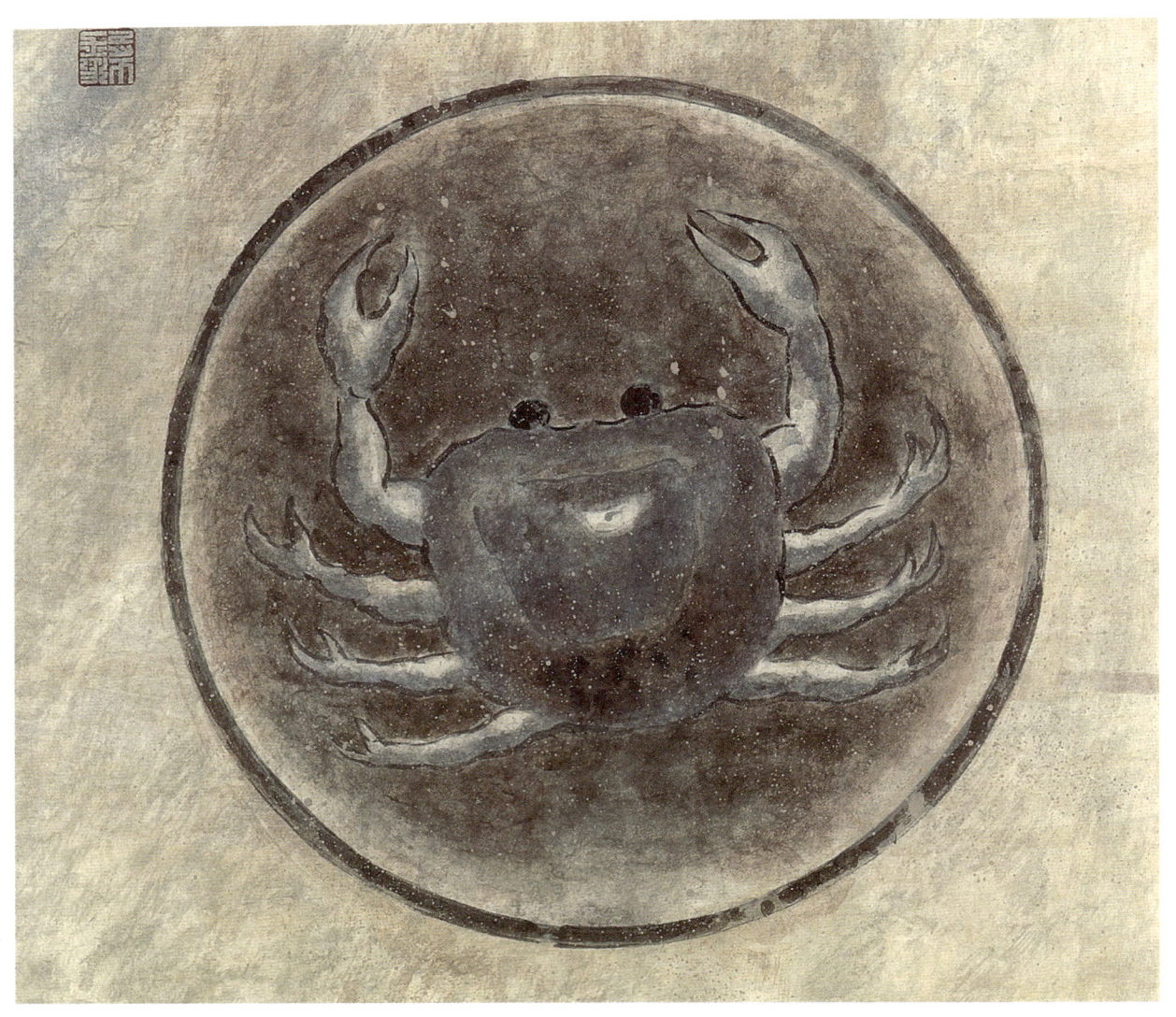

[五代]

莫高窟第 061 窟
天蝎宫、双鱼宫 （张平临摹）

天蝎宫，蝎子的结构明晰，画面生动。双鱼宫所示两条鱼同方向并列于圆形星宫之中，鱼身纹理清晰，鱼尾翻卷，活灵活现。

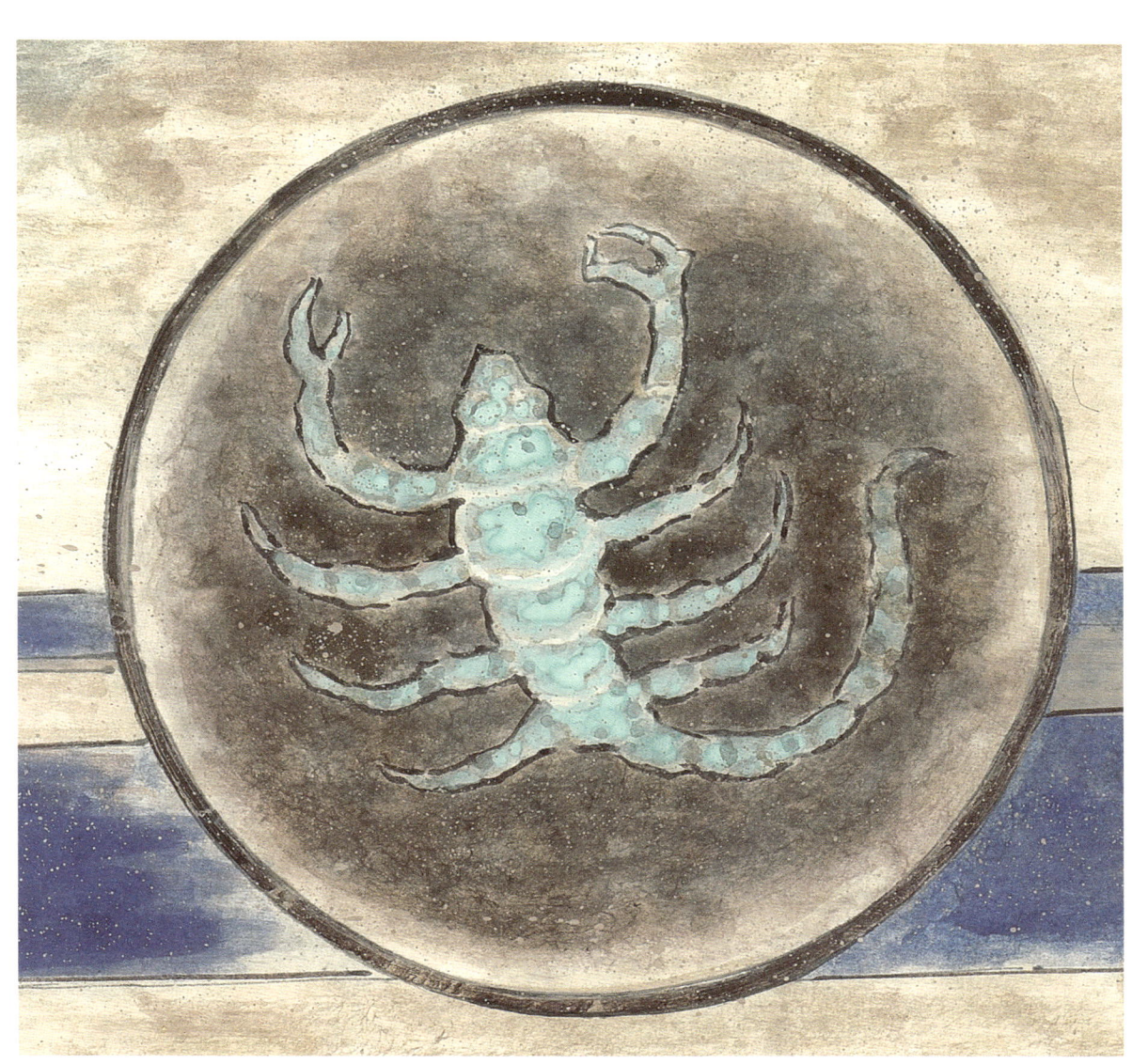

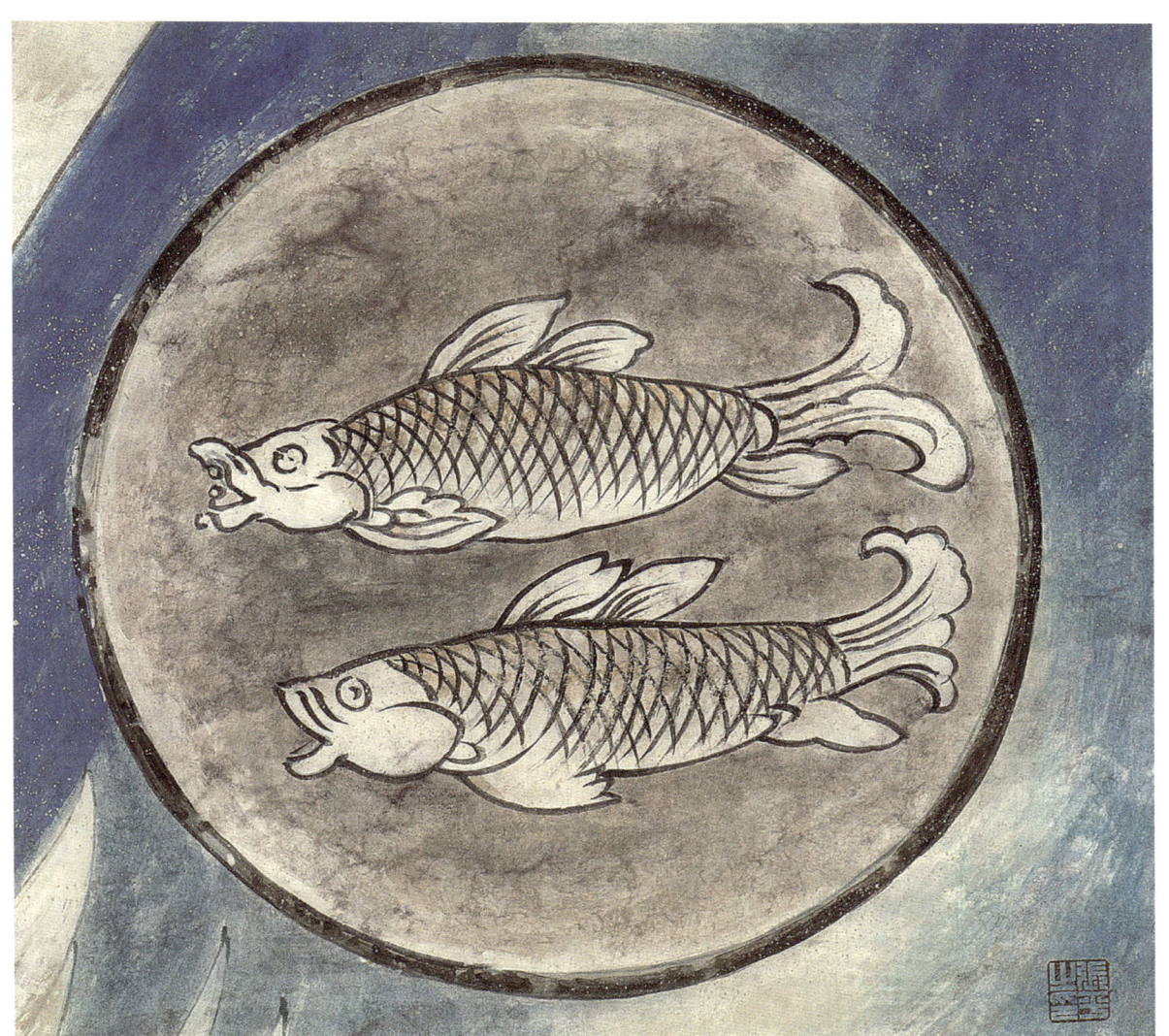

[五代] **莫高窟第 061 窟**
双龙莲花藻井 （高山整理临摹）

藻井以绿色为基调，中央绘有两条龙。龙的周围以各种纹样图案相连，组成一个庄严的天上世界。

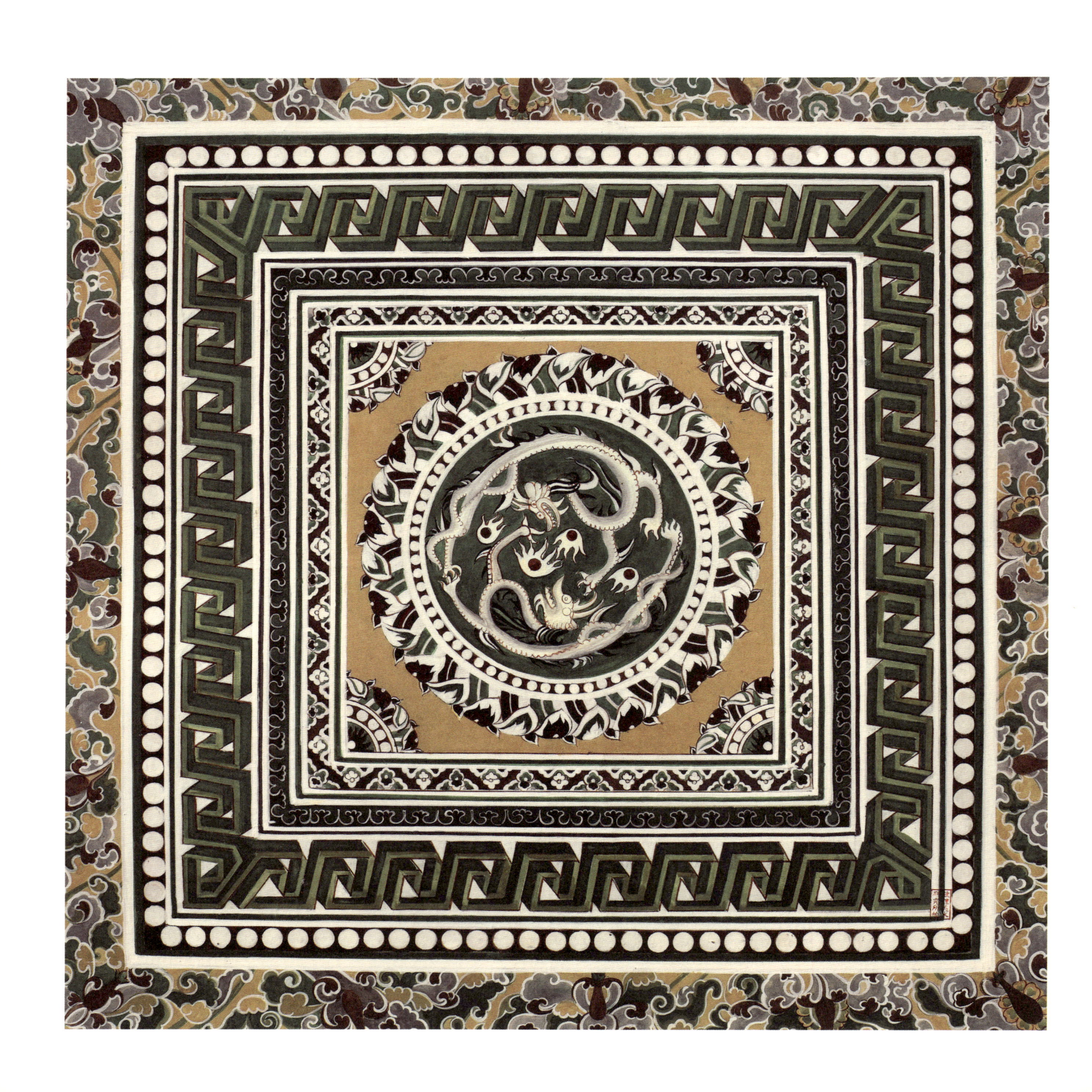

[五代] **莫高窟第 061 窟**
鹦鹉团龙藻井 （石凌歌临摹）

藻井团花内层为卷叶莲瓣，团花周围为四对鹦鹉对舞，且上下、左右对称，中心方井为二重凸起，井壁立面画卷草和团花边饰增强了画面的空间感。

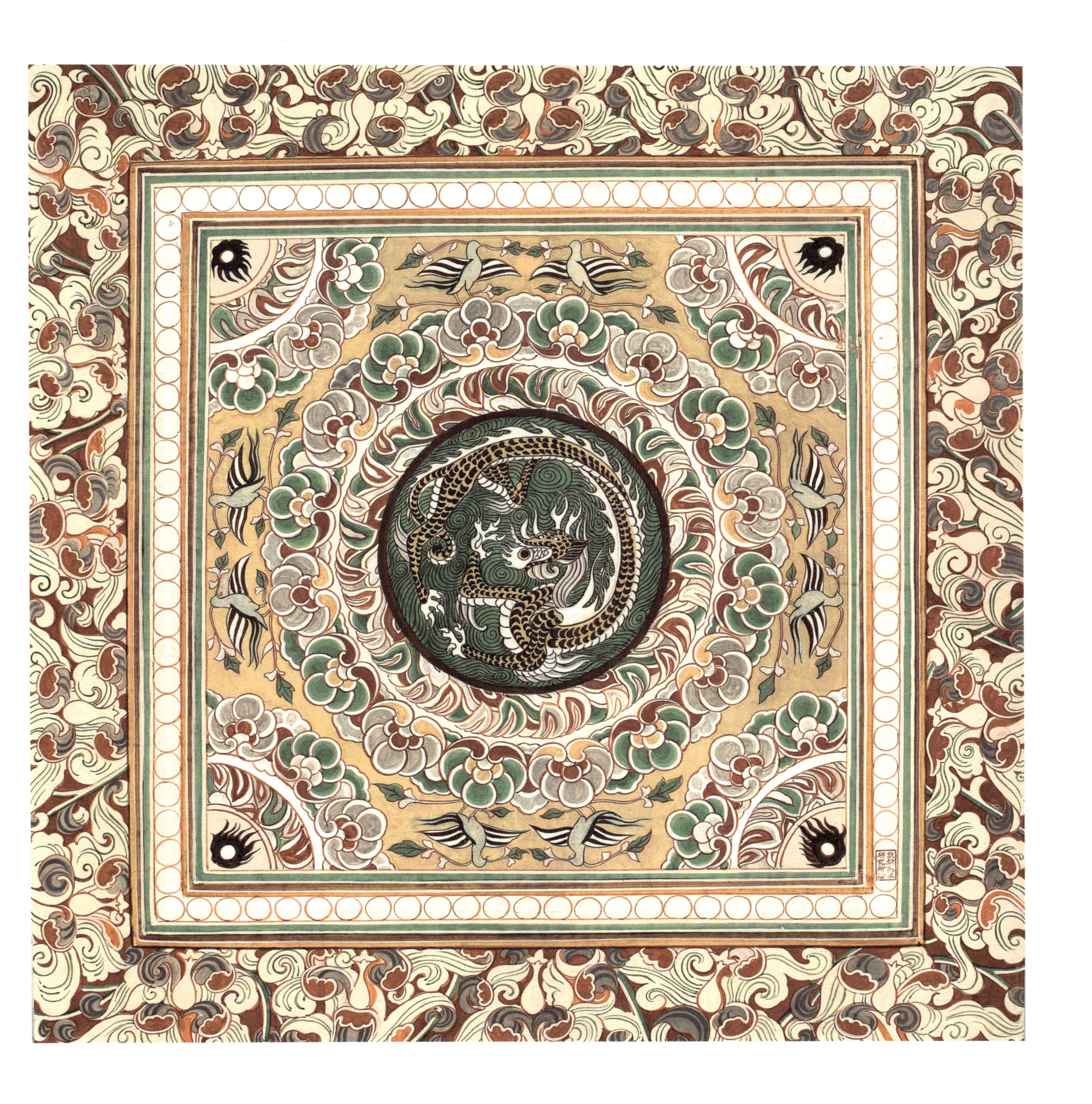

莫高窟第 100 窟

[五代] 曹议金夫人出行图局部 （李金萍临摹）

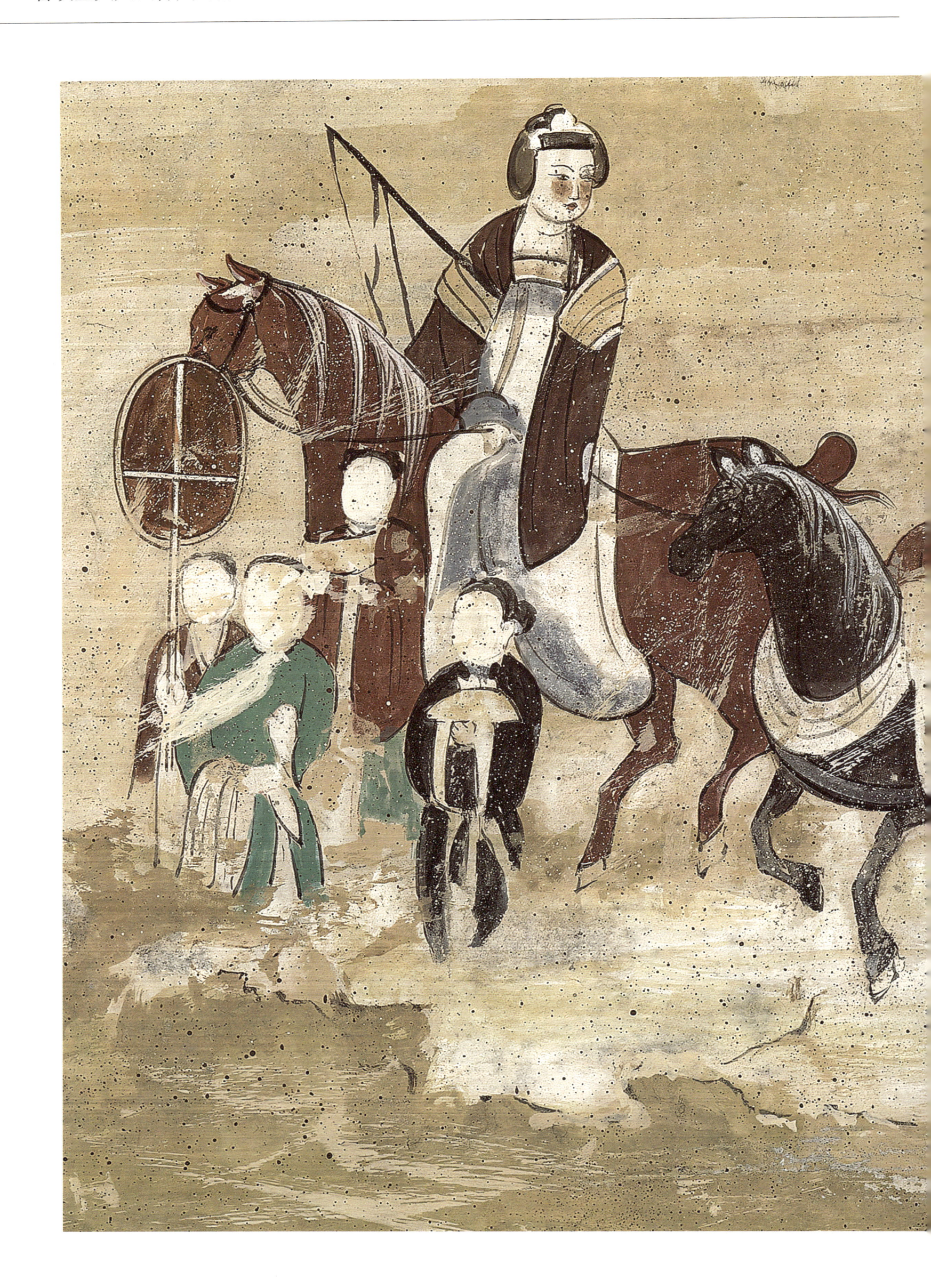

画面中一众人马出行，气势浩荡，有轿夫牵马，有侍女捧物跟随，此图充分体现出曹议金夫人的身份和地位。

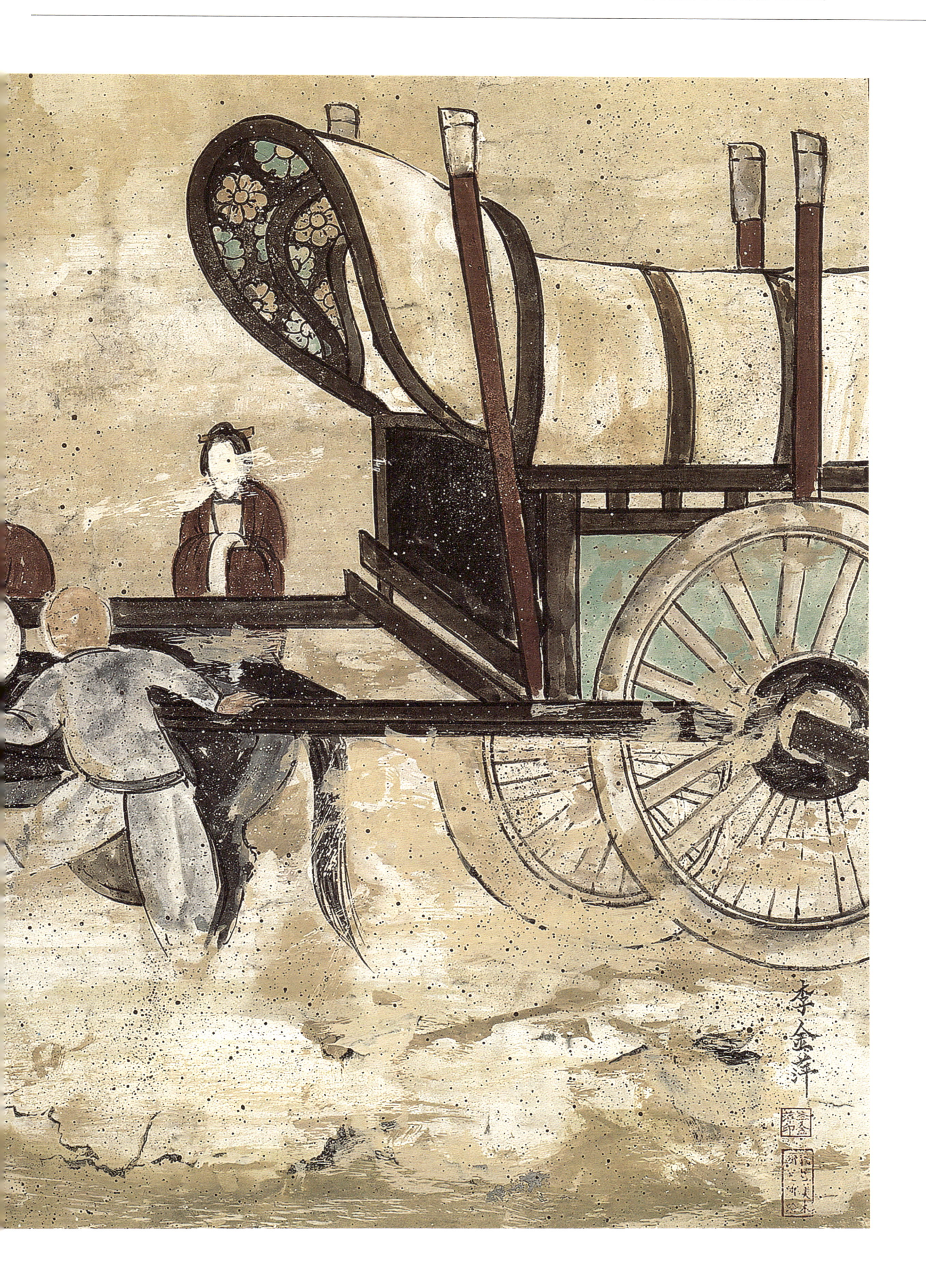

[五代]

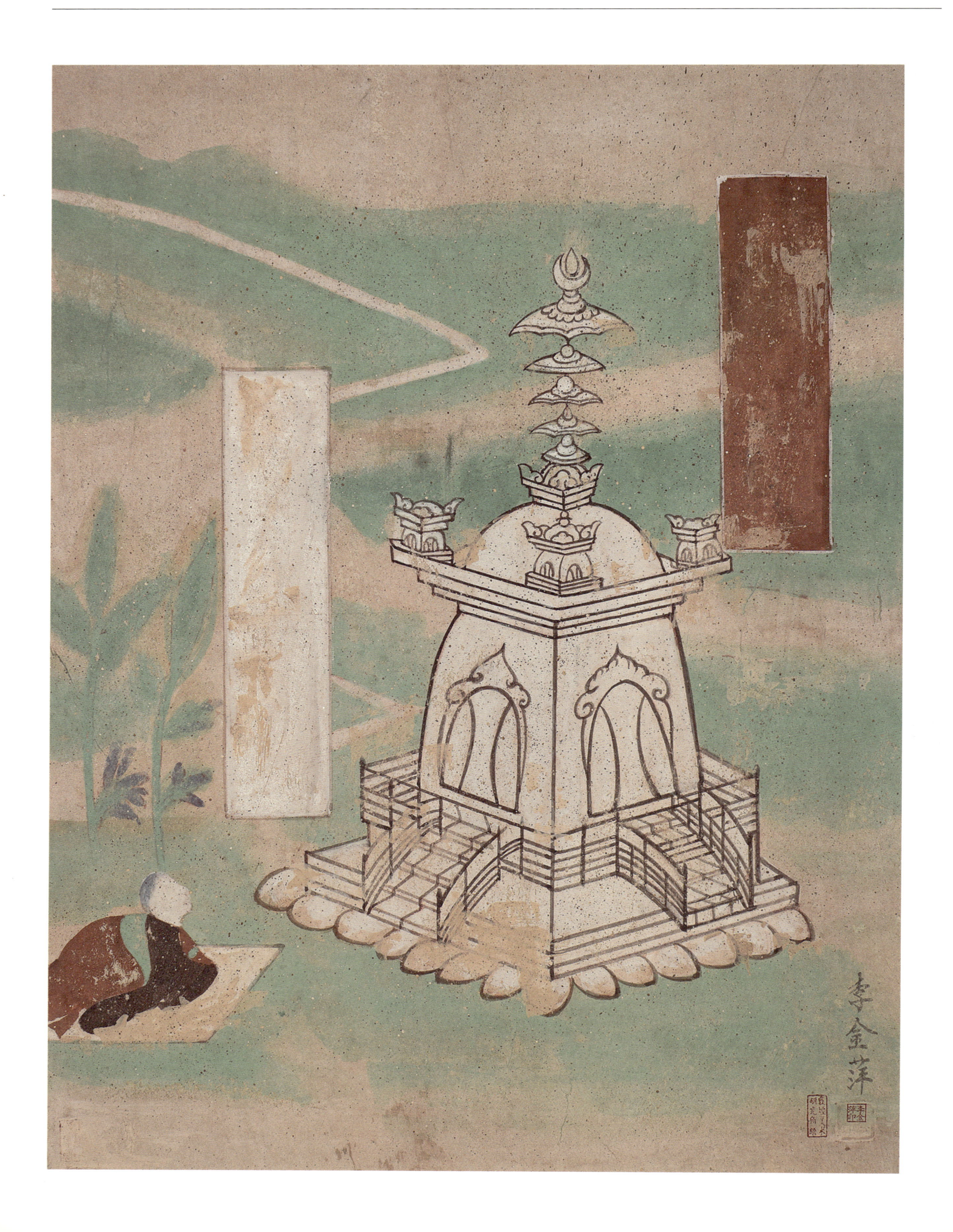

莫高窟第 340 窟

四门单层塔 （李金萍临摹）

图中所示的四门单层塔，顾名思义塔身呈正方形，单层，四面各有一个拱门，门前各有五级台阶。塔前有一男子正俯身跪地，仰头望塔，虔诚地跪拜。

[五代]

莫高窟第 340 窟
四重楼阁式木塔 （李金萍临摹）

图中所示木塔，共四层，外观呈楼阁样式，木塔底部有莲瓣装饰，画面整体配色清新淡雅，营造出惬意悠然的氛围，背景中的绿色条纹装饰好似垂柳在侧。

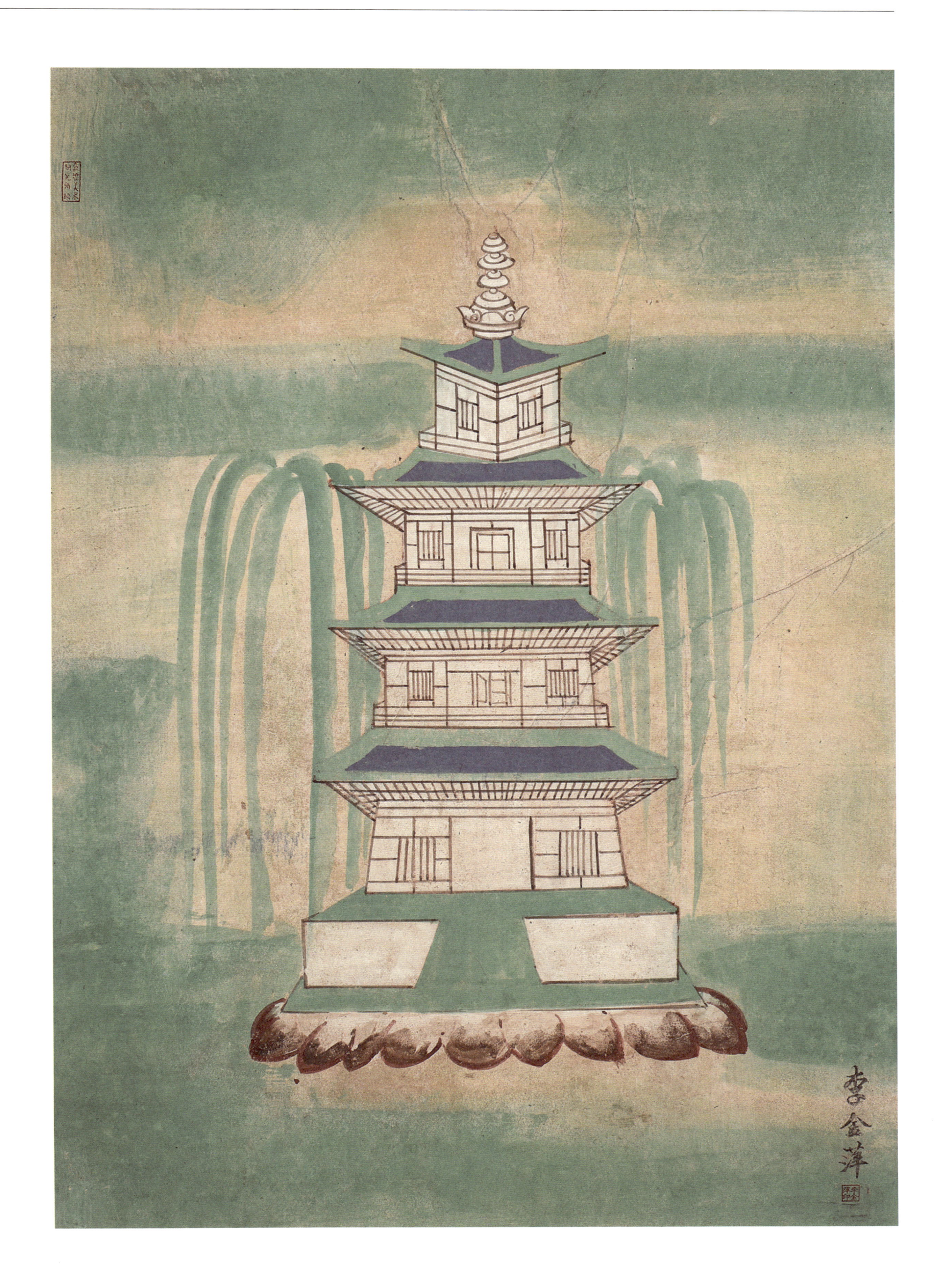

[五代] **莫高窟第 395 窟**
颈部挂包的鹿 （张平临摹）

画面中的鹿，形象机敏。鹿身的毛以赭红色为主，头部上扬，右侧前后蹄蹬起，英气十足。

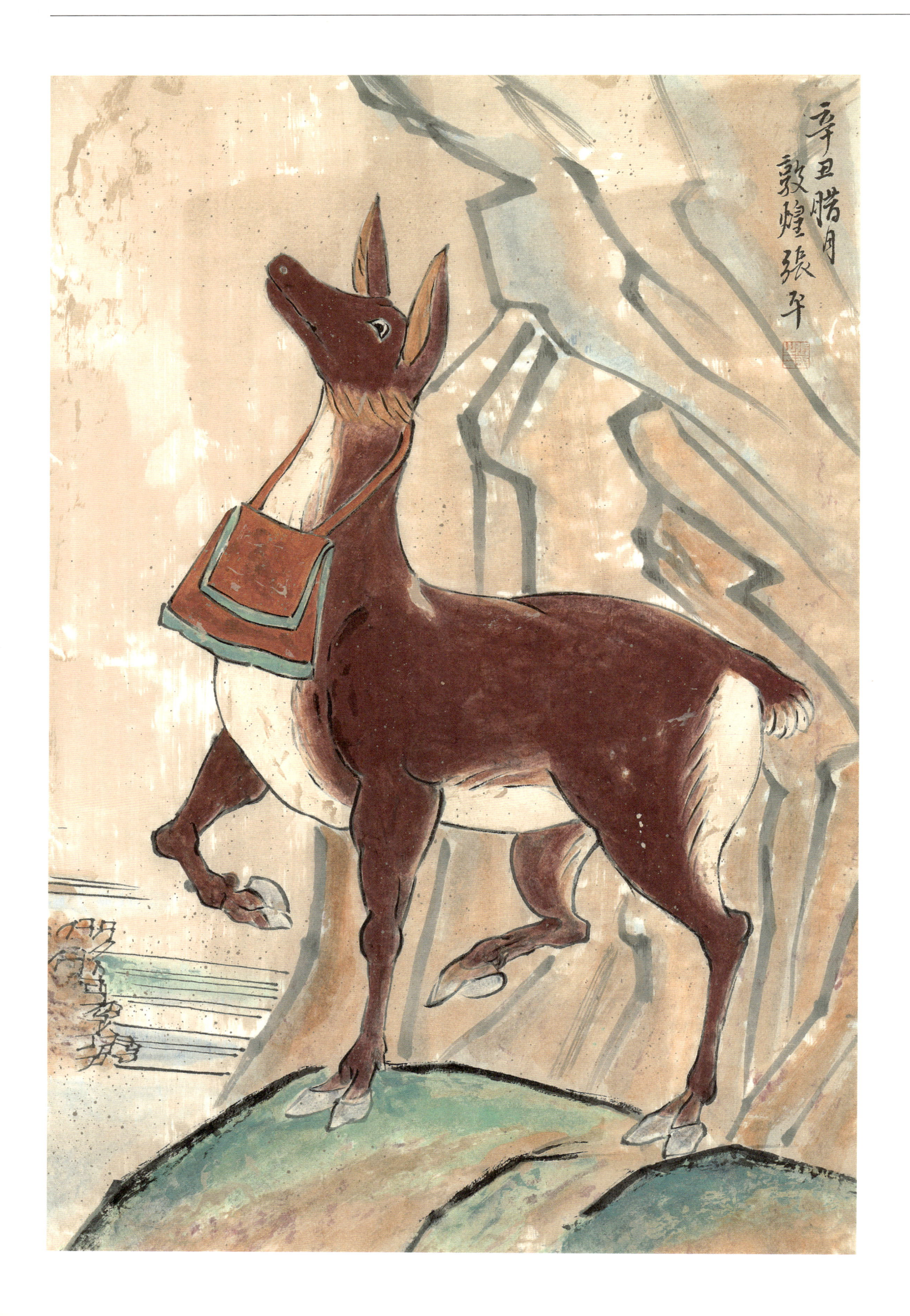

[五代] **莫高窟第 409 窟**
回鹘王礼佛图 （平玲玲临摹）

画面中回鹘王面容圆润，柳眉细眼，留着八字胡。回鹘王手中执香炉，虔诚礼佛，身旁一位着装与其相似的少年手捧供品，还有八位侍从，分别负责撑伞、持扇、持宝剑、持弓箭等，跟随在回鹘王身后。

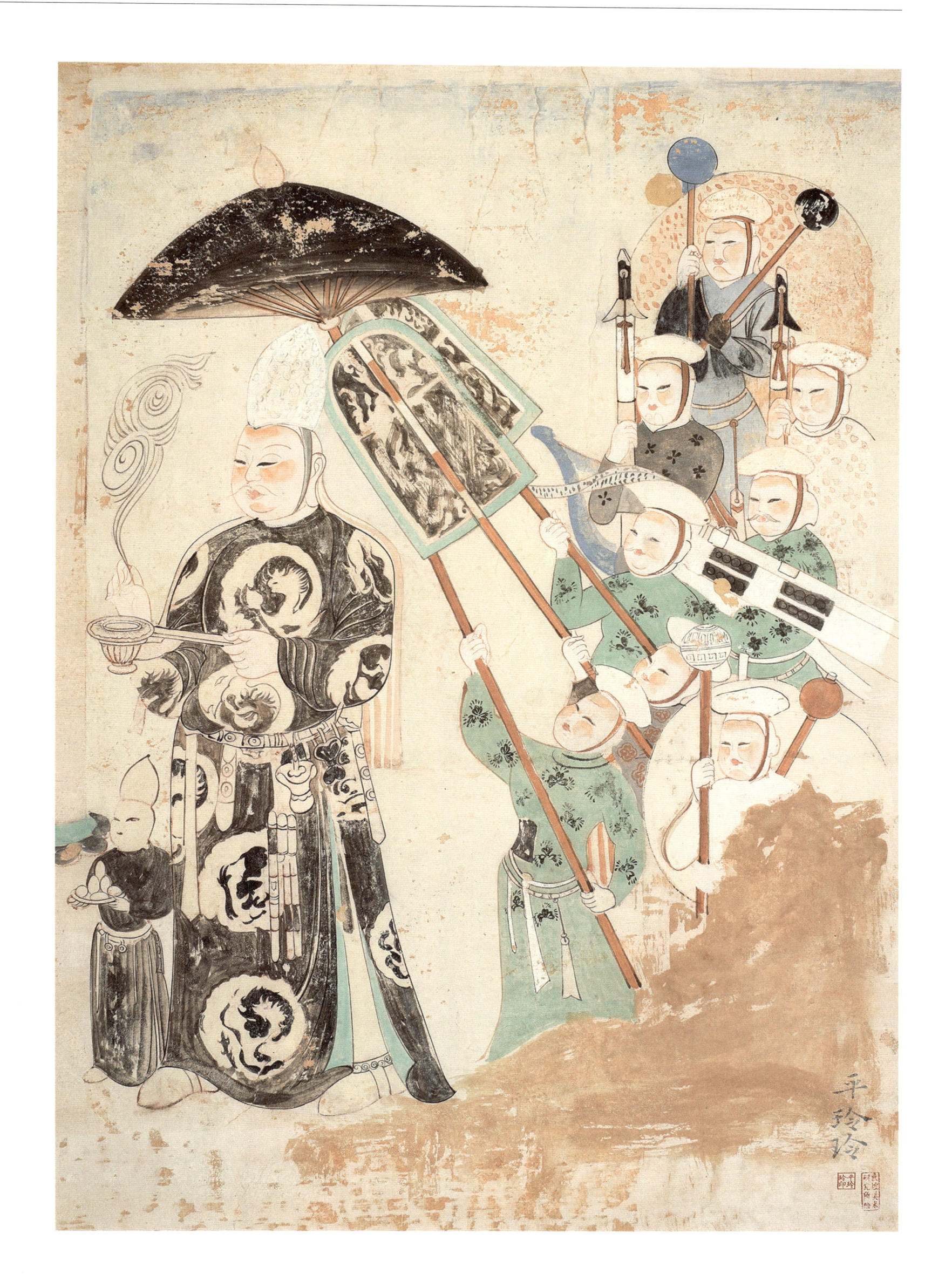

魏晋南北朝
隋代
唐代
五代

宋代

西夏
元代

[宋代] **榆林窟第 017 窟**
双树华盖 （金子欣临摹）

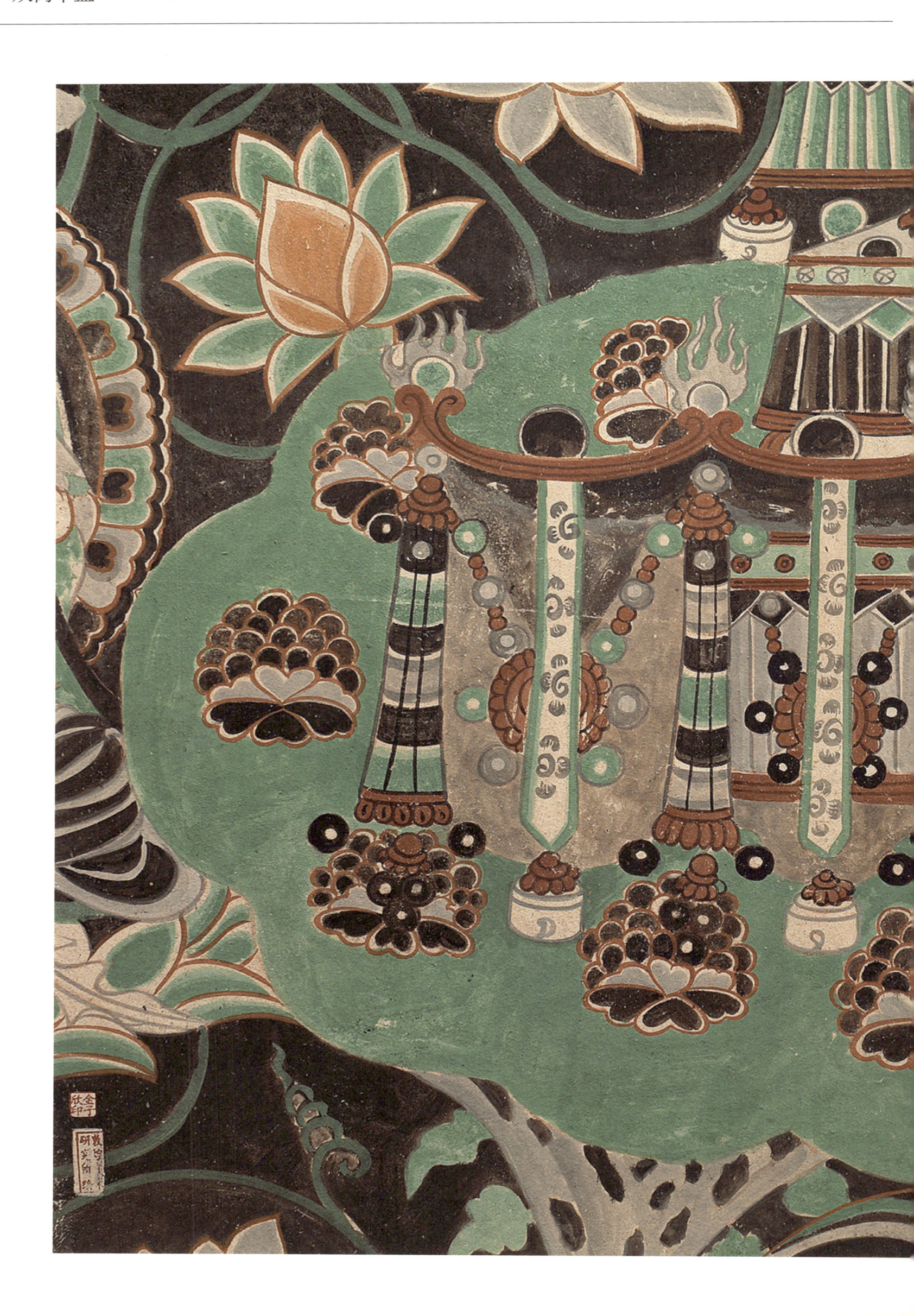

下图华盖为侧视八角形，每个角上缀有火焰宝珠，下有垂幔罗网，富贵优雅。绿色云形映衬华盖，松果形花装饰其中，古典华丽。华盖四周绕有缠枝繁花纹，纹饰衬以黑底，对比突出，尽显华盖之锦绣，装饰感极强。

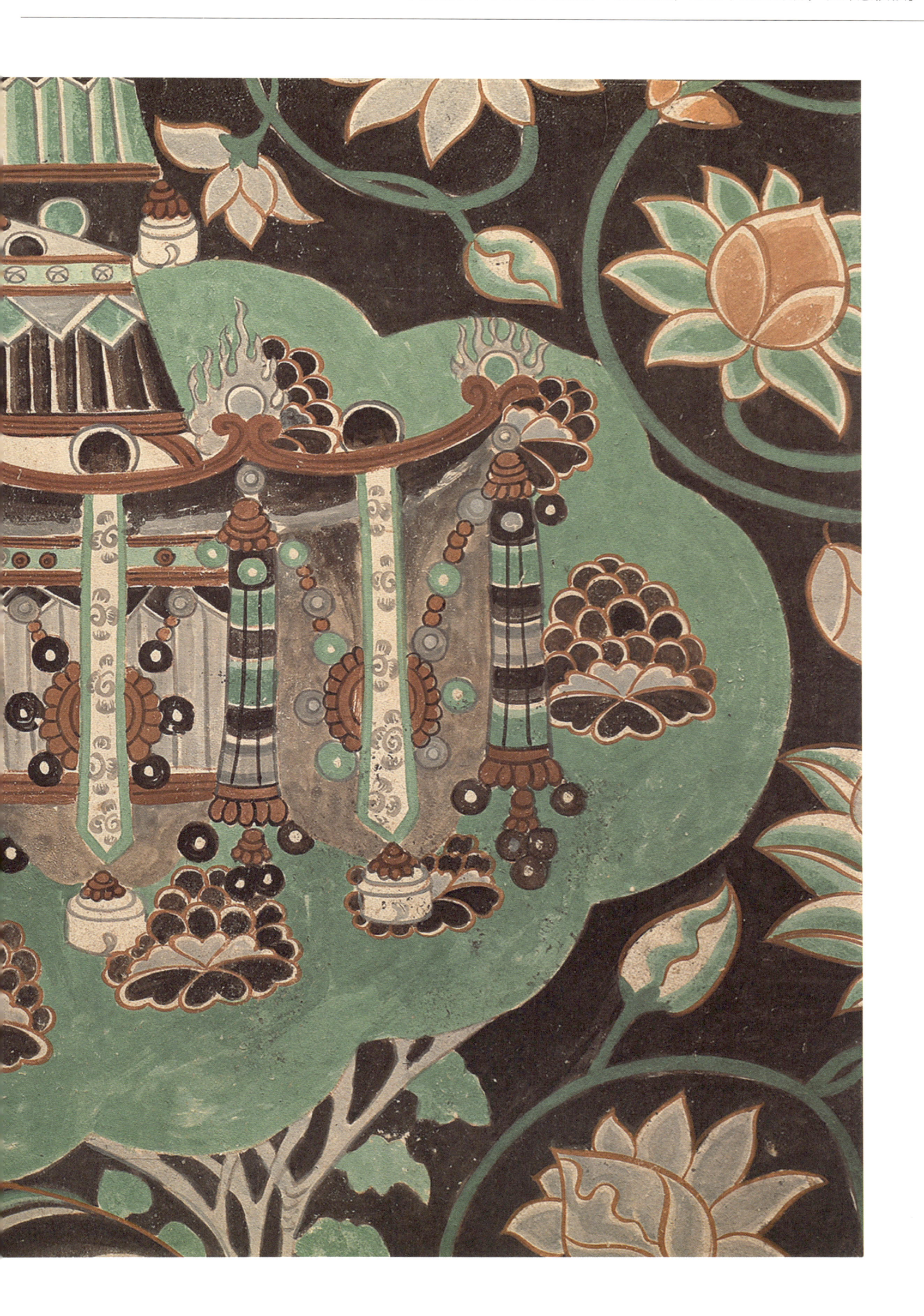

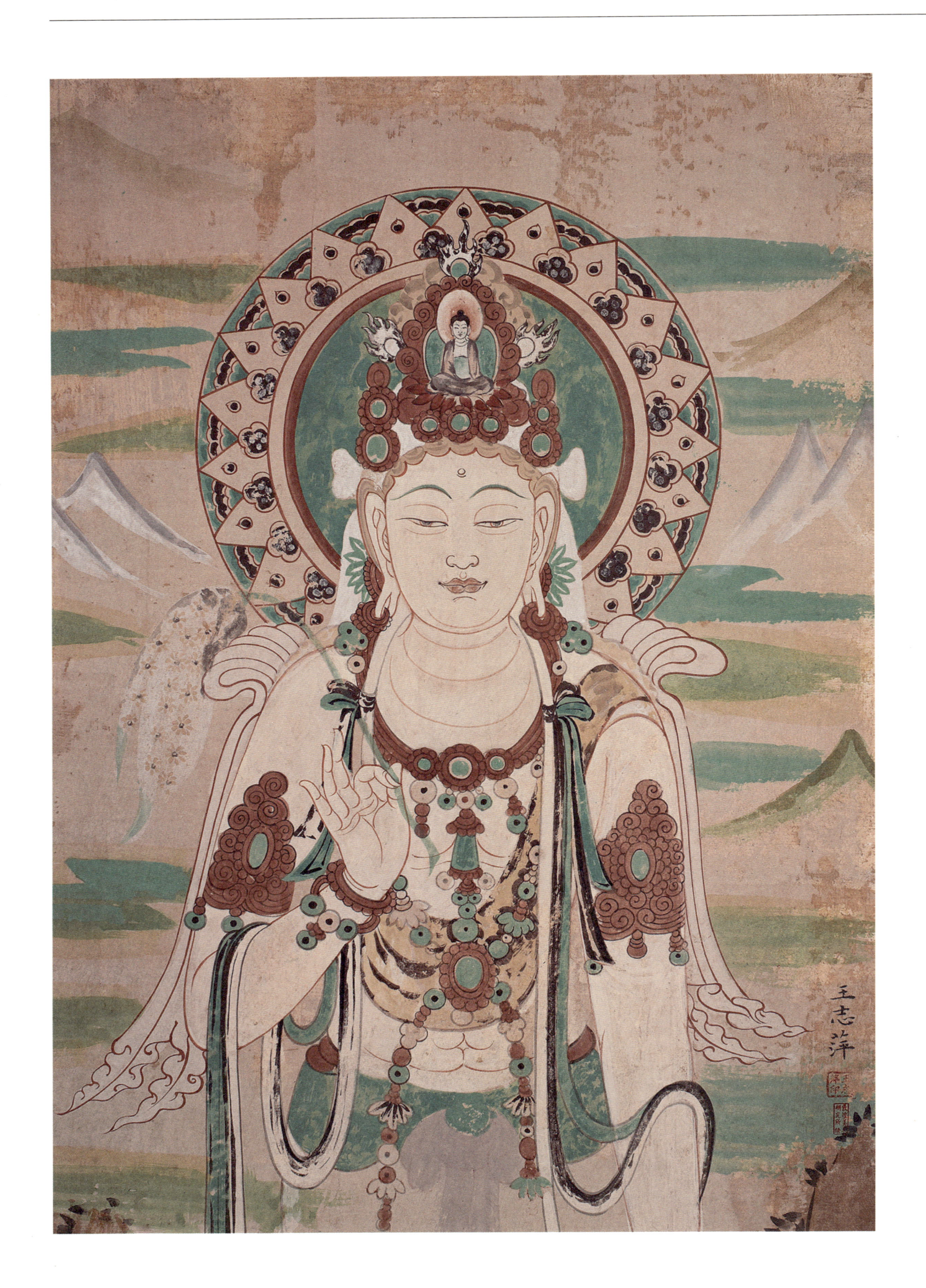

[宋代] **莫高窟第 076 窟**
菩萨胸像 （王志萍临摹）

画面中的菩萨面部丰润，翠眉明眸，端庄慈祥，披帛随身，头戴宝冠，腕、臂各戴环钏，璎珞环绕，神态沉静威严。

[宋代]

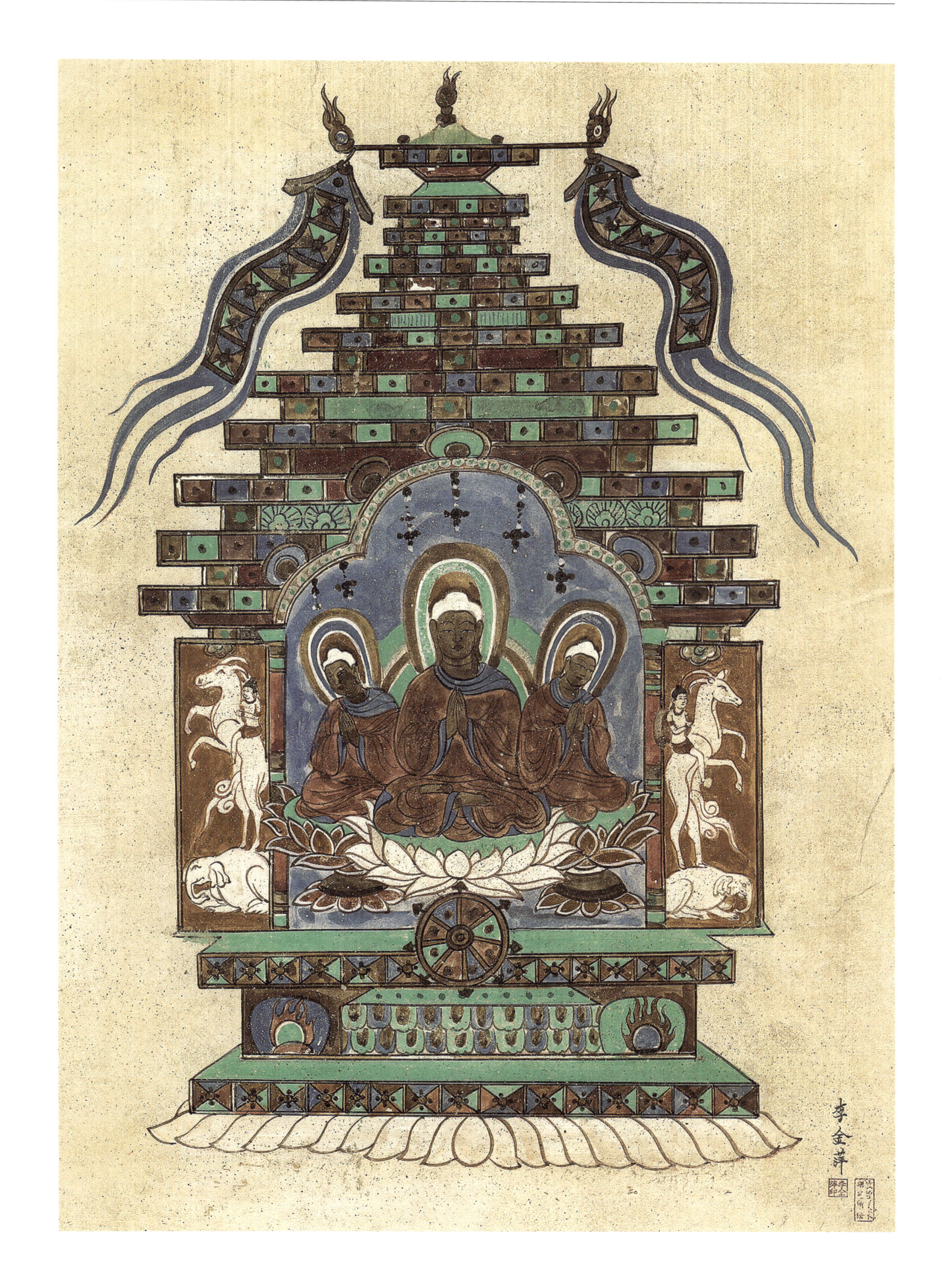

莫高窟第 076 窟

砖石塔 （李金萍临摹）

下图塔的塔身由青石砖块堆砌而成，塔顶有双悬幡。悬幡花纹精致，于空中飘舞。砖石塔下设三层阶梯状基台，基台四周几何花纹镶嵌排列，装饰性极强。

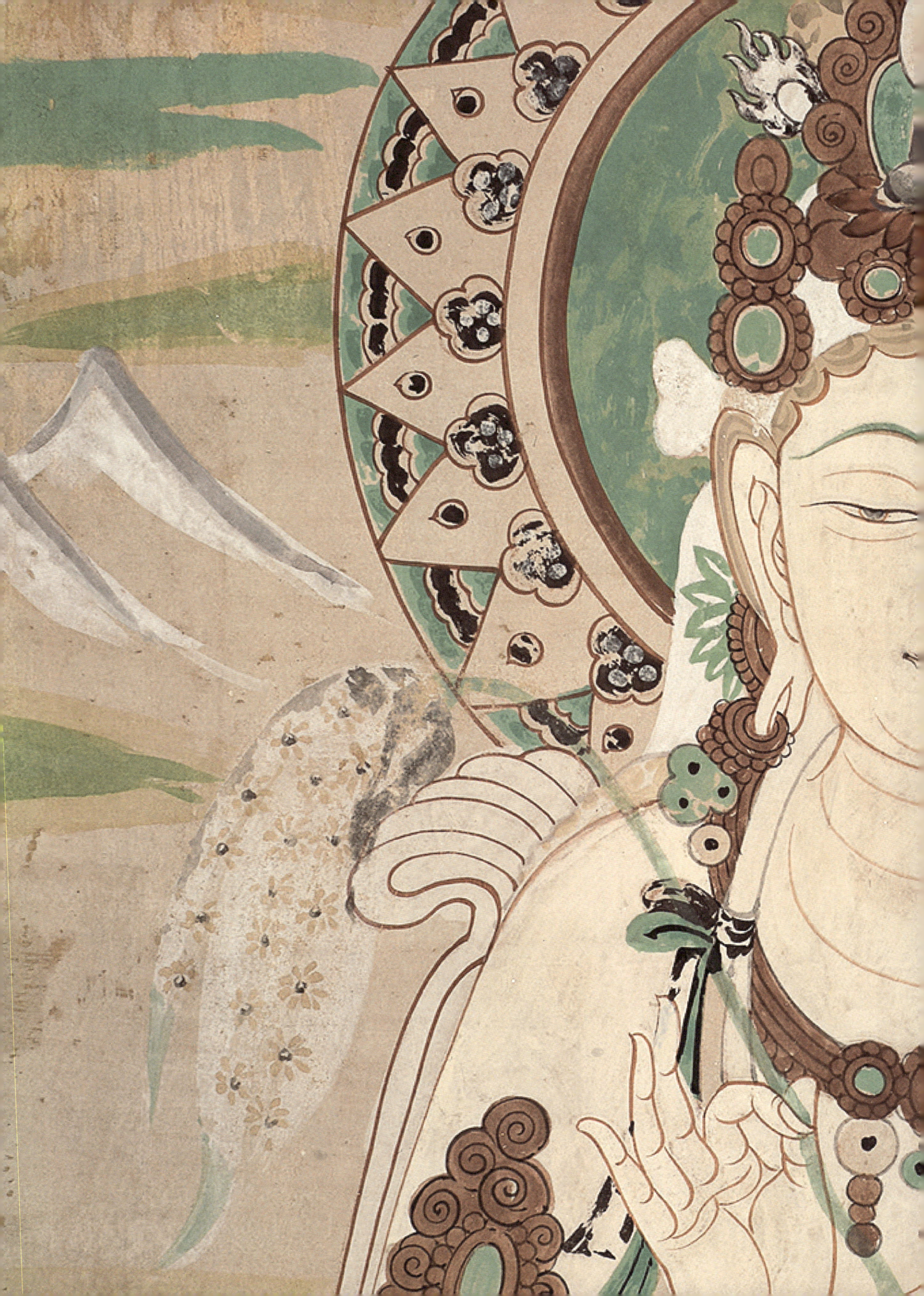

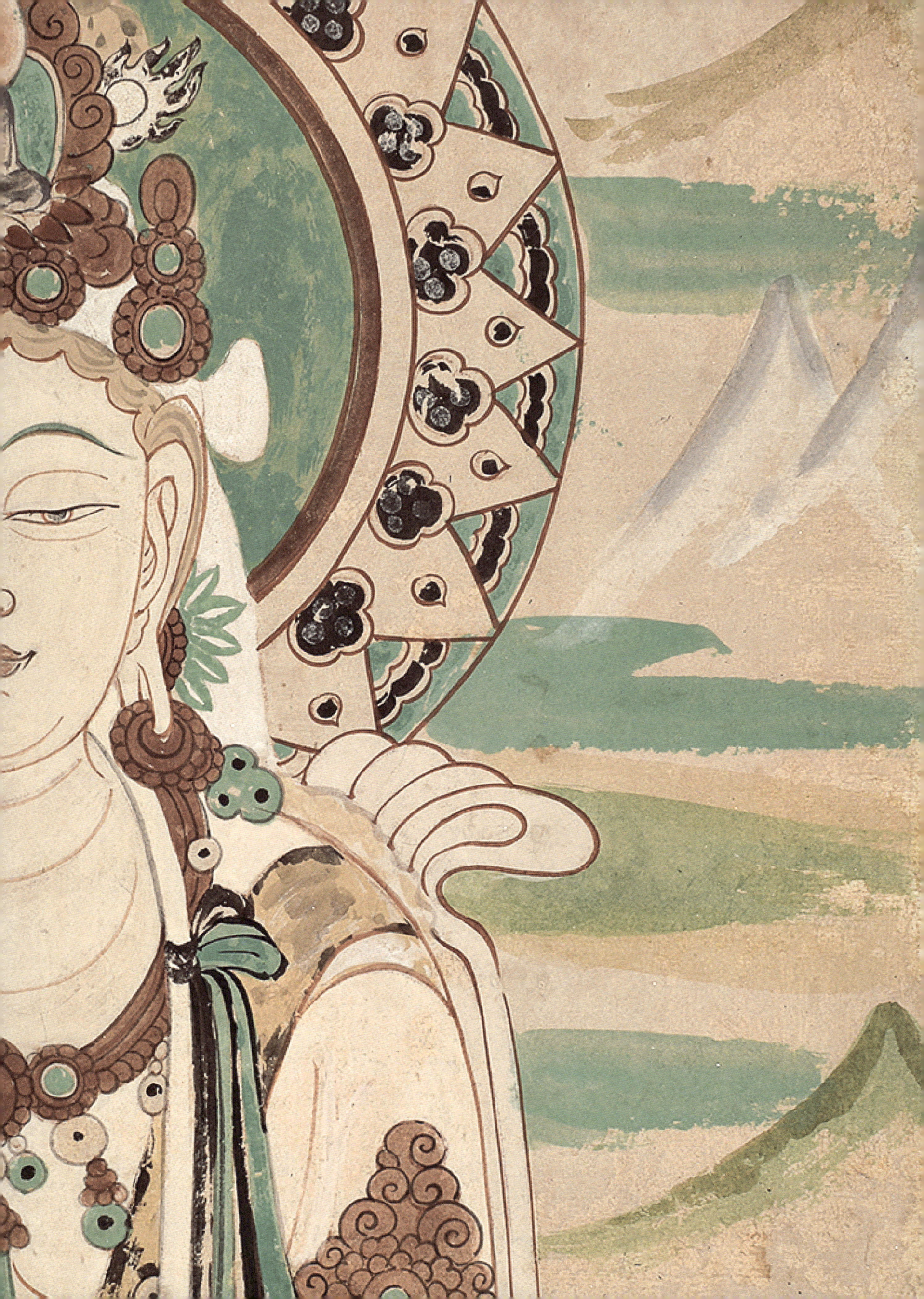

[宋代] **莫高窟第 076 窟**
站立山羊 （张平临摹）

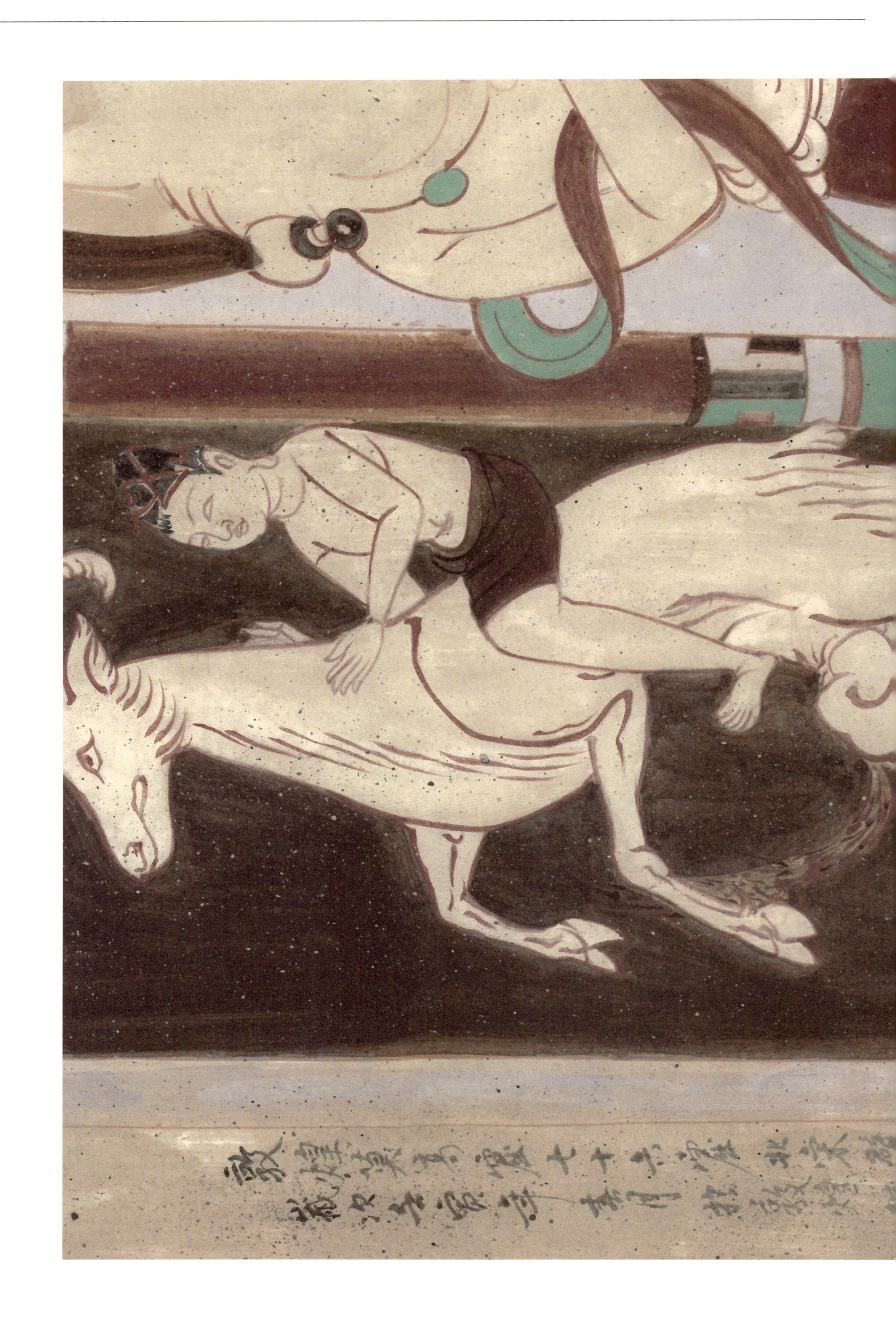

画面中的山羊前蹄扬起，后蹄站立在伏卧于地的象背之上，尾梢呈祥云状，羊背上还有一位少年。

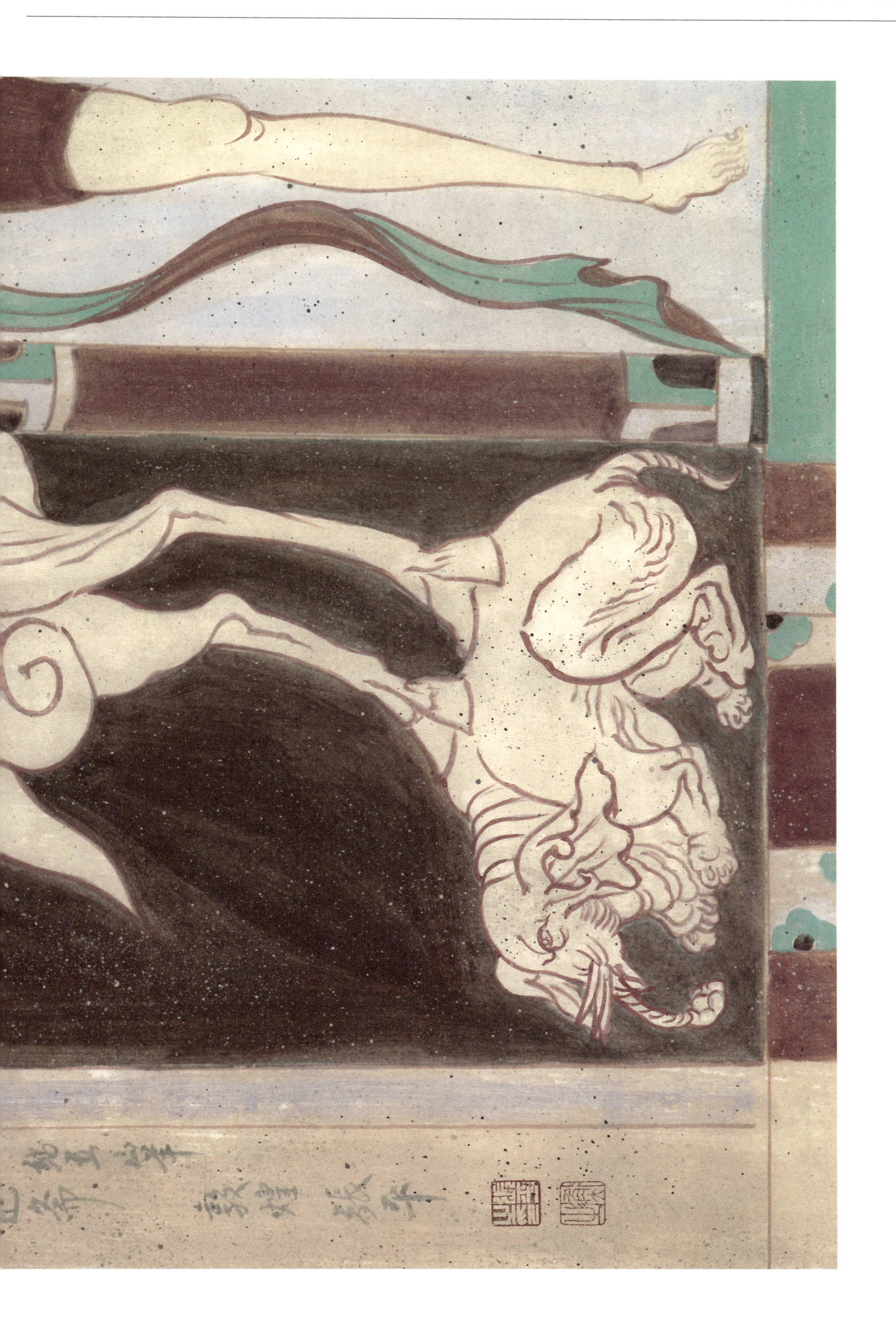

[宋代] **莫高窟第 076 窟**
团龙藻井 （高山整理临摹）

藻井中心方井宽大，平顶，画卷云圆叶大团花，花中黑龙奔腾飞跃，画面形成对称布局。边饰层少，无垂幔。莲花花心特大，突出龙的形象，这是团龙纹藻井的又一种样式。

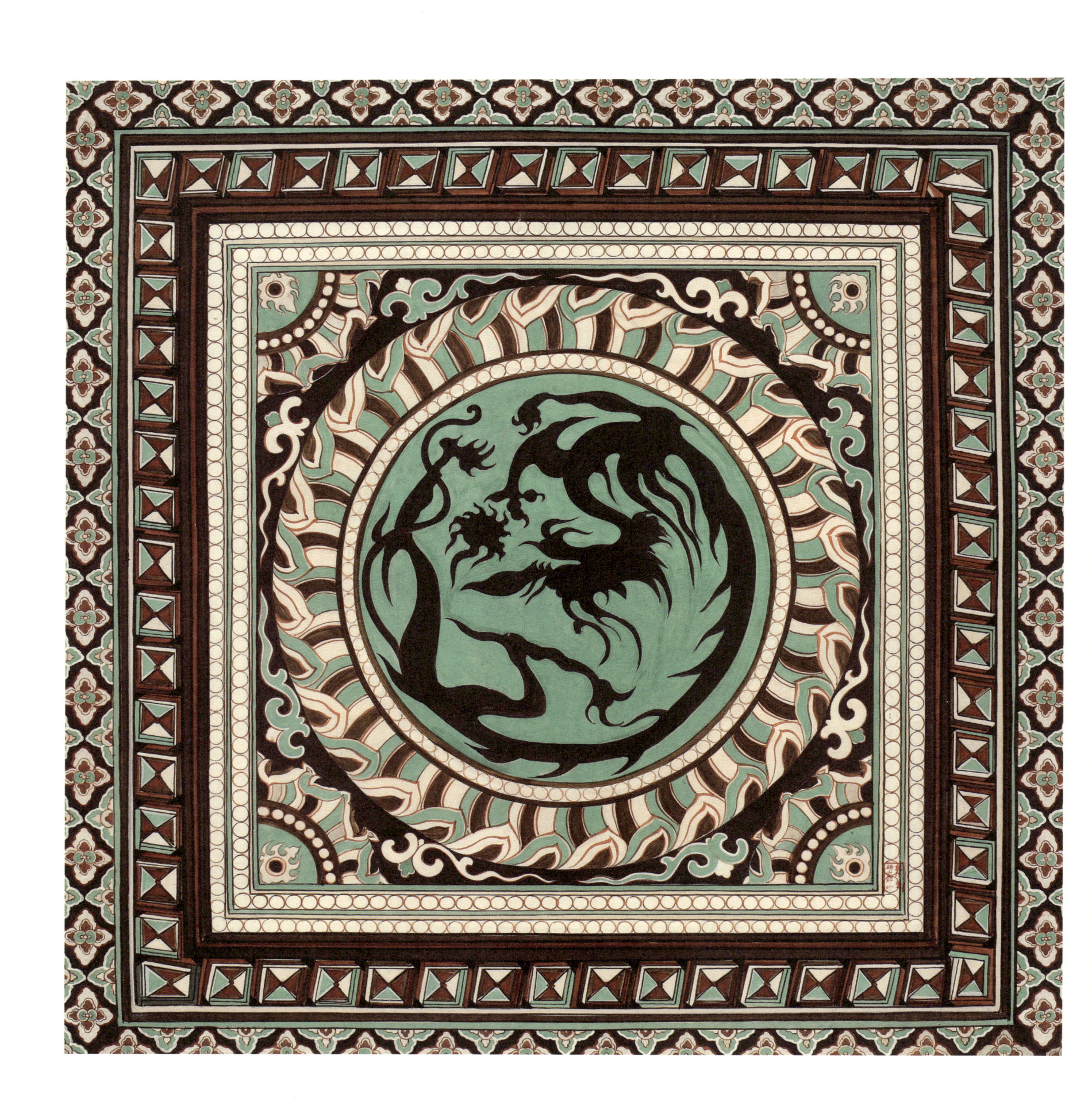

[宋代]

莫高窟第 310 窟
团龙藻井 （高山整理临摹）

宋代几乎是藻井皆饰团龙，且改平面绘制为泥塑敷金，龙体凸起，金光闪耀。宋中期以后，藻井装饰团龙已超越了象征皇权观念的范畴，成为更广泛的寓意吉祥的纹样。此作品内外边饰宽窄得当，色调清冷，形成一种平缓的静态形式。

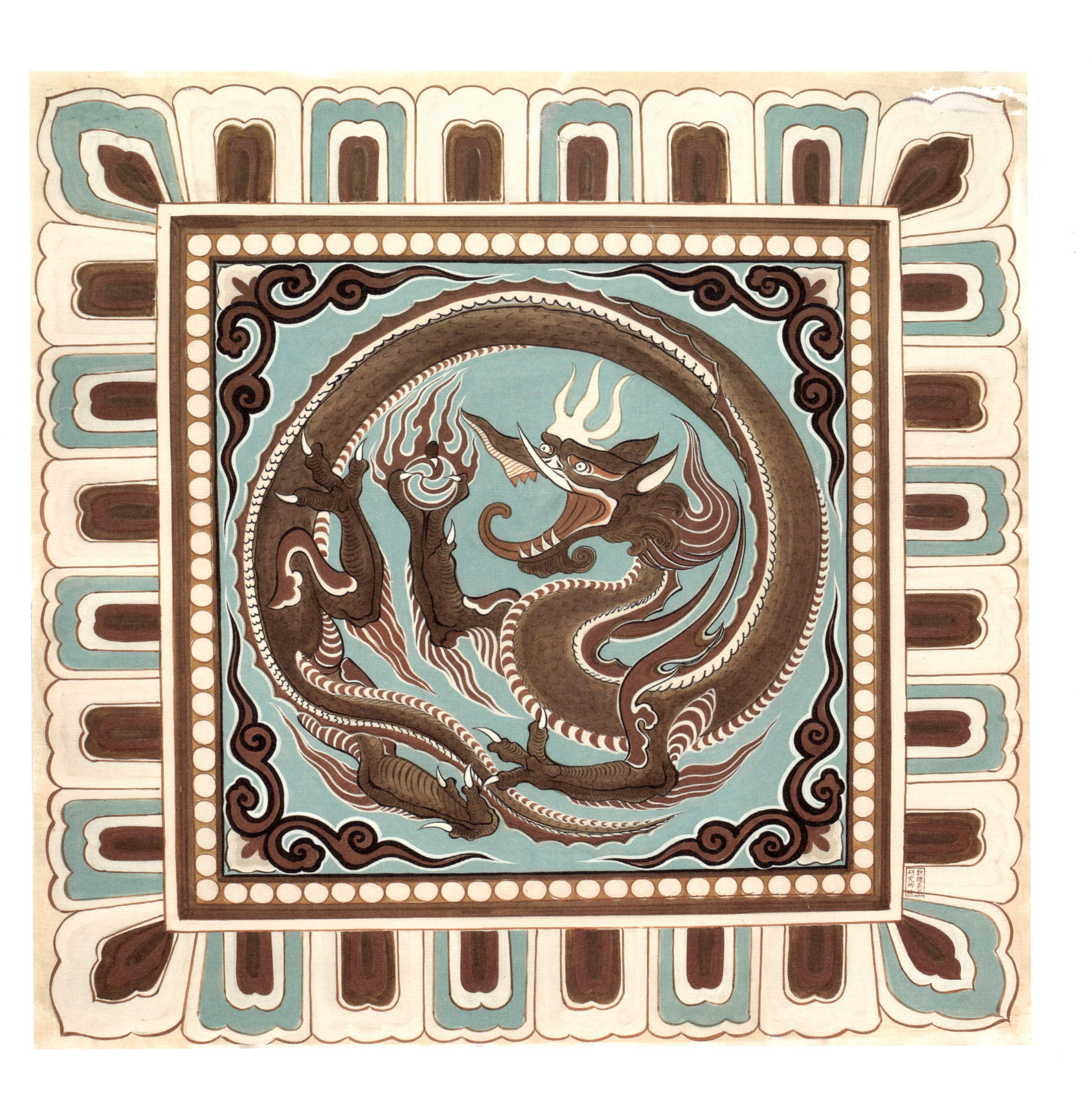

[宋代] **莫高窟第 454 窟**

弈棋　（李金萍临摹）

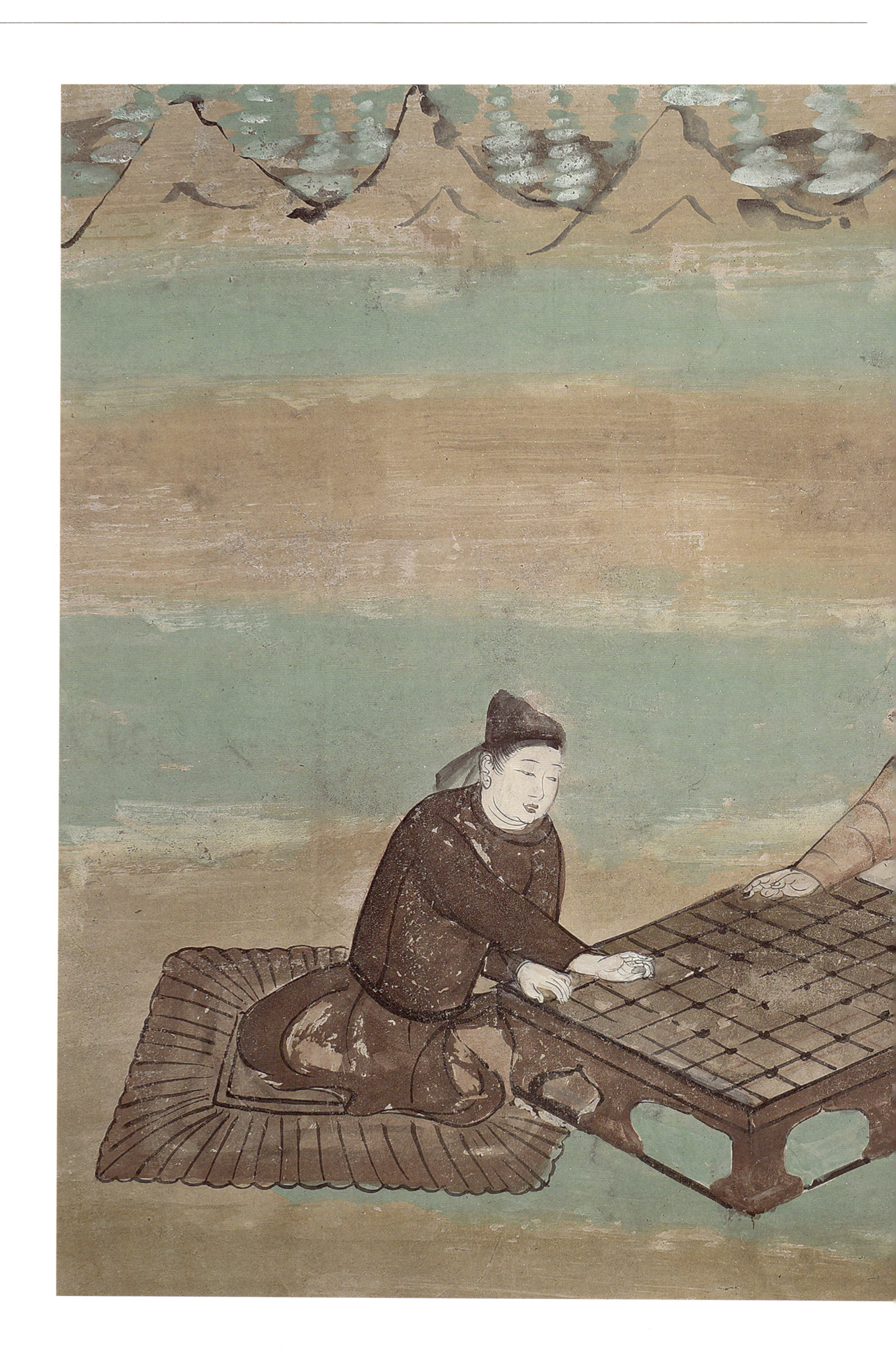

画面左侧两位男子跪坐在垫子上，正在矮桌两侧凝神博弈，右侧的老者是维摩诘居士，在一旁观棋。

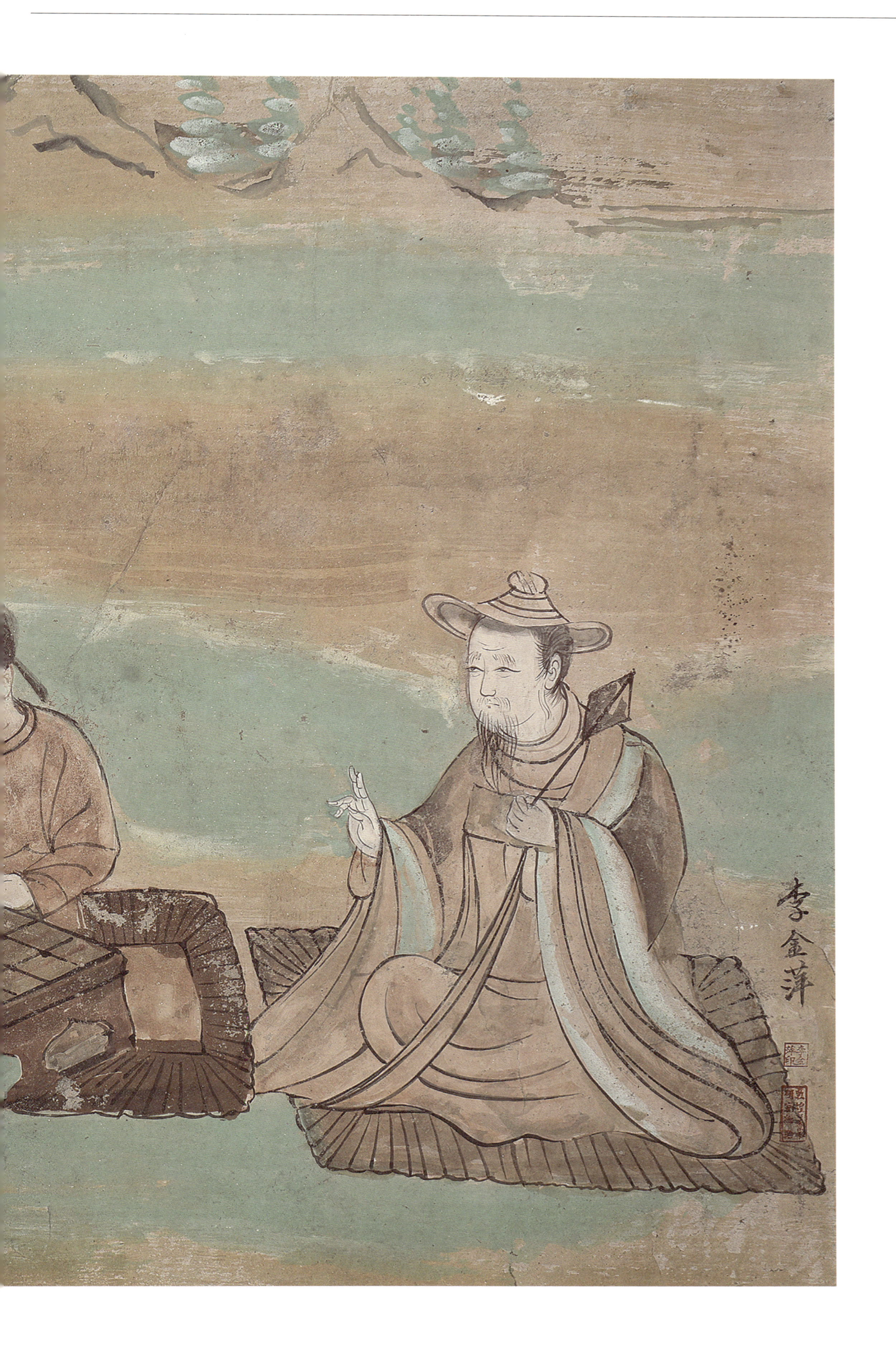

李金萍

魏晋南北朝

隋代

唐代

五代

宋代

西夏

元代

[西夏]

榆林窟第 002 窟
水月观音 （高山修正临摹）

画面中展示的这一水月观音悠然地坐在宝座上，背靠山石，山石被竹林环绕着，抬着头的观音被笼罩在光圈中，目光所及之处便是被云彩遮挡的弯月，山下是淙淙流水，水中绽放着美丽的莲花，水月观音好像正在沉思冥想。

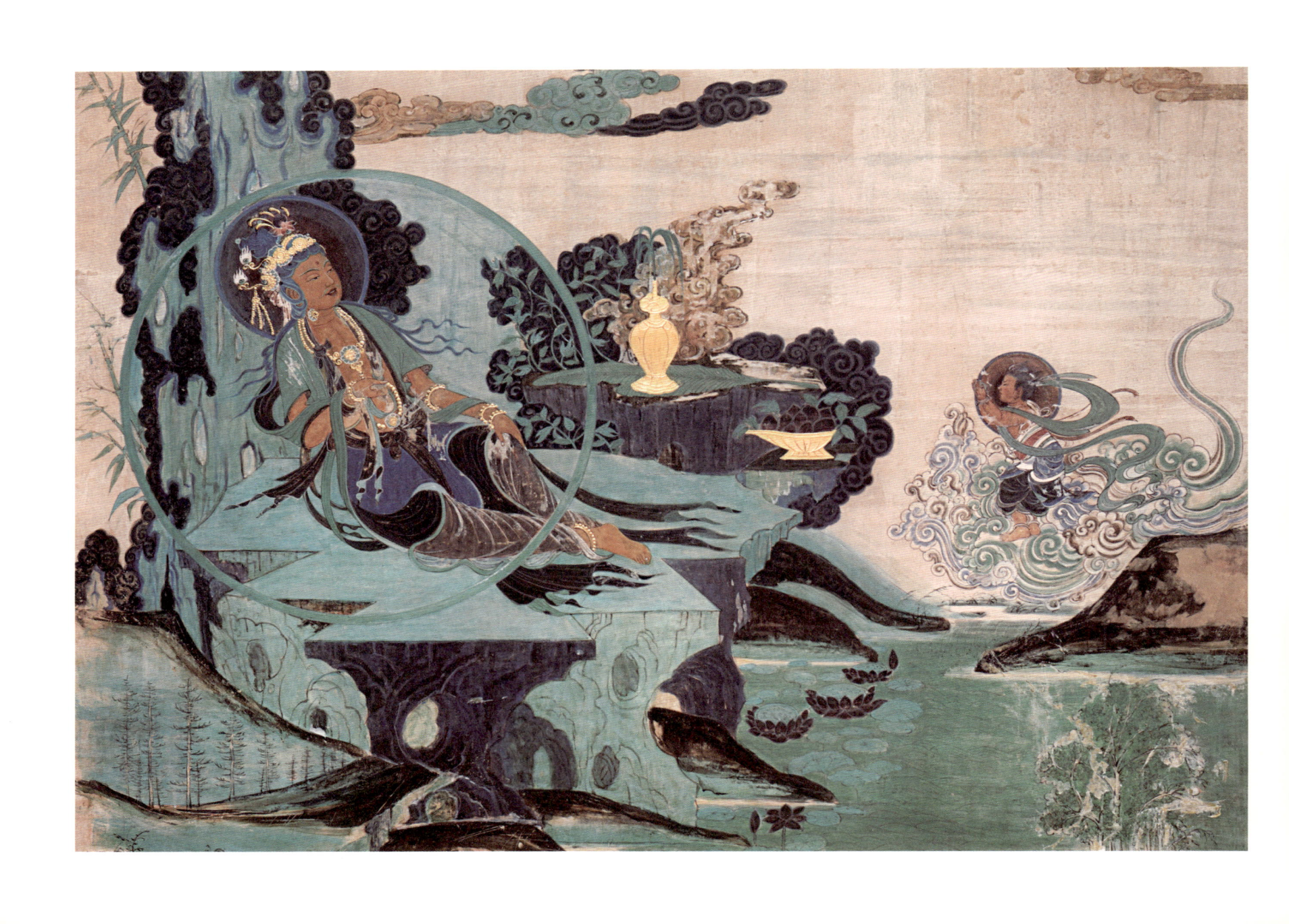

[西夏]

榆林窟第 002 窟

水月观音与龙女 （高山修正临摹）

画面主要以石青、石绿的冷色调来表现清新淡雅的环境，从画面中可以感受到一种辽远清净的意境，让人消除心中杂念，徜徉在冥想中。水月观音坐在宝座上慈祥地望着龙女，龙女则虔诚地参拜着水月观音，构成一幅和谐美好的画面。

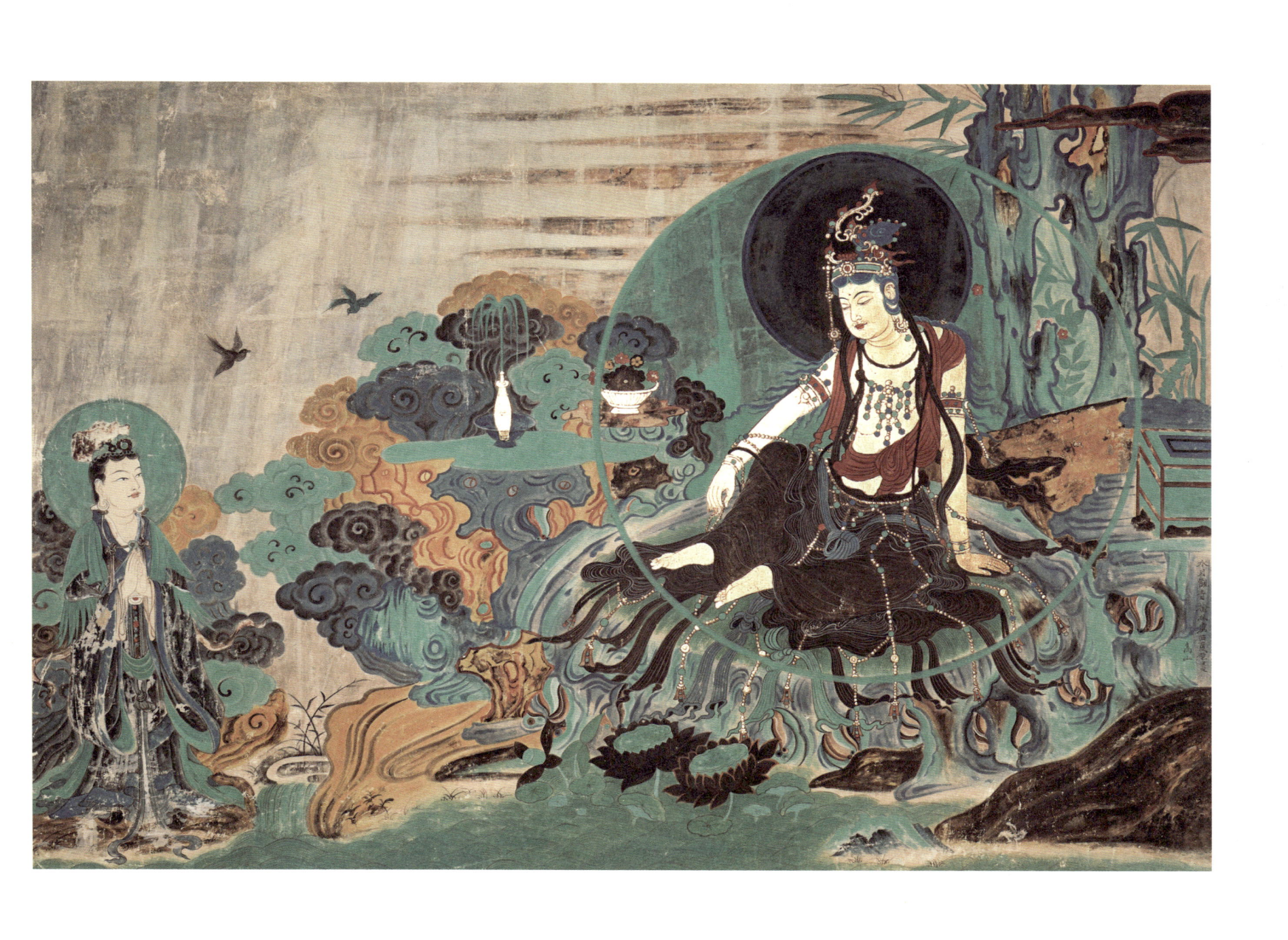

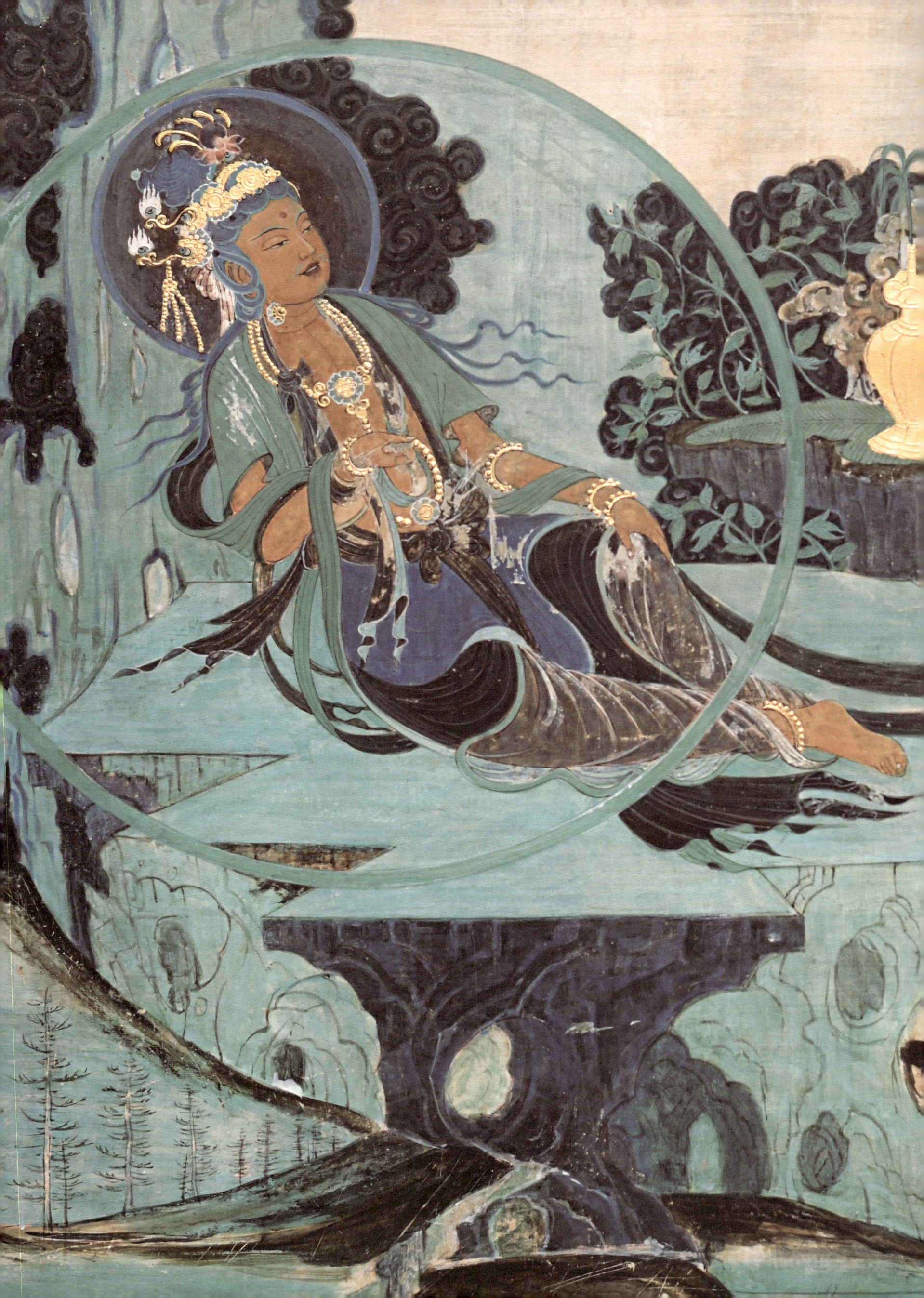

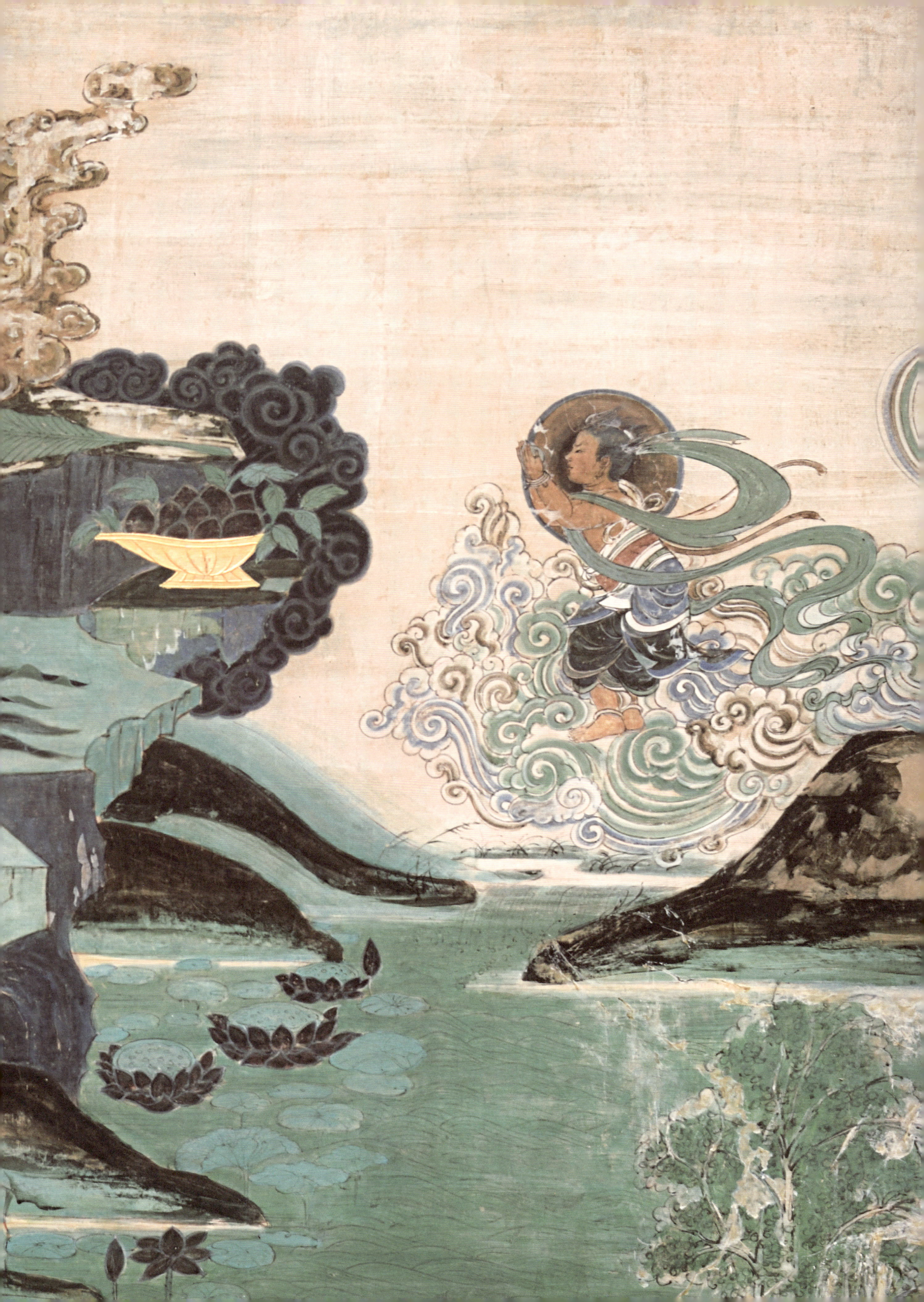

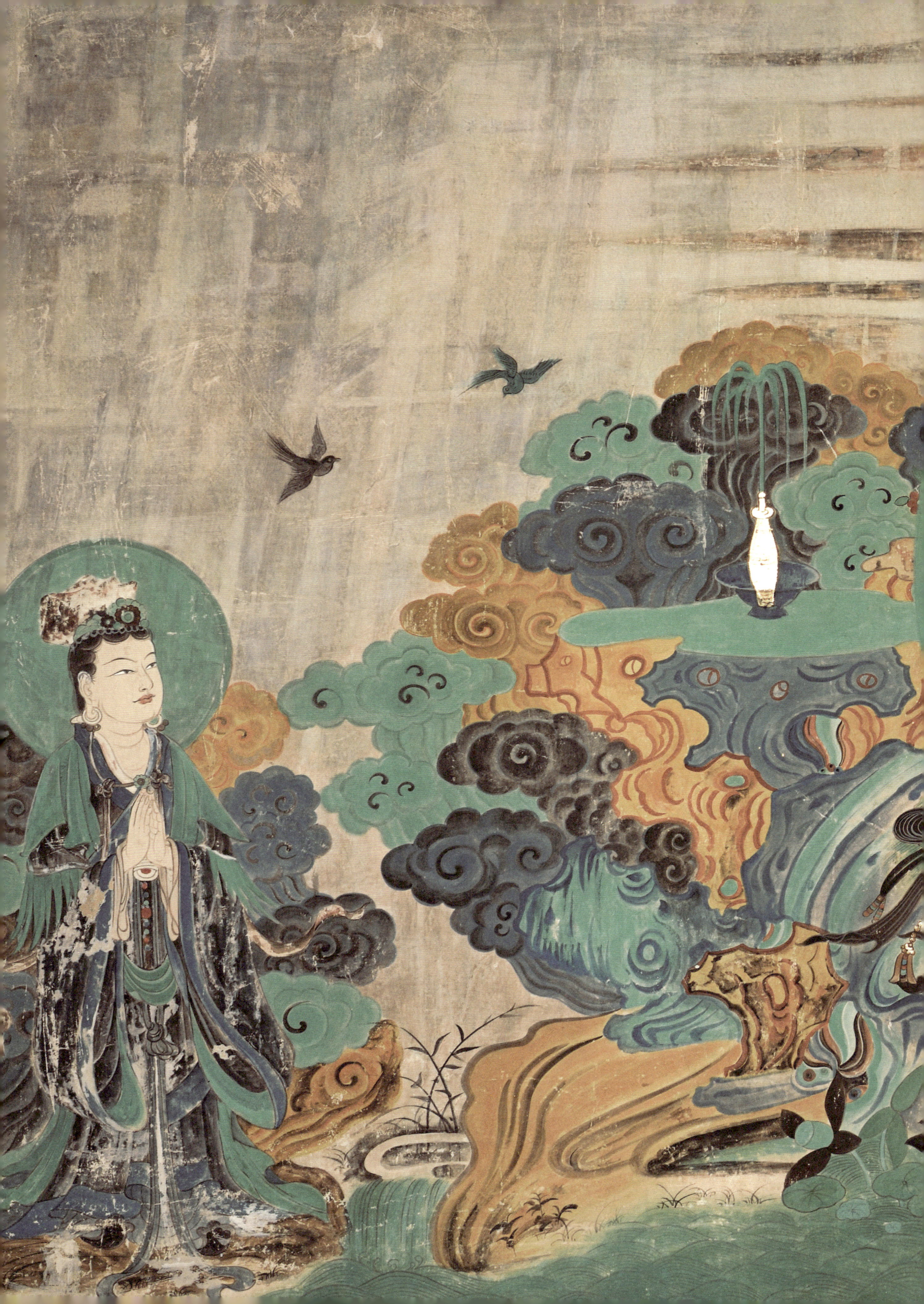

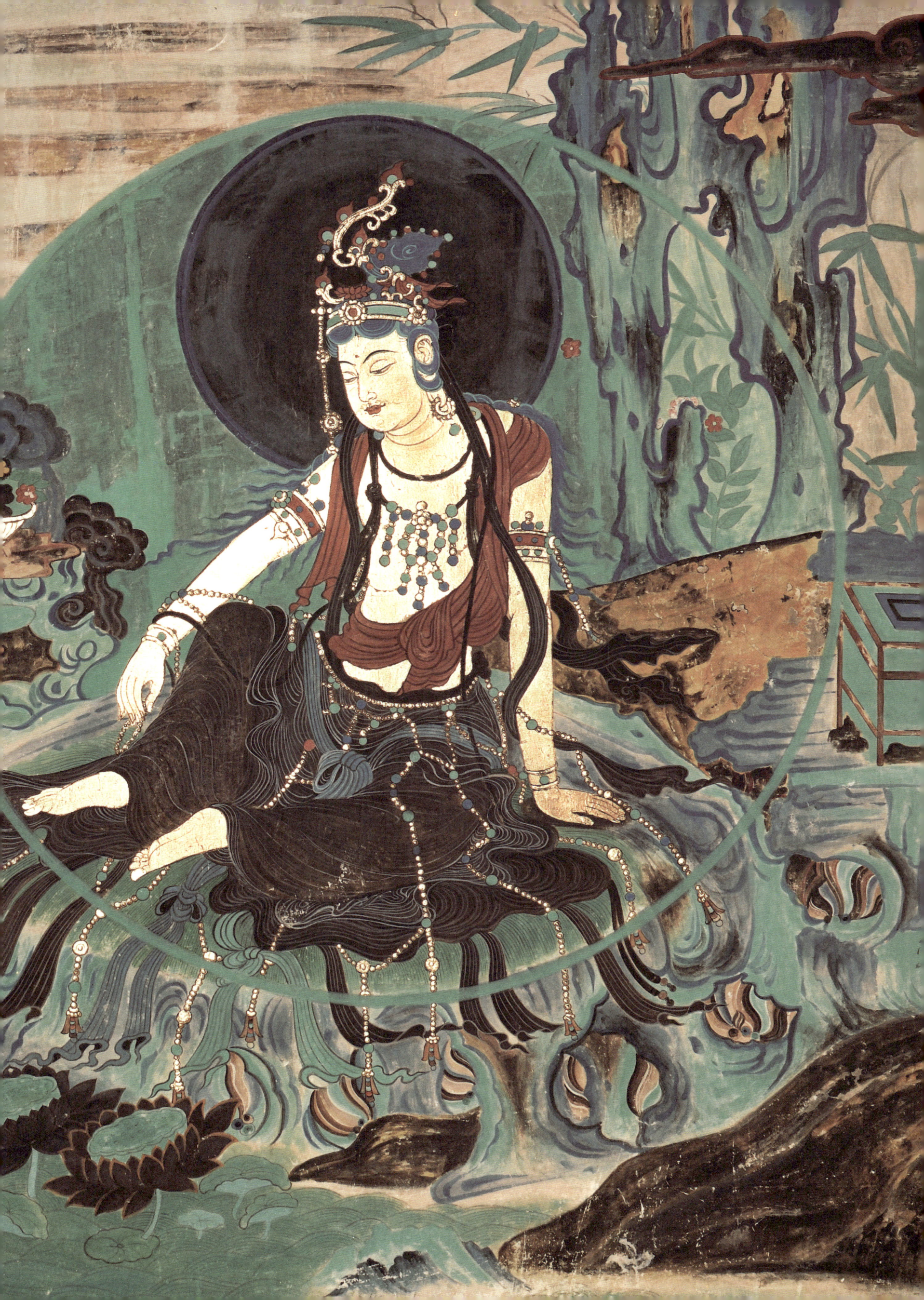

[西夏]

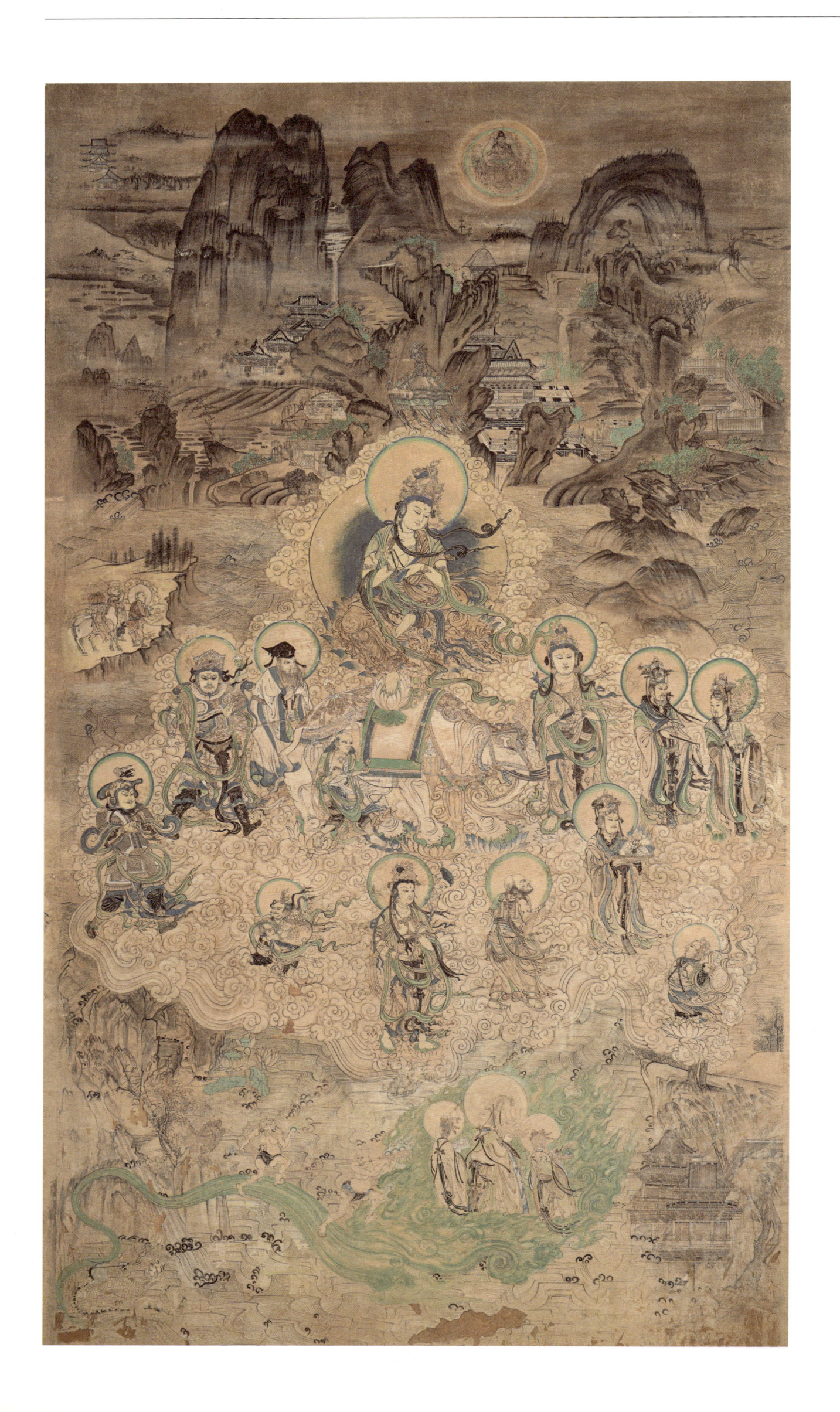

榆林窟第 003 窟
普贤菩萨经变 （高山现状临摹）

普贤菩萨神情悲悯地向下俯视世界。普贤菩萨头顶华盖，仪态悠闲地坐在白象上。空中的菩萨、天王、罗汉环绕着普贤菩萨，人物的冠带、披巾、衣裙随风飘动，脚下云浪翻滚。

[西夏]

榆林窟第 003 窟

文殊菩萨经变 （高山现状临摹）

画面背景衬托以秀丽山川和茫茫云海，构成神秘的山水风光。文殊菩萨手持如意，安详地坐在青狮上，丰腴、俊雅、坚毅、沉静。象征智慧、威猛的青狮足踏红莲，步伐劲健。

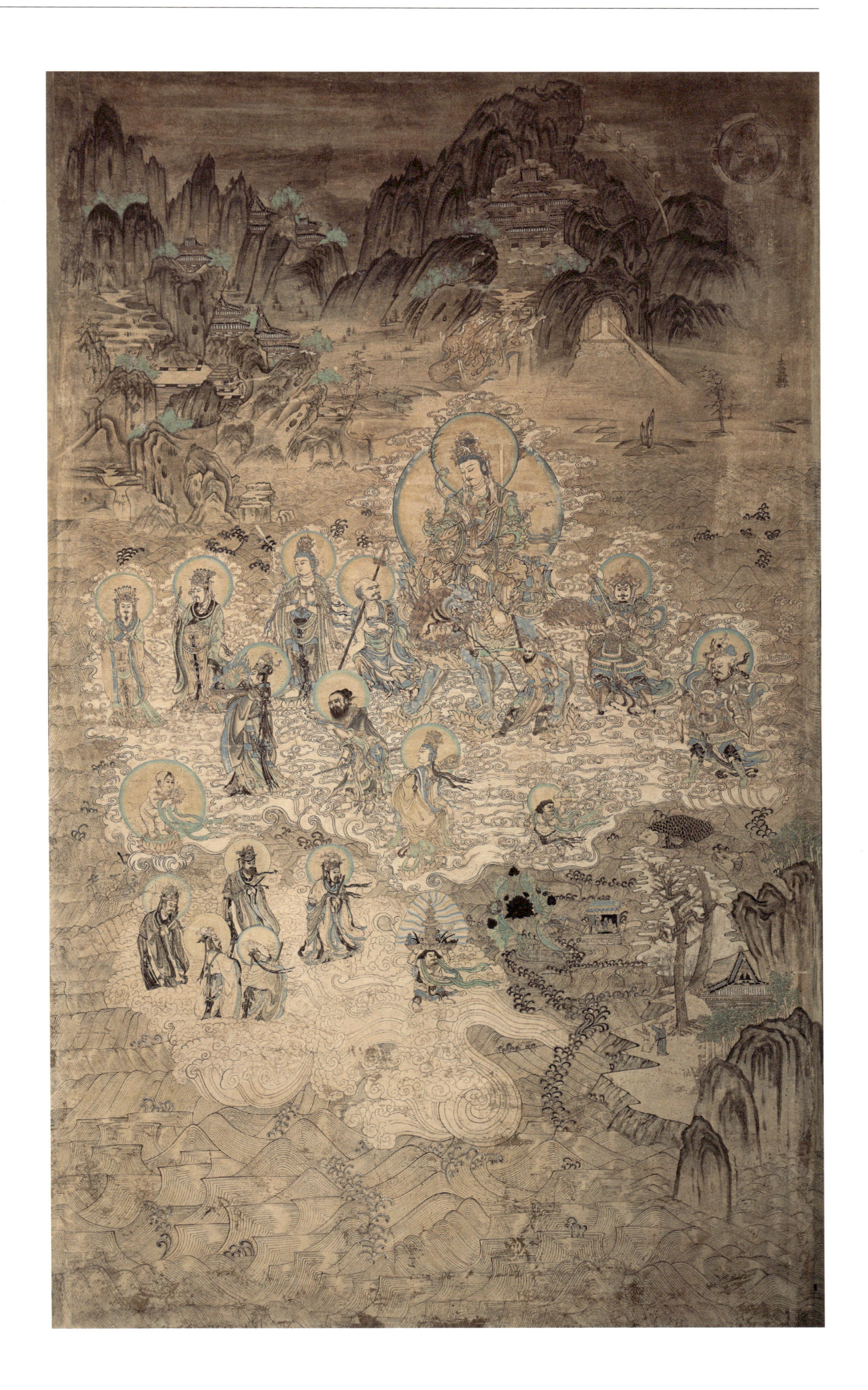

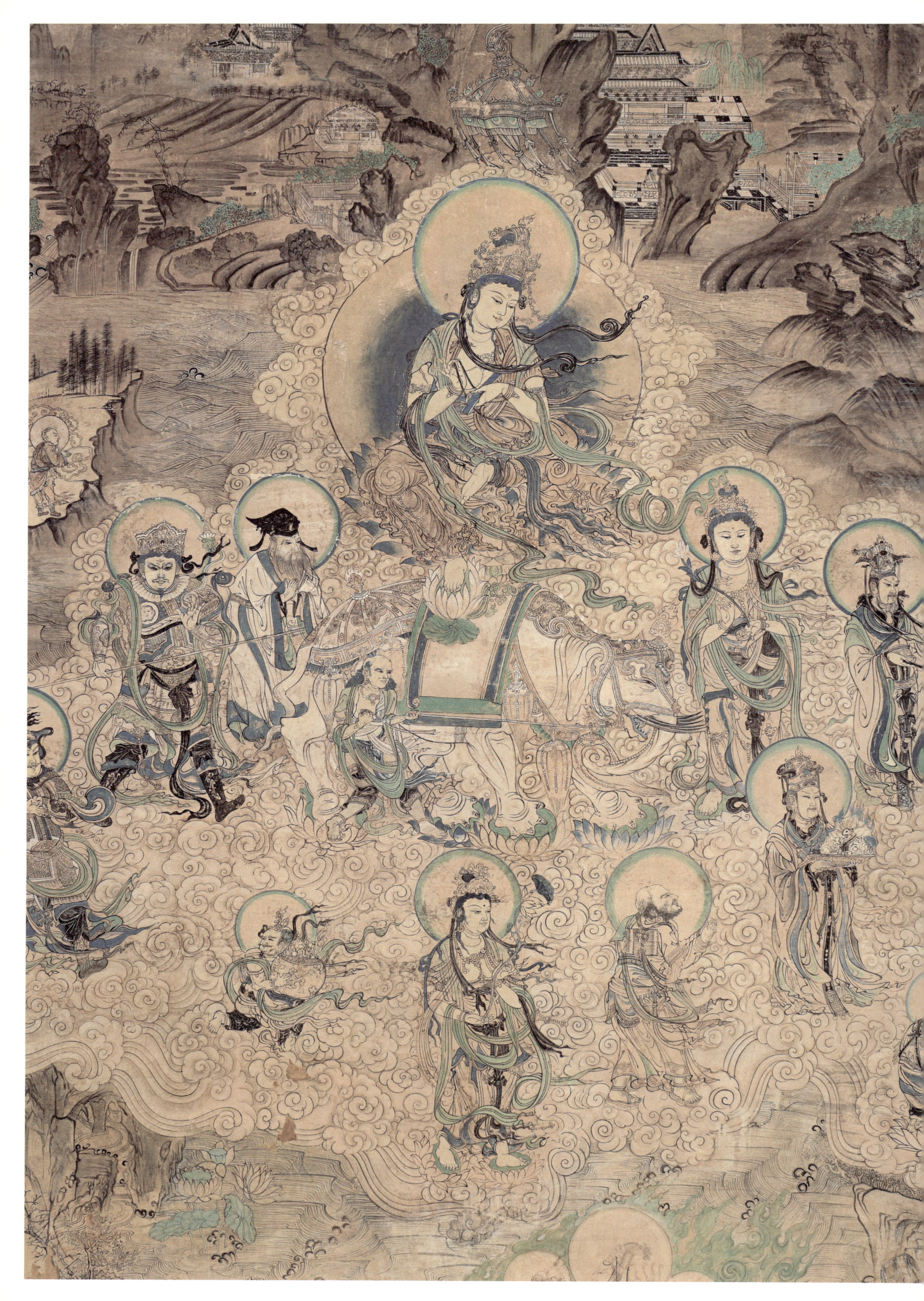

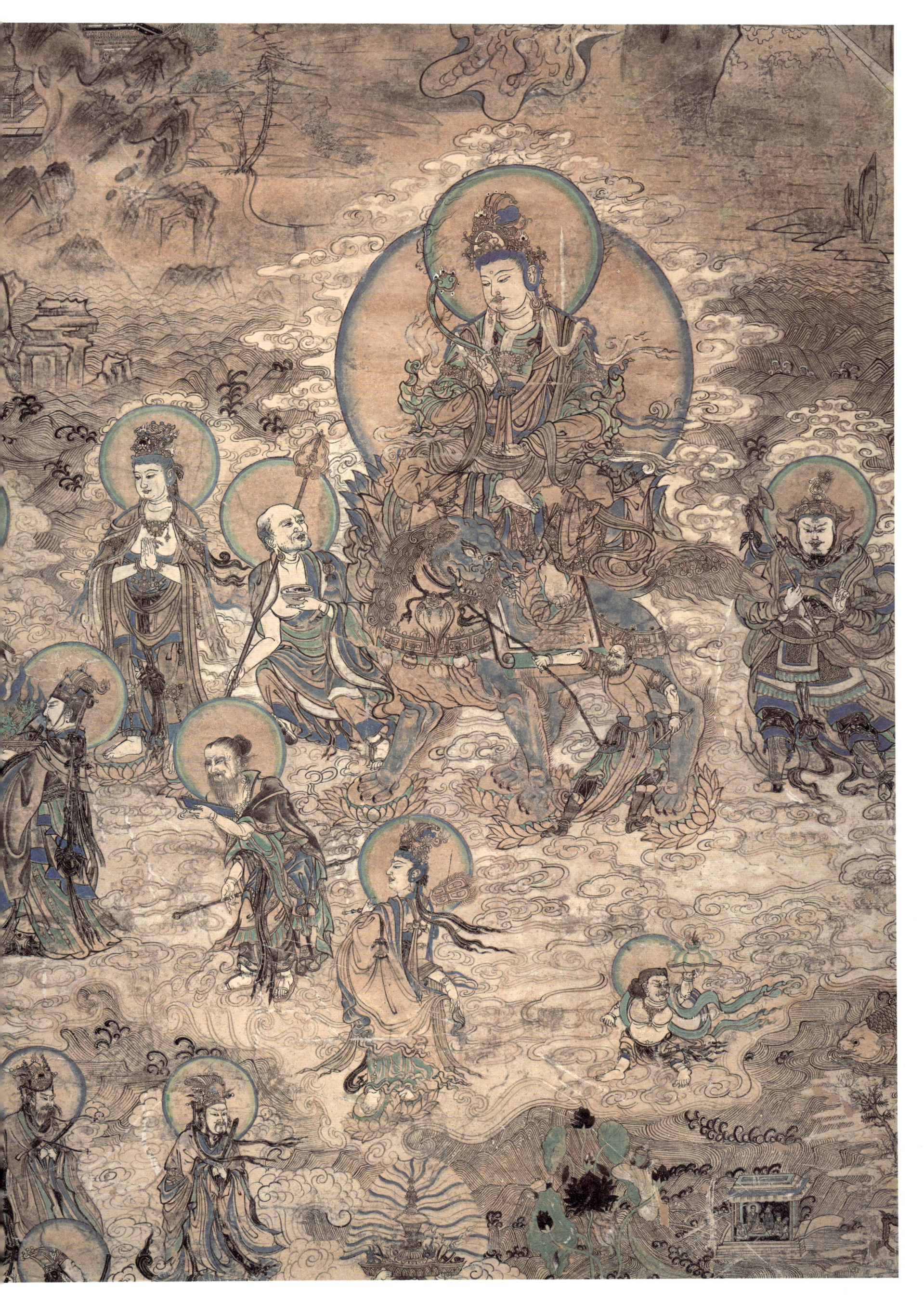

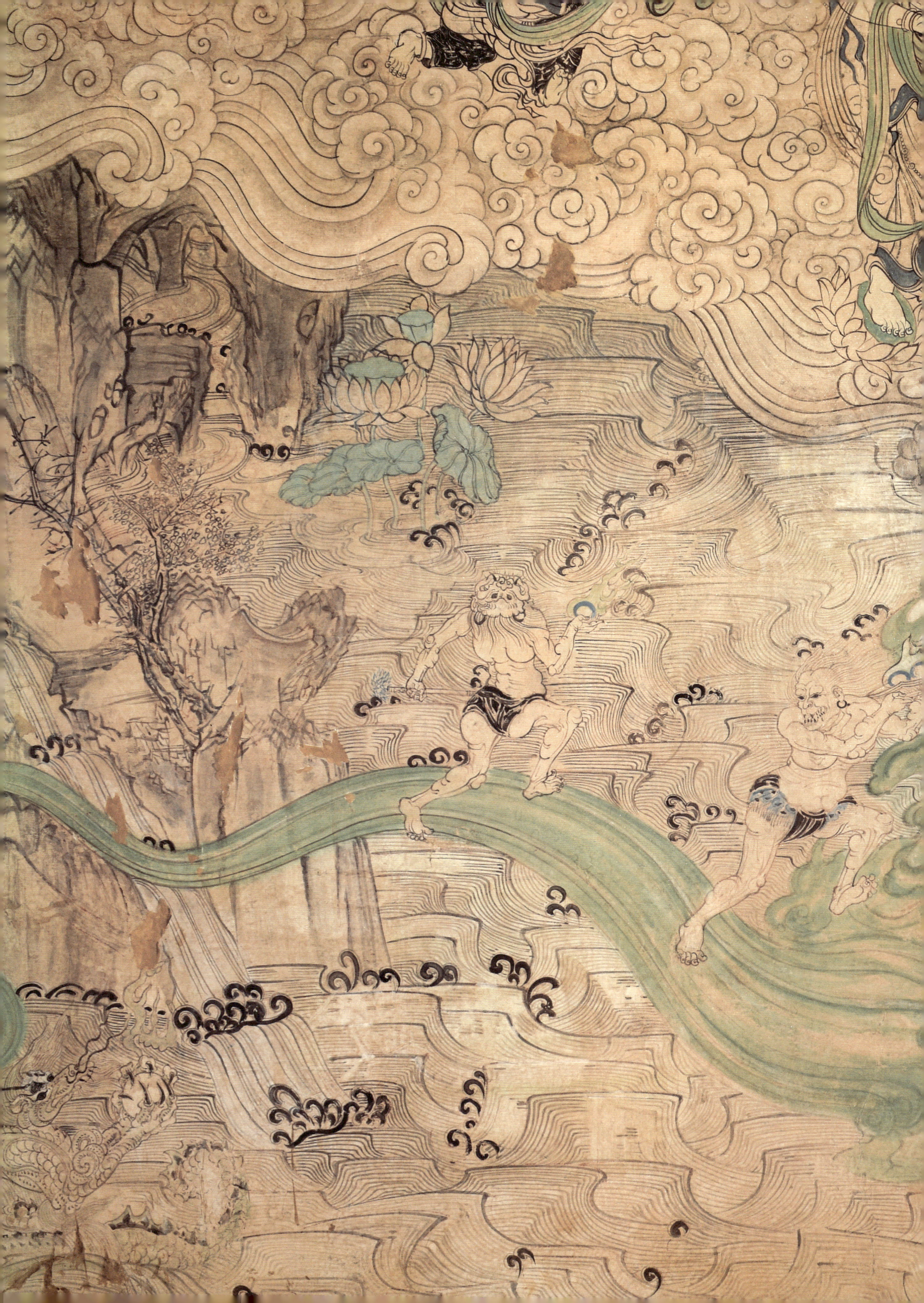

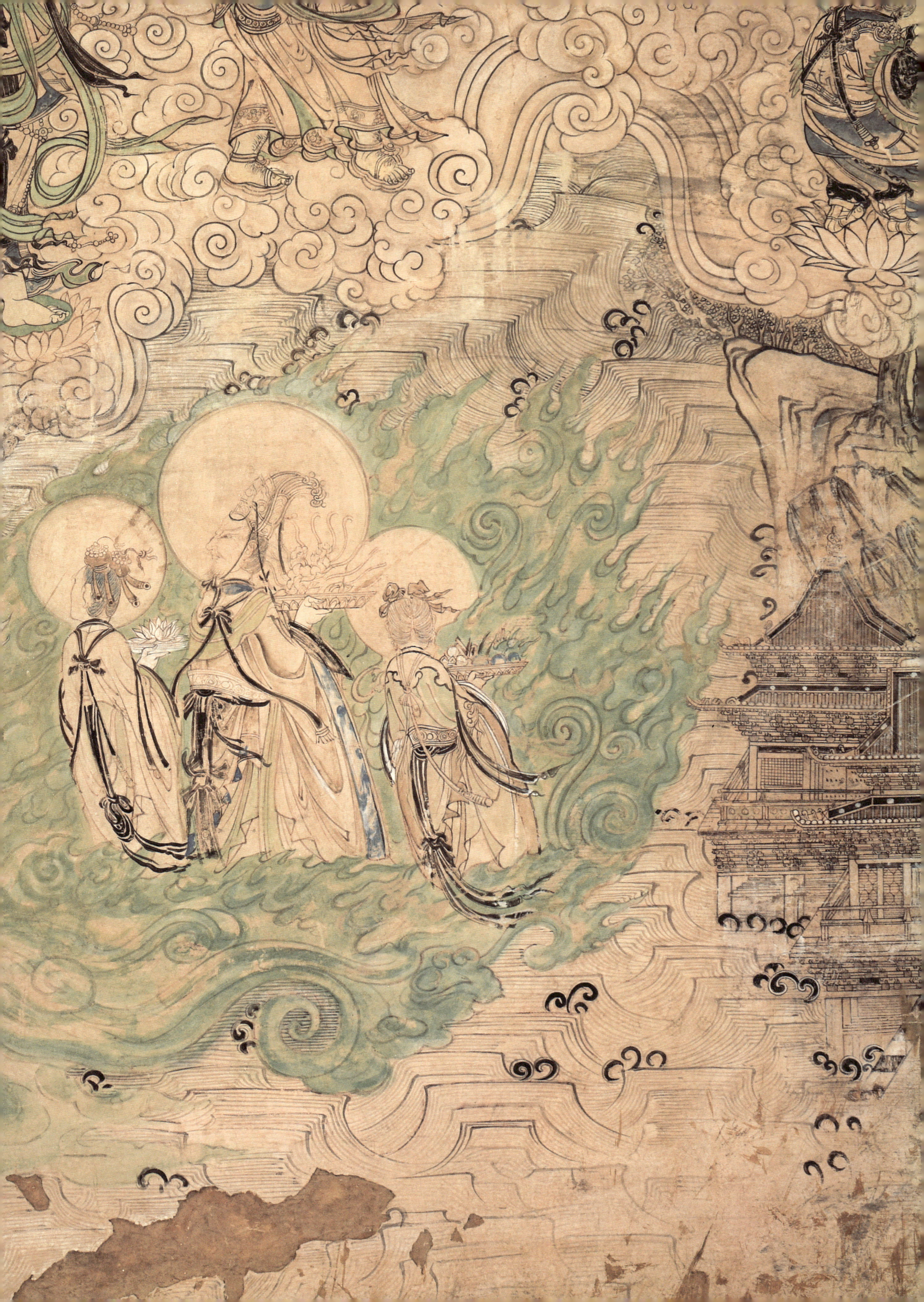

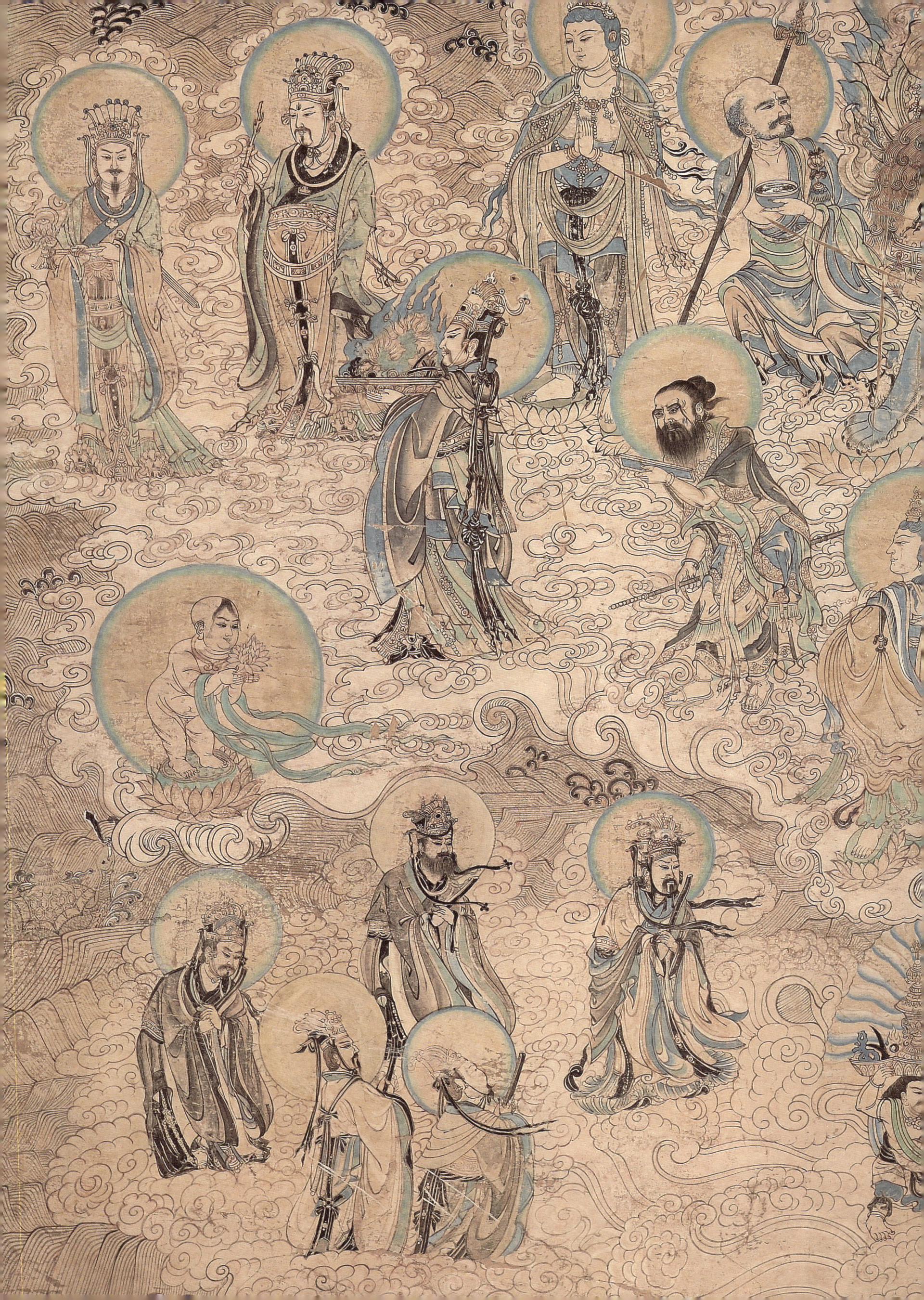

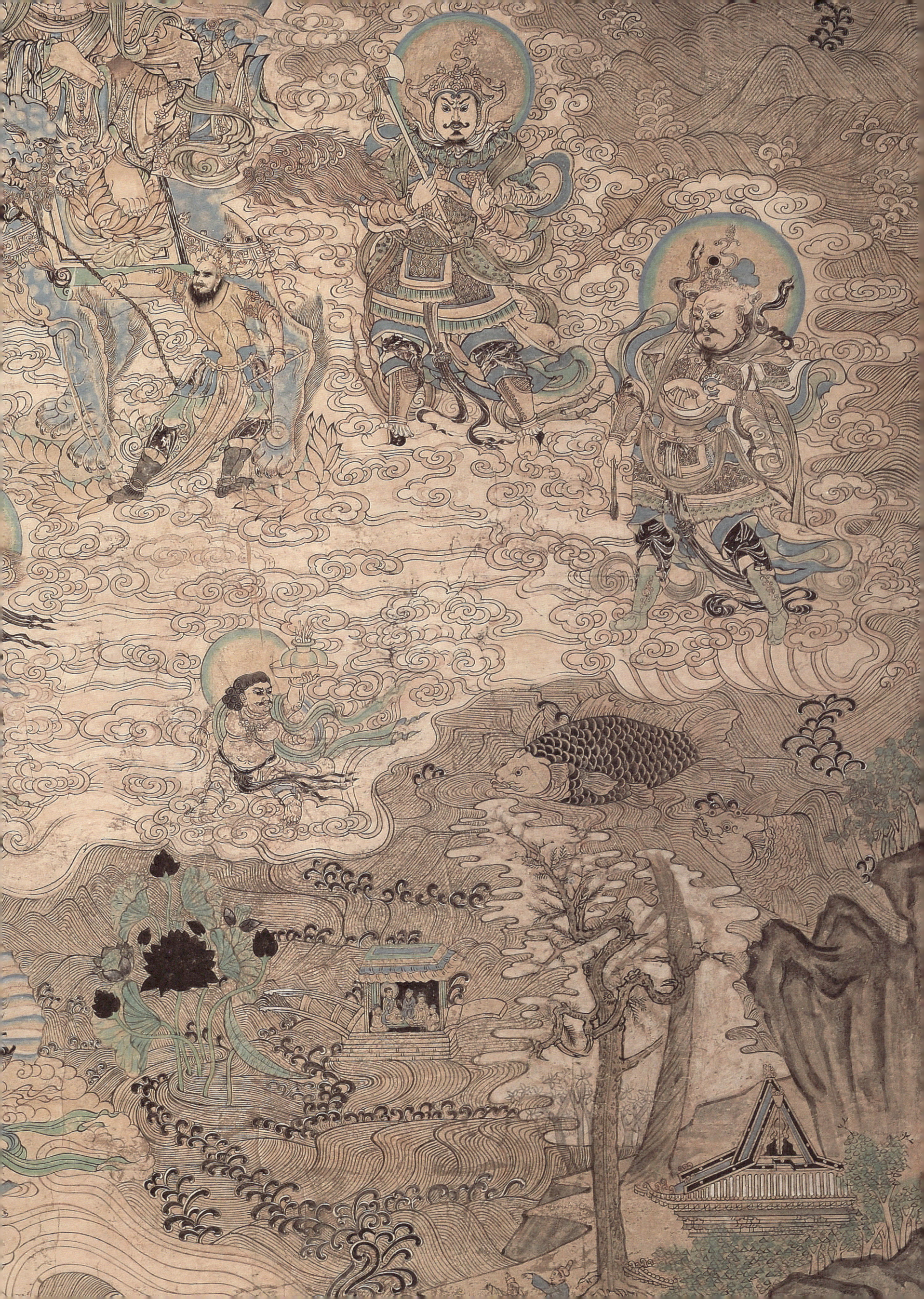

[西夏]

榆林窟第 003 窟

挑夫 （平玲玲临摹）

画面中两位挑夫一前一后正在赶路，两人头戴帽子，各肩挑一扁担，双手放在扁担的前端，扁担上绑着货物，前面的挑夫回头看向后面的挑夫。

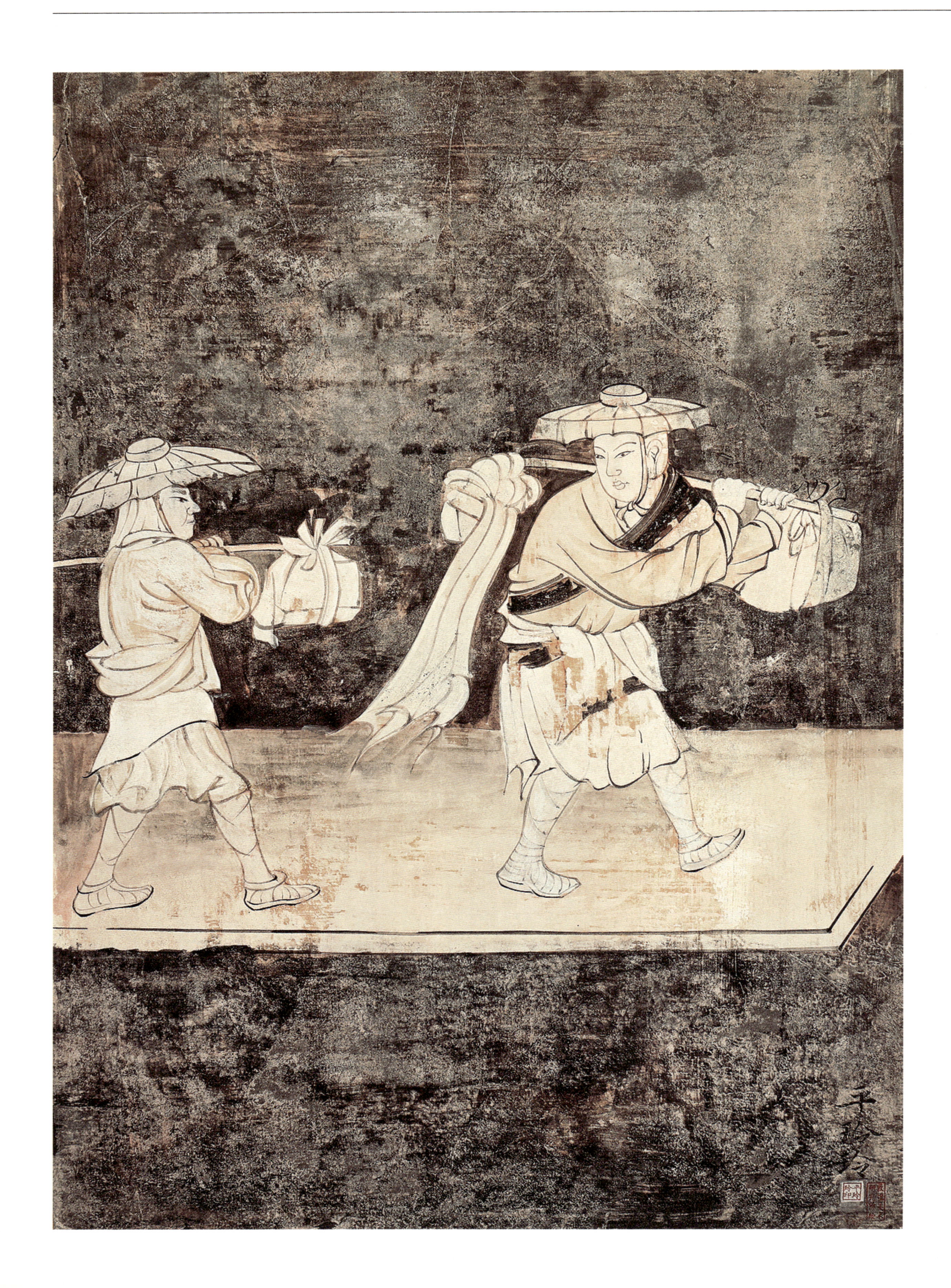

[西夏]

榆林窟第 003 窟

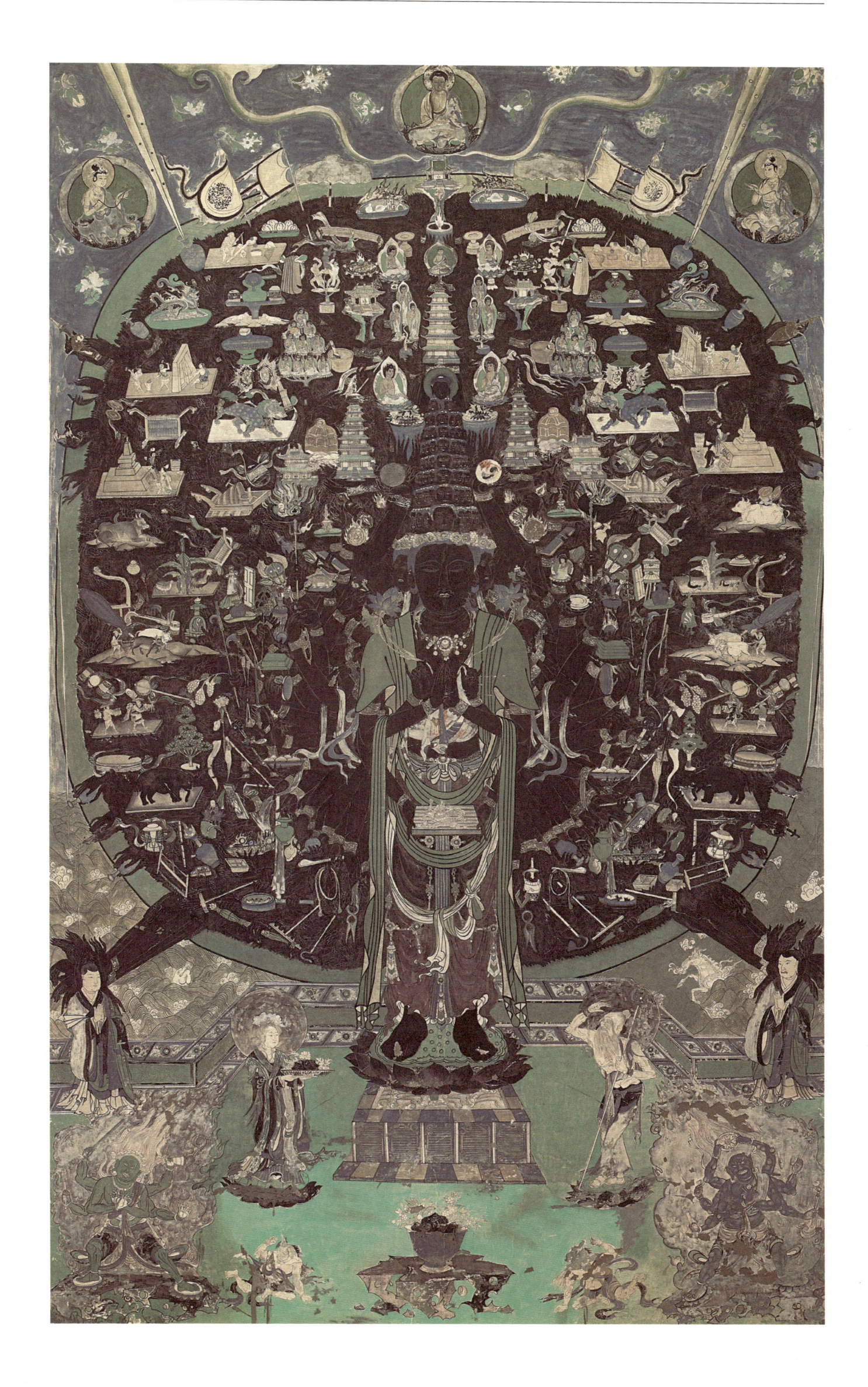

千手千眼观音经变 （高山现状临摹）

画面设色清淡，简朴典雅，分外玄妙怡人。其绘画技法也极为精熟，灵活运用了铁线描、折芦描、游丝描、钉头鼠尾描等线描技法，准确地描绘出人物不同部位衣饰的特色纹理。

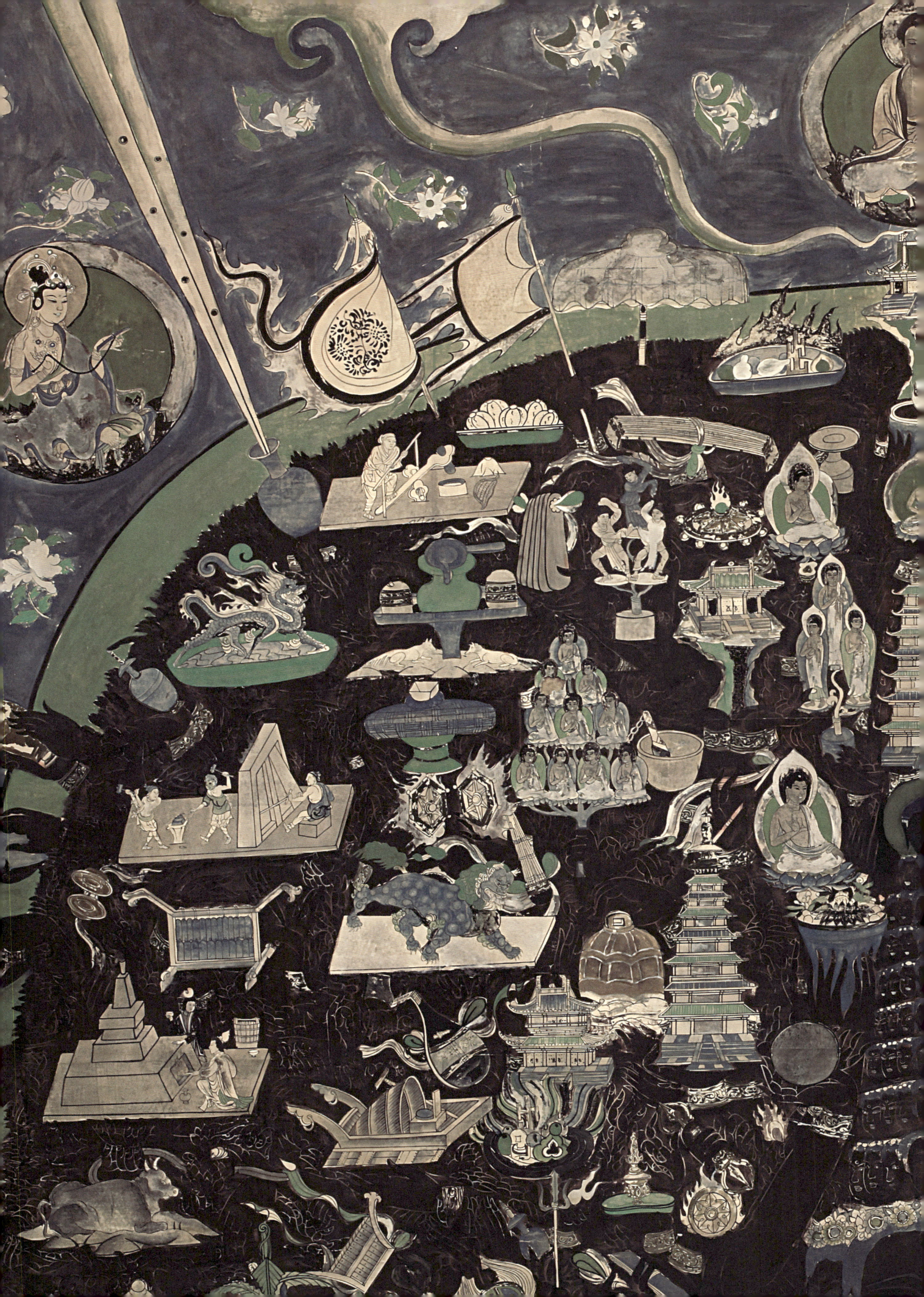

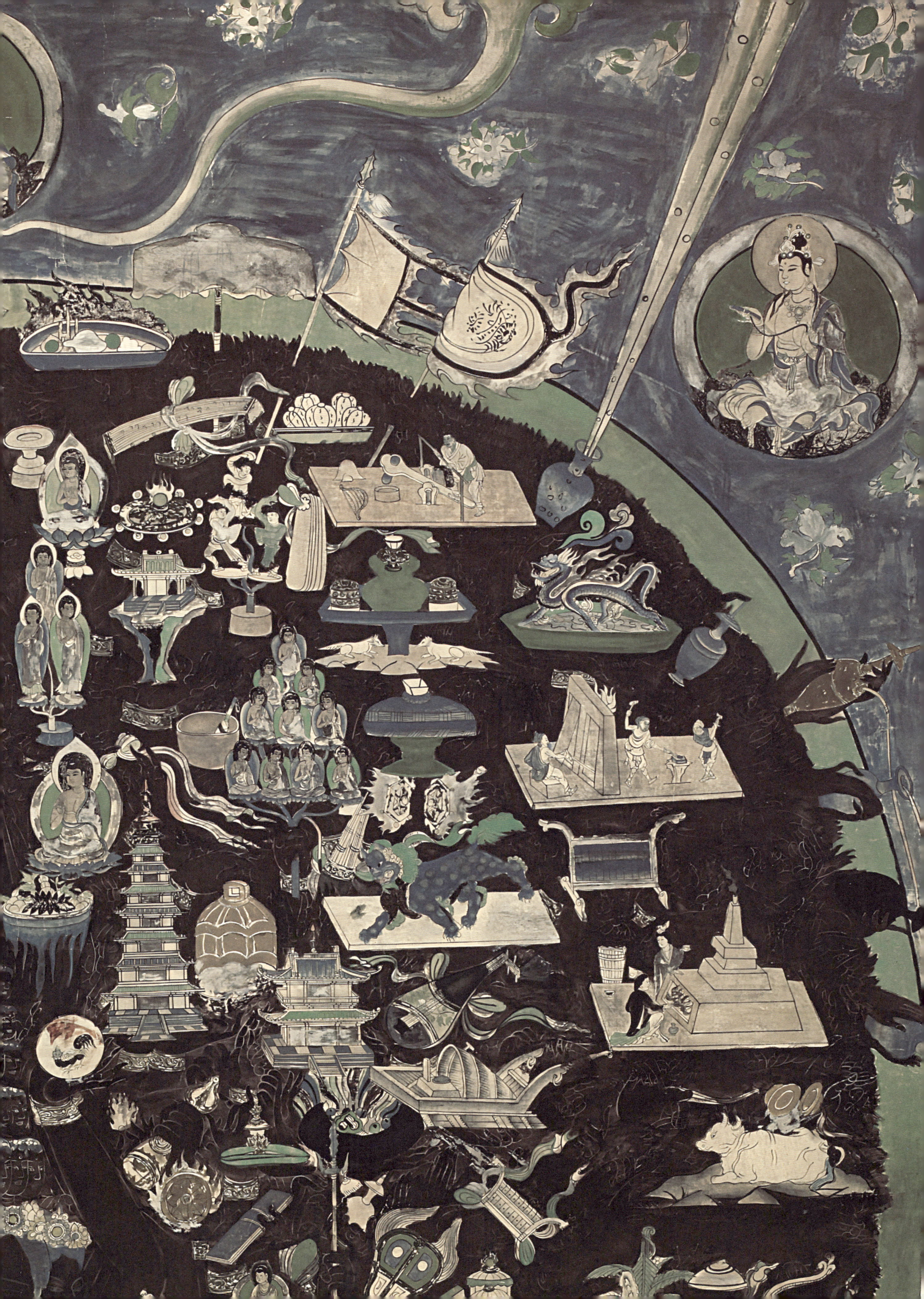

[西夏] **榆林窟第 003 窟**
千手千眼观音经变局部—酿酒图 （高山现状临摹）

身着一黑一白的两人在烤炉旁进行酒器的烧制，建筑线条分明，体现了当时极高的技艺。

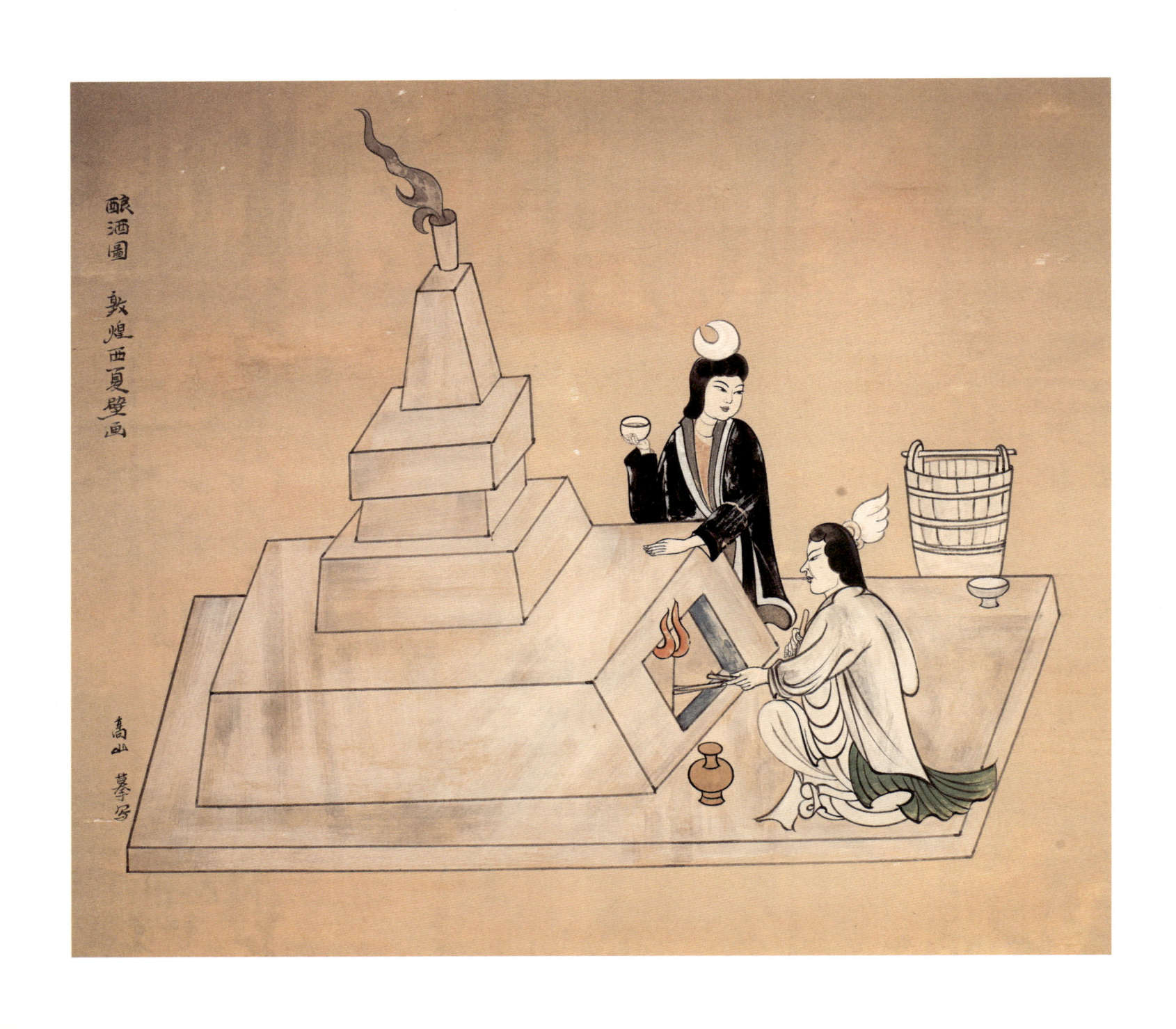

[西夏]

榆林窟第 003 窟

神龟 （张平临摹）

画面中的巨龟源于《华严经疏》中提及的形象，是敦煌艺术作品中体形较大的龟。画师生动描绘了巨龟背部驮有珍宝，以自身之神力劈开汪洋波涛，昂首将珠宝献给菩萨的场景。

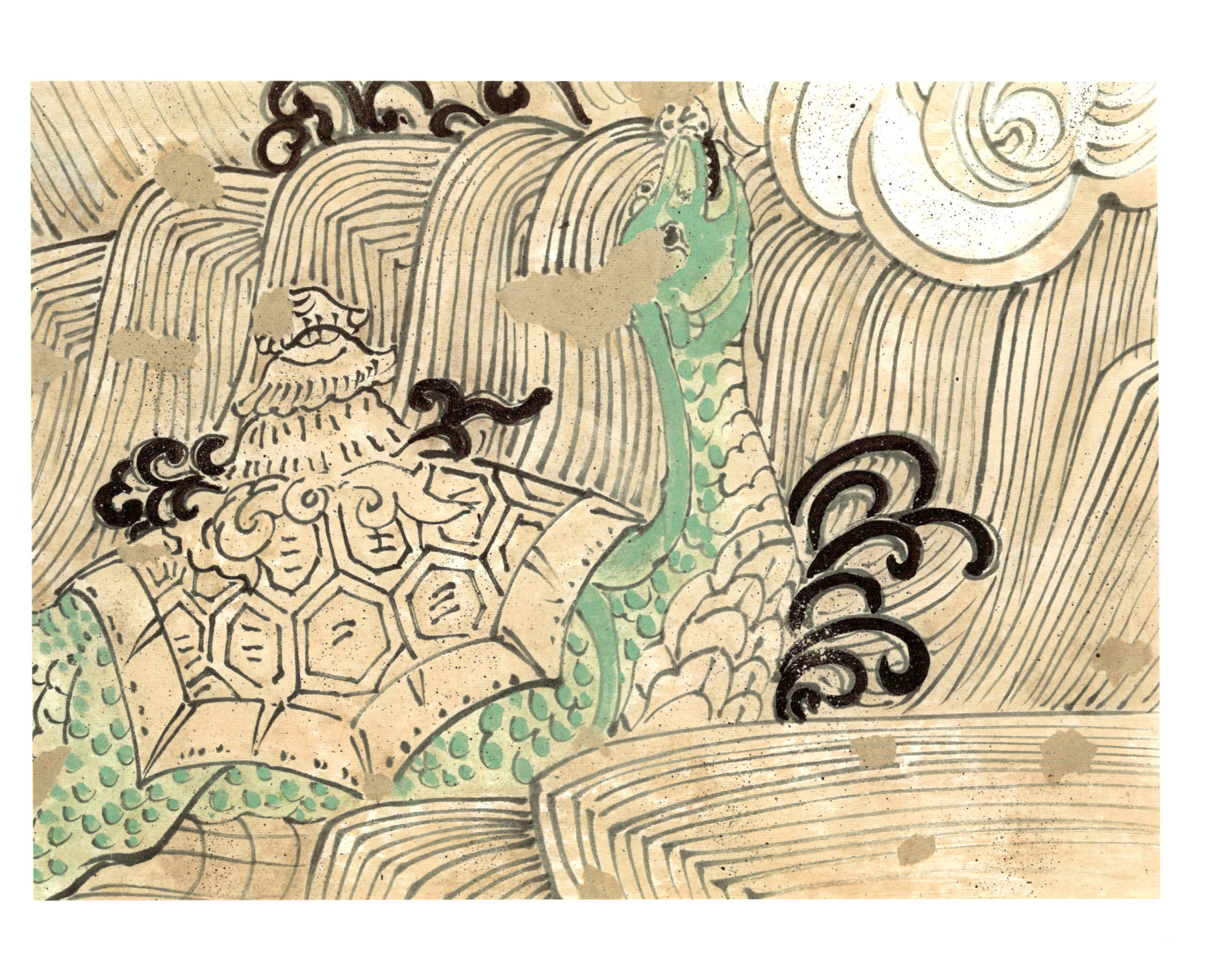

[西夏] **榆林窟第 003 窟**
不鼓自鸣之二胡 （徐海容临摹）

图中所示为拉弦乐器"二胡"，琴筒粗短，琴杆长，似梨形琵琶，绘以精致花纹。

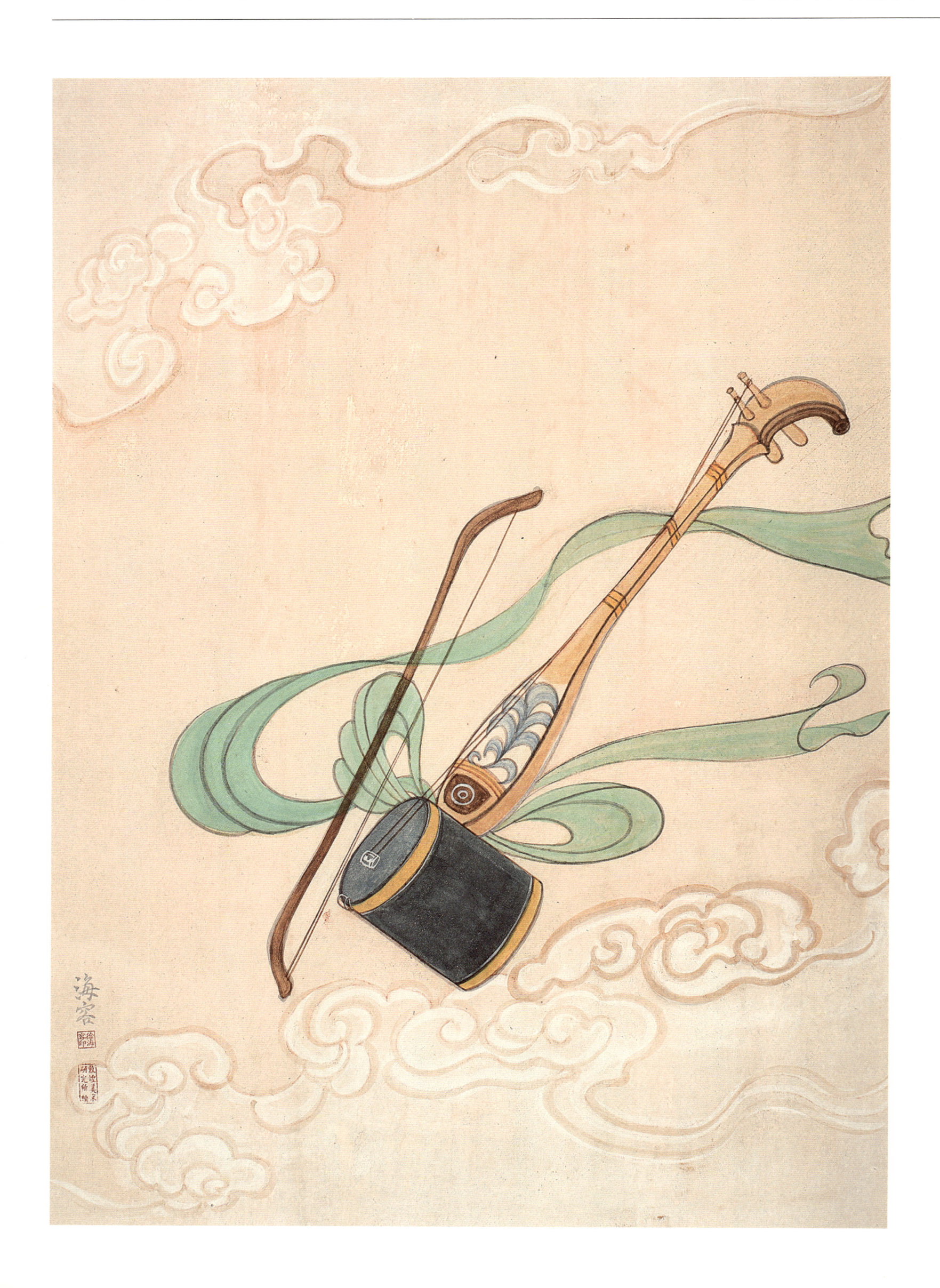

[西夏]

榆林窟第 003 窟
不鼓自鸣之方响 (徐海容临摹)

图中所示是古磬类打击乐器"方响",又称方响、铜磬,常见于隋唐宫廷宴乐。方响一般由十六块铁板组成,根据音高顺序排列,演奏者使用铁质锤或木质锤敲击发音。

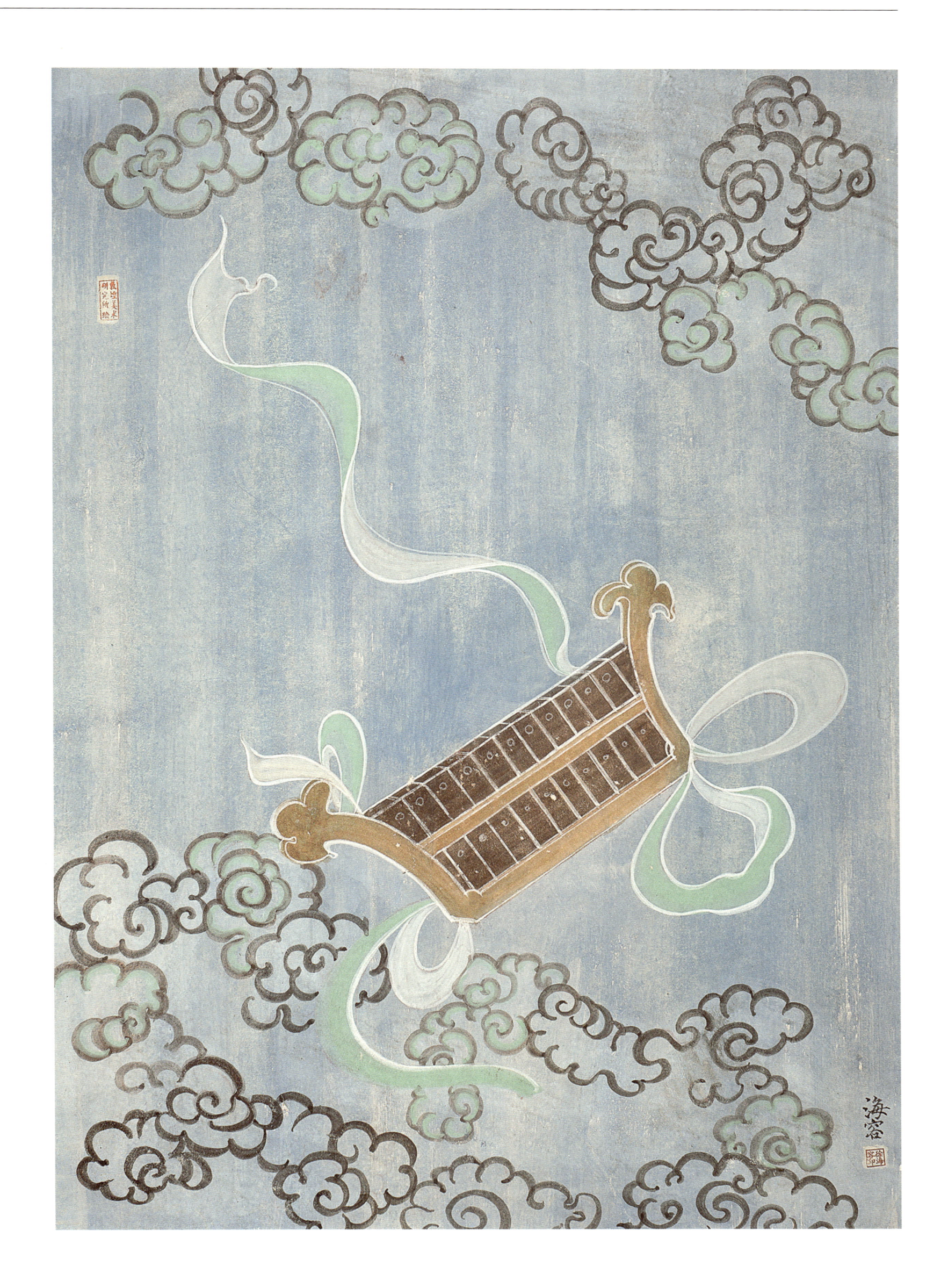

[西夏]

榆林窟第 003 窟
不鼓自鸣之金刚铃 （徐海容临摹）

画中所示为摇击体鸣乐器"金刚铃"，又作"金铃"。其柄呈金刚杵形，为激励众生精进与唤起佛、菩萨之惊觉所振摇之铃，即于修法中，为惊觉、劝请诸尊，令彼等欢喜而振摇之。

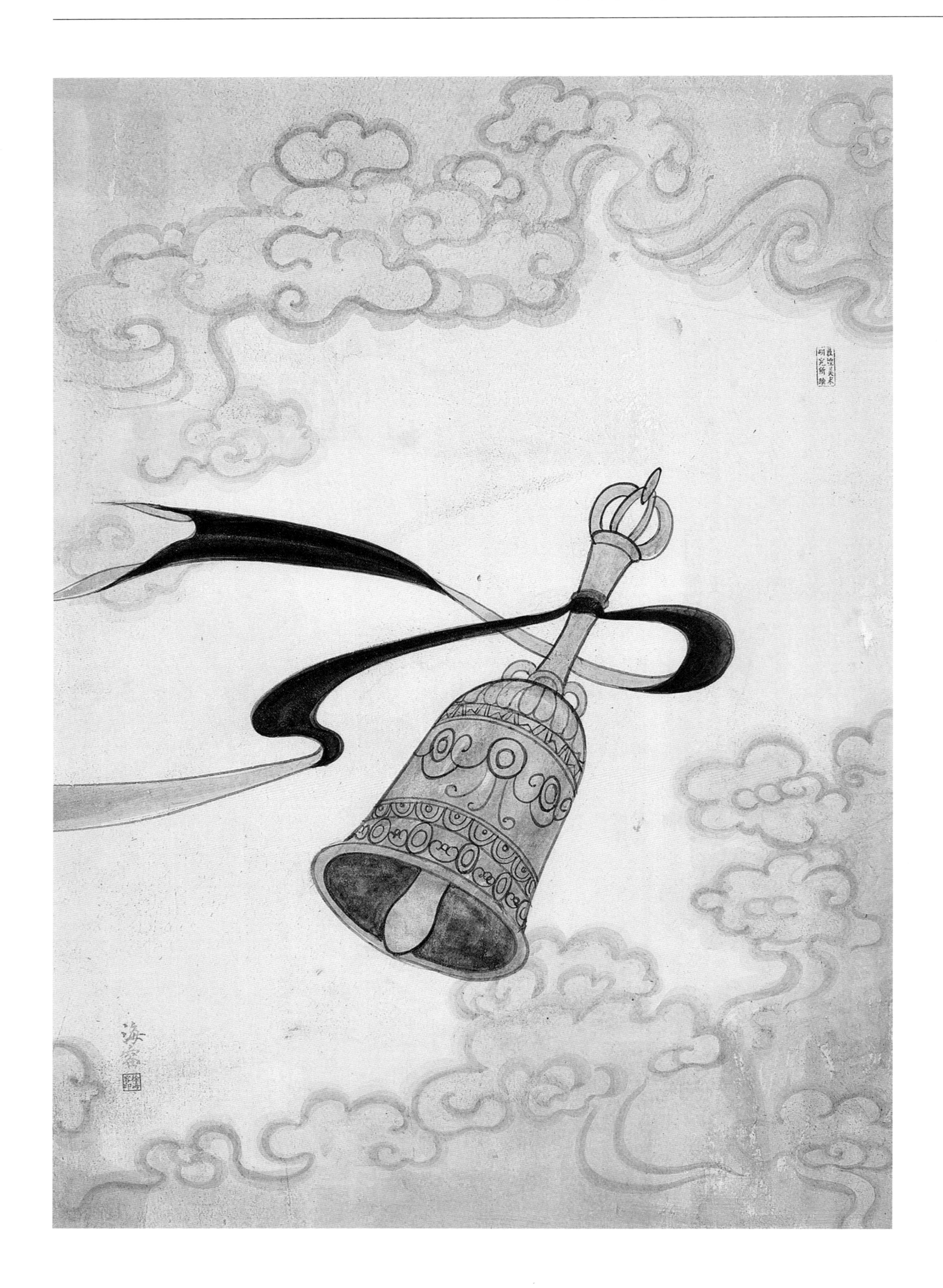

[西夏] **榆林窟第 003 窟**
不鼓自鸣之笙 （徐海容临摹）

画中所示为竹制簧管类吹奏乐器"笙"。笙多用于伴奏、合奏或独奏，由簧管、笙斗、吹嘴三部分构成，簧管长短不齐，笙斗呈圆形，吹嘴呈茶壶嘴状。

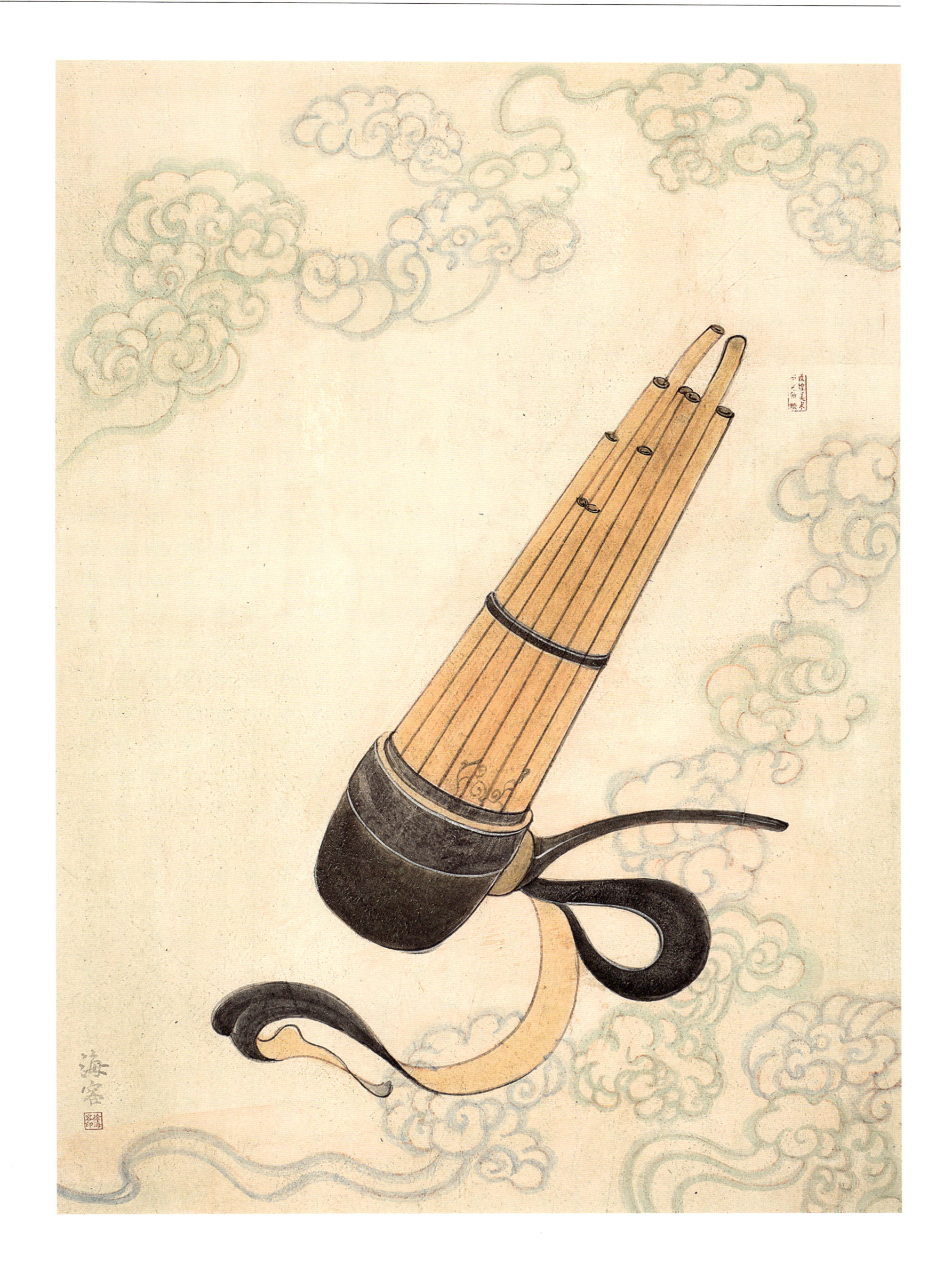

[西夏] **榆林窟第 010 窟**
双伎乐飞天之一 （徐海容临摹）

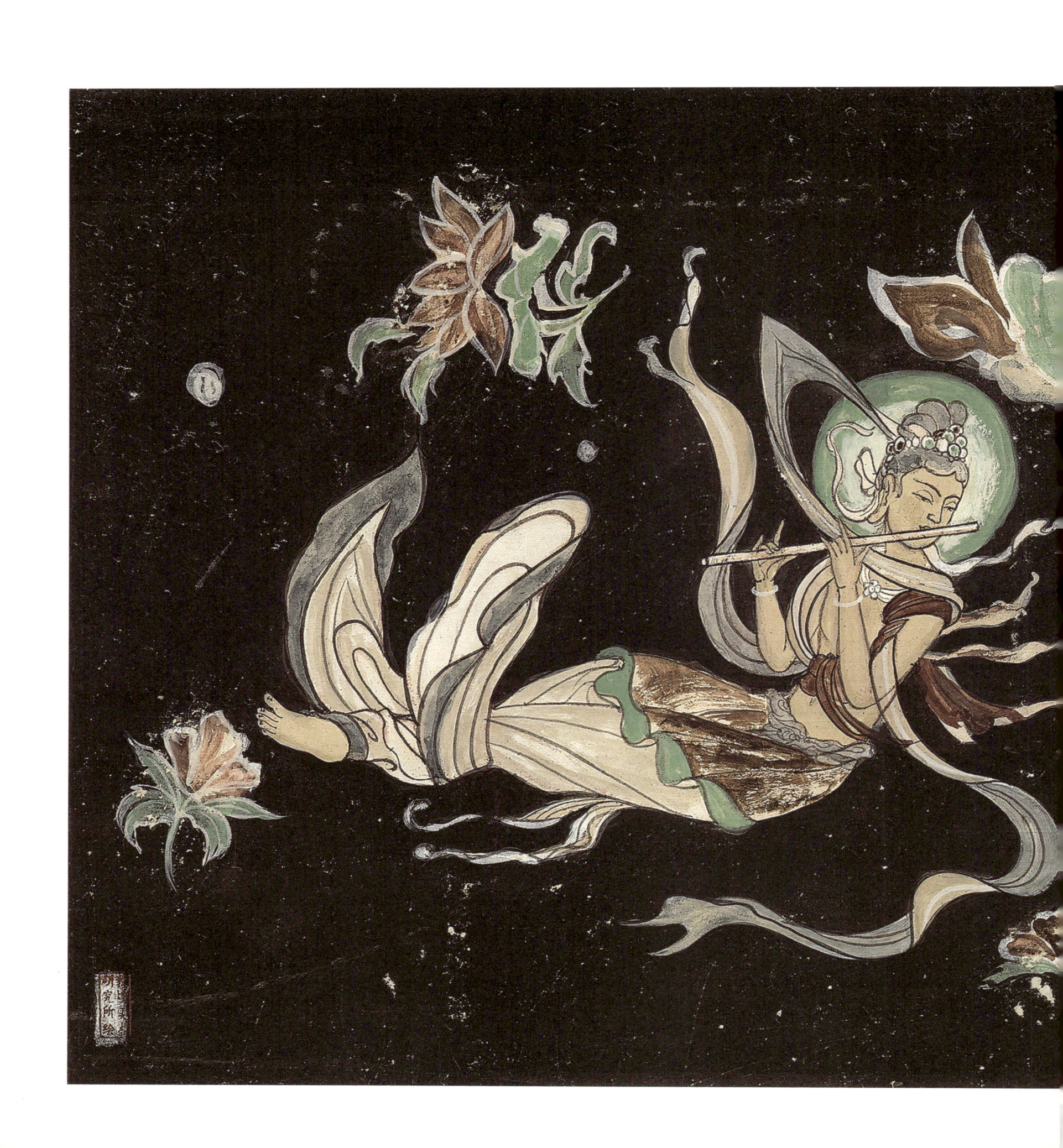

如画所示，左侧飞天回首吹笛，体态柔美；右侧飞天身着长裙，高举拍板和乐。两身飞天锦帛迎风飞扬，画面和谐。

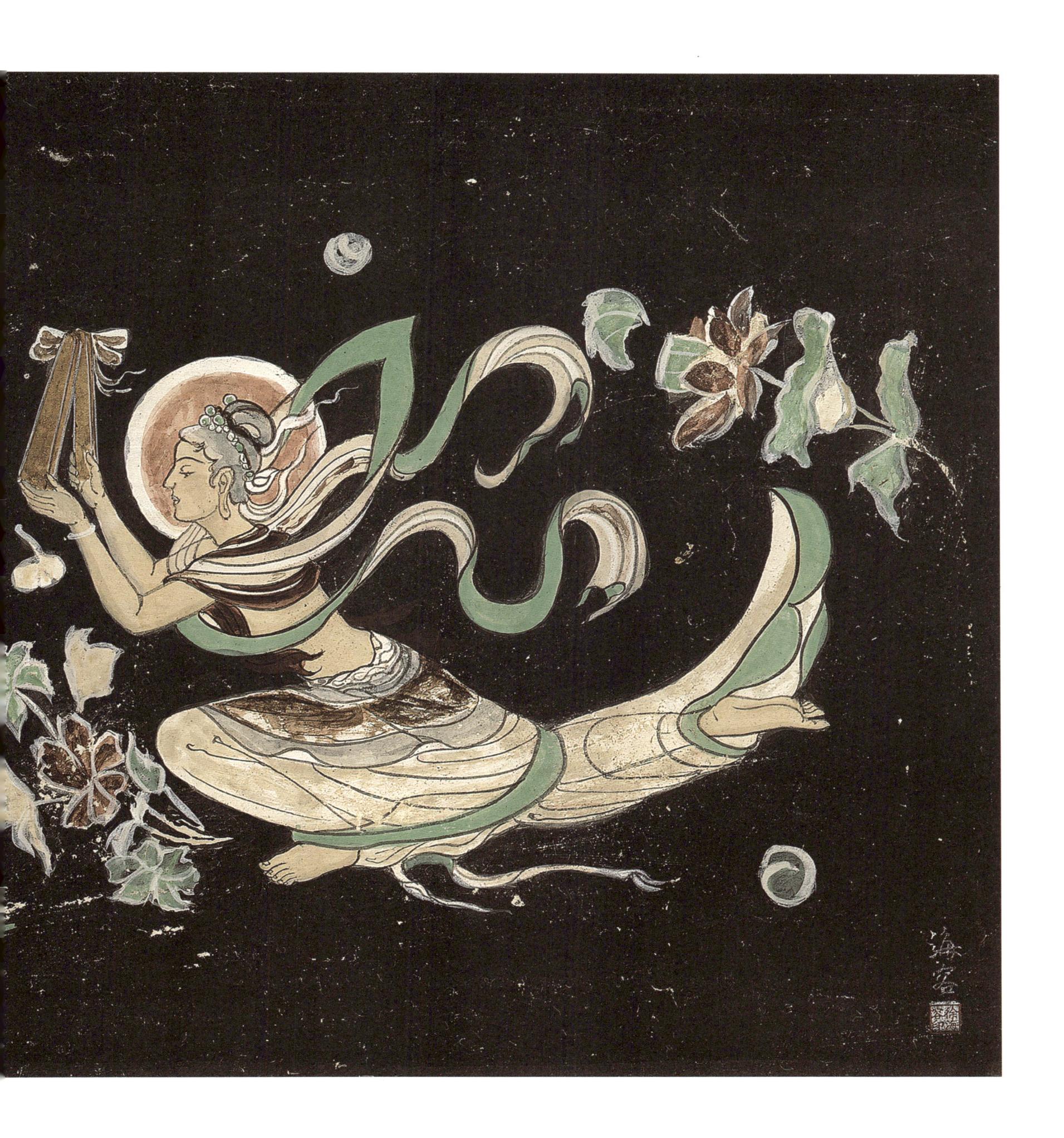

[西夏] **榆林窟第 010 窟**
双伎乐飞天之二 （王志萍临摹）

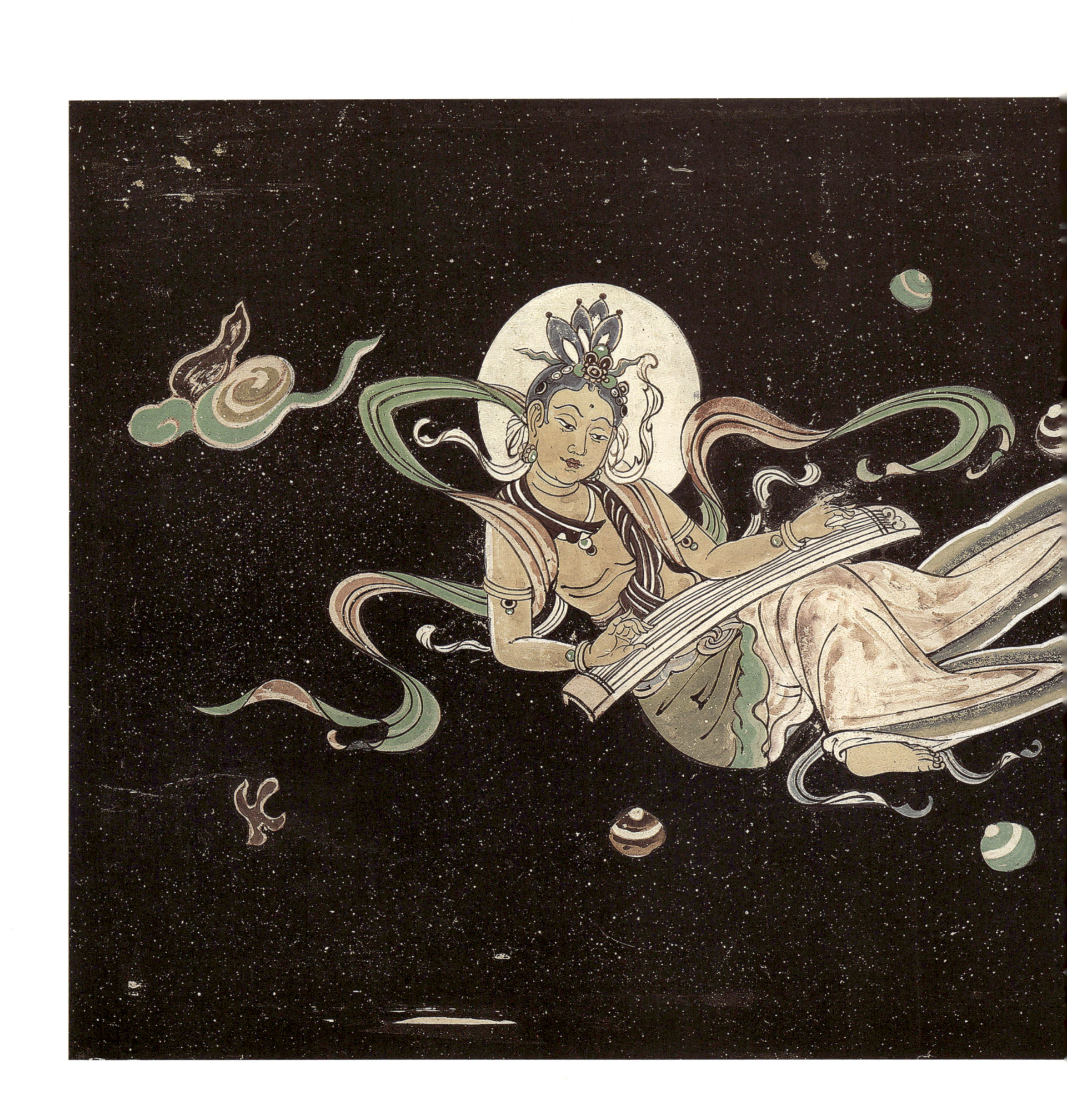

如画所示，左侧飞天眉目清秀，一张七弦琴枕于膝间，似躺非躺，衣袂翩翩，披帛环绕身侧，似同风而起，曲线优美；右侧飞天高簪花冠，怀抱琵琶，身姿优美，如临仙境。

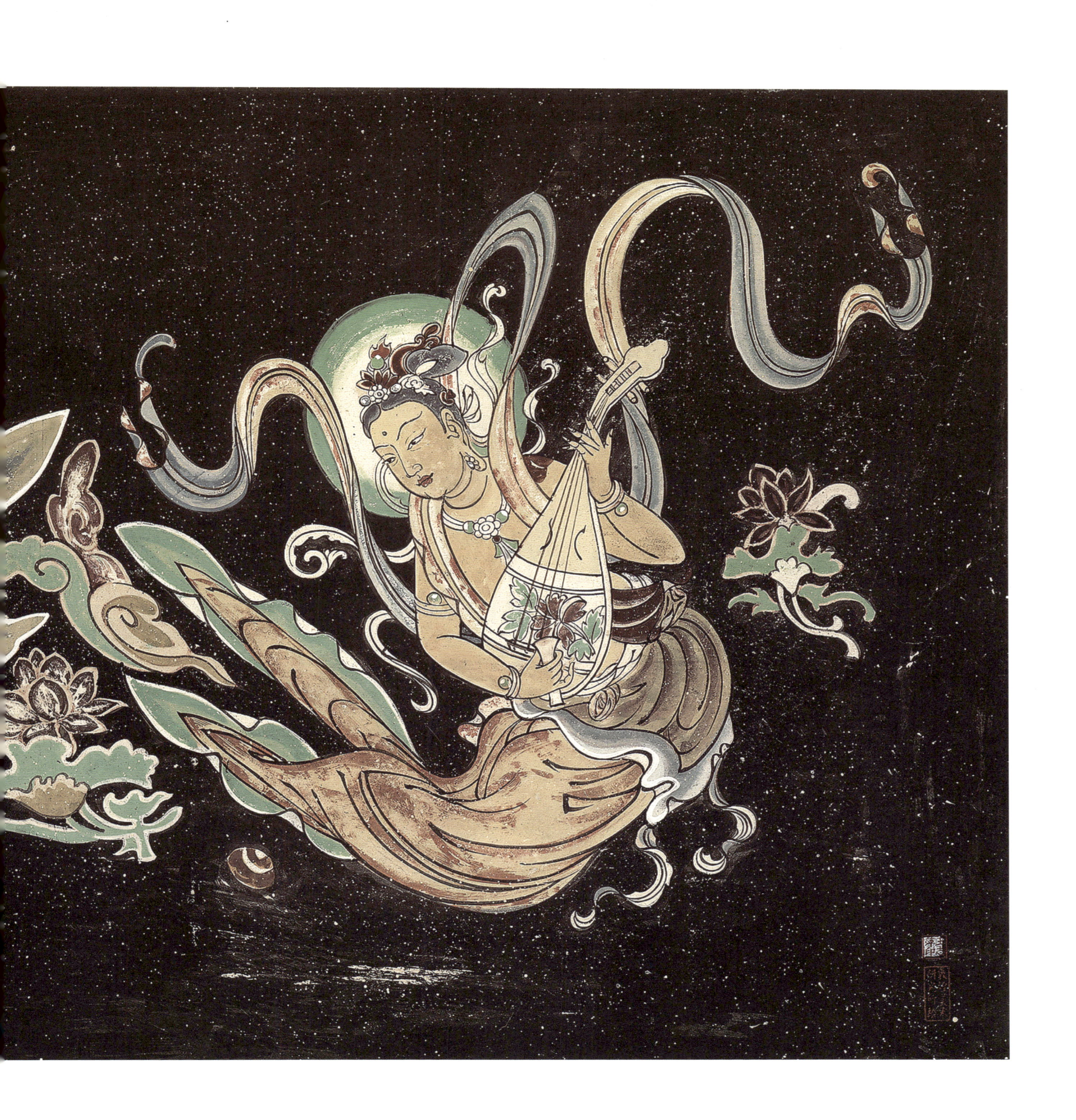

[西夏] **榆林窟第 010 窟**
伎乐飞天 （金子欣临摹）

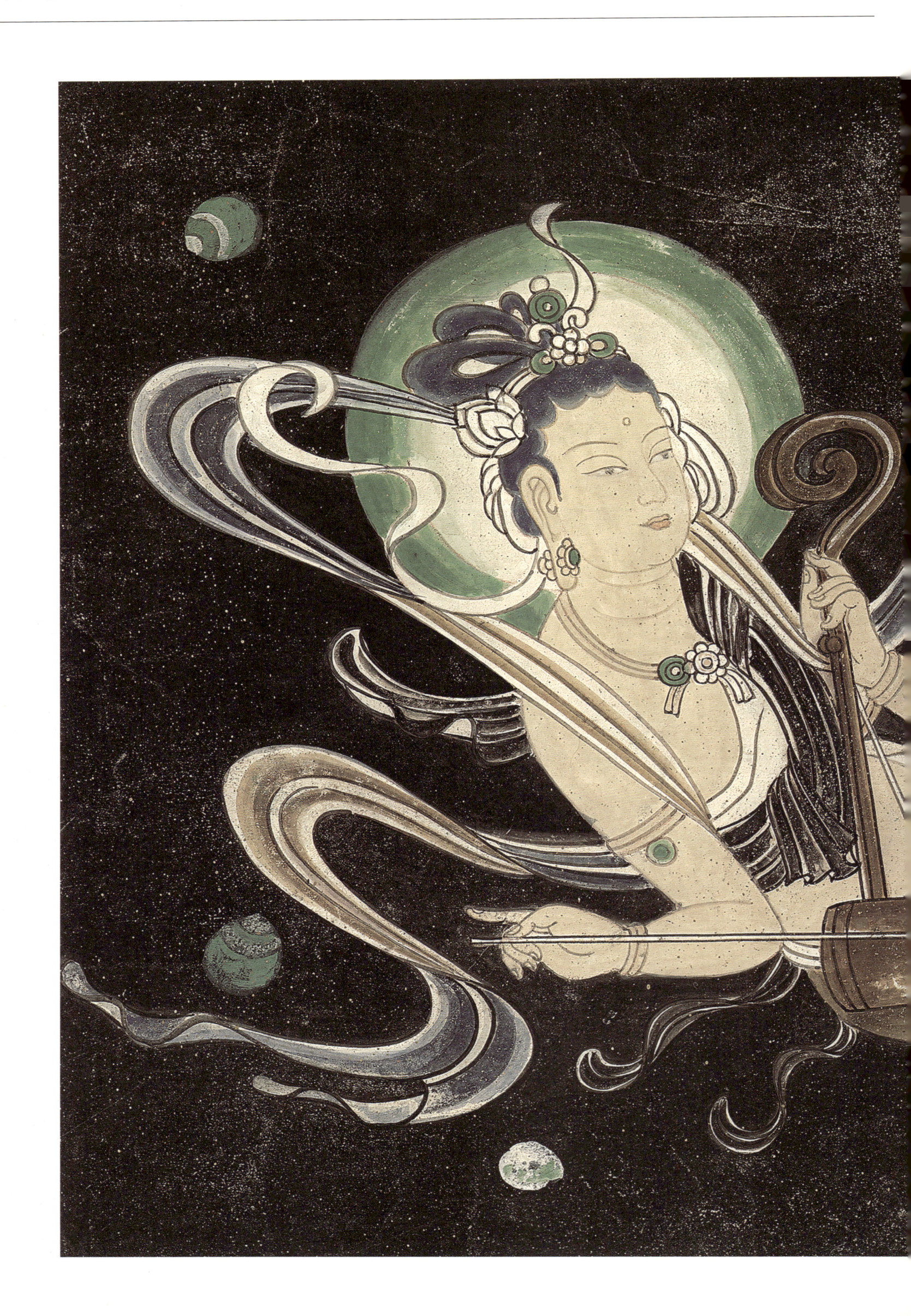

此身伎乐飞天头顶圆光，手持乐器，身戴璎珞宝饰，长长的飘带萦绕于身侧，显示出飞天的轻盈柔美。画作技法娴熟，笔画间尽显灵动之气。

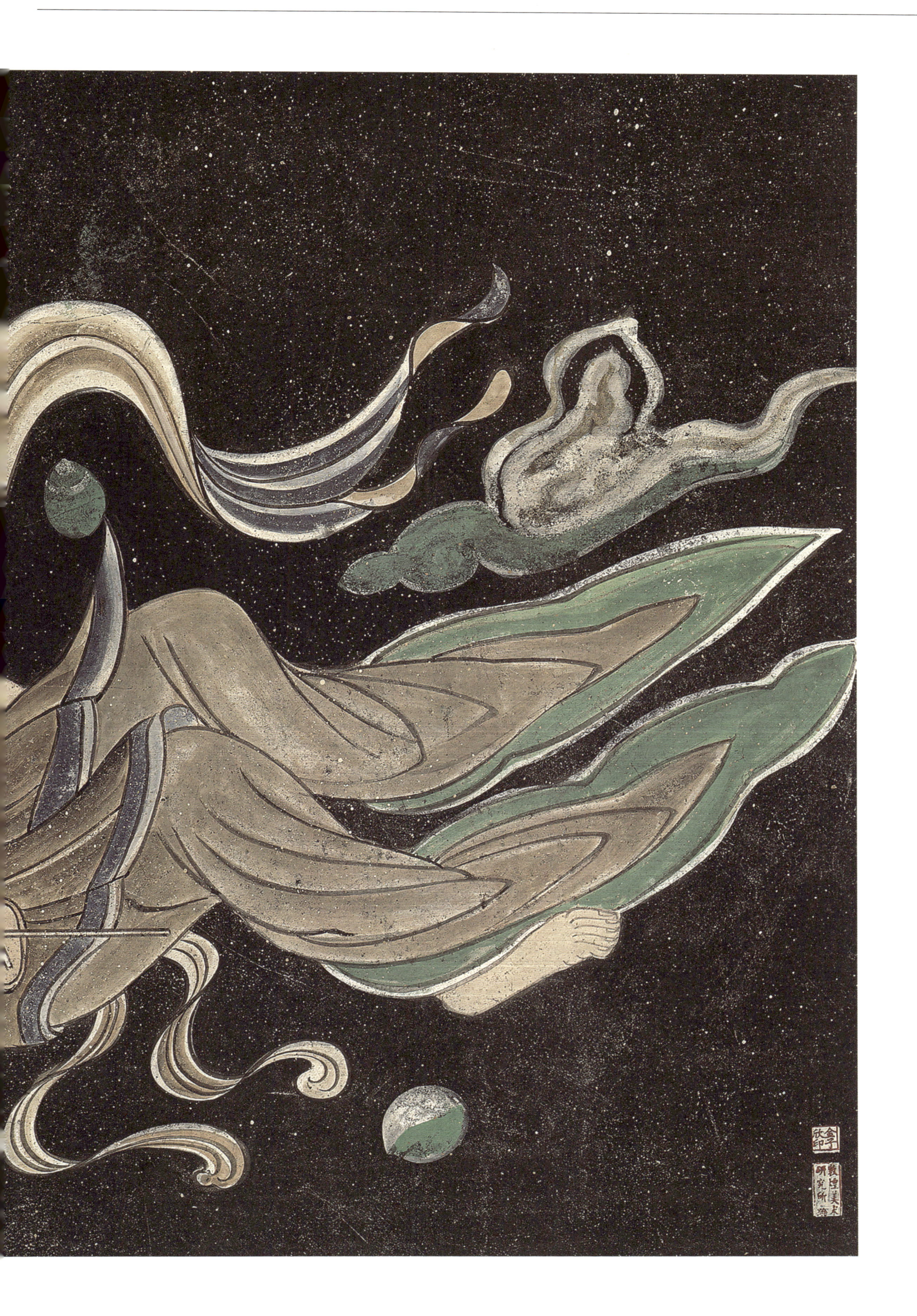

[西夏]

榆林窟第 010 窟

飞翔的红嘴蓝鹊 （张平临摹）

画面中，鹊鸟为"蓝寿带"，拥有红色的嘴巴、雪白的头顶、蓝色的羽翼，拖着长长的尾巴，刻画灵动自然、真实细腻、富有动感。

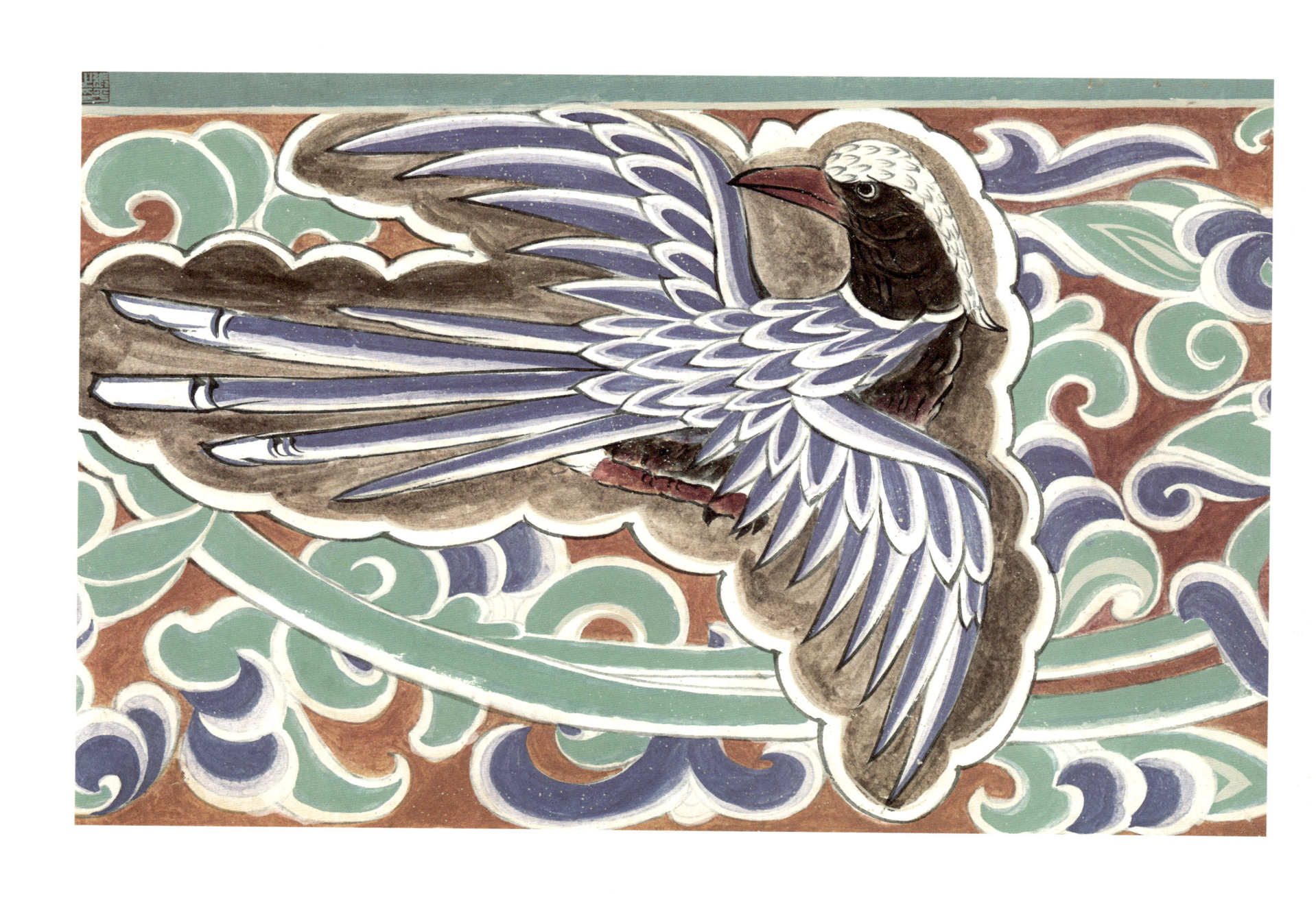

[西夏]

榆林窟第 010 窟
衔枝孔雀 （张平临摹）

画面中，孔雀展开双翅，口中衔有鲜花。画师通过鸟瞰式构图，生动细致地展现出孔雀华美的身姿，是敦煌动物画中的精品之作。

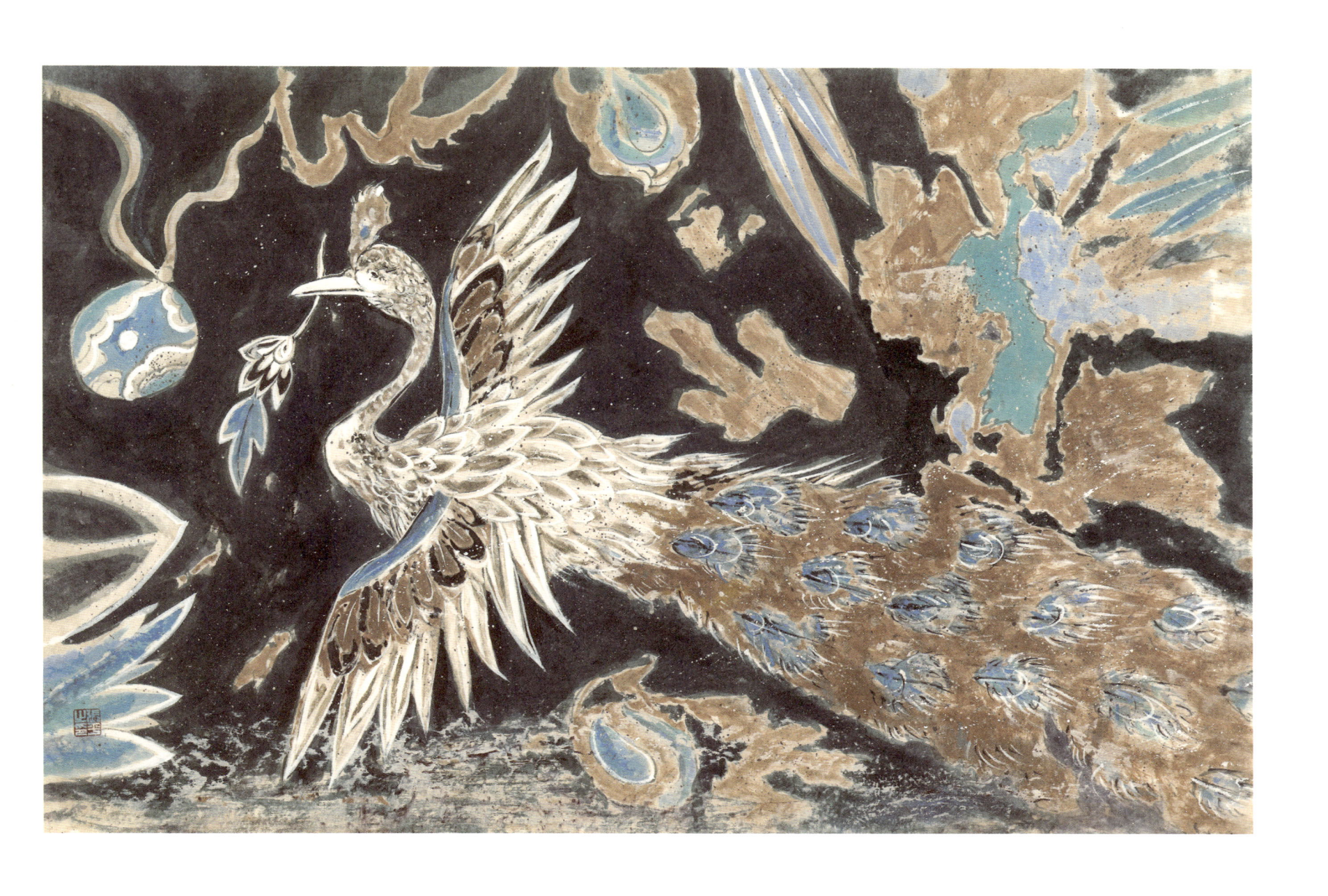

[西夏] **榆林窟第 010 窟**
双凤莲荷纹　（金子欣临摹）

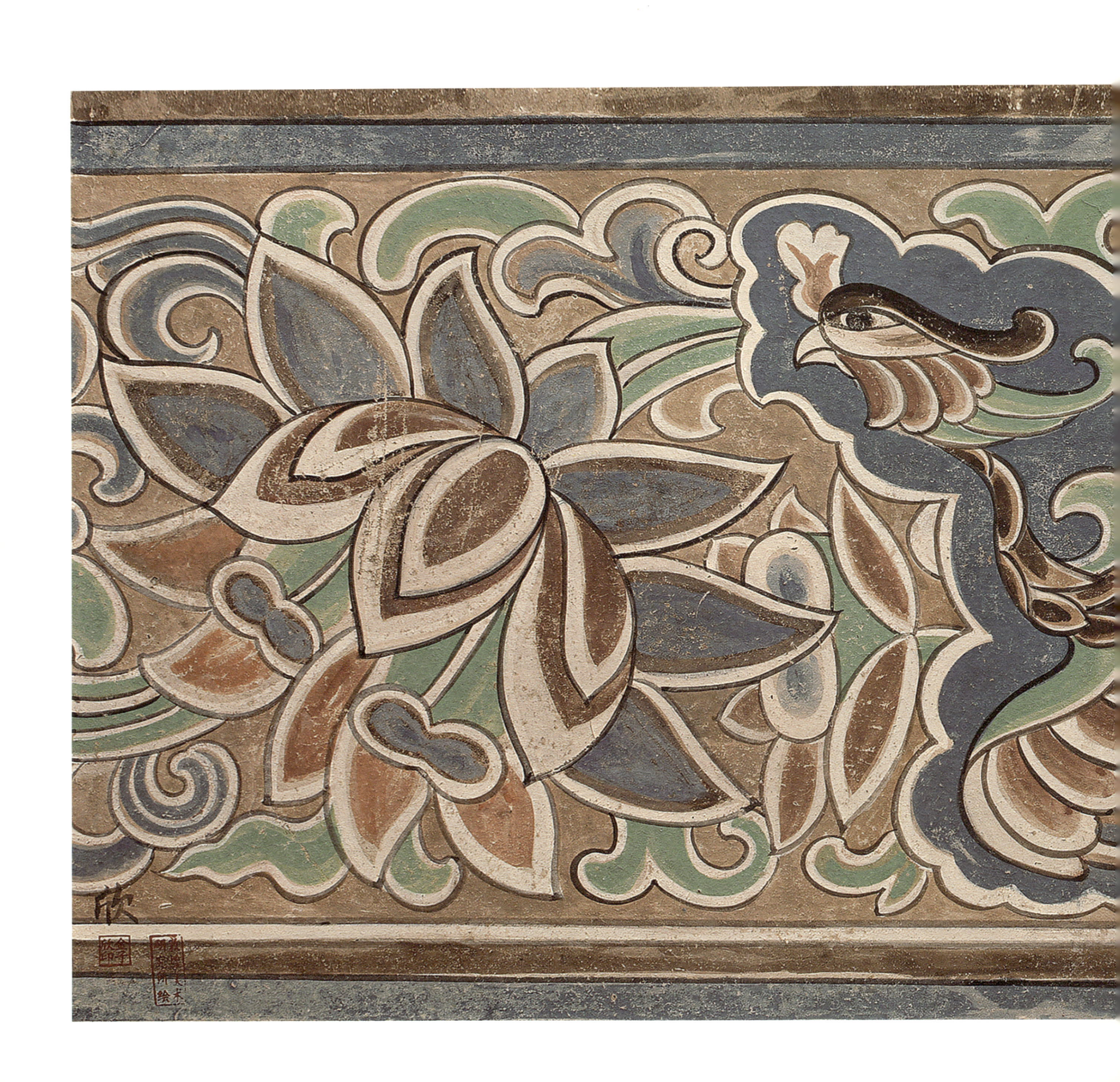

下图凤鸟羽翼饱满，尾羽呈波状，灵韵流动。凤鸟四周有莲荷细纹作为缀饰，可见莲荷绽放于凤鸟之间，花团锦簇，古典富雅。笔法上勾线准确，赭红色勾线干净流畅，明和典雅。

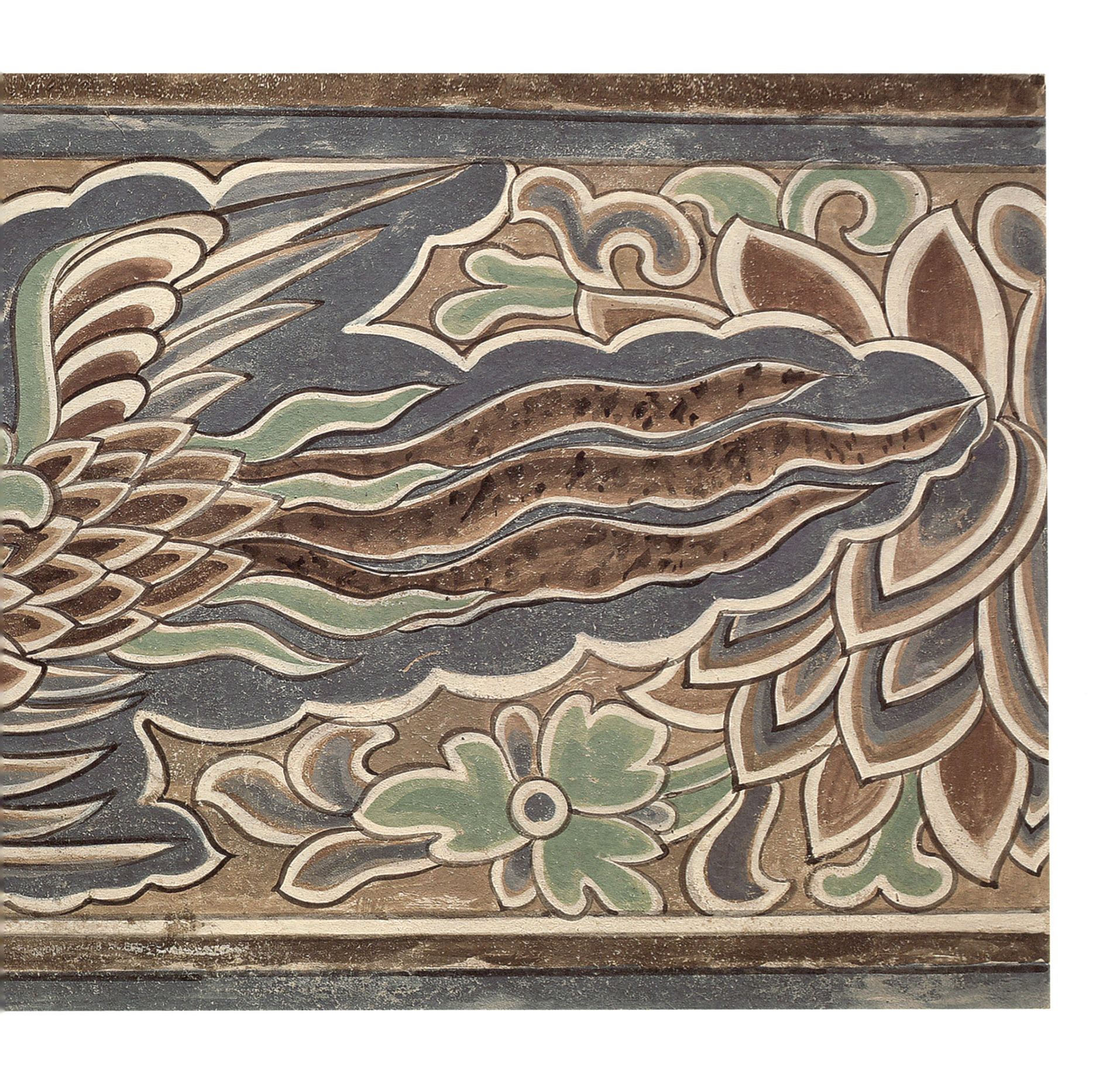

[西夏] **莫高窟第 065 窟**
散花飞天 （王志萍临摹）

画面中，一身飞天乘着祥云从天而降，头戴宝冠，双手托花，身姿轻柔，尽显飞天的优雅自在。

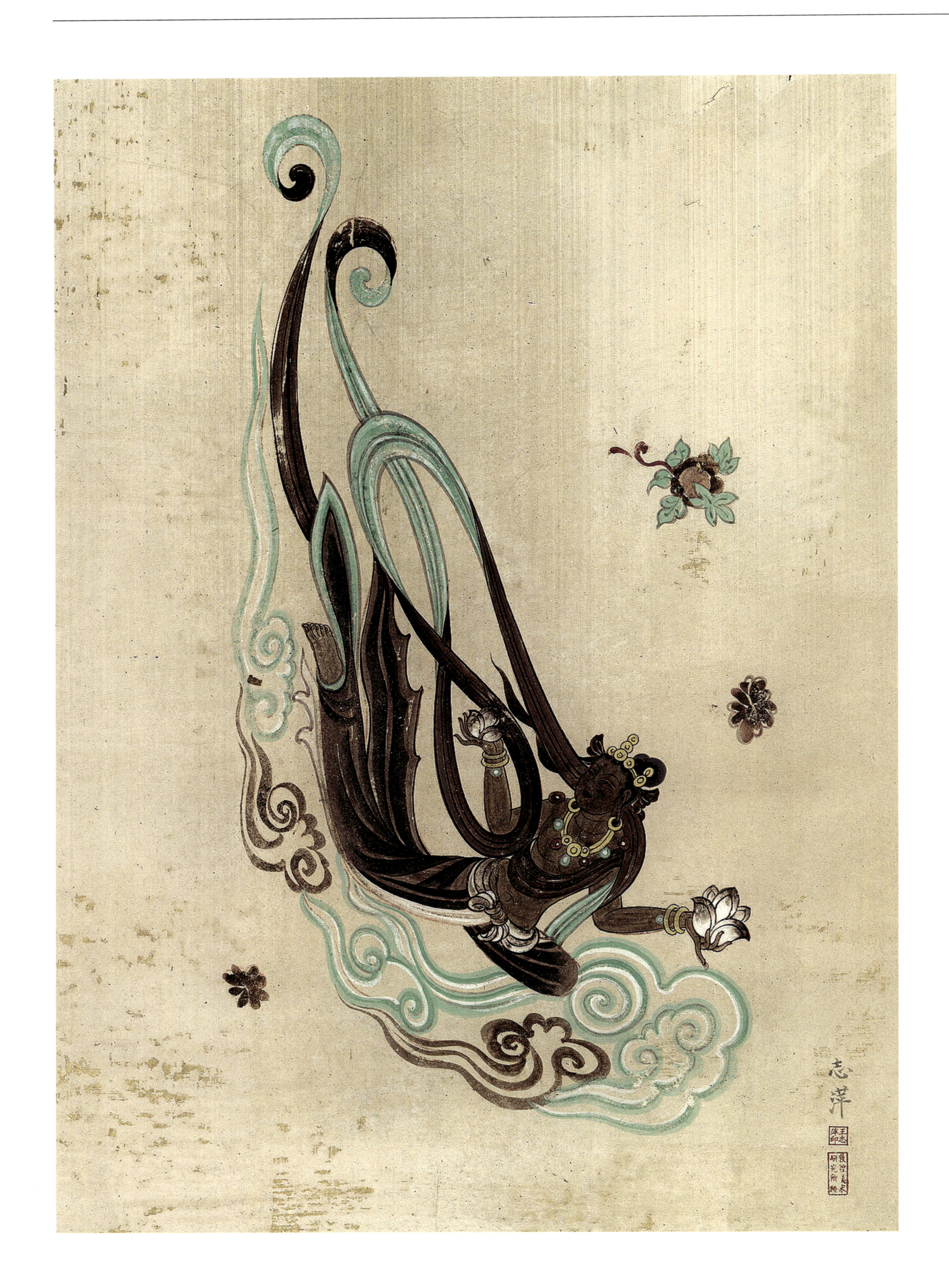

[西夏]

莫高窟第 097 窟

罗汉 （张平临摹）

罗汉圆头长眉，身披袈裟，双手握长杖，坐于石台上，表情悲悯，身后花丛繁茂。罗汉身侧有一站立小僧，为罗汉的身前眷属。小僧面和目慈，双手合十虔诚礼拜，身旁繁花盛放。此幅画作风格颇粗犷，亦能传神。

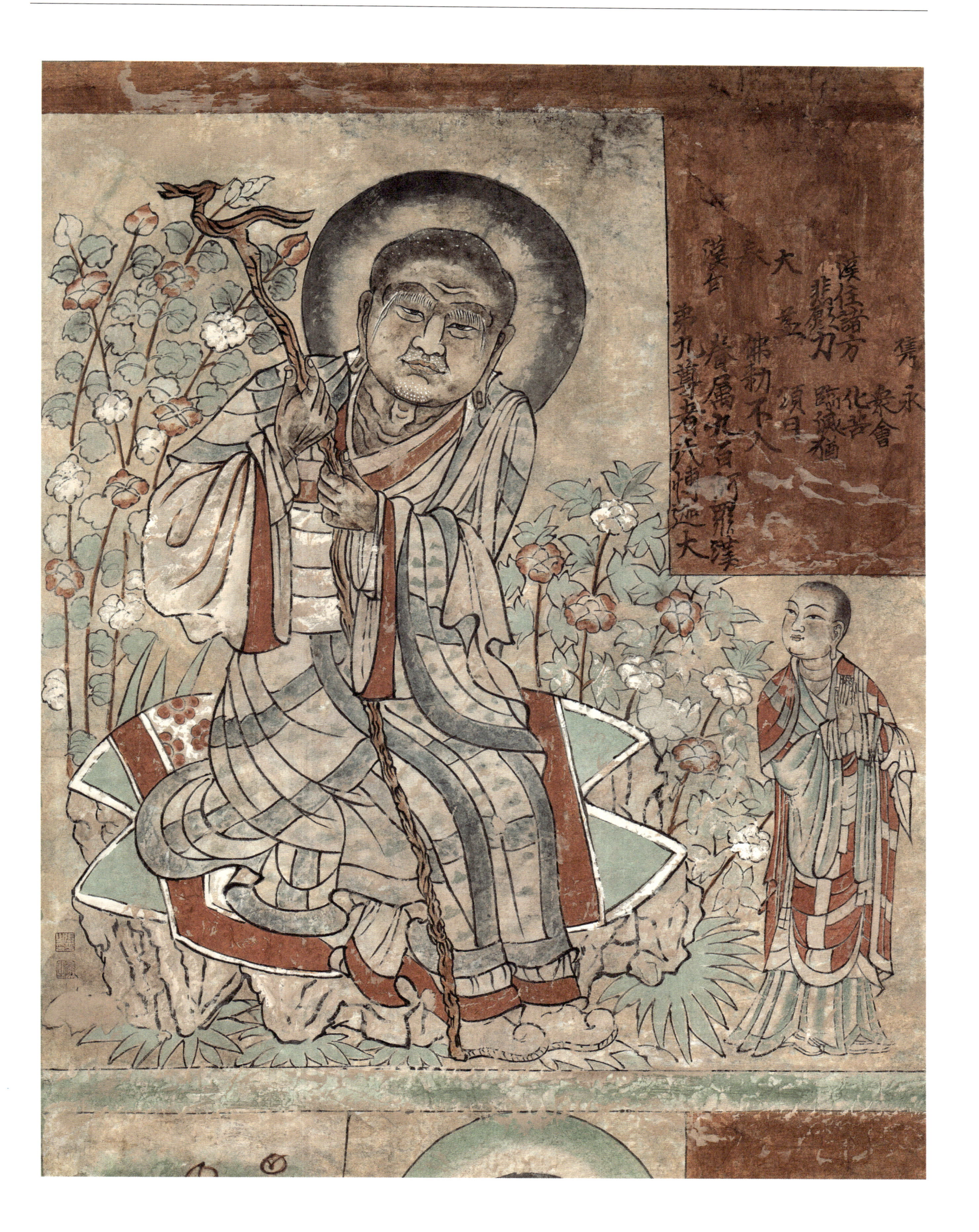

[西夏] **莫高窟第 309 窟**
菩萨像 （王志萍临摹）

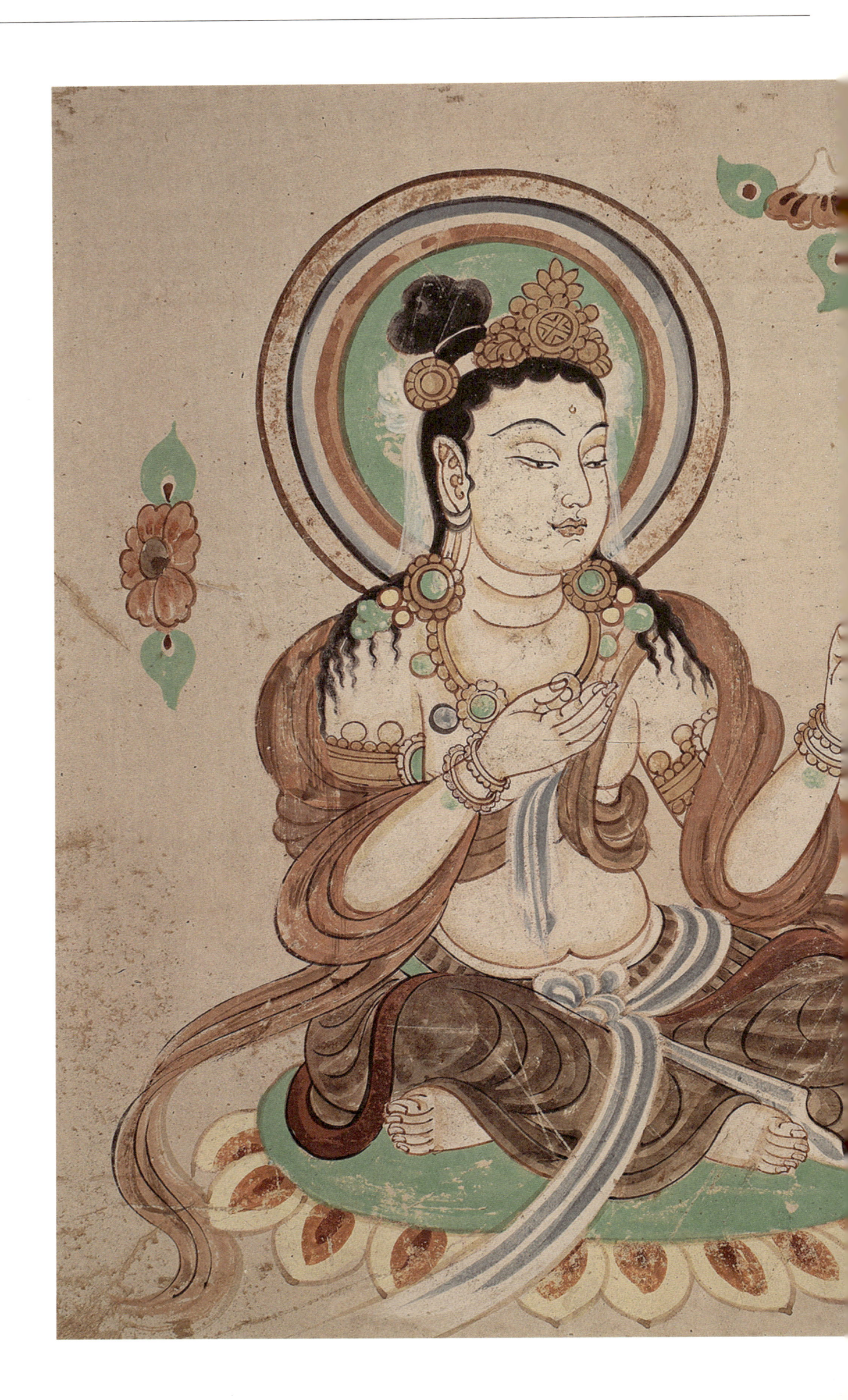

图中两尊菩萨均结跏趺坐，左侧菩萨头微微低下，双手扬起；右侧菩萨头微微侧倾，双手合十。周围散花，两尊菩萨似正在谈论佛法。

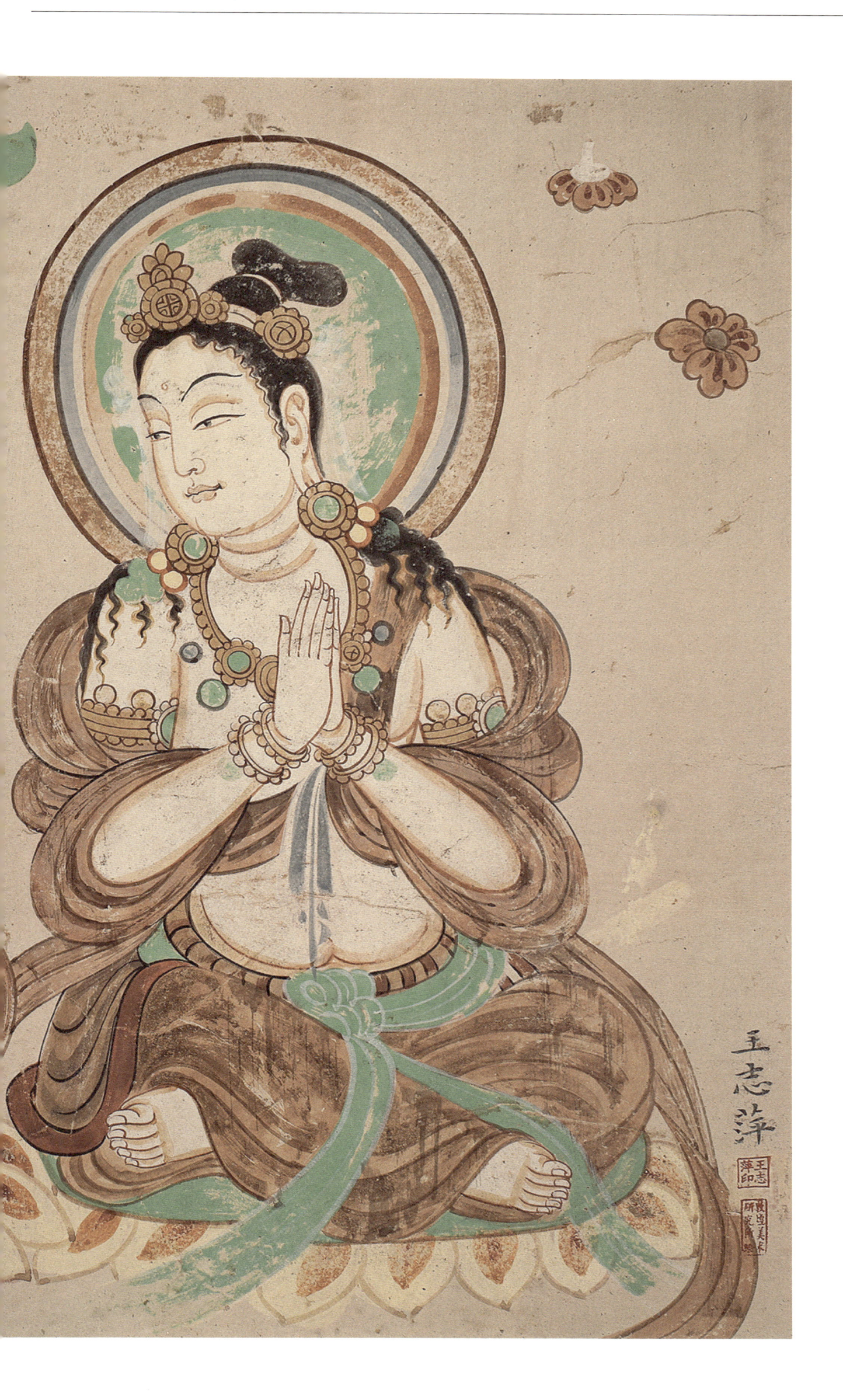

[西夏] **莫高窟第 310 窟**
药师佛像 （王志萍临摹）

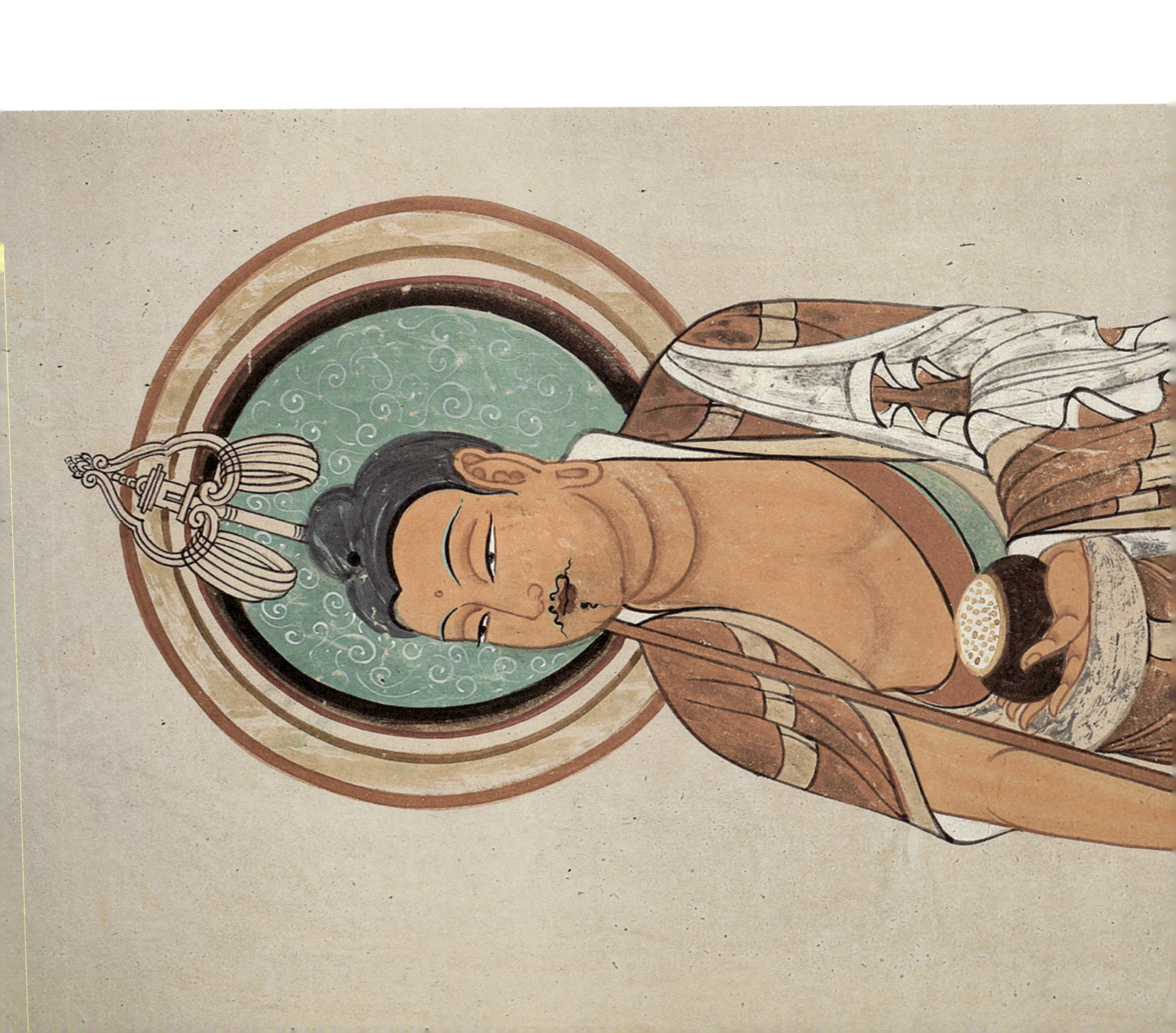

药师佛是佛教诸神之一,西夏统治敦煌时期,药师佛信仰十分流行。画面中该药师佛站立于莲座之上,身材高大匀称,眉清目秀,面容丰润,左手稳稳持钵于腹前,右手持锡杖靠于右肩。

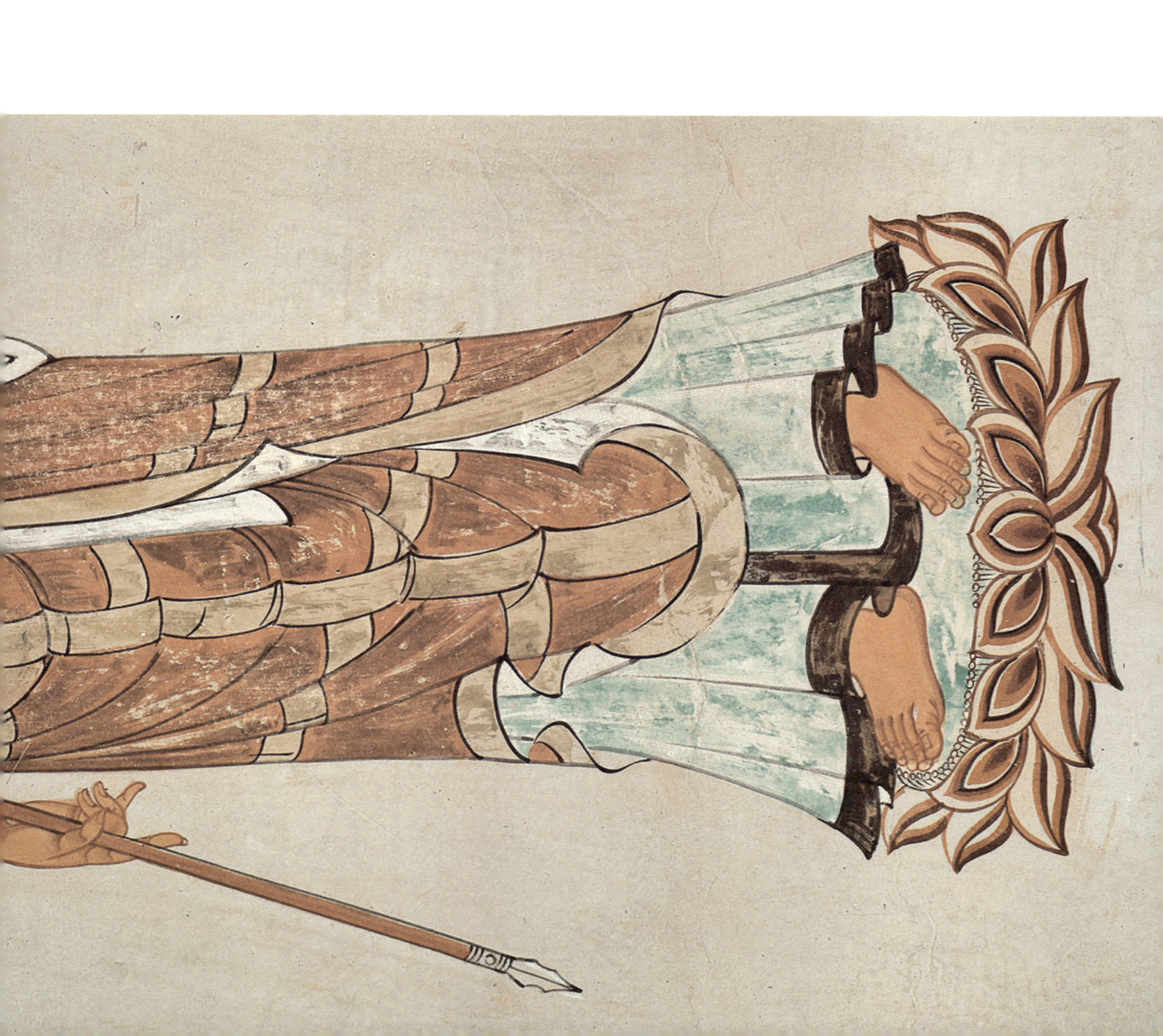

[西夏] **东千佛洞第 002 窟**
水月观音 （高山现状临摹）

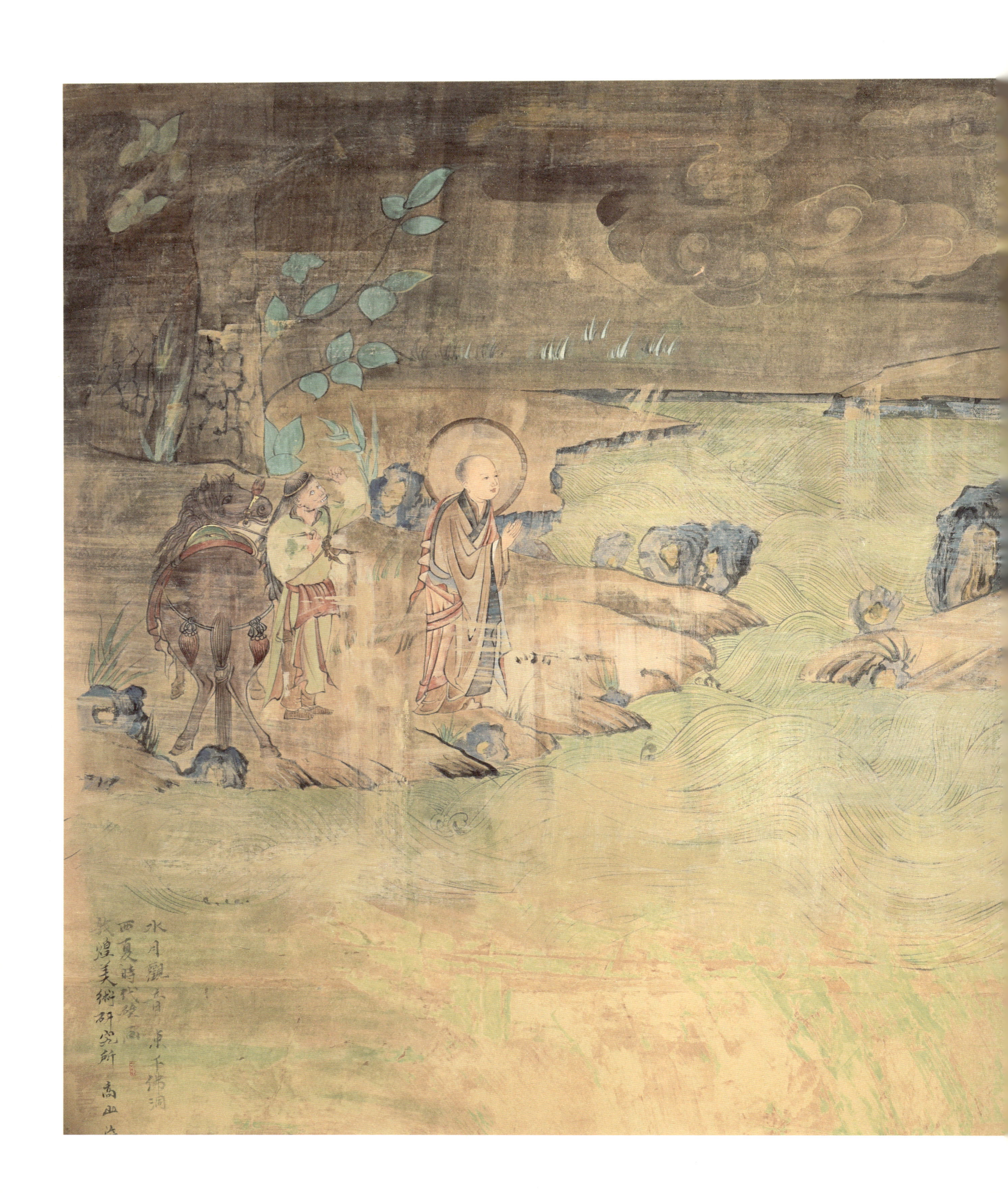

据史料记载，水月观音像最初是由盛唐著名画家周昉创作而成，它参考了《华严经》等书中的描述。"净渌水上，虚白光中，一睹其相，万缘皆空。"此幅画面，观音手持宝卷，面容静美祥和，超然脱俗，整个画面云烟缭绕，意境悠远，使人们仿佛身临缥缈的仙境一般。

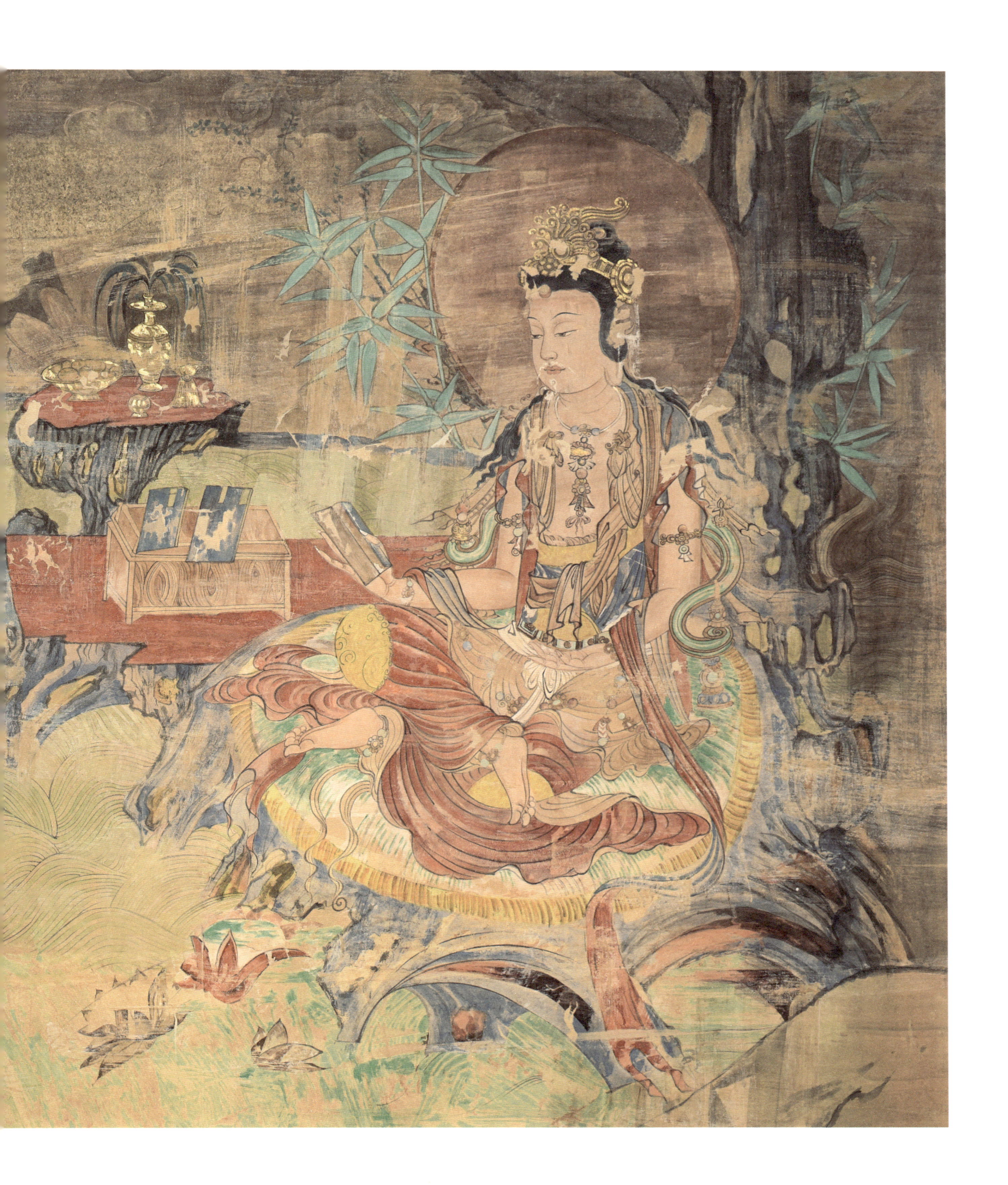

[西夏]

东千佛洞第 002 窟

菩萨头像 （高山临摹）

图中的菩萨眼神微微向下瞟，嘴角轻轻上扬，戴金色宝冠、耳环和项链。

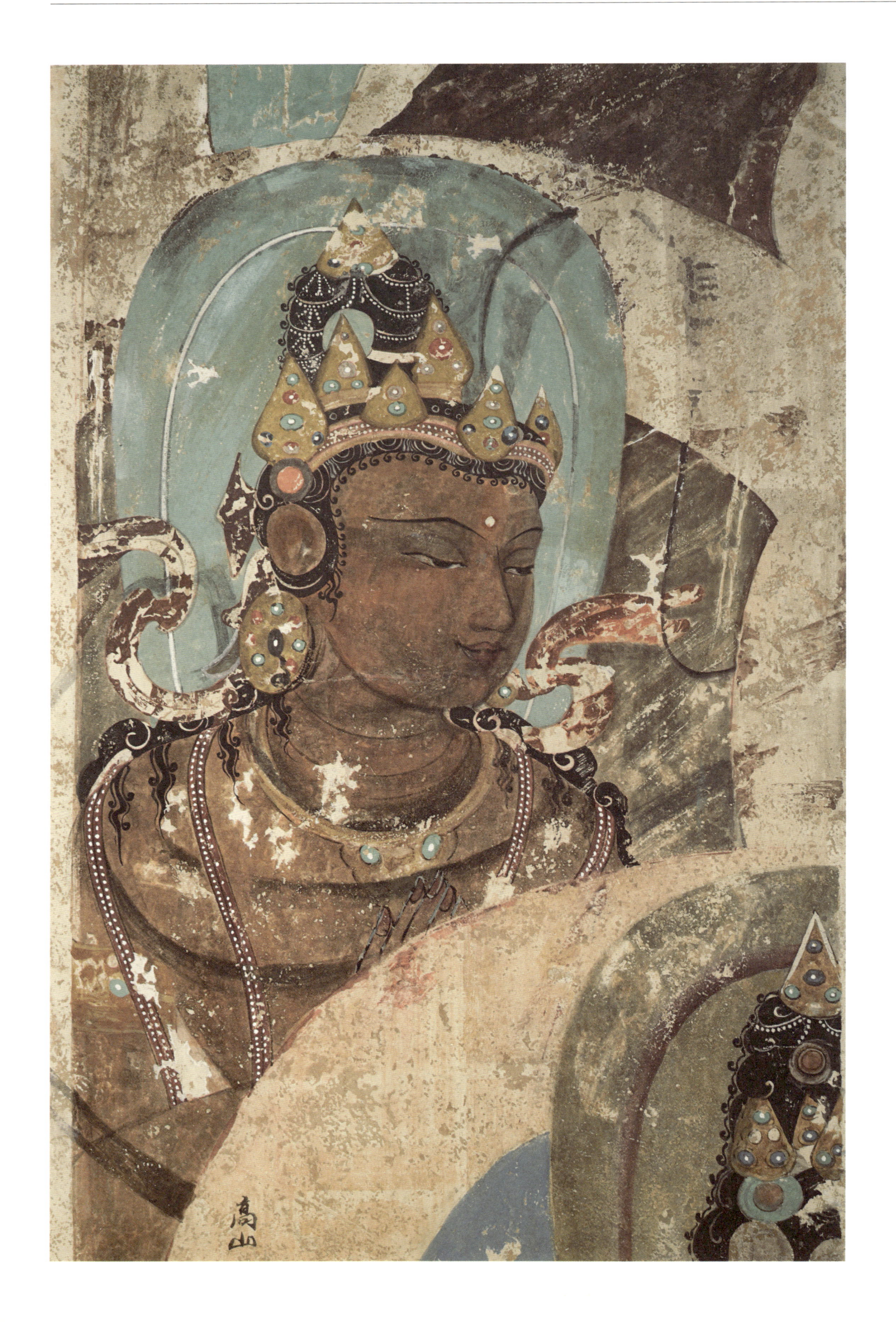

[西夏]

东千佛洞第 002 窟

绿度母观音 （高山临摹）

图中的观音上着淡绿短袖，下着白裤，背靠一棵小树，神情悠然，看起来非常怡然自得，一只脚踏在莲花台上，一只脚倚在树上，右手抬起，似在轻抚树叶。

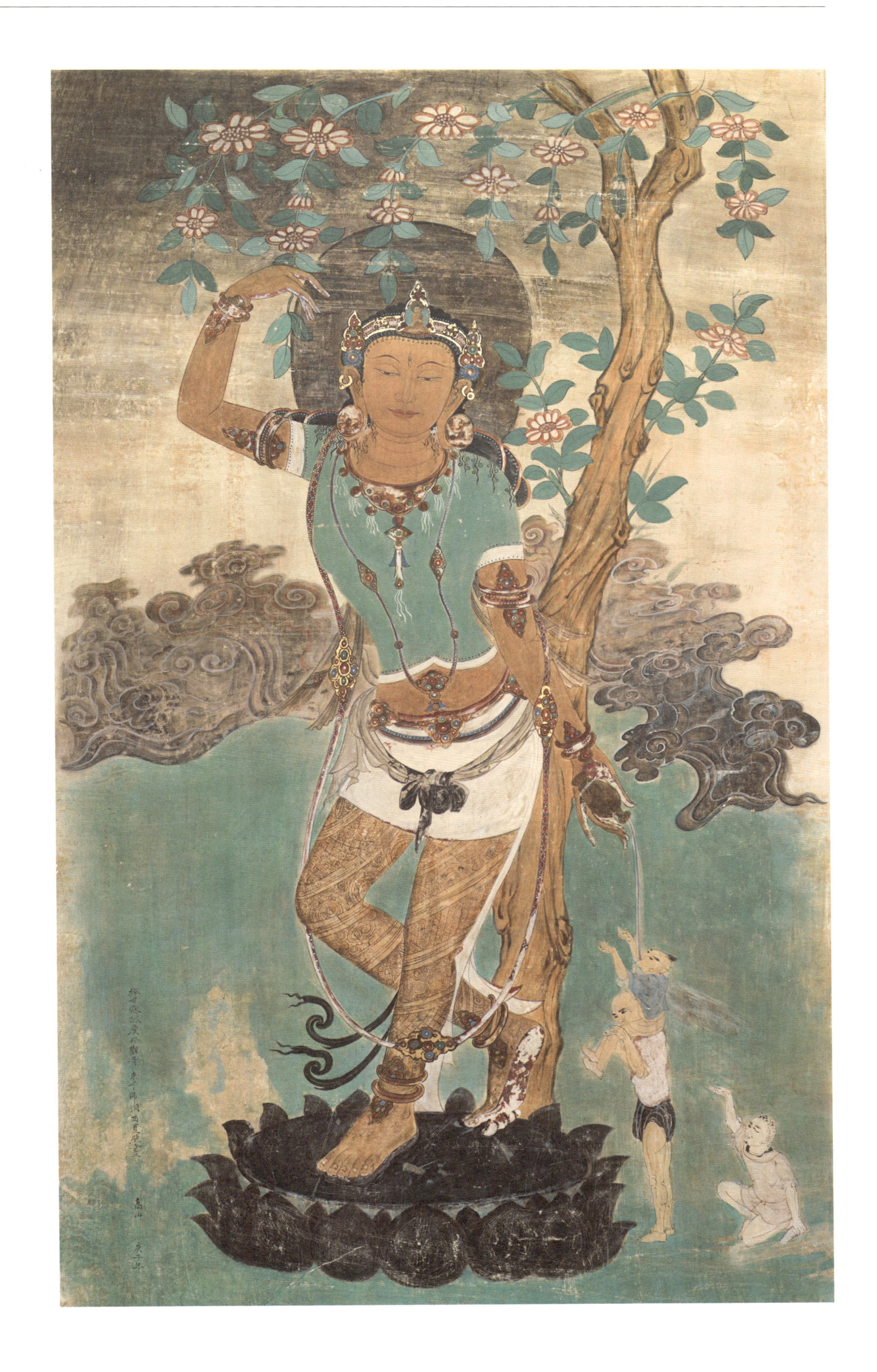

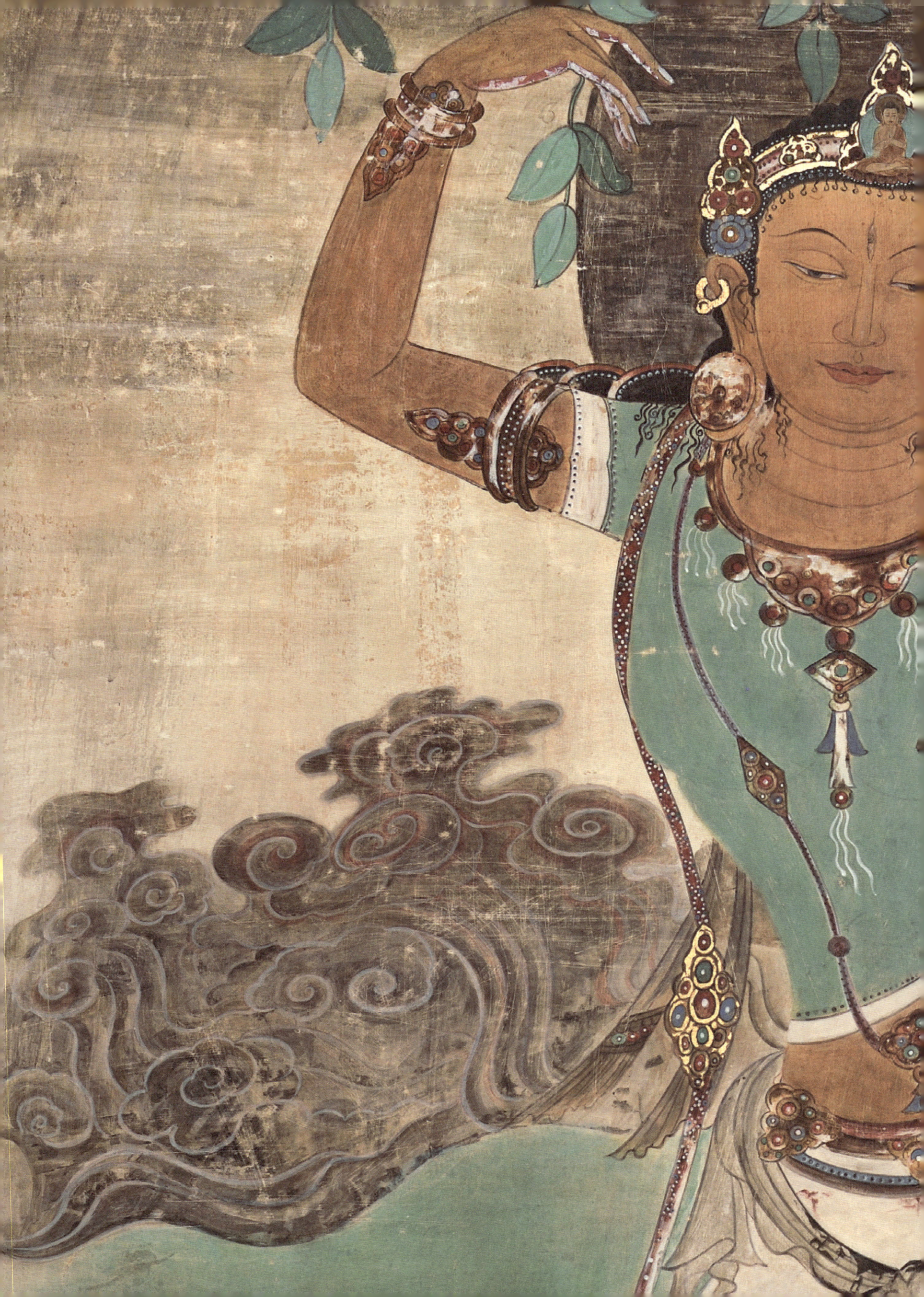

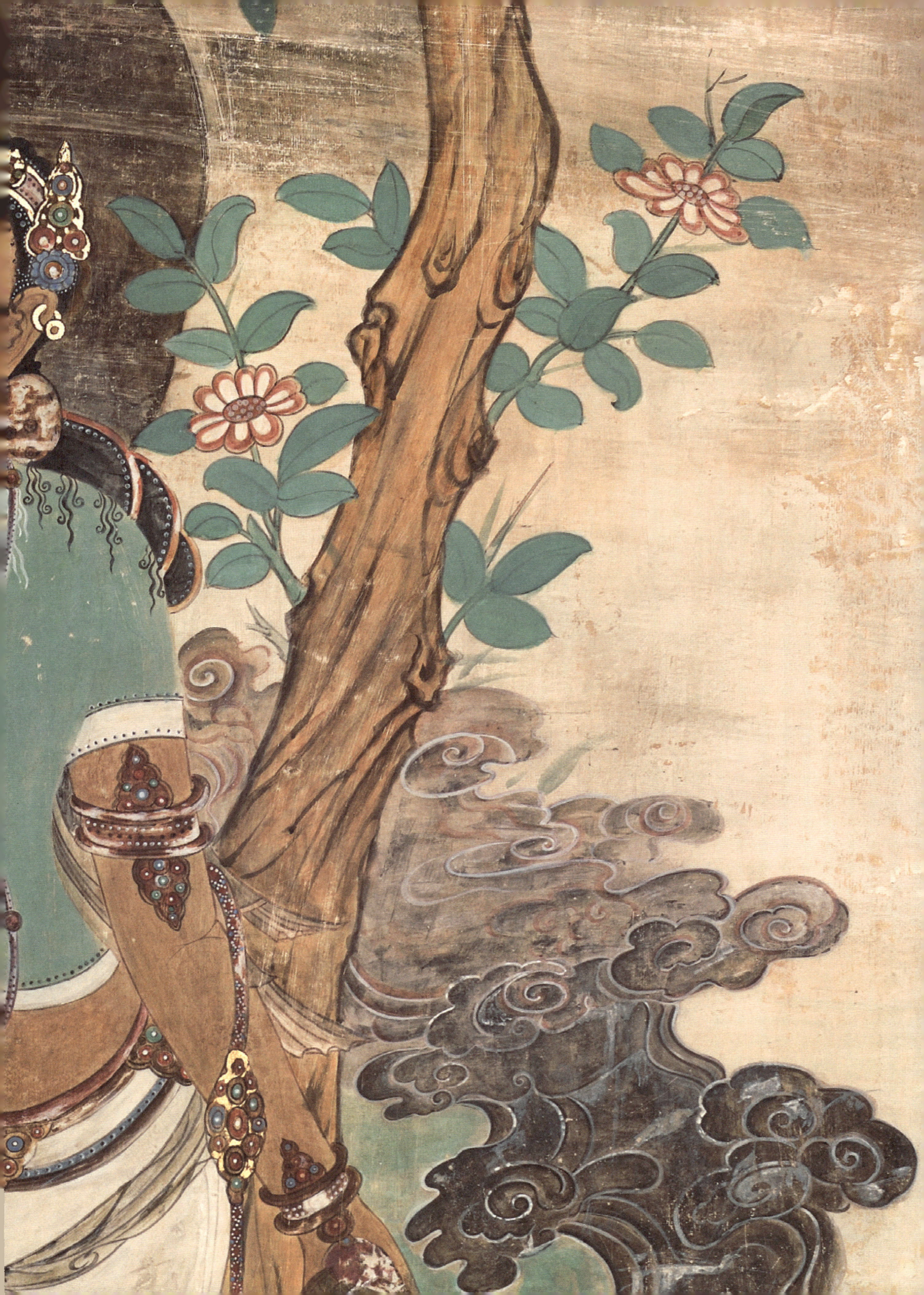

[西夏] **东千佛洞第 002 窟**
金刚萨埵菩萨 （高山临摹）

图中的两身菩萨双肩茂密的鬈发，使得此幅精致简练的图像显得更栩栩如生。

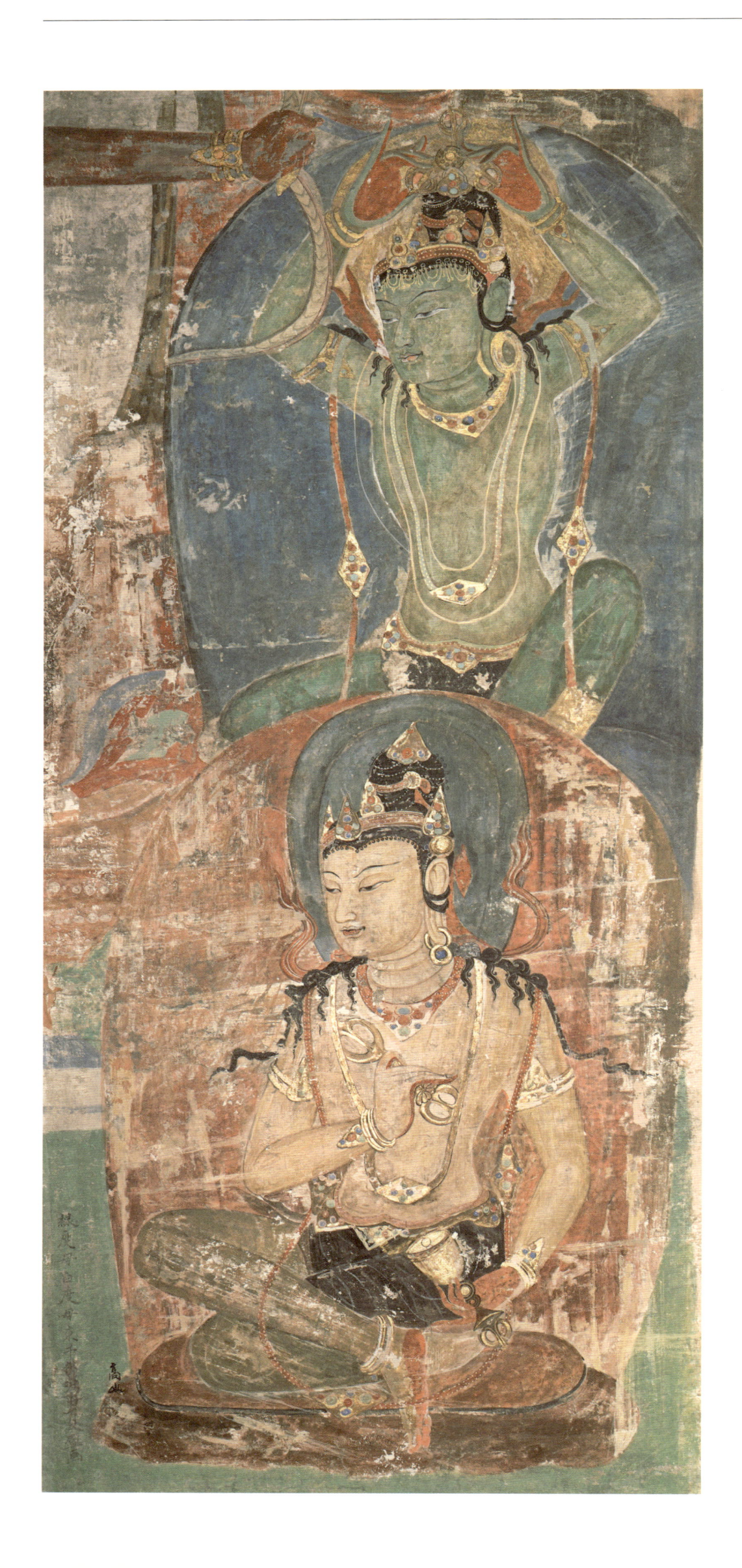

[西夏]

东千佛洞第 002 窟
听法菩萨 （高山临摹）

此身菩萨体态优美，身形呈 S 形，头戴宝冠，一手念法于胸前。低首含嫣，亭亭玉立，姿态妩媚。赤裸上身，身戴多金，稍显华丽。

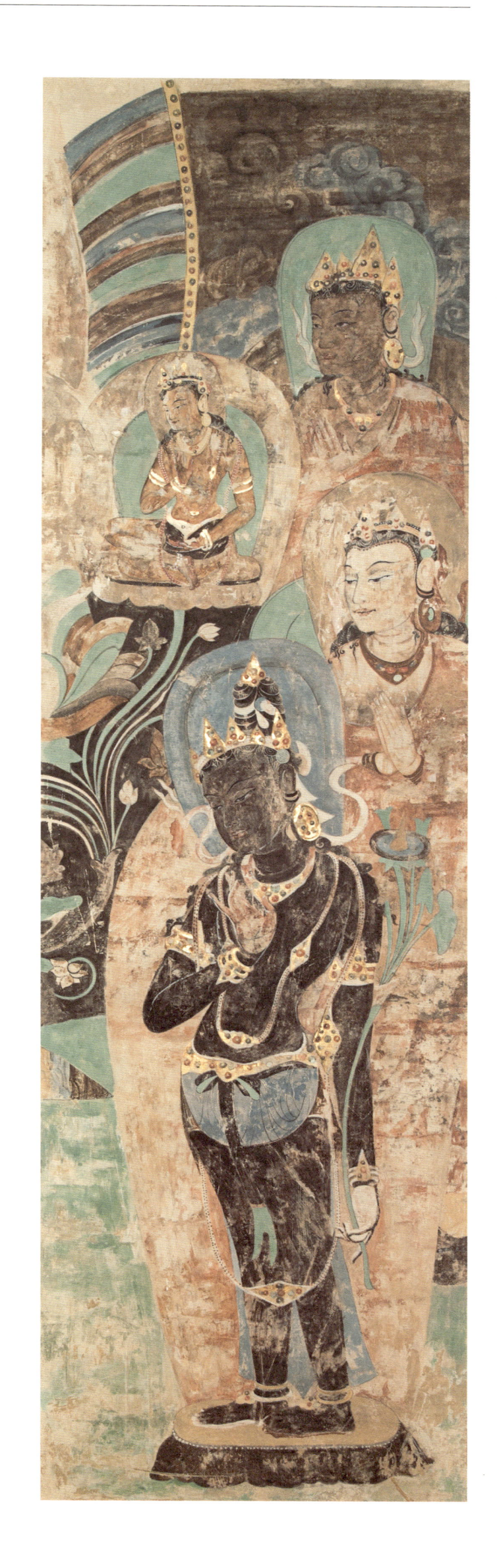

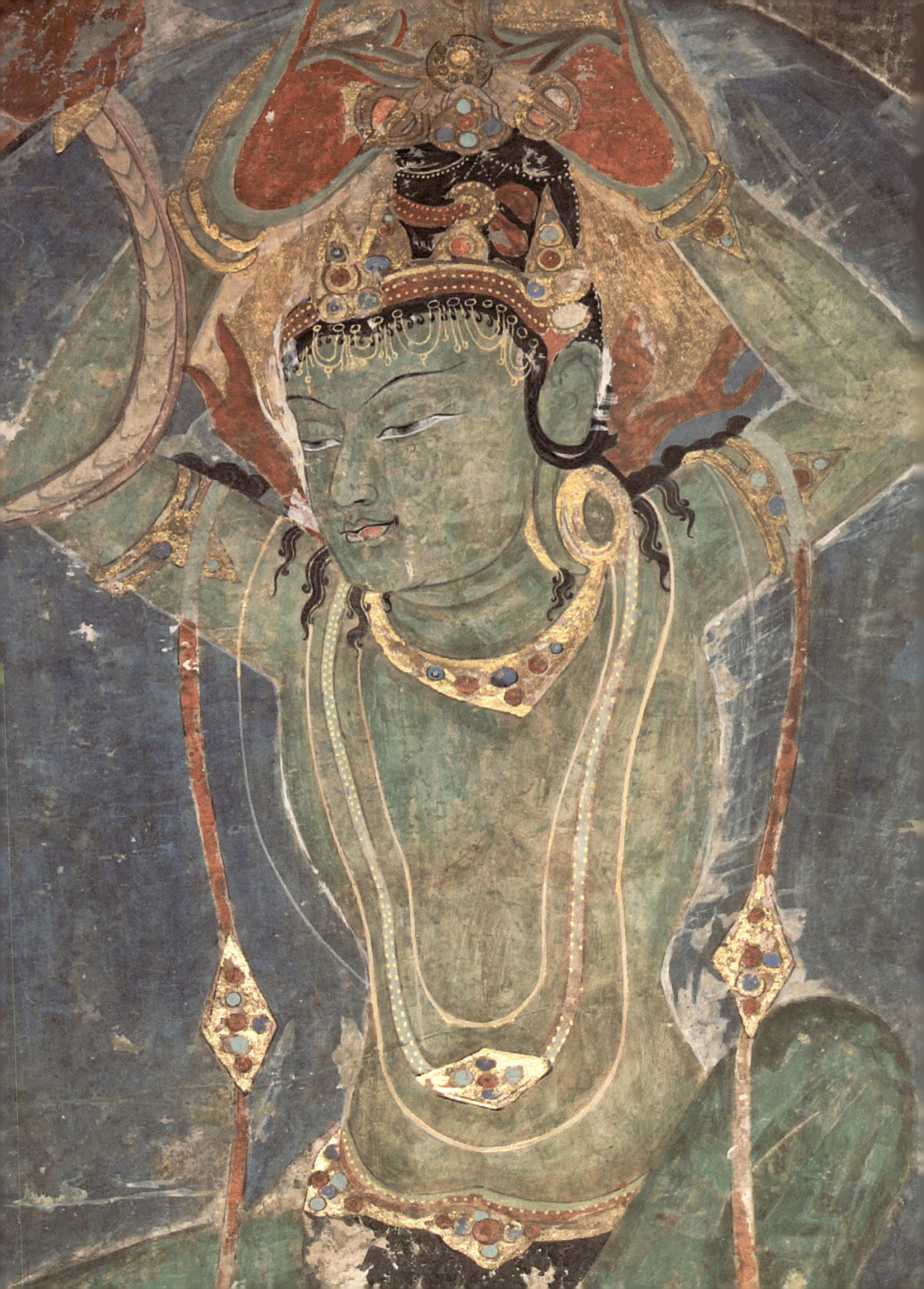

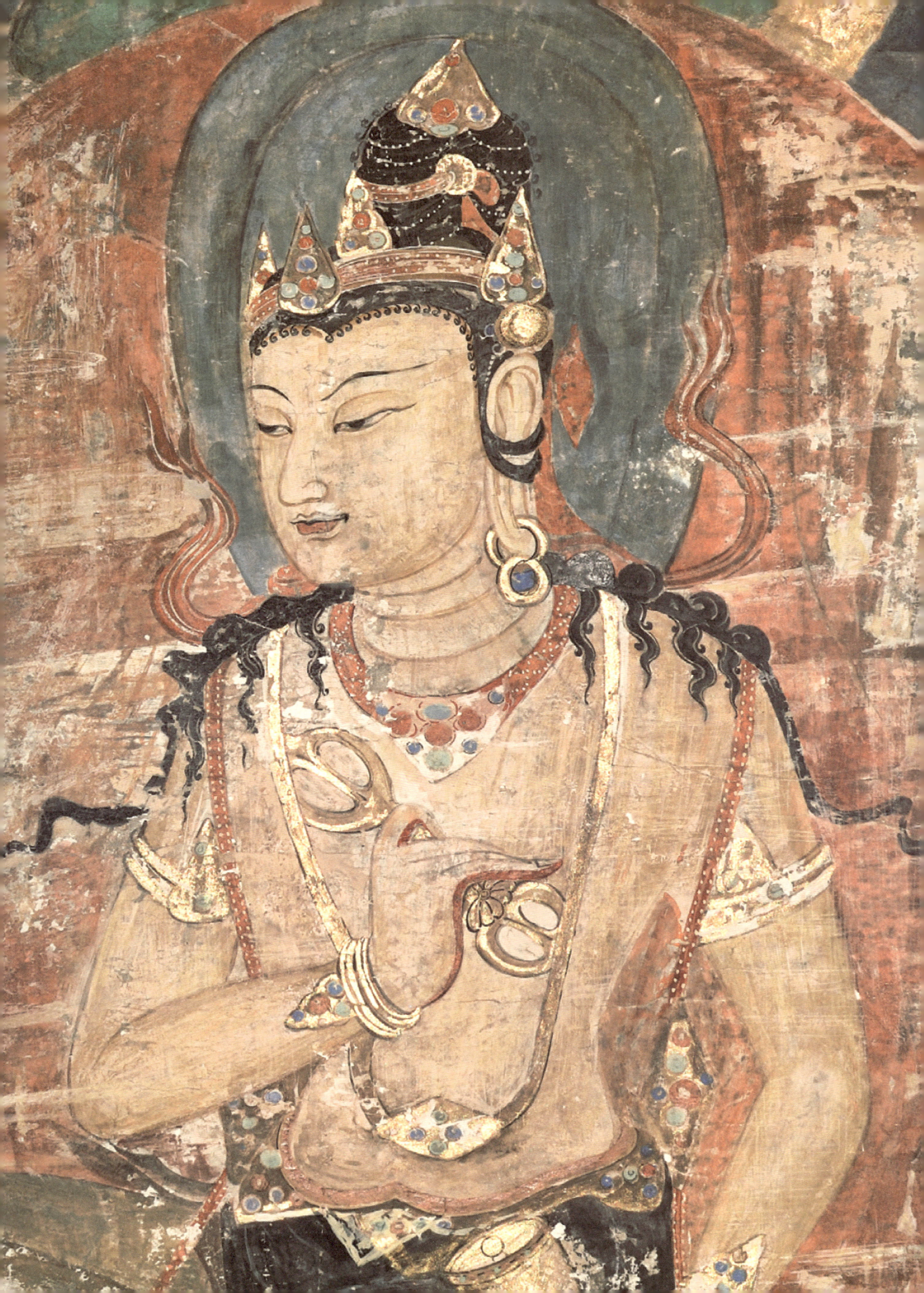

[西夏] ## 东千佛洞第 002 窟
双凤牡丹纹 （金子欣临摹）

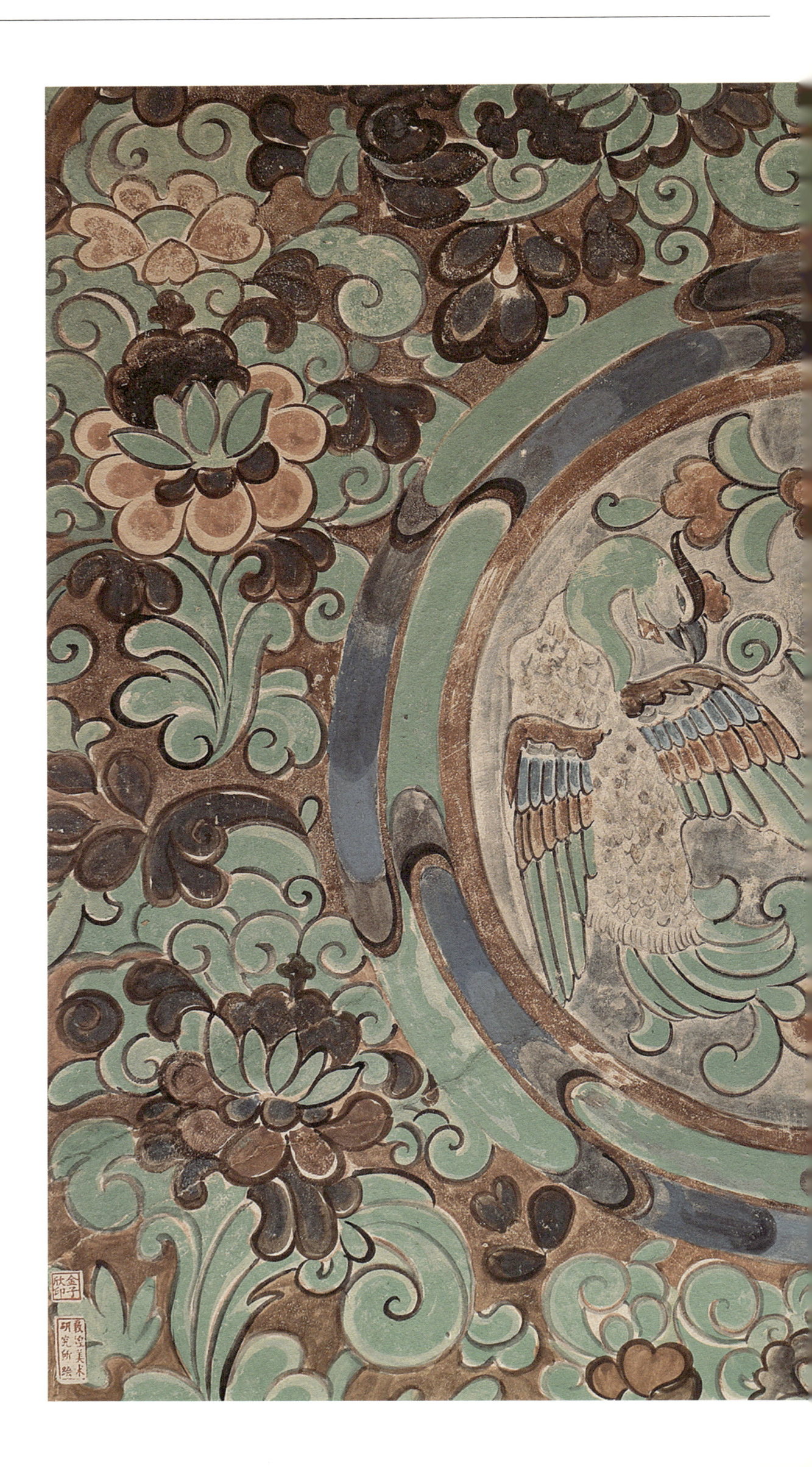

画面中心绘有两只凤鸟，其羽翼斑斓，脖颈细长，尾羽蜷曲，似在相互嬉戏，灵动活泼。四周牡丹花草纹饰繁复却不冗杂，勾线流畅，空间布局疏朗有致。用色上色彩鲜明，红绿相间，对比鲜亮，尽显牡丹纹饰的华贵雍容。

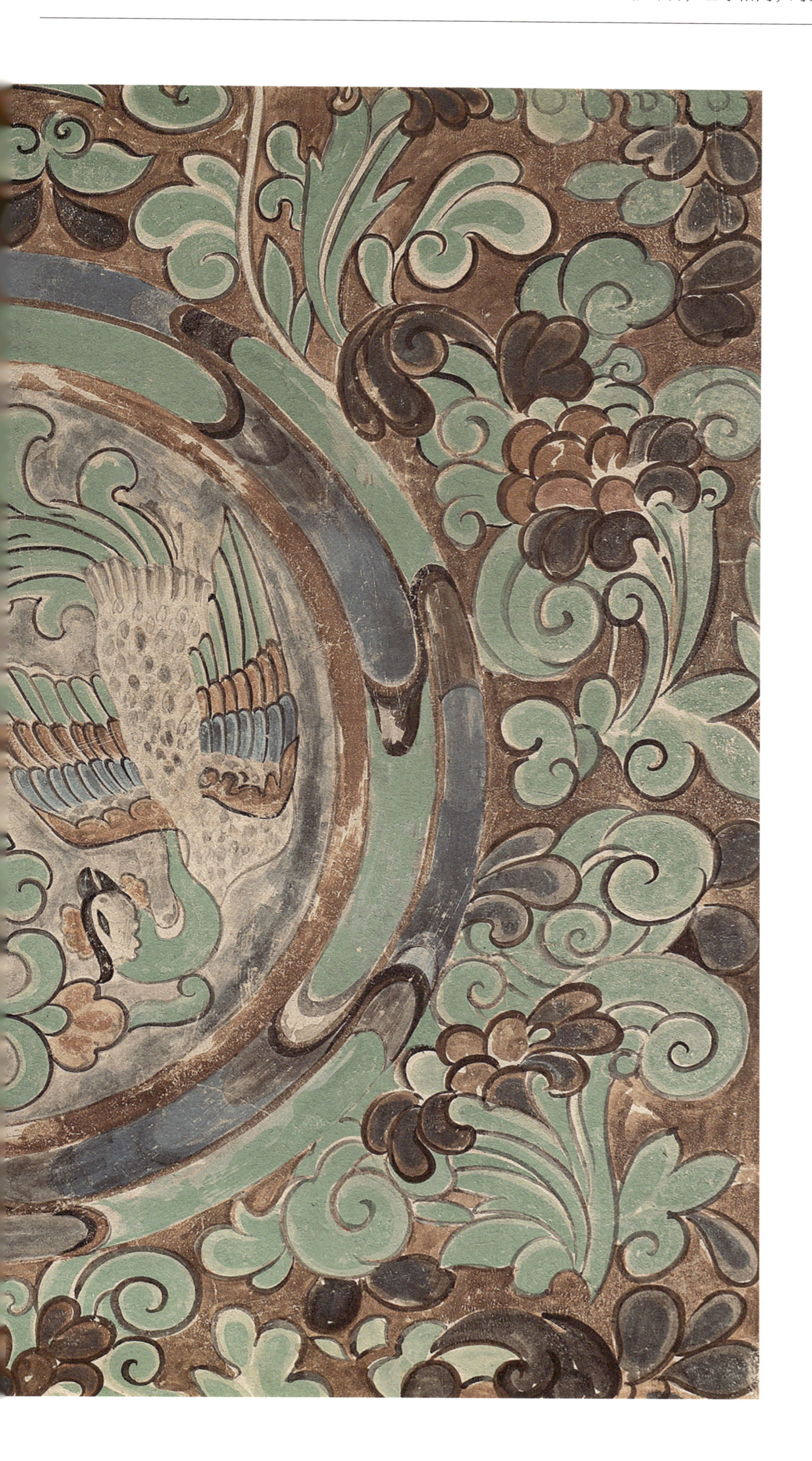

[西夏] **东千佛洞第 002 窟**
说法图局部 （王志萍临摹）

此幅说法图线条明晰，画面中几位天人神情严肃，人物形象绘制得精细传神，面相各不相同，却有相似特点，如垂耳、胡须和高鼻。

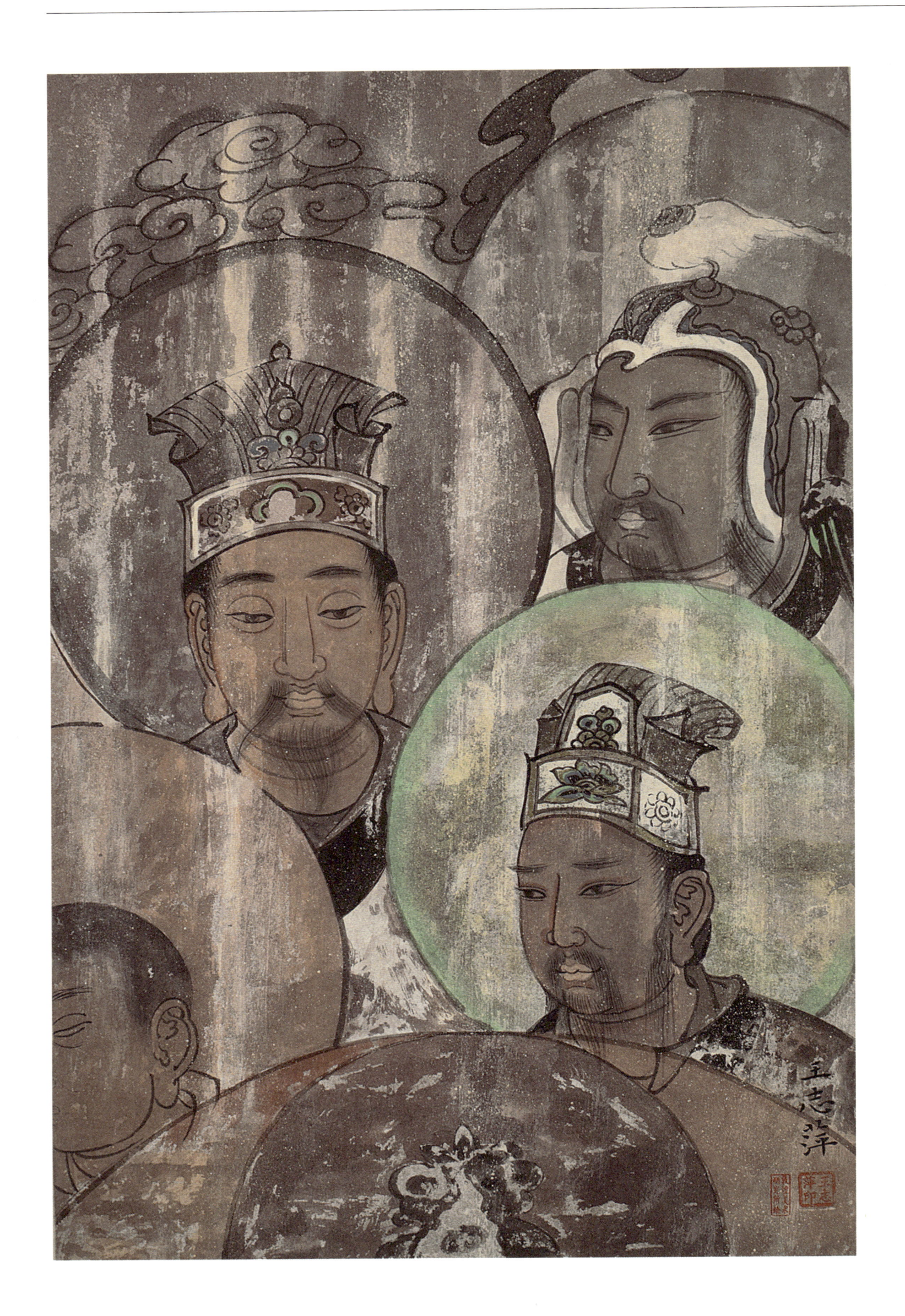

[西夏] **五个庙石窟第 003 窟**
菩萨像 （王志萍临摹）

画面中的菩萨神态庄严，手执法器，头饰宝冠，颈部、腕部、腰部、耳朵、手臂均佩有金饰，下身着素色半裙，半裙上绘有精致花纹。

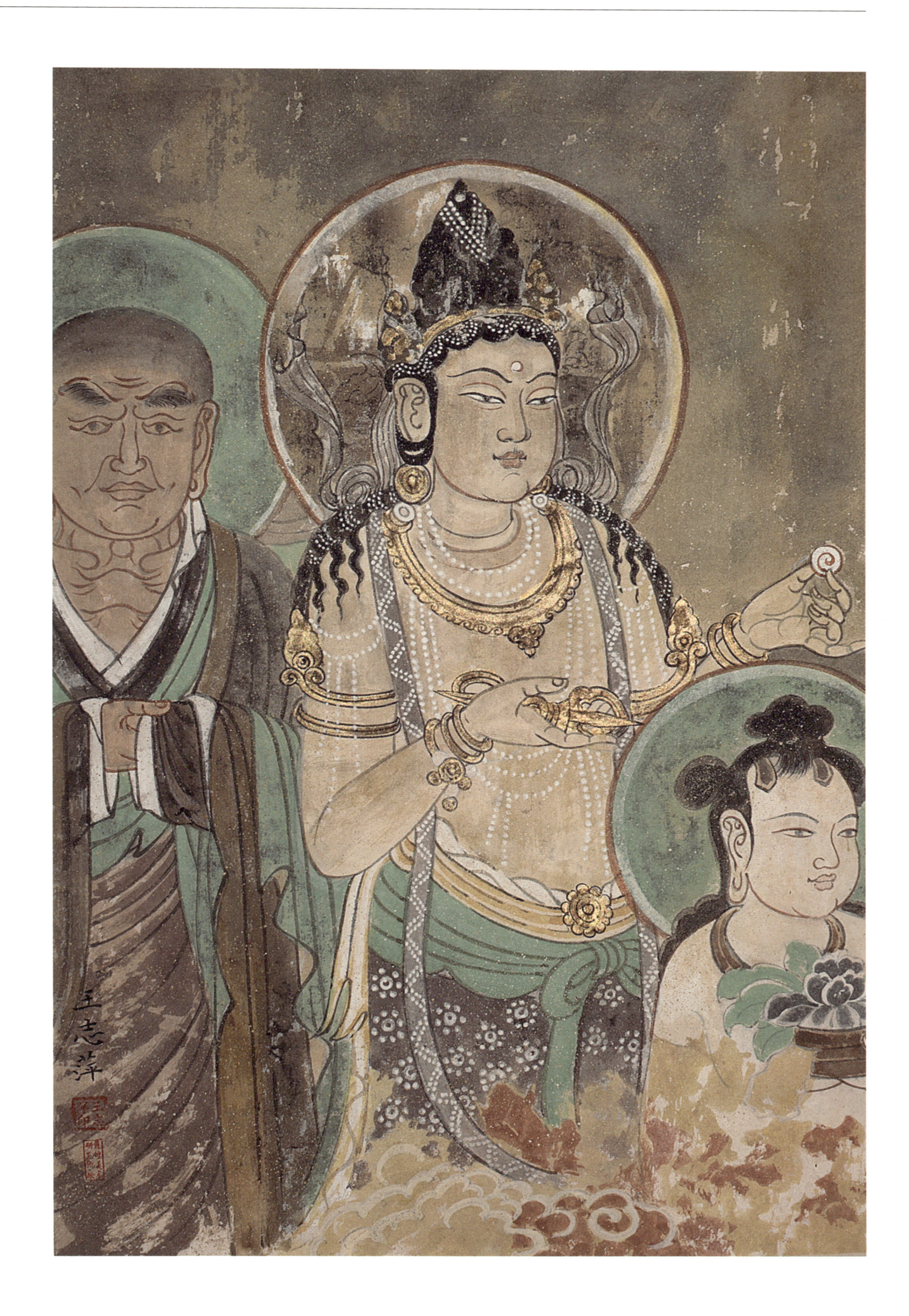

元代

莫高窟第 003 窟

[元代] 千手千眼观音经变 （高山现状临摹）

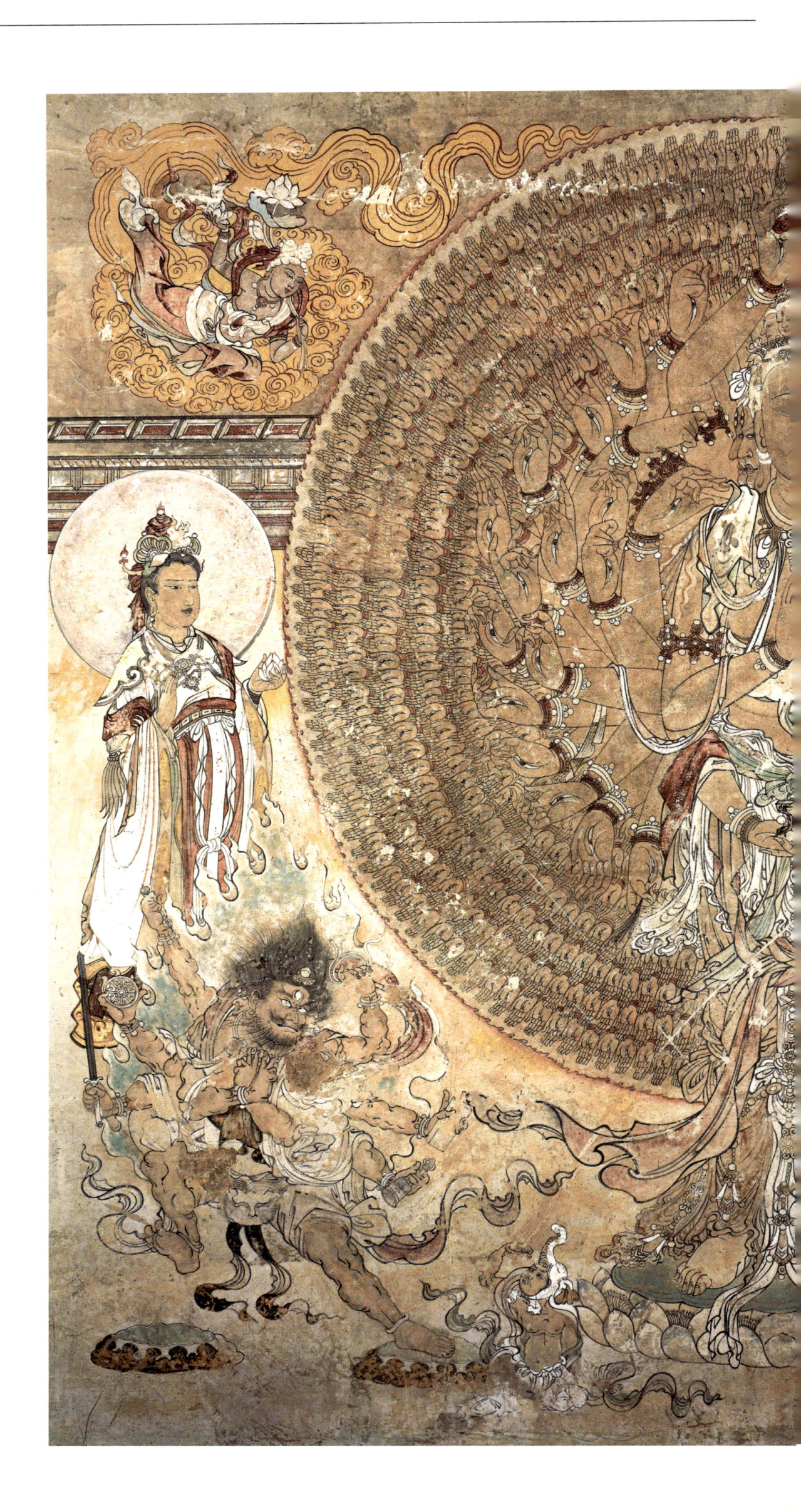

图中的观音以正面为主体，左右各画出侧面相。中心的菩萨仪容慈悲，神情端庄，千臂千手摆列如轮，每只手中有一慈眼，以示应众生不同需求，各手姿穿插交错、层次分明、姿态万千。整体以赤红、土黄为主色，勾线细腻，下笔流畅，让人于画作之中感悟那份独特的祥和宁静。

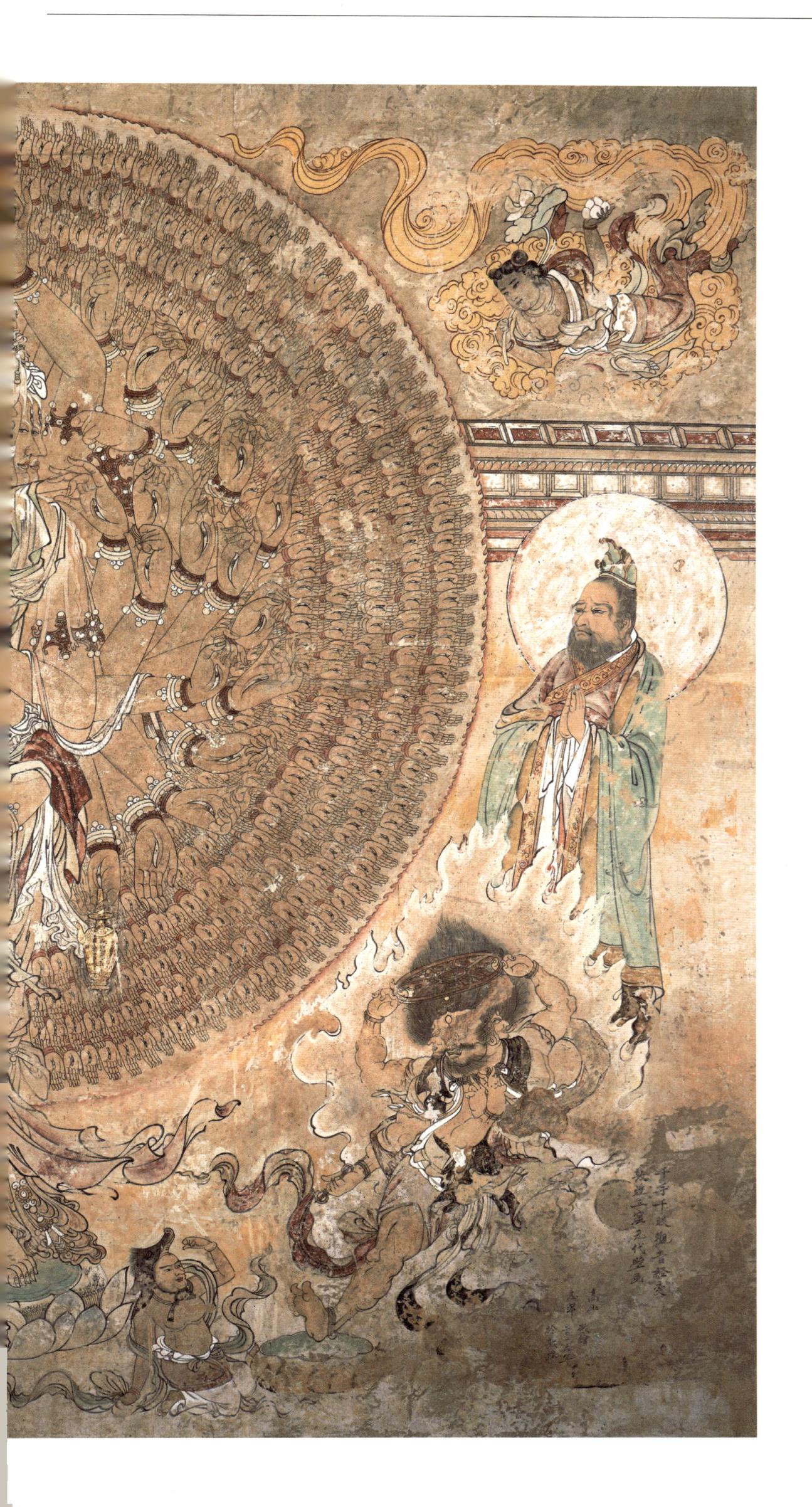

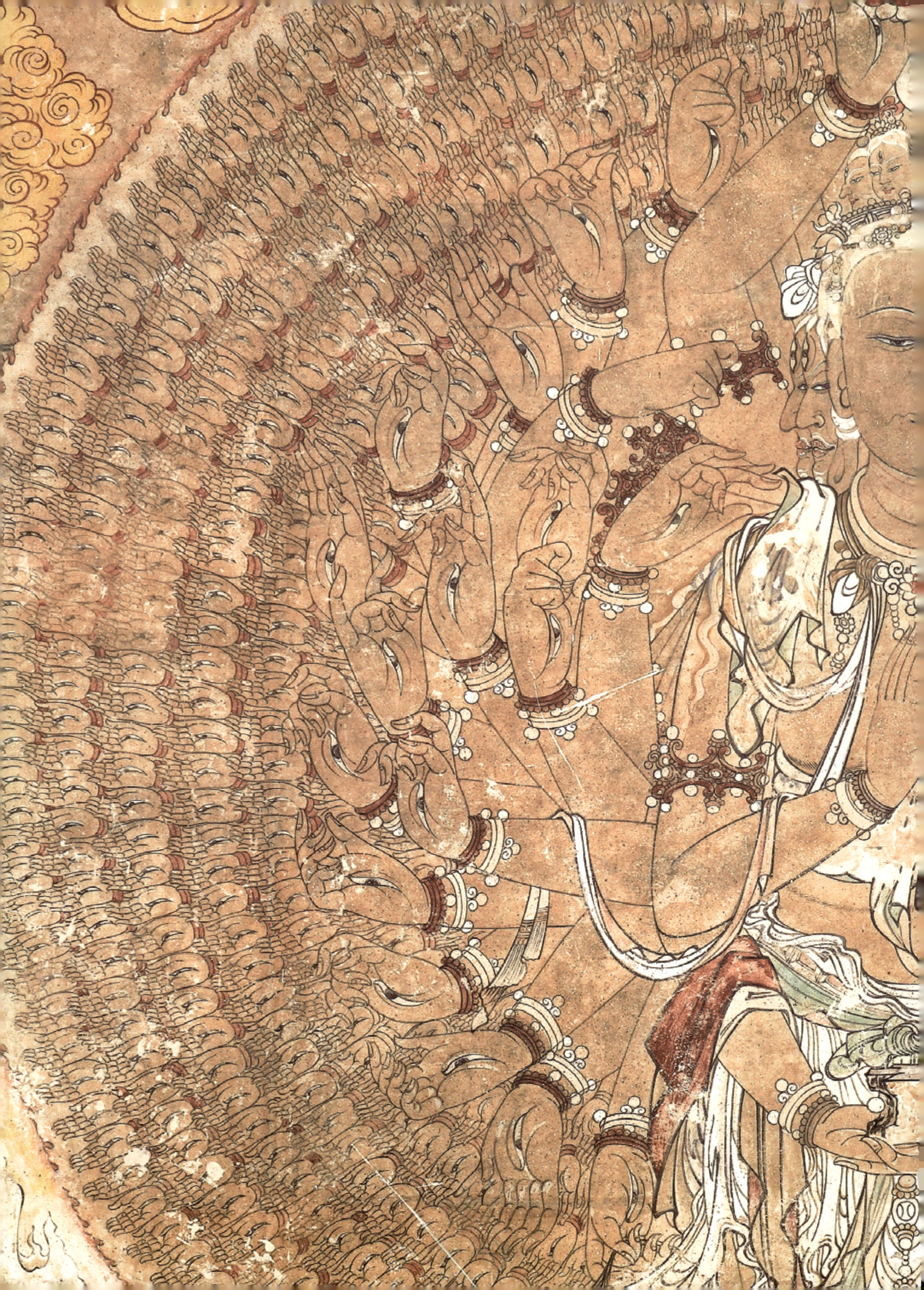

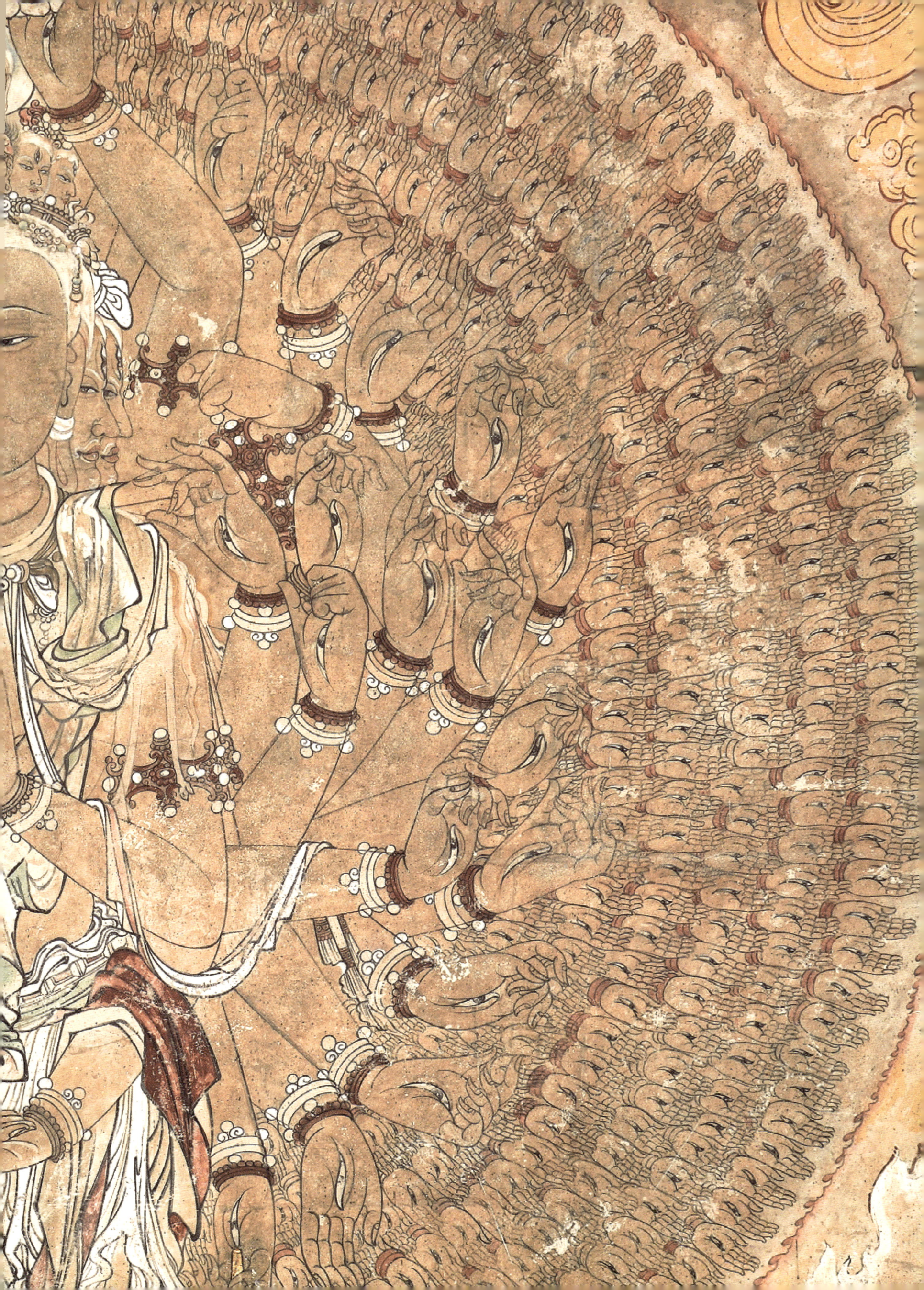

[元代] **莫高窟第 003 窟**
锦边白衣观音 （高山修正临摹）

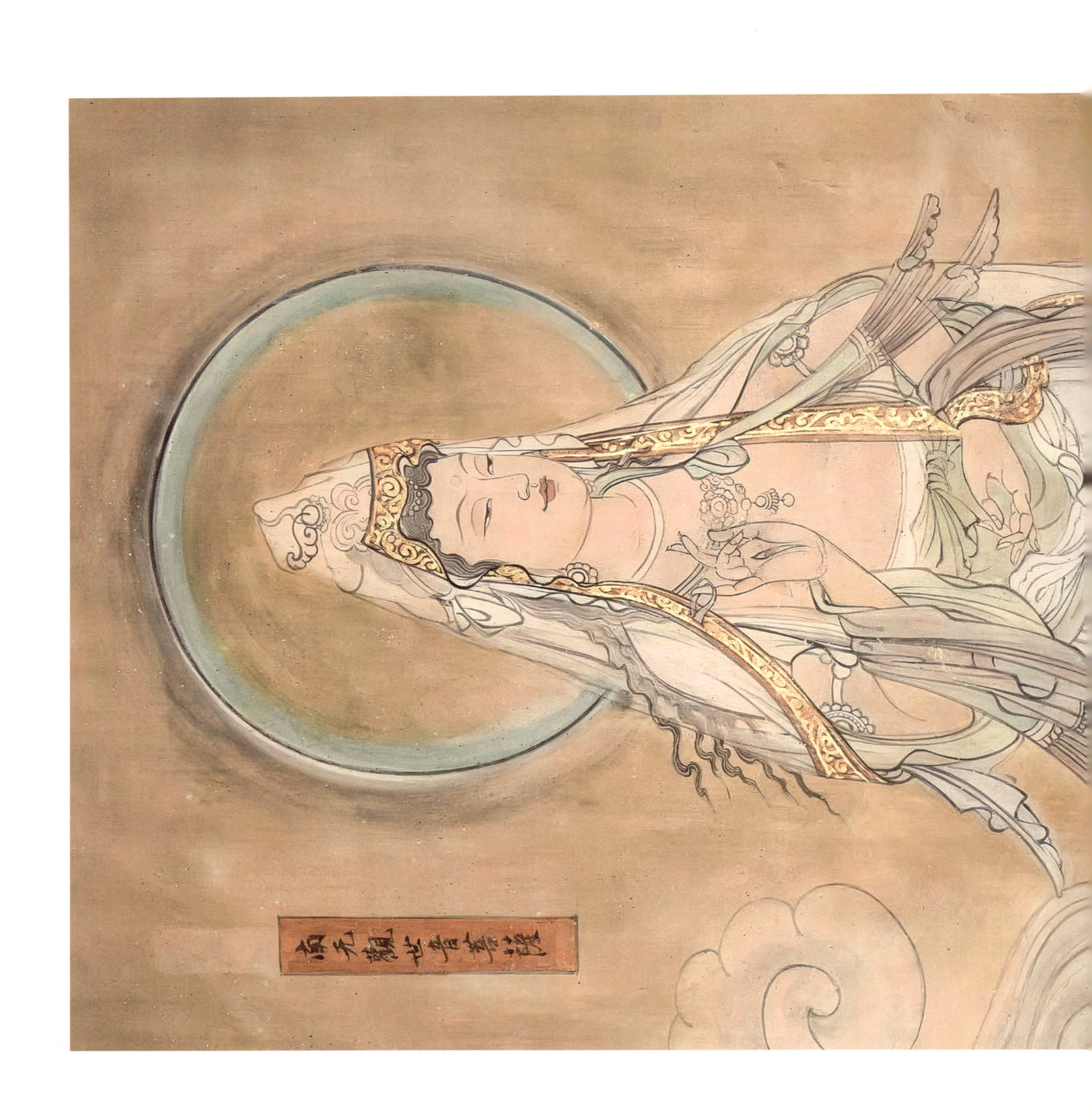

图中观音脚踏两朵莲花座，呈站立姿态，手中无物，身着一袭白衣，白衣轻轻飘动，观音面色红润，神态慈善。

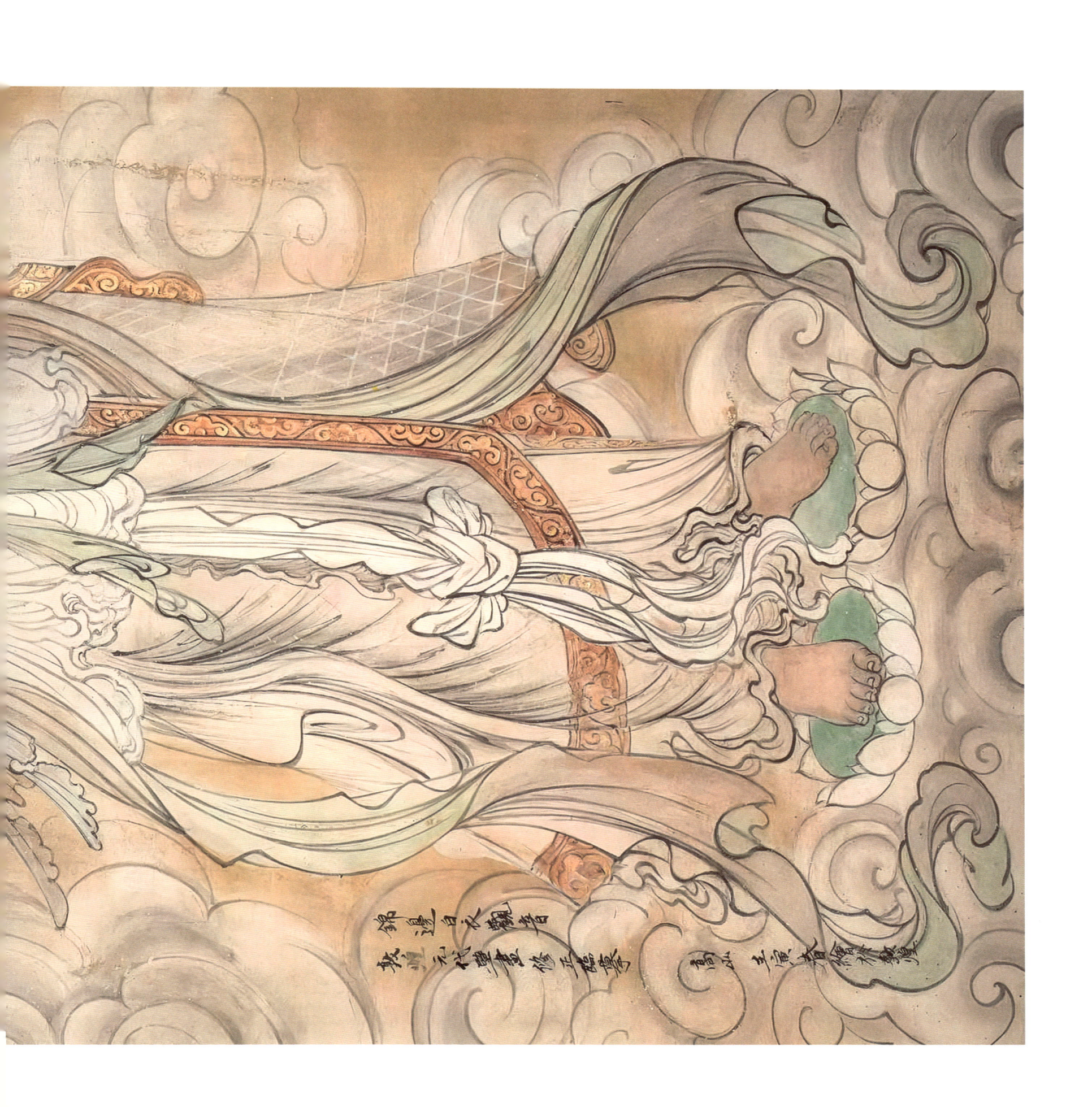

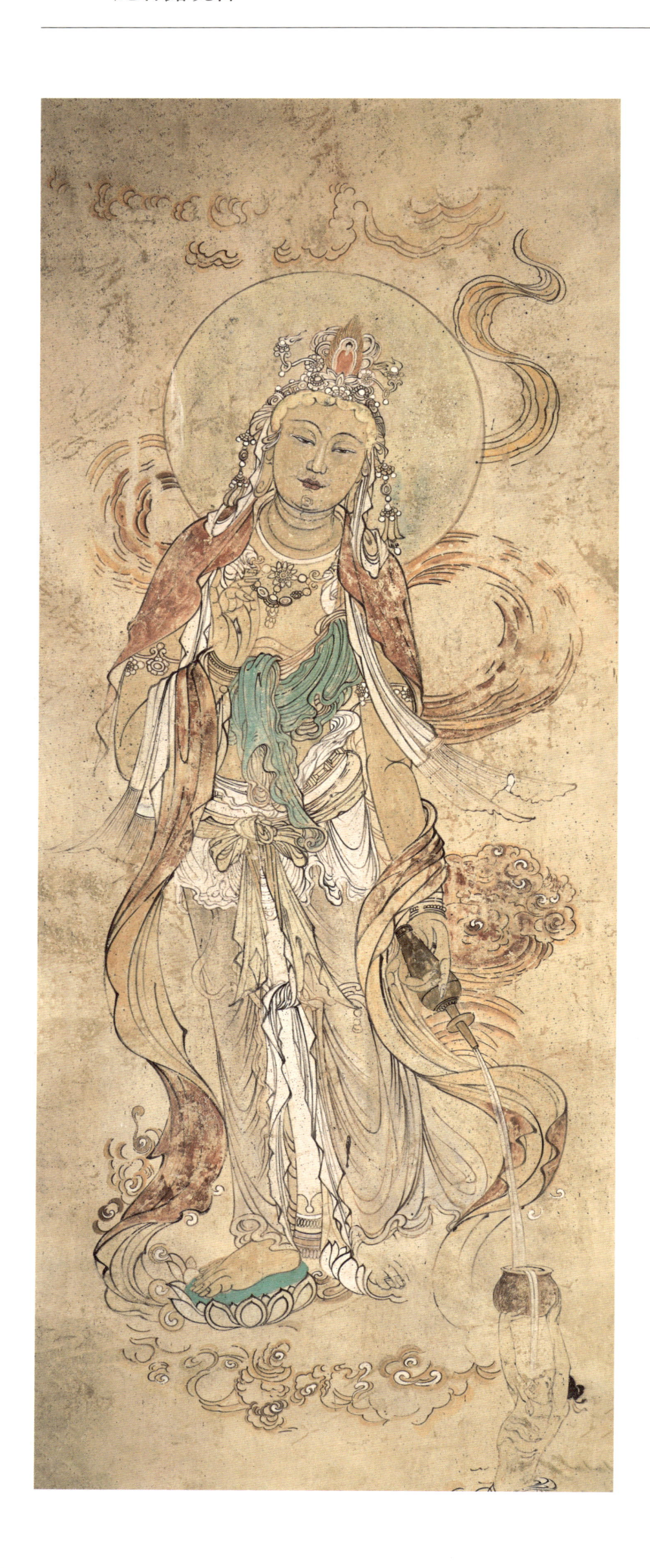

[元代] **莫高窟第 003 窟**
施甘露观音 （高山修正临摹）

画面中观音赤裸着双脚站立于莲花宝座之上，头微微倾斜，面容慈祥，左手的甘露瓶向下倾泻，倒入净瓶中。

[元代]

莫高窟第003窟

施财观世音菩萨 （高山修正临摹）

画面中观音脚踏莲花，身体微曲，背景中的流云飞卷萦绕于观音身后，面容慈祥，衣着、配饰朴素。画面整体以红、黄色调为主，富有吉祥之意。

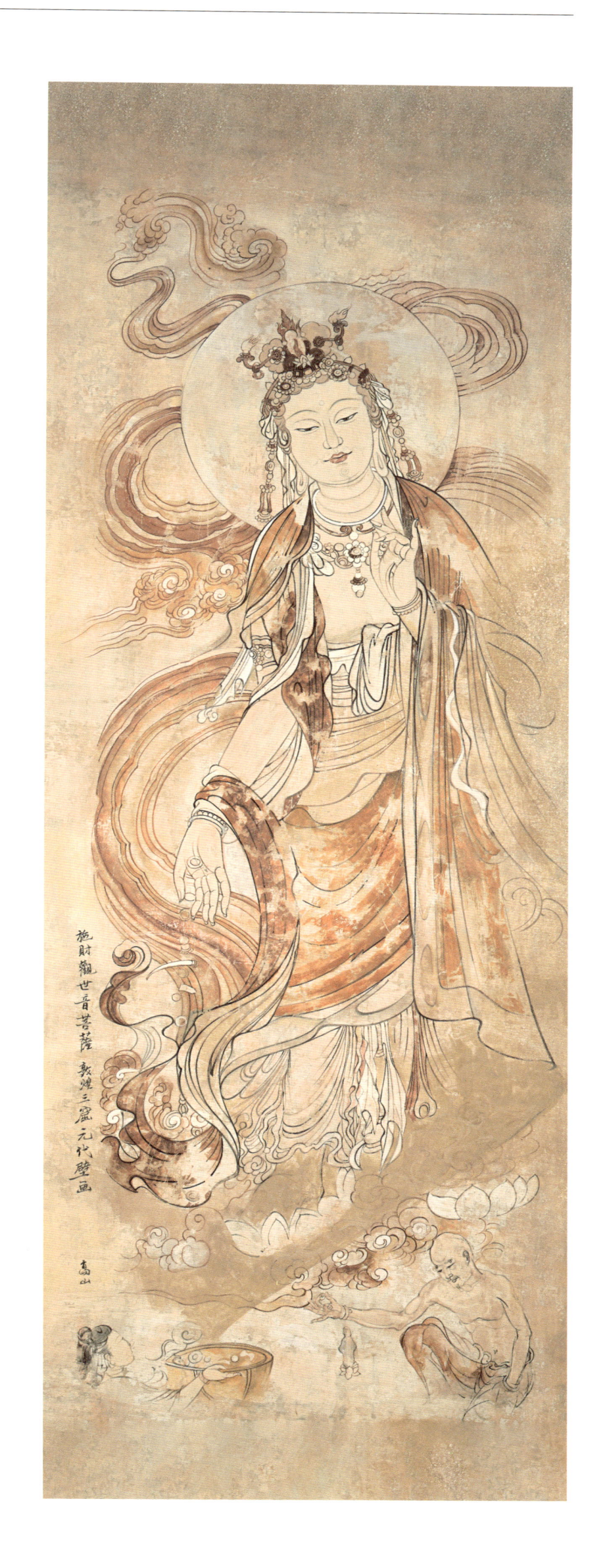

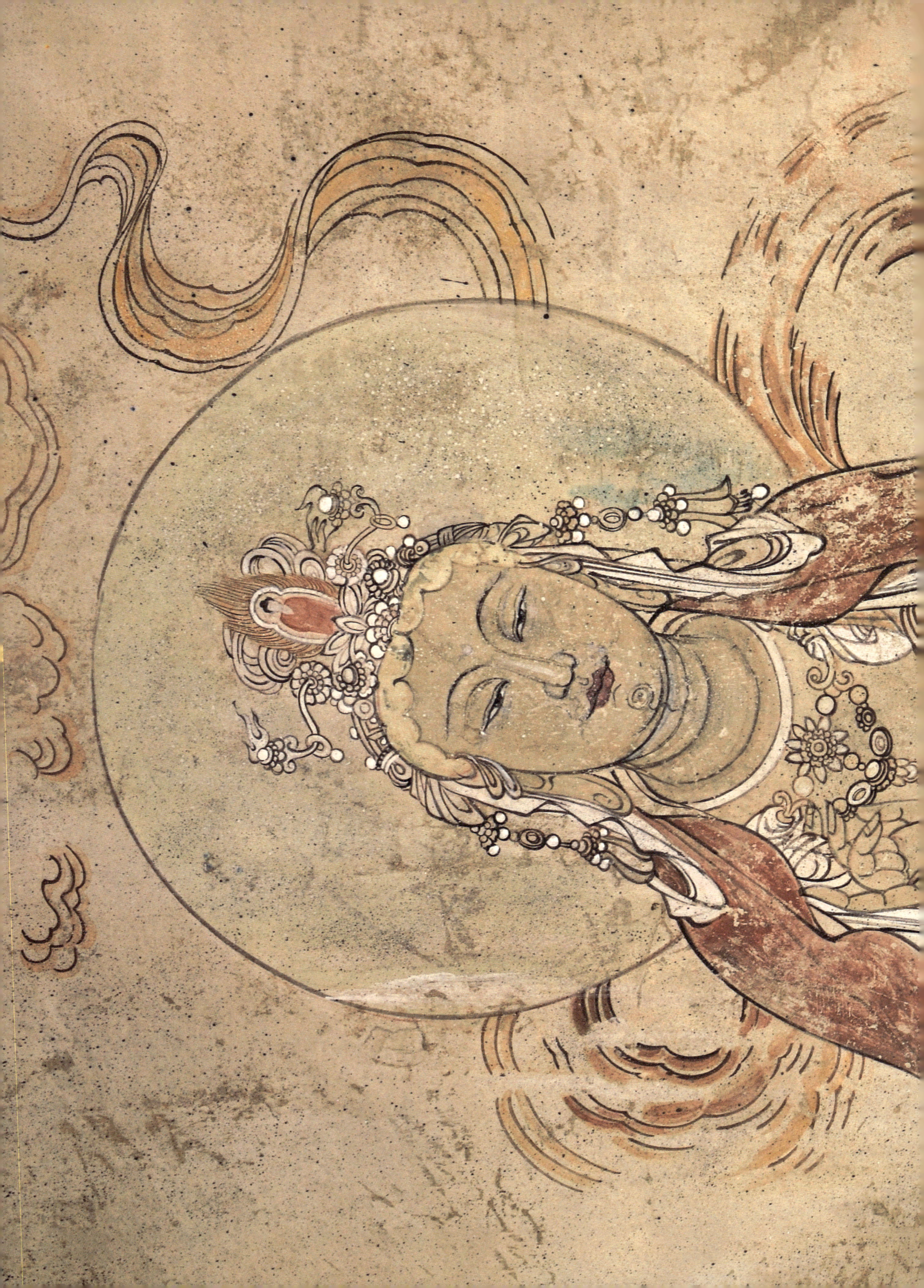

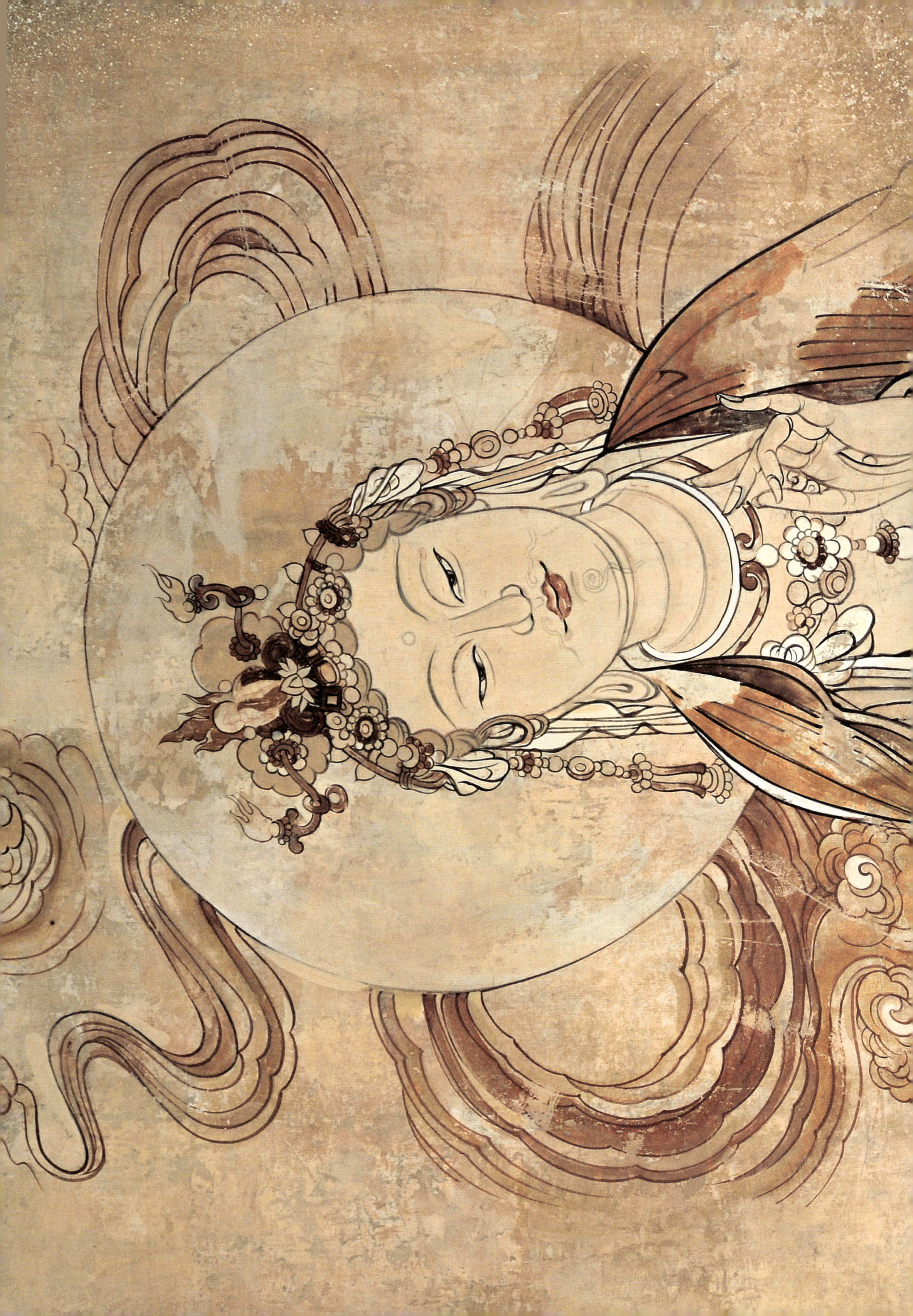

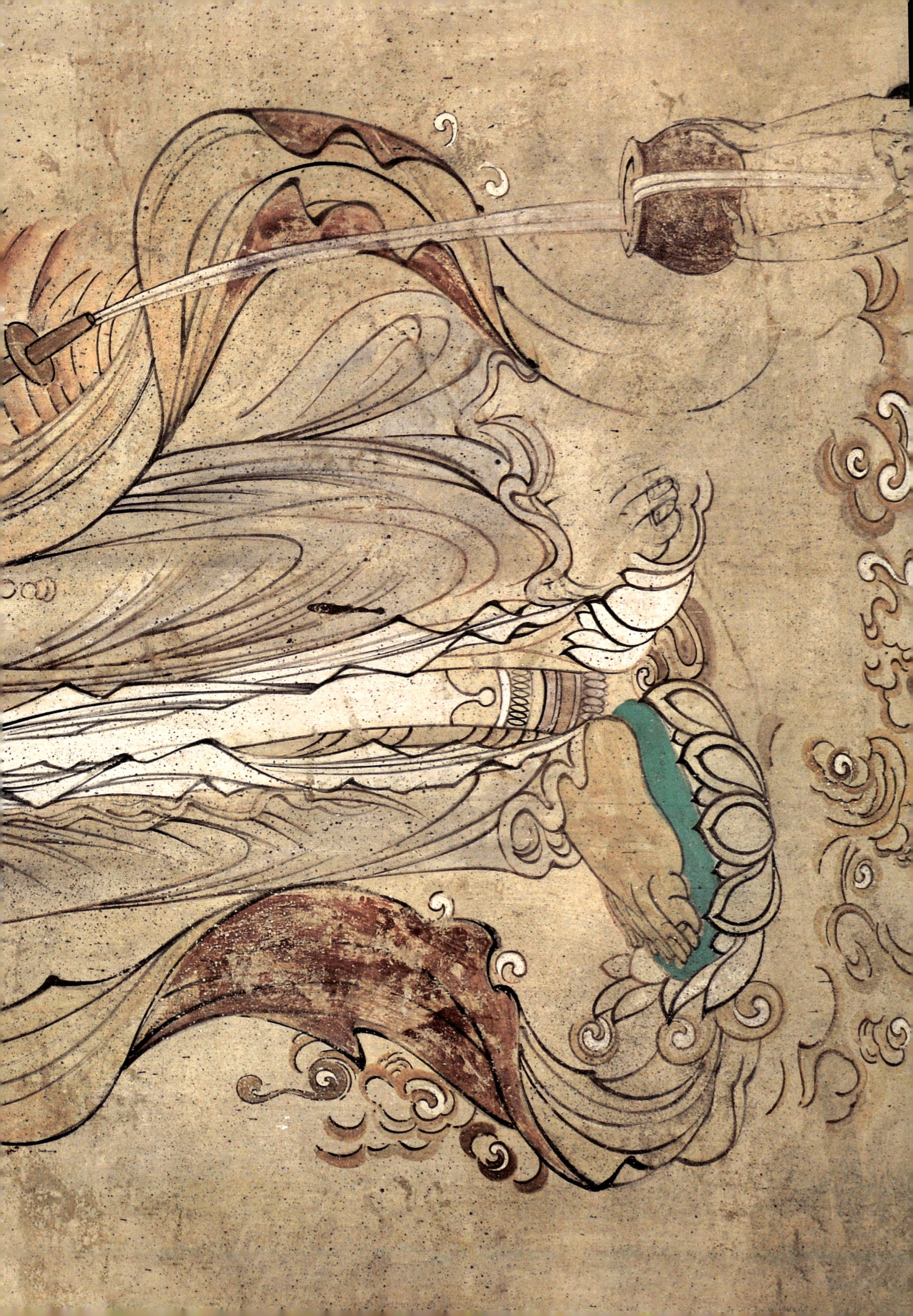

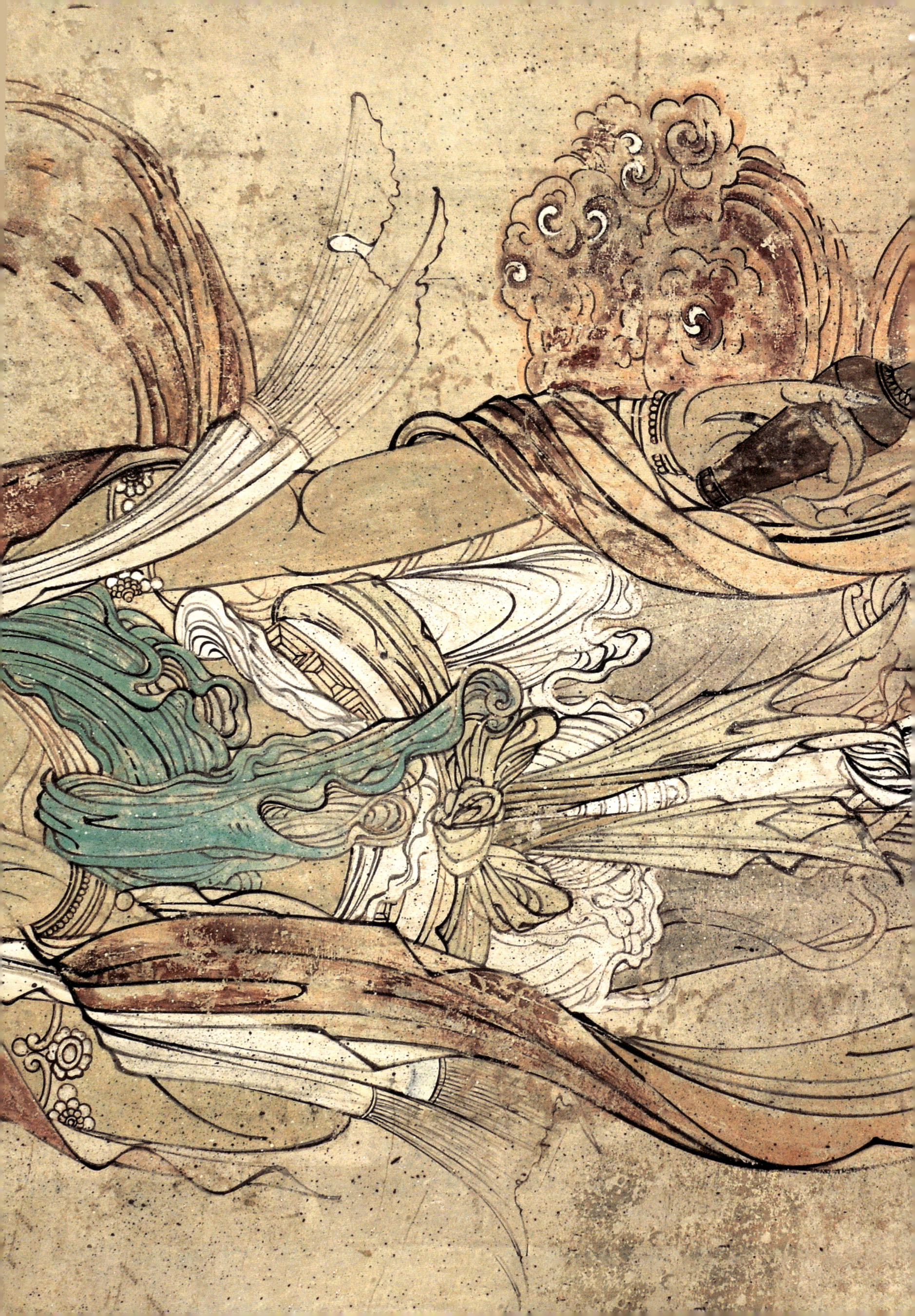

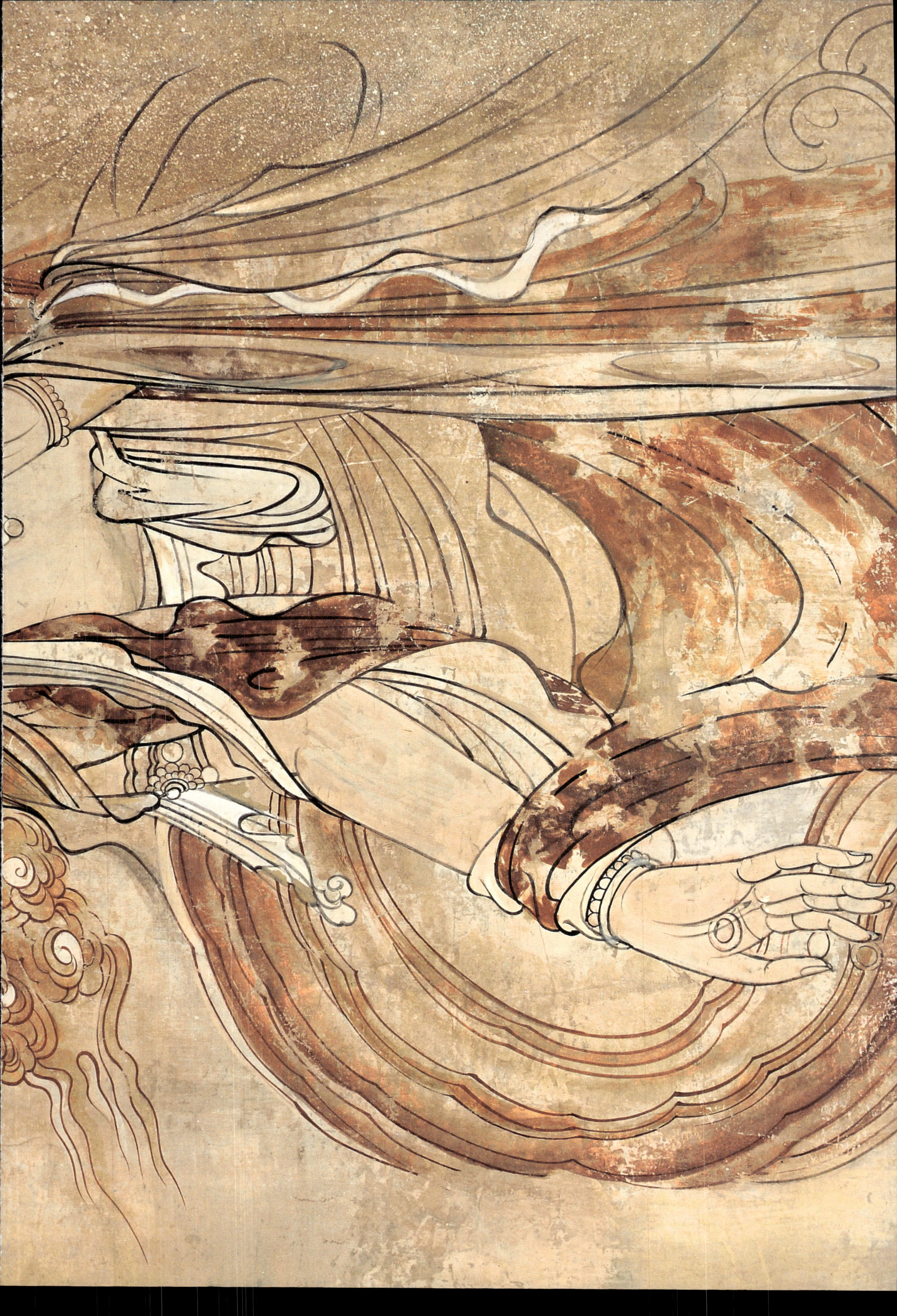

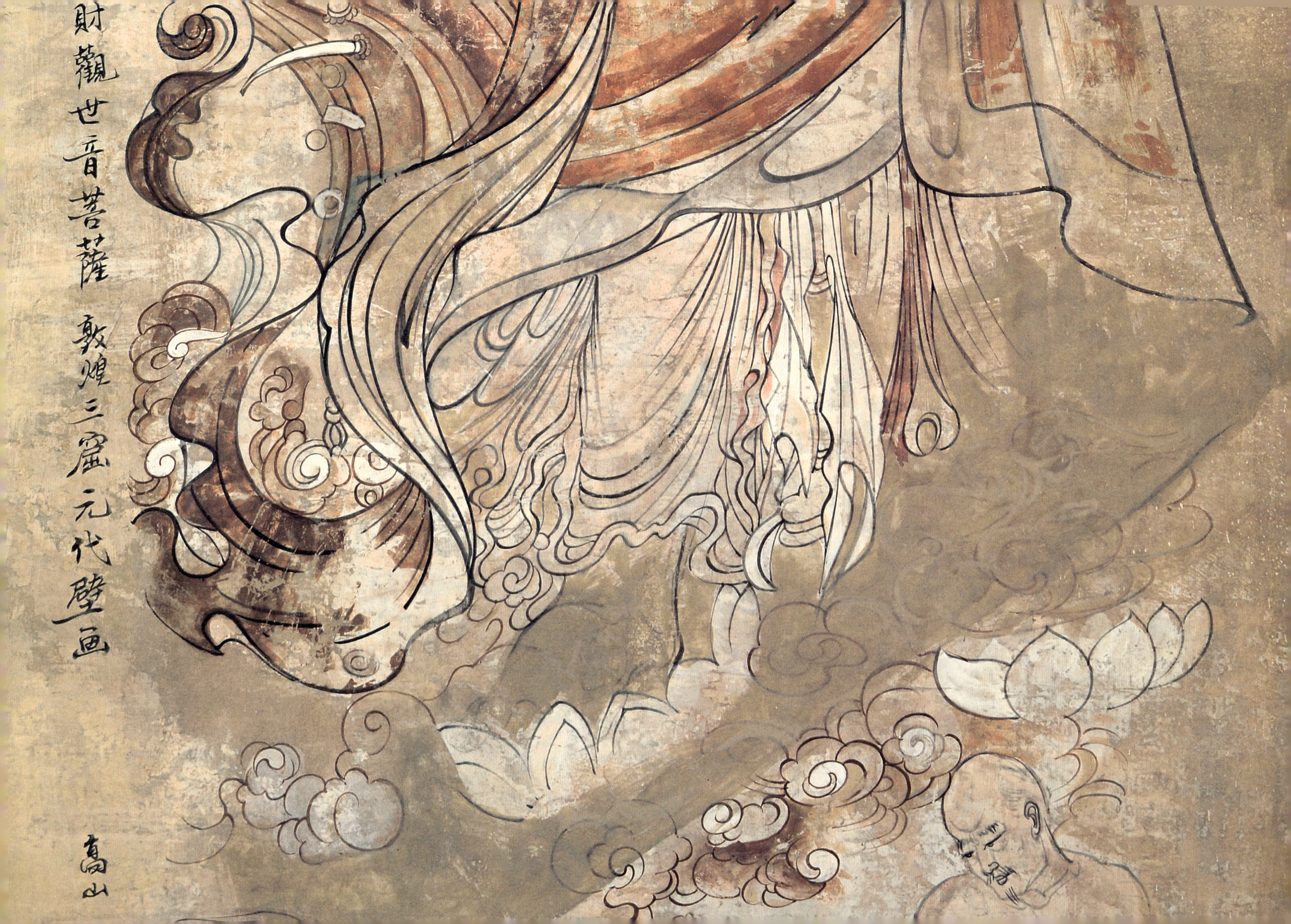
財觀世音菩薩 敦煌三窟元代壁画
高山

[元代]

榆林窟第 004 窟

天王其一 （张平临摹）

画中天王手托宝珠莲花盘，半跏趺坐于须弥山石之上，神态肃穆端庄。身着甲胄，披长巾，盔饰宝珠，两侧盔缨垂下，护耳翻卷向上，腰系蓝色缯带，外以玉带束抱肚，十分威严。

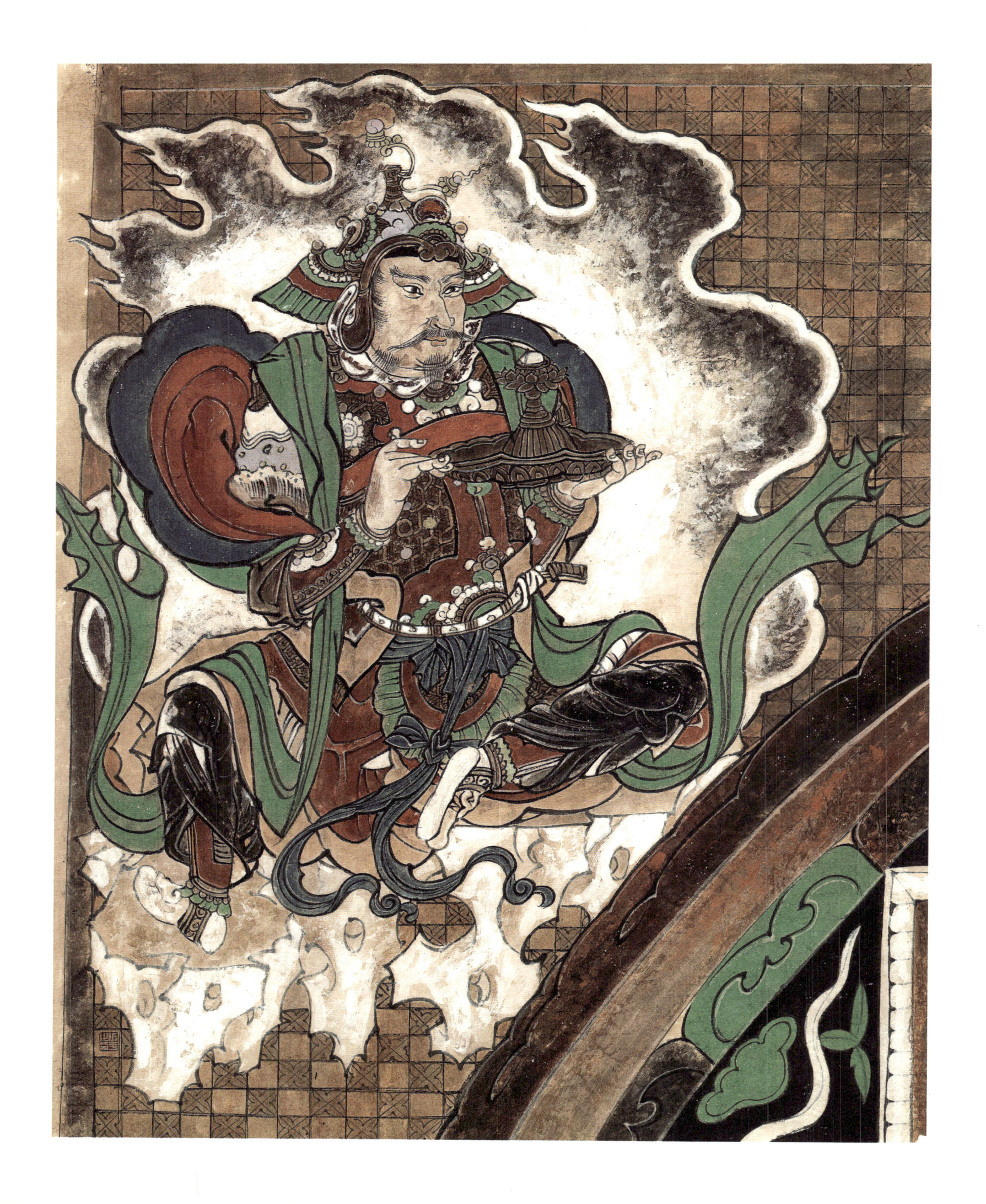

[元代]

榆林窟第 004 窟

天王其二 （张平临摹）

画中天王眉眼微皱，发梳高髻，头戴宝冠，身着铠甲，半跏趺坐于须弥山石之上，手持燃灯一盏，另一只手握拳于胯，身后巾带飘扬，尽显威严勇猛。

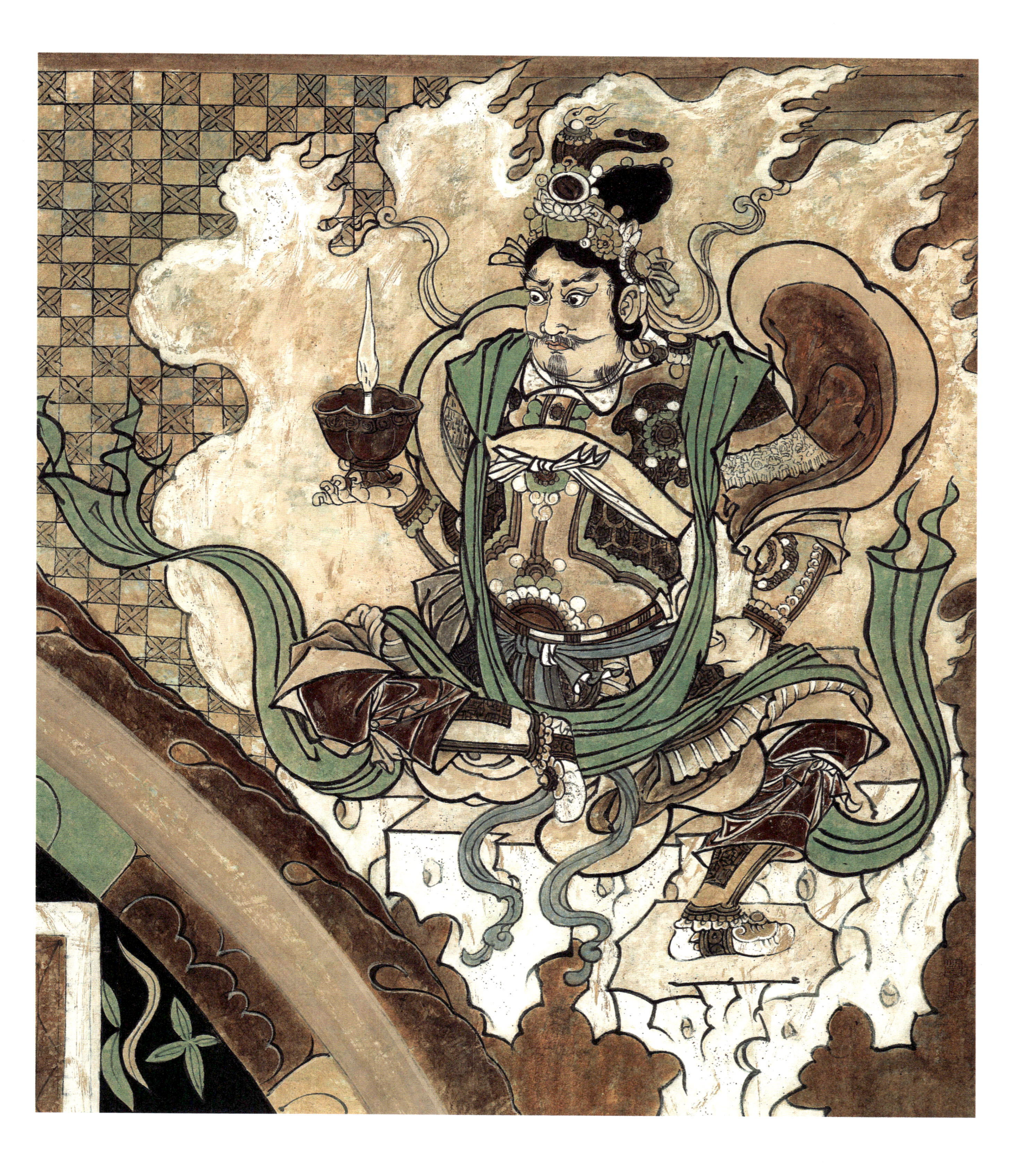

[元代] **榆林窟第 004 窟**
说法图局部　（王志萍临摹）

画面中的尊者头顶圆光，左手稳稳托钵，右手下垂，持说法印手势，目视前方，神情自然。

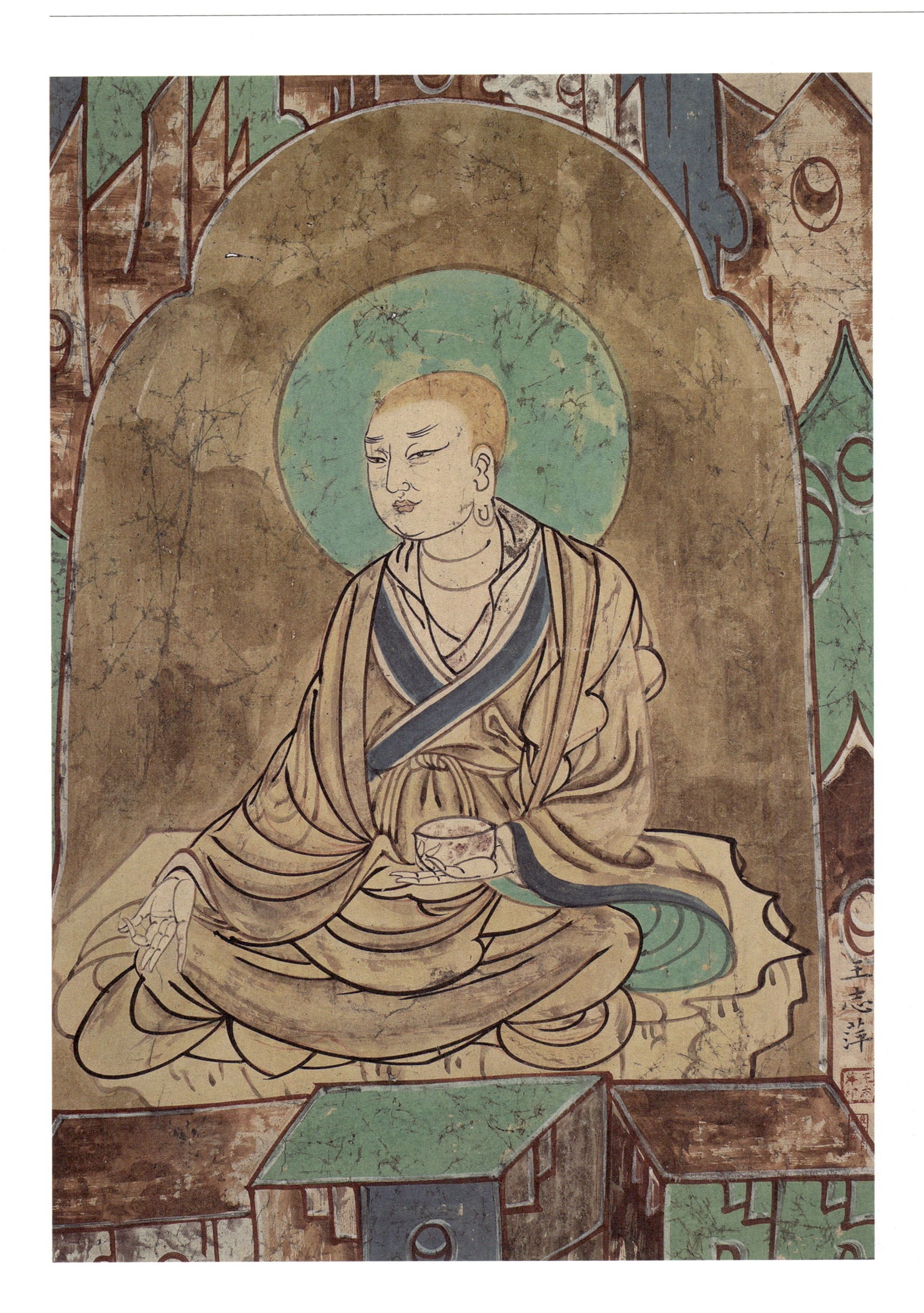

[元代] **莫高窟第 095 窟**
观瓶罗汉 （张平临摹）

画面中罗汉在树下双手托净瓶于面前，身披袈裟，体形魁梧，五官棱角分明，目光冷峻，观瓶悟道。

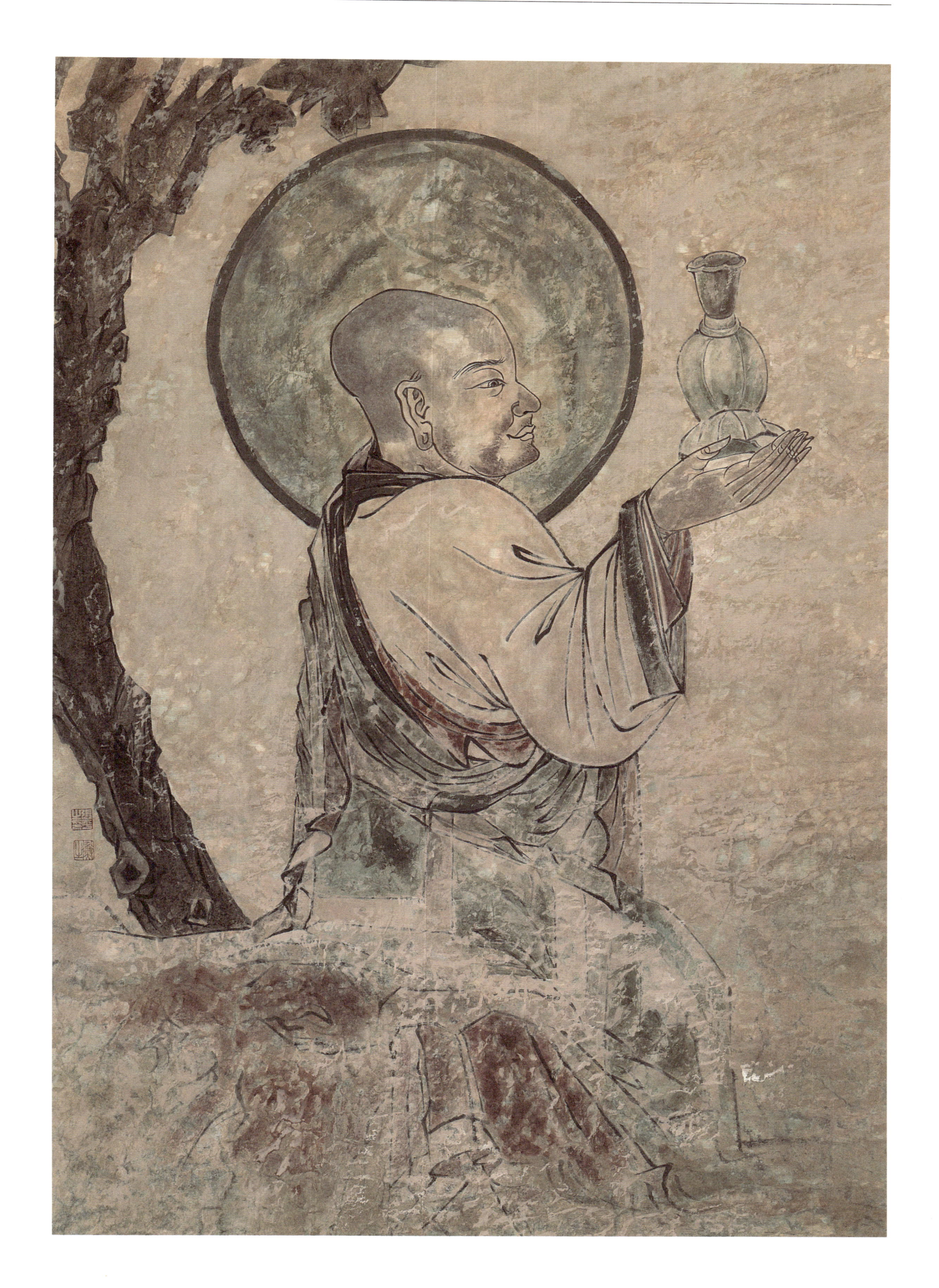

榆林窟第 004 窟

[元代]

藏密山水 （平玲玲临摹）

作品颇具特色，几何形状的山水绘制风格、棱角分明的质感，十分与众不同。

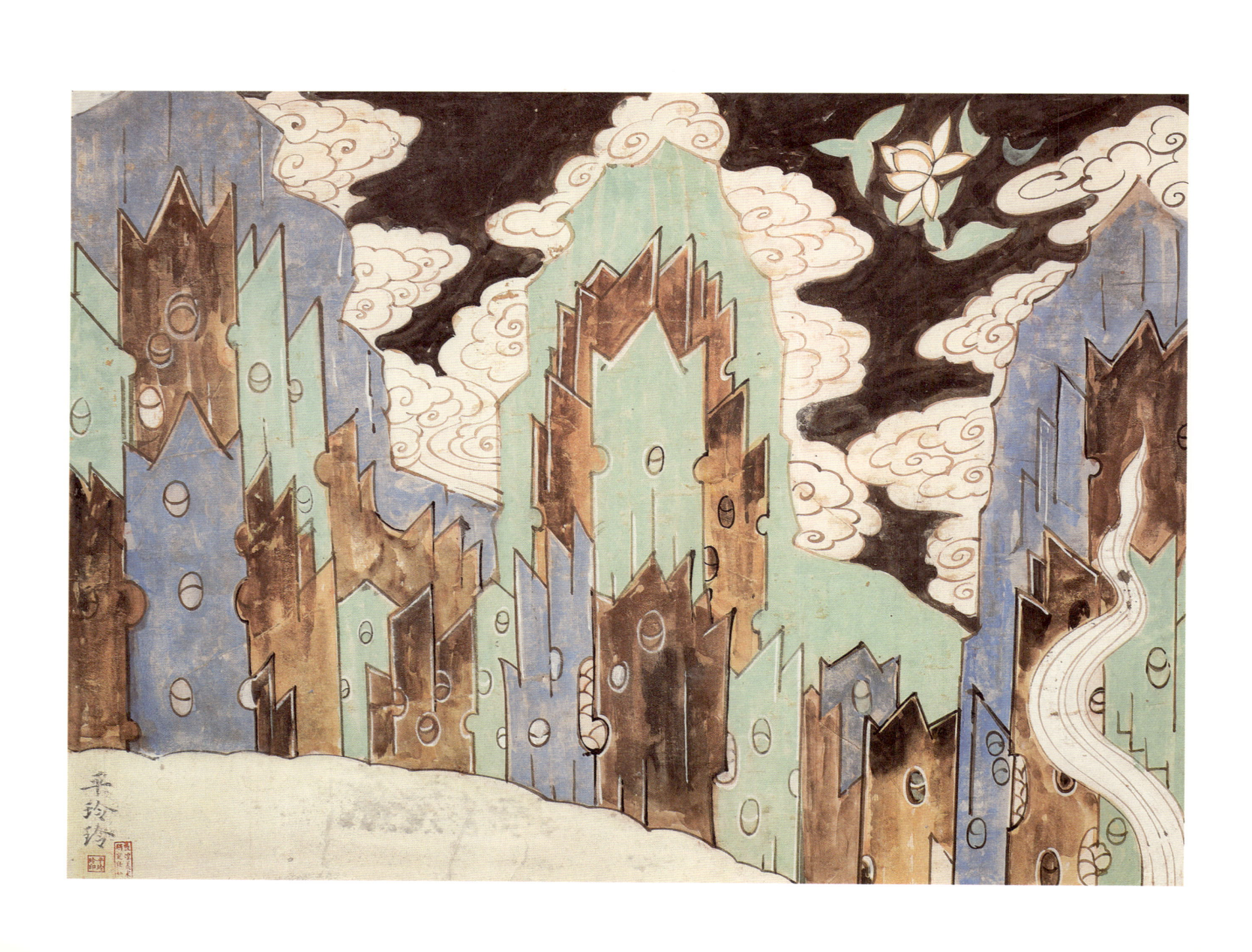

[元代]

莫高窟第 095 窟

寒山烟树 （平玲玲临摹）

画面整体以蓝绿色调为主，予人以清冷感。画中的山峰树木描绘得相对细致，线条硬朗明晰，远处的树林云雾缭绕，十分写实，仿佛置身深秋，已感受到丝丝凉意。

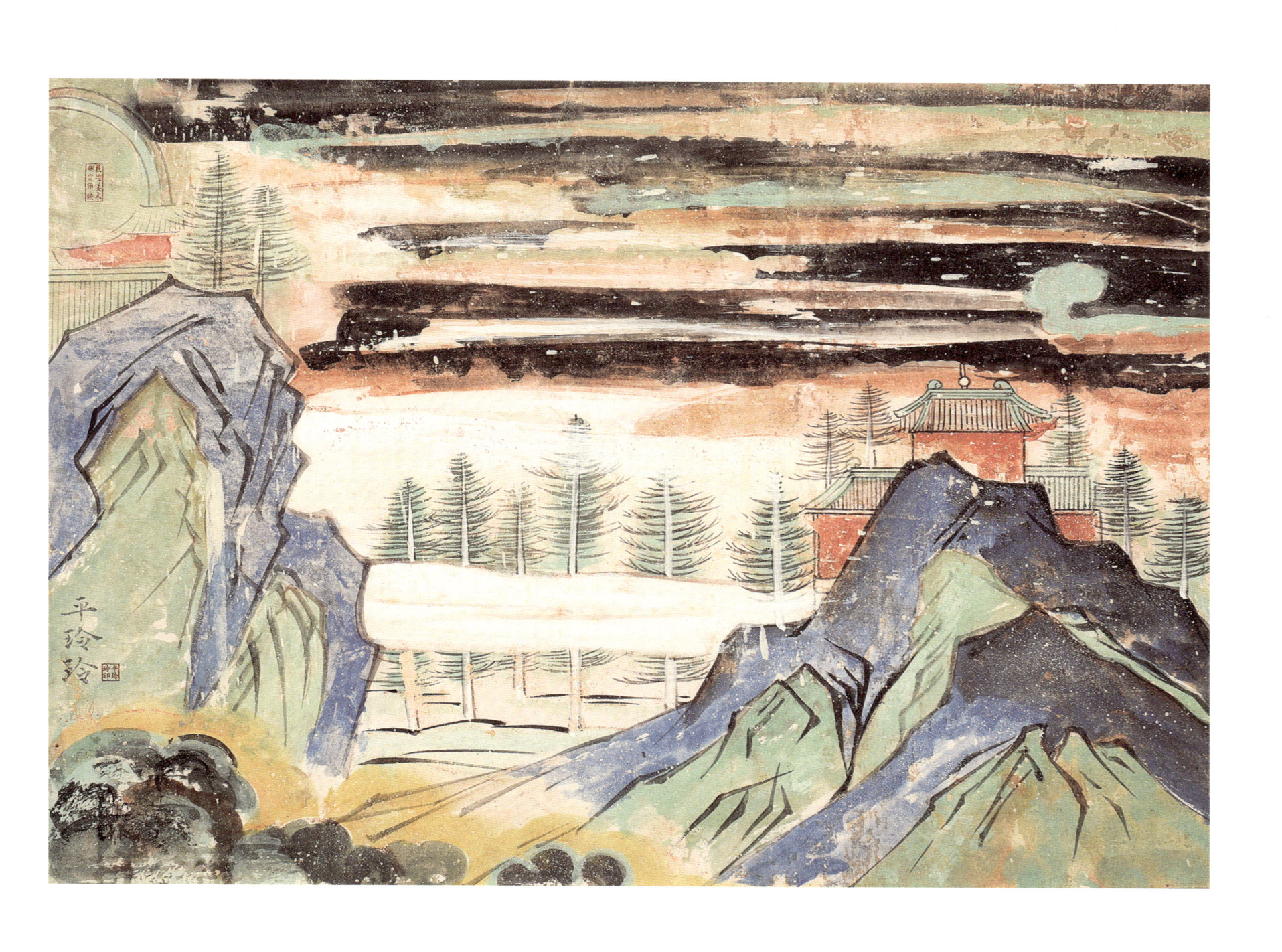

[元代] 莫高窟第 095 窟

罗汉胸像 （张平临摹）

画面中的罗汉身形清瘦，内着蓝色僧祇支，外披红色袈裟，盘腿坐于树下，深入修行禅定之境。

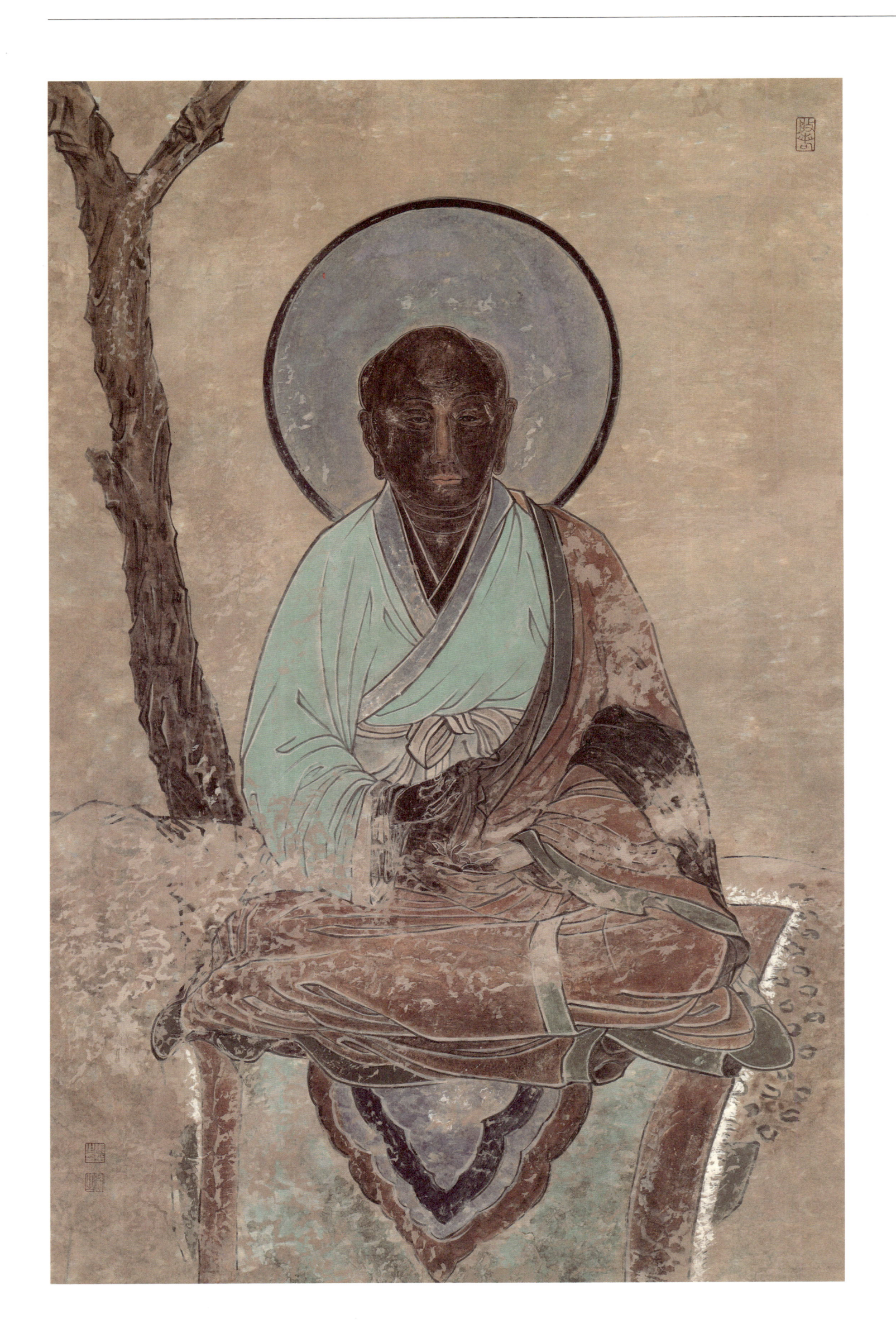

[元代] **莫高窟第 095 窟**

长眉罗汉 （张平临摹）

画面中的罗汉身披袈裟，手握长杖坐在竹椅上，神情慈祥。身前一位弟子身披袈裟，头顶圆光，虔诚恭敬地用双手托住罗汉的长眉，仿佛正在接受尊者的谆谆教诲。

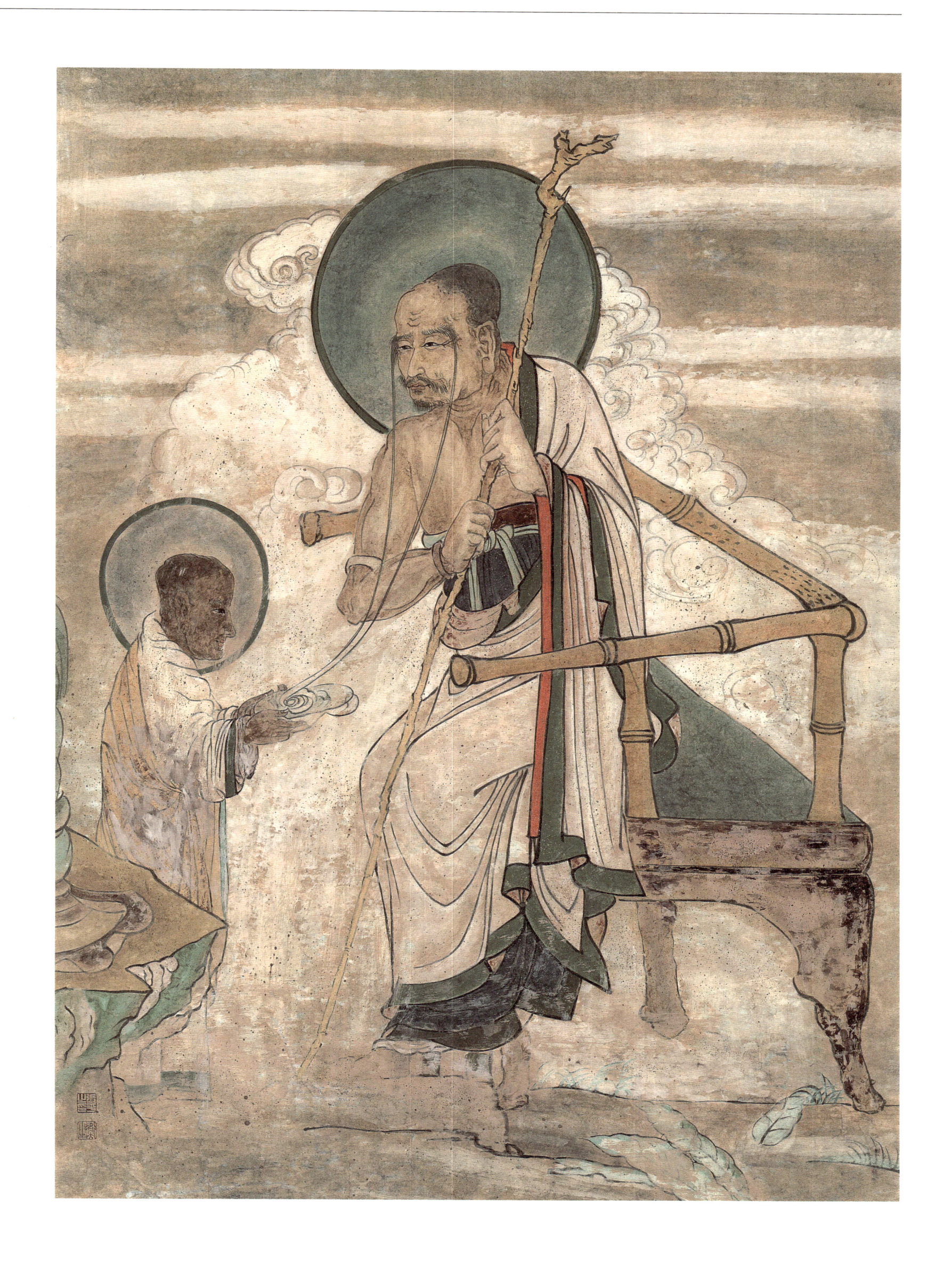

作者简介

敦煌美术研究所
敦煌美术研究所是 2004 年由敦煌市政府批准设立的研究机构。研究所位于酒泉市敦煌市鸣沙山旁，另在敦煌市设有教学机构与展览中心。研究所拥有致力于临摹、探索、研究、传承、弘扬敦煌艺术，且具备 20 年以上实践经验的画家和研究学者团队。研究所以对敦煌艺术之美如何进行重塑为方向，强化敦煌艺术的社会传播性和渗透性，让古老的人类文化瑰宝融入现代生活，焕发属于这个时代的活力。

石凌歌
敦煌美术研究所专业画家
2010 年进入敦煌美术研究所，从事专业敦煌壁画临摹工作至今。

李金萍
2018 年毕业于西北师范大学敦煌学院中国画专业。
同年进入敦煌美术研究所，从事专业敦煌壁画临摹工作至今。

王志萍
敦煌美术研究所专业画家
师从油画家高山老师学习绘画。
2002 年进入敦煌美术研究所，从事专业敦煌壁画临摹工作至今。

金子欣
敦煌美术研究所专业画家
2001 年起在韩国著名画家徐勇教授工作室学习绘画四年。
后在敦煌研究院画家牛玉生老师工作室学习敦煌壁画临摹。
2010 年进入敦煌美术研究所，从事专业敦煌壁画临摹工作至今。

平玲玲
敦煌美术研究所专业画家
师从油画家高山老师学习绘画。
2002 年进入敦煌美术研究所，从事专业敦煌壁画临摹工作至今。

高山　　油画家、敦煌壁画临摹与研究学者
1983年毕业于西北师范大学美术系油画专业。
1985年调入敦煌文物研究所（现敦煌研究院）美术室从事壁画临摹工作。
1994—1996年由敦煌研究院公派赴日本东京艺术大学日本画科平山郁夫工作室学习日本画。
1997年归国返敦煌研究院任段文杰院长秘书。
1999年辞职。在敦煌市设立敦煌美术研究所，开始探索敦煌壁画临摹的新方向。
现为西北师范大学敦煌学院客座教授。中国美术家协会会员、甘肃省美术家协会理事。

徐海容　　2017年由上海来到敦煌，师从油画家、敦煌壁画临摹与研究学者，高山老师学习油画与敦煌壁画临摹。现就职于敦煌美术研究所。

黄茜　　2000年毕业于西安美术学院。后从事设计工作多年。又师从水墨大师冯钟云，学习书法绘画篆刻多年。后又从北京至敦煌，师从油画家、敦煌壁画临摹与研究学者高山老师研习敦煌壁画临摹。
现就职于敦煌美术研究所。

张平　　字衡之，敦煌人，笔名秦关月，1971年出生。现为甘肃省美术家协会会员，敦煌市美术家协会副秘书长。非遗敦煌石粉彩绘技艺代表性传承人。曾为张掖大佛寺、酒泉法幢寺、临夏白云观、桂林祝圣寺等寺院道观和敦煌博物馆、天河大酒店、华夏大酒店等绘制几千平方米的墙面壁画。

探究梳理：
敦煌壁画应有的艺术本质

高山

无论早期壁画还是唐以后的壁画都存在一种不可回避的艺术现象，即水平的差异。敦煌早期壁画虽具有希腊艺术基因，但与之相比已是相去甚远。公元前的希腊石刻与现存的器皿上的线描人物画足以证明那是出自受过严格训练的艺术家之手，所画的人物的比例、结构、解剖甚至透视这些因素都是极为正确的，软毛笔线描的表现也是极为精确而生动的，与欧洲近代画家相比有过之而无不及。公元1世纪前后，佛教艺术在古印度的希腊移民领地诞生（今巴基斯坦、阿富汗一带），也将希腊艺术的正统基因注入佛教人物的造像之中，可最终还是在与印度本土文化的交融中逐渐从理想化的写实表现滑入象征性的非写实表现。犍陀罗石刻其实就是这种样式的艺术，它的佛教人物造像已经开始出现比例、结构、解剖方面的不正确性。但犍陀罗石刻毕竟是佛教绘画与雕塑的鼻祖。后世逐渐东传，传到敦煌时又过去了400年。在北凉、北魏的壁画中，那种犍陀罗样式的象征性的表现被演变得更加具有象征性，与同时期的印度阿旃陀石窟壁画和新疆克孜尔石窟壁画比较，在人物造型的比例、结构、解剖（有时也存在透视因素）方面则更加看不到希腊写实法的那种正确性。很多人物造型出现了视觉不适感。我把这种现象称为早期壁画的美中不足、先天遗憾。唐代及以后的壁画则大不相同，杰作频出，甚至你可以想象吴道子、尉迟乙僧这样的画家到过敦煌，率领弟子接了绘制壁画的活儿。

在敦煌石窟群中，现存最古老的壁画是公元5世纪北凉时期的，继而经北魏、西魏至隋代。这一阶段的壁画被学术界划分为早期壁画。主要的依据是这一时期的壁画与造像从风格到技法都与唐代以后的壁画、造像有着明显的区别。尤其是大量的北魏壁画，从其绘画特征中完全可以断定那些画工所运用的是当时在西域中亚地区流传的技法，而这种技法（或者称为造型法则）显然是希腊艺术的变种、犍陀罗艺术的延续，与汉民族文化无甚瓜葛。虽然至西魏时，在稀有的几个石窟中偶现汉代简朴清淡式画风，其与西域画风并列于一室，技法生硬嫁接，佛道内容共存，疑似胡人画师与汉人画师合作的结果。但这也算是拉开了东西方艺术融合的序幕，造就了西魏壁画的特殊地位。隋朝38年间的大量壁画可算是东西方画风融合的过渡期。至初唐，才是真正的汉文化注入敦煌石窟的开始。技艺高超的画师自中原而来，参与了敦煌石窟壁画的绘制与彩塑造像。然而佛与菩萨的造型模式、服饰等依然承袭前人（胡人）留下的依据，色彩的丰富性也吸收了西域中亚绘画中的美感，人物表现手法上也将西域的体积表现压缩成凹凸表现，出现了独特而灿烂的敦煌艺术，经盛唐、中唐而未衰。五代、宋、西夏、元虽然总体已不及唐代，但其中不乏冷门爆出，甚至超越唐代的优秀壁画，例如榆林窟和东千佛洞的西夏壁画。

但从石窟壁画的总面积衡量，其杰作所占的数量不到十分之一。可能是签名落款已脱落，或其他文字记载还未出土。大部分汉民族画工也同样存在学艺不精、未得真传的现象。这部分壁画也同样先天不足。这种遗憾有些是整体的、全部的，但其中偶有局部细节妙不可言，也有些遗憾是隐藏在整体杰作中的局部败笔。有种现象就是众所周知的自然现象。第一当数变色。我不在这里谈变色后的偶然艺术效果，只告诉观众，由于色彩变黑变灰，你已经无法辨认藏在其中的原型，你已经很难看到五官长什么样。如果你是画家，可能此时会说没五官更有意思，但这没有意义。第二就是损坏。这让壁画变得支离破碎。你很难用视觉连接起一个完整的轮廓。也许你和我一样也会欣赏那种古文物的沧桑残缺的美，但对于探究梳理敦煌壁画应有的艺术本质而言，这种审美情趣则有碍理智。比如，在对一些公认的壁画杰作进行复原（翻新）临摹之后又被公认为不如现状壁画看着舒服。其中重要的因素是变色与残破掩盖了一些造型上的原始错误，别扭的比例和结构细节被变色隐藏或者淡化了，或者被残破分解了，甚至被偶然性重塑了。人们看到的只是不究细节的一瞬间美的印象。而一旦复原，那些原始错误则被彰显出来。这是临摹敦煌壁画时最尴尬的问题。

图书在版编目（CIP）数据

伟大的敦煌 / 敦煌美术研究所编绘 . — 沈阳 ： 辽宁美术出版社，2024.5
　　ISBN 978-7-5314-9772-1

　　Ⅰ. ①伟… Ⅱ. ①敦… Ⅲ. ①敦煌壁画 — 临摹 — 作品集 — 中国 — 现代 Ⅳ. ① J228.6

中国版本图书馆 CIP 数据核字 (2024) 第 099469 号

出 版 人：彭伟哲
出 版 者：辽宁美术出版社
地　　址：沈阳市和平区民族北街 29 号
邮政编码：110001
发 行 者：辽宁美术出版社
印 刷 者：天津联城印刷有限公司
开　　本：787mm×1092mm 1/8
印　　张：74
字　　数：200 千字
出版时间：2024 年 5 月第 1 版
印刷时间：2024 年 5 月第 1 次印刷
选题策划：薛业凤　李　鑫
项目统筹：李　鑫
责任编辑：吴　绰
装帧设计：江　芳
内文排版：宋红梅
责任校对：郝　刚
书　　号：ISBN978-7-5314-9772-1
定　　价：999.00 元

E-mail：lnmscbs@163.com
http://www.lnmscbs.cn
图书如有印装质量问题请与出版部联系调换
出版部电话：024-23835227

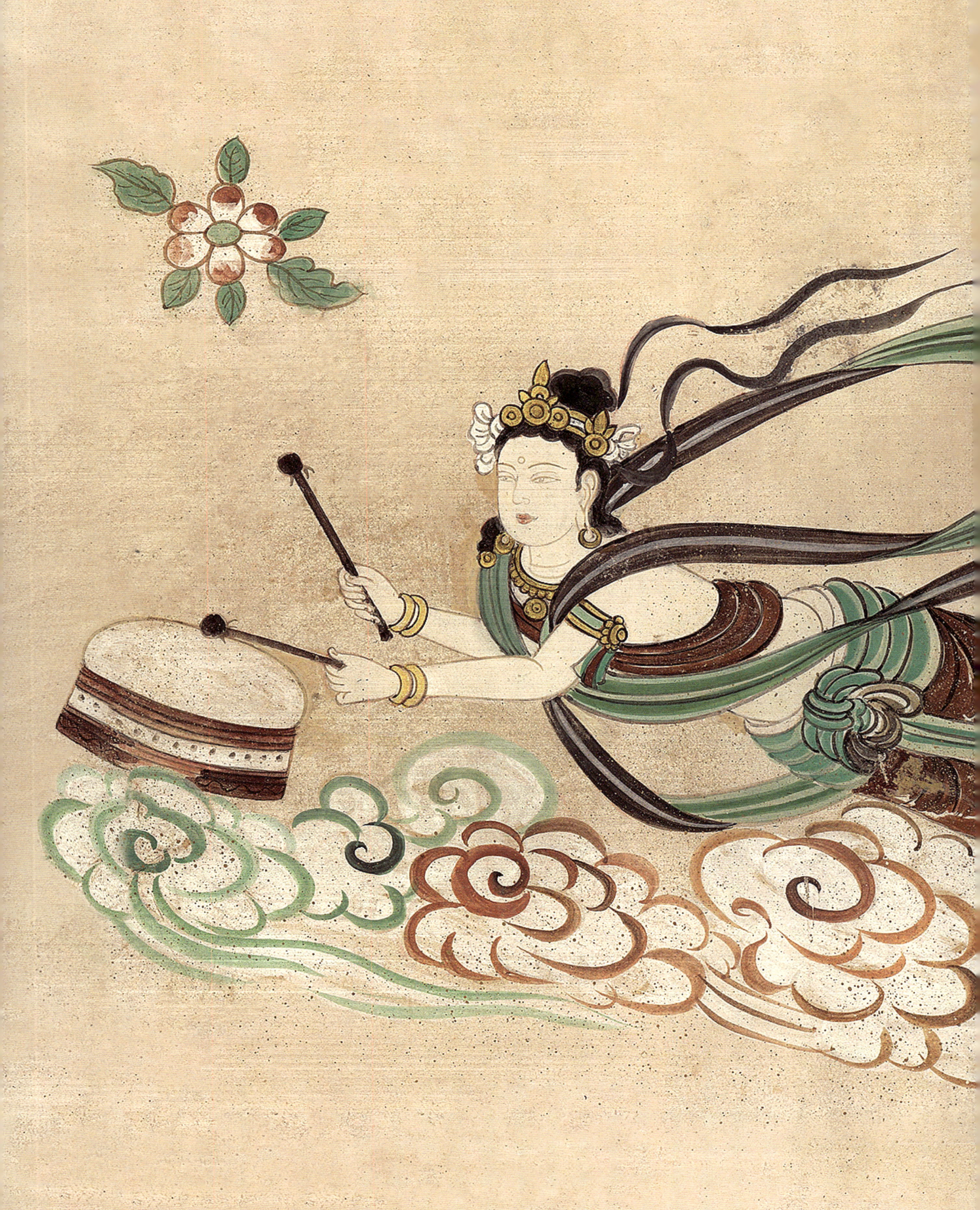